AF475220

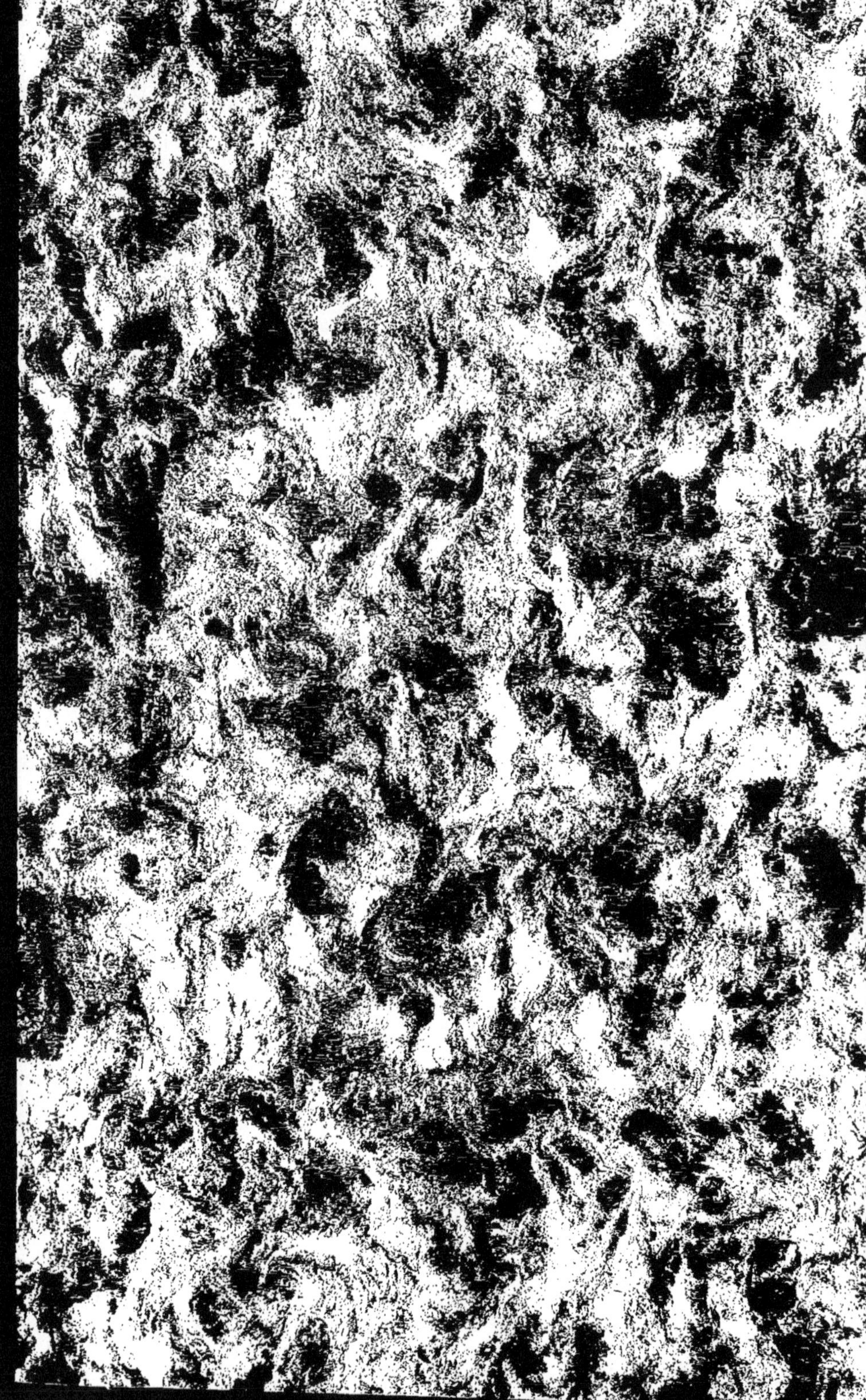

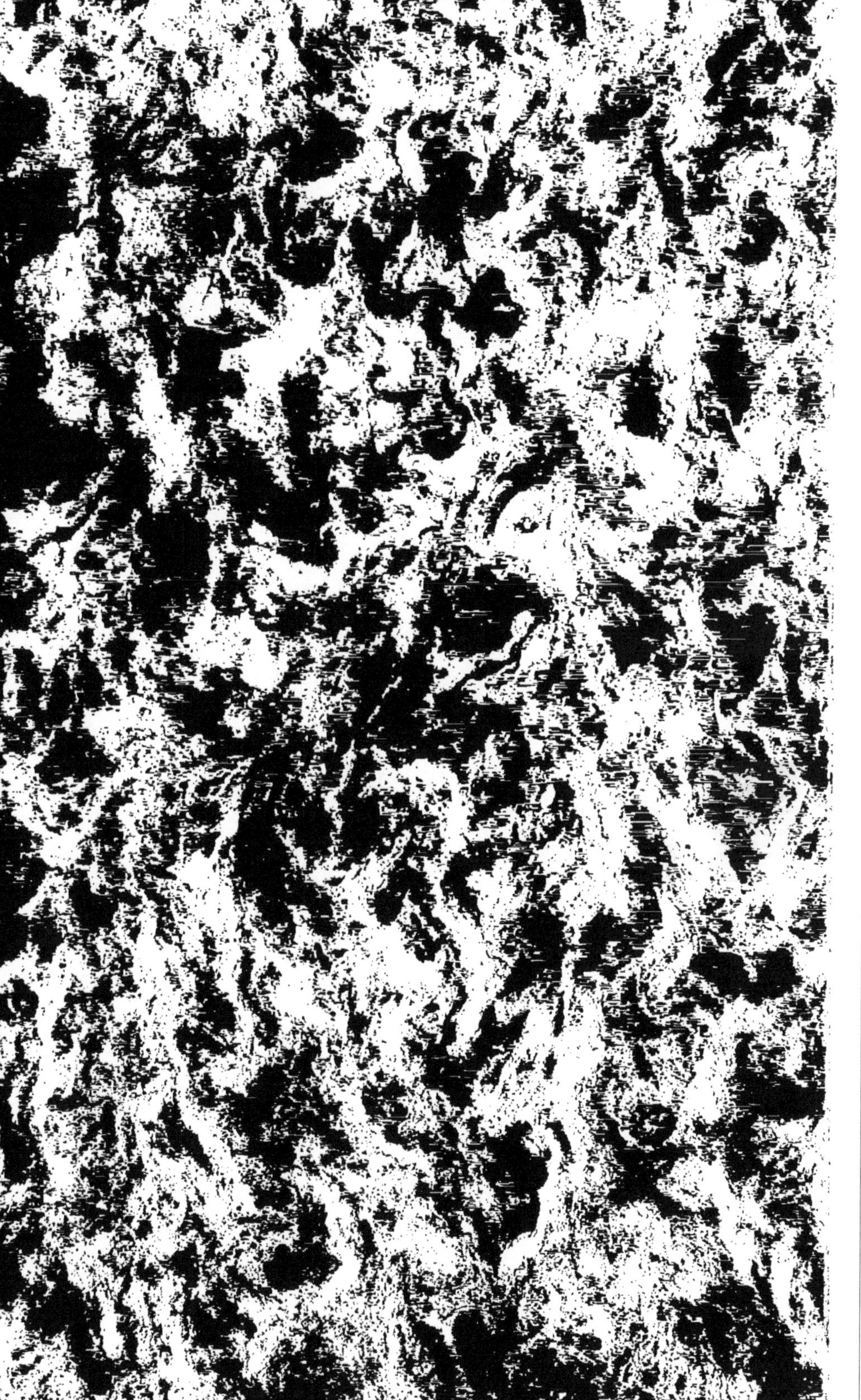

MOLINIE 1980

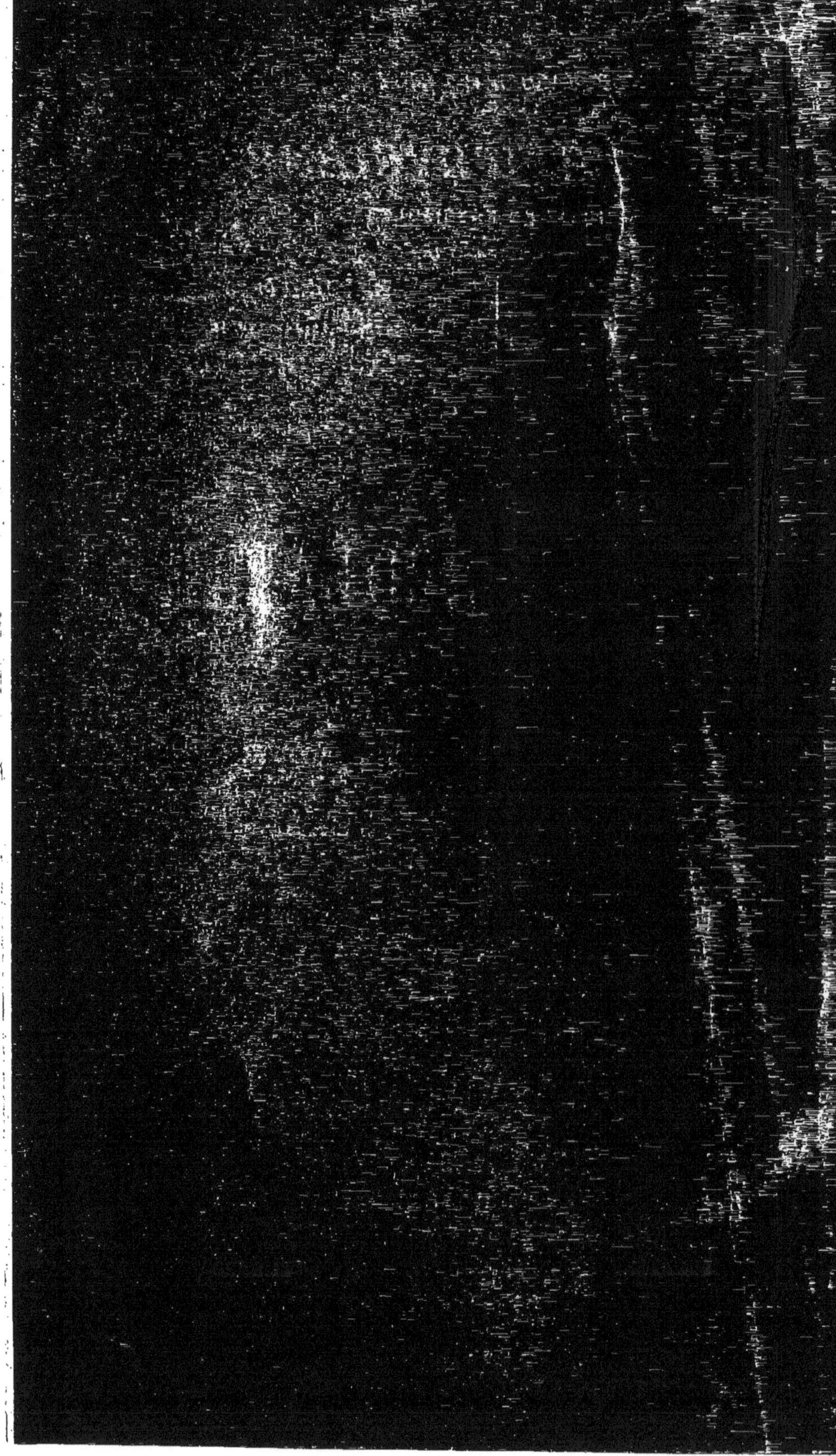

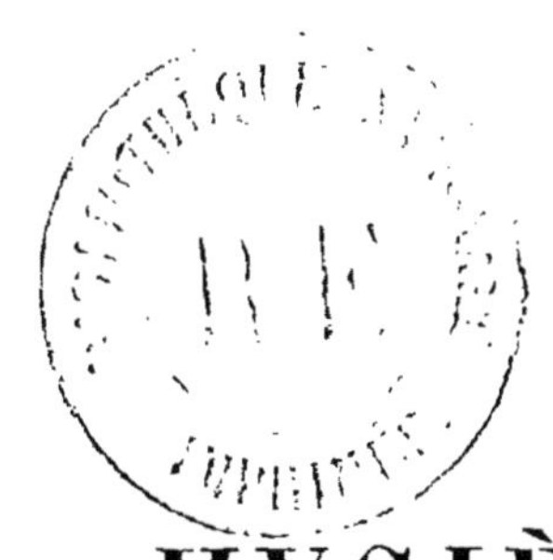

VI

HYGIÈNE SCOLAIRE

LISTE DES COLLABORATEURS

ACHALME .... Directeur du Laboratoire colonial de l'École des Hautes-Études.
ADAM (Paul) .... Inspecteur principal des établissements classés à la Préfecture de Police.
ALLIOT .... Médecin des troupes coloniales.
ANTHONY .... Secrétaire de la Société d'anthropologie.
BEZANÇON .... Professeur agrégé à la Faculté de médecine de Paris, médecin de l'Hôpital de la Charité.
BLUZET .... Insp. g^{al} des Services administratifs du Ministère de l'Intérieur.
BONJEAN .... Chef du Laboratoire du Conseil supérieur d'hygiène.
BOREL .... Directeur de la IIe Circonscription sanitaire maritime.
BOULAY .... Ancien interne des Hôpitaux de Paris.
BOULIN .... Inspecteur divisionnaire du travail.
BROUARDEL (G.) .... Médecin des Hôpitaux de Paris.
BROUARDEL (P.) .... Professeur à la Faculté de médecine de Paris, membre de l'Institut et de l'Académie de médecine.
CALMETTE .... Directeur de l'Institut Pasteur de Lille, professeur à la Faculté de médecine de Lille.
CHANTEMESSE .... Professeur d'hygiène à la Faculté de médecine de Paris, médecin de l'Hôtel-Dieu, membre de l'Académie de médecine.
CLARAC .... Médecin principal du Service de Santé des troupes coloniales. Direct. de l'École du Service de santé des troupes coloniales.
COURMONT (J.) .... Professeur d'Hygiène à la Faculté de médecine de Lyon.
COURTOIS-SUFFIT ...... Médecin en chef des Manufactures de l'État.
DE JONG (Israël) .... Ancien interne des Hôpitaux de Paris.
DOPTER .... Professeur à l'École du Val-de-Grâce.
DUCHATEAU .... Directeur du Service de Santé de la Marine, à Lorient.
DUPRÉ (E.) .... Professeur agrégé à la Faculté de médecine de Paris, médecin de l'hospice La Rochefoucauld.
FONTOYNONT .... Professeur à l'École de médecine de Tananarive.
GÉNÉVRIER .... Ancien interne des Hôpitaux de Paris, médecin inspecteur des Écoles de la Ville de Paris.
IMBEAUX .... Ingénieur des Ponts et Chaussées, directeur du Service municipal de Nancy.
JAN .... Médecin en chef de la Marine, directeur de l'École du service de santé de la Marine.
JEANSELME .... Professeur agrégé à la Faculté de médecine de Paris, médecin de l'Hôpital Broca.
KELSCH .... Membre de l'Académie de médecine.
KERMORGANT .... Inspecteur général du service de santé des Colonies.
LAFEUILLE .... Médecin-major de l'Armée.
LAUBRY .... Médecin des hôpitaux de Paris.
LAUNAY (de) .... Ingénieur en chef des Mines, professeur à l'École des Mines.
LECLERC DE PULLIGNY . Ingénieur en chef des Ponts et Chaussées, secrétaire de la Commission d'hygiène industrielle près le Ministère du Travail.
LESIEUR (Ch.) .... Professeur à la Faculté de médecine de Lyon.
LEVADITI .... Chef de Laboratoire à l'Institut Pasteur.
LEVY-SIRUGUE .... Ancien interne des Hôpitaux de Paris.
MARCH (L.) .... Chef des Services de la Statistique générale de France.
MARCHOUX .... Médecin principal de deuxième classe des troupes coloniales.
MARTEL (E.-A.) .... Membre du Conseil supérieur d'hygiène.
MARTIN (L.) .... Médecin en chef de l'Hôpital Pasteur.
MÉRY .... Professeur agrégé à la Faculté de médecine de Paris, médecin de l'hôpital des Enfants-Malades.
MORAX .... Ophtalmologiste des Hôpitaux de Paris.
MOSNY (E.) .... Médecin de l'Hôpital Saint-Antoine, membre de l'Académie de médecine.
MOUCHOTTE .... Chef de clinique à la Faculté de médecine de Paris.
NOC .... Médecin-major de deuxième classe des troupes coloniales.
OGIER (J.) .... Chef du Laboratoire de toxicologie de la Faculté de médecine de Paris.
PIETTRE .... Inspecteur vétérinaire du département de la Seine.
PLANTÉ .... Médecin principal de la Marine.
POTTEVIN .... Secrétaire général de l'Office international d'hygiène.
PUTZEYS (E.) .... Ingénieur en chef de la Ville de Bruxelles.
PUTZEYS (F.) .... Professeur d'hygiène à l'Université de Liége.
RENAULT (J.) .... Médecin des hôpitaux de Paris.
REY .... Architecte, membre du Conseil supérieur des habitations à bon marché.
RIBIERRE .... Professeur agrégé à la Faculté de médecine de Paris, médecin des Hôpitaux de Paris.
ROLANTS .... Chef de Laboratoire à l'Institut Pasteur de Lille.
ROUGET .... Professeur à l'École du Val-de-Grâce.
SERGENT (Éd.) .... De l'Institut Pasteur.
SERGENT (Et.) .... De l'Institut Pasteur.
SIMOND (L.) .... Médecin principal de 2e classe des troupes coloniales, directeur de l'Institut Pasteur de Constantinople.
THOINOT .... Professeur à la Faculté de médecine de Paris, médecin de l'Hôpital Laennec, membre de l'Académie de médecine.
TOREL .... Directeur de la Santé à Marseille.
WIDAL .... Professeur à la Faculté de médecine de Paris, médecin de l'Hôpital Cochin, membre de l'Académie de médecine.
WURTZ (R.) .... Professeur agrégé à la Faculté de médecine de Paris, médecin des Hôpitaux de Paris, membre de l'Académie de médecine.

BROUARDEL et MOSNY

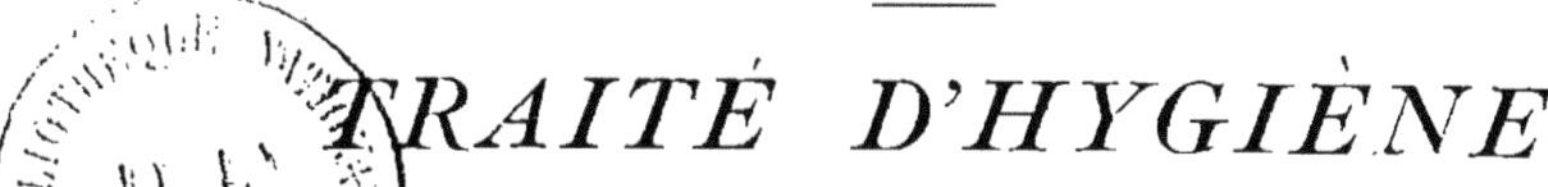

TRAITÉ D'HYGIÈNE

PUBLIÉ EN FASCICULES

SOUS LA DIRECTION DE MM.

A. CHANTEMESSE ET **E. MOSNY**

PROFESSEUR D'HYGIÈNE
A LA FACULTÉ DE MÉDECINE DE PARIS
CONSEILLER TECHNIQUE SANITAIRE DU MINISTÈRE
DE L'INTÉRIEUR
MEMBRE DE L'ACADÉMIE DE MÉDECINE

MÉDECIN
DE L'HÔPITAL SAINT-ANTOINE
MEMBRE
DU CONSEIL SUPÉRIEUR D'HYGIÈNE
MEMBRE DE L'ACADÉMIE DE MÉDECINE

VI

HYGIÈNE SCOLAIRE

PAR LES DOCTEURS

H. MÉRY ET **J. GÉNÉVRIER**

PROFESSEUR AGRÉGÉ
A LA FACULTÉ DE MÉDECINE DE PARIS
MÉDECIN
DE L'HOPITAL DES ENFANTS-MALADES

ANCIEN INTERNE
DES HOPITAUX DE PARIS
MÉDECIN INSPECTEUR DES ÉCOLES
DE LA VILLE DE PARIS

Avec 359 figures dans le texte.

PARIS

LIBRAIRIE J.-B. BAILLIÈRE ET FILS

19, Rue Hautefeuille, près du Boulevard Saint-Germain

1914

TRAITÉ D'HYGIÈNE

PUBLIÉ SOUS LA DIRECTION DE MM.

A. CHANTEMESSE ET E. MOSNY

HYGIÈNE SCOLAIRE

PAR

le Dr MÉRY,
Professeur agrégé
à la Faculté de médecine de Paris,
Médecin de l'hôpital
des Enfants-Malades.

ET

le Dr GÉNÉVRIER,
Ancien interne
des hôpitaux de Paris,
Médecin inspecteur
des Écoles de la Ville de Paris.

INTRODUCTION

Ces quelques lignes ne sont point une préface, mais une explication sur ce que contient le *Traité d'hygiène scolaire* et surtout sur le retard apporté à son apparition.

On sait toute l'importance du mouvement en faveur de l'hygiène infantile et en particulier de l'hygiène de l'écolier, depuis dix ans, en France, c'est-à-dire depuis la fondation, en 1902, de la Ligue d'hygiène scolaire par MM. les Drs Le Gendre et Mathieu. Ce mouvement, d'abord théorique, s'est affirmé par les Congrès nationaux et internationaux, par l'organisation de conférences d'enseignement et de propagande; les premières réalisations pratiques ont été obtenues à la suite des efforts de la Société des médecins inspecteurs des écoles de la Ville de Paris : grâce au Dr Guibert et au Conseil municipal, la réorganisation de l'inspection médicale des écoles de la Ville de Paris a pu être obtenue, et bientôt, nous l'espérons, grâce au rapport si documenté de M. le Dr Doizy, sera réalisé par le Parlement le vote de la loi préparant les bases de l'organisation de l'inspection médicale des écoles dans toute la France.

Il nous a semblé que ce Traité devait être en quelque sorte le résumé des efforts considérables faits dans cette période de dix ans, et qu'il devait réunir toutes les notions nouvelles acquises à c égard en France et à l'étranger et apporter un tableau aussi fid que possible de l'orientation nouvelle de l'hygiène scolaire.

Il nous a paru que le mouvement théorique en faveur de l'hygiè scolaire a maintenant atteint son maximum d'effet; l'heure ét donc propice pour établir le programme si vaste de ce que doit êt l'hygiène de l'écolier.

La tâche n'est d'ailleurs pas finie : elle commence seulement s le terrain pratique. Si, au cours de ces dix dernières années, s' dégagée une notion nouvelle, singulièrement agrandie, de l'hygiè de l'écolier, la mise en œuvre de ses principes et l'étude des résult obtenus seront l'œuvre de demain.

Nous avons divisé le Traité de la façon suivante :

1° L'École ;

2° L'Écolier (sain et malade), en insistant sur l'étude de la cro sance physique et psychique de l'enfant ;

3° Les Groupements d'écoliers : Écoles primaires. Écoles mat nelles. Internats. Écoles d'anormaux. Écoles de plein air.

4° Les Maîtres et leur hygiène ;

5° L'Inspection médicale et le Carnet de santé de l'écolier ;

6° Nous avons annexé à la fin du Traité les règlements actu concernant l'inspection scolaire en France, particulièrement à Par

Puissions-nous avoir donné un tableau fidèle et pratique de qu'est, à l'heure actuelle, l'hygiène scolaire. Puissions-nous inspi à tous, parents, maîtres et médecins, le désir de s'intéresser et s'associer à l'œuvre si belle qui se propose de réaliser la meilleu culture physique, intellectuelle et morale de nos enfants, et d'ê tous de véritables puériculteurs, des puériculteurs conscients leur tâche et la connaissant bien.

PREMIÈRE RTIE

L'ÉCOLE

Le but de l'hygiène scolaire est d'abord de rechercher et de définir le milieu où la croissance physique et le développement de l'écolier peuvent se faire dans les meilleures conditions possibles; l'adaptation du milieu extérieur où va vivre l'enfant aux nécessités de son développement physique et à ses besoins est la première question qui doive nous préoccuper.

Le premier besoin de l'enfant est un besoin d'*aération*: on y satisfera, d'abord, par les conditions d'aération de l'emplacement où sera bâtie l'école; ensuite, par les conditions d'aération intérieure de l'école elle-même; enfin il n'est pas indifférent que le sol même sur lequel l'école va reposer soit ou non perméable à l'air, parce que ce sera une des conditions de salubrité de ce sol; la perméabilité à l'air correspond d'ailleurs, la plupart du temps, à la perméabilité à l'eau, les terrains perméables à l'air étant des terrains secs.

Il n'est pas nécessaire de rappeler les raisons de ce besoin intense d'oxygène et d'aération chez la plante humaine en développement; l'intensité des oxydations commande ce besoin d'oxygène, la ration de croissance venant, à cet âge, s'ajouter à la ration d'entretien.

Presque autant que l'air, la lumière est indispensable à la plante humaine : l'*éclairage*. naturel et artificiel, devra être prodigué à l'école.

L'idéal serait évidemment l'école de plein air, l'école dans la nature que réclamaient déjà Rousseau et Pestalozzi, et où il est malheureusement impossible de faire vivre d'une façon continue tous les enfants.

L'*eau pure et abondante* sera une nécessité primordiale de l'école saine; nous aurons à étudier sa provenance et son épuration, ainsi que ses divers usages : boisson, ablutions, hydrothérapie. C'est là un des chapitres importants de l'hygiène du bâtiment.

Dans la construction du bâtiment, les nécessités d'*aération* et de bonne *ventilation* attireront à chaque instant notre préoccupation; puis on aura à s'occuper des questions de *chauffage*; la *distribution des divers locaux* méritera aussi l'attention de l'hygiéniste.

Enfin, quand tout aura été construit suivant les règles de l'école saine, il faudra *meubler* celle-ci avec un mobilier adapté à l'élève, sans forcer celui-ci, comme on le faisait trop souvent autrefois, à s'adapter au mobilier.

Il nous restera alors à montrer comment les différents locaux de l'école peuvent être répartis : nous présenterons, en étudiant les groupements d'écoliers, quelques plans d'ensemble d'écoles de villages, de petites et de grandes villes, d'après lesquels on pourra juger les tendances actuelles des architectes.

I. — L'EMPLACEMENT ET L'ORIENTATION DE L'ÉCOLE.

Constitution géologique du sol. — On connaît depuis longtemps les relations qui existent entre la nature du sol et la qualité des plantes qui croissent à sa surface ; celles-ci y puisent en effet directement leur nourriture, et elles se développent suivant la valeur de la nourriture qui leur est fournie. Si l'accroissement du végétal est ainsi intimement lié au sol, il n'est pas moins important pour les animaux et pour l'homme lui-même, appelés à vivre sur un sol déterminé, d'y trouver des conditions hygiéniques favorables à leur développement. La démonstration en a été faite d'une façon singulière : on a remarqué, en effet, dans certains pays, une corrélation entre le développement du règne végétal et celui du règne animal, en particulier pour la taille. Sur certains sols, les arbres croissent et grandissent avec aisance, et on voit en même temps, si d'autres conditions ne viennent pas s'y opposer, des races d'animaux, animaux domestiques par exemple, bien développés, vigoureux, et de taille supérieure à la normale. Sur d'autres sols beaucoup plus pauvres, il semble au contraire que le règne végétal et le règne animal soient frappés du même arrêt de développement. Il est donc fort important de se rendre compte du sol sur lequel on établit l'école, surtout s'il s'agit d'une école-internat.

Il est nécessaire tout d'abord d'avoir des renseignements sur la constitution géologique du sol, et à cet égard il est bon de recommander aux instituteurs de profiter des diverses occasions qui peuvent leur permettre d'étudier cette constitution géologique pour recueillir des documents : établissement de tranchées et de chemins de fer, forage de puits, etc., de façon à pouvoir en quelque sorte tracer la carte géologique locale. Il faut distinguer, comme l'a fait M. Delaunay dans son *Traité d'hygiène*, le sol superficiel en pleine évolution ou en pleine transformation, et le sous-sol qui est arrivé à son état constitutif depuis un nombre d'années déjà considérable, et qui subit des modifications beaucoup moindres.

Le *sol superficiel*, c'est l'humus, la terre végétale constituée par tous les débris végétaux et animaux, les excreta en pleine transformation chimique, soumise d'ailleurs à des actions microbiennes importantes ; c'est cette partie du sol qui contient les éléments nécessaires à la vie du règne végétal. Son épaisseur est plus ou moins considérable suivant l'intensité de la vie animale et de la vie végétale dans les régions considérées, et elle est toujours beaucoup plus considérable dans les régions habitées et autour des villes.

Le *sous-sol géologique* est constitué tantôt par des terrains sédimentaires, dépôts d'alluvions, sable, calcaire, marne, comme dans notre région parisienne, tantôt par des terrains d'éruption, comme dans les pays de montagne, où on trouve la roche granitique entre le sol et le sous-sol, il existe presque toujours une couche intermédiaire où se font des modifications chimiques aboutissant à la constitution, dans presque tous les terrains, d'une couche de glaise ou d'argile, intéressante à connaître à cause du rôle qu'elle joue, par son imperméabilité plus ou moins grande, vis-à-vis de la circulation des eaux et de l'air dans le sol. Souvent, d'ailleurs, ces dépôts argileux ne sont pas absolument purs et se mélangent aux parties constituantes superficielles du sous-sol, craie, sable, etc. ; cette constitution est assez favorable pour la conservation de la perméabilité du sol.

Nous n'avons pas l'intention d'entreprendre ici une description géologique détaillée, et nous avons simplement voulu attirer l'attention sur l'importance des notions générales relatives aux qualités du sol sur lequel on peut bâtir une école.

Au point de vue géologique, les sols qui conviennent le mieux pour la construction d'une école sont ceux qui sont formés de roches, de cailloux, de gravier, de sables cohérents, d'argile, de *lehm* (1), de marne, à condition qu'il y ait dans ces trois derniers terrains une proportion suffisante de sable ou de chaux.

Solidité du sol. — Une condition capitale pour le sol, c'est sa résistance, sa capacité de supporter les bâtiments que l'on veut y construire ; les sols les plus solides sont les sols de rochers, pourvu qu'ils aient une épaisseur suffisante et qu'ils ne soient pas exposés à des glissements; de même certains sols de gravier et de sable, à condition qu'il n'y ait pas de sables mouvants comme ceux que l'on voit quelquefois au bord de la mer ou des fleuves. Quant aux couches argileuses, elles peuvent fournir un sol résistant si elles sont mélangées soit à des cailloux, soit à du sable. Il faut éviter avec grand soin les sols marécageux, les terres rapportées.

Perméabilité du sol. — La perméabilité, aussi importante vis-à-vis de l'air que de l'eau, existe plus ou moins marquée dans presque tous les sols, même dans les roches les plus dures et les plus com-

(1) Le *lehm* est une terre transportée, analogue au *læss*, terre végétale faite de fines particules d'argile, de petits grains de quartz et de paillettes de mica. Le *lehm* se distingue du *læss* en ce qu'il ne contient pas de calcaire.

pactes. Ce sont surtout les terrains calcaires et sableux qui présentent à l'extrême cette perméabilité. Les pores que l'on constate dans ces terrains ont une grande importance pour la circulation de l'air et de l'eau ; mais malheureusement ils favorisent aussi la pénétration dans le sous-sol des impuretés qui souillent la surface. Pour certains sols, tels que le gravier, le sable, le terrain limoneux ou les terrains d'alluvions, les pores correspondent à 35 ou 36 p. 100 du volume total du sol. Au contraire, dans des sols peu perméables, la relation du volume des pores tombe à 5 ou 10 p. 100, en même temps que le poids spécifique du sol augmente.

D'après Baginsky, une couche de sol de 10 centimètres d'épaisseur et de 10 mètres carrés de surface laisse filtrer en vingt-quatre heures :

Pour le sable............................	5 760	cent. cubes d'eau.
Pour le lehm......	1 674	— — —
Pour l'argile............................	0, 7	— — —

A côté de cette perméabilité à l'eau et à l'air, il est intéressant de rechercher la teneur en eau, très variable suivant les sols. Plus un terrain est riche en humus et, d'autre part, en argile, plus il retient l'eau ; cette humidité est une très mauvaise condition pour la santé des enfants ainsi que pour la conservation des murs et des meubles.

La faculté de retenir l'eau, pour un terrain, n'est d'ailleurs pas en rapport avec sa perméabilité vis-à-vis de l'eau ; ainsi les terrains argileux, qui ne sont aucunement perméables, sont au contraire les terrains qui retiennent le plus d'eau. La quantité d'eau retenue dans un terrain est en rapport avec le volume des pores du terrain. Dans les terrains à pores volumineux, la teneur en eau ne dépasse pas 12 à 15 p. 100 du volume de ses pores, c'est-à-dire à peu près 50 litres pour 1 mètre cube. Dans les terrains à pores très fins, l'eau retenue occupe 80 ou 85 p. 100 du volume des pores, c'est-à-dire 300 à 350 litres pour 1 mètre cube ; on comprend que cette augmentation de la teneur en eau soit en rapport avec la diminution de la teneur en air et avec la perméabilité à l'air ; aussi les terrains argileux qui ont les pores les plus fins contiennent-ils le plus d'eau et le minimum d'air.

Quand la nature des lieux ne permettra pas d'établir l'école sur un autre emplacement qu'un terrain humide, on remédiera d'une façon relative aux inconvénients que présente la constitution du sol par son drainage et par la surélévation des bâtiments.

Le *drainage* peut abaisser d'une façon appréciable le niveau de la nappe d'eau. On le réalise en creusant des tranchées dont le fond est occupé par des moellons entassés, ou par une canalisation en tuyaux de terre cuite ou en maçonnerie de briques (fig. 1).

Ces dispositifs sont heureusement complétés par la surélévation des rez-de-chaussées des bâtiments, sous lesquels ne peuvent pas

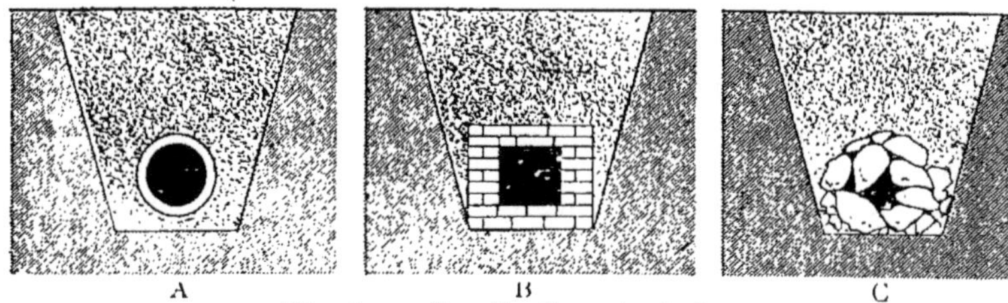

Fig. 1. — Canalisations de drainage.

A, drains en poterie; B, sur maçonnerie de briques; C, en moellons entassés.

être établies des caves. Les figures ci-jointes (fig. 2, 3, 4) indiquent assez la façon dont peut être réalisé cet isolement.

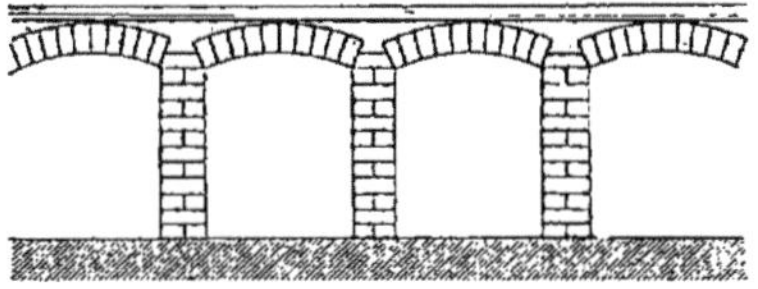

Fig. 2. — Plancher établi sur entrevous de maçonnerie.

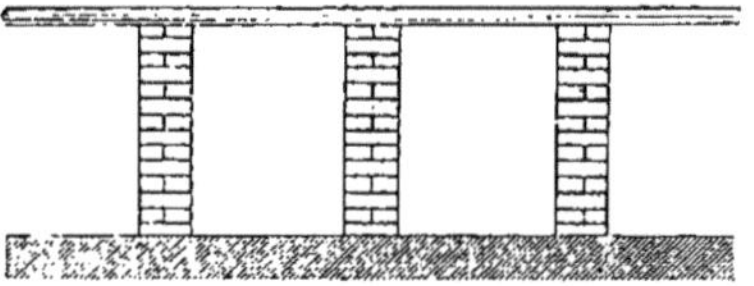

Fig. 3. — Plancher établi sur colonnes de briques.

Aération du sol. — La perméabilité à l'air des divers sols est intéressante à étudier en raison des échanges constants qui peuvent se faire entre l'air du sol et l'air atmosphérique; il y a des différences assez notables entre la composition de l'air du sol et de l'air atmosphérique. D'une façon générale, la quantité d'azote ne varie guère, mais la quantité d'oxygène diminue, alors qu'on voit augmenter la teneur en acide carbonique et en vapeur d'eau. Pettenkofer a démontré que plus l'air pénétrait profondément dans le sol, plus sa teneur en acide carbonique augmentait et plus sa teneur en oxygène diminuait. Fleck a trouvé que, à une profondeur de 2 mètres, il y avait 19,39 p. 100 d'oxygène, 2,89 p. 100 d'acide carbonique ; à 4 mètres, 17,79 p. 100 d'oxygène, 5,56 p. 100 d'acide de carbone ; à 6 mètres, 14,85 p. 100 d'oxygène, 7,96 p. 100 d'acide carbonique.

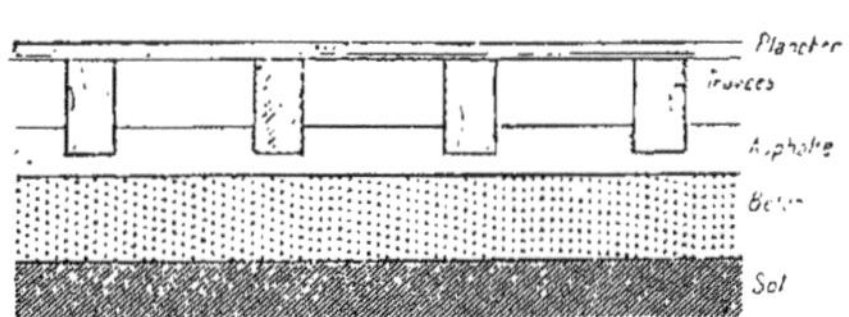

Fig. 4. — Plancher isolé par une couche de béton et d'asphalte, et légèrement surélevé sur travée de bois.

La quantité moyenne d'acide carbonique dans l'air du sol est de 2,54 p. 100 ; on a trouvé jusqu'à 20 p. 100 avec disparition presque complète de l'oxygène.

Il y a des variations assez curieuses suivant les saisons : diminution en hiver, maximum en été.

La production d'acide carbonique dans l'air du sol paraît en rapport avec les processus de destruction des matières organiques ; le fait a été démontré par l'absence presque complète d'acide carbonique dans le sol des déserts. Les fermentations microbiennes jouent un rôle prépondérant dans cette production d'acide carbonique ; elle tire aussi son origine des parties des plantes qui n'ont pas de chlorophylle ; les relations de la production de l'acide carbonique de l'air du sol avec les phénomènes de la végétation expliquent le minimum constaté en hiver. Quant à l'augmentation progressive de la teneur en acide carbonique avec la profondeur du terrain, ce qui au premier abord semble en contradiction avec le fait de l'origine végétale d'une partie de cet acide carbonique, elle tiendrait à ce fait que, dans les couches les plus superficielles, il y a un échange beaucoup plus actif entre l'air atmosphérique et l'air du sol, sous l'influence de la pression atmosphérique et des vents régnants. Il y a d'ailleurs de véritables courants dans l'air du sol comme dans l'air atmosphérique ; ils se développent sous l'influence de la température, de la pression atmosphérique, du vent et des mouvements de la nappe d'eau. On a remarqué que cette circulation d'air, cette perméabilité à l'air du sol, était influencée quelquefois par de grands travaux de terrassement faits dans le voisinage.

La circulation de l'air dans le sol peut être influencée par toute une série de causes : on peut citer la production naturelle de certains gaz, provenant en particulier d'eaux sulfureuses ou d'eaux minérales contenant de l'acide carbonique, dont la diffusion diminue la quantité d'air du sol, ou tout au moins sa teneur en oxygène. Dans les villes, l'air du sol et sa composition peuvent être influencés par la présence de détritus en voie de putréfaction et surtout par l'issue du gaz d'éclairage contenu dans des canalisations insuffisamment étanches. Il est évident que, dans ces cas où l'air du sol est profondément modifié, son mélange avec l'air atmosphérique peut avoir d'assez graves inconvénients.

En dehors de ces faits un peu exceptionnels, on doit se rappeler que les terrains à gros pores sont ceux qui facilitent le mieux l'aération du sol, et qu'il est intéressant que cette aération puisse également être favorisée par le va-et-vient établi entre l'air atmosphérique et l'air du sol ; à cet égard, on doit souhaiter qu'autour des écoles on ménage des surfaces permettant cette aération, par exemple des surfaces sablées, qui sont très préférables aux cours cimentées et pavées.

Nous ne dirons que quelques mots des méthodes d'examen du sol ; y insister davantage serait d'ailleurs hors de notre sujet.

Au point de vue de l'*analyse physique du sol*, on s'attache d'abord à distinguer la grosseur des grains constituant les divers terrains, par tamisage à travers des cribles de grosseurs variées ; c'est ainsi que les grains qui ont un diamètre inférieur à trois dixièmes de millimètre constituent le sable fin ; ceux qui ont un diamètre inférieur à 1 millimètre, le sable moyen ; ceux de 1 à 2 millimètres, le gros sable ; de 2 à 4 millimètres, c'est le gravier fin ; de 4 à 7 millimètres, le gravier moyen, et au delà de 7 millimètres le gros gravier.

Pour la mensuration de la porosité, on s'est efforcé de mesurer la quantité d'air contenue dans un volume déterminé de sol ; pour cela, on chasse l'air contenu dans la terre par un courant d'acide carbonique ; l'air expulsé est mesuré dans un eudiomètre, tandis que l'acide carbonique en excès est absorbé par de la potasse.

On a essayé également de déterminer la porosité par la quantité d'eau que l'on pouvait ajouter à un volume de terre déterminé, contenu dans une petite caisse en zinc laminé ; cette caisse est immergée dans un vase contenant de l'eau, et, après une certaine durée d'immersion, elle est pesée ; elle a été pesée avant l'expérience, et la différence doit indiquer le volume d'eau que le sol peut absorber.

Le poids spécifique connu des matières constituant le sol peut également servir à déterminer la porosité ; ce poids spécifique est d'environ 2,6 pour le sable, le gravier et le lehm. Par exemple 1 000 centimètres cubes de sol pèsent 1 800 grammes : 1 800 grammes divisés par 2,6 donnent 692 centimètres cubes de matières solides. Le volume des pores est égal à la différence entre 1 000 centimètres cubes et 692, c'est-à-dire 308 centimètres cubes, soit environ 30,8 p. 100.

Nous n'insisterons pas sur les différents moyens de prendre la température du sol.

Par l'*analyse chimique du sol*, il est aisé de déterminer sa teneur en eau ; il suffit de porter un poids déterminé des matières composant le sol à une température de 100 à 110° et de l'y maintenir tant qu'il y a une variation de poids ; dès que le poids ne varie plus, on peut admettre que l'eau est complètement évaporée. La différence des deux poids donnera la teneur en eau du sol.

On pourra aussi rechercher la teneur en matières organiques ; il faudra déterminer les matières solubles dans l'eau, souvent nuisibles pour l'organisme : tels sont les produits de destruction, comme le chlore, l'ammoniaque, l'acide nitrique et l'acide nitreux.

L'*examen bactériologique du sol* se fait d'après les procédés habituels, et il sera surtout intéressant de rechercher la présence des microbes anaérobies. On sait que des microbes anaérobies pathogènes, comme le bacille du tétanos, le bacille de l'œdème malin, le bacille charbonneux, peuvent se rencontrer dans le sol. Parmi les microbes aérobies, on peut trouver le bacille de la fièvre typhoïde, du choléra, ces microbes aérobies se rencontrant surtout dans les eaux polluées sur place ou à distance.

L'*examen de l'air du sol* ne présente, au point de vue des procédés, rien de particulier. Pour se procurer une certaine quantité d'air, il faudra enfoncer profondément dans le sol un tube de métal aboutissant à une pompe aspiratrice.

Enfin il est intéressant de déterminer le niveau de la nappe d'eau souterraine; on peut, pour cette opération, utiliser les puits existant dans la région. Dans certains cas, il est nécessaire de faire des sondages d'épreuve, qui devront avoir à peu près 10 centimètres de diamètre.

Situation de l'école. — Il faut distinguer, pour le choix d'un emplacement, l'école de ville et l'école de campagne, car les conditions sont fort différentes.

En ce qui concerne les écoles de campagne, il est désirable de les établir en un endroit un peu élevé et autant que possible éloigné du fond d'une vallée, de façon à éviter l'humidité et les inondations; il ne faut pas exagérer cependant la hauteur et ne pas forcer les enfants qui vont à l'école à exécuter une véritable ascension; il est préférable de choisir un emplacement à flanc de coteau, abrité, si les lieux le permettent, des vents du nord et de l'ouest.

L'école ne doit pas être trop loin des centres habités par les enfants; en général, il ne faut pas, pour les écoles de campagne, obliger les enfants à faire plus de 4 kilomètres en plaine et plus de 2 kilomètres en montagne : si la chose est possible, il faut établir des écoles de hameaux.

A la campagne, il est facile le plus souvent de réaliser des conditions de bonne aération, d'insolation et de tranquillité autour de l'école. Il faudra éviter le voisinage des écuries, des abreuvoirs et des dépôts d'immondices; d'une façon générale, il est préférable de placer l'école un peu en dehors du village. On recherchera, s'il est possible, le voisinage d'un bois. En Finlande, par exemple, on protège le plus souvent les écoles de campagne par un bois de sapins, chose utile pour éviter, dans ces contrées froides, l'action des vents d'hiver.

En résumé, il faut choisir un espace libre, facilement accessible, enveloppé d'air et de lumière, et réunissant les conditions dont nous avons parlé.

A la ville, ces conditions sont beaucoup plus difficiles à réaliser, parce qu'il est impossible d'isoler complètement l'école des bâtiments voisins; on a établi cependant des règles pour que l'école ne soit pas privée d'air ni de lumière; dans certains cas, l'école peut être établie sur une place, isolée de tous côtés, de façon à réaliser le maximum d'aération; dans d'autres cas, on est bien forcé de bâtir sur des rues souvent trop étroites. A Berlin, on exige que les constructions les plus voisines de l'école soient à une distance d'au moins soixante pieds, et que la lumière solaire puisse pénétrer jusque dans les classes du rez-de-chaussée. En général, la distance entre l'école et les bâtiments voisins devrait atteindre presque le double de la hauteur de l'école. Dans certains cas, il sera préférable de placer les bâtiments en retrait sur la rue, de façon à pouvoir mettre un jardin devant le bâtiment principal de l'école et à gagner ainsi un peu de terrain, d'air et de lumière.

Dans les villes, il faut protéger aussi l'école contre le bruit de la rue ; c'est dans ce but qu'à Paris un pavage en bois a été établi devant la plupart des écoles. Il faut également éloigner l'école des fabriques, des usines, et des gares de chemin de fer qui donnent lieu à des fumées ou à des odeurs désagréables; il faut l'éloigner encore des marchés, des endroits particulièrement exposés au feu, des usines à gaz, des fabriques de caoutchouc, des fabriques de savon et, pour d'autres raisons faciles à comprendre, des casernes et des hôpitaux.

Ce ne sont pas seulement des raisons d'hygiène physique, ou de défense contre les maladies contagieuses qui doivent guider dans le choix des emplacements des écoles; ce sont aussi des raisons d'hygiène morale : certains voisinages, à cet égard, sont à éviter.

Enfin, où que soit placée l'école, il faut s'assurer qu'elle peut être approvisionnée en eau potable. Nous reviendrons sur cette question dans un des chapitres suivants.

Orientation de l'école. — Les conditions à réaliser dans l'orientation de l'école sont les suivantes :

Il faut que la face principale soit orientée de telle façon qu'il pénètre une quantité suffisante de lumière dans les salles de classe, et que cette lumière soit, autant que possible, constante, car les variations de l'intensité lumineuse sont toujours une fatigue pour la vue des écoliers. Il faut en outre que, pendant un certain temps, les fenêtres de la salle de classe reçoivent la lumière solaire directe, et autant que possible en dehors des heures de classe. On sait, en effet, toute la valeur bactéricide de la lumière solaire; les travaux bactériologiques ont démontré la destruction des microbes et de leurs poisons par la lumière solaire; c'est là un facteur puissant d'assainissement et de désinfection pour l'entourage des habitations et pour les habitations elles-mêmes. Les lieux obscurs, où le soleil ne pénètre pas, sont malsains pour la santé et généralement humides.

Mais il n'est pas toujours facile de concilier le désir d'avoir une lumière intense et régulière avec la crainte de la lumière solaire directe, qui, par son éclat, est une cause de fatigue pour la vue, et qui, en outre, peut gêner les enfants en élevant trop la température.

Si on consulte les divers auteurs qui se sont occupés de l'orientation de l'école, on voit que les opinions les plus différentes ont été défendues, à commencer par l'exposition de la façade principale au nord, que réclamait Trélat en raison de la constance de l'éclairage dans cette exposition ; malheureusement, si on a de cette façon un éclairage constant, la luminosité est faible, les bâtiments sont froids et la lumière solaire ne pénètre jamais; aussi cette exposition est-elle à peu près abandonnée.

Certains auteurs modernes, et en particulier Erismann, ont cependant défendu l'exposition au nord.

Au Congrès de Nuremberg (1), Nusbaum et Grüber, Mösius et Cottelmann, se sont joints à Erismann pour soutenir cette opinion. L'école, prétendent ces auteurs, n'a pas les mêmes besoins de lumière que les maisons d'habitation; l'insolation directe est impossible pendant les heures d'enseignement; elle oblige à se servir de rideaux qui font perdre jusqu'à 90 p. 100 de lumière; le passage des nuages fait varier à chaque instant l'intensité de l'éclairage, surtout au printemps et à l'automne, et en été la chaleur devient intolérable.

L'argument principal d'Erismann est que les yeux subissent une grande fatigue du fait des changements fréquents d'intensité d'éclairage; en dehors du rôle protecteur de la pupille, on peut opposer à cet auteur ce simple argument tiré de l'observation courante, à savoir que les individus vivant au grand air et habitués à subir de grandes variations de lumière ont, en général, une meilleure acuité visuelle et de moins fréquentes maladies de la réfraction que les habitants des villes, accoutumés à une lumière plus diffuse et plus régulière.

L'exposition à l'ouest a été généralement abandonnée, en raison de ce qu'elle permettait, pendant les classes de l'après-midi, la pénétration oblique des rayons solaires dans une trop grande partie de la classe; d'autre part, c'est le côté le plus exposé aux vents dans nos régions. Cependant, cette exposition a été recommandée, en particulier par le règlement prussien de 1886, parce que, l'enseignement cessant avec les premières heures de l'après-midi, l'insolation à ce moment n'a pas d'inconvénients.

Il est évident que, s'il ne s'agit que de classes du matin, l'exposition à l'ouest est presque l exposition préférable.

L'exposition au sud-est a été défendue par un certain nombre d'auteurs, en particulier par Schraube; elle donnerait une chaleur suffisante et mettrait à l'abri des vents les plus fréquents dans nos régions; d'autre part, les rayons solaires n'atteindraient la salle de classe que pendant une très petite partie de la matinée, et très obliquement. D'autres auteurs, Svez, Falk, Pappenheim, adoptent franchement l'est, trouvant dans cette disposition une meilleure intensité lumineuse. Guillaume était partisan, comme Schraube, de la direction sud-sud-est et pour la même raison : pénétration profonde des rayons solaires dans la classe, surtout dans les premières heures de la matinée et peu dans les dernières heures.

La majorité des auteurs sont donc d'accord pour recommander

(1) Ier *Congrès international d'hygiène scolaire*, Nuremberg, 1904.

l'exposition de la façade principale au sud-est, de façon à ce que l'insolation de la classe se fasse avant ou après les heures d'enseignement. C'est également l'opinion de Baginsky, qui rejette les expositions nord, nord-ouest et sud-ouest; discutant l'opinion de la majorité des auteurs, qui est plutôt favorable au sud-sud-est, il trouve que l'été cette exposition donne quelquefois trop de chaleur, et, pour obvier à cet inconvénient, il est partisan de l'exposition à l'est et même, dans certains cas, à l'est-nord-est.

Quand il s'agira d'une école avec deux façades, l'une sera généralement disposée dans la direction sud-est et l'autre dans la direction nord-ouest. En France, dans les cas analogues, M. Bunel, architecte parisien, et M. Baudin, sont de cet avis. La Commission d'hygiène scolaire est plutôt de l'avis de Baginsky; elle préfère l'exposition nord-est — sud-ouest. Cette exposition paraît en effet préférable pour les climats chauds; au contraire, dans les climats plus froids, l'exposition sud-est — nord-ouest paraît la meilleure.

En tout cas, l'accord paraît se faire en faveur de l'*exposition à l'est, avec prédominance pour la direction nord-est dans les climats chauds, et sud-est dans les climats plus froids.*

En résumé l'on peut dire que, sauf dans des cas particuliers, l'orientation de la façade principale dans la direction *est* ou *sud-sud-est* sera toujours préférable : elle réalise le maximum d'éclairage, la protection contre les vents habituels dans nos régions, et une insolation dans les premières heures du jour, c'est-à-dire au moment où celle-ci présente le moins d'inconvénients.

Bien entendu, lorsqu'il s'agit d'établissements contenant des classes multiples, il est impossible de les orienter toutes dans la même direction. Dans de pareils cas, on devra laisser l'exposition la moins favorable aux classes où les élèves séjournent le moins : salles de réunion, de gymnastique, etc.

Les *salles de dessin* devront de préférence être placées au nord, à cause de la plus grande régularité de l'éclairage.

II. — LE BATIMENT SCOLAIRE.

L'étude du bâtiment scolaire comprend l'étude des fondations, des murs, de la couverture, des planchers, des accès de l'école, des portes d'entrée, des corridors et autres dégagements, des escaliers; après avoir étudié tout ce qui concerne la construction de l'école en général, nous terminerons par l'étude de la classe proprement dite : nous fixerons ses dimensions, et nous indiquerons d'une façon très sommaire la façon dont le mobilier doit être disposé dans la classe, devant consacrer un prochain chapitre à l'étude du mobilier lui-même.

Fondations. — Nous avons parlé déjà de la nécessité de construire l'école sur un sol aussi sec et aussi aéré que possible, en ayant recours à un drainage si la chose est nécessaire.

D'une façon générale, il faut que la base des fondations soit à une distance de 1 mètre ou $1^m,50$ de la nappe d'eau. La profondeur des fondations est généralement de $1^m,50$.

La qualité primordiale des matériaux utilisés pour les fondations doit être l'imperméabilité, tandis que, pour les murs extérieurs, on réclame plutôt des matériaux perméables : nous en expliquerons plus loin les raisons.

On s'est efforcé d'assurer l'*imperméabilité des fondations* en employant des moellons ourdis de ciment; on utilise ainsi une pierre perméable, plongée dans un mortier imperméable, et il est démontré en effet que le mortier de ciment assure l'imperméabilité; on a prétendu que le granit était aussi imperméable que le ciment; il faut en réalité se défier de l'imperméabilité du granit; cette pierre n'a pas beaucoup plus de valeur au point de vue qui nous occupe que le moellon rendu imperméable par le procédé indiqué.

Nous n'avons pas à insister sur les différentes qualités de béton ou de ciment à employer ; ce serait entrer dans le domaine de l'architecture sur lequel, d'ailleurs, les traités allemands d'hygiène scolaire ont largement empiété en donnant des développements considérables sur tout ce qui concerne la maçonnerie, la menuiserie, etc. Le seul point à retenir pour nous, relativement aux fondations, c'est la nécessité de leur imperméabilité; les fondations et, avec elles, les murs qui les surmontent doivent être garanties contre l'invasion de l'humidité et de toutes ses conséquences.

Pour réaliser ce but, on n'a pas seulement recours à l'imperméabilité des fondations elles-mêmes, mais on a aussi imaginé d'établir une sorte de gaine imperméable tout autour des murs de fondations et même au-dessous des caves (fig. 5, B).

Le règlement anglais, en s'inspirant de ce principe, recommande d'établir dans toutes les écoles, sous le sol des caves, une nappe imperméable constituée par un ciment de béton. Dans certains terrains, Nusbaum voudrait que cette gaine protectrice de ciment remonte un peu au-dessus du niveau du sol et dépasse le niveau du plancher du rez-de-chaussée.

En résumé, il existe deux moyens d'assurer l'imperméabilité des fondations : les construire avec des matériaux imperméables, tels que les moellons ourdis de mortier de ciment, et surtout les entourer d'une gaine protectrice de béton, qui s'étend sous le sol de la cave.

Nous devons signaler encore un dispositif, plus avantageux peut-être en théorie qu'en pratique, et qui consiste à ménager, soit dans l'épaisseur des murs de fondations, soit entre ceux-ci et leur gaine d'isolement, un espace libre, ou « matelas d'air », de 7 à 8 centimètres d'épaisseur (fig. 5) ; cette « couche d'air » (L) communique, par un petit canal (O), avec la cave (K) ; et en haut, une sorte de cheminée (V) le prolonge jusqu'au niveau du toit, établissant en quelque sorte un courant de ventilation entre la cave, les parois externes du mur et le toit. Ce *matelas d'air*, dont la valeur est très discutée par les architectes, a la propriété d'être mauvais conducteur de la chaleur ; c'est en raison de cette propriété que l'on a parfois adopté, non seulement pour les caves, mais pour les murs ordinaires au-dessus du sol, ces mêmes murs creux, à couche d'air interposée ; les murs construits avec des briques creuses réalisent plus simplement un dispositif analogue.

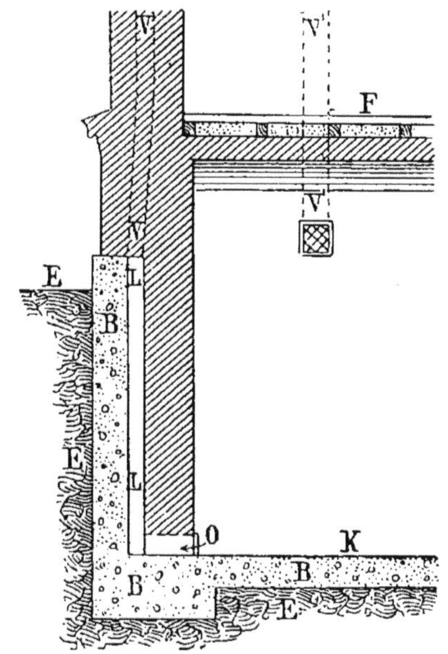

Fig. 5. — Fondations établies sur une gaine isolante, formant *cuvette* sous toute l'étendue du bâtiment, et comportant un *matelas d'air*.

E, sol ; B, gaine de béton ; K, sol de la cave ; F, plancher du rez-de-chaussée ; L, matelas d'air, communiquant en O avec la cave, et par les gaines V, V, avec l'atmosphère extérieure.

Il n'y a pas d'objections à faire contre le principe du « matelas d'air » mauvais conducteur de la chaleur ; mais on lui reproche d'être bon conducteur de l'humidité, et c'est là un grief sérieux ; le matelas d'air diminue l'assèchement des fondations, et la gaine réservée au passage de l'air devient, dans certains cas, un lieu de condensation pour la vapeur d'eau atmosphérique : ce serait un vrai réservoir d'humidité que l'on aurait disposé dans l'épaisseur des fondations ! Nous reviendrons sur ce point tout à l'heure.

Caves. — Les caves jouent un rôle important dans l'hygiène du bâtiment ; elles assurent son aération et son assèchement, faisant elles-mêmes un matelas d'air considérable au-dessous du rez-de-chaussée et s'opposant au passage de l'humidité du sol ; mais, dans bien des écoles, les caves ne répondent pas à un besoin immédiat, et on ne saurait à quoi les utiliser; dans les grandes écoles, au contraire, on ne dispose jamais de trop de locaux, et on aura souvent à se servir des caves; on pourra parfois, nous le verrons dans un autre chapitre, y installer les bains-douches ; dans d'autres cas, ce qui d'ailleurs n'est pas à recommander, on y a installé les ateliers de travaux manuels; dans certaines écoles allemandes, tous ces ateliers sont dans le sous-sol; mais nous ne devons pas accepter que l'enfant fasse un séjour prolongé dans des locaux privés d'air et de lumière ; pour les bains-douches, où l'enfant ne reste que quelques instants chaque semaine, l'objection n'a guère de valeur.

Dans les écoles de campagne, où la cave n'est guère utilisée, on peut se contenter de voûtes surbaissées, soutenues par des piliers d'une hauteur de 50 à 60 centimètres; ces voûtes ne peuvent pas servir de caves, mais, au point de vue de l'aération, elles remplissent le but que nous désirons (fig. 6).

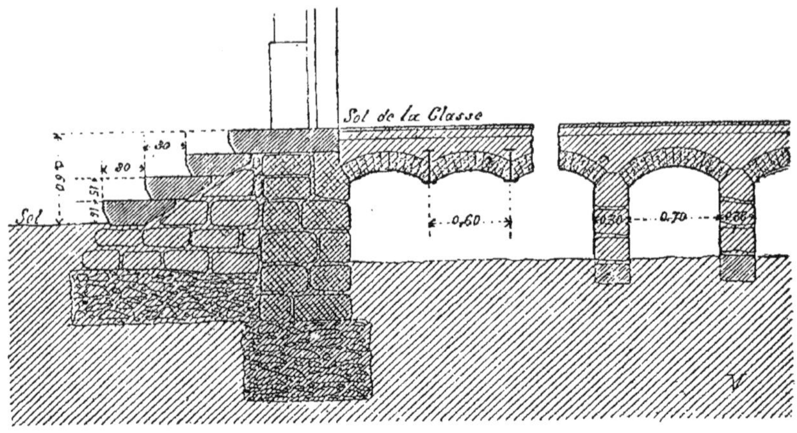

Fig. 6. — *Voûtes surbaissées*, construites dans les écoles où les caves sont inutiles, ou dans les cas où le peu de profondeur de la nappe d'eau empêche de creuser le sol pour établir des caves.

Le rez-de-chaussée, autant que possible, ne devra pas être au niveau du sol lui-même et, d'une façon générale, il devra toujours être un peu surélevé; cette élévation peut varier de 50 centimètres (règlement de Saxe, 1873) à 1 mètre (règlement de Munich). Par conséquent, il doit toujours exister quelques marches pour monter à l'école, et on ne doit pas y avoir accès de plain-pied. La figure 6, empruntée aux « Instructions » de notre ministère de l'Instruction Publique, montre que le sol de la classe doit être surélevé de la hauteur de quatre marches, représentant une hauteur de 60 centimètres.

Murs, cloisons et planchers. — Étudions maintenant les murs extérieurs de l'école et les matériaux qui présentent le plus de qualités pour leur construction. Nous avons vu que l'on avait réclamé une certaine perméabilité pour ces matériaux, de façon à établir un courant de ventilation. Mais il ne faut pas attribuer une grande importance à la ventilation par les murs, ventilation qui est toujours extrêmement réduite et dont le maximum, même d'après Pompée, ne dépasserait guère 5 à 6 litres d'air par vingt-quatre heures pour 1 mètre carré de surface. Il est évident que, pratiquement, on ne doit pas en tenir compte, et que ce n'est pas cette petite quantité d'air qui doit être utile au point de vue de la ventilation de la classe.

Nous reviendrons plus longuement sur ce sujet dans un chapitre spécial ; mais disons dès maintenant qu'il faudrait surtout établir une aération *active*, car l'aération *passive* est la plupart du temps absolument insuffisante et en particulier l'aération passive par les murs tout à fait négligeable. Néanmoins les architectes soutiennent que les matériaux perméables à l'air sont aussi des matériaux qui sèchent plus facilement et qui, par conséquent, sont plus sains. Peu intéressante au point de vue de la ventilation, la perméabilité des murs est donc importante au point de vue de la santé du mur lui-même. En même temps que perméables à l'air, il faut que les matériaux employés soient peu perméables à la chaleur et au bruit, autrement dit qu'ils soient mauvais conducteurs du son et de la chaleur ; c'est là une question importante qui doit retenir l'attention des hygiénistes scolaires.

Parmi ces *matériaux*, nous ne nous occuperons que des briques et des moellons, qui sont le plus souvent utilisés et qui sont les plus recommandables.

Les *briques* doivent être bien cuites ; on emploie de préférence les briques creuses, de façon à assurer l'aération du mur ; c'est une application de la théorie du « matelas d'air », mauvais conducteur de l'humidité, de la chaleur et même, jusqu'à un certain point, du son. D'autre part, ces briques creuses auraient l'avantage de favoriser l'assèchement rapide des murs exposés au nord ou à l'ouest. On a employé aussi des briques vitrifiées, imperméables à l'air, et des briques en argile réfractaire.

Pour les cloisons légères, on peut recommander les briques de liège, composées de débris de liège, agglomérés avec divers ciments ou mortiers spéciaux, et qui auraient l'avantage d'étouffer le son beaucoup plus que les autres briques. On les emploie surtout pour les cloisons séparant les classes les unes des autres ; elles sont, malgré leur composition, peu inflammables, et elles conservent bien la chaleur ; en plus de ces qualités, elles ont encore l'avantage de pouvoir être coupées ou sciées absolument comme du bois.

Avec les briques, la matière la plus fréquemment employée est le *moellon* ; le choix entre ces deux espèces de matériaux est dicté surtout par des raisons économiques qui varient suivant les pays. Les moellons doivent être bien secs et débarrassés de la terre souvent retenue à leurs aspérités.

On a employé aussi diverses espèces de roches, *grès siliceux* ou *pierres calcaires*, qui ont l'inconvénient d'absorber beaucoup d'eau. Il est certain que les pierres tendres sont, à ce point de vue, assez mauvaises ; néanmoins, dans certains pays où ces matériaux de construction sont à la disposition des architectes, on les emploie quelquefois. Il faut se rappeler, en tout cas, que ces pierres calcaires ne doivent pas être employées à la construction des fondations ni surtout des fosses d'aisances, à cause de leur trop grande perméabilité.

Nous recommanderons donc comme matériaux la brique, avec préférence peut-être pour les briques creuses, et le moellon.

Les *mortiers* présentent pour nous peu d'intérêt. Rappelons simplement qu'il faut employer le moins d'eau possible pour la fabrication des mortiers pour éviter l'humidité. Nusbaum recommande pour les joints un mélange de ciment, de chaux et de sable, dans la proportion de 1,2 p. 10, qui aurait l'avantage de sécher très vite.

Nous devons revenir ici sur la question des *murs creux* et du *matelas d'air* dont nous avons parlé tout à l'heure à propos des fondations; on a construit des murs creux de la façon suivante : d'abord un mur extérieur ayant à peu près l'épaisseur de deux briques placées de champ, c'est-à-dire 25 centimètres; puis un espace libre de 6 à 7 centimètres, et enfin un mur intérieur qui n'a qu'une épaisseur de 12cm,5. Si l'on ne tient pas compte de la couche d'air interposée, l'épaisseur totale des deux murs extérieur et intérieur (37cm,5) se rapproche de l'épaisseur minima (35 centimètres) réclamée, comme nous le verrons plus loin, par le règlement français pour les murs construits en briques.

Les auteurs qui ont recommandé les murs creux insistent pour que la gaine d'air ou « matelas d'air » soit plus rapprochée de la surface interne, c'est-à-dire de celle qui regardera la classe, et soit au contraire protégée du côté de l'extérieur par un mur de double épaisseur : cette couche d'air doit être absolument enfermée; elle est limitée en bas par un rang de briques qui, autant que possible, sont cimentées par un enduit imperméable. On recommande encore de fermer la gaine d'air par des matériaux imperméables sur tout le pourtour des fenêtres.

Ces précautions ont pour but d'empêcher toute communication entre le « matelas d'air » et l'air extérieur; il est certain, en effet, que, si cette gaine d'air était en communication avec l'air extérieur, on aurait tout simplement réalisé cette grosse faute dans la construction, de mettre le mur interne, dont l'épaisseur est minime, en rapport avec l'air extérieur. Construit avec les précautions indiquées, le mur creux remplit au contraire son but, c'est-à-dire celui d'être un mauvais conducteur de la chaleur et de ne pas perdre par rayonnement des murs extérieurs de la classe une grande partie de la chaleur produite en vue du chauffage.

En plus de ces avantages capitaux, nous signalerons encore ce fait, que la gaine d'air est peu perméable au son et assourdit considérablement les bruits venant de l'extérieur.

Cependant la valeur hygiénique des murs creux a été très discutée, et un auteur allemand, Astfalk, a fait à leur sujet de grosses objections ; il prétend que la couche d'air isolante est en général inutile et que le but visé est loin d'être atteint en ce qui concerne la conservation de la chaleur et la préservation de l'humidité. Bien au contraire, la couche d'air favoriserait la pénétration de l'eau dans le mur : en effet, il arrive que cette couche d'air se charge d'humidité dans certaines circonstances atmosphériques, la vapeur d'eau se condensant sur la face interne des murs externes, dès que la température extérieure s'abaisse : il se produit alors, à la partie inférieure de la gaine d'air, un réservoir d'eau de condensation, où vont pouvoir se dévolopper toutes sortes de moisissures, voire même de cultures microbiennes : nous n'attacherons pas, à l'opposé de quelques auteurs, une très grande importance à cette possibilité de cultures microbiennes pathogènes dans les entre-murs, non plus d'ailleurs que dans les entre-planchers ou les entrevous.

Les mêmes objections ont été répétées par Astfalk à propos des espaces d'air ménagés dans les plafonds ; dans certains cas, il est vrai, ces espaces peuvent retenir de l'humidité; mais cette hypothèse mérite peu qu'on s'y arrête, tandis que la crainte de la pénétration d'humidité par les murs extérieurs est beaucoup plus fondée, même si on tient pour négligeable la pullulation microbienne.

Certains auteurs ont trouvé dans les entre-murs le pneumocoque, le bacille du tétanos, le bacille de la diphtérie ; nous croyons que dans ces cas la bactériologie a un peu exagéré, et il est difficile d'admettre que les enfants puissent facilement aller chercher dans les entre-planchers ou dans les murs creux les microbes qu'ils récoltent à l'école.

Pour éviter l'accumulation d'eau dans les gaines d'air, on a pratiqué une ouverture à leur partie inférieure ; mais alors on supprime toute défense contre la température et contre l'humidité extérieures, et on rend nulle l'efficacité de ce dispositif de protection.

Malgré la grande vogue dont a joui le mur creux chez les hygiénistes, il nous paraît difficile de le recommander de façon absolue, à cause de cet inconvénient majeur qu'il présente en entretenant dans sa propre épaisseur un réservoir permanent d'humidité.

L'*épaisseur à donner aux murs* est intéressante à connaître. Dans les climats de l'Europe moyenne, d'après les ouvrages de Pompée sur l'école maternelle, cette épaisseur devrait être de 40 à 60 centimètres. Les règlements français donnent les chiffres *minima* de 45 centimètres pour les murs en moellons et de 35 centimètres pour les murs en briques ; on retrouve d'ailleurs à peu près les mêmes chiffres dans le règlement anglais : 25 centimètres pour les murs en briques et 50^{cm},8 pour ceux en moellons. Pour les murs de faîte, on admet quelquefois une épaisseur un peu moindre. Les règlements de Saxe et ceux de Hesse permettent, dans certains cas, un minimum de 25 centimètres. Mais, en général, il faut se défier des murs trop peu épais, car ce qu'on économise dans la construction du mur est dépensé et au delà par le supplément de chauffage rendu nécessaire.

La protection extérieure des murs contre les pluies peut être assurée par l'application de plaques d'ardoise, de lamelles de bois, ou de tuiles imbriquées, comme cela se fait dans les pays humides ou exposés aux chutes abondantes de neige. Dans nos régions tempérées, on se contente d'un enduit quelconque; la chaux ou le ciment sont la plupart du temps suffisants. Nous reviendrons tout à l'heure, en étudiant la classe, sur la question des enduits intérieurs.

Nous devons nous occuper aussi de la disposition des espaces situés dans l'épaisseur des planchers, c'est-à-dire des *entrevous*. A l'école, on doit s'assurer que ces entrevous sont aussi peu perméables que possible au bruit, à la chaleur et à l'humidité.

En général, les *planchers* sont ainsi construits : à leur partie supérieure, ils portent une couche imperméable d'asphalte ou de béton, sur laquelle, dans la plupart des cas, sont placées les lames du parquet; au-dessous sont situées les poutres; au-dessous de celles-ci est établi le plafond de l'étage inférieur.

L'espace situé entre le plafond et le parquet est généralement rempli par des carreaux de plâtre, par du mâchefer ou par du béton. D'autres fois, on réserve dans les entrevous des espaces creux, formant matelas d'air.

Autant que possible, les matériaux qui serviront à remplir les entrevous seront peu perméables au son et à l'humidité, et on utilisera de préférence les débris de pierre ponce, les sables, les scories, le « poussier », les débris de briques, de coke, de mortier desséché. Il faut éviter tout ce qui est putréfiable.

Les *poutres* peuvent être en bois ou en fer.

Toits. — Le toit, dans nos pays, est en général à double plan incliné à 33°; il faut que le bord du toit ne fasse pas sur la façade une saillie trop avancée, comme dans certaines villas normandes, de manière à ne pas intercepter la lumière de la classe.

Les *matériaux de couverture* les plus employés sont, suivant les pays, les tuiles ou les ardoises; ces matériaux ont chacun leurs avantages et leurs inconvénients; la tuile est plus mauvaise conductrice de la chaleur, mais elle se brise plus facilement. L'ardoise, plus solide, est aussi meilleure conductrice de la chaleur, et à ce point de vue moins recommandable. A plus forte raison doit-on rejeter les couvertures faites de lames métalliques, de zinc en particulier : elles sont d'ailleurs condamnées par le règlement français.

Les *gouttières* doivent être placées à l'intérieur du rebord du toit et ne doivent pas dépasser 30 centimètres de largeur, de façon à éviter l'accumulation d'une trop grande quantité de neige. Il est important également de calculer les diamètres des canaux d'écoulement par rapport à la surface du toit, et l'on admet qu'ils doivent avoir 1 centimètre carré de surface de coupe par mètre carré de surface du toit.

Les *greniers* dans les écoles peuvent être utilisés pour le logement du mobilier en réserve.

Dans certaines écoles de grandes villes d'Angleterre et d'Amérique, on a fait des *toits en plate-forme* (voir p. 610), et on les utilise comme cours de récréation, pour la gymnastique ou les jeux; ce sont là des installations coûteuses qui nous semblent plus originales qu'utiles.

Accès et dégagements. — L'*entrée principale* de l'école doit remplir quelques conditions intéressantes pour l'hygiéniste; précédée de quelques marches rendues nécessaires par l'élévation du plancher au-dessus du sol, l'entrée doit être protégée par une véranda qui évitera aux enfants de stationner sous la pluie; il faut éviter de faire la sortie de l'école dans une grande rue très passagère; ce sont là des détails qu'il suffit de signaler.

Quand il s'agit de groupes d'écoles, école maternelle et écoles communales de filles et de garçons réunies comme dans nos grandes écoles parisiennes, il est utile que les entrées des écoles soient assez rapprochées l'une de l'autre : en effet, on charge généralement les frères ou sœurs plus âgés de conduire les enfants plus jeunes à l'école maternelle. Cependant les « instructions ministérielles » françaises recommandent d' « éviter de placer l'école maternelle entre l'école de garçons et l'école de filles ».

On admet qu'il faut une entrée pour trois cents enfants : cette limite est fixée pour permettre une évacuation assez rapide en cas d'incendie ou de panique; c'est la même préoccupation qui a fait entrer dans les règlements les chiffres indiquant les dimensions minima des autres « dégagements ».

En France, les *couloirs* doivent avoir $1^{m},50$ de largeur pour une école de 250 enfants; couloirs et escaliers doivent recevoir directement l'air et la lumière.

Pour éviter l'introduction de terre ou de boue dans les salles de classe, il est nécessaire de placer des grattoirs ou des paillassons à l'entrée de l'école ou des classes; l'idéal, d'ailleurs irréalisable, serait d'obliger les enfants à changer de chaussures à leur arrivée à l'école; à la campagne, ce but peut plus facilement être atteint, car les enfants arrivent souvent avec des sabots qu'ils n'ont qu'à déposer dans le vestiaire.

On s'est prononcé d'une façon générale contre les grilles de raclage avec espace clair en dessous, difficiles à nettoyer et qui peuvent, d'autre part, faire glisser les enfants. En temps humide, la sciure de bois, répandue en couche assez épaisse dans le vestibule et le vestiaire, peut avoir son utilité.

Les *escaliers* en pierre sont les meilleurs, mais les plus coûteux ; les escaliers en fer ne sont pas combustibles, mais ils ont le double inconvénient d'être bruyants et glissants. On établit le plus souvent les escaliers en bois dur. La largeur des marches, en France, doit être de $1^m,35$, leur hauteur de 16 centimètres au maximum, et leur « foulée » de $0^m,28$ à $0^m,30$. Dans les autres pays, on exige une hauteur un peu moindre. Il est nécessaire de faire des paliers de repos dans les escaliers à peu près toutes les quatorze ou quinze marches.

Les instructions ministérielles françaises indiquent encore que les escaliers doivent être droits, sans partie circulaire, que les barreaux doivent être espacés de $0^m,13$ d'axe en axe, et que la main courante doit être garnie de boutons saillants placés à 1 mètre de distance. De plus, une seconde main courante sera disposée le long des murs.

Une dernière recommandation importante, en ce qui concerne les dégagements, est de construire deux escaliers, aux deux extrémités du bâtiment, dans toute école qui recevra aux étages 300 élèves ou davantage ; en cas d'incendie de l'un des escaliers, l'évacuation de l'école pourra être assurée par l'escalier opposé.

Les indications relatives aux *portes* sont fournies par le règlement français ; les portes principales, donnant accès dans l'école, doivent être d'une largeur se rapprochant autant que possible de celle du vestibule, pour permettre l'évacuation rapide de ce dernier ; les portes des classes seront de préférence à un seul vantail et auront $0^m,90$ de largeur ; leur hauteur sera de 2 mètres environ ; elles seront surmontées d'une imposte, pouvant s'ouvrir et concourir à la ventilation de la classe.

Toutes les portes devront s'ouvrir en dehors, et on veillera à ce qu'elles ne soient pas bruyantes. La porte d'une classe doit être toujours disposée de façon à ce qu'elle se trouve située dans l'espace qui est entre la chaire du maître et les bancs où sont les écoliers.

Dans les écoles des villes, les classes ouvrent en général sur le *corridor* ; ces corridors, qui doivent avoir au minimum $1^m,50$ de large quand ils desservent une seule classe, doivent avoir une largeur plus grande quand plusieurs classes y prennent accès. Nous avons dit déjà que les corridors doivent avoir des fenêtres propres, pour assurer leur éclairage et leur ventilation.

Vestiaire. — En même temps que les dégagements, nous pouvons étudier les vestiaires ; le règlement français dit que « chaque classe aura, autant que possible, un vestiaire ; toutefois le même vestiaire pourra servir à deux ou à plusieurs classes contiguës. On y établira des portemanteaux pour les vêtements et des rayons pour les paniers ou les sacs à provision. Dans les écoles rurales, le vestibule pourra servir de vestiaire ». Nous ajouterons que les portemanteaux devraient être assez écartés les uns des autres pour éviter les transmissions parasitaires et, dans une certaine mesure, la propagation des maladies contagieuses ; la distance de $0^{m},25$, dictée par le règlement, est à peine suffisante.

En réalité les vestiaires n'existent que dans un nombre restreint d'écoles. La plupart du temps les vêtements sont entassés à des crochets disposés dans le préau, dans les corridors, ou même dans les classes ; bien souvent encore les écoliers conservent coiffures et manteaux sur le dossier de leur banc. De grands progrès restent à réaliser à ce point de vue.

Nous reproduisons ici, comme modèle du genre, d'après une pho-

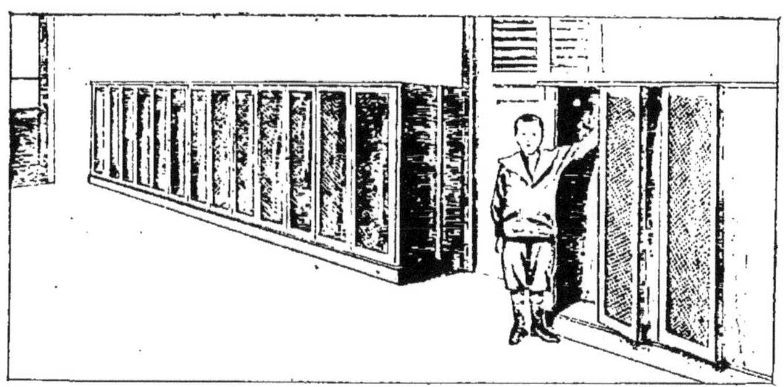

Fig. 7. — Vestiaire avec armoires à portes grillagées.

tographie du Pr Badaloni, un des vestiaires de l'école de la rue Galliera à Bologne (fig. 7) : chaque élève y dispose d'un petit placard, dont la porte est grillagée pour permettre le séchage et l'aération du vêtement.

Il serait désirable que les enfants puissent changer de chaussures par les temps humides et qu'ils puissent trouver à l'école des chaussures sèches ; à la campagne, où les enfants arrivent à l'école en sabots, on leur fait quitter ces chaussures, et ils assistent à la classe en chaussons.

Salle de classe. — Il est très important de connaître d'une façon exacte les dimensions que doit avoir la classe. On a dit que la classe était la *capitale pédagogique de l'école*, et cette définition est en parfait accord avec nos préoccupations de médecins hygiénistes ; les dimensions de la classe doivent être fixées d'après les conditions de vision nette au tableau et d'après la portée de la voix du maître. Il est admis qu'à une distance de 8 mètres l'enfant peut lire au tableau des caractères hauts de 3 centimètres : ce sont les chiffres donnés par le Pr Erismann (de Zurich) ; pour mesurer l'audition des enfants, on est parti de ce principe que l'enfant doit pouvoir écrire au tableau sous la dictée du maître, le maître étant à 8 mètres en arrière de lui. Par application du même principe, il faut que le dernier banc ne soit guère à plus de 8 mètres du maître. Les enfants qui seraient placés à plus de 8 mètres du tableau et du maître seraient dans des conditions mauvaises de vision et d'audition.

La forme générale de la classe sera celle d'un rectangle. La longueur maxima sera de 9 mètres à $9^{m},50$.

A un autre point de vue, cette longueur de la classe constitue la limite à laquelle un maître peut surveiller les enfants d'une façon suffisante pour la discipline. D'ailleurs la surveillance serait plus facile dans le sens de la longueur que, dans celui de la largeur, et les professeurs réclament surtout des classes profondes plutôt que des classes larges; ils affirment que, quand ils ont en largeur plus de huit enfants devant les yeux, la surveillance de la classe leur devient très difficile; il ne faut donc jamais dépasser le chiffre de huit élèves en largeur, et le chiffre de six élèves est de beaucoup préférable. C'est celui auquel nous nous sommes arrêtés dans notre plan.

Cette considération a fait donner aux classes une largeur notablement inférieure à leur longueur, et on a proposé que cette dimension soit en principe égale aux deux tiers de la longueur : la longueur maxima d'une classe devant être de 9 mètres environ, la largeur ne devrait pas dépasser 6 mètres : cette dimension permet un éclairage suffisant de toutes les parties de la classe, même avec l'éclairage unilatéral. Nous devons rapporter, à ce propos, les expériences faites par Erismann avec le photomètre de Weber. A 1 mètre de la fenêtre, il trouva 354 à 420 *Meterkerzen*, et à 7 mètres 5 à 16. Il y a donc, d'après cet auteur, une énorme différence d'éclairage entre la partie proche de la fenêtre et la partie située à 8 mètres. Nous devons retenir de ces expériences que placer des enfants à plus de 7 mètres des fenêtres, c'est les mettre dans des conditions d'éclairage tout à fait défectueuses.

En raison de ces considérations tant pédagogiques qu'hygiéniques la largeur de la classe ne dépassera donc jamais 7 mètres, et encore ne lui donnera-t-on cette dimension qu'avec une hauteur suffisante du plafond et des fenêtres; en pratique, la largeur n'excédera pas une fois et demie la hauteur du bord supérieur de la fenêtre au sol. Si cette hauteur est, par exemple, de 4 mètres, la largeur ne devra pas dépasser 6 mètres. Nous faisons remarquer qu'il ne s'agit pas ici de la hauteur sous le plafond, mais de la hauteur prise entre les parties hautes des fenêtres et le sol.

Le règlement français ne mentionne pas ces chiffres ; mais il exige que la surface de la classe soit calculée à raison de $1^{m},25$ par enfant. Il indique, d'autre part, que le nombre maximum des places par classe sera de 50 : ces chiffres concordent parfaitement avec ceux que nous venons de donner; en effet, une classe de 50 enfants devrait avoir, d'après le règlement, une surface totale de $50 \times 1^m,25 = 62^m,50$; en lui donnant les dimensions que nous avons fixées, nous serons dans les limites de ce chiffre, soit 9 mètres de longueur × 7 mètres de largeur = 63 mètres carrés.

La hauteur sous le plafond doit être égale aux deux tiers environ de la largeur de la classe, mais elle ne sera jamais moindre de 4 mètres ; ce chiffre réglementaire, avec celui de la surface accordée à chaque enfant, assure donc à celle-ci un cube d'air de 5 mètres : avec une ventilation efficace, ce cube est suffisant, et à ce point de vue les instructions françaises sont assez généreuses.

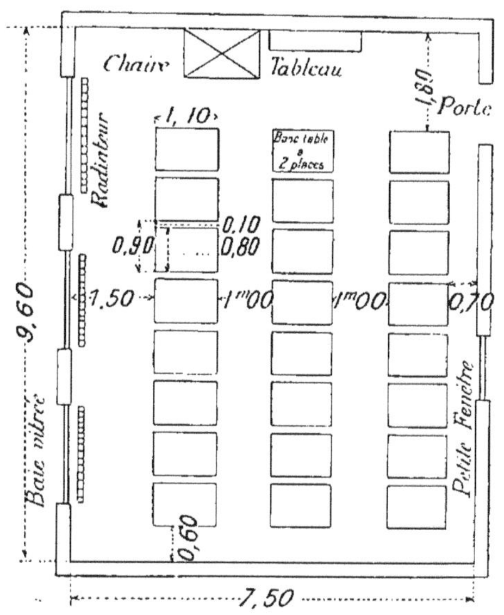

Fig. 8. — Plan d'une classe de 48 élèves, établi d'après les données fournies par les *Instructions ministérielles* françaises.

Dans les écoles belges, les dimensions accordées sont plus larges encore : chaque enfant à $1^{mq},50$ de surface, ce qui, avec $4^m,50$ de hauteur de classe, lui assure $6^{mc},75$. Au contraire, dans certaines écoles allemandes, et en particulier dans les écoles de Berlin, nous trouvons des chiffres de beaucoup inférieurs, jusqu'à un minimum de $2^{mc},36$. Mais en moyenne le cubage d'air par enfant y est de $3^{mc},62$ à $4^{mc},12$. Dans les gymnases, le cubage est de $5^{mc},2$.

Voici comment les bancs et les tables se logeront dans une classe de dimensions réglementaires (fig. 8) :

Les tables-bancs à deux places ont, suivant la taille de l'enfant, de $0^m,60$ à $0^m,80$ dans le sens antéro-postérieur ; dans le sens transversal, ils mesurent $1^m,10$ (ces chiffres sont les chiffres moyens fixés par le règlement français ; ils sont plutôt un peu faibles). Dans le sens de la longueur, chaque table-banc doit être séparée de la suivante par un espace d'au moins 10 centimètres; en avant, il doit y avoir un espace libre de 2 mètres environ entre la première table et la place du maître ; entre la dernière table et le mur, doit être laissé un espace de 50 à 60 centimètres. Latéralement, les tables doivent être écartées de $0^m,80$ ou 1 mètre, pour permettre le passage des écoliers et aussi la station debout, qui ne peut être prise entre la table et le banc. Entre les fenêtres, sous lesquelles sont généralement les radiateurs, et la première rangée de tables, la distance doit être de 1m,50 environ ; du côté opposé, un écartement de 0m,70 sera suffisant.

C'est en nous inspirant de ces chiffres que nous avons établi le plan (fig. 8) d'une classe mesurant 9m,50 × 7m,50 et contenant quarante-huit élèves.

Nous avons supposé une classe occupée par de grands enfants, dont la taille atteint de 1m,36 à 1m,50, et auxquels convient la table-banc du type n° IV du mobilier scolaire de la ville de Paris. D'autre part, nous avons supposé la classe occupée, par quarante-huit enfants, ce qui est, à deux places près, le maximum autorisé par les règlements : notre plan au point de vue des dimensions de la classe est donc dans les conditions les moins favorables, et il ne faudrait dans aucun cas autoriser l'ouverture de classes excédant en longueur ou en largeur les dimensions que nous indiquons.

Nous reproduisons ici (fig. 9, 10 et 11) sans les commenter autrement, les plans donnés par les instructions ministérielles, pour la disposition des classes à éclairage bilatéral, ou pour celles où sont utilisées les tables-bancs à une seule place.

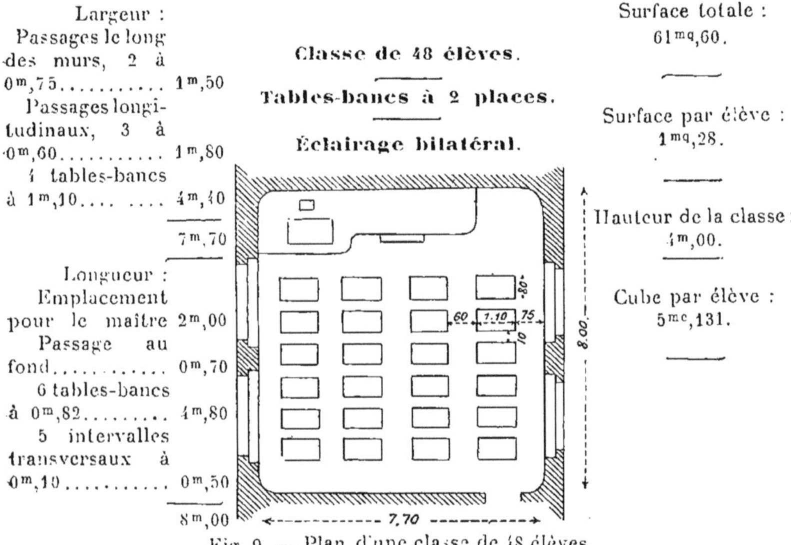

Fig. 9. — Plan d'une classe de 48 élèves.

La *chaire* doit être disposée de façon à être toujours située à l'une des extrémités du grand axe de la classe, et de telle sorte qu'il y ait toujours l'espace nécessaire à la circulation des enfants entre la chaire et les bancs.

Nous rappelons ici qu'aucune fenêtre ne doit être percée dans le mur qui fait face à la chaire, non plus que dans celui qui fait face aux élèves.

Enduits et peintures. — Étant donné le peu de valeur qu'il faut attribuer à la ventilation des classes par la porosité des murs,

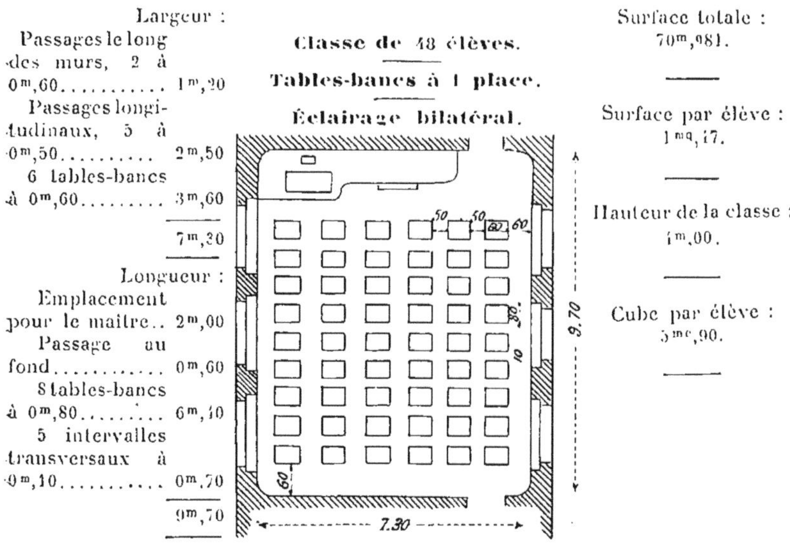

Fig. 10. — Plan d'une classe de 48 élèves.

il importe peu que les enduits qui les recouvriront soient ou non

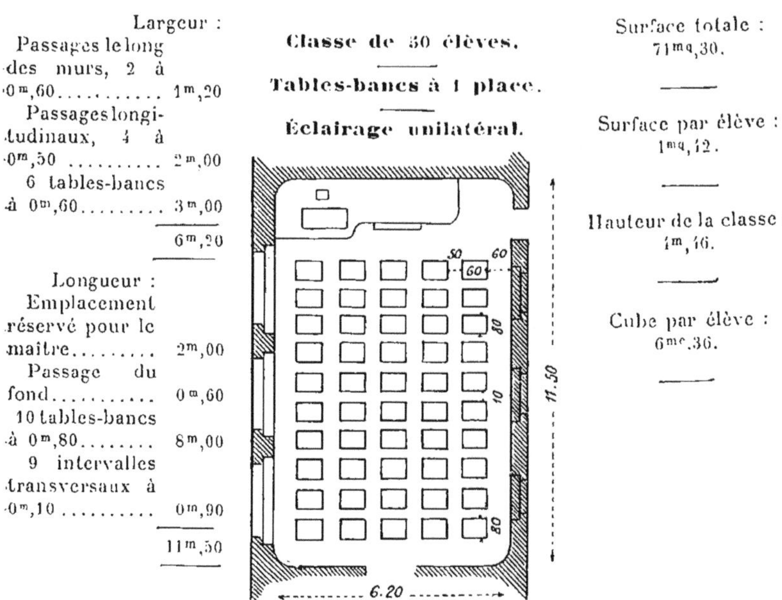

Fig. 11. — Plan d'une classe de 50 élèves.

perméables à l'air : on tiendra surtout compte, dans leur choix, des facilités de nettoyage; quand on attribuait à la perméabilité des parois une certaine importance, on classait les enduits dans cet ordre : d'abord les badigeons à la chaux très perméables, puis les couleurs à la colle, les papiers mats, les papiers glacés, et enfin les peintures à l'huile, qui, en couches suffisamment épaisses, sont complètement imperméables.

Ce sont surtout les *peintures vernissées*, tout à fait imperméables, mais de facile nettoyage et résistantes aux lavages répétés, qu'on emploie de préférence à l'heure actuelle.

La *couleur des peintures* ne doit être ni trop claire ni trop sombre; le blanc pur réfléchit trop la lumière et fatigue la vue; on choisira de préférence les teintes gris vert ou gris bleu. Ces peintures ne doivent pas être décorées, et les auteurs allemands prétendent qu'il faut se contenter d'y dessiner des lignes, à l'exclusion de dessins qui peuvent fatiguer la vision des enfants. Si les peintures de la classe doivent être grises de préférence, les plafonds doivent être blancs pour renforcer la diffusion de la lumière.

Les peintures seront renouvelées, ou tout au moins lessivées, tous les ans.

Les murs seront recouverts de panneaux de bois sur une hauteur de 1m,20; à défaut de boiserie, le revêtement sera exécuté en ciment et peint en couleur sombre.

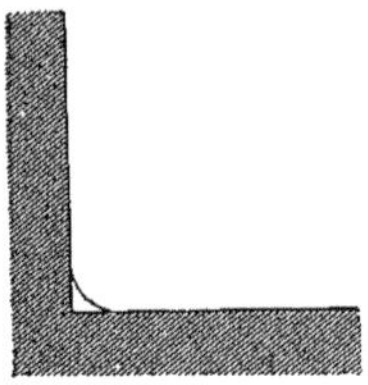

Fig. 12. — Angle arrondi d'un rayon de 0m,10.

Toute la surface de la classe doit être aussi lisse et aussi unie que possible; on proscrira les moulures et les corniches; « les plafonds seront plans et unis », et, ajoute encore le règlement français, les « angles formés par la rencontre des murs latéraux avec les cloisons et les plafonds seront remplacés par des surfaces arrondies concaves d'un rayon de 0m,10 » (fig. 12).

« Une ligne indiquant le nord-sud » sera tracée sur le plafond, prescrit le même règlement. Nous devons ajouter que nous n'avons jamais rencontré d'école où cette dernière prescription ait été observée.

Plancher. — Les planchers doivent répondre à un double desideratum : être facilement lavables, sans présenter de joints ou d'anfractuosités capables de retenir et de loger les poussières, et ensuite ne pas être froids aux pieds des enfants. Ce dernier inconvénient ne doit pas être tenu pour nul, malgré l'adoption de la barre ou de la planche d'appui pour les pieds sous la table-banc; car les enfants peuvent, durant la classe, se tenir parfois debout et, de plus, ne pas garder constamment les pieds posés sur les appuis.

Nous devons donc condamner de façon formelle tous les *carrelages* et tous les grès-cérames, dont les avantages, au point de vue de la facilité du nettoyage, sont cependant indiscutables.

Les *parquets de bois* restent le plus souvent employés ; on se servira de bois durs, de chêne de préférence ; les lames seront soigneusement jointoyées : on a recommandé de mastiquer les joints par une sorte de calfatage, à l'aide de ciments spéciaux, qui paraissent assez efficaces. Les parquets à lames courtes, bien que exigeant un plus grand nombre de joints, sont cependant les meilleurs, car il s'établit moins de jeu entre des lames plus courtes et de moindre portée ; le parquet en « point de Hongrie » paraît recommandable.

On a cherché à rendre le bois des parquets imperméable en le paraffinant ou en l'*imprégnant d'huile lourde* : cette précaution, souvent prise aujourd'hui, donne de bons résultats. Les parquets ainsi traités n'emmagasinent pas la poussière et sont plus faciles à laver.

Les parquets seront établis sur des plans bien unis et imperméables, soit de ciment, soit d'asphalte.

Certains agglomérats, comme le *xylolith*, composé de sciure de bois et d'un ciment particulier, forment une sorte d'enduit qui peut être étalé sur les planchers : par dessiccation, cet enduit devient assez dur, tout en conservant une certaine élasticité, qui le rend peu sonore ; ces planchers sont également mauvais conducteurs de la chaleur, parfaitement unis et sans joints, et ils sont facilement lavables. Ils ont parfois l'inconvénient de se craqueler, ce qui supprime le principal de leurs avantages, c'est-à-dire l'absence de joints.

Le *linoléum* n'a été jusqu'à présent que rarement employé en France dans les salles de classe ; il est plus souvent utilisé en Allemagne. Cette sorte de tissu présente de grands avantages : facilité de lavage, assourdissement du bruit des pas, mauvaise conductibilité de la chaleur.

III. — LES ANNEXES DE L'ÉCOLE.

L'usage a fait donner ce nom aux différentes parties de l'école autres que la classe, celle-ci étant considérée à juste titre comme le centre de toute l'installation. Nous étudierons ici les privés, les cours, les préaux, et aussi certains aménagements que nécessitent à la fois les progrès de l'instruction et ceux de l'hygiène. Nous ne reviendrons pas, dans ce chapitre, sur les « dégagements » de la classe, déjà étudiés, et nous réserverons pour le chapitre de l'*eau à l'école* l'étude les bains-douches.

Privés. — Les water-closets, ou *privés*, selon l'expression employée par les hygiénistes, ne doivent pas occuper dans l'école un emplacement quelconque. Dans une école de campagne, ou dans une école d'externat, ils ne devront jamais être logés dans les bâtiments d'école ; ils doivent occuper un bâtiment séparé, à l'une des extrémités de la cour, et être assez éloignés de la classe et des bâtiments principaux pour que les émanations ne puissent pas y arriver (1). On lit généralement, dans les règlements, qu'il ne faut pas que les water-closets se trouvent placés de façon à ce que les vents habituels du pays apportent les odeurs dans les classes; on évitera également qu'ils soient reliés au bâtiment principal par un passage vitré, qui, dans la plupart des cas, servirait de façon malencontreuse de couloir d'aération. Enfin on orientera autant que possible ce bâtiment spécial vers le nord, de façon à restreindre l'action fermentescible de la chaleur.

Ces recommandations ne seront plus applicables quant il s'agira d'un internat; dans ce cas, il sera préférable d'avoir des water-closets dans le bâtiment lui-même.

Les *urinoirs*, dans les écoles de garçons, devront être en nombre au moins égal à celui des privés. Les cases auront « environ 0m,35 de profondeur sur 1m,20 de hauteur ; elles seront espacées de 0m,40. Un service d'eaux sera établi pour le nettoyage » (règlement français).

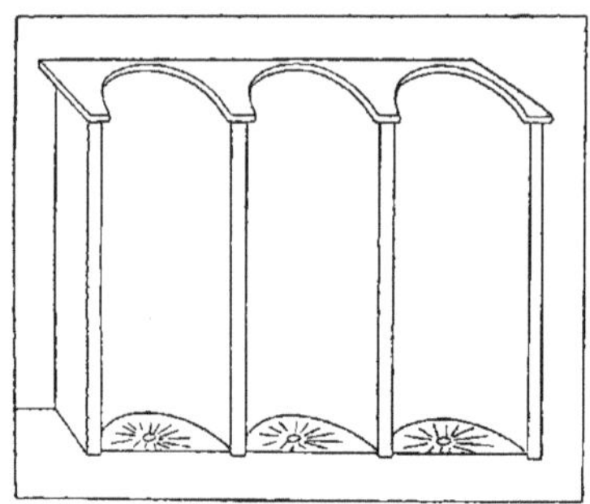

Fig. 13. — Urinoirs à parois cintrées, en faïence émaillée.

Le plus souvent, les parois des urinoirs sont faites de lames d'ardoise : cette matière ne convient qu'à moitié à cet usage, car elle est légèrement poreuse et dégage facilement de mauvaises odeurs, quand elle n'est pas lavée de façon constante par une mince nappe d'eau courante ; une pareille installation ne peut pas être partout établie, surtout à la campagne ; dans ces cas, on a recours à un enduit d'huile de naphte qui empêche l'urine de fermenter sur l'ardoise; mais cette précaution ne constitue guère qu'un pis-aller.

Il serait préférable d'employer pour les cases des urinoirs des matériaux complètement imperméables, tels que les grès ou les faïences émaillés, ou les opales coulées; ces produits ont en outre l'avantage de pouvoir former des angles arrondis; on construit même des stalles complètement cintrées (fig. 13), d'un entretien extrêmement facile.

Nous ne parlerons pas ici de l'évacuation de l'urine, qui se fera par le même moyen que l'évacuation des matières fécales.

(1) Cet éloignement des water-closets est encore recommandé, et dans la construction des écoles neuves on tient un compte exact de cette sorte de précepte ; il semble cependant que dans les grandes villes, et avec les systèmes à siphons adaptés sur le « tout à l'égout », les privés pourraient sans inconvénient être installés dans l'école même, dans le sous-sol, par exemple.

Les règlements fixent le nombre de cabinets séparés qu'il est nécessaire de construire pour un nombre donné d'enfants; en Belgique, on admet qu'il faut un water-closet pour vingt-cinq garçons, et un pour quinze filles; dans les prescriptions allemandes, nous trouvons une proportion un peu moindre, soit un siège pour quarante garçons et, pour les filles, un pour vingt-cinq. Le règlement français ne mentionne pas le nombre d'enfants, et il réclame simplement que : « toute école doit être munie de privés à raison de deux cabinets par classe dans les écoles de filles; » comme les classes ne doivent pas compter plus de cinquante élèves, notre règlement exige en somme au moins un cabinet pour vingt-cinq enfants.

« Les cases auront $0^{m},70$ de largeur et $1^{m},10$ de longueur environ. Les portes ouvriront en dehors et seront munies de tampon en caoutchouc; elles seront surélevées de $0^{m},20$ au-dessus du sol et auront $1^{m},10$ de hauteur. » Ces indications du règlement français coïncident à peu près avec les chiffres des documents allemands, sauf en ce qui concerne les portes.

Le dispositif réclamé chez nous pour les portes présente un double intérêt : au point de vue de l'aération d'abord, et aussi pour la surveillance qui doit être facilement exercée par les maîtres ou les maîtresses.

En Allemagne, le principe est un peu différent du nôtre ; on ne tient pas compte des nécessités de la surveillance, et la porte est pleine jusqu'en haut ; notre système paraît préférable, et c'est par application des mêmes idées que les pédagogues réclament des water-closets visibles de la cour même du bâtiment principal, et non dissimulés derrière les arbres ou les pans de murs.

Les parois des cases, si la chose était possible, devraient être lavables ; on pourrait les recouvrir de peinture assez résistante pour ne pas être enlevée ni détériorée par les enfants ; les revêtements de carreaux en céramique nous paraissent préférables, et leur usage tend fort heureusement à se généraliser. On peut, par mesure d'économie, limiter ce revêtement assez coûteux au sol et aux parois jusqu'à $1^{m},20$ ou $1^{m},50$ de hauteur.

Le règlement français ne dit rien de l'emploi de ces matériaux propres et hygiéniques ; il exige seulement que « les parois et le sol soient en matériaux imperméables; tous les angles seront arrondis ; une pente sera ménagée pour l'écoulement des liquides vers le siège, avec ouverture d'échappement au-dessus de la fermeture de l'appareil obturateur ».

Ce même règlement ne donne pas d'indications bien précises, ni surtout très modernes, sur l'installation du siège : « Le siège, en pierre, ciment ou fonte, aura $0^{m},20$ de hauteur ; il sera incliné de toutes parts vers l'orifice. Celui-ci, de forme oblongue, aura $0^{m},20$ sur $0^{m},14$; il sera à $0^{m},10$ du devant. La cuvette sera munie d'un obturateur. »

Nous reproduisons ici le dessin qui illustre l'édition primitive de ce règlement, qui est toujours en vigueur, et conformément auquel sont installés les privés de la plupart des écoles (fig. 14).

Nous devons, sur bien des points, compléter ces instructions et indiquer les progrès accomplis à ce point de vue dans les écoles modernes.

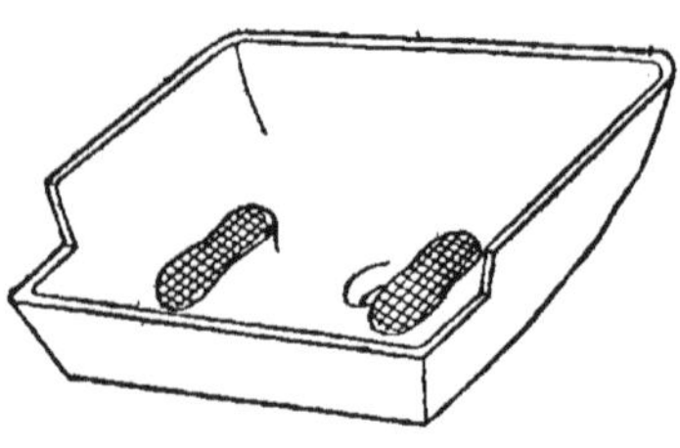

Fig. 14. — Modèle de siège « à la turque » (d'après les *Instructions ministérielles*). Coquille en grès-cérame.

Doit-on d'abord préférer les cabinets pourvus de *cuvettes* et de *sièges* aux anciens cabinets à la *turque* ? En France, et en particulier à Paris, ce dernier système est très employé, et il est encore défendu par bon nombre d'hygiénistes : la position accroupie, en effet, facilite la défécation en permettant aux muscles abdominaux et aux releveurs de l'anus leur maximum de contraction ; d'autre part, cette installation est d'entretien facile et est moins aisément souillée par les enfants. Dans les cabinets récemment construits, le siège à la turque est en fonte émaillée blanche (fig. 15 et 16). le conduit d'évacuation forme siphon, les parois de ce cabinet sont revêtues, ainsi que le sol, de carreaux de faïence vernissée.

Les cabinets avec *cuvette surmontée d'un siège*, sur lequel l'enfant doit s'asseoir, exigent plus de soin : il est

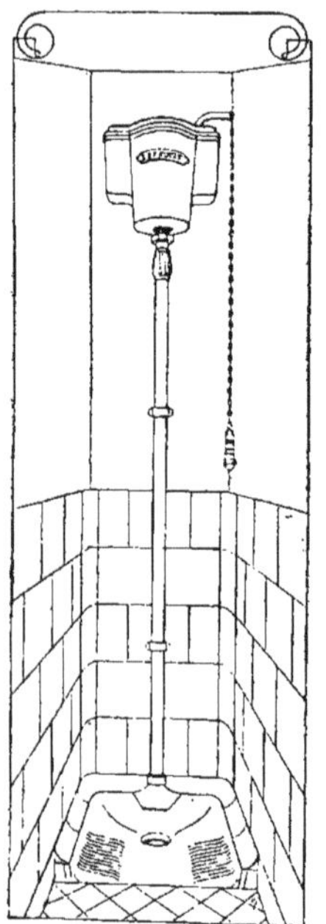

Fig. 15. — Installation de cabinets avec siège à la turque dans une école parisienne (Cliché Jacob, Delafon et Cie).

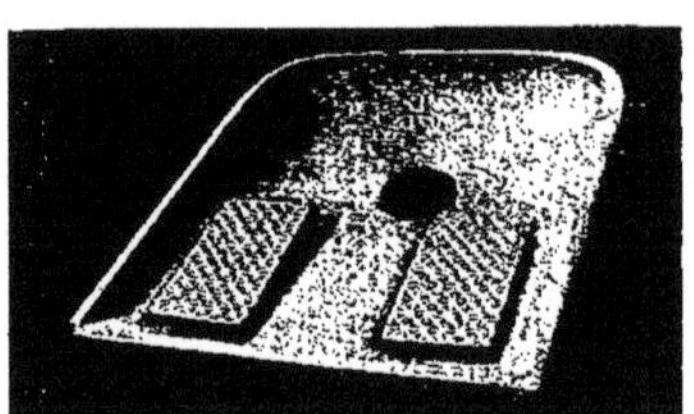

Fig. 16. — Siège à la turque, en fonte émaillée (Cliché Jacob, Delafon et Cie).

difficile d'empêcher les enfants de monter sur le siège, et, pour parer à cette habitude, on a imaginé de rendre la station debout impossible sur le siège : on a réduit le plus possible la largeur de ses bords, de façon à réaliser plutôt une sorte de couronne qu'un siège à proprement parler; on emploie souvent aussi des sièges se relevant de façon automatique dès que les enfants n'y sont plus assis (fig. 17).

Plus simplement encore, on a supprimé toute garniture de bois et remplacé le siège par un épaississement en bourrelet assez épais du rebord de la cuvette; ce dernier dispositif est à la fois pratique, très facilement lavable et économique; il a l'inconvénient d'être froid (fig. 18).

D'une façon générale, on préfère les cuvettes profondes aux cuvettes plates, parce que la chasse d'eau s'exerce plus facilement dans la cuvette ronde que dans la cuvette plate, où la chasse d'eau est latérale et où l'eau peut venir mouiller les enfants.

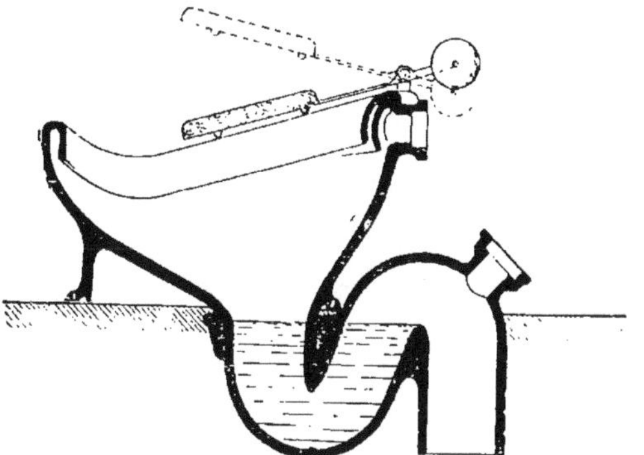

Fig. 17. — Siège « rationnel » (Société générale d'épuration et d'assainissement).

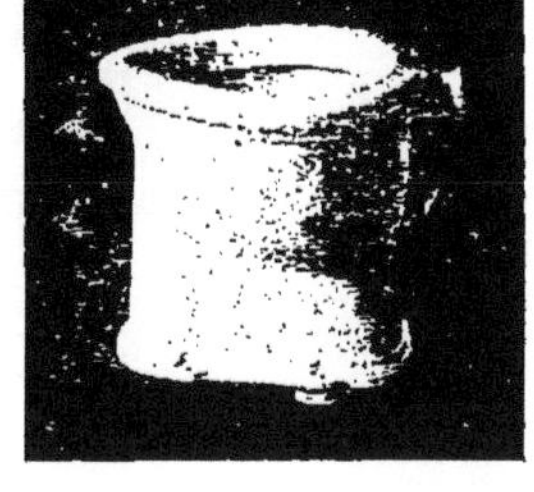

Fig. 18. — Siège à rebord en porcelaine (Jacob, Delafon et Cie).

Le point le plus important de la construction de la cuvette est que sa tuyauterie d'évacuation forme un coude suffisant pour assurer un *siphonnage* complet et éviter le reflux du gaz de la fosse ou de l'égout dans le cabinet; il faut, d'autre part, que ce siphon soit assez large pour éviter tout engorgement des conduites. C'est ce dispositif que montre clairement la figure 17.

La hauteur de la cuvette et celle du siège doivent être calculées de telle façon que l'enfant y soit assis bas ; nous insistons à nouveau sur cette nécessité ; dans cette attitude, les muscles abdominaux peuvent développer leurs contractions au maximum; on aura donc soin que la hauteur du siège soit toujours inférieure à celle du banc convenant à la taille de l'enfant.

Le siège, pour ne pas être une cause de contagion possible, doit être maintenu dans un état de propreté absolue : la vulvite, certains parasites et en particulier les vers intestinaux, pourraient se propager par ce moyen.

L'éducation des enfants doit être faite à ce point de vue et, dans certaines écoles étrangères, le cabinet ne peut être ouvert qu'à l'aide d'une clef qui doit être demandée au maître : de cette façon, il est facile de savoir quel est l'enfant qui aura laissé les privés dans un état malpropre.

Les sièges des cabinets réservés aux filles sont habituellement échancrés en avant, en forme de fer à cheval, pour éviter la souillure de l'urine et aussi la propagation de la vulvite.

Dans les écoles maternelles, on adapte parfois un dossier qui permet de laisser les enfants sur le siège, sans qu'il soit besoin de les y maintenir (fig. 19).

Quel que soit le système employé, il est d'absolue nécessité de fournir une *quantité d'eau suffisante* aux privés pour leur nettoyage

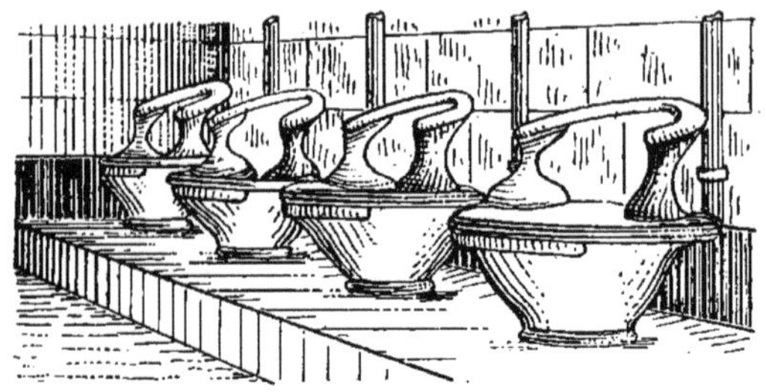

Fig. 19. — Siège à dossier, pour les écoles maternelles (modèle Mouren, Paris).

complet après le séjour de chaque enfant. Les « chasses d'eau » réalisent le mieux ce nettoyage; on a imaginé des chasses d'eau automatiques, se faisant dès que l'enfant quitte le siège, ou quand il appuie sur une sorte de pédale formant appui-pied, comme dans certains sièges à la turque. Quand l'installation ne comporte pas de réservoirs d'eau avec une pression suffisante pour l'utilisation de ces appareils à chasse d'eau, ce qui est habituel dans les écoles de campagne, on placera des seaux ou des brocs et des balais dont l'usage sera imposé aux enfants : il y a là, nous le répétons, toute une éducation à faire; il s'agit de propreté élémentaire, trop souvent méconnue chez nous, et que l'exemple de l'école, tenue de façon propre et hygiénique, doit contribuer à répandre dans toutes les classes de la société.

Avant d'étudier les différentes espèces de *fosses d'évacuation*, nous montrerons l'importance de la question de la *ventilation de ces fosses*; la ventilation de la cabine elle-même est facilement réalisée par l'usage de porte à mi-hauteur adoptée en France. Mais la ventilation de la fosse est autrement importante, et il suffit, pour la démontrer, de citer ces quelques chiffres empruntés à un travail d'Erismann : cet auteur a calculé la quantité de gaz qui se dégageait d'une fosse fixe, contenant 18 mètres cubes de matières : il a trouvé que cette fosse dégageait en vingt-quatre heures :

Acide carbonique	11kg,144
Ammoniaque	2kg,040
Hydrogène sulfuré	0kg,333
Carbure d'hydrogène	7kg,164

Il y avait donc 20kg,381 de gaz dégagés en vingt-quatre heures par cette fosse d'aisances ; calculés en mètres cubes, ces gaz nocifs ou toxiques représentent 18mc,792, ou 18792 litres ; il n'est pas besoin d'insister davantage pour montrer de quelle importance est la ventilation des fosses d'aisances.

Pour les tinettes mobiles, un tuyau d'aération est absolument nécessaire, soit qu'il parte de la tinette elle-même, soit qu'il soit abouché sur la conduite qui réunit la cuvette à la tinette. Le plus souvent, on adopte pour le tuyau d'aération un dispositif en U ; cette précaution devient inutile s'il existe un siphon s'opposant au passage de l'air.

Dans les fosses fixes, la cheminée d'aération est placée à la partie supérieure de la voûte ; elle doit monter jusqu'au niveau de la partie la plus élevée des bâtiments.

On a cherché des procédés susceptibles de faciliter l'aération et de provoquer le mouvement ascensionnel des gaz dégagés aussi bien dans les fosses mobiles que dans les fosses fixes : c'est ainsi que l'on a pensé à se servir de la chaleur, produite soit par une lampe à alcool ou par un brûloir placé à côté de la cheminée d'évacuation : l'échauffement des parois de cette cheminée provoque le mouvement de bas en haut qui doit constituer l'aération. Nous croyons d'ailleurs que ces dispositifs ont plus de valeur théorique que pratique.

L'*évacuation des matières fécales* et, d'une façon plus générale, des « matières usées » ne se fait pas de la même façon à la ville et à la campagne. Dans les villes, certains procédés permettent l'évacuation immédiate, et nous avons ici en vue le *tout à l'égout*, qui n'existera jamais à la campagne.

A la campagne, nous avons le choix entre trois procédés : la tonne mobile, un système anglais qu'on appelle le *earth system*, et la fosse fixe.

Les *tonnes mobiles* constituent le plus simple de ces procédés ; cependant nous devons signaler la difficulté qu'il y a à réunir de façon étanche à la tonne mobile le tuyau d'évacuation qui vient des cabinets ; il faut que ce joint soit aussi hermétique que possible.

D'autre part, il faut veiller à ce que les matières puissent être enlevées rapidement, sans qu'elles risquent d'être répandues dans l'endroit où est placée la tonne.

Dans l'établissement de ce système, on ménage au-dessous et en arrière des cabinets une sorte de loge avec une porte spéciale, ouvrant autant que possible à l'extérieur de l'école, de façon que l'on puisse enlever ces tonnes sans avoir à traverser les cours ou les bâtiments scolaires; il faut que les échanges des récipients puissent se faire facilement et fréquemment.

Nous n'avons pas à insister ici sur d'autres dispositifs de détail, tels ceux destinés à éviter le débordement des tonnes, et nous signalerons seulement ce qu'on a appelé le *système diviseur*, grâce auquel on peut séparer les matières liquides des matières solides.

Il faut que les tonnes soient aussi étanches que possible, en bois très dur et très sec; de préférence à ces dernières, on utilisera des tonnes métalliques en tôle galvanisée. Il faut, bien entendu, que ces tonnes puissent être nettoyées et, dans certains cas, stérilisées : on peut y verser des substances antiseptiques de façon à entraver les fermentations, au moins dans une certaine mesure.

On admet qu'il faut une de ces tonnes de 50 litres de contenance pour quinze habitants; à l'école, la proportion sera moindre, et une tonne suffira pour vingt ou vingt-cinq enfants; ces chiffres coïncident avec ceux que nous avons déjà donnés, fixant à un pour vingt-cinq enfants le nombre des cabinets.

Le *earth system* consiste en des tinettes mobiles garnies de matières poreuses qui, presque immédiatement, assurent l'absorption des matières fécales. Ces substances absorbantes sont constituées par un mélange de terre sèche et de tourbe; il faut 5 kilogrammes de ce mélange pour 1 kilogramme de matière fécale.

Ce système, employé surtout en Angleterre, a évidemment des avantages; mais il faut qu'on trouve à côté de l'école un terrain dans lequel on puisse déposer le contenu des tinettes. Il n'y a pas besoin d'enterrer très profondément ce mélange; il a besoin seulement d'être recouvert d'une couche de terre de 50 centimètres, de façon à ce que l'action des bactéries puisse compléter la transformation des matières fécales et en faire ensuite un engrais utile, par l'azote et par les autres matériaux qu'elles contiennent.

Ces deux premiers systèmes reposent sur l'emploi de récipients mobiles, qu'on transporte et qu'on vide aussi souvent qu'il en est besoin : nous aurons à parler de la façon dont on assure leur ventilation.

Les *fosses fixes* réclament une installation plus complète et surtout très soignée; elles doivent d'abord, de façon absolue, être étanches; mais, malgré toutes les précautions prises pour assurer leur imperméabilité, il faut savoir que l'étanchéité est presque impossible à obtenir. Les règlements édictés à ce sujet sont très précis; voici d'abord les prescriptions édictées en Allemagne, que nous reproduisons d'après Baginsky :

Le mur doit être, au moins pour les parois latérales de la fosse, de l'épaisseur d'une brique et demie (35 centimètres) et être recouvert à l'intérieur d'une couche ou chape de ciment de 2 centimètres. Le sol de la fosse doit être encore plus épais et être constitué de trois rangs de briques, soit 0m,75 environ d'épaisseur; de plus, ce fond doit reposer autant que possible sur une couche d'argile de 30 centimètres. Il faut que les parois latérales de la fosse soient également garnies d'argile, si la chose est possible (fig. 20). On demande en France que la partie inférieure de la fosse ait des angles arrondis, car le nettoyage en est rendu plus facile.

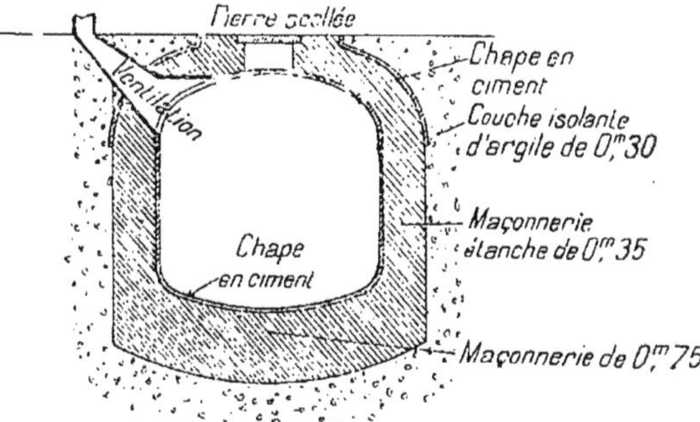

Fig. 20. — Fosse en maçonnerie, avec chape en ciment, et couche isolante d'argile.

Voici d'ailleurs le texte du règlement français :

« Les fosses fixes seront de petite dimension, sans jamais avoir toutefois moins de 2 mètres de long, de large et de haut. Elles seront voûtées, construites en matériaux imperméables et enduites de ciment.

« Elles seront étanches, et le fond sera disposé en forme de cuvette; les angles extérieurs seront arrondis sur un rayon de 0m,25.

« Elles seront établies loin des puits.

« Elles seront munies d'un tuyau d'évent, qui sera élevé au-dessus de la toiture des privés aussi haut que l'exigera la disposition des constructions voisines. »

On a, dans certains cas, établi deux fosses à côté l'une de l'autre avec un ou plusieurs orifice de petite dimension faisant communiquer l'une avec l'autre; cette disposition en deux fosses permet l'évacuation moins fréquente de l'une d'elles; c'est en somme une sorte de système diviseur ; lorsque la première fosse commence à s'emplir, les matières liquides pénètrent peu à peu dans la seconde; il reste dans la première fosse les seules matières solides, qu'on évacue moins souvent.

Nous devons signaler encore un mode d'installation de fosses qui tend à se répandre depuis quelques années et qui paraît donner de bons résultats : nous voulons parler de la *fosse septique* (fig. 21), qui n'est qu'un appareil dilueur permettant une vidange automatique.

Voici, d'après M. G. Rives (*Revue du Touring-Club de France*, mai 1906), comment fonctionne cette fosse :

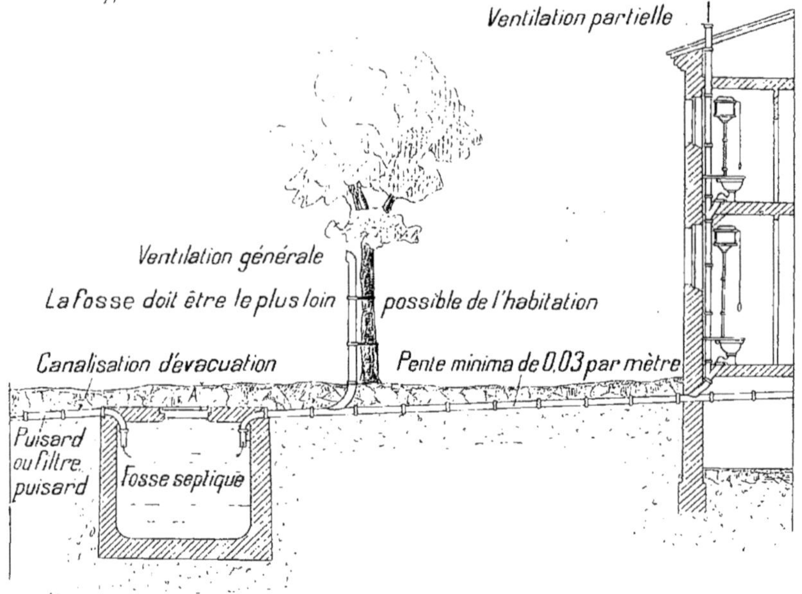

Fig. 21. — Disposition générale de la fosse septique (d'après G. Rives).

« Pour son installation, il est tout d'abord indispensable d'avoir l'eau en abondance, à un niveau suffisant pour munir de réservoirs de chasse tous les appareils.

« Les matières de vidange et les eaux étrangères (eaux de pluie, eaux ménagères, etc.) seront amenées jusqu'à la fosse septique, récipient étanche et hermétiquement clos, construit aussi loin que possible de l'habitation : son principe consiste à transformer en liquide, *sous l'action des microbes anaérobies*, tous les produits résiduaires; ce résultat est obtenu dans une période de vingt-cinq jours environ.

« Ce liquide s'écoulera automatiquement par une canalisation, soit dans un égout, s'il en existe, soit dans un puisard, dans le fond duquel la filtration pourra s'opérer naturellement.

« On peut encore filtrer le liquide au moyen d'une tranchée maçonnée, remplie de tourbe, qui intercepterait son écoulement avec le puisard ou l'égout; la tourbe s'imprégnerait de toutes les matières fertilisantes et pourrait servir ensuite à une utilisation agricole.

« Cette description sommaire démontre que, sans dépenses considérables, il est possible, partout où l'eau existe en abondance, de pouvoir faire cette installation qui, en assainissant l'habitation, procure dans l'immeuble les mêmes avantages que le tout à l'égout.

« Avant de mettre la fosse en service, il faudra la remplir d'eau afin que les tuyaux d'arrivée et d'évacuation plongent à 70 centimètres au-dessous de son niveau : ainsi que nous l'avons indiqué, les matières solides et liquides provenant du tuyau de chute seront reçues dans cette masse d'eau jusqu'à ce que leur dilution soit complète et que par, l'effet d'un nouvel apport, un écoulement se produise par trop-plein.

« Les visites de ces fosses seront très éloignées et n'ont pour but que de les débarrasser de corps durs tels que débris de porcelaine, de verre ou autres qui auraient pu s'y introduire par accident. La canalisation sera ventilée sur un ou plusieurs points de son parcours. »

Des fosses analogues, inspirées du même principe, ont été construites sous le nom de transformateur intégral, fosse automatique, *septic-tank*, etc.

Dans les grandes villes, l'évacuation des matières usées est souvent assurée par le *système du tout à l'égout.* Il existe deux systèmes pour le tout à l'égout : l'égout unique, dans lequel les eaux de pluie se mélangent avec les eaux souillées de toute origine ; puis le système séparatif, dans lequel il y a, d'un côté, l'égout pour les eaux de pluie, et, d'autre part, l'égout d'évacuation des matières usées, détritus, eaux de vaisselle, et matières venant des water-closets.

Dans les écoles parisiennes, le tout à l'égout est généralement employé ; au point de vue de la salubrité, c'est évidemment le système de choix ; ajoutons seulement qu'il faut veiller à ce que le siphon, placé à l'origine du tuyau de chute, ne permette pas le reflux des gaz venant de l'égout ; si cette condition est bien observée, il n'y aura aucune odeur dans les privés.

La *construction* et l'*entretien* des water-closets à l'école sont d'autant plus importants que notre connaissance des modes de contage devient plus précise ; et nous pouvons rappeler ici la notion récente des porteurs de germes, et en particulier les cas déjà nombreux d'enfants atteints des fièvres typhoïdes latentes.

Le contrôle de la *propreté*, de la netteté même, du water-closet à l'école est une question qui doit attirer au premier chef l'attention du médecin scolaire.

En plus de cette méticuleuse propreté, il faudra parfois, et particulièrement en cas d'épidémie, assurer la *désinfection des privés* : les procédés sont multiples, et nous ne donnerons ici que les plus usités d'entre eux : les cuvettes, les sièges et les parois pourront être lavés avec une de ces solutions : chlorure de chaux à 50 p. 1000 ; sulfate de cuivre à 50 p. 1000 ; crésyl ou lysol à 30 ou 40 p. 1000 ; le sublimé est un mauvais antiseptique pour cet usage, car il forme des précipités insolubles en présence des matières albuminoïdes ; on versera en outre dans les fosses une solution concentrée de sulfate de cuivre à 1 p. 10, ou de chlorure de chaux, également à 1 p. 10, ce dernier produit ayant l'avantage d'être un bon désodorisant; il faudrait au moins 10 litres de ces solutions par mètre cube de matière à désinfecter.

Cour. — La cour doit avoir, d'après le règlement français, 5 mètres carrés au moins par enfant; elle ne devra pas avoir plus de 2000 mètres, à cause de la surveillance. Cette cour *doit être sablée*; en Angleterre, on préfère les cours asphaltées; mais nous croyons que, au point de vue de l'hygiène, les cours sablées sont préférables, car elles permettent bien mieux l'aération du sol, si la dérivation des eaux est favorisée par un nivellement convenable. On établira au besoin un drainage en creusant simplement des fossés remplis de pierres un peu grosses.

A Paris, beaucoup de cours sont asphaltées; d'après Dufestel, les directeurs d'école préféreraient ces systèmes aux cours sablées, qui ont l'inconvénient de laisser entraîner des cailloux dans les classes ou les préaux. Cependant le règlement français prescrit formellement le sol sablé, à l'exclusion du « bitume ou du pavage, qui ne pourront être employés que dans les passages et les trottoirs ». D'autre part, passages et trottoirs ne feront jamais saillie, et les eaux ménagères ne devront pas traverser la cour à ciel ouvert.

Des arbres pourront avec avantage être plantés dans la cour; on aura soin qu'ils ne soient pas trop rapprochés des fenêtres pour ne pas diminuer la valeur de l'éclairage; ils ne devront pas être entourés de grilles ni de grillages, auxquels les enfants pourraient se blesser.

Le règlement français dit encore que des bancs fixes seront établis au pourtour de la cour et que dans les écoles mixtes la cour sera divisée par une claire-voie.

En étudiant l'eau à l'école, nous parlerons des fontaines et gobelets placés dans les cours.

A côté de la cour de récréation, on pourra réserver un petit jardin à l'usage des enfants; dans beaucoup d'écoles de campagne, le jardin est de dimensions suffisantes pour que l'on établisse une sorte de « jardin d'essai », où les enfants peuvent s'intéresser aux méthodes d'agriculture ou d'arboriculture, suivant les régions.

Enfin un portique pour appareil de gymnastique pourra être dressé dans la cour de récréation.

Préau. — Le règlement français prescrit en ces termes l'installation des préaux :

« Toute école sera pourvue d'un préau couvert ou abri. La surface sera de $1^{m},25$ environ par élève, la hauteur de 4 mètres sans plafond.

« Il pourra y être installé des lavabos, ainsi que des tables mobiles pour le repas des élèves.

« Un fourneau pourra être établi à proximité du préau pour préparer ou réchauffer les aliments des enfants.

« A défaut d'une salle spéciale pour l'enseignement de la gymnastique, une partie du préau ou abri sera affectée à l'installation des appareils ».

Il serait à souhaiter que, dans nos climats tout au moins, où les enfants passent un bon nombre des récréations des jours d'hiver dans le préau couvert, ce dernier soit destiné à des usages moins multiples : encore le règlement passe-t-il sous silence les réunions électorales, les logements de troupes, les conférences publiques, pour lesquelles le préau est souvent réquisitionné; il y a là des abus contre lesquels nous devons protester. Le lendemain d'une réunion électorale tenue dans une école parisienne, sans que les mesures de désinfection consécutives prescrites en pareil cas n'aient été exécutées, nous avons pu prélever des crachats bacillifères dans le préau où les enfants avaient joué toute la journée.

Pour ce qui est des cantines scolaires logées le plus souvent dans les préaux de nos écoles, nous dirons ailleurs la façon dont elles devraient être installées : des enfants qui prennent de façon régulière un repas à l'école ne doivent pas y être campés dans une installation de fortune, et les médecins inspecteurs des écoles de Paris ont réclamé déjà l'établissement de cuisines spéciales et de réfectoires.

Ajoutons que le préau doit être largement aéré et ventilé et qu'il doit jouir d'un éclairage intense, fourni par des fenêtres ou par des baies vitrées de grandes dimensions. Comme les enfants peuvent s'y livrer à des exercices violents, il faut que la surface de cette pièce soit dépourvue de tout meuble encombrant : dans les installations modernes, comme nous l'indiquerons plus loin en nous occupant du chauffage, les radiateurs y sont dissimulés sous les plinthes, ou même sont logés dans l'épaisseur des planchers et recouverts de grilles ajourées.

Une *salle de gymnastique* peut exister, indépendante du préau. En Allemagne, on l'a souvent installée dans les sous-sols : nous avons dit déjà que nous considérions comme un contresens d'utiliser ces locaux pour des exercices physiques qui devraient, autant que possible, être exécutés au grand air. Nous reviendrons sur cette question quand nous aurons à nous occuper des terrains de jeux et de la culture physique des écoliers. En tout cas, on donnera aux salles de gymnastique de grandes dimensions, surtout une grande hauteur, et on leur assurera une large aération en même temps qu'un maximum de lumière. Le sol sera sablé; sous les agrès, il sera prudent d'étaler une couche de sciure de bois. Quelques installations sont parquetées et munies de tapis : ces installations sont coûteuses et ne permettent pas, comme le sable ou la sciure, de fréquents renouvellements.

Salles de classes spéciales. — Le règlement français dit que, dans les écoles où il y a plus de trois à quatre classes, on doit prévoir une classe spéciale soit pour les travaux manuels, soit pour le dessin.

La *classe de dessin* peut, avec avantage, être orientée au nord, à cause de la fixité de la lumière et de la régularité de l'éclairage; l'éclairage par le haut, par des châssis vitrés, y est également favorable, tandis que l'éclairage bilatéral est complètement à rejeter. Un mobilier spécial est nécessaire pour ces classes : nous en parlerons ailleurs. La figure ci-dessous (fig. 22) montre une salle de dessin remarquablement aménagée, mais répondant plutôt par ses proportions aux besoins d'une école professionnelle qu'à ceux d'une école primaire.

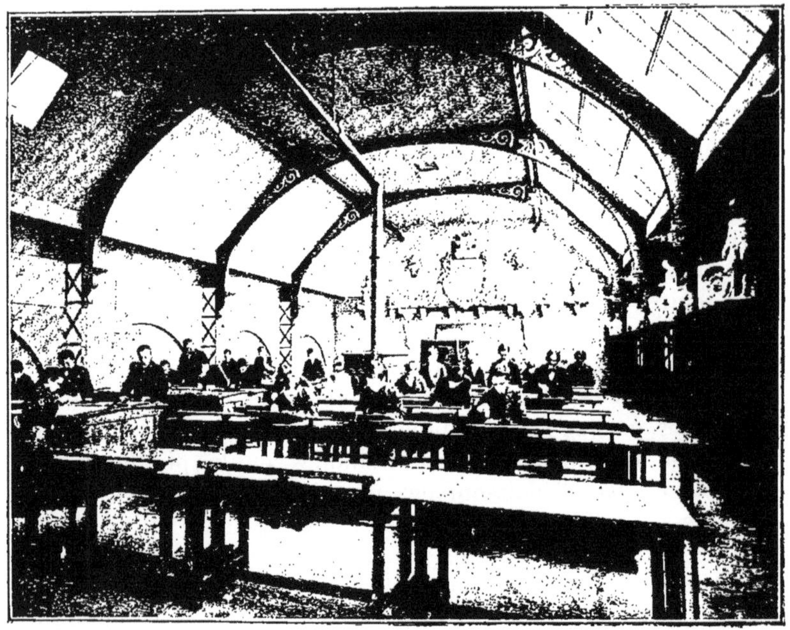

Fig. 22. — Salle de dessin.

Les classes de dessin peuvent être de grande longueur et atteindre 17 mètres, les enfants y étant habituellement répartis par groupes qui travaillent d'après différents modèles; la largeur au contraire, à cause des nécessités de l'éclairage, ne doit pas dépasser 6 mètres.

Les *travaux manuels* ne doivent, sous aucun prétexte, être installés dans les sous-sols; comme tous les locaux où séjournent les enfants, l'air et la lumière doivent y entrer à flot. Nous en dirons autant des ateliers de couture, de repassage, installés dans quelques écoles.

Dans certaines écoles allemandes, il existe des salles d'enseignement ménager, où les fillettes apprennent à faire la cuisine. Nous reproduisons ici la photographie (fig. 23) d'une de ces « classes » de cuisine.

Logement des instituteurs. — Le logement des instituteurs sera aussi indépendant que possible des locaux scolaires. Le règlement français est très explicite à cet égard, et il montre un grand souci du bien-être des maîtres :

ART. 41. — Le logement convenable, tel que l'a prévu l'article 48, paragraphe 15, de la loi du 25 juillet 1893, doit se composer au minimum :

1° Pour tout instituteur, marié ou non, placé à la tête d'une école primaire élémentaire :

Dans les communes de moins de 12 000 habitants : d'une cuisine-salle à manger et de trois pièces à feu ;

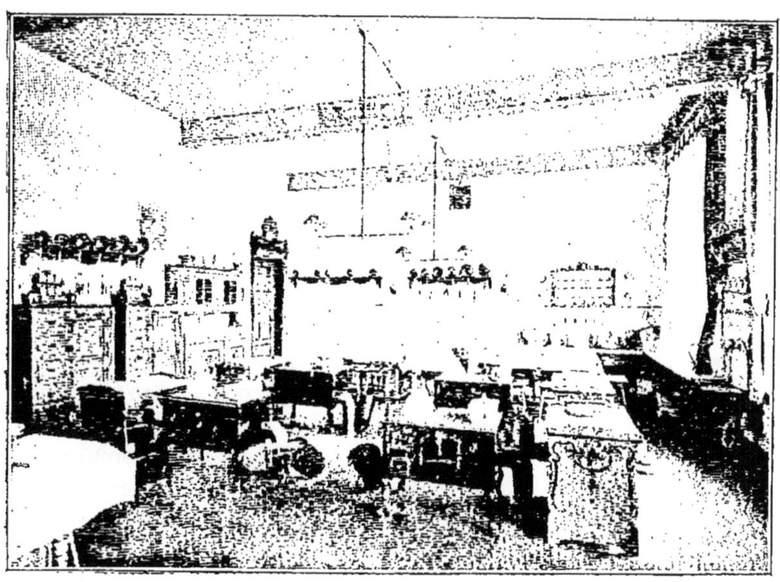

Fig. 23. — Classe de cuisine.

Dans les communes de 12 000 habitants et au-dessus : d'une cuisine, d'une salle à manger et de trois pièces à feu ;

2° Pour tout adjoint titulaire ou stagiaire marié et pour tout instituteur placé à la tête d'une école de hameau :

D'une cuisine-salle à manger et de deux pièces à feu ;

3° Pour tout adjoint célibataire, titulaire ou stagiaire :

De deux pièces, dont une à feu ;

4° Pour les directeurs et directrices des écoles primaires supérieures :

D'une cuisine, d'une salle à manger et de trois pièces à feu ;

5° Pour les instituteurs adjoints mariés des écoles primaires supérieures :

D'une cuisine, d'une salle à manger, de deux pièces à feu ;

6° Pour les instituteurs adjoints célibataires :

De deux pièces à feu.

Tous les maîtres désignés ci-dessus auront à leur disposition soit une cave, soit un débarras servant de cellier et de bûcher, ainsi que l'usage de privés.

Art. 42. — Les dispositions de l'article 41 sont applicables aux institutrices exerçant dans les écoles de filles ou dans les écoles maternelles. Toutefois, toute adjointe célibataire, titulaire ou stagiaire, a droit à une cuisine distincte.

Art. 43. — Aucune communication directe ne devra exister entre les classes et le logement de l'instituteur.

Art. 44. — Un même escalier pourra desservir plusieurs logements.

Art. 45. — Dans les écoles de quatre classes et plus, une pièce située au rez-de-chaussée servira de vestiaire et de réfectoire pour les maîtres adjoints.

Art. 46. — Dans les écoles d'une certaine importance, nécessitant un emploi de concierge, le logement de celui-ci sera établi au rez-de-chaussée et comprendra : une loge, une cuisine, une ou deux pièces, des privés et une cave.

La pièce d'attente pour les parents sera située à proximité de la loge du concierge.

Nous devons insister sur l'*isolement des logements* des instituteurs ou des concierges : il importe qu'on puisse accéder à ces logements sans traverser aucun des locaux scolaires, en particulier pour le cas où quelque maladie contagieuse surviendrait parmi le personnel ainsi logé.

Cabinet médical et chambre d'isolement. — En terminant la description des annexes de l'école, nous devons émettre le vœu que le médecin ait à sa disposition, dans les écoles comprenant plus de cent élèves, un cabinet médical. Dans l'école de la Gœtzingerplatz, à Munich, école qui est un véritable palais et qui a coûté près de 1 300 000 marks, il y a un cabinet médical très bien installé, avec tous les instruments pour peser et mesurer les enfants. Sans réclamer une installation luxueuse, il est très désirable qu'il nous soit réservé dans les écoles dont nous avons la surveillance hygiénique un local où nous pourrions, en toute tranquillité, examiner les enfants et conserver en sécurité nos dossiers et nos fiches.

Nous devons insister encore davantage pour la création de *chambres d'isolement*, qui permettraient de séparer de leurs camarades les enfants suspects de maladie contagieuse avant que les familles aient pu venir les chercher à l'école. Ces chambres, réclamées avec insistance par les médecins inspecteurs des écoles de Paris, ne comporteraient qu'un mobilier très succinct, de façon à être facilement désinfectées après chaque séjour d'enfant contagieux.

IV. — L'EAU A L'ÉCOLE.

L'EAU DE BOISSON. — L'EAU DE LAVAGE.

Au point de vue médical, la question de l'eau à l'école est d'importance capitale. En effet, l'eau peut être le véhicule de toute une série de germes pathogènes. Il est nécessaire que les médecins inspecteurs des écoles soient capables de procéder à une enquête sommaire, et de pratiquer eux-mêmes certaines analyses pour connaître la valeur ou la potabilité de l'eau distribuée dans l'école.

Provenance de l'eau. — D'où vient, d'où peut venir l'eau des écoles? C'est la question générale de l'origine des eaux qui se trouve devoir être traitée ici sommairement.

Les eaux de pluie ont, en quelque sorte, trois destinations : une partie s'évapore et forme de nouveaux nuages ; une partie ruisselle à la surface du sol et fournit l'eau de ruissellement qui balaye avec elle toutes sortes d'impuretés; enfin une dernière partie s'infiltre dans le sol jusqu'au niveau où elle trouve une couche imperméable qui l'arrête : cette dernière partie sera l'origine des nappes d'eau souterraines et aussi des sources : ces eaux seront les meilleures pour la boisson.

L'*eau de pluie*, recueillie dans les *citernes*, ne fournit jamais une eau reconnue potable par l'hygiéniste. Dans certains pays, on est cependant obligé de s'en servir, malgré les impuretés que contiennent ces eaux après avoir coulé sur les toits, voire même à la surface du sol. Il faudra dans ces cas exceptionnels avoir recours aux procédés de purification et de stérilisation dont nous parlerons plus loin.

L'*eau de ruissellement* est encore plus suspecte ; après avoir coulé sur le sol, elle se déverse dans les ruisseaux, les rivières, les fleuves ; elle entraîne avec elle toutes sortes de souillures, si bien que nous pouvons la considérer comme condamnable dans son emploi pour la boisson, sauf dans les cas où elle pourrait être purifiée ou stérilisée.

La valeur des *eaux d'infiltration*, qui doivent de préférence être utilisées à l'école, est très importante à connaître : cette valeur dépend le plus souvent de la situation de la couche géologique d'où ces eaux proviennent.

L'eau d'infiltration s'arrête d'abord au premier substratum imperméable qu'elle rencontre.

Ce *substratum* est fréquemment constitué par les terrains argileux, qui peuvent être considérés comme presque absolument imperméables ; ensuite ce sont les mélanges d'argile, de craie, de marne, qui forment un autre groupe de terrains imperméables. Il est fréquent que, dans certains calcaires, il y ait d'abord une couche calcaire tout à fait perméable, puis au-dessous une couche de marne qui arrête la nappe d'eau ; c'est ce qui existe dans le Pas-de-Calais, aux environs de Boulogne ; la nappe d'eau y est arrêtée au niveau de la couche de craie marneuse, et elle peut servir à la création de puits.

La première nappe d'eau qui se trouve ainsi constituée, et qu'on a appelée la *nappe phréatique*, sera donc située immédiatement au-dessous de tous les terrains perméables ; sa profondeur est bien entendu assez variable : en général, elle ne dépasse pas 100 mètres ; c'est la *Grundwasser* des Allemands.

Si les terrains situés au-dessus de la nappe sont en épaisseur suffisante, et s'ils sont d'une constitution favorable, on aura, grâce à eux, une filtration efficace : parmi les bons terrains filtrants, il faut

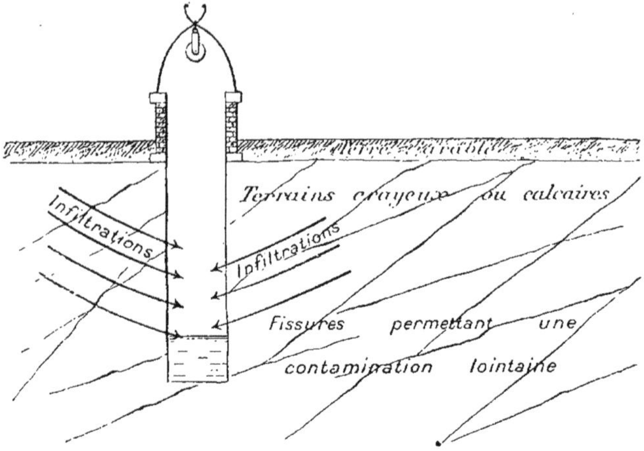

Fig. 24. — Au-dessous d'une mince couche de terre arable se trouvent des terrains calcaires fissurés et très perméables, n'assurant en aucune façon la filtration de l'eau fournie par le puits (Cliché du *T. C. F.*) (1).

tout d'abord placer les sables, qui épurent parfaitement l'eau ; les bons résultats fournis par les filtres à sable justifient pleinement cette propriété.

On pourra utiliser en boisson l'eau de la nappe phréatique quand les terrains sus-jacents seront composés de sable, de gravier, ou même de certains *lehms* contenant du sable.

Au contraire, si les terrains superficiels sont des terrains fissurés, des terrains calcaires par exemple, l'épuration est bien moins complète et offre moins de garantie (fig. 24). En effet, il ne s'agit plus ici de filtration, mais d'une véritable circulation de l'eau à travers le sol, à la faveur de fissures plus ou moins larges ; parfois même ces fissures atteignent de telles dimensions qu'elles constituent dans le sous-sol de véritables ruisseaux, ou même des rivières (fig. 25).

C'est ainsi que sont constitués les « gaves » ou les « bétoires », qui

(1) Les figures 24 à 28 sont reproduites d'après un intéressant opuscule de propagande, *L'Eau potable*, publié par les soins du *Touring Club de France*.

après avoir coulé en rivières souterraines, émergent à plus ou moins longue distance, comme une source nouvelle, mais sans avoir subi la moindre purification ; si ces rivières sont contaminées avant leur disparition dans le sous-sol, on retrouve, à leur sortie, les mêmes

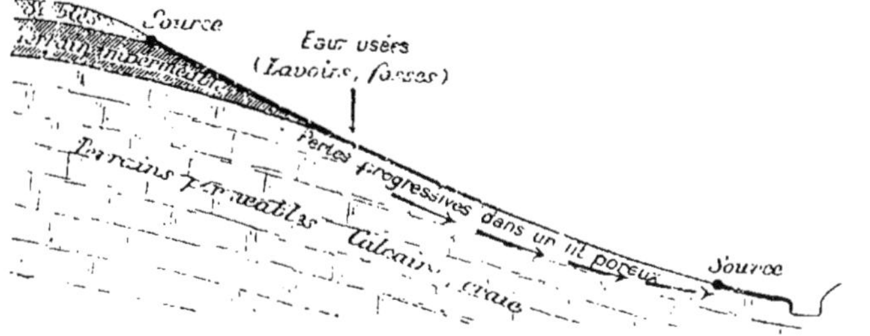

Fig. 25. — Après avoir traversé une couche de sable, l'eau est arrêtée par un terrain imperméable et émerge en une source dont l'eau sera filtrée et pure. Après avoir ruisselé un certain temps et recueilli des impuretés, la même eau se perd dans un terrain calcaire et fissuré : quand elle émergera de nouveau, la source ainsi alimentée sera contaminée (Cliché du *T. C. F.*).

microbes et les mêmes impuretés. M. Thoinot a fait cette démonstration pour différentes sources, en particulier pour les sources de l'Avre, où il y a de ces bétoires ; ces *résurgences* de rivières ou de ruisseaux, disparus dans le sol à quelques kilomètres de l'endroit où l'on a établi la captation, compromettent donc grandement la valeur des sources ou des puits qu'on veut faire dans une telle région On a

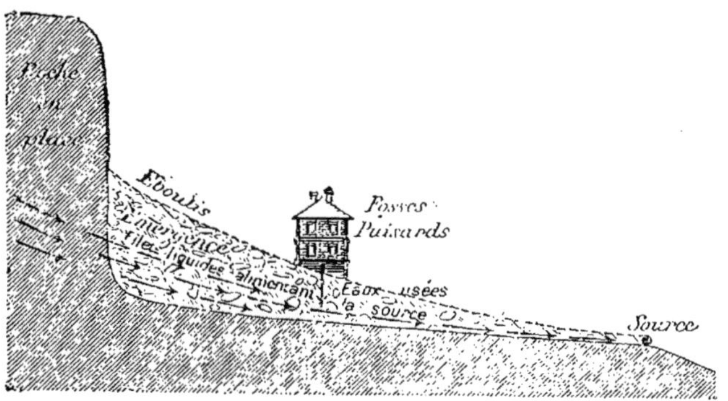

Fig. 26. — Source souillée à distance (Cliché du *T. C. F.*).

bien essayé d'établir des périmètres de protection en édictant certaines mesures d'hygiène publique ; mais il est à peu près impossible de donner à ces zones de protection une étendue suffisante pour se mettre à l'abri de toute infiltration venant de fosses à purin ou de tout écoulement de vidange (fig. 26).

Au-dessous de la nappe phréatique superficielle, il peut y avoir des nappes plus profondes, qui se trouvent situées entre deux couches imperméables; mais alors, de façon générale, elles ne sont pas disposées horizontalement, comme l'était la première nappe d'eau.

Il est évident que, dans ces nappes profondes, les eaux sont habituellement plus pures ; l'endroit où elles ont été formées, par infiltration des eaux de pluie, est toujours beaucoup plus éloigné que lorsqu'il s'agit de la nappe d'eau superficielle ; dans cette dernière, la pénétration des eaux de pluie se fait perpendiculairement aux diverses couches du terrain ; pour ces nappes profondes, au contraire, l'infiltration s'est faite quelquefois très loin, sur des plateaux, et c'est par filtration lente qu'elles arrivent jusqu'à la région où elles sont utilisées. Les nappes profondes de la région parisienne se sont formées sur les coteaux de la Marne, en Champagne ; il est évident que, dans ce long trajet, elles ont eu le temps de s'épurer. Dans certains cas, cependant, il faudra songer que l'eau a pu effectuer ce trajet grâce à une de ces circulations souterraines dont nous avons déjà parlé.

Les *nappes profondes* sont de deux sortes : les nappes statiques et les nappes dynamiques. Les dernières sont celles qui fournissent les puits artésiens; elles ont parfois cet inconvénient d'offrir une température trop élevée, si bien que, si on voulait en user comme eau de boisson, il faudrait les refroidir.

Ces nappes profondes sont rarement utilisées, et ce qui intéresse surtout l'hygiéniste, en ce qui concerne l'école, c'est la nappe d'eau superficielle ; si elle est située au-dessous de terrains réalisant une filtration convenable, comme les terrains sablonneux, elle offre généralement des garanties suffisantes, à condition toutefois qu'on ne rencontre l'eau qu'à 25 à 30 mètres de profondeur. Il faut veiller, et c'est là le point important, à ce que cette nappe superficielle ne soit pas souillée ; il faut que les puits soient établis à distance des fosses à fumier ou des dépôts d'immondices ; on ne doit jamais établir un puits en aval d'un cimetière.

Pour reconnaître si la nappe d'eau superficielle peut être souillée par des infiltrations provenant d'endroits suspects, on a imaginé d'utiliser le pouvoir colorant de la *fluorescéine*. Rien n'est plus simple que de verser de la fluorescéine dans une fosse d'aisances ou dans tout autre lieu suspect et de constater si l'eau du puits ou de la source voisine est colorée ou non ; l'eau examinée peut présenter une coloration visible à l'œil nu ; quelquefois il faut employer un instrument spécial pour déceler les traces de fluorescéine ; dans tous les cas, ce procédé est facile à appliquer, et il a donné des résultats assez satisfaisants pour qu'à l'heure actuelle on l'emploie toujours pour vérifier la provenance de l'eau des puits ou des sources qu'on destine à la boisson.

Il a été démontré, lors de plusieurs épidémies de fièvre typhoïde, que certaines villes avaient été contaminées par infiltration d'eaux bacillifères et transport de ces eaux par courant souterrain, jusqu'au lieu de captage de sources jugées parfaitement pures : tel est le cas tout récent de l'épidémie de Saint-Brieuc. Ce qui se passe dans les villes peut se passer dans les écoles, où les puits, trop rapprochés

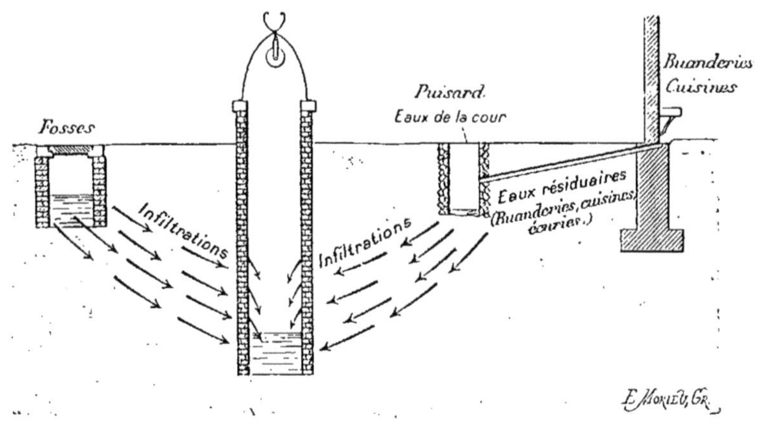

Fig. 27. — Puits mal protégé (Cliché du *T. C. F.*).

des lieux habités, peuvent devenir dangereux dans bien des circonstances. Il est assez fréquent de voir un puits dans lequel des eaux de filtrage de purin ou d'eaux usagées ont pu entraîner des bacilles typhiques et communiquer la fièvre typhoïde à toute une famille ou à tout un groupe d'habitants (fig. 27).

Toute la partie supérieure des puits, au moins sur une hauteur de 10 à 12 mètres, doit être maçonnée en ciment imperméable pour éviter la filtration des eaux des couches superficielles et de l'humus. Si les couches superficielles du terrain où le puits est foré sont particulièrement suspectes, les parois maçonnées seront

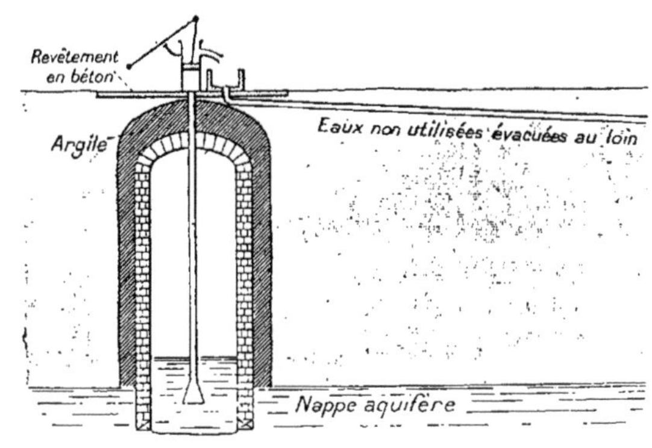

Fig. 28. — Puits bien protégé (Cliché du *T. C. F.*).

plus épaisses, et on enveloppera cette maçonnerie d'une couche de terre argileuse, dont le rôle protecteur sera très efficace (fig. 28). La margelle devra avoir une hauteur suffisante pour empêcher les eaux de ruissellement de s'écouler dans le puits.

Les *puits forés*, tels qu'on les fait assez souvent aujourd'hui, avec une gaine métallique pénétrant jusqu'à la couche aquifère, présentent de grands avantages au point de vue de la protection de l'eau. Comme ils ne peuvent fonctionner que par l'intermédiaire de pompes, ils évitent aussi la contamination de l'eau par les seaux plus ou moins propres à l'aide desquels on puise dans les puits ordinaires (fig. 29).

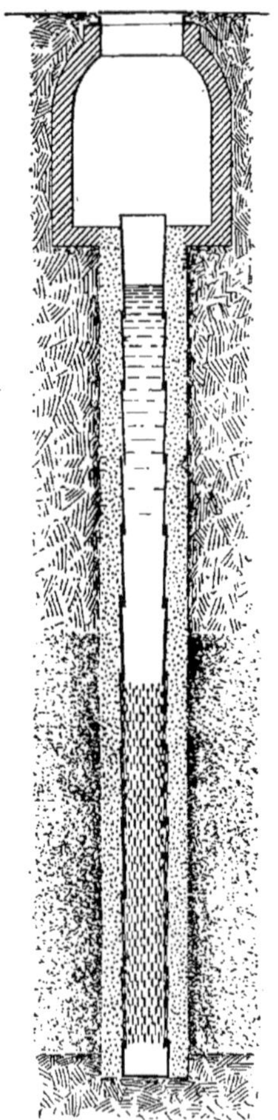

Fig. 29. — Puits foré.

Ces notions de géologie sont suffisantes pour nous fixer sur les conditions dans lesquelles devront être établis les puits ou les prises d'eau, presque toujours en rapport avec la nappe d'eau superficielle ; cette eau sera d'autant plus pure qu'elle aura traversé des terrains qui filtrent bien, c'est-à-dire des terrains sablonneux ou formés de lehms avec sable ; au contraire, dans les terrains calcaires, il faut se défier beaucoup de la qualité de l'eau à cause de la circulation souterraine qu'on y constate si fréquemment ; nous citerons les terrains calcaires du Calvados, et en particulier la rivière de l'Aure, aux environs de Bayeux ; en un point qu'on nomme le « Creux du Souci », cette rivière se perd complètement pendant 4 ou 5 kilomètres, pour réapparaître à 5 ou 6 kilomètres plus loin, sous l'apparence de très belles sources dont l'eau semble très pure; il est évident qu'elle ne l'est pas.

Quand l'eau est fournie à l'école par une distribution urbaine, nous ne pouvons que vérifier la qualité de l'eau, et au besoin user des procédés de stérilisation que nous étudierons plus loin.

Mais à la campagne nous devons vérifier la construction des puits et améliorer leur installation si elle est défectueuse.

Analyse de l'eau. — Nous devons maintenant étudier les caractères de l'eau potable, sans y insister longuement, car ce sont là des notions d'hygiène générale qui intéressent au premier chef le médecin d'école, mais qui ne sont pas à proprement parler du domaine de l'hygiène scolaire.

Pour faciliter l'étude des caractères chimiques de l'eau potable nous reproduisons (p. 52-53) un tableau synoptique emprunté au traité du Pr Badaloni (1).

(1) P.-G. Badaloni, *Igiene pedagogica*, Soc. ed. Dante Alighieri, Milan, Rome, Naples, 1911.

L'eau doit être incolore, ou légèrement bleue, quand elle est vue sous une épaisseur de plusieurs mètres ; toute autre coloration, jaune, verte, brune, doit faire suspecter la qualité de l'eau ; elle doit être également claire et limpide ; on a désigné sous le nom de *turbidité* l'état trouble de l'eau, ce qui n'est pas d'ailleurs une condamnation absolue au point de vue de sa valeur hygiénique. Certaines eaux contenant un peu d'argile ont un tel aspect, sans pour cela être dangereuses ; mais, d'une façon générale, toute eau trouble doit être considérée comme suspecte.

L'eau ne doit avoir *ni saveur ni odeur* ; elle doit donner une sensation agréable au goût et être fraîche. La température de l'eau potable est de 10 à 15°.

La réaction doit être neutre, ni acide ni alcaline.

L'eau doit être *aérée* et contenir une *quantité d'oxygène* suffisante la quantité de gaz contenus dans l'eau doit être au moins de 20 centimètres cubes par litre. L'eau de pluie en contient généralement 20 centimètres cubes. Dans l'eau de Seine, on trouve des chiffres beaucoup plus considérables de gaz, jusqu'à 50 centimètres cubes de gaz par litre, ce qui n'est pas suffisant pour en faire une eau de bonne qualité.

Les *sels* que l'on trouve dans l'eau normale sont surtout des sels calcaires : carbonate de chaux en particulier et aussi sulfate de calcium, dont la présence caractérise les eaux séléniteuses ou eaux plâtrées.

Les *eaux calcaires* ont deux propriétés fâcheuses : elles ne dissolvent pas le savon et elles ne cuisent pas les légumes, par suite d'une combinaison des sels calcaires avec l'albumine du légume ou légumine ; on mesure la teneur en sels calcaires par la recherche du degré hydrotimétrique de l'eau ; ce degré hydrotimétrique correspond à la présence de 5 milligrammes de chaux par litre : une eau potable ne doit pas dépasser 30° à 35° hydrotimétriques, soit 150 à 175 milligrammes de chaux par litre, et encore à ce degré est-elle qualifiée d'eau *dure* ; l'eau *douce* ne titre pas plus de 20° hydrotimétriques (100 milligrammes de chaux par litre).

Le procédé le plus simple pour reconnaître la présence de sels calcaires dans l'eau est l'adjonction d'une solution alcoolique de savon de Marseille à l'eau que l'on veut éprouver ; s'il se forme ainsi un précipité blanc, montrant que le savon est insoluble, l'eau examinée contient une proportion notable de calcaire. Le dosage des sels de chaux se fait à l'aide d'une solution titrée de savon, qu'on fait tomber goutte à goutte dans l'eau, jusqu'au moment où, le savon n'étant plus précipité sous forme de flocons insolubles de stéarates et d'oléates alcalins, l'eau devient mousseuse par agitation ou battage. On admet, en France, que chaque degré hydrotimétrique correspond à la précipitation de $0^{gr},1$ de savon par les matières minérales

Tableau synoptique des examens chimiques sommaires (qualitatifs) des eaux potables et de leur valeur au point de vue de l'hygiène (d'après le Pr Badaloni).

EXAMENS.		RÉACTIFS ET RÉACTIONS.	VALEUR HYGIÉNIQUE DES RÉSULTATS.		
			EAU BONNE.	EAU SUSPECTE.	EAU MAUVAISE.
Examen physique.	ASPECT	....	Limpide.	Non transparente.	Trouble, avec dépôt odorant.
	ODEUR	....	Inodore.	Odeur très légère (à chaud).	Odeur franche, immédiate.
	COULEUR	....	Incolore.	A peine teintée.	Teinte appréciable, accompagnée d'odeur.
	SAVEUR	....	Agréable.	Légèrement salée ou sucrée.	Franchement salée ou sucrée.
	SENSATION GASTRIQUE	....	Nulle.	Peu marquée.	Très marquée. Pesanteur.
	TEMPÉRATURE	Thermomètre centigrade.	Fraîche, de 6° à 15°.	Au-dessus de 18°.	
	RÉACTION	Papier de tournesol.	Neutre.	Légèrement alcaline.	Franchement alcaline.
Dureté	*Temporaire*	*Par l'ébullition :* précipitation des carbonates de chaux et de magnésie.	Légère précipitation ou opalescence.	Précipité appréciable.	Abondant précipité blanc et turbidité très marquée (ne cuit pas les légumes, ne dissout pas le savon).
	Permanente	Filtrer et ajouter de la solution de : Soude caustique (à 10 p. 100) qui précipite la magnésie et ensuite de carbonate de soude (à 10 p. 100) qui précipite le carbonate de chaux.	Opalescence ou légère turbidité, après quelques minutes.	Turbidité immédiate et abondante.	
Ammoniaque		*Réactif de Nessler :* Dissoudre 5 grammes d'iodure de potassium dans 5 centimètres cubes d'eau distillée, verser peu à peu la solution de bichlorure de mercure jusqu'à ce que ne se dissolve plus le précipité rouge qui se forme. Filtrer, et au filtrat, ajouter 15 grammes de potasse dissoute dans 15 centimètres cubes d'eau distillée ; porter le volume total à 100 centimètres cubes par adjonction d'eau ; ajouter 0cc,5 de solution de bichlorure de mercure (5 p. 100) et laisser déposer. Décanter le liquide clair, et conserver dans un vase bien clos.	Absence ou traces à peine appréciables de coloration jaune pâle après 10-15 minutes.	Coloration jaunâtre évidente après cinq minutes.	Coloration jaune foncé immédiate.

	Recueillir dans un flacon bouché à l'émeri 100-150 centimètres cubes de l'eau à examiner, à laquelle on ajoutera 1 centimètre cube d'hydrate de soude (1 p. 2) et 2 centimètres cubes de solution concentrée de carbonate de soude (2,7 p. 5); agiter et laisser reposer pendant 6 à 7 heures. Après dépôt des sels terreux, décanter dans un autre flacon de verre le liquide clair, et ajouter 1 à 2 centimètres cubes de réactif de Nessler. Si l'eau contient de l'ammoniaque, il apparaitra une coloration plus ou moins intense *jaune-orange-brique*, et aussi un précipité variable d'importance.			
Nitrites..........	*Réactif de Griess* : 1° 0gr,5 d'acide sulfurique dans 150 centimètres cubes d'acide acétique à 10 p. 100 ; 2° 0gr,1 de α-naphtilamine dans 20 centimètres cubes d'eau distillée et 150 centimètres cubes d'acide acétique dilué. A 50-100 centimètres cubes d'eau à examiner conservée dans un flacon de verre bouché à l'émeri, ajouter 1 centimètre cube de réactif et agiter vivement. Après cinq ou six heures, s'il n'y a pas de coloration rose du liquide, ou s'il n'en existe qu'une apparence légère, on peut conclure à l'absence de nitrites ; une coloration rose plus ou moins intense et plus ou moins vite obtenue indique la présence de nitrites en grande ou en petite quantité, qu'on peut évaluer en comparant la coloration avec celle d'une eau contenant une proportion connue de nitrites.	Absence.	Légère coloration rose, visible par transparence, et après un peu de temps.	Coloration rose, appréciable et immédiate.

contenues dans 1 litre d'eau, et que le litre d'eau doit contenir 0gr,011 de carbonate de chaux pour précipiter 0gr,1 de savon (1).

Le carbonate de calcium a également la propriété de faire virer la teinture de bois de campêche du jaune au violet.

Les *eaux séléniteuses* ne doivent pas contenir plus de 0gr,13 par litre de sulfate de calcium ; le dosage se fait par addition d'une solution titrée de chlorure de baryum.

La recherche du *chlorure de sodium* est beaucoup moins importante, ce sel n'existant jamais en quantité bien considérable dans les eaux de boisson : sa recherche se fait à l'aide d'une solution de nitrate d'argent, qui forme, en présence du chlorure de sodium, un précipité blanc caséeux.

La *recherche des matières organiques* présente un intérêt considérable ; on fera d'abord un examen microscopique, qui pourra déceler la présence de débris animaux ou végétaux ; on aura recours également à l'analyse chimique.

Comme la proportion des matières organiques est le plus souvent minime (5 milligrammes par litre, dans les cas moyens), les expériences doivent être faites avec beaucoup de précision. Quand les matières organiques sont très abondantes, on peut pratiquer l'incinération du résidu sec laissé par l'évaporation d'une assez grande quantité d'eau : la différence de poids du résidu, avant et après l'incinération, renseigne de façon approximative sur les matières organiques brûlées. Mais, pour avoir des résultats précis, on aura recours au dosage à l'aide de solutions de permanganate de potasse en milieu acide ou alcalin : ces solutions titrées se décolorent du fait que le permanganate a la propriété de se décomposer en abandonnant son oxygène au profit de la matière organique.

La présence des *matières organiques* se traduit également par la présence d'azotates et d'azotites dans l'eau ; on admet que l'analyse, pratiquée avec les réactifs de Trommsdorff ou de Griess, ne doit pas déceler plus de 5 dixièmes de milligramme d'azotates et d'azotites par litre d'eau : une dose supérieure est un indice certain de la présence de matières organiques.

La présence de l'*ammoniaque* est également importante à constater, car elle indique qu'il s'agit d'eaux impures, probablement souillées par des matières organiques, en particulier par l'urine. Le réactif de Nessler est utilisé pour cette analyse. Un centimètre cube de ce réactif est ajouté à 50 centimètres cubes de l'eau à analyser, qui a été d'abord alcalinisée avec quelques gouttes de potasse ; il se produit immédiatement, en présence des traces d'ammoniaque, un précipité brun orangé.

(1) Pour l'étude détaillée de ces dosages, nous ne pouvons que renvoyer à l'article très complet de MM. Ogier et Bonjean, dans le tome II de ce Traité.

La recherche des sels calcaires, des chlorures, de l'ammoniaque, est relativement aisée; mais, le plus souvent, il faudra envoyer les eaux douteuses à un laboratoire spécialement outillé. Dans certains cas, un simple examen microscopique permettra de reconnaître des débris de fibres végétales ou animales, ou l'existence de *parasites* : la propagation par les eaux des vers intestinaux est très intéressante en effet, et elle constitue tout un chapitre de l'examen des eaux. Dans ces cas, il y a souvent contamination des puits par des infiltrations superficielles, dont on doit se défendre par les dispositifs indiqués plus haut.

L'*examen bactériologique*, souvent indispensable, est des plus délicat, et il ne peut être pratiqué que dans des laboratoires spéciaux; l'eau ne doit pas contenir plus d'un nombre déterminé de microbes, et il faut de plus connaître les différentes espèces de germes, parfois pathogènes, qui constituent cette flore. Nous citerons seulement le *colibacille*, dont un petit nombre ne suffit pas à faire condamner une eau; le bacille d'Eberth, le bacille du choléra, le bacille du charbon. Cet examen est imposé par la loi, mais on ne le fait pas toujours; il est évident que théoriquement l'analyse de tout puits servant à une agglomération scolaire ou militaire devrait être faite; dans combien d'écoles de campagne l'eau des puits n'a-t-elle jamais été analysée? Les progrès de l'hygiène exigeraient cependant l'observation de ces règlements.

Si l'examen bactériologique ne peut pas être pratiqué sur place, non plus que l'analyse chimique complète, on peut cependant demander au médecin de faire un prélèvement de l'eau à analyser : cette manœuvre est elle-même assez délicate, et elle exige un matériel spécial, qui sera envoyé du laboratoire.

Le *prélèvement des échantillons* d'eau exige d'abord quelques précautions générales : il ne faut pas que, depuis plusieurs jours au moins, l'eau à analyser n'ait été souillée par apport de détritus, par lavage ou par abreuvage d'animaux; il faut également, s'il s'agit d'un puits récemment foré ou maçonné, ou s'il s'agit de conduites neuves, faire écouler une quantité considérable d'eau avant le prélèvement, de façon à ne pas recueillir des éléments provenant de matériaux non encore usagés. On ne recueillera pas non plus la couche d'eau superficielle, ni la couche profonde, l'une pouvant porter des poussières ou des débris de toutes sortes et l'autre pouvant être chargée de dépôts limoneux ou de vase.

Pour prélever de l'eau canalisée, il suffit de flamber le robinet, de laisser écouler une certaine quantité d'eau, puis d'en remplir quelques flacons de 150 grammes environ, préalablement stérilisés, puis bouchés à l'émeri : le goulot et le bouchon sont flambés avant et après le remplissage.

Le prélèvement de l'eau d'un puits ou d'une rivière est plus délicat : on immerge à 50 centimètres de profondeur environ un ballon ou un tube stérilisé, dont l'orifice est assez finement effilé ; on a fait un vide relatif dans ces récipients, par simple ébullition d'une petite quantité d'eau ; puis on les a bouchés à la lampe et stérilisés, après les avoir enveloppés d'un papier qui les protégera, jusqu'au moment de leur immersion, de tout contact extérieur. Au moment du prélèvement, on débarrasse, à l'aide d'une pince stérilisée, le ballon de son enveloppe de papier ; on le place dans un support métallique, lesté de plomb et suspendu par un fil de laiton maintenu au contact du goulot par un anneau également métallique : tout cet ensemble est flambé à la lampe. Quand le ballon a atteint la profondeur voulue, on laisse glisser le long du fil de laiton un « messager » de cuivre, qui lui aussi a été flambé, et qui va, dans sa chute, aller briser l'effilure du ballon : celui-ci se remplit alors ; il est retiré et bouché à la lampe.

On peut plus simplement, quand on n'a besoin que d'une petite quantité d'eau (analyse bactériologique et non chimique), se servir d'un tube effilé à ses deux extrémités et qui a été chauffé au rouge sombre avant d'avoir été bouché à la lampe ; on réalise de la sorte un vide partiel. Le tube ainsi préparé est plongé verticalement dans l'eau ; l'extrémité immergée est brisée à l'aide d'une longue pince ; l'eau occupe le vide partiel, et il suffit de retirer doucement le tube et de le boucher à la lampe.

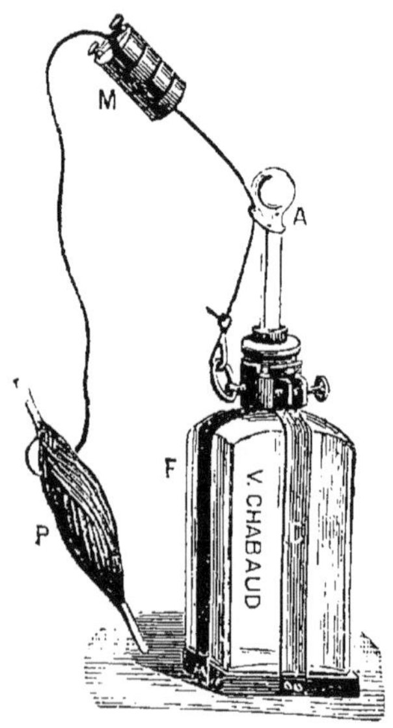

Fig. 30. — Appareil pour le prélèvement des eaux à diverses profondeurs.

Nous reproduisons enfin un appareil (fig. 30) imaginé par S. Ogier : « Il se compose d'un flacon carré de 1 litre (F) maintenu verticalement dans une armature métallique et lesté par une lame de plomb. Ce flacon est bouché avec un bouchon de liège percé d'un trou dans lequel voyage un gros tube terminé par une ampoule A. L'appareil étant descendu à la profondeur voulue, on fait descendre, sur la cordelette P qui le maintient, un « messager M » qui brise l'ampoule et laisse rentrer l'eau. Au besoin, cet appareil peut être stérilisé à l'autoclave à 115°. »

Il est souvent préférable de pratiquer les ensemencements sur place. Les laboratoires ont pour cela des boîtes toutes préparées ; l'eau est recueillie avec des pipettes stérilisées et immédiatement mélangée à la gélatine liquéfiée par la chaleur et dont la température ne dépasse plus 37° au moment de l'ensemencement. La proportion d'eau doit être d'un cinquième de centimètre cube à 5 centimètres cubes pour 150 centimètres cubes de gélatine, suivant sa richesse supposée en éléments microbiens. La gélatine est ensuite répartie dans des boîtes de Petri, où elle se solidifie.

La caisse contenant tout le matériel nécessaire à ces prélèvements ou à ces ensemencements est ensuite expédiée au laboratoire.

UTILISATION DE L'EAU A L'ÉCOLE. — **L'eau d'alimentation.** — Nous devons maintenant étudier dans quelles conditions l'eau que l'analyse a déclarée *potable* doit être donnée comme boisson aux enfants des écoles. Nous nous occuperons ensuite de l'eau de lavage.

Nous n'avons pas à nous occuper ici de l'épuration ou de la filtration des eaux, telles qu'elles doivent être pratiquées par les services municipaux, avant la pénétration dans les bassins de distribution; cette question n'est pas du domaine scolaire ; la ville fournit une eau à l'école, nous ne pouvons pas la modifier; nous ignorons souvent à Paris s'il n'a pas été fait un mélange des eaux dites « de source » avec les eaux des bassins filtrants d'Ivry ou de la Marne, d'où la nécessité de n'accepter que sous réserves les eaux distribuées par les services publics et de prendre, à l'égard de ces eaux de provenance douteuse, toutes les précautions édictées par l'hygiène.

On ne doit avoir qu'une confiance relative dans les divers *filtres* qu'on peut installer dans les écoles, sauf cependant dans les filtres à bougie de porcelaine, et à condition qu'ils soient entretenus de façon très soigneuse. Mais ces filtres ne peuvent pas être établis dans les campagnes à cause de l'absence de pression. On ne doit pas accorder beaucoup de confiance aux filtres d'amiante ni aux filtres de cellulose; ce sont des filtres qui, sous une autre forme que les filtres Chamberland, n'assurent une filtration sérieuse qu'à la condition d'être très surveillés et très souvent renouvelés; tous ces filtres s'encrassent, et, à un certain moment, loin d'être une arme de protection contre les impuretés, ils deviennent un milieu de pullulation microbienne.

Dans les villes, où la pression ne manque pas, on peut donc, sous réserves d'un entretien très scrupuleux, employer les filtres Chamberland, ou encore les filtres de Berkefeld.

Les filtres en grès, ou les petits filtres à charbon, nous paraissent condamnables parce qu'ils sont complètement insuffisants et ne peuvent que donner une fausse sécurité.

En somme, nous ne croyons pas qu'il existe à ce jour de filtre « domestique » pratique et efficace, susceptible d'être installé dans les écoles.

Les procédés d'*épuration par les agents chimiques* sont d'une utilisation assez délicate, et nous ne les croyons pas pratiques dans les écoles : nous citerons la stérilisation par l'eau oxygénée, par le permanganate de potasse, par le ferrochlore ; ce dernier procédé permet de traiter de grandes quantités d'eau, et il a pu être utilisé pour la stérilisation en grand des eaux de rivière destinées à l'alimentation urbaine : les eaux du Gers, consommées à Lectoure, sont ainsi traitées.

Le procédé le plus simple, dans tous les cas où l'eau est suspecte, consiste à ne la donner aux enfants qu'après *ébullition* et aération consécutive ; il est préférable encore de remplacer l'eau bouillie pure par des *infusions* ; il est toujours facile de donner comme boisson aux enfants du thé léger ou du tilleul. Ce sont ces boissons que l'on devra recommander dans les cantines scolaires ; on sait, d'ailleurs, que dans les pays chauds, c'est avec le thé et les infusions chaudes qu'on arrive à éviter les contaminations par l'eau. Il n'y a pas autant de danger évidemment dans nos pays ; mais, lorsqu'il y aura des raisons de suspecter l'eau, le premier soin du médecin d'école sera d'exiger son ébullition.

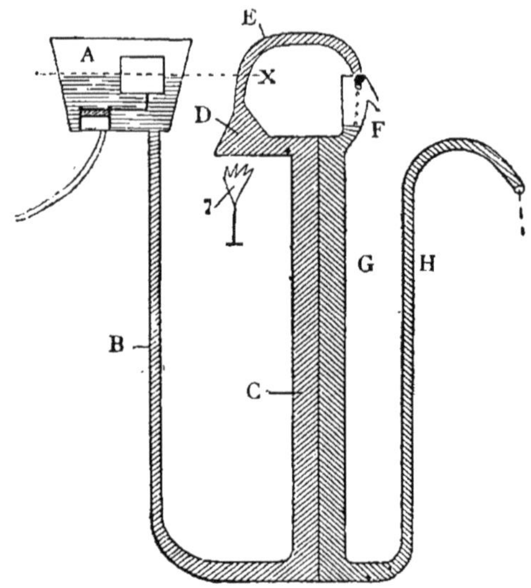

Fig. 1. — Appareil Lepage pour la stérilisation de l'eau.

Nous signalerons les excellents résultats fournis par l'appareil Lepage (fig. 31), qui, sous un volume restreint, assure une stérilisation parfaite de l'eau par la chaleur, avec aération consécutive : mais cet appareil ne fonctionne guère qu'au gaz, ce qui restreint son emploi, et il est assez coûteux.

La stérilisation de l'eau par les *rayons ultra-violets* est entrée depuis peu dans la pratique ; ces rayons ont une très grande puissance bactéricide ; on utilise ceux qui sont émis par l'arc électrique au mercure, dont les radiations chimiques sont particulièrement riches.

Nos figures (32 et 33) représentent un appareil récemment construit ; les analyses de l'eau, après passage dans ce filtre, indiquent une parfaite stérilisation, et les résultats sont des plus satisfaisants.

Cet appareil, construit par la Société Lacarrière, et dû au Dr Nogier, se compose d'un cylindre en bronze nickelé dans lequel on introduit la lampe montée sur porte-lampe dont le support ferme le cylindre stérilisateur. Sur ce tableau, se trouvent également le coupe-circuit et l'interrupteur de commande de la lampe.

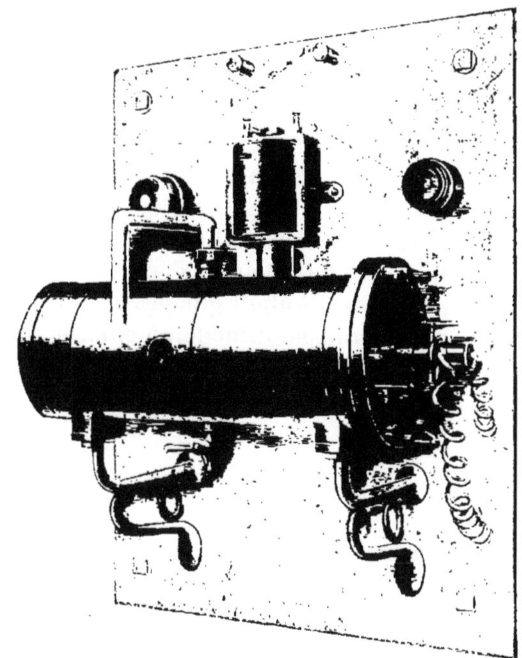

Fig. 32. — Vue générale d'un stérilisateur Nogier-Triquet, débitant 800 litres à l'heure.

L'eau arrive par une tubulure soudée sur la canalisation, passe

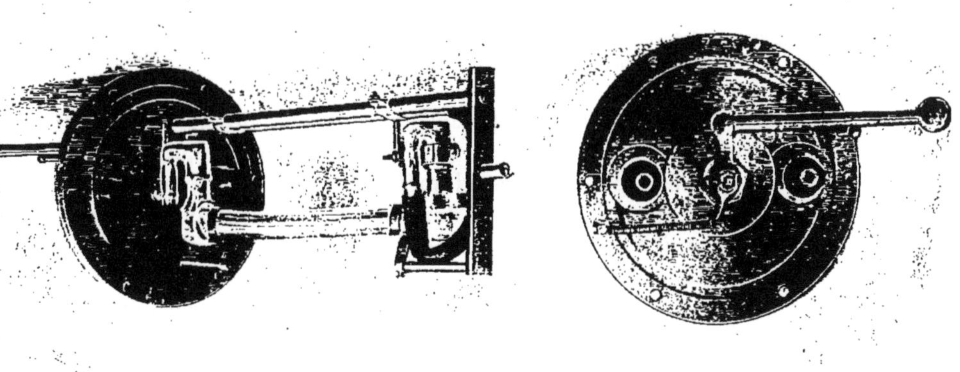

Fig. 33. — Vue d'une lampe à vapeur de mercure montée sur son support.

par un robinet automatique fermant l'eau en cas d'arrêt du courant électrique, traverse l'appareil et sort par une tubulure vissée sur la partie supérieure du cylindre.

La mise en marche est des plus simples. Il suffit en effet d'ouvrir le robinet d'arrivée d'eau et de basculer la manette de commande de la lampe, l'allumage de cette dernière entraînant l'admission de l'eau par suite du fonctionnement du robinet automatique.

En dehors de l'eau donnée au moment des repas et en particulier à la cantine scolaire, il est d'usage de placer dans les cours de l'école une *fontaine* d'eau de source. La consommation de cette eau demande à être surveillée; il faut aussi s'occuper des récipients dans lesquels les enfants boiront. Autant que possible, il faudrait un récipient individuel; il ne serait pas difficile, en effet, de trouver dans les annales pathologiques d'hygiène scolaire des exemples de contami-

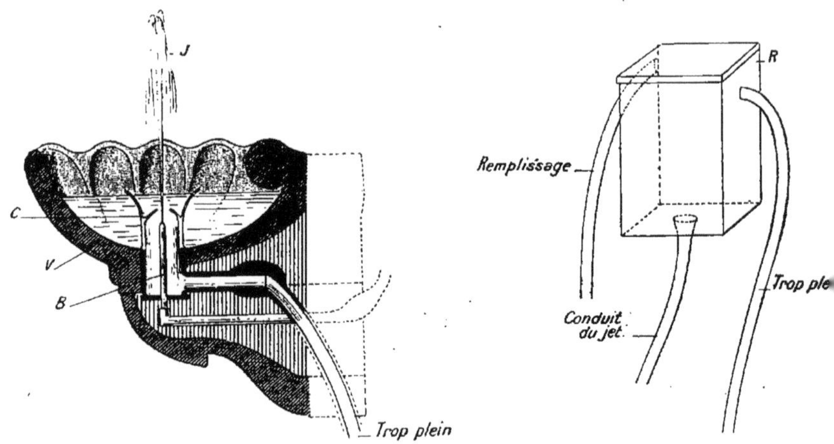

Fig. 34. — Fontaine de l'ingénieur G. Oreffice (d'après Badaloni).

Fig. 35. — Réservoir de la fontaine Oreffice.

nation par les gobelets. Il peut y avoir à l'école des syphilis acquises et virulentes; le fait de se servir d'un gobelet unique, ou de deux ou trois gobelets pour une agglomération d'enfants, peut avoir des inconvénients et même des dangers. Il est difficile d'obtenir de l'enfant qu'il lave son gobelet, et c'est pourquoi il serait désirable que l'on fournisse des gobelets individuels.

Dans les cantines scolaires, et pour les mêmes raisons, chaque enfant recevra un verre ou une timbale.

Pour éviter cet usage de récipient commun dans les cours de récréation, on a imaginé un certain nombre d'appareils grâce auxquels les enfants peuvent s'abreuver sans se servir de gobelets, en recueillant directement dans la bouche un petit jet d'eau, sans qu'il leur soit possible de porter les lèvres sur le bec d'où sort le jet. Nous reproduisons ici, d'après le Pr Badaloni, la fontaine de l'ingénieur italien G. Oreffice (fig. 34): elle comprend une petite vasque en ciment (V), au centre de laquelle jaillit le jet d'eau (J) dont la direction est un peu inclinée ; le bec (B) d'où sort le jet est inférieur au niveau de l'eau dans la vasque, et il est protégé par une sorte de couvercle (C) que sa forme empêche de prendre entre les lèvres. Un réservoir (fig. 35) (R) est nécessaire dans cette installation, pour que la pression, et par conséquent la hauteur du jet, soient toujours égales.

L'eau de lavage. — ***Lavabos.*** — Il faut établir dans les écoles des *lavabos*, garnis de cuvettes en grès ou en fonte émaillée ; ils seront installés dans le préau couvert plutôt qu'au dehors ; il devra y avoir une cuvette, ou tout au moins un robinet donnant un débit d'eau suffisant, pour chaque dizaine d'enfants ; il faudrait qu'à l'entrée et à la sortie de l'école les enfants puissent se laver les mains ; c'est là une mesure d'hygiène fort utile, mais malheureusement bien laissée de côté ; quelques directeurs ou directrices d'écoles établissent à ce point de vue une surveillance sévère ; nous devons les encourager dans ce sens et essayer de démontrer aux autres combien est importante cette question du lavage des mains ; la plupart des maladies contagieuses se propagent par le contact, et il est évident que, si les enfants avaient des mains bien et souvent nettoyées, on éviterait beaucoup de contagions.

Bains. — Une installation de bains, permettant le lavage du corps, est également fort utile dans les écoles, et il est à souhaiter que ces installations se multiplient ; il n'est pas besoin d'insister ici sur la nécessité et l'urgence de la toilette du corps au point de vue de la santé, de l'hygiène générale, et même au point de vue moral ; il faut tenir compte de ce fait que l'éducation populaire est le plus souvent très rudimentaire sous ce rapport ; et nous devons espérer que les habitudes de propreté prises à l'école seront conservées et même répandues après la période de scolarité.

Les bains peuvent être donnés en baignoire, en piscines, ou sous forme de bains-douches.

A quel système donner la préférence ? Les *bains en baignoire* ont l'inconvénient de dépenser beaucoup d'eau, d'être coûteux comme chauffage et comme installation et, pour toutes ces raisons, ils ne sont guère employés.

Les *bains de piscine* ont l'inconvénient de n'être pas individuels et, quand on met un grand nombre d'enfants dans une même piscine, la propreté de l'eau devient très vite douteuse. Nous avons vu dans une école neuve, à Munich, une piscine qui était un véritable défi à l'hygiène : l'installation comportait des bassins très peu profonds, de 50 à 60 centimètres environ ; dans chacun de ces bassins, quinze enfants se lavaient ensemble ; cette promiscuité est absolument contraire à ce que nous devons demander. Cette même école possédait, d'ailleurs, des bains-douches très bien installés, mais leur nombre était insuf-

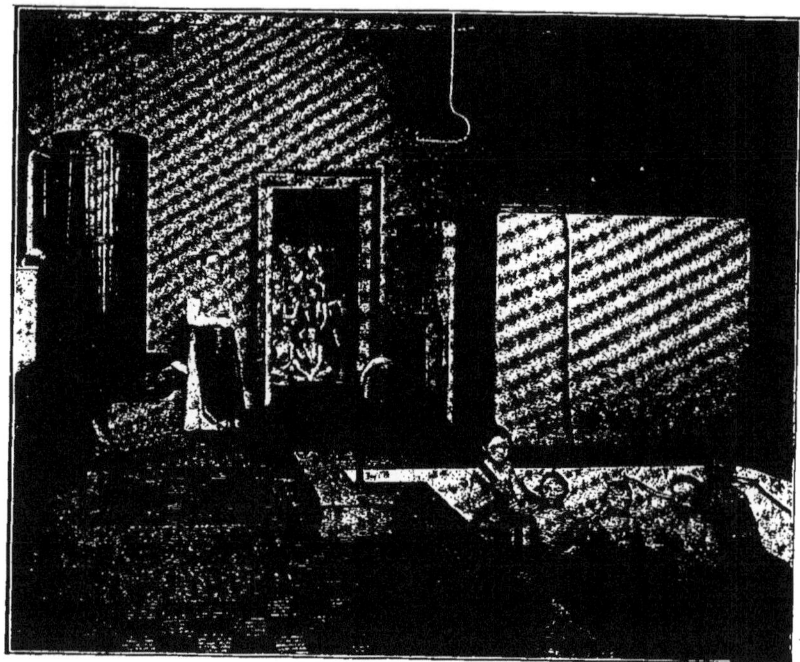

Fig. 36. — Petite piscine complétant une installation de bains-douches (d'après Hering).

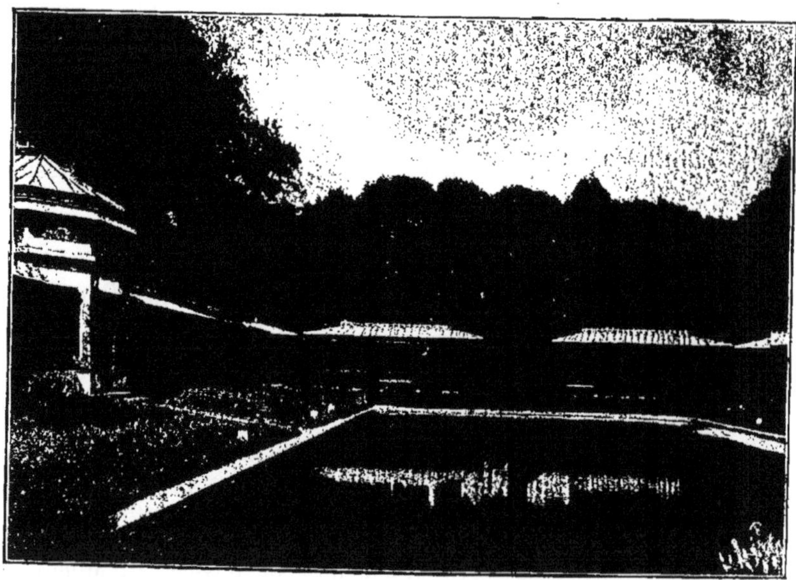

Fig. 37. — Piscine en plein air du lycée Michelet (Vanves).

fisant et force était de recourir aux bains de piscine dont nous parlions.

Une combinaison heureuse est celle qui permet de donner d'abord aux enfants une douche et de la faire suivre d'une immersion en piscine. La photographie ici reproduite, d'après Hering (fig. 36), montre une installation où il peut être procédé de cette sorte ; nous ajouterons que le procédé paraît compliqué et dispendieux.

L'intérêt de la piscine nous paraît plutôt résider dans l'usage qu'on en peut faire comme école de natation ; pour convenir à ce but, il faut qu'elle ait des dimensions suffisantes ; les piscines couvertes et chauffées permettent de poursuivre l'entraînement

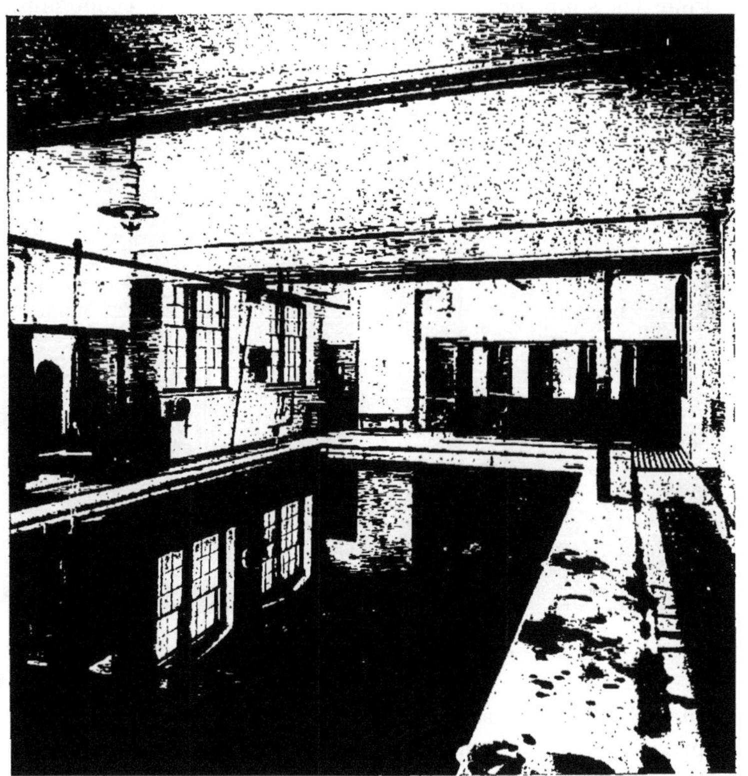

Fig. 38. — Piscine couverte (d'après Hering).

en toute saison (fig. 38); les piscines installées en plein air (fig. 37), comme celle qui existe au lycée Michelet de Vanves (Seine), ne sont utilisables que l'été, mais à ce moment elles sont très avantageuses, car elles permettent d'effectuer en plein air un exercice des plus salutaires.

Devons-nous ajouter que toutes ces piscines devront être alimentées en eau pure, et très souvent renouvelée? L'eau courante constituerait un idéal.

Signalons encore l'original système de Carl Hanssons, où les enfants sont immergés dans des sortes de cuves d'une contenance de 90 à 100 litres d'eau; un tube de cuivre est fixé sur tout le pourtour de la cuve, et il est muni d'un grand nombre d'orifices qui projettent horizontalement, vers l'enfant, de minces filets d'eau, qui servent au savonnage et au lavage avant le bain proprement dit. La figure ci-dessous (fig. 39) nous dispense de plus longs détails sur cette installation très perfectionnée, mais peu pratique à cause de son prix de revient.

Pour les soins de propreté et au point de vue économique, le bain individuel est de beaucoup préférable, et le moyen le plus pratique de le réaliser, c'est le *bain-douche*; il faut en général 10 à

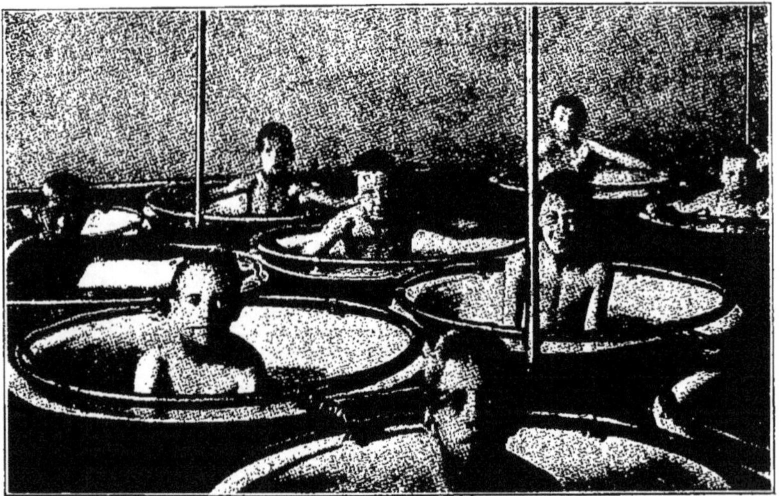

Fig. 39. — Bains en cuves (système de Carl Hanssons).

20 litres d'eau par enfant et par bain : en Allemagne, on a calculé que le prix de chaque bain ne dépassait pas un pfennig, et en Suisse un centime; en France, le prix de revient du bain-douche est plus élevé; il revient à 10 centimes, aussi bien dans nos écoles que dans les œuvres de bains-douches à bon marché : il est probable que ces prix de revient ne sont pas calculés sur les mêmes bases.

Autant que possible, les bains-douches ne devront pas être installés dans les sous-sols à cause de l'humidité persistante et de la difficulté d'aération; mais, comme les enfants n'y séjournent que fort peu de temps chaque semaine, il ne faut pas être trop exigeant à ce point de vue et savoir se plier aux exigences des locaux où la place est souvent mesurée.

L'installation comportera un certain nombre de cabines, alignées le long des murs de la salle, ou adossées les unes aux autres (fig. 40);

le chiffre de dix ou douze cabines pour une école de trois cents enfants paraît suffisant, à condition que les bains soient donnés en plusieurs séances.

Les parois des cabines sont souvent en tôle; on en construit également en ciment armé (fig. 41), où les angles peuvent être arrondis, et qu'il n'est pas besoin de recouvrir de peinture, toujours coûteuse à entretenir.

Chaque cabine est divisée en deux compartiments (fig. 41 et 42); dans le premier, l'enfant se déshabille; un tabouret, un portemanteau, une tablette constituent le mobilier; la porte d'entrée n'a pas de loqueteau intérieur, et elle est percée d'un judas qui permet au maître de surveiller l'enfant.

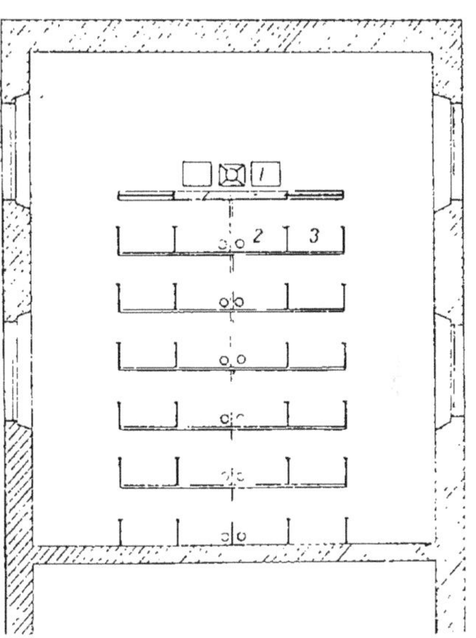

Fig. 40. — Bains-douches de l'école du Perreux (Seine).

1, chauffe-bain; 2, cabine d'aspersion; 3, cabine de déshabillage.

Le second compartiment n'est séparé du premier que par une demi-cloison, qui suffit à protéger le siège et les vêtements des éclaboussures de la douche. Le sol est excavé en cuvette, dont les pentes aboutissent toutes à la bonde de vidange : cette dernière, dans les installations modernes, ne peut être ouverte que de l'extérieur par la personne qui surveille les bains; il en est de même pour les robinets qui distribuent l'eau froide et l'eau chaude, et auxquels les enfants ne peuvent pas toucher : c'est le maître qui règle la quantité d'eau à verser et aussi sa température. Il n'y a pas habituellement de mélangeur : l'eau froide et l'eau chaude sont projetées en même temps, et de façon convergente, par deux pommes d'arrosoir, et c'est en réglant le débit de chacune de ces deux pommes qu'on obtient la température voulue.

Pour qu'une installation de bains-douches rende tous les services que l'on doit attendre, il importe que l'administration des bains soit étendue au plus grand nombre d'écoliers possible et qu'il n'en résulte pour eux aucun inconvénient de santé, en particulier par refroidissement.

A l'école du Perreux, dont l'installation et le fonctionnement des bains-douches nous ont paru très satisfaisants, la directrice prévient les familles, au début de l'année, par une note copiée par les élèves :

elle indique le fonctionnement et le but des bains, insistant plutôt sur leur rôle hygiénique et « fortifiant » que sur leur utilité au point de vue de la propreté : cette note est rapportée signée par les enfants, qui, sauf de très rares exceptions, sont autorisés à recevoir la douche.

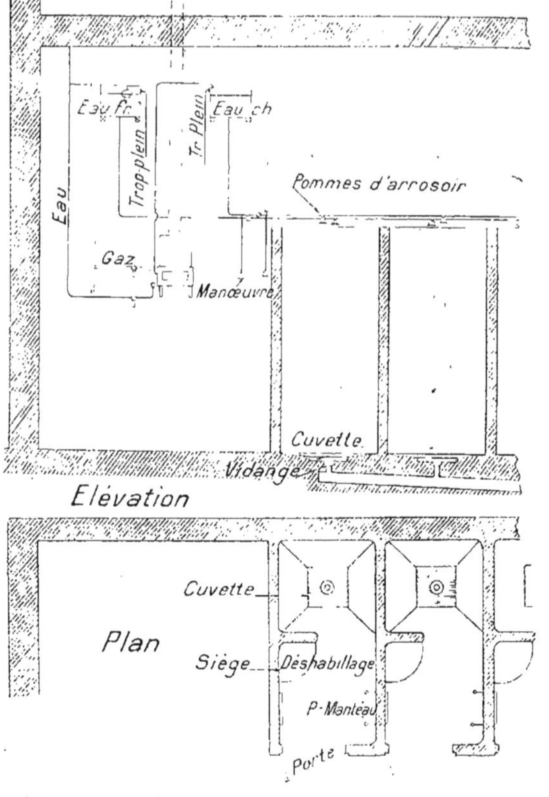

Fig. 41. — Cabines de bains-douches construites en ciment armé.

Pour les petites classes, la douche est facultative; au Perreux, cependant, la directrice a pris l'initiative de laver les jeunes enfants de propreté douteuse, en leur fournissant le savon et les serviettes nécessaires, et en ayant soin d'éviter les réflexions capables de blesser les familles.

Les parents qui expriment des craintes sont invités à assister à une séance, et ils sont le plus souvent convertis.

On demande généralement aux parents de munir les enfants de savon et d'une serviette : il leur est également recommandé de profiter des bains pour renouveler le linge de corps de l'enfant.

Ces bains sont donnés de façon à troubler le moins possible l'horaire des classes ; on choisit de préférence les jours où ont lieu les leçons de travaux manuels, couture ou dessin. Un bain par semaine est suffisant ; le samedi paraît un jour de choix.

Les enfants sont appelés par séries de nombre égal à celui des cabines ; une série commence à se déshabiller pendant que l'autre est dans les cabines; il faut recommander aux enfants de bien suspendre leurs vêtements, pour éviter les éclaboussures de la douche ; on leur recommande aussi de garder, jetée sur les épaules, leur serviette ou leur chemise, en attendant le signal de début de la douche : ceci pour les enfants les plus prompts à se déshabiller et qui pourraient se refroidir. On leur a également répété la manière dont ils devront se savonner toutes les parties du corps, dont ils éviteront de se mouiller la tête (pour les filles, qui pourront avec avantage porter un bonnet imperméable) et dont ils se rinceront et s'essuieront. Aux débutants et aux petits, l'aide ou les conseils de l'institutrice ou de la femme de service ne devront pas être ménagés.

Ces précautions prises, sur un signal des maîtres, les enfants entrent dans la cabine d'aspersion ; ils reçoivent chacun 10 à 20 litres d'eau, retenue dans la cuvette ménagée dans le plancher, et avec laquelle ils se savonnent complètement : cette opération dure quatre à cinq minutes ; les bondes de vidange sont alors ouvertes ;

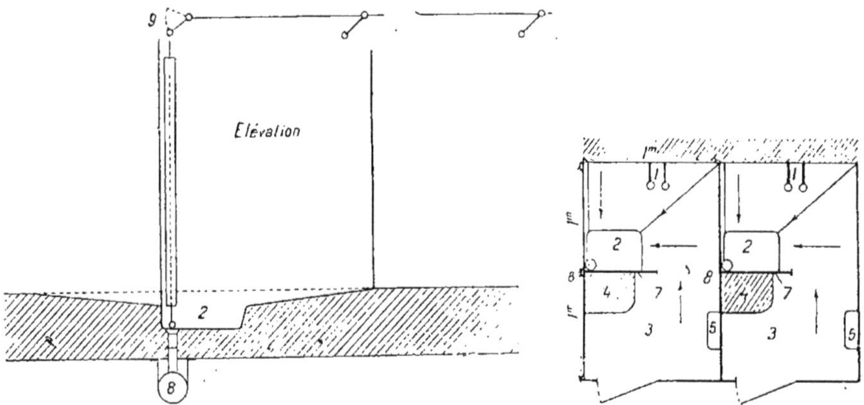

Fig. 42. — Cabines des bains-douches de l'école du Perreux (Seine). Les flèches indiquent l'inclinaison des planchers cimentés vers la cuvette et la vidange.

1, pommes d'aspersion ; 2, cuvette ; 3, cabine de déshabillage ; 4, siège ; 5, tablette ; 6, porte extérieure ; 7, cloison partielle entre la cabine d'aspersion et celle de déshabillage ; 8, bonde et canalisation ; 9, levier de manœuvre extérieur : la chaînette descend dans un tube de fer et ne peut être atteinte par l'enfant.

l'eau de la cuvette est évacuée, et les enfants reçoivent un second jet suffisant pour le rinçage.

L'essuyage doit être l'objet de recommandations toutes spéciales : les nouveaux et les petits devront même être aidés pour cette opération, et il y aura lieu de veiller, même chez les grands, à ce que les vêtements ne soient pas endossés avant que la peau ne soit bien asséchée.

Le passage de chaque série d'enfants demande au total un quart d'heure environ.

Nous sommes entrés dans quelques détails, à propos des bains-douches, pour montrer que le succès d'une telle installation peut dépendre de la façon dont sont compris et surveillés les soins à donner aux enfants : le médecin scolaire peut être de conseil très utile en cette matière ; mais l'intelligence et le dévouement du personnel de l'école sont encore plus nécessaires ; et, si les bains-douches se répandaient, comme nous devons l'espérer, il serait désirable que des instructions complètes et précises soient données aux directeurs d'écoles sur l'usage de ces appareils : en nulle autre occasion, la collaboration des médecins, des maîtres et des familles ne pourrait avoir de plus heureux résultats.

Disons en terminant que, dans bien des villes, à Bordeaux, à Rouen, à Béziers, les bains-douches à bon marché ont été mis à la disposition des enfants des écoles, pour une faible redevance, grâce à la collaboration de l'œuvre des bains-douches fondée par M. Cazalet.

A Paris, les Caisses des Écoles assurent dans de nombreux quartiers la distribution de carte donnant droit à des bains (fig. 43) ou

VIIe ARRONDISSEMENT DE PARIS

CAISSE DES ÉCOLES

BON pour un Bain d'Enfant (avec serviette).

Valable tous les jours de la semaine
(Samedis, dimanches et fêtes exceptés), le matin jusqu'à 9 heures,
et de midi à 4 heures le soir.

Délivré le ________________

à l'Élève ________________

de l'École de ________________

Cette carte n'est valable que pour un seul Enfant
et doit être utilisée dans les trois mois.

Fig. 43. — Bon de la Caisse des Écoles du VIIe arrondissement à Paris.

à des bains-douches, pour les sommes minimes de 15 à 25 centimes ; il est certain que c'est déjà un premier progrès; mais ce que nous devons demander, c'est que chaque école, dans les grandes villes au moins, ait ses bains-douches particuliers, tels qu'ils fonctionnent actuellement à l'école de la rue de l'Arbalète, à l'école du Perreux et aussi dans quelques lycées, où ils donnent toute satisfaction.

V. — L'ÉCLAIRAGE.

Avant d'étudier les conditions indispensables pour réaliser un éclairage suffisant et hygiénique des différents locaux scolaires, nous devons dire quelques mots des moyens que nous pouvons utiliser pour mesurer la valeur de cet éclairage; il faut, avant tout, que la lumière entre en quantité suffisante dans les classes, et un des premiers soucis du médecin scolaire doit être de vérifier l'intensité lumineuse existant à la place de chacun des élèves, surtout de ceux qui occupent les tables les moins favorisées sous ce rapport.

Photométrie scolaire. — La mesure de l'intensité lumineuse se fait à l'aide des différents *photomètres*; certains de ces appareils sont trop compliqués pour être d'un usage courant; nous décrirons seulement ceux qui peuvent être utilisés par les médecins n'ayant que des connaissances assez élémentaires de physique.

Les photomètres, quel que soit leur système, sont établis d'après un même principe : la mesure de l'intensité lumineuse se fait par comparaison, et l'unité de mesure qui a servi de base à la plupart des travaux jusqu'ici publiés est le *bougie-mètre*, c'est-à-dire l'éclairage fourni par une bougie à 1 mètre de distance, sur une surface blanche et mate; en France, la bougie adoptée pour ces expériences est la bougie de stéarine « Étoile » ; en Allemagne, on emploie les bougies de paraffine.

Une réserve s'impose sur l'exactitude de ces mesures d'intensité lumineuse : l'étalon pris comme base de comparaison est assez variable dans son pouvoir éclairant; la flamme de la bougie est peu stable, dans sa hauteur, dans sa couleur, dans sa fixité ; ceci est dû aux variations inévitables de la combustibilité de la mèche.

Une autre cause d'erreur est due aux différences d'acuité visuelle des différents observateurs.

Il en résulte que, pour avoir des résultats comparables entre eux, il faudrait que l'observateur réglât lui-même son photomètre et soit seul à s'en servir : c'est d'ailleurs ce qu'a réalisé le Pr Truc (de Montpellier), dont les travaux sur ce sujet sont des plus intéressants. On devra savoir aussi que les chiffres obtenus ont surtout une valeur comparative; on pourra conclure avec certitude, par exemple, qu'à telle place peu favorisée l'intensité lumineuse est cinq fois ou dix fois moindre qu'à une table placée près d'une fenêtre; mais on ne tiendra pas pour absolus les chiffres exprimés en bougies-mètre.

Les physiciens, gênés par l'insuffisante précision de ces anciennes mesures photométriques, ont recherché un *étalon* de valeur constante pour graduer leurs appareils ; Dumas et Boussingault avaient déjà défini une unité de mesure, dont la valeur était un peu trop élevée pour être pratique, en prenant pour terme de comparaison le *carcel*, c'est-à-dire une lampe Carcel réglée, dans tous ses détails, de manière à brûler exactement 42 grammes d'huile de colza à l'heure. Récemment, une commission internationale a établi une nouvelle unité de mesure photométrique : cette unité, dit le Pr Gariel, est égale au « pouvoir éclairant d'une surface de platine de 1 centimètre carré de superficie, à la température de solidification ; on la désigne sous le nom d'étalon Violle, du nom du physicien français qui l'a étudiée. La comparaison que celui-ci a faite a montré que le carcel vaut 0,48 violle... ; plus souvent on emploie une unité secondaire, qui équivaut à un vingtième de violle, soit 0,05 violle, ce qui revient à 0,104 carcel, soit à peu près un dixième de carcel ; c'est pourquoi on la désignait en France du nom de *bougie décimale* ; cette unité étant adoptée maintenant en Angleterre et en Amérique a reçu le nom de *bougie internationale*.

« En Allemagne, on emploie une unité différente, le *heffner*, qui est le pouvoir éclairant d'une flamme obtenue en brûlant de l'acétate d'amyle dans des conditions bien déterminées; ce pouvoir éclairant est les 0,9 de celui de la bougie internationale (ou la bougie internationale vaut 1,1 heffner) (1). »

Après avoir déterminé le pouvoir éclairant d'une source lumineuse en *violles* ou en *bougies décimales*, il faut exprimer la valeur de l'éclairement produit par cette source : « Les éclairements sont évalués numériquement à l'aide d'une unité spéciale à laquelle on a donné le nom de *lux* ; c'est l'éclairement produit sur une surface par une source lumineuse d'un pouvoir éclairant égal à une bougie décimale placée à 1 mètre de la surface, la distance étant comptée sur la normale à celle-ci (1). »

La valeur de ces diverses unités de mesure photométrique est indispensable à connaître, pour l'intelligence des travaux publiés sur la question ; pour comparer les résultats fournis par les divers auteurs, il est en effet de toute nécessité d'être d'abord fixé sur les mesures employées par eux. Et, si la plupart des travaux sur l'éclairage scolaire s'expriment actuellement en bougies ou en bougies-mètre, il est fort probable que, dans un avenir prochain, les unités employées ne seront plus guère que la *bougie décimale* (unité d'éclairage) et le *lux* (unité d'éclairement).

Quoi qu'il en soit, et malgré l'imperfection et la difficulté d'application des méthodes photométriques, le médecin scolaire doit s'efforcer de connaître la valeur de l'éclairement des locaux scolaires dont il a la surveillance hygiénique ; des recherches suivies ont été entreprises à ce point de vue à l'étranger, et en France, à Montpellier, par le Pr Truc ; à Paris, ces études ont été jusqu'ici trop négligées ;

(1) Pr Gariel, Valeur comparative des divers modes d'éclairage (*Soc. fr. d'opht.*, Congrès de 1910).

il est à espérer que quelques médecins inspecteurs des écoles s'y intéresseront ; car, dans peu de villes, la luminosité des jours d'hiver n'est d'aussi faible intensité, et il est certain que peu d'écoles parisiennes disposent d'un éclairage suffisant, tout au moins durant cette saison où le ciel reste le plus souvent nuageux et l'atmosphère embrumée.

Les photomètres. — Nous donnons d'abord la description du *photomètre du Pr Truc* (fig. 44 et 45), que sa simplicité rend d'un emploi très facile, et qui pourra couramment être employé pour

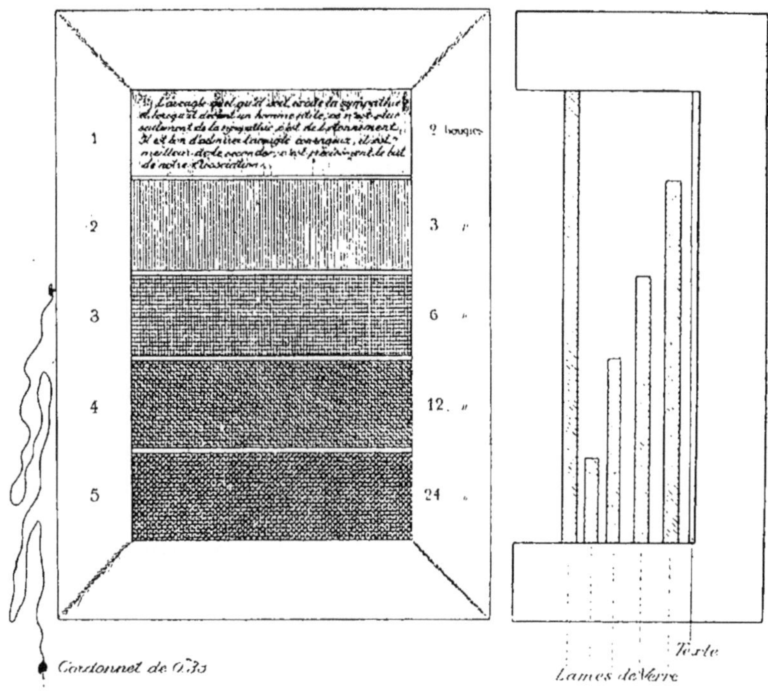

Fig. 44. — Photomètre du Pr Truc (vu de face).

Fig. 45. — Photomètre du Pr Truc (vu de profil).

l'étude de l'éclairement scolaire, où nous n'avons pas à rechercher une rigoureuse exactitude. Nous reproduisons la description fournie par le Pr Truc lui-même dans sa brochure sur l'*Hygiène oculistique dans les écoles de Montpellier* :

« Ce photomètre, adapté aux conditions scolaires courantes, permet un examen rapide et exact à la fois (H. Bertin-Sans).

« Basé sur l'emploi des milieux absorbants, comme les photomètres de MM. Imbert et Cohn, il se compose essentiellement de paragraphes uniformes dont la lisibilité pour un même observateur placé à une distance fixe varie avec l'éclairement du milieu.

« Il est constitué par un cadre mesurant $0^m,23$ de longueur sur 0m,17 de largeur. Dans ce cadre, se trouve le texte choisi répété cinq fois et recouvert successivement par une, deux, trois, quatre et cinq lames de verre fumé, d'égale épaisseur et de teinte identique. Il en résulte que le texte recouvert par une seule lame de verre demandera, pour être lisible, une quantité de lumière beaucoup moins considérable que celui qui est recouvert par plusieurs lames.

« Un petit cordonnet long de 0m,33, dont l'extrémité libre doit être maintenue contre l'apophyse orbitaire externe de l'observateur, est fixé sur l'un des côtés de l'appareil et règle la lecture des textes à la distance ordinaire du travail.

« Cet instrument présente toutefois, dans certaines incidences, une réflexion gênante de la lumière sur les lames de verre. Pour l'atténuer, on a déjà songé à remplacer les lames par des feuilles de gélatine. On pourrait d'ailleurs y remédier en laissant le texte à nu et en plaçant le verre progressivement teinté devant les yeux, en lames et sous forme de lunettes graduées. Mais le système actuel, suffisamment exact, paraît plus rapide et partant plus pratique.

« Ce photomètre doit être gradué par l'observateur lui-même dans une chambre obscure, au moyen de la bougie « l'Étoile » prise comme étalon (1).

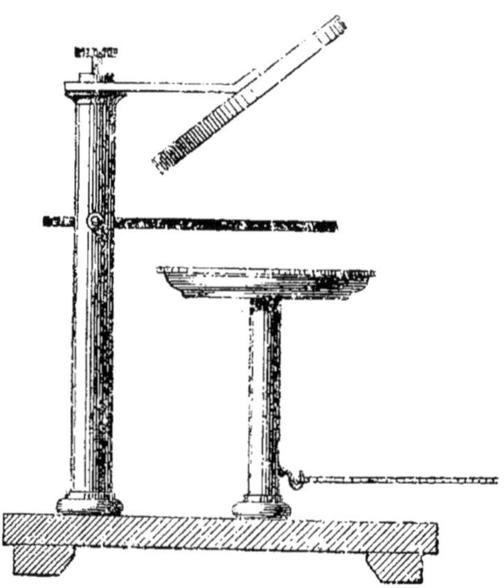

Fig. 46. — Photomètre de Bertin-Sans.

Le *photomètre de Bertin-Sans* (de Montpellier) est assez simple et de manipulation facile (fig. 46) : cet appareil se compose d'un écran, disposé horizontalement et recouvert de papier blanc ; une tige métallique verticale supporte une seconde tige de direction horizontale ; cette dernière, projetant son ombre sur l'écran, sert d'image d'épreuve dans les manipulations photométriques.

Une règle, graduée en centimètres, supporte à l'aide d'une glissière une lanterne munie d'une lampe à pétrole (située en dehors et à droite de la figure), dont les rayons, par un jeu de lentilles et de miroirs, viennent frapper l'écran de haut en bas ; l'intensité d'éclairage de l'écran varie suivant la plus ou moins grande distance où est placée la lanterne, et l'ombre

(1) Le Pr Truc fait remarquer, dans une note annexée à son rapport au Congrès de 1910, que 8 bougies de « l'Étoile » équivalent d'ordinaire à 10 bougies-mètre.

portée par la tige horizontale varie également suivant l'éloignement ou le rapprochement de la source lumineuse; on arrive facilement à déterminer le point où disparaît l'ombre portée; à ce moment, *l'intensité de l'éclairage à étudier et celle de la source lumineuse employée sont devenues égales*. Il suffit alors de consulter le tableau établi par Bertin-Sans, tableau qui donne la valeur des intensités d'éclairement correspondant aux diverses distances de la lampe à l'écran.

Voici, d'après Cure (1), la description du photomètre de Weber, utilisé dans toutes ses recherches par Cohn : « Dans un tube horizontal et fixe se trouve une lumière normale, éclairant des plaques de verre pouvant se mouvoir dans un espace déterminé. Ces plaques comprennent plusieurs plaques de verre dépoli et une plaque de verre rouge, destinée à donner de la lumière monochromatique. A l'extrémité de ce tube et à sa jonction avec un second tube vertical mobile se trouve un prisme à réflexion totale. A l'une des extrémités des tubes mobiles, on voit une autre série de verres identiques aux plaques de verre du tube fixe; de l'autre côté, se trouve un diaphragme oculaire où se placera l'œil de l'observateur. Ce dernier aperçoit un champ visuel divisé par le prisme en deux parties égales; la partie droite reçoit la lumière de la source auxiliaire; la moitié gauche est éclairée directement par les rayons venus de l'extérieur. En faisant varier la distance des premières plaques à la source lumineuse, et en augmentant ou diminuant, selon le cas, le nombre des plaques placées dans le tube mobile, on arrive à l'égalité d'intensité dans les deux moitiés du champ visuel. »

Un simple calcul permet alors d'évaluer l'intensité de l'éclairage étudié.

Ce calcul repose sur la comparaison entre les deux distances obtenues, d'une part, entre la source à comparer ou l'objet éclairé et les plaques de verre du tube mobile, et d'autre part entre les plaques de verre du tube fixe et la lumière normale (d'intensité connue).

Le Dr Katz (de Saint-Pétersbourg) a présenté, au Congrès de 1910, un *photomètre individuel* reposant sur un principe tout différent : cet auteur ne cherche plus à déterminer quelle est l'intensité de l'éclairage ni la valeur de la source lumineuse; il se propose de rechercher si l'éclairage est suffisant pour chacun des individus qui ont à l'utiliser, en tenant compte d'ailleurs de la nature des occupations de ces individus. Voici, d'après le Pr Truc (2), la description de cet appareil : le Dr Katz « détermine la réserve de lumière nécessaire au travail et établit que cette réserve doit être les 24/25 de l'éclairage, c'est-à-dire que l'éclairage de la table de

(1) Cure, Contribution à la photométrie scolaire. Thèse de pharmacie, Montpellier, 1887.

(2) Pr Truc, Hygiène oculaire et inspection des écoles, Paris, 1911.

travail doit être vingt-cinq fois plus fort que l'éclairage nécessaire pour la simple perception de l'objet du travail.

« Des verres fumés absorbant les 24/25 ou 96 p. 100 de l'éclairage, enchâssés dans une monture, constituent le mesureur de la réserve de lumière, le photomètre individuel (fig. 47). Des caractères d'essais pour la détermination de la suffisance de la réserve de lumière sont annexés à l'appareil.

« Ce sont des lettres de trois dimensions : 1° hauteur $0^{mm},6$ et $0^{mm},7$ exigeant 3/4 d'acuité visuelle et correspondant aux plus fins travaux : broderie, gravure ; 2° hauteur de 1 millimètre pour acuité

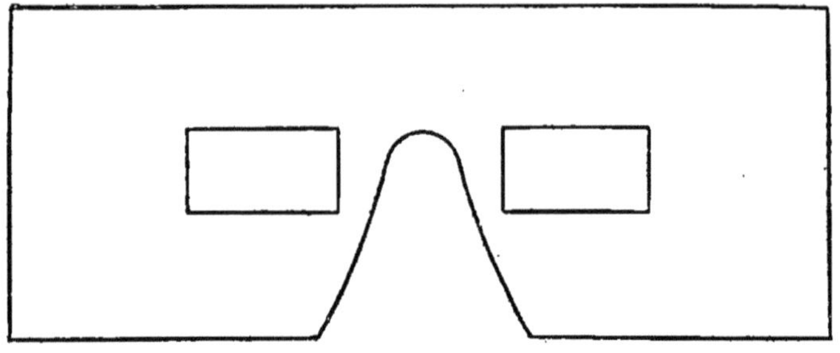

Fig. 47. — Photomètre individuel de Katz ; monture encastrant les verres fumés (d'après Truc-Chavernac).

visuelle de 1/2 pour travaux manuels de couture, dessin, etc. ; 3° hauteur $1^{mm},5$ pour acuité visuelle de 1/3 pour lecture, écriture, etc. »

Ce sont ces derniers caractères qui, à travers les verres fumés du photomètre, doivent pouvoir être lus à toutes les places de la classe, par tous les enfants : au point de vue individuel, ce photomètre nous paraît pratique et appelé à rendre des services.

Nous ne décrirons pas ici d'autres photomètres ; nous citerons, parmi ceux qui ont été employés dans les écoles, le photomètre de Landolt, dont le principe repose sur ce fait que l'éclairage d'un point quelconque est proportionnel à la valeur de l'acuité visuelle ; le photomètre d'Imbert, qui, comme ceux de Cohn et de Truc, est basé sur l'emploi des milieux absorbants : on trouvera la description de ces appareils dans l'excellente thèse de R. Espinouze (1).

Éclairage naturel ou diurne. — « En principe, il n'y a jamais trop de lumière à l'école ; car, d'une façon générale, l'acuité visuelle augmente ou diminue avec l'intensité lumineuse, c'est-à-dire avec l'intensité de l'éclairage (2). »

La plupart des auteurs sont d'accord pour exiger un *minimum* de

(1) Espinouze, Essai sur le photomètre scolaire. Thèse de Montpellier, 1912.

(2) Pr Truc, Éclairage naturel ou diurne des écoles (*IIIe Congrès d'hyg. scol.*, Paris, 1910).

10 *lux*, dans l'éclairement de toutes les parties de la classe ; un bon éclairage doit être de 15 à 20 lux.

Nous allons étudier les conditions les meilleures pour obtenir un éclairage naturel satisfaisant.

La question de l'orientation des classes a déjà été traitée, dans un précédent chapitre, et nous avons montré combien les opinions différaient; la majorité des auteurs paraissent se rallier à l'orientation vers l'est, et nous avons dit les raisons pour lesquelles cette orientation avait le plus d'adeptes ; d'autres auteurs défendent l'orientation sud-est, d'autres l'orientation au nord ; ces derniers prétendent obtenir la constance de l'intensité lumineuse et aussi échapper à l'action des rayons solaires chauffants; les défenseurs de cette orientation ont soulevé de vives discussions au Congrès de Nuremberg : Erismann s'est déclaré partisan convaincu de l'exposition au nord ; il a fourni, à l'appui de sa théorie, les résultats de mensurations pratiquées dans une école à Moscou ; l'intensité lumineuse, mesurée au photomètre, avait donné à huit heures et demie du matin une intensité lumineuse plus grande dans une classe exposée au nord-est que dans une classe exposée au sud-ouest; l'auteur en a conclu que l'exposition au nord valait mieux que celle au sud. Il est évident qu'à huit heures et demie du matin une classe exposée à l'est est mieux éclairée qu'une autre située à l'ouest. Dans les pays lumineux, si on craint trop les rayons caloriques, l'exposition est, se rapprochant du nord-est, peut être préférable ; dans les pays du nord au contraire, en Belgique, en Suisse, en Allemagne, on se trouve très satisfait de l'exposition à l'est et au sud-est.

Dans les pays du midi, en Grèce par exemple, c'est toujours à l'est que se fait l'exposition de la classe.

L'*entourage de l'école* doit être l'objet d'observations importantes, spécialement en ce qui concerne les bâtiments élevés dans le voisinage. Nous parlerons tout à l'heure des rapports entre la surface éclairante (c'est-à-dire la surface vitrée) et la surface du sol, comparées en mètres carrés; la surface des baies éclairantes peut être suffisante ; mais, s'il existe en face d'elles, et à trop faible distance, un bâtiment élevé, la lumière n'arrivera que très indirectement dans les classes, et le rapport entre la surface vitrée et la surface du sol n'a plus qu'une valeur incertaine.

Le Pr Truc, par ses mensurations, a démontré de la façon la plus nette l'importance de ces obstacles à l'arrivée normale de la lumière ; il compare deux écoles de Montpellier : l'une donne comme rapport 1 centimètre carré de vitrage pour 5^{cq},05 de sol; l'autre 5 centimètres carrés de vitrage pour 6 centimètres carrés de sol ; or les résultats photométriques pour les deux classes sont diamétralement opposés aux rapports entre la surface éclairante et la surface du sol; c'est la classe la moins riche en surface vitrée qui s'est trouvée la mieux éclairée; dans la première de ces classes, en effet, le photomètre a donné un éclairage de 13,35, dans l'autre simplement 5,02, c'est-à-dire plus de moitié moins d'intensité lumineuse; et le Pr Truc conclut que c'est évidemment l'obscurité apportée par la présence du bâtiment voisin qui est la cause de l'éclairage insuffisant de cette école, pourvue cependant de très larges baies d'éclairage.

Pour obvier à ce grave inconvénient, on admet que le minimum de distance horizontale entre les fenêtres des classes et les bâtiments voisins doit égaler au moins la hauteur de ces bâtiments; d'après

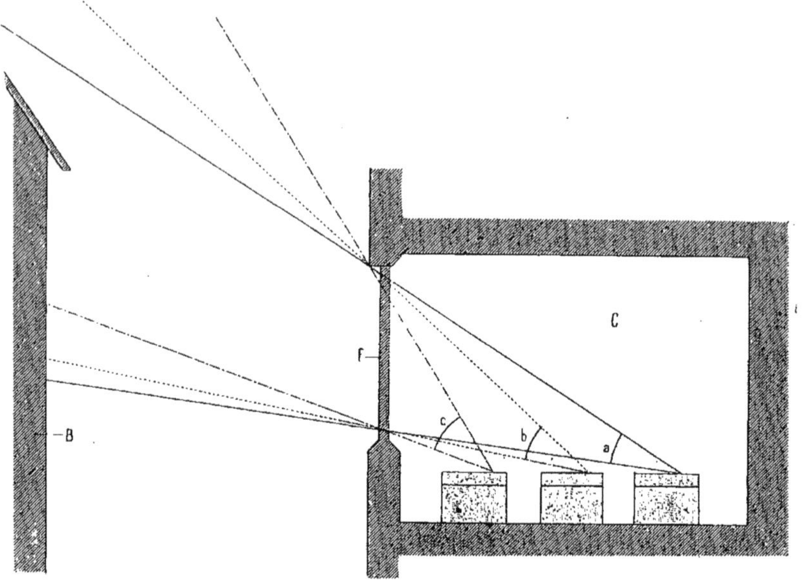

Fig. 48. — Angle spatial, mesuré suivant la méthode de Cohn.

C, classe; F, fenêtre; B, bâtiment situé en face de l'école; *a*, *b*, *c*, angle spatial mesuré en partant de la place de l'élève et en passant par les deux bords supérieur et inférieur de la fenêtre.

Cohn, il faudrait même que cette distance soit égale à deux fois la hauteur de la maison voisine.

C'est une préoccupation de même ordre qui a fait rechercher aux hygiénistes la mesure de l'*angle d'espace*, ou *angle spatial* : Cohn mesure cet angle (fig. 48) en prenant comme sommet la place de l'élève et comme côtés deux lignes, l'une passant par le bord supérieur de la fenêtre, l'autre par le bord inférieur; cette manière de procéder est critiquable, car le côté inférieur de l'angle ainsi obtenu va rencontrer la maison voisine; il est évident qu'on n'obtient pas ainsi la mesure de l'espace vraiment lumineux. Förster a conseillé, et nous croyons sa méthode préférable, de mesurer l'angle d'espace utile au point de vue lumineux, en prenant comme sommet de l'angle la place occupée par l'élève, comme côté supérieur de l'angle celui qui passe par le bord supérieur de la fenêtre, et comme côté inférieur une ligne allant passer par la partie supérieure de la maison voisine (fig. 49).

De ces recherches il résulte qu'un éclairage suffisant exige une

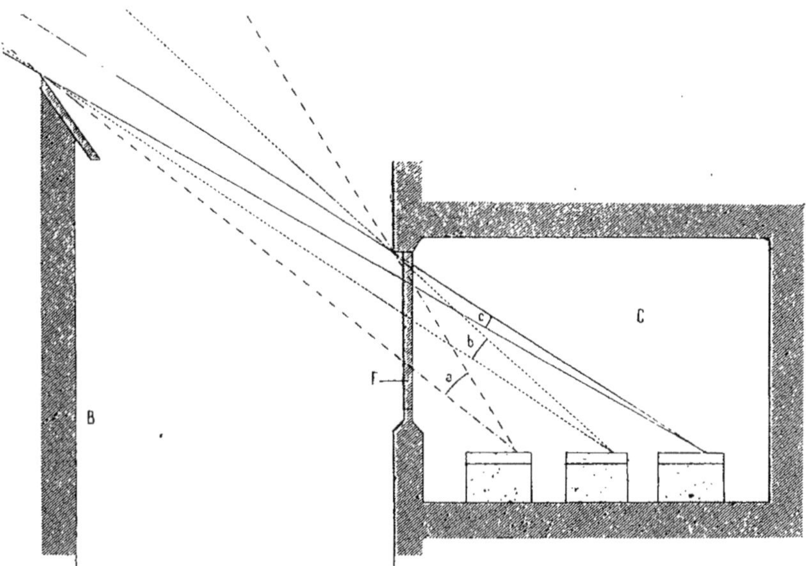

Fig. 49. — Angle spatial, mesuré suivant la méthode de Förster.

a, *b*, *c*, angle mesuré en partant de la place de l'élève, en passant par le bord supérieur de la fenêtre et par le faîte des bâtiments situés en face de l'école.

ouverture minima de 5°, à la condition que l'incidence des rayons ne se fasse pas sous un angle inférieur à 25° mesuré sur l'horizontale.

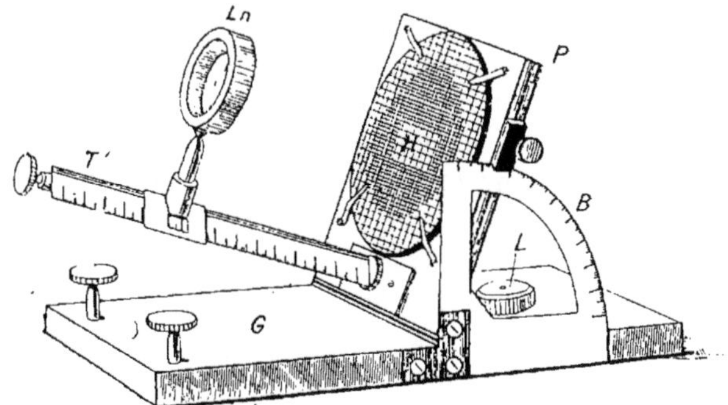

Fig. 50. — *Raumwinkelmesser* (mesureur d'angle) de Weber.

Weber a imaginé un appareil qui permet de mesurer rapidement l'angle d'espace et aussi de vérifier l'incidence sous laquelle pénètrent les rayons lumineux. Cet appareil (fig. 50) (*Raumwinkelmesser*) comprend : une planchette A, maintenue horizontale à l'aide d'un niveau d'eau et de deux vis de niveau, une autre planchette mobile P, un arc gradué B, un porte-lentille T, avec une lentille L*n* de 114 millimètres de foyer; cette lentille projette une image réduite et renversée des objets éloignés sur un papier quadrillé fixé sur la planchette mobile; chaque carré des quadrillages mesure 5 millimètres de côté.

L'appareil étant disposé à la place dont on veut étudier l'éclairage et étant orienté vers la fenêtre, on voit celle-ci se projeter sur le quadrillage, avec l'espace de ciel visible de la place étudiée : cette réduction de l'espace céleste, projetée sur le papier, est facilement dessinée, et l'on compte le nombre de petits carrés compris dans les limites de ce contour : il faut que l'espace céleste couvre au moins 50 petits carrés, ce qui répondrait, même dans les jours obscurs ou brumeux, à un éclairage de 18 bougies-mètre : c'est en effet d'après cette unité que l'appareil est établi.

D'autre part, l'inclinaison qu'il a fallu donner au porte-lentille pour projeter l'espace céleste sur l'écran donne la mesure de l'angle d'incidence des rayons lumineux au niveau du point étudié.

L'angle d'espace, mesuré comme nous venons de le dire, donne en somme l'étendue de ciel visible de chaque place de la classe, cette étendue se trouvant mesurée par les plus ou moins grandes ouvertures de l'angle.

Javal a donné une formule beaucoup plus simple, plus facile à appliquer dans la pratique, et présentant une valeur égale à celle obtenue par le calcul de l'angle spatial : « Un œil placé au niveau de la table, à la place la moins favorisée, doit pouvoir voir directement le ciel dans une étendue verticale de $0^{m},30$ au moins, comptée à partir du bord supérieur des fenêtres. »

Cette formule a été adoptée par le règlement français.

Nous devons ajouter que l'architecte, dans l'établissement de ses plans, ne doit pas seulement tenir compte de la hauteur des maisons existantes, mais prévoir la hauteur qu'elles pourraient atteindre si les propriétaires les surélevaient jusqu'à la hauteur tolérée par les règlements.

Signalons encore les contradictions qui existent dans les règlements français à ce sujet, et les fautes de construction qui en ont résulté dans beaucoup de nos écoles de Paris; Courtois et Dinet, dans leur remarquable rapport au Congrès de Londres de 1907, ont bien indiqué l'insuffisance de notre règlement, et ils ont illustré leur démonstration d'une épure que nous leur empruntons (fig. 51) : le règlement en vigueur indique en effet que « la distance de la face u des faces d'éclairage aux constructions voisines ne doit jamais être inférieure à 5 mètres (1) ».

(1) Ce chiffre de *cinq mètres* est celui que donne le règlement de 1882; le règle-

Cette distance est tout à fait insuffisante et ne permet pas de satis-

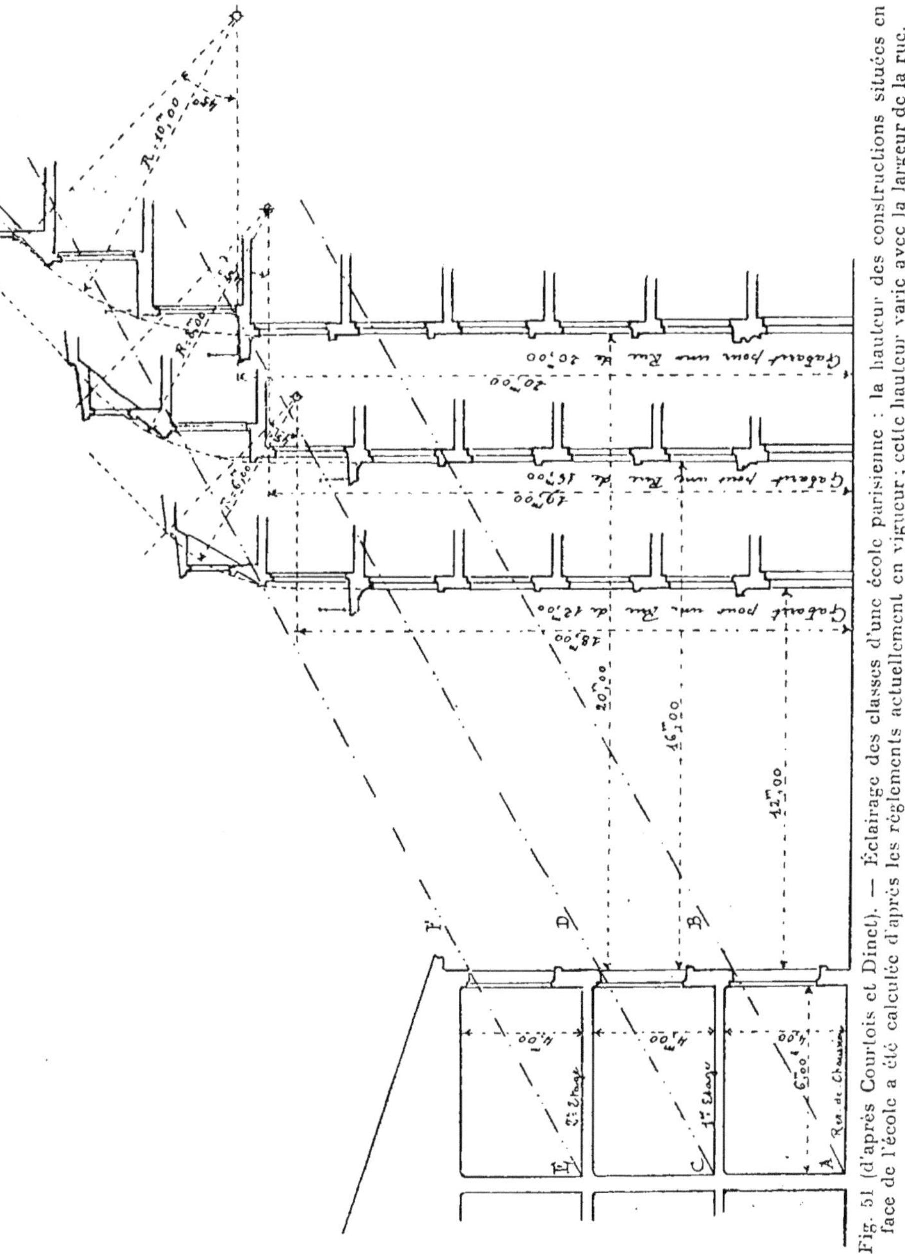

Fig. 51 (d'après Courtois et Dinet). — Éclairage des classes d'une école parisienne : la hauteur des constructions situées en face de l'école a été calculée d'après les règlements actuellement en vigueur ; cette hauteur varie avec la largeur de la rue.

faire à la demande formulée par Javal et par la Commission scolaire

ment de 1887, qui est le dernier en date, indique une distance de *huit mètres* : malgré cette correction, les observations de MM. Courtois et Dinet restent parfaitement justifiées, comme le démontre d'ailleurs leur épure ici reproduite.

de 1882, et que nous avons citée plus haut, c'est-à-dire que de la place la moins favorisée de la classe on puisse apercevoir la voûte céleste sur une étendue de 0m,30 comptée à partir du bord supérieur de la fenêtre.

« En ce qui concerne le cas particulier de la ville de Paris, disent Courtois et Dinet, Javal avait recherché quelle devrait être la largeur de la rue en bordure de laquelle est construite une école pour que, dans une classe située au rez-de-chaussée de cette école et ayant les dimensions réglementaires de 6 mètres de large et de 4 mètres de haut, la place la plus éloignée des fenêtres pût recevoir directement la lumière du ciel, dans le cas d'éclairage unilatéral, bien entendu. Pour que cette condition puisse être remplie, Javal avait constaté qu'il fallait que la rue ait une largeur supérieure à 24 mètres. Lorsque les classes ne se trouveraient qu'au premier étage, la largeur devrait encore être supérieure à 14m,20.

« Dans ses calculs et dans la construction de son épure, Javal avait tenu compte du décret du 27 juillet 1859, qui réglait la hauteur des maisons de Paris suivant la largeur des rues en bordure desquelles elles étaient construites. Mais, depuis, divers règlements se sont succédé, dont le dernier en date est du 13 août 1902; utilisons ses données pour refaire le calcul de Javal : les maisons de Paris ne doivent pas dépasser un contour ou gabarit formé par une ligne verticale surmontée d'un arc de cercle prolongé lui-même par sa tangente à 45°. La hauteur de la verticale et le rayon de l'arc de cercle varient avec la largeur de la rue. Soit donc une classe de 6 mètres de profondeur et de 4 mètres de hauteur. Supposons-la construite à rez-de-chaussée en bordure de la rue. En donnant à cette rue des largeurs de 12 mètres, 16 mètres et 20 mètres, nous obtenons, pour chacune, un gabarit correspondant.

« En traçant la ligne AB joignant le point le plus éloigné de la classe au linteau de la fenêtre, et en prolongeant cette ligne jusqu'à la rencontre du tracé des façades, nous constatons que, pour ces trois largeurs de rues, et par conséquent pour toutes celles intermédiaires, la vue du ciel sera masquée par les maisons; il en sera de même pour les classes établies au premier étage (ligne CD) et même pour celles du deuxième étage (ligne EF) (fig. 51).

« Ainsi donc, si l'on considère comme légitime la demande de la Commission d'hygiène scolaire de 1882, nous voyons qu'à Paris aucune classe, à éclairage unilatéral, d'une école située en bordure de la rue ne reçoit une lumière suffisante. En conséquence, il y a lieu de demander que, dans cette ville et en général dans toutes les villes possédant des constructions à plusieurs étages, les bâtiments scolaires soient construits suffisamment en retrait de l'alignement de la rue pour ménager une arrivée suffisante de la lumière, ou qu'ils soient établis devant les places, carrefours, squares et autres espaces libres.

« Lorsque cela sera impossible, on évitera de placer des classes au rez-de-chaussée, et on s'efforcera de disposer les baies d'éclairage principal du côté des cours intérieures, lorsque celles-ci seront suffisamment vastes. Enfin on fera arriver le maximum de lumière grâce à l'éclairage bilatéral. » (Courtois et Dinet).

Tout ce que nous venons de dire relativement à la distance des constructions voisines et à leur hauteur doit naturellement s'appliquer aux bâtiments mêmes de l'école; pour ceux-ci, la disposition du plan et le nombre d'étages doivent être calculés de telle sorte que la lumière arrive facilement dans les classes prenant jour dans les cours.

Notons encore que les bâtiments larges et bas enlèvent quelquefois plus de lumière que les monuments étroits et élevés; une église avec un clocher sera, par exemple, moins gênante pour une école qu'un bâtiment plus bas qui obscurcirait sa façade dans toute sa longueur.

Les arbres plantés dans les cours d'école, ou dans les avenues sur lesquelles les fenêtres des classes prennent jour, peuvent aussi être un obstacle à la pénétration de la lumière, particulièrement en été; mais, d'autre part, pendant la saison chaude, le feuillage tempère la chaleur qui régnerait dans les classes exposées au sud ou à l'ouest; il faut donc prendre un moyen terme entre ces avantages et ces inconvénients et avoir soin de planter les arbres à une distance suffisante des fenêtres, ou de les élaguer de façon à ce qu'ils ne constituent pas un obstacle à la pénétration de la lumière.

Fenêtres. — Dimensions et orientation. — De la dimension et de la situation des fenêtres dépend l'intensité de l'éclairage : Cohn disait qu'il ne peut jamais y avoir trop de lumière; et Javal demandait que, même par un temps couvert, l'enfant puisse travailler à l'endroit le plus mal éclairé de la classe.

En principe, la surface des fenêtres ne saurait donc être trop considérable; elle doit toujours être calculée d'après la superficie du sol de la classe. Les chiffres donnés par les auteurs sont d'ailleurs fort variables; Cohn réclame un minimum de 1 mètre carré de fenêtre pour 5 mètres carrés de sol; pour Truc et Chavernac (*loc. cit.*), « on obtiendra un bon éclairement lorsque le vitrage et le sol seront dans le rapport de 1 à 3, ou mieux encore de 1 à 2, de 1 à 1,5 ». Ces derniers auteurs rappellent que « l'école prussienne, exposée à Paris en 1868, possédait environ un demi-pied carré de fenêtre pour un pied carré de parquet. L'école américaine en avait davantage : autant de surface de vitrage que de sol. L'école suédoise (Exposition de Vienne, 1873) réalisait la proposition de Cohn. L'école Ferrand (Exposition de Paris, 1878) ressemblait à ce point de vue à l'école américaine. Enfin l'école Franklin, à Washington, reçoit un éclairement plus intense, car l'aire des ouvertures dépasse la superficie du sol ».

Nous croyons que le rapport de 1 à 3 est suffisant dans la plupart des cas.

On a également calculé l'étendue de la surface vitrée d'après le nombre des élèves; il faudrait 1368 à 2052 centimètres carrés de vitrage par élève; nous attribuons peu de valeur à ces chiffres, car le fait de mettre moins d'élèves dans une école mal éclairée n'augmentera pas la quantité de lumière reçue par chacun d'eux; comme le fait remarquer Baginsky, ce n'est pas le petit nombre d'élèves qui rend l'école plus claire.

Plus important est le *rapport entre la hauteur de la fenêtre et la largeur de la classe*; ce rapport variera suivant que l'éclairage sera bilatéral ou unilatéral; mais, dans tous les cas, les dimensions respectives des fenêtres et du sol doivent être calculées de façon qu'aucune partie de la classe ne reste dans l'ombre; l'éclairage bilatéral, dont nous reparlerons plus loin, présente l'avantage de fournir un éclairage plus également réparti; avec l'éclairage unilatéral, très souvent adopté aujourd'hui, le problème est plus difficile à résoudre : Javal n'admettait d'éclairage unilatéral qu'à la condition de donner aux fenêtres une hauteur égale à la largeur de la classe; un tel dispositif est à peu près irréalisable. Le règlement français indique que « la hauteur de la classe devra être égale aux deux tiers environ de sa largeur » : il stipule aussi que, « en cas d'éclairage unilatéral, le linteau des fenêtres sera placé au moins à une hauteur égale aux deux tiers de la largeur de la classe » (Voy. plus loin fig. 53, 54 et 55).

En Belgique, on donne aux classes une hauteur de $4^{m},50$ pour 7 mètres de largeur, ce qui établit à peu près les mêmes proportions que dans les écoles françaises : il est bien entendu que ces derniers chiffres donnent la hauteur des plafonds et non pas celle des fenêtres; mais le linteau de celles-ci étant de petite dimension et le vitrage commençant à 20 centimètres au-dessous du plafond, nous pouvons confondre, jusqu'à un certain point, les deux dimensions; vous verrons, d'autre part, que la lumière venant de la partie supérieure des fenêtres est celle dont nous devons tenir le plus grand compte.

En effet, Trélat et d'autres auteurs français ont beaucoup insisté sur ce point : les rayons qui pénètrent par la partie supérieure des fenêtres sont les meilleurs rayons éclairants; au contraire, les rayons qui arrivent à peu près suivant l'horizontale ou ceux qui arrivent de bas en haut sont plutôt des rayons nuisibles, car, en frappant le sol ou les tables sous une incidence très oblique, ils donnent lieu à des réflexions de lumière fort gênantes; les rayons qui arrivent horizontalement, juste à la hauteur de l'enfant, peuvent projeter des ombres également gênantes.

Pour éviter ces rayons horizontaux ou obliques de bas en haut, il faut toujours que le bord inférieur de la fenêtre soit un peu plus haut que le niveau de la table sur laquelle écrit l'enfant; en pratique, l'appui de la fenêtre sera à $1^{m},20$ ou à $1^{m},50$ au-dessus du plancher.

Le règlement français a tenu compte des données que nous venons d'exposer, en fixant la distance qui doit séparer les fenêtres du plafond et du plancher : « L'intervalle entre les parties hautes de la fenêtre et le niveau des plafonds sera d'environ $0^{m},20$. — Les appuis seront taillés en glacis sur les deux faces et élevés de $1^{m},20$ au-dessus du sol. »

Telles sont les principales indications dont on devra tenir compte dans l'établissement des baies d'éclairage; les dispositions intéressant la fenêtre elle-même ont moins d'importance. Le règlement français recommande que « les châssis des fenêtres soient, dans le sens de la hauteur, divisés en deux parties. La partie inférieure dont la hauteur sera égale aux trois cinquièmes de la hauteur totale, s'ouvrira à battants. La partie supérieure formera des panneaux mobiles, s'ouvrant à l'intérieur (fig. 52).

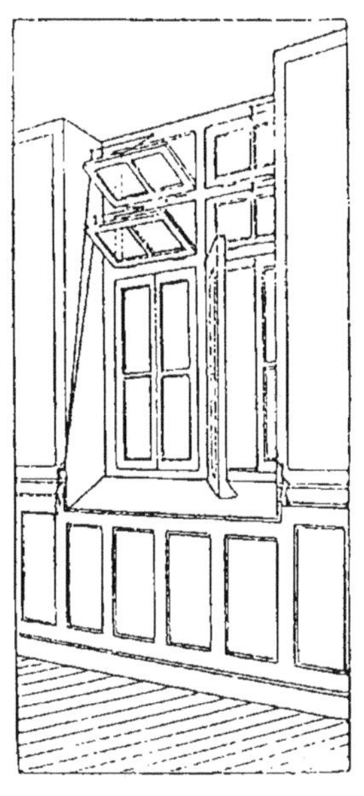

Fig. 52. — Fenêtre à battants et à panneaux.

On trouvera au chapitre *Ventilation*, plusieurs figures empruntées aux « documents administratifs » du ministère de l'Instruction publique et à l'ouvrage de Narjoux (fig. 65 et suiv.) : ces figures nous dispensent d'insister sur les différents modèles de fenêtres susceptibles d'être adoptés pour les salles de classes, et qui d'ailleurs peuvent varier à l'infini. On veillera seulement à ce que les fenêtres soient munies de panneaux mobiles, permettant l'aération sans que l'ouverture de la fenêtre entière soit nécessaire, et on évitera de donner trop d'épaisseur aux croisillons de bois, pour ne pas diminuer la surface vitrée. Nous avons vu, à l'exposition du dernier Congrès d'hygiène scolaire de Paris (1910), un modèle de fenêtres, construit en Suède, où les croisillons métalliques étaient extrêmement réduits et où la surface éclairante était très considérable.

Signalons les tendances actuelles de nombreux architectes, surtout en Allemagne et dans les pays Scandinaves, qui augmentent la dimension transversale des fenêtres, tout en diminuant leur hauteur : ces baies très larges et peu élevées sont placées aussi près que possible du plafond; elles utilisent surtout les rayons venant d'en haut; l'éclairage qu'elles fournissent peut être très suffisant et avoir une certaine valeur au point de vue de l'hygiène : mais elles donnent un aspect froid et triste aux classes.

Les *doubles fenêtres* sont défectueuses au point de vue de l'éclairage ; leur emploi reste limité aux pays du nord, où elles constituent un moyen de défense indispensable contre le froid extérieur.

Les *carreaux* doivent être blancs et unis; les *verres striés*, ou *étoilés*, donnent un scintillement désagréable : quand il sera nécessaire de rendre les *carreaux opaques*, pour empêcher les élèves d'être distraits par la vue de l'extérieur, on aura recours au simple verre dépoli, bien qu'il ait l'inconvénient de diminuer notablement l'éclairage.

Les *stores* ou *rideaux*, qu'on sera obligé d'utiliser à certaines heures de la journée dans les expositions à l'est, au sud, ou à l'ouest, absorbent toujours une grande quantité de lumière; on les choisira d'étoffe assez mince et de teinte claire; Cohn recommande le *schirting*, qui n'absorberait que 50 p. 100 de lumière rouge et 25 p. 100 de lumière verte; on évitera les rayures, qui enlèvent encore de la lumière et qui contribuent à donner des « faux jours ». On a recommandé d'avoir des stores qui se manœuvrent de *bas en haut*, et non pas de haut en bas, de façon à pouvoir ménager une surface d'éclairement à la partie supérieure de la fenêtre, par où pénètrent les rayons les plus favorables.

Éclairages unilatéral, bilatéral, multilatéral. — Il nous reste à étudier une question très importante : celle de la situation que doit occuper la surface éclairante par rapport à l'écolier.

L'*éclairage unilatéral* peut être antérieur, postérieur, latéral droit ou gauche.

Le plus mauvais éclairage est celui dans lequel la lumière arrive de face : les élèves ne voient le professeur et le tableau qu'à contre-jour, et si l'éclairage est tant soit peu intense, ils sont absolument aveuglés.

Dans l'éclairage se faisant derrière les élèves, c'est le maître qui doit faire des efforts fatigants pour les apercevoir; d'autre part, surtout si les rayons se rapprochent de l'horizontale, l'ombre des enfants se projette de façon fort gênante sur la table et sur les cahiers.

Dans certains cas, ces inconvénients de l'éclairage postérieur peuvent être moindres si on a soin de ne le donner que par la partie supérieure du mur correspondant; les ombres projetées seront alors moins grandes, et cet éclairage sera moins gênant également pour le maître. En tout cas, cet éclairage postérieur, tout en étant préférable à l'éclairage antérieur, ne manque pas d'inconvénients; on l'a parfois combiné à certaines formes d'éclairage latéral, dont nous aurons à parler plus loin.

Avant d'arriver à l'éclairage latéral, nous devons dire quelques mots de l'*éclairage par le faîte;* c'est peut-être celui qui donnerait la lumière la plus constante, mais il est une source de difficultés diverses : difficultés au point de vue de l'aération, difficultés pour le nettoyage des toitures vitrées et surtout coût élevé de l'installation et de l'entretien. Pour éviter la pénétration des rayons solaires, on a préconisé les toitures en dents de scie, avec les pentes lumineuses dirigées vers le nord ; c'est le dispositif adopté dans de nombreux ateliers. Pour nos écoles, l'éclairage par le faîte doit être absolument laissé de côté : « l'éclairage par un plafond vitré est interdit » par le règlement français. Dans certains cas cependant, il a été utilisé pour éclairer des salles de travail manuel, placées dans des pavillons isolés, ou à l'étage supérieur de l'école.

L'*éclairage unilatéral droit* a de gros inconvénients; il a, entre autres, celui de porter sur le cahier l'ombre de la main et du porte-plume, et de gêner beaucoup pour l'écriture ou pour le dessin ; pour éviter cette ombre portée, l'enfant prend des attitudes vicieuses : c'est avec raison que l'éclairage unilatéral droit est condamné par tous les auteurs.

L'*éclairage unilatéral gauche* paraît réunir, au moins en France, la majorité des suffrages ; la lumière arrive ainsi de façon à ce que l'enfant puisse écrire et dessiner sans être gêné par l'ombre portée.

Le principal inconvénient de l'éclairage unilatéral dépend surtout de l'orientation que nous avons assignée à la salle de classe, dont les fenêtres doivent être tournées vers l'est ou le nord-est; avec cette orientation, nous réalisons l'éclairage le plus constant et le plus régulier, mais non pas le plus intense ; et quand il s'agit d'une classe de grandes dimensions, de grande largeur surtout, il arrive que les tables les plus éloignées des fenêtres ne jouissent que d'un éclairage très restreint : nous avons déjà signalé cet inconvénient en étudiant les rapports qui doivent exister entre la surface du sol et les surfaces vitrées.

L'éclairage unilatéral, avec les orientations nord ou nord-est, a encore l'inconvénient de priver la classe de l'action bienfaisante des rayons solaires, en dehors de la présence des élèves bien entendu ; la présence d'ouvertures sur un seul des côtés de la classe rend aussi l'aération et la ventilation plus difficiles ; nous verrons, dans le chapitre réservé à ce sujet, comment on obvie à cet inconvénient, en perçant, dans le mur opposé aux fenêtres, des baies de moindres dimensions qui peuvent être aveuglées par des rideaux épais, ou par des volets, pendant la durée des classes ; ces mêmes baies peuvent permettre l'insolation de la classe et la ventilation pendant les récréations ou les jours de congé.

En somme, malgré ces inconvénients et à la condition qu'il vienne de gauche, l'éclairage unilatéral est justement apprécié à cause de sa régularité ; il est surtout recommandable pour les classes peu spacieuses. Dans les classes très nombreuses et très étendues, les places les plus éloignées des fenêtres peuvent être éclairées de façon à peine suffisante : c'est ce qui a légitimé pour beaucoup d'auteurs l'adoption de l'éclairage bilatéral ou multilatéral.

Les « documents administratifs » français résument fort bien ce que nous venons de dire relativement à l'éclairage unilatéral, et nous croyons utile de reproduire ici le texte et les figures de ces documents :

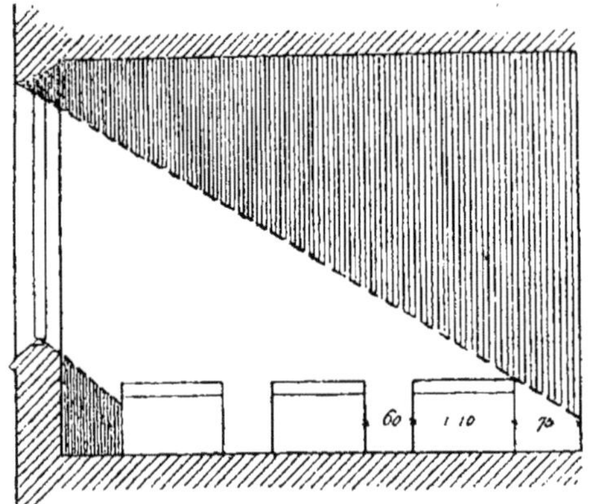

Fig. 53. — Éclairage unilatéral.

« L'éclairage unilatéral (fig. 53) sera adopté toutes les fois que les conditions suivantes pourront être réunies :

« 1° Possibilité de disposer d'un jour suffisant ;

« 2° Proportion convenable entre la hauteur des fenêtres et la largeur de la classe (la hauteur sous plafond sera au moins de 4 mètres). Si l'éclairage est unilatéral, cette hauteur devra être au moins égale aux deux tiers de la largeur de la classe augmentée de l'épaisseur du mur dans lequel les fenêtres sont percées (fig. 54) ;

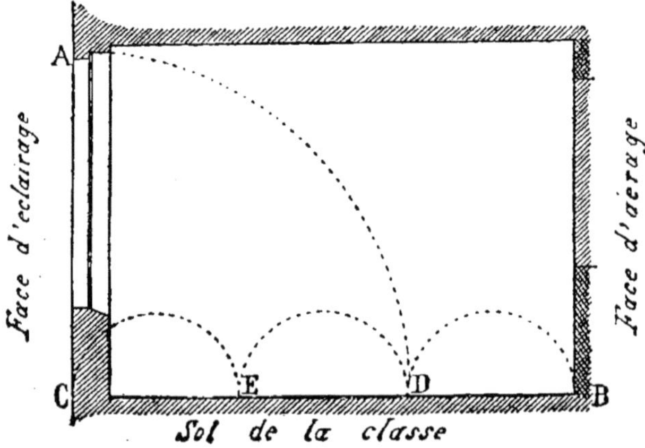

Fig. 54. — Schéma (règlement français) indiquant les proportions convenables entre la hauteur des fenêtres et la largeur de la classe.

« 3° Établissement de baies percées sur la face opposée à celle de l'éclairage (1 mètre × 2 mètres) et destinées à servir à l'aération et à l'introduction du soleil pendant l'absence des élèves.

« Lorsque l'éclairage sera unilatéral, le jour viendra forcément de la gauche des élèves. »

L'*éclairage bilatéral* (fig. 55) sera établi lorsque les conditions qui précèdent ne pourront pas être réalisées. Trélat et Cohn reprochaient à l'éclairage bilatéral de donner naissance à des faux jours et à de gênantes oppositions de lumière et d'ombre, causes possibles de myopie; pour Javal et Gariel, ces inconvénients sont minimes à côté de ceux imputables à un éclairage insuffisant.

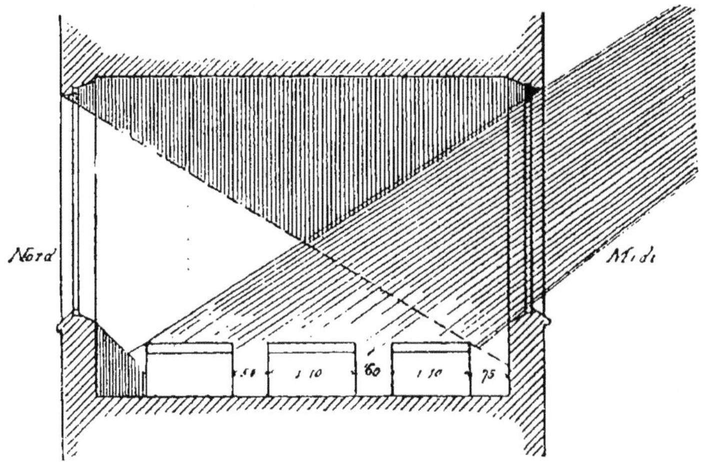

Fig. 55. — Éclairage bilatéral.

On peut, dans une certaine mesure, atténuer ces jeux d'ombre, ou ces ombres portées, dus à l'éclairage venant de droite, en diminuant l'intensité de ce dernier; c'est d'ailleurs ce que recommandent les « documents administratifs »; en cas d'éclairage bilatéral, « l'éclairage doit être plus intense à la gauche qu'à la droite ». On réalise ainsi ce qu'on appelle *l'éclairage bilatéral différentiel*.

Plusieurs moyens permettent d'arriver à ce but :

Ferrand proposait de donner 10 mètres carrés de surface vitrée à gauche et 4 mètres carrés à droite; on peut aussi diminuer l'intensité de la lumière par l'interposition de stores ou de rideaux d'étoffe unie et à peine teintée; dans la plupart de nos écoles, les classes donnent, par leur paroi opposée à la surface d'éclairage, sur le couloir de service; celui-ci étant garni d'assez larges fenêtres peut servir à éclairer indirectement la salle de classe, qui aurait des fenêtres de dimensions convenables ouvrant sur le couloir.

Par ces différents moyens, on peut réaliser un éclairage bilatéral différentiel, dont les avantages peuvent être résumés en quelques mots : intensité suffisante d'éclairage pour des classes de grandes dimensions, possibilité d'insolation de la classe en dehors de la présence des élèves, facilité de la ventilation par établissement de courants d'air.

Nous devons signaler encore *l'éclairage multilatéral*, qui consiste dans la combinaison de *l'éclairage unilatéral gauche*, fournissant la majeure partie de la lumière et de l'*éclairage antérieur* ou *postérieur*; l'introduction dans la classe des rayons lumineux par-devant les élèves nous paraît toujours condamnable. Quant à l'éclairage gauche, combiné avec l'éclairage postérieur, il a trouvé d'ardents partisans: il est adopté dans les écoles modèles d'Upsal et dans les écoles de Lausanne; Combe (de Lausanne), en fait le plus grand éloge et, d'après cet auteur, cet éclairage fournirait une lumière à la fois intense et très régulière : « Dans ces écoles, nous pouvons constater que, quand les fenêtres placées derrière les élèves seront grandes et élevées, elles sont des plus utiles. La classe tout entière est inondée de lumière, et cela à tel point que l'ombre projetée par les fenêtres postérieures disparaît entièrement. Le seul inconvénient de ce système est la gêne qu'il occasionne au maître, gêne, en somme, négligeable, puisque l'instituteur ne séjourne guère dans sa chaire. »

D'après Courtois et Dinet, l'examen de l'acuité visuelle, pratiqué dans les écoles de Lausanne munies de ce système, a montré qu'elle était meilleure que dans celles éclairées par l'éclairage unilatéral gauche. Les mêmes auteurs font remarquer avec justesse que l'éclairage multilatéral n'est applicable que « dans les classes dont deux des murs perpendiculaires sont libres, c'est-à-dire dans les classes d'angle des grands bâtiments scolaires et dans les classes isolées des écoles rurales ».

Éclairage artificiel. — La lumière artificielle doit présenter certaines qualités indispensables, en particulier une *intensité suffisante*, dont la valeur a été établie par les recherches photométriques d'un certain nombre d'auteurs : la plupart de ceux-ci réclament que l'éclairage fourni à chaque place d'écolier soit de 10 bougies environ; au Congrès de Nuremberg (1905), Prausnitz demandait 8 à 10 bougies, tandis que Erismann voulait 10 à 15 bougies pour les classes ordinaires, et 20 à 30 bougies pour les classes de dessin; la Commission scolaire de Vienne, plus exigeante, demande 20 bougies pour les classes et 30 bougies pour les salles de dessin.

Dans son tout récent rapport, le Pr Gariel demande un éclairage minimum de 15 *lux* pour les classes : exprimée par une unité un peu différente, c'est à peu près la même valeur d'éclairement que celle réclamée par les précédents auteurs.

Dans la pratique, ces chiffres sont rarement atteints; les recherches du Pr Truc, dans les écoles de Montpellier, dont l'éclairage ne paraît pas inférieur à celui de la plupart des écoles françaises, nous montrent combien l'éclairage fourni à nos écoliers est insuffisant : dans la classe la plus favorisée, la valeur photométrique de l'éclairage est égale à 4,59; le chiffre le plus bas est seulement de 1,39; la moyenne de l'éclairage, pour toutes les écoles de Montpellier, oscille entre 2 et 3 bougies par place d'élève : il est inutile d'insister sur cette complète et très regrettable insuffisance (1).

L'éclairage artificiel, en dehors de l'intensité, doit fournir une lumière aussi diffuse que possible, fixe et régulière, pauvre en rayons jaunes, dégageant peu de chaleur et fournissant le minimum de produits de combustion, fumée, et surtout acide carbonique.

Nous citerons ici le Pr Gariel, qui donne des chiffres instructifs sur l'*élévation de la température* et la *viciation de l'air*, provoquées par les diverses sources de lumière : « Considérons une pièce d'une capacité moyenne, 50 mètres cubes par exemple, et supposons qu'il n'y ait aucune déperdition de chaleur, condition qui ne peut se réaliser, bien entendu; éclairons cette chambre avec des foyers ayant tous le même pouvoir éclairant. Connaissant par de nombreuses expériences la valeur moyenne de la chaleur dégagée par la combustion de la cire, de l'huile, du pétrole et du gaz d'éclairage, on a pu calculer l'élévation de température que subirait l'air après un temps donné.

« On a trouvé que, après une heure, l'élévation de température serait :

Pour la bougie	51°,5
Pour le gaz (2)	39°.3
Pour l'huile	25°,5
Pour le pétrole	22°,5
Pour une lampe à incandescence	2°.6
Pour une lampe à arc	1°.3

« Le dernier nombre est sans intérêt au point de vue qui nous occupe, car jamais une lampe à arc n'est employée pour l'éclairage à petite distance, mais on voit l'avantage considérable de la lampe à incandescence. On peut dire que, à cause des pertes de chaleur qui existent toujours, la lampe à incandescence peut être considérée, au point de vue pratique, comme ne produisant aucune élévation de température même à très petite distance, et c'est bien ce que l'observation justifie.

« Si nous nous plaçons au point de vue de la composition de l'air, nous rappellerons que de petites variations dans la proportion de l'oxygène sont sans importance; qu'il en est de même pour les grandes variations de la vapeur d'eau ; mais que, pour l'acide carbonique, une élévation même faible du taux de ce gaz amène une gêne de la respiration et peut même produire des désordres graves. Aussi nous suffira-t-il de nous occuper seulement de ce dernier élément.

(1) Au moment où le Pr Truc (1904) publiait le résultat de ses recherches, les écoles n'étaient pas pourvues de becs Auer : il est certain que l'adoption de ce perfectionnement, réclamé par l'auteur, a amené depuis une notable amélioration dans l'éclairage de ces écoles ; notons encore que l'unité photométrique employée à ce moment était la bougie, et que cette unité est environ de 2 dixièmes inférieure à la *bougie décimale*.

(2) Le Pr Gariel n'indique pas si ces chiffres résultent d'expériences faites avec des becs de gaz ordinaires, ou avec des becs Auer; nous croyons qu'avec ces derniers le dégagement de chaleur et de CO^2 est de beaucoup supérieur.

« On a évalué la production d'acide carbonique pour obtenir un pouvoir éclairant de 1 carcel pendant une heure :

Par l'emploi de bougies	à 105	litres.
— de pétrole	à 95	—
— de gaz	à 88	—
— d'huile	à 60	—

ce qui correspondrait pour une pièce de 50 mètres cubes à ces proportions :

Pour l'emploi de bougies	de 0,0021
— de pétrole	de 0,0019
— de gaz	de 0,0017
— d'huile	de 0,0012

alors que la proportion normale est 0,0004 (quatre dix-millièmes).

« Pour la lampe électrique à incandescence, la question ne se pose même pas, car il n'y a pas de combustion ; il n'y a pas modification de l'atmosphère. »

La *disposition des sources de lumière* doit être telle qu'elles ne frappent pas directement les yeux de l'enfant, qui en serait ébloui, qu'elles ne provoquent pas d'ombres portées, et qu'elles ne chauffent pas la tête de l'écolier placé au-dessous d'elles.

Il y a là tout un ensemble de conditions qui seront souvent difficiles à obtenir.

En principe, les sources de lumière doivent être placées à un mètre au moins au-dessus des tables, ou à $0^{m},50$ au-dessus de la tête des élèves se tenant debout, ce qui est une distance à peine suffisante, surtout quand il s'agit de foyers dégageant beaucoup de chaleur, comme les lampes à pétrole.

Il est à souhaiter, également, que la lumière vienne de devant les élèves et non de derrière eux : on pourrait, pour éviter les ombres portées, produites par cet éclairage postérieur, munir les lampes d'abat-jour ou d'écrans qui arrêteraient les rayons lumineux nuisibles par leurs directions postéro-antérieures. Courtois et Dinet, pour éviter l'éclairage multilatéral et défectueux, dû aux lampes qui fournissent de la lumière aux enfants situés tout autour d'elles, en avant, en arrière et sur les côtés, proposent de disposer « les sources lumineuses, de telle façon que l'éclairage artificiel soit unilatéral gauche comme l'éclairage naturel. Il serait facile de placer les appareils en nombre suffisant dans les allées qui séparent les rangées de tables et à gauche de celles-ci ; les appareils destinés à éclairer les tables de la rangée la plus à gauche pourraient être fixés au mur ».

« Ces appareils seraient munis non d'un abat-jour, mais de réflecteurs dirigeant la lumière exclusivement à droite. »

Une autre disposition, difficile à régler, est celle du *nombre* et de *l'emplacement des foyers lumineux;* Trousseau réclame un bec de gaz pour six élèves et une lampe à pétrole pour quatre. Le Pr Truc voudrait un bec de gaz à incandescence pour huit élèves. Dans la plupart de nos écoles, ces proportions sont loin d'être observées.

La lumière artificielle est le plus souvent obtenue par l'emploi du pétrole, du gaz ou de l'électricité. L'huile végétale, peu éclairante, est complètement abandonnée ; le gaz acétylène produit en brûlant une odeur désagréable, et son installation expose à des dangers d'explosion, raisons pour lesquelles il est proscrit des écoles.

Nous ne croyons pas qu'on ait utilisé jusqu'ici pour les écoles *l'éclairage à incandescence par les vapeurs d'essence minérale :* à la campagne, de pareilles installations commencent à se répandre, et il y aurait peut-être lieu d'étudier ce système en vue de l'éclairage des écoles : la lumière ainsi produite égale en qualité et en intensité celle des becs Auer ; si les appareils actuellement en usage offrent de vraies garanties contre les risques d'incendie ou d'explosion, leur emploi pourrait être avantageux, et ils pourraient remplacer les lampes à pétrole, dont la valeur éclairante est insuffisante.

Les *lampes à pétrole*, très généralement employées dans les écoles de campagne, présentent en effet des inconvénients multiples : insuffisance d'éclairage, odeur désagréable, production fréquente de fumée et fort dégagement de chaleur. Toutefois l'intensité lumineuse peut être augmentée par l'emploi de becs spéciaux, voire même de becs à incandescence, dont le fonctionnement est d'ailleurs assez défectueux.

Le *gaz*, avec les anciens becs à flamme, donnait beaucoup de chaleur, d'acide carbonique et de rayons jaunes; avec les becs à incandescence, dont l'emploi est aujourd'hui universel, son pouvoir éclairant a beaucoup augmenté, en même temps qu'ont diminué, avec la consommation même du gaz, la plupart des inconvénients signalés plus haut; l'éclairage par incandescence fournit une belle lumière blanche et fixe, plutôt trop éclatante, et supportant avec avantage un léger tamisage. Nous verrons plus loin que la lumière ainsi fournie par le gaz est assez intense pour être utilisée dans l'éclairage indirect par lumière diffuse.

Nous reproduisons deux « plans photométriques » du Pr Truc, où sont indiquées, dans une classe de trente-trois places et dans une autre de quarante-neuf places, les places qu'occupent les becs de gaz existants, insuffisants en nombre (+) et celles que devraient occuper les becs jugés nécessaires par l'auteur (fig. 56 et 57).

L'*électricité* (1) présente de grands avantages, en particulier celui de permettre la multiplication des sources de lumière, sans production

(1) L'éclairage par les *lampes à vapeur de mercure* est condamnable, à cause de l'émission relativement considérable de rayons ultra-violets, dont l'action nocive sur la rétine, et même sur l'ensemble de tissus vivants, paraît démontrée

de gaz nocifs, et presque sans dégagement de chaleur : ce mode d'éclairage est évidemment le plus recommandable. Risley (d'après Truc) préconise les lampes à incandescence de 16 bougies, en verre dépoli ; leur nombre devrait être calculé de façon à fournir 1 bougie et demie par mètre cube, ce qui, pour une classe de cinquante élèves, cubant 250 mètres cubes, équivaudrait à 23 lampes de 16 bougies.

L'idéal serait de réaliser l'*éclairage individuel*, ce que permet

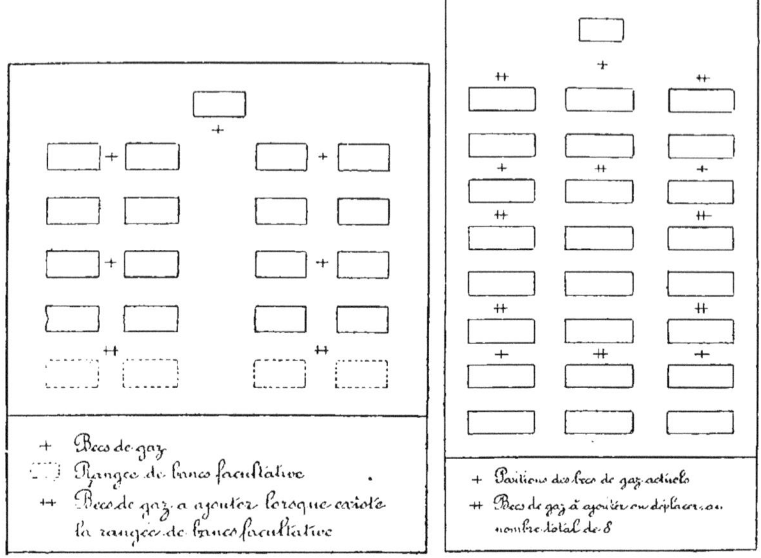

Fig. 56. — Plan photométrique d'une classe de 33 places (mauvaise qualité de l'éclairage par becs de gaz à flamme libre) (d'après Truc-Chavernac).

Fig. 57. — Plan photométrique d'une classe de 49 places. Nombre insuffisant de sources lumineuses (d'après Truc-Chavernac).

seulement l'électricité ; on pourrait fixer une lampe à chaque table, ou mieux la suspendre par un fil souple en avant et à gauche de l'élève. Une telle installation existe à Paris à l'École polytechnique. On la trouve également dans les salles d'études du lycée de Tours (fig. 58).

L'*éclairage indirect* ou par *lumière diffuse* a réuni, ces dernières années, un grand nombre d'adeptes, et il a été installé, avec succès, dans plusieurs établissements d'enseignement secondaire, en particulier le lycée d'Aix et le lycée Montaigne à Paris, et aussi à l'école de Saint-Cyr.

On utilise le plus souvent, pour cet éclairage, les lampes électriques à arc ; le foyer lumineux est complètement masqué, de toutes les places de la classe, par un réflecteur dont le concavité est tournée vers le plafond; celui-ci, qui doit être d'un blanc pur, réfléchit et diffuse la lumière (fig. 59).

Le Dr Dargelos (1), au lycée d'Aix, adapte les becs Auer à ce système diffusant; il remplace également les réflecteurs divergents ordinaires par les réflecteurs paraboliques en cuivre, bronzés sur leur face inférieure et argentés sur leur face supérieure; les becs Auer sont disposés de telle façon qu'ils se trouvent au foyer de la parabole, l'appareil étant à $1^m,20$ du plafond. Cet auteur a ainsi obtenu une

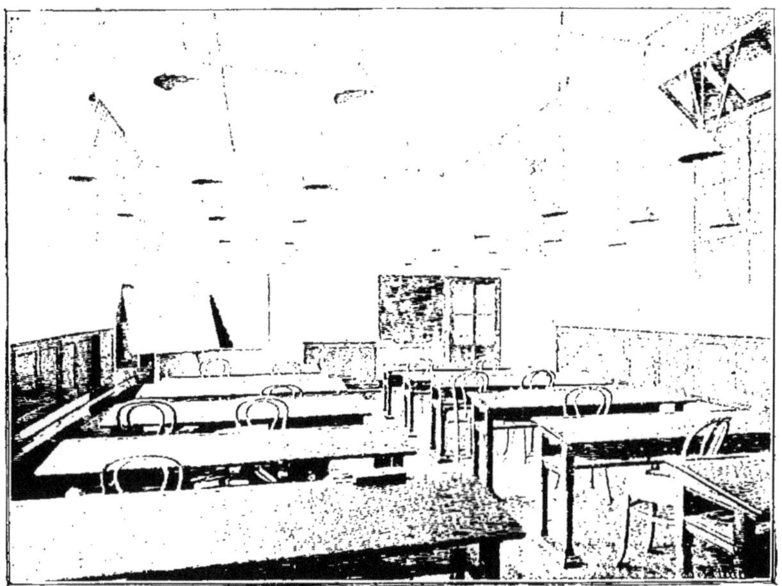

Fig. 58. — Salle d'études du lycée de Tours, avec éclairage individuel par lampe à incandescence.

« lumière uniforme, douce, sans ombres, à clarté abondante, donnant à la salle un aspect joyeux ». Un autre avantage est le prix de revient assez faible (30 francs) de cet appareil, dont la consommation en gaz est très minime.

Nous signalerons encore l'appareil de Hrabowski (fig. 60), où la réflexion et la diffusion de la lumière sont produites par un ensemble de deux réflecteurs à concavités opposées, et par un système de prismes, sans que le plafond n'intervienne dans cette diffusion. Les rayons émis au niveau du foyer de la lampe à arc peuvent prendre trois directions diverses pour se réfléchir vers le sol : 1° ils viennent frapper directement le grand réflecteur supérieur (A, B, C, D, E, F), comme entre A et B; 2° ils traversent l'anneau prismatique GH, et

(1) D'après Truc et Chavernac, *loc. cit.*

se réfléchissent comme en P, S, T; 3° ils viennent sur le réflecteur inférieur (L), comme en M, N, R, pour être renvoyés sur le réflecteur en U, V, W, et de là sur le sol.

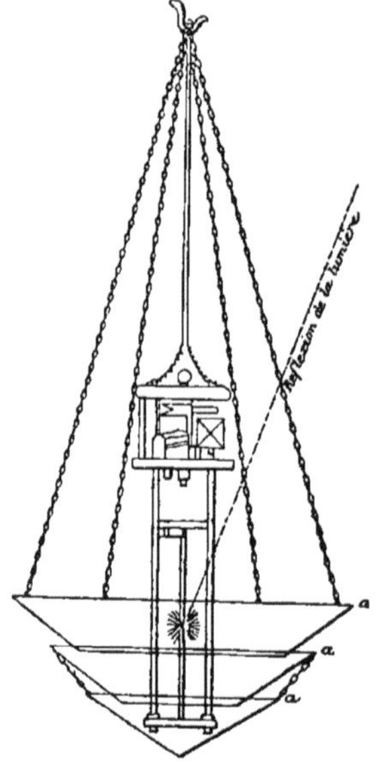

Fig. 59. — Lampe à arc avec réflecteur dirigé vers le plafond.

L'*éclairage demi-direct* n'est qu'une modification des précédents systèmes : au lieu d'employer un réflecteur complètement opaque, on installe des réflecteurs demi-transparents, en verre dépoli ou en opaline; en même temps qu'ils réfléchissent vers le plafond une partie des rayons lumineux, ces réflecteurs en laissent filtrer directement une autre partie. Kermauner et Prausnitz ont adapté ces réflecteurs en verre opale à des becs Auer situés à 90 centimètres du plafond; ils ont obtenu un excellent éclairage, très doux et très régulier, en installant ces lampes dans des classes de 4 mètres de hauteur, à raison d'une lampe par 12 mètres carrés de surface.

L'éclairage indirect, ou semi-direct, dont l'installation, grâce au bec Auer, est pratique et assez économique, nous paraît présenter de réels

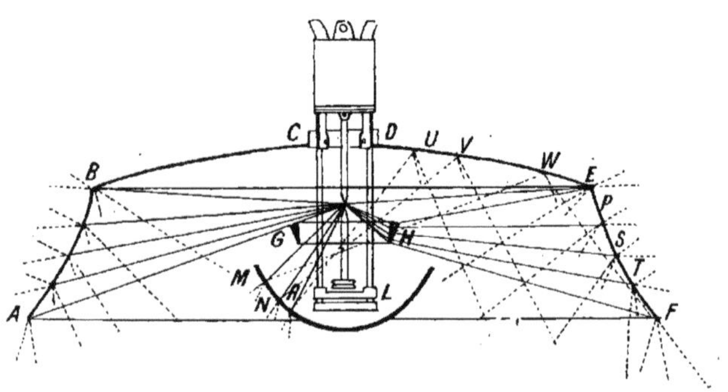

Fig. 60. — Lampe à réflecteurs-diffuseurs de Hrabowski.

avantages sur tous les autres systèmes, et nous pouvons souhaiter de voir son emploi se généraliser.

VI. — LA VENTILATION ET LE CHAUFFAGE.

VENTILATION. — **Nécessité de la ventilation.** — Rien n'est plus nécessaire que de fournir à l'écolier, pendant les classes, un air aussi pur que possible. Plus la classe est nombreuse, plus ce besoin devient urgent, et nous devons ajouter que le problème de la ventilation, s'il a été souvent posé, n'a jamais été résolu de façon satisfaisante, tout au moins en France.

« Si on se bornait à la description pure et simple des appareils et des systèmes employés dans notre pays, le chapitre de la ventilation pourrait tenir en quelques lignes : en France, on ne s'occupe pas de la ventilation ; elle se fait naturellement, comme elle peut, et en réalité nos maisons ne sont pas ventilées.

« Dans nos modernes constructions, on rechercherait en vain les prévisions de renouvellement d'air; l'architecte a tout prévu, sauf la ventilation ; dans les cahiers de charges des entreprises de chauffage pour les édifices publics, écoles, lycées, collèges, hôpitaux, aucun architecte n'oublie d'imposer un renouvellement d'air ; mais quel est celui qui fait son étude assez à temps pour permettre l'application du programme qu'il a fixé lui-même : a-t-il prévu des conduites pour l'évacuation de l'air vicié lorsqu'il a construit ses murs ; permettra-t-il de placer des grilles d'admission d'air frais qui viendraient déranger l'harmonie de ses façades? Et, s'il n'a pas tout sacrifié à l'architecture extérieure, s'il a prévu des conduites d'air frais et des gaines d'évacuation d'air vicié, vérifiera-t-il, et comment, si la ventilation commandée est bien produite?... Il suffit pour répondre d'aller assister à une classe... la réponse viendra seule : en France, on ne s'occupe pas de la ventilation. Cependant les hygiénistes reconnaissent comme indispensable le renouvellement de l'air. On s'étonnera de la coupable indifférence avec laquelle on traite en France la question si importante de la ventilation (1). »

L'avis d'un spécialiste en la matière était intéressant à rapporter en tête de ce chapitre.

Si la ventilation est nécessaire dans tous les édifices publics dans lesquels sont réunis un certain nombre d'individus, elle n'est nulle part plus indispensable que dans les locaux où les enfants sont obligés de passer une partie de leur journée. Comme le fait remarquer R. Hofmann (2), ce n'est que justice de fournir un air salubre

(1) G. Debesson, Le chauffage des habitations, Dunod et Pinat, édit., Paris, 1908. (Nous aurons souvent l'occasion de citer cet ouvrage très documenté; nous devons aussi à son auteur d'intéressantes communications verbales dont nous sommes heureux de le remercier ici.)

(2) Richard Hofmann, *Gesundheits Ingenieur*, 27 janv. 1906.

aux enfants auxquels la loi impose la fréquentation de l'école, bien plutôt qu'aux personnes qui vont pour leur propre plaisir à la brasserie ou au théâtre.

Haller (1) fait précéder d'une remarque analogue sa communication sur la ventilation mécanique : « Je considère, dit-il, cette ventilation comme seule bonne, bien qu'elle entraîne beaucoup de frais : en dehors de ces systèmes, surtout pendant l'hiver et dans les classes très peuplées, on n'obtient qu'une mauvaise ventilation; nous devrions suivre, à ce point de vue, l'exemple de l'Amérique, où le renouvellement de l'air, en proportion du nombre des individus, est obligatoire dans les locaux publics, et où des inspecteurs surveillent ces prescriptions de façon rigoureuse. Il est vrai que le prix du charbon est deux fois plus élevé en Allemagne qu'en Amérique, et le budget de nos écoles serait considérablement chargé par des obligations de cette sorte. *Mais nous devons cela à nos enfants, qui sont l'avenir du peuple allemand;* nous ne devons pas nous arrêter à une question de frais. »

Nelson Haden (2) émet un avis analogue; les architectes ont une fâcheuse tendance à sacrifier davantage à la décoration extérieure qu'aux exigences de l'hygiène, et il ajoute : « Des progrès s'accompliraient dans la science du chauffage et de la ventilation si les médecins s'attachaient à préciser dans quelles conditions d'hygiène doivent être établies les constructions. »

En Allemagne comme en Angleterre et en France, la nécessité d'une ventilation efficace dans les écoles est donc affirmée avec énergie par les ingénieurs qui se sont spécialisés dans ces questions ; les médecins et les hygiénistes ne sauraient se désintéresser plus longtemps de cet important problème.

Viciation de l'air. — La viciation de l'air dans les locaux confinés reconnaît des causes multiples sur lesquelles il n'est pas besoin d'insister ici.

La respiration, la transpiration, les gaz d'origine digestive chargent l'air d'acide carbonique et aussi de diverses substances volatiles qui ne sont pas toutes décelables par l'analyse chimique, mais dont l'existence est suffisamment prouvée par l'odeur souvent persistante qui règne dans les classes trop peu ventilées. Une bonne part de ces odeurs nauséabondes est apportée par les vêtements des enfants tenus peu proprement.

Les sources d'éclairage artificiel, et pendant l'hiver les appareils de chauffage, contribuent dans une mesure variable à charger l'air d'acide carbonique et accidentellement d'oxyde de carbone.

Dosage de l'acide carbonique de l'air. — En pratique, on peut dire que la viciation de l'air est démontrée par l'existence des odeurs

(1) Haller, *Kongress fur Herzung und Lüftung*, Francfort, 1909.
(2) Nelson Haden, *Congrès d'hygiène scolaire*, Londres, 1907, t. I, p. 381.

caractéristiques dont nous venons de parler; il est pourtant des cas où il sera intéressant de démontrer quelle est la teneur de l'air en acide carbonique; c'est en effet sur la présence de ce gaz, existant en notable quantité, qu'on se base pour apprécier la qualité de l'air respirable : divers procédés permettent de doser l'acide carbonique atmosphérique; nous décrirons seulement l'un des plus simples, que tout médecin pourra utiliser le cas échéant.

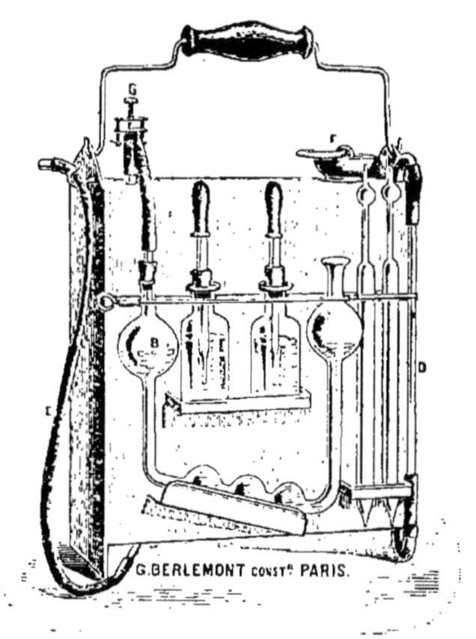

Fig. 61. — Appareil de Lévy et Pécoul, pour le dosage de l'acide carbonique.

Les hygiénistes admettent qu'une teneur de dix *dix-millièmes* d'acide carbonique constitue une limite qui ne doit pas être dépassée.

L'appareil de Albert-Lévy et A. Pécoul (fig. 61) permet de répondre avec exactitude aux deux questions suivantes : 1° *La teneur en acide carbonique de l'air examiné dépasse-t-elle, oui ou non, dix dix-millièmes* (1); 2° *Quel est le chiffre exact de cette teneur ?*

Un de ses principaux avantages est d'être léger et facilement transportable.

Il se compose uniquement d'un réservoir métallique A de 5 litres et demi de capacité et d'un barboteur spécial en verre B rempli d'un liquide absorbant. Le barboteur est relié par une de ses branches au tube de Mariotte G soudé sur le réservoir. Un niveau D indique constamment la hauteur de l'eau dans l'appareil.

Le tuyau en caoutchouc E sert à l'écoulement de l'eau.

L'appareil est complété par un râtelier supportant deux pipettes graduées et deux flacons compte-gouttes pour le dosage.

Voici comment fonctionne l'appareil :

1° On remplit le réservoir avec de l'eau ordinaire par l'entonnoir F, et on revisse le bouchon métallique sur lequel on verse quelques gouttes d'eau pour assurer un joint hydraulique ;

2° On verse dans la branche de droite du barboteur (2) 20 centimètres cubes d'une liqueur alcaline (Voy. plus loin).

(1) Toute autre limite peut être indiquée par l'appareil ; il suffit de modifier le volume des doses acides. Cette teneur d'un millième, relative à l'acide carbonique d'origine respiratoire, est celle qui a été fixée par la Commission d'hygiène industrielle, siégeant au ministère du Commerce (mai 1906).

(2) Humecter très légèrement le bouchon du barboteur avant de l'enfoncer pour assurer une bonne fermeture.

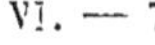

3° Ayant placé l'appareil dans l'atmosphère à examiner, on produit l'écoulement de l'eau en décrochant de son cran d'arrêt le tube de caoutchouc E : l'eau s'écoule en produisant une aspiration dans le barboteur (1).

L'air entre par la branche de droite et passe bulle à bulle dans la solution alcaline, à laquelle il abandonne tout son acide carbonique.

Quand toute l'eau du réservoir s'est écoulée, on détache le barboteur de l'appareil (retirer la broche et le bouchon de caoutchouc F), et le maintenant de la main gauche, on introduit, toujours dans la branche de droite, 19 centimètres cubes de liqueur acide.

On agite ainsi qu'il est indiqué plus loin.

Il se présente alors deux cas : ou la solution reste incolore, et on en conclut que l'air examiné contient *plus de dix dix-millièmes d'acide carbonique*, et par conséquent qu'il est *insalubre* ; ou bien la solution devient rose fixe, et on en conclut que l'air examiné contient *moins de dix dix-millièmes* d'acide carbonique et, par conséquent, qu'il est *salubre*.

Si l'on veut aller plus loin et connaître exactement la proportion d'acide carbonique, on fait usage des flacons compte-gouttes et des liqueurs titrées alcalines ou acides dont nous donnons plus loin les formules.

Si la solution est restée incolore (premier cas), on verse dans le liquide du barboteur, par gouttes, de la solution alcaline, et l'on s'arrête lorsque, après agitation, la teinte rose persistera. Chaque goutte ainsi ajoutée représente un demi dix-millième *au-dessus* de 10. Voici un exemple.

Le liquide du barboteur étant resté incolore, on ajoute VIII gouttes de la solution alcaline pour obtenir, après agitation, la teinte rose fixe.

Ces VIII gouttes valant quatre dix-millièmes d'acide carbonique, l'air analysé contient :

$$10 + 4 = 14 \text{ dix-millièmes.}$$

Si, au contraire, la solution du barboteur s'est colorée (deuxième cas), on verse, par gouttes, la solution acide jusqu'à décoloration complète.

Chaque goutte ainsi ajoutée représente un demi dix-millième d'acide carbonique *au-dessous* de 10.

Supposons, par exemple, que le liquide du barboteur s'étant coloré, on ajoute VIII gouttes de la solution acide pour obtenir la décoloration ; ces VIII gouttes valant quatre dix-millièmes d'acide carbonique, l'air analysé contient :

$$10 - 4 = 6 \text{ dix millièmes.}$$

(1) L'opérateur se tiendra éloigné de l'appareil, pendant le fonctionnement, afin de ne pas influencer personnellement le résultat ; l'air des poumons contenant des quantités considérables d'acide carbonique viendrait fausser l'analyse.

Voici les formules des solutions :

LIQUEUR ACIDE.

Acide sulfurique pur à 66° B........................... 11 gr. 6
Compléter à 1 000 centimètres cubes avec eau distillée.

(Titrer cette liqueur et l'ajuster ensuite, s'il y a lieu : 1 centimètre cube doit égaler 8mg,99 en SO^3, soit 2cc,5 d'acide carbonique.)

LIQUEUR ALCALINE.

Eau distillée.. 1 000 cc.
Hydrate de sodium pur.............................. 10 gr.

(Ajuster cette liqueur, s'il y a lieu, pour que 20 centimètres cubes soient exactement saturés, en présence de phénol-phtaléine, par 20 centimètres cubes de la solution acide.)

Nous citerons seulement les appareils de Smith et Fischli, dont la précision paraît douteuse, et ceux de Berlin, dont le maniement est assez délicat.

Dosage de l'oxyde de carbone. — Surtout redoutable pendant l'hiver par mauvais fonctionnement des poêles ou des appareils de chauffage, ce gaz est malheureusement d'un dosage très difficile : certains chimistes prétendent que le meilleur moyen de déceler sa présence est encore de maintenir des canaris dans l'atmosphère douteuse, ces oiseaux étant extrêmement sensibles à l'action du poison ; il faut toutefois une proportion déjà appréciable d'oxyde de carbone pour tuer ces oiseaux ; des phénomènes d'*intoxication larvée* peuvent être observés quand l'air contient un dix-millième (1/10 000) de ce gaz, dose qui n'est pas toxique pour les canaris.

L'atmosphère des grandes villes contient habituellement une dose de 1/100 000 d'oxyde de carbone. Dans les locaux confinés, une dose variant de 1/10 000 à 1/20 000 doit être considérée comme nocive.

Lévy et Pécoul ont présenté à l'Académie des sciences (9 janv. 1905) et à l'Académie de médecine (24 janvier 1905) un appareil, qu'ils ont appelé *avertisseur d'oxyde de carbone*, et dont les avantages sont d'être facilement transportable et de pouvoir être utilisé par les personnes étrangères aux manipulations chimiques.

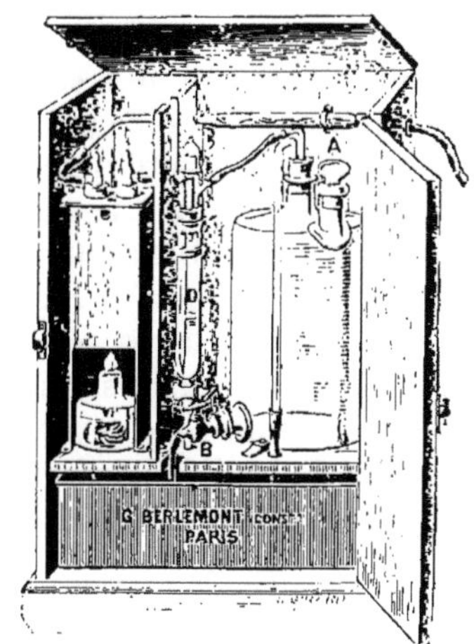

Fig. 62. — Appareil de Lévy et Pécoul pour la recherche et le dosage de l'oxyde de carbone.

Leur appareil (fig. 62) est enfermé dans une petite armoire. Un tube rempli d'anhydride iodique chimiquement pur et traité par un procédé spécial lui donne toute sa sensibilité; ce tube est protégé par une cheminée métallique et peut durer indéfiniment.

L'air à examiner traverse le tube chauffé à $+60°$ par la faible flamme d'une lampe à alcool; de là, il se rend automatiquement dans le liquide indicateur (tube D), qu'il colore en rose plus ou moins foncé, suivant la quantité d'oxyde de carbone contenu dans l'air; le passage de l'air est obtenu par aspiration hydraulique, après ouverture du robinet B.

A la fin de chaque opération, s'il ne suffit pas de constater la présence de l'oxyde de carbone visible et si l'on veut connaître exactement la proportion du gaz toxique, on compare la teinte obtenue à une échelle colorée spéciale sur laquelle on trouve immédiatement la proportion cherchée.

Si l'on veut obtenir une plus grande précision (et elle peut atteindre un deux-cent-millième), on emploie des gammes de liquides colorés préparés spécialement pour cet usage et maintenus en tubes scellés.

Le réactif employé est le chloroforme pur anesthésique, préparé suivant cette formule :

Chloroforme	8	centimètres	cubes.
Eau distillée	20	—	—

Recherche des substances volatiles. — L'existence de ces substances dans l'air expiré n'est pas chimiquement démontrée malgré les recherches de Brown-Séquard et de d'Arsonval; mais il faut admettre que ces produits contribuent dans une large mesure à rendre nocif l'air des espaces confinés, et l'on peut admettre, à défaut de plus grande précision scientifique, que l'odorat nous renseigne de façon suffisante sur la présence de ces substances.

Quantité d'air à renouveler pour assurer une ventilation suffisante. — Dans un précédent chapitre, nous avons indiqué quel est le cube d'air que le règlement en vigueur impose dans les différents locaux scolaires; ce cube d'air est naturellement proportionné au nombre des enfants qui doivent habiter chaque classe, et il est calculé à raison de 5 mètres cubes par élève; mais il n'est pas indiqué de quelle façon cette provision d'air pourra être régulièrement renouvelée (1).

(1) Voici l'article consacré à la ventilation, dans les « Instructions ministérielles concernant la construction et l'installation des écoles publiques »; on jugera, par son simple énoncé, de son insuffisance :

« Art. 27. — Des dispositions seront prises pour assurer, concurremment avec le chauffage, une ventilation convenable de toutes les parties de la salle de classe. Les orifices d'accès de l'air pur, qui devra être pris directement à l'extérieur, et les orifices d'échappement de l'air vicié, auront une section suffisante pour prévenir les obstructions. »

Nous ne nous attarderons pas à reproduire l'opinion de tous les hygiénistes qui ont fait des recherches sur ce sujet, et nous ne citerons pas les analyses, ni les calculs plus ou moins compliqués par lesquels ils ont démontré qu'en moins d'une heure cette provision d'air était viciée. Voici seulement, d'après Courtois et Dinet (1), quelques renseignements sur la production de l'acide carbonique par la seule respiration; la proportion varie naturellement avec l'âge des enfants; Scharling, cité par ces auteurs, donne ces chiffres :

	Litres.
Garçon de neuf ans et demi, pesant 22 kg	10.3
Fille de dix ans, pesant 23 kg	9,7
Jeune homme de seize ans, pesant 57kg,75	17,4
Jeune fille de dix-sept ans, pesant 55kg,75	12,9

Ce qui fait une moyenne de 12l,5 par élève et par heure. On peut se baser sur ce dernier chiffre pour calculer, d'après le nombre des élèves et le cubage de la salle, la quantité d'acide carbonique que l'air peut contenir, s'il n'existe pas de moyen de ventilation. Il ne faut pas oublier que la teneur habituelle de l'air en acide carbonique est de 4 p. 10000. Ces calculs théoriques, confirmés par les recherches de Chassevant, donnent plutôt des chiffres inférieurs à ceux obtenus par l'analyse de classes non ventilées (2). Fischer a trouvé 43 p. 10000 d'acide carbonique après deux heures de classe, et Weill (d'Iéna) a trouvé jusqu'à 100 et 110 p. 10000 d'acide carbonique. Pettenkofer a trouvé des chiffres également très élevés, jusqu'à 73 p. 10 000.

La conclusion commune à tous ces auteurs est la nécessité de renouveler fréquemment la provision d'air par une ventilation efficace ; presque tous admettent que *cinq renouvellements par heure sont nécessaires, soit environ 25 mètres cubes à fournir à chaque enfant par heure de séjour dans la classe.* En France, on se contente (en théorie, bien entendu, puisque les moyens pratiques de ventilation font défaut), de deux à trois renouvellements horaires, soit 10 à 15 mètres cubes par heure et par enfant.

En Amérique, les hygiénistes réclament et ont pu obtenir dans plusieurs établissements, huit à dix renouvellements, soit 40 à 50 mètres cubes d'air neuf par heure et par enfant.

Principes généraux de la ventilation. — Une ventilation efficace ne peut se faire que par *circulation* d'air ; il faut ménager des ouvertures pour l'évacuation de l'air vicié et d'autres pour l'admission de l'air frais. Il s'établit ainsi dans la pièce un *courant* dont la direction et l'étendue doivent être telles que toutes les parties du local soient soumises à son action ; nous montrerons tout à l'heure

(1) Courtois et R. Dinet, Éclairage et ventilation des classes d'écoles (*Congrès international d'hyg. scolaire*, Londres, 1907).

(2) Il faut remarquer que ces chiffres ne tiennent compte que de l'acide carbonique d'origine respiratoire. A cette cause constante, on doit ajouter l'acide carbonique fourni occasionnellement par les appareils de chauffage et d'éclairage.

comment un courant d'air d'intensité suffisante peut être établi sans que le renouvellement de l'air soit assuré dans toutes les parties de la pièce ; en d'autres termes, il ne suffit pas d'amener une certaine quantité d'air, il faut encore que cet air neuf se répartisse également dans toute la pièce qu'il s'agit de ventiler.

Cette première remarque suffit à démontrer que le renouvellement de l'air ne peut guère être obtenu par la simple ouverture des fenêtres situées d'un seul côté de la classe; à plus forte raison, est-il difficile de compter sur l'efficacité des différents dispositifs consistant en des prises d'air plus ou moins étroites dans les fenêtres ou dans les murs eux-mêmes : tels, par exemple, les briques et les carreaux perforés, les vasistas, etc.

Pour que la fenêtre ouverte ou le vasistas assurent un renouvellement d'air suffisant, il est nécessaire qu'interviennent des causes qui rendent insupportables ces systèmes d'aération : ou bien l'air extérieur est poussé dans la classe par un vent de vitesse appréciable ; ou bien la température extérieure tendant à faire diffuser l'air chaud de la classe vers l'air atmosphérique plus froid; dans ces deux cas, il se produira, surtout au voisinage de l'ouverture, un courant d'air intolérable; si, au contraire, l'atmosphère est calme et si les températures intérieure et extérieure sont équilibrées, conditions rares à la vérité, le courant d'air sera insignifiant et, par conséquent, la ventilation insuffisante. Exception doit être faite pour les fenêtres à grande surface, maintenues ouvertes un certain temps; elles permettent une diffusion considérable des atmosphères intérieure et extérieure et, en somme, une aération efficace. Mais il est rare dans nos climats que le temps soit assez beau pour permettre de laisser longtemps les fenêtres largement ouvertes. Pour que l'aération se produise par ces moyens naturels, il faut donc que les ouvertures soient très larges et permanentes; c'est dire qu'elles ne sont utilisables que pendant les belles journées d'été.

La *ventilation artificielle*, telle qu'elle a été appliquée jusqu'à ce jour, repose sur un principe de physique fort simple. L'air se dilate en s'échauffant, et en même temps sa densité diminue; l'air chaud tend à gagner les parties supérieures de la pièce, tandis que l'air froid descend.

En ménageant à hauteur du plafond une ouverture communiquant avec une gaine d'évacuation, l'air chaud doit donc naturellement gagner l'extérieur par cette voie; pour compenser ce départ, on admet que les interstices des portes et des fenêtres donnent passage à une quantité suffisante d'air nouveau.

Ce simple dispositif ne donne des résultats qu'en théorie ; à une hauteur variable, dans la gaine d'évacuation, l'air se refroidit ; sa densité augmente; et il perd sa force ascensionnelle, formant ainsi une sorte de « bouchon » qui rend la ventilation nulle.

Pour obvier à cet inconvénient, on a cherché à augmenter la force ascensionnelle de l'air dans les gaines de ventilation ; dans ce but, on a eu recours à deux sortes de dispositifs s'inspirant de principes différents.

On a cherché d'abord à déterminer une sorte d'aspiration de l'air contenu dans la gaine en utilisant les courants d'air atmosphériques ; nous donnerons plus loin la description de quelques-uns de ces appareils.

Ce premier système étant soumis dans son fonctionnement aux variations de l'atmosphère, on a cru trouver un procédé plus sûr en chauffant l'air contenu dans la gaine d'aération, de façon à augmenter son pouvoir ascensionnel : ce chauffage peut être obtenu en faisant passer dans la gaine la cheminée en tôle des poêles ou calorifères ; mais à Paris ce dispositif est interdit par les règlements de police, à moins que le diamètre de la gaine ne soit suffisant pour le passage d'un homme chargé du nettoyage ; le plus souvent, le chauffage de la gaine est réalisé par un ou plusieurs foyers à gaz placés à son intérieur à différentes hauteurs (fig. 72). On peut encore, dans les installations modernes, disposer dans l'intérieur des gaines des « batteries d'appel » formées de groupes de radiateurs à vapeur ou à eau chaude.

Malgré ces perfectionnements, les gaines de ventilation fonctionnent souvent d'une façon défectueuse ; leur activité dépend dans une large mesure des conditions atmosphériques ; il arrive que la force ascensionnelle devienne nulle, et même, dans certains cas, on observe des renversements du courant, si bien que la gaine d'évacuation se trouve transformée en gaine d'entrée d'air.

Quand ce renversement du courant d'air se produit, il en résulte une irruption dans la salle des poussières accumulées dans la gaine ; on obtient alors un résultat diamétralement opposé à celui que l'on recherchait.

Ces défauts de fonctionnement des gaines de ventilation sont parfois tellement répétés que l'on a été obligé de murer ces gaines devenues plus nuisibles qu'utiles ; de telles mesures ont dû être prises récemment dans plusieurs hôpitaux parisiens.

La grande difficulté qu'il y a à diriger dans un sens particulier un courant d'air en se basant sur les seules différences de densité a amené à chercher des moyens plus efficaces de ventilation.

Dans ces dernières années, on a commencé à utiliser des installations mécaniques grâce auxquelles l'air est « poussé » dans les espaces à ventiler ; en d'autres termes, l'air est insufflé en légère surpression. Ces appareils de ventilation sont construits de telle sorte qu'ils assurent en même temps la ventilation et le chauffage. C'est en Amérique que les premières installations de ce genre ont été faites ; il n'en existe pas encore en France ; nous en donnerons plus loin une description schématique ; il paraît probable que l'avenir verra se perfectionner et se généraliser l'emploi de ces appareils, qui assurent une ventilation efficace, dont l'intensité peut être réglée suivant les besoins et qui reste dans tous les cas indépendante des variations atmosphériques.

La réalisation d'une bonne ventilation est donc très difficile en pratique; c'est pourquoi nous avons cru utile de donner un aperçu théorique de cette question avant de décrire les appareils habituellement employés.

Nous décrirons d'abord les procédés utilisés pour obtenir l'*aération et la ventilation naturelles*. La *ventilation artificielle* étant le plus souvent réalisée avec l'aide des appareils de chauffage, nous réunirons en un seul chapitre la description de ces installations.

Ventilation naturelle. — Aération. — Nous décrirons ici les procédés usuels d'aération et de ventilation, en particulier *ceux qui ne sont pas combinés avec des installations de chauffage.*

Nous ne reviendrons pas sur les réserves exprimées dans le chapitre précédent, au sujet de l'efficacité le plus souvent douteuse de ces différents procédés.

Ouverture des fenêtres. — Les fenêtres peuvent être ouvertes pendant la classe si la température extérieure ne diffère pas sensiblement de la température réclamée pour les classes, soit 14° et au-dessus. La pluie, les brouillards, le vent, la trop grande chaleur sont des raisons qui empêchent de garder les fenêtres ouvertes. Pour que le renouvellement de l'air soit effectif, il faut que l'ouverture des fenêtres soit permanente, à la condition bien entendu que les fenêtres soient situées d'un seul côté de la classe.

S'il existe, dans la paroi opposée à celle où sont percées les fenêtres principales, des ouvertures (portes ou fenêtres), on pourra établir des courants d'air qui réaliseront une ventilation énergique, efficace et beaucoup plus rapide. Mais nous avons dit déjà que des courants d'air dont la vitesse dépasse 1 mètre par seconde deviennent gênants et parfois nuisibles; on ne pourra avoir recours à ce moyen que pendant les récréations. Même pendant l'hiver, ce mode d'aération est applicable à la condition de ne pas être prolongé plus de deux ou trois minutes; au delà de ce temps la température de la classe serait trop abaissée, surtout si le froid extérieur est vif.

Fischer, cité par Courtois et Dinet, a trouvé les proportions suivantes d'acide carbonique dans une salle de classe, avant et après une aération énergique produite par l'ouverture des portes et des fenêtres pendant dix minutes de récréation :

Classe de 45 minutes......	2 h. 05..............	16	p. 10000
	2 h. 50..............	41	—
Récréation de 14 minutes..	3 h. 04..............	6	—
Classe de 46 minutes.....	3 h. 55..............	20	—

On voit, d'après ces chiffres, avec quelle rapidité l'atmosphère se purifie grâce à un tel courant d'air ; mais aussi dans quelles proportions considérables l'acide carbonique s'accumule quand une classe ne possède pas un système de ventilation continue.

En Allemagne, l'ouverture des fenêtres et des portes situées sur des parois opposées se fait, pendant le cours des classes, à trois ou quatre reprises ; Ludwig Dietz (de Charlottenbourg) (1) reproduit le règlement suivi dans les écoles de Dresde. Ce règlement indique aux professeurs les mesures à prendre pour assurer la ventilation pendant la classe : malgré un système de ventilation qui fonctionne automatiquement en même temps que le chauffage, le maître est astreint à renouveler l'air pendant la durée de la classe par l'ouverture des fenêtres ; on sait qu'en Allemagne la durée de chaque classe est divisée en trois ou quatre « leçons » d'une demi-heure environ ; « après chacune des leçons, dit le règlement, les portes et les fenêtres doivent être ouvertes assez largement pour établir un vif courant d'air... Le professeur veille à ce que les enfants qui ouvrent les fenêtres ne se blessent pas... La durée de la ventilation est la même pour toutes les classes et est fixée par des coups de cloche... S'il y a du vent, modérer les ouvertures ; pendant cette ventilation, les enfants sont placés dans le fond de la classe en dehors des courants d'air. » Dans beaucoup d'écoles, on profite de ces pauses pour faire exécuter aux enfants des mouvements de gymnastique suédoise ou respiratoire ; enfin, après que les fenêtres et que les portes ont été refermées, le même règlement recommande aux professeurs de se rendre compte du fonctionnement de la ventilation artificielle. Si l'arrivée ou l'évacuation de l'air ne s'effectuent pas d'une façon normale par la gaine d'aération, le chauffeur doit immédiatement en être averti.

Ces instructions très précises nous ont paru intéressantes à signaler pour montrer à quel point les questions de ventilation et d'aération sont minutieusement réglementées chez nos voisins.

L'ouverture des fenêtres ne peut donc assurer l'aération des classes que pendant l'été, saison où l'ouverture peut être continue. En dehors de ces cas, l'aération par les fenêtres ne se fait bien que grâce à l'établissement du courant d'air, dont nous n'avons pas à rappeler ici les inconvénients.

Pour obvier à l'irruption brutale d'air frais ou froid dans la classe, durant les autres périodes de l'année, on a imaginé un grand nombre de dispositifs dont le but est de tamiser le courant d'air ou de le briser en le dirigeant vers le plafond. Ces divers procédés sont d'application courante, et on les retrouve dans beaucoup de nos écoles ; nous les passerons en revue rapidement.

(1) L. Dietz, *Gesundheits Ingenieur*, 3 mars 1906.

Carreaux et briques perforés. — Vitres Castaing. — Moulinets. — En ménageant dans des vitres assez épaisses des *trous de forme conique*, dont le côté de plus grande ouverture est dirigé vers l'intérieur de la pièce, on doit obtenir, en théorie, une pénétration d'air régulière et avec une vitesse insuffisante pour déterminer un courant gênant; la différence de diamètre entre les deux orifices d'entrée et de sortie de l'air doit réduire la force du courant d'air, même par les plus grands vents.

En pratique, les résultats ne sont pas aussi satisfaisants; des vents d'intensité moyenne, venant frapper directement la vitre perforée, la traversent avec assez de vitesse pour donner dans l'intérieur de la classe un courant d'air d'autant plus gênant que la température extérieure est plus basse. Quand la différence entre les températures intérieure et extérieure est peu sensible, la pénétration d'air frais est par contre insignifiante.

Nous devons enfin signaler la facilité avec laquelle les trous sont obstrués par les poussières; c'est en somme un système qui fonctionne irrégulièrement, qui est très influencé par les variations atmosphériques et qui, de plus, a le gros inconvénient de ne pas pouvoir être réglé.

Les *vitres perforées* d'usage courant en France sont de modèles variés; elles sont habituellement en verre assez épais, 3 millimètres au moins; les trous y sont plus ou moins rapprochés, quelquefois assez nombreux pour occuper 30 ou 40 p. 100 de la surface; ils sont évasés vers l'intérieur, et leur petit orifice varie de 2 à 4 millimètres.

Les *briques perforées* sont, d'après le même principe, percées de trous coniques à petit orifice dirigé vers l'extérieur; elles sont rarement employées.

Dans quelques écoles, on a installé un système de vitrage couramment employé dans les casernes et connu sous le nom de *vitre Castaing* (fig. 63). Ce dispositif consiste à remplacer un ou plusieurs des carreaux supérieurs d'une fenêtre par deux vitres parallèles écartées de 1 centimètre. La vitre extérieure n'arrive pas jusqu'à la feuillure inférieure, dont elle reste écartée de 4 à 5 centimètres. La vitre intérieure reste écartée de la même façon de la feuillure supérieure; grâce à ces deux ouvertures, l'air extérieur pénètre dans la classe par l'espace maintenu entre les deux vitres; comme ce courant est dirigé de bas en haut, il n'incommode pas les enfants; pourtant, quand le vent vient frapper la fenêtre, quand la différence entre les températures intérieure et extérieure est appréciable, l'entrée de l'air peut devenir brutale et gênante. C'est là en somme un inconvénient commun à tous les systèmes que nous décrivons en ce moment; suivant les conditions atmosphériques, il fonctionne avec trop d'intensité ou avec trop de lenteur. D'autre part, l'espace intermédiaire aux deux vitres peut facilement s'obstruer par les poussières. Dardignac, pour éviter cet inconvénient, a imaginé un dispositif qui rend mobile la vitre intérieure : elle est fixée, au moyen de rainures en caoutchouc destinées à amortir la trépidation, dans un châssis monté sur charnière qui permet d'abaisser cette vitre et de procéder au nettoyage (fig. 64).

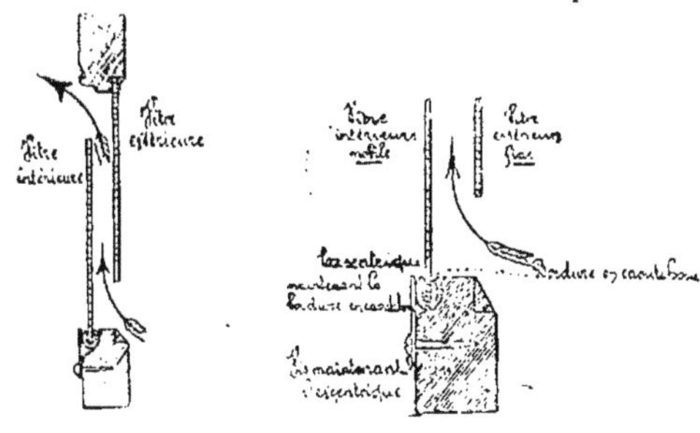

Fig. 63. — Vitre Castaing.

Fig. 64. — Vitre Castaing modifiée.

Un des carreaux de la fenêtre peut être enfin occupé à son centre par un *moulinet*, qui tourne d'autant plus vite qu'il y a plus de vent ; le courant d'air se trouve ainsi éparpillé et moins gênant ; mais cette sorte d'hélice fait du bruit en tournant, et elle ne suffit pas toujours

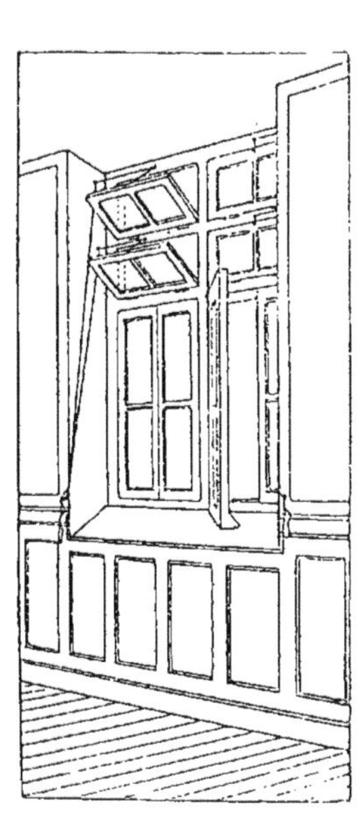

Fig. 65. — Fenêtre à vasistas du règlement français.

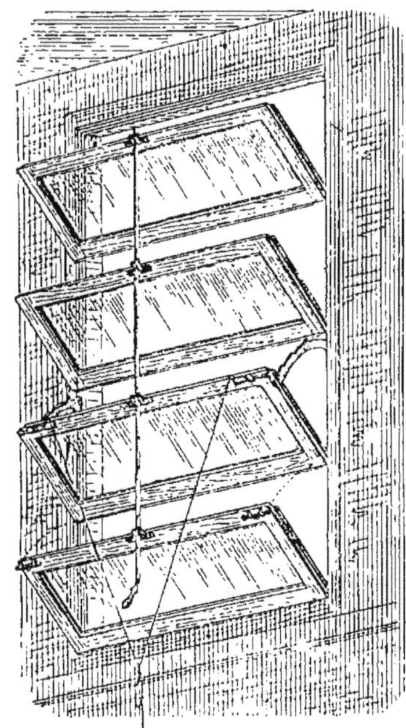

Fig. 66. — Fenêtre des écoles anglaises (d'après Narjoux).

à supprimer la sensation due à la trop brusque irruption d'air froid.

Fenêtres à vasistas ou panneaux mobiles. — D'une façon beaucoup plus courante, les fenêtres sont divisées en deux parties indépendantes : la partie supérieure est formée de panneaux mobiles pouvant s'ouvrir à l'intérieur ; ces panneaux sont montés sur un axe vertical et s'ouvrent comme des battants ordinaires ou, au contraire, ils s'abaissent et s'élèvent autour d'un axe horizontal ; dans ce dernier cas, l'ouverture se trouve dirigée vers le plafond, et l'air qui pénètre dans la classe s'y fait moins vivement sentir. Nous reproduisons ici, sans les commenter autrement, quelques-uns de ces

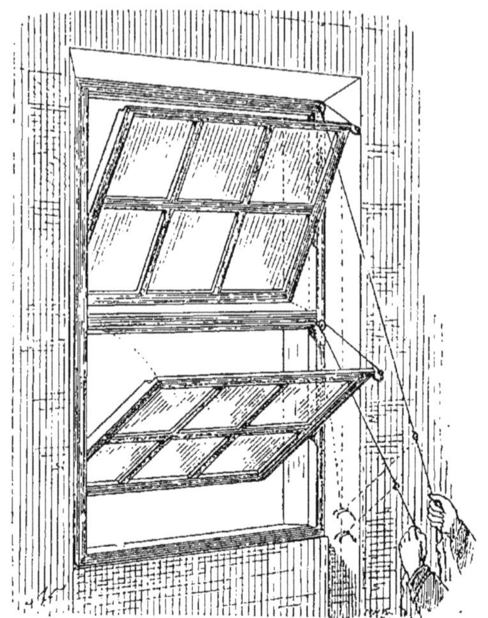

Fig. 67. — Fenêtre des écoles belges (d'après Narjoux).

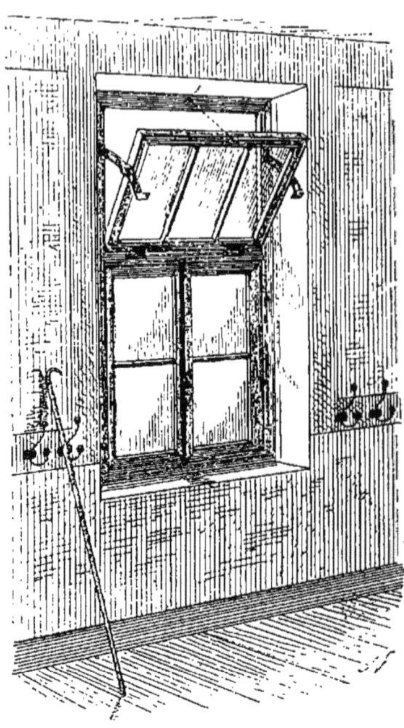

Fig. 68. — Fenêtre des écoles suisses (d'après Narjoux).

dispositifs très usités soit en France, soit à l'étranger, et nous ferons remarquer qu'ils n'échappent à aucun des reproches que nous avons formulés contre les différents procédés de ventilation naturelle (fig. 65, 66, 67, 68).

Cheminées et gaines de ventilation. — Dans presque toutes les écoles de quelque importance, construites dans ces vingt ou trente dernières années, les architectes ont ménagé dans les murs des gaines de ventilation.

Le fonctionnement de ces gaines est souvent combiné avec celui des appareils de chauffage, qui favorisent l'issue de l'air vicié en activant le courant d'évacuation ; mais, même dans ces cas, est-on obligé de constater bien des inégalités, voire même des absences totales de ventilation ; ce que disait Narjoux en 1877 est encore vrai aujourd'hui, de l'avis même des ingénieurs qui s'occupent spécialement de cette question délicate. « Les appareils les plus variés, les systèmes les plus ingénieux ont consciencieusement été mis en œuvre pour arriver au même résultat par les moyens les plus opposés : les uns ont percé des ouvertures de départ au niveau du sol ; les autres ont fait le contraire, et tous, supposant une certaine bonne volonté à l'air atmosphérique, ne lui demandaient que de vouloir bien entrer d'un côté et sortir de l'autre. Quand l'air se prêtait à ce manège, tout allait bien ; mais si, par exemple, l'air rentrait au lieu de sortir à propos, on gelait à l'intérieur et, s'il restait au lieu de sortir, on étouffait (1). »

Quoi qu'il en soit, les gaines d'aération établies de nos jours sont ménagées dans toute la hauteur des murs de l'établissement ; elles se terminent sur les toits par des cheminées munies ou non d'appareils destinés à favoriser l'évacuation de l'air.

Le *diamètre des gaines d'évacuation* et la surface de chaque bouche d'extraction sont calculés relativement au nombre des élèves que doit contenir la classe. Chaque bouche sera calculée à raison de 0mq,0075 par élève, et la gaine d'évacuation aura 0mq,0040 : tels sont du moins les chiffres auxquels est arrivé M. Cordier, architecte des écoles de la rue du Pont-de-Lodi, où la ventilation a été étudiée très soigneusement.

Des *prises d'air* doivent être naturellement ménagées pour compléter ce dispositif ; elles sont habituellement placées sous les fenêtres et garnies d'un treillage assez fin, ou d'une grille perforée, pour éviter les courants d'air ; une trappe à glissière ou à charnière permet de réduire l'ouverture ou de la fermer complètement ; Cordier a calculé la surface de ces prises d'air à raison de 0mq,0062 par enfant.

Une question intéressante et fort discutée est celle de *la situation que doit occuper la bouche d'évacuation*. Dans la ventilation naturelle que nous avons en vue ici, c'est-à-dire dans la ventilation qui se fait sans l'intervention d'une source de calorique, on compte simplement, pour assurer l'ascension de la colonne d'air vicié dans les gaines, sur la différence de densité entre l'air des classes, qui est chaud, et l'air extérieur, dont la température est moins élevée. On a cherché, en plaçant les bouches d'évacuation à la partie supérieure de la classe, juste au-dessous du plafond, à donner issue à l'air surchauffé et vicié ; pendant l'été, ce dispositif est particulièrement avantageux. Mais, pendant l'hiver, il prive la classe d'une grande partie de son calorique ; aussi, pour cette saison, a-t-on imaginé d'ouvrir des gaines à la partie inférieure des murs, au voisinage du plancher ; dans chaque classe se trouvent ainsi disposées deux bouches, l'une destinée à fonctionner durant l'été et

(1) Narjoux, Les écoles publiques (France).

l'autre durant l'hiver; des valves permettent de fermer la bouche qu'on ne veut pas utiliser.

Les bouches d'évacuation et les prises d'air sont habituellement percées en des points aussi éloignés que possible l'un de l'autre et sur des parois diamétralement opposées; on espère ainsi assurer le renouvellement de l'air dans la plus grande étendue possible de la classe; nous verrons que cette condition est loin d'être réalisée.

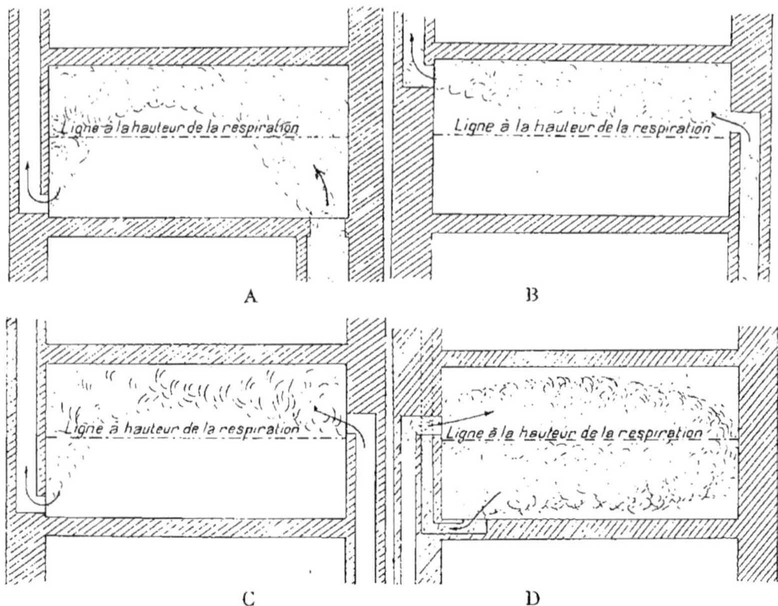

Fig. 69. — Schéma indiquant la façon dont se fait le renouvellement de l'air, suivant l'emplacement des *prises d'air* et des *bouches d'évacuation* (d'après Debesson).

A, arrivée et sortie de l'air au niveau du plancher; B, arrivée de l'air à mi-hauteur, sortie au-dessous du plafond ; C, arrivée à mi-hauteur, sortie au niveau du plancher (dans ces trois premiers schémas, l'arrivée et la sortie se font par les parois diamétralement opposées et réalisent une mauvaise ventilation); D, arrivée à mi-hauteur et sortie au niveau du plancher (l'arrivée et la sortie se font du même côté, réalisant une bonne ventilation).

Nous ne reviendrons pas sur les réserves très justifiées qu'il faut faire sur l'efficacité de ces installations; mais elles sont passibles d'une nouvelle objection : même quand elles fonctionnent, même quand les gaines d'évacuation donnent passage à un courant d'air appréciable, il s'en faut de beaucoup que l'atmosphère de la classe soit suffisamment renouvelée. En effet, il est aujourd'hui démontré que l'emplacement des prises d'air et des bouches d'évacuation est loin d'être indifférent; il n'est certes pas aisé de faire circuler de l'air dans un espace confiné, mais il est peut-être plus difficile encore d'y diriger à notre gré le sens et l'étendue d'un courant d'air. Les schémas que nous reproduisons ici, et que nous empruntons à l'ouvrage de M. Debesson, nous dispensent de longs commentaires (fig. 69); on voit quel est, d'après cet auteur, le peu d'efficacité du renouvellement d'air avec les dispositifs le plus souvent employés (A, B, C), et l'on voit aussi quel est l'emplacement le meilleur à adopter pour les orifices d'entrée et de sortie de l'air (C).

Nous avons dit tout à l'heure que les gaines d'évacuation devaient se terminer sur le toit par des cheminées surmontées d'appareils qui utilisent le vent pour favoriser l'écoulement de l'air vicié. On peut disposer sur les cheminées diverses sortes de *tourne-au-vent* ou de *cape à vent*, qui, grâce à des girouettes, s'orientent dans un sens favorable; nous reproduisons ici des appareils assez simples, que nous empruntons à l'ouvrage de Julien Lefèvre (1). Les flèches indiquent sur ces figures la manière dont le vent favorise l'issue de l'air hors des gaines d'évacuation (fig. 70 et 71).

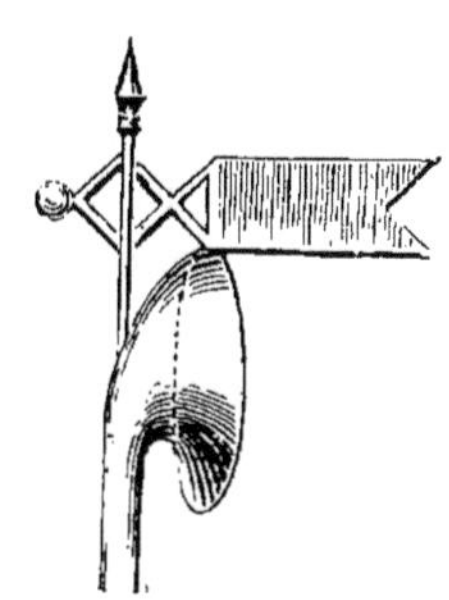

Fig. 70. — Cape à vent.

En théorie, les gaines d'évacuation telles que nous venons de les décrire doivent assurer, en hiver au moins, un renouvellement d'air suffisant; pour une maison élevée de deux ou trois étages avec une différence de température de 10° ou 15°, la vitesse du courant d'air dans la gaine atteindrait 0m,60 à 0m,80 par seconde. Mais, pendant l'été, quand les températures intérieure et extérieure tendent à s'équilibrer, le courant devient nul ou même inverse de ce que l'on souhaiterait; pour parer à cet inconvénient, on a imaginé de chauffer en toute saison et surtout en été la colonne d'air contenue dans la gaine d'évacuation.

Gaine d'évacuation chauffée. — Nous verrons plus loin, en étudiant les appareils de chauffage, comment leurs tuyaux ou leurs cheminées peuvent concourir à la ventilation. Pour le moment, nous nous occupons aussi bien de la ventilation d'été que de la ventilation d'hiver. Le moyen le plus simple d'accélérer l'ascension de l'air dans les gaines est de disposer dans la gaine elle-même une source de chaleur; en pratique, un foyer à gaz remplit assez bien ce but; il peut être placé à la partie supérieure de l'édifice et agir en quelque sorte par aspiration (fig. 72); d'autres fois, on a eu recours à des foyers placés à la partie inférieure du bâtiment.

Ventilation mécanique. — Malgré toutes les recherches destinées à rendre efficaces les procédés de ventilation naturelle, ceux-ci

(1) Julien Lefèvre, Le chauffage.

sont restés très infidèles. L'usage des *ventilateurs* employés dans l'industrie, dans les ateliers, dans les mines, assure un renouvellement d'air autrement sérieux et qui peut être pour ainsi dire dosé selon les besoins. Jusqu'à ces derniers temps, aucune application de ces systèmes n'avait été faite dans les écoles; en Amérique, sous le nom de *plenum system*, la ventilation par pulsion d'air, chaud en hiver, frais en été, est dès maintenant réalisée dans plusieurs établissements scolaires. Il en existe une installation analogue dans une des écoles de Francfort : comme le fonctionnement de ces appareils est intimement lié à celui du chauffage, nous décrirons leur ensemble dans le chapitre suivant (Voy. p. 130 et suiv., et fig. 86 et suiv.).

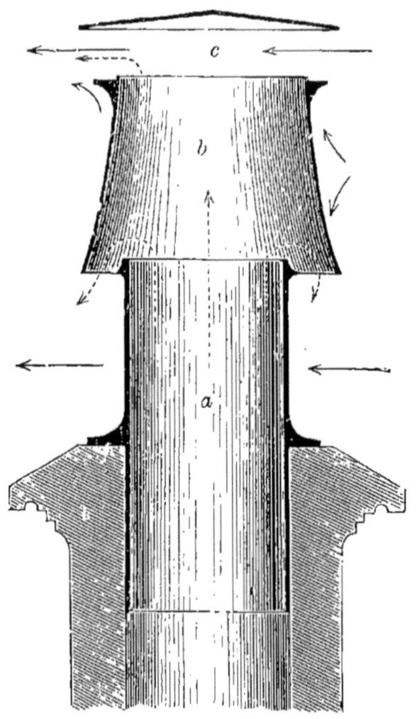

Fig. 71. — Appareil fixe de Wolpert.

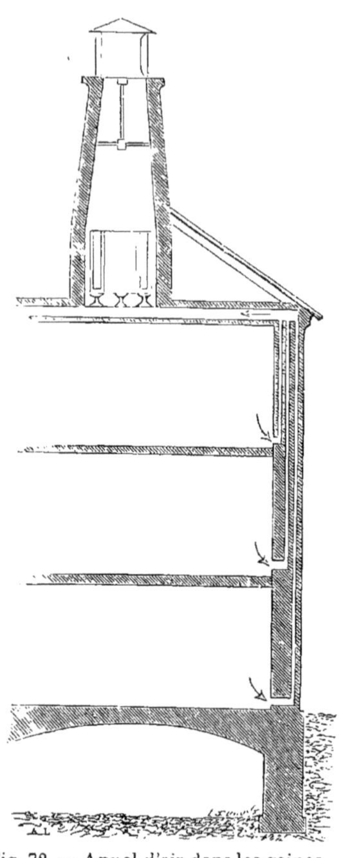
Fig. 72. — Appel d'air dans les gaines par un foyer à gaz placé dans le comble.

Nous bornerons à cet exposé rapide l'étude de la ventilation dans les écoles ; mais, dans le chapitre suivant, nous aurons l'occasion constante de parler à nouveau du renouvellement de l'air dans les classes ; en effet, il ne se fait plus guère d'installations de chauffage sans que soient prévus des dispositifs en vue de favoriser la ventilation, sinon de la réaliser de façon efficace.

CHAUFFAGE. — La température demandée pour les salles de classe varie suivant les pays. En France, on se contente de chauffer aux environs de 14° à 15° C. : en Angleterre, les règlements exigent une température analogue, 56 à 60° F., qui équivalent à 14 à 16° C.; en Allemagne, les classes sont beaucoup plus chauffées, 18 à 20° C., sans que nous apercevions les avantages de cette température élevée, qui expose au contraire les enfants à des refroidissements brusques au moment de la sortie, dans un pays où l'hiver est souvent très rude.

Chauffage par les poêles. — Dans les écoles peu importantes, et en particulier dans les écoles de campagne, on emploie encore les anciens systèmes de chauffage ; les installations de chauffage central par l'eau ou la vapeur y seraient trop coûteuses et même peu pratiques, étant donné le personnel restreint dont disposent ces écoles.

Les classes sont donc chauffées par des poêles « individuels », et les systèmes employés varient suivant les régions ; on emploie, comme combustible, le bois, le charbon ou le coke. En France, on n'utilise guère que des poêles, tandis qu'à l'étranger, et en particulier en Angleterre, les cheminées avec foyer découvert et « avançant », c'est-à-dire empiétant sur le sol de la classe, sont encore en faveur; ce dernier système a le double avantage d'assurer une assez bonne ventilation et de ne pas laisser échapper dans la classe de gaz délétères ; par contre, il a le grave inconvénient de chauffer surtout par rayonnement, d'où répartition très inégale de la chaleur et gêne des enfants situés dans le voisinage du foyer.

Les poêles « individuels » doivent répondre aux indications suivantes :

1° Ne pas laisser échapper de gaz nuisibles ;

2° Ne pas produire un rayonnement trop intense;

3° Concourir autant que possible à la ventilation ;

Voici d'ailleurs le texte officiel du règlement français qui régit de façon bien superficielle et bien incomplète l'installation du chauffage (1) :

« On installera dans chaque classe un petit poêle pourvu d'un réservoir d'eau avec surface d'évaporation.

« Ce poêle devra être garni d'une double enveloppe métallique ou d'une enveloppe le terre cuite.

« Il sera entouré d'une grille en fer et ne contiendra ni four ni chauffe-plat.

« Le tuyau de fumée ne devra en aucun cas passer au-dessus de la tête des enfants.

« Les élèves ne pourront être placés à une distance du poêle moindre de 1m,25.

(1) *Instructions ministérielles* (1887). Il n'en existe pas de plus récentes.

« Le poêle en fonte à feu direct est interdit. »

Dans les procédés de chauffage par poêles, de nombreux progrès ont cependant été accomplis, et les quelques modèles dont nous donnons ici la description peuvent donner de bons résultats, s'ils sont bien réglés et bien entretenus.

Voici d'abord l'aspect et le plan d'un modèle très bien établi, (système Gaillard et Haillot), donnant un bon rendement, mais malheureusement assez coûteux d'installation, ce qui a beaucoup limité son emploi. Ce poêle calorifère, d'après la description qu'en donne Narjoux (1), est placé dans une enveloppe cons-

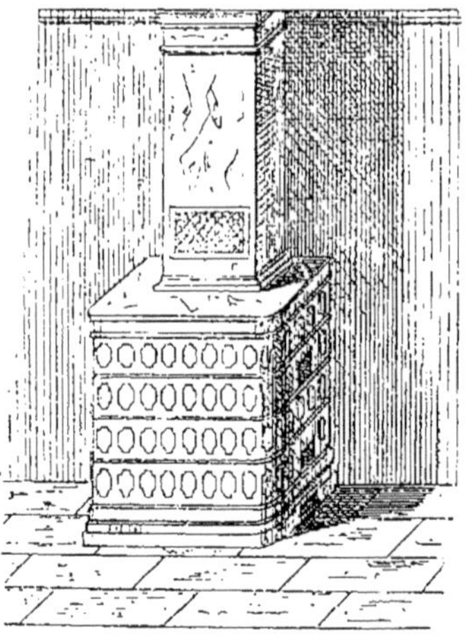

Fig. 73. — Aspect extérieur du poêle en faïence, système Gaillard-Haillot (d'après Narjoux).

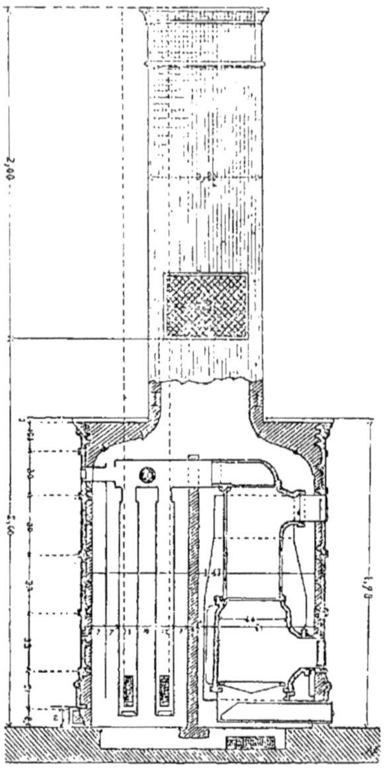

Fig. 74. — Coupe verticale du poêle Gaillard-Haillot.

truite en carreaux de faïence (fig. 73), garnie de tuiles et en outre renforcée d'une deuxième cloison de l'épaisseur d'une tuile ; mais, comme cette enveloppe s'échaufferait encore beaucoup, la cloche et le coffre sont entourés d'une chemise en tôle de 2 millimètres laissant entre elle et l'enveloppe extérieure en faïence un vide suffisant pour que l'air froid y circule facilement (fig. 74). Une cloison en briques sépare le foyer du coffre de circulation de fumée, pour éviter qu'il ne s'échauffe par le rayonnement direct du foyer. Un tuyau formant pompe d'appel, muni d'une soupape, met en communication le haut de l'appareil avec la cheminée placée dans le mur ; ce

(1) F. Narjoux, *loc. cit.*, p. 160 et suivantes.

tuyau sera ouvert seulement au moment de l'allumage afin de le faciliter ; il sera fermé quand le foyer sera en bonne marche afin d'établir la circulation normale sur toutes les surfaces de chauffe de l'appareil. Le tuyau d'évacuation de la fumée monte directement hors des combles, sans traverser horizontalement les salles d'une extrémité à l'autre ; mais il est enfermé dans la cheminée de ventilation, où il abandonne à l'air vicié une partie de la chaleur que la fumée contient encore à sa sortie de l'appareil ; il élève la température de cet air et active sa vitesse ascensionnelle. Pour abaisser autant que possible la température très élevée des parois du foyer, la cloche est garnie extérieurement de dix-sept nervures en fonte (fig. 75); ces nervures augmentent dans une certaine proportion la surface de chauffe et donnent plus de solidité au foyer maintenu haut et bas par des frettes en fer forgé.

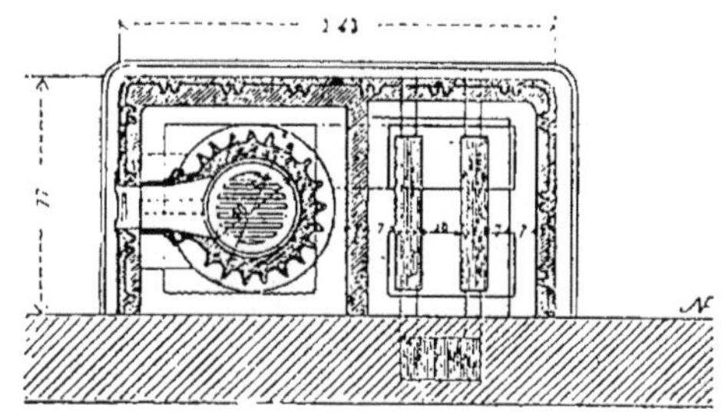

Fig. 75. — Coupe horiontalze du poêle Gaillard-Haillot.

Cet appareil, grâce à sa grande surface de chauffe (3m,60), peut donner une température régulière et suffisante pour une classe de soixante-douze élèves.

La prise d'air frais se fait par des ouvertures ménagées au bas des fenêtres ou au-dessus de leurs linteaux.

Les mêmes constructeurs ont établi un modèle moins coûteux, sans revêtement de faïence, avec double enveloppe et circulation d'air, qui est très couramment employé dans nos écoles (fig. 76).

Comme dans le système précédent, une prise d'air pur au dehors est prévue ; cet air s'échauffe au contact des ailettes, qui, en disséminant la chaleur de combustion dans une plus grande masse métallique, abaissent la température de toutes les surfaces chauffantes et empêchent que l'air introduit dans la pièce ne contracte l'odeur désagréable et bien connue qui est due à la combustion des matières organiques qu'il contient toujours en suspension; de plus, les gaz de combustion trouvent une issue d'autant plus facile à travers la gaine métallique du foyer que cette gaine est portée à une plus haute température; on sait avec quelle fréquence l'oxyde de carbone passe au travers de la fonte portée au rouge. Avec le système que nous décrivons, cet inconvénient est très réduit. L'air vicié, aspiré sur les différents points de la salle, est amené sous le poêle par des canaux ménagés dans l'épaisseur du plancher; il pénètre entre les deux enveloppes, parcourt l'appareil dans toute sa hauteur verticale et se mêle au courant de fumée sortant du tube à feu dans l'embase qui termine le poêle à sa partie supérieure; le mélange de fumée et d'air vicié se rend ensuite dans une cheminée de section ordinaire dans laquelle, grâce à l'ensemble de ces dispo-

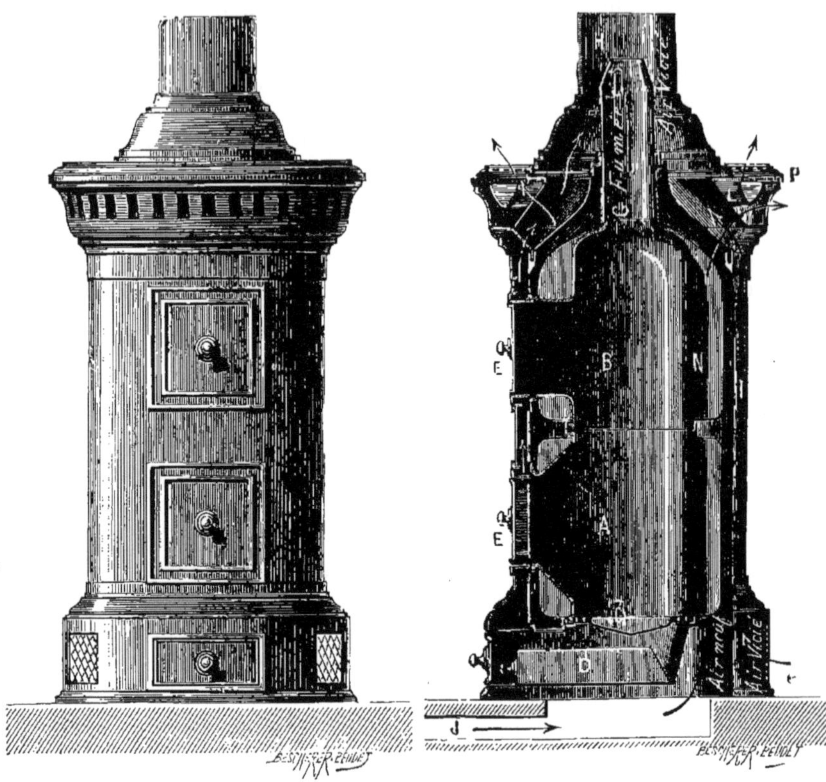

Fig. 76. — Poêle ventilateur Haillot.

A, foyer à ailettes; B, cloche à ailettes; C, grille sur laquelle se place le combustible; D, cendrier; EE, portes de chargement et de décrassage; F, cône de distribution permettant le croisement sans mélange de l'air vicié et de l'air neuf; G, buse de départ; H, embase et tuyau dans lequel s'opère le mélange d'air vicié et de fumée; I, double enveloppe pour l'évacuation de l'air vicié arrivant par le socle ou par des canaux ménagés dans l'épaisseur du plancher; J, gaine d'arrivée d'air neuf et froid; N, enveloppe dans laquelle s'échauffe l'air neuf, au contact des lames et du tube à feu; P, dessus grillagé pour l'introduction de l'air neuf et chaud dans la pièce; L, humidificateur donnant à l'air le degré hygrométrique convenable.

sitions, la vitesse peut facilement atteindre 3 ou 4 mètres par seconde.

Quand on ne peut établir des canaux d'air vicié dans l'épaisseur du plancher, l'extraction se fait par le socle de l'appareil, qui est alors percé d'un certain nombre de trous grillagés. C'est cette dernière disposition que montre le dessin représentant le poêle en élévation (à gauche).

Le cône distributeur en fonte qui surmonte le tube à feu sert à faire croiser, sans qu'il y ait jamais mélange entre eux, les courants d'air neuf et d'air vicié : cet organe tout particulier, combiné avec la double enveloppe, permet d'obtenir un autre résultat fort important, qui consiste à abaisser la température extérieure de l'enveloppe du poêle et à empêcher que son rayonnement ne soit gênant pour les personnes placées dans son voisinage immédiat.

Un registre à étoile posé horizontalement sur le sommet du cône

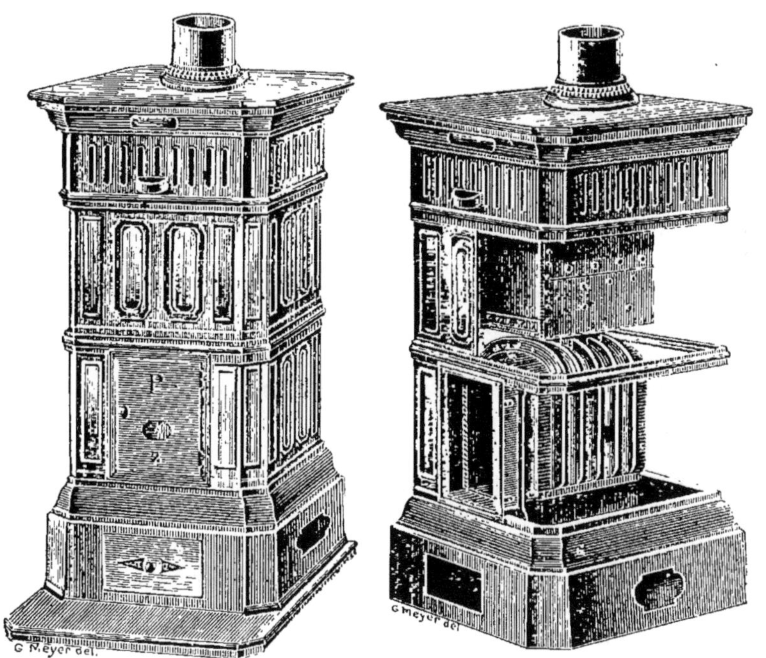

Fig. 77. — Poêle Pichon (Sotta-Carmine).

distributeur sert à modérer et même à arrêter la ventilation quand elle n'est pas utile.

Enfin l'appareil se complète par un humidificateur contenant de l'eau qui s'évapore en quantité suffisante pour donner à l'air le degré hygrométrique convenable.

Un autre système très répandu dans les écoles de la ville de Paris est le *poêle calorifère ventilateur Sotta et Carmine* (fig. 77) ; il es de construction plus simple et plus économique que les précédents ; il comprend une double enveloppe, l'extérieure étant formée de carreaux de faïence ; il existe aussi un plancher supérieur en terre réfractaire qui conserve très longtemps la chaleur et un réservoir d'évaporation qui fournit à l'air chaud la vapeur d'eau nécessaire. Le foyer est formé d'un cylindre de fonte à ailettes qui augmente la surface de chauffe. La circulation d'air peut être assurée par des prises d'air extérieur : au lieu du dispositif qui est représenté figure 77, le socle du poêle peut être mis en connexion avec ces prises d'air et assurer ainsi une ventilation satisfaisante.

Avec ces simples poêles, la ventilation serait satisfaisante et pourrait assurer, d'après les chiffres apportés par Narjoux, un renouvellement de 10 à 15 mètres cubes par heure et par enfant; le fonctionnement de ces poêles avait été vérifié par une *Commission de chauffage et de ventilation* (1), et les résultats obtenus avaient été consignés dans un rapport très documenté où sont exposés les chiffres relatifs à la surface de chauffe, à la consommation du charbon et au renouvellement de l'air. Il est permis de regretter que, depuis plus de trente ans, aucun travail complémentaire sur un sujet où les progrès ont été si rapides n'ait été confié à une commission analogue.

Nous croyons superflu de décrire un plus grand nombre d'appareils, dont la plupart ne diffèrent pas sensiblement de ceux dont nous venons de parler.

Nous signalerons seulement quelques dispositifs de détails : c'est ainsi que le poêle est souvent placé contre la cloison qui sépare la classe d'un couloir; la porte du foyer s'ouvre sur ce couloir, si bien que le chargement peut se faire sans déranger les élèves.

Pour les poêles placés au milieu de la classe, on remplace le loqueteau de la porte du foyer par une clef qui permet au maître seul d'ouvrir cette porte.

Au lieu de faire monter directement le tuyau de la cheminée vers les combles, on fait quelquefois traverser une partie de la classe par un tuyau de tôle, ce qui augmente notablement la surface de chauffe ; ce dispositif, qu'on rencontrera bien souvent dans les écoles de campagne, est cependant proscrit par l'instruction que nous avons reproduite ; le tirage, qui doit être surveillé, est quelquefois compromis par encrassement de ce long tuyau presque horizontal ; la même raison condamne l'emploi des *clefs de réglage* placées dans les tuyaux ; c'est par l'ouverture plus ou moins grande du cendrier ou de la valve disposée à cet effet que se réglera l'entrée de l'air dans le foyer et par conséquent la force du tirage.

Nous passerons complètement sous silence les *poêles à combustion ralentie* : quel qu'en soit le système, ils doivent être proscrits pour le chauffage des écoles.

Chauffage central par l'air chaud. — Ce dernier mode de chauffage est condamné aujourd'hui d'une façon à peu près absolue ;

(1) Direction des travaux de Paris. Instruction relative à l'établissement du chauffage et de la ventilation des écoles communales. Reproduit in-extenso par Narjoux, *loc. cit.*, p. 152.

il présente en effet de graves inconvénients; d'abord, on rencontre d'assez grandes difficultés techniques à répartir d'une façon égale l'air chaud dans les différentes pièces à chauffer ; c'est ainsi que dans les établissements à plusieurs étages, les rez-de-chaussées ne reçoivent souvent qu'une faible quantité d'air chaud ; d'autre part, la répartition de la chaleur dans chaque salle est irrégulière, et le voisinage des bouches de chaleur est souvent incommode ; l'air chaud se charge de poussières dans des conduites difficiles ou impossibles à nettoyer. Enfin et surtout, *la cloche* qui contient le foyer et au contact de laquelle l'air s'échauffe peut très souvent laisser filtrer des gaz nuisibles, soit par porosité de la fonte portée à une trop haute température, soit par des fêlures ou des fissures très fréquentes après quelques mois d'usage. Le Dr E. Hirtz a montré la grande variété d'accidents qui sont imputables à ce mode de chauffage : céphalées rebelles, anémie, parésies et paralysies diverses.

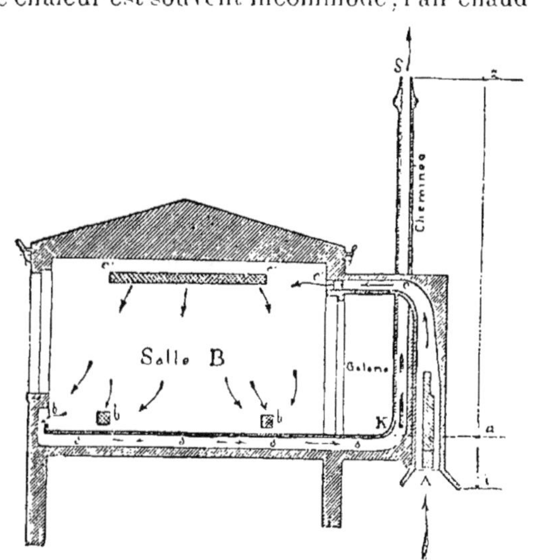

Fig. 78. — Coupe d'une salle de classe de l'école de la rue du Pont-de-Lodi, montrant la façon dont se fait l'arrivée d'air frais et l'évacuation d'air vicié (d'après Narjoux).

A, prise d'air frais : *cc'c'*, canal et bouche d'arrivée d'air frais : *bb*, bouche d'évacuation d'air vicié; *ss*, canal d'évacuation, sous le plancher ; KS, cheminée d'évacuation.

Certaines installations de calorifères à air chaud avaient été remarquablement étudiées avec des prévisions pour assurer la ventilation des locaux. Les écoles de la rue du Pont-de-Lodi à Paris, construites par M. Cordier, possèdent un chauffage à air chaud, combiné avec un système d'évacuation d'air vicié et d'entrée d'air frais; nous donnons le schéma de la ventilation d'une des classes de cette école, qui nous dispensera de décrire en détail cette installation (fig. 78).

Malgré tout le soin apporté à l'étude et à la réalisation de ces systèmes, leur fonctionnement reste soumis à de nombreuses causes de variations. Nous verrons à la fin de ce chapitre que c'est seulement en adjoignant à des installations analogues des ventilateurs mécaniques qu'on arrive à réaliser une ventilation vraiment efficace.

Chauffage central par l'eau chaude ou par la vapeur

d'eau. — Valeur comparée des deux systèmes. — Dans les grandes villes, presque toutes les écoles modernes sont munies de l'un de ces nouveaux modes de chauffage; les raisons qui ont milité en faveur de cette adoption à peu près générale sont multiples : un seul foyer à entretenir, d'où économie de personnel et de combustible ; surveillance facile et entretien peu coûteux ; absence de poussières et de gaz nuisibles ; grande facilité de logement des appareils de chauffage (radiateurs) propres et peu encombrants. Ces systèmes permettent aussi un réglage assez exact de la température et assurent sans difficulté d'ordre technique une égale répartition de la chaleur dans les différents locaux à chauffer.

Quel est le procédé de choix pour les écoles, eau chaude ou vapeur d'eau? Le plus grand nombre des installations existantes utilisent la *vapeur d'eau à basse pression* ; voici les raisons sur lesquelles repose cette préférence : l'installation est peut-être moins coûteuse, car elle nécessite moins de soins dans la pose et l'ajustage des conduites ; ces dernières sont de volume plus réduit ; elles n'exigent pas une pente appréciable comme celle qui est nécessaire pour favoriser la circulation de l'eau ; on ne craint pas de voir, pendant l'hiver, l'eau geler dans les conduites et les faire éclater les jours où les feux sont éteints ; enfin la raison la plus importante de cette préférence est que la vapeur d'eau permet un chauffage beaucoup plus rapide des classes ; en effet la vapeur porte très rapidement les radiateurs à leur température maxima (98° environ), et en une heure ou deux la température de la classe est élevée au degré voulu ; si bien qu'il suffit, suivant le plus ou moins grand froid extérieur, d'allumer le feu d'une à trois heures avant l'ouverture de l'école ; il y a là une commodité et une économie.

Mais, si ce chauffage est rapide, il est en même temps brutal ; le voisinage des radiateurs peut être gênant. La meilleure preuve de la haute température de l'air au contact du radiateur est la torréfaction des poussières atmosphériques qui ne manquent pas de venir s'attacher, en la noircissant, à la paroi située immédiatement au-dessus du radiateur. De plus l'air est fortement asséché.

Le *chauffage par l'eau chaude* ne présente pas ces derniers inconvénients : la chaleur est plus douce et plus régulière, et, au point de vue de l'hygiène, elle nous paraît de beaucoup préférable ; les radiateurs ne sont portés qu'à 80° environ. Le plus grave reproche que l'on puisse faire à ce système, c'est d'exiger une plus longue période de chauffe, mais avec une consommation de charbon relativement moindre ; l'élévation de la température n'est en effet obtenue que d'une façon assez lente. Dans les établissements d'enseignement secondaire, où les différents locaux sont habités plus régulièrement et plus longtemps que dans les écoles primaires, l'eau chaude pourrait donc être utilisée avec avantage et sans plus de frais que la vapeur d'eau. Il ne paraît même pas démontré que, dans les écoles primaires, il serait beaucoup plus coûteux d'utiliser ce dernier mode de chauffage si une surveillance intelligente des appareils pouvait être obtenue ; mais le premier des desiderata exprimés aux constructeurs est de fournir des appareils à fonctionnement à peu près automatique et n'exigeant aucune surveillance spéciale : la quantité de chaleur à fournir et de combustible à consumer doit être à peu près réglée d'avance : cette dernière raison, jointe aux raisons d'ordre économique, prime toutes les autres dans l'acceptation de la plupart des devis d'installation : c'est dire que les constructeurs sont peu encouragés à apporter, chez nous tout au moins, des améliorations utiles dès qu'elles sont tant soit peu coûteuses.

Une autre cause du peu de faveur du chauffage par l'eau chaude a été la difficulté d'obtenir une circulation suffisamment rapide de l'eau, qui demande un temps assez long pour s'échauffer et exige en outre l'emploi de conduites relativement larges, dispendieuses et difficiles à disposer dans les pièces ; ces inconvénients, qui n'existent plus dans les appareils modernes, étaient dus à ce que le déplacement de l'eau était sous la seule dépendance de la légère différence de poids spécifique existant entre l'eau sortant de la chaudière et l'eau y revenant après déperdition de sa chaleur. On a remédié à cet état de choses par l'emploi d' « accélérateurs de circulation », dont nous parlerons plus loin.

A côté de leurs incontestables avantages, les chauffages à vapeur et à eau chaude présentent un inconvénient majeur, sur lequel on a le tort de ne pas assez attirer l'attention : *ils n'échauffent que l'air contenu déjà dans les locaux sans en favoriser en aucune façon le renouvellement* ; nous verrons dans un instant quelles sont habituellement les prévisions de ventilation pour les habitations chauffées par un système central ; mais nous pouvons, dès maintenant, affirmer que ces systèmes de ventilation sont à peu près illusoires ; à ce point de vue, les poêles « individuels » ont une supériorité sur le chauffage central : ne serait-ce que par la quantité d'air nécessaire à la combustion et au tirage, ces anciens appareils assurent une ventilation relative qui devient plus efficace quand on met le poêle en connexion avec une prise d'air extérieur, dispositif que nous avons étudié plus haut.

Il est donc à retenir que *les chauffages par eau chaude ou vapeur d'eau n'assurent en aucune façon la ventilation des locaux, à moins qu'il ne leur soit adjoint un système de ventilation mécanique ;* or, ce dernier perfectionnement n'a pas encore été appliqué en France, il n'existe que dans de rares écoles étrangères.

Chauffage par l'eau chaude. — Ce système repose sur l'application d'un principe de physique élémentaire : les particules les plus chaudes de l'eau contenue dans un récipient quelconque tendent à en gagner les parties supérieures par diminution de leur densité ; elles transmettent alors, par l'intermédiaire des parois du vase, une partie de leur calorique à l'air ambiant, à la condition, bien entendu, qu'il y ait une différence appréciable de température entre les deux milieux.

Les particules ainsi refroidies tendent à regagner la partie inférieure du vase et à y subir de nouveau l'action du foyer ; ainsi s'établit dans le récipient une véritable circulation d'eau. Que ce récipient supposé se prolonge par des conduites suffisamment larges et que ces conduites soient en rapport avec des surfaces chauffantes, on aura la représentation schématique d'un chauffage par circulation d'eau.

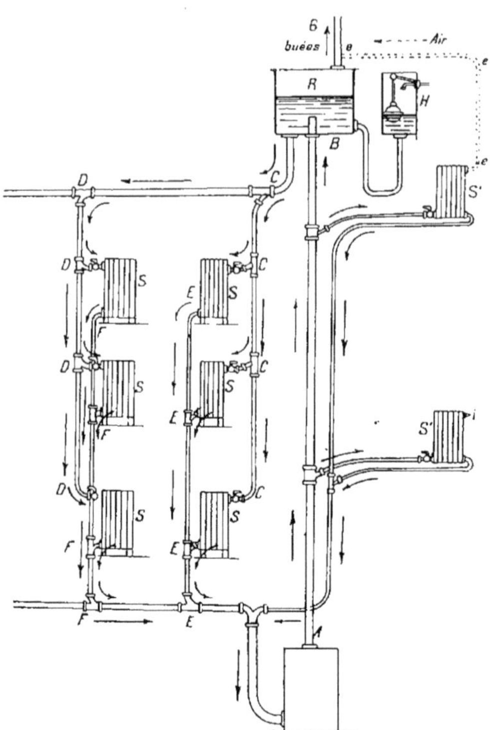

Fig. 79. — Schéma de chauffage par circulation d'eau chaude (d'après Debesson).

La figure 79, empruntée à Debesson, montre schématiquement une installation de chauffage par l'eau chaude du système le plus généralement employé : il possède « une double tuyauterie : l'une CCC-DDD amenant l'eau chaude aux radiateurs SSSS, et l'autre EEE-FFF ramenant l'eau refroidie à la chaudière.

« On peut placer en dérivation des radiateurs S'S'', à la condition de les munir soit de petits robinets d'air *f*, permettant l'évacuation de l'air au moment du remplissage, soit de petits tuyaux d'évent *e*, *e*, *e*, remplissant le même but.

« Le réservoir d'expansion R est muni d'un couvercle, et un tuyau G assure l'évacuation de l'air et des buées.

« Comme ces buées représentent une petite perte d'eau, un réservoir H, contenant un robinet à flotteur, assure automatiquement un niveau d'eau constant.

« Le réservoir H doit être assez haut pour ne pas déborder lorsque le système est au repos et que le niveau de l'eau dans le réservoir R s'abaisse au fur et à mesure du refroidissement de celle-ci (1). »

Ainsi établie, la circulation de l'eau ne se fait que très lentement; d'autre part, la masse du liquide est considérable, et elle exige un temps assez long pour s'échauffer. On obvie en partie à ces inconvénients en employant des canalisations de fort diamètre et en ayant soin de placer la chaudière dans une situation aussi déclive que possible ; en effet, la circulation sera d'autant plus active que la distance verticale sera plus grande entre la surface de refroidissement de l'eau (radiateurs) et la chaudière.

Dans la pratique, ces inconvénients se traduisent par la lenteur de la mise en train du chauffage, par la difficulté qu'il y a souvent à loger la chaudière dans un sous-sol assez profond, ainsi qu'à disposer dans les locaux habités des canalisations volumineuses et encombrantes.

On avait cherché à accélérer la circulation de l'eau chaude en soumettant celle-ci à une haute pression de vapeur ; ces systèmes sont presque complètement abandonnés, car ils n'étaient pas sans danger : ils exposaient à la rupture des conduites et à l'irruption d'une grande quantité d'eau.

Plus perfectionnés sont les systèmes fonctionnant par l'intervention de pompes placées en un point du circuit, où elles accélèrent le courant d'une façon mécanique et facilement réglable ; ces installations sont coûteuses.

L'accélération de la circulation d'eau chaude est actuellement le plus souvent obtenue par l'un des procédés suivants, qui permettent de réduire le diamètre des canalisations et de ne plus tenir compte des différences de niveau entre les radiateurs et la chaudière.

La circulation d'eau chaude peut être accélérée par émulsion; le *circulateur Reck* repose sur ce principe : mélanger une certaine proportion de vapeur avec l'eau, de manière à former une sorte d'émulsion ayant un poids spécifique très faible ; l'accélérateur est placé à la partie supérieure de la colonne ascensionnelle d'eau chaude; la présence de cette « émulsion » diminue le poids de la colonne d'eau ascendante et exagère, par contre, la différence de poids avec la colonne descendante d'eau froide, d'où augmentation considérable de la vitesse de circulation, qui peut d'ailleurs être modifiée par l'admission plus ou moins considérable de la vapeur formant l'émulsion. La vapeur peut être fournie par la chaudière de l'installation de chauffage ou par tout autre générateur.

L'accélération peut également être obtenue par production « intermittente du vide en un point de la masse d'eau chaude, ce vide résultant de la condensation d'une certaine quantité de vapeur formée

(1) Debesson, *loc. cit.*, p. 422.

dans la masse d'eau sous l'action de la chaleur » (système Nessi).

Ces améliorations apportées récemment au chauffage par l'eau chaude nous ont paru intéressantes à signaler ; elles réduisent à néant quelques-unes des objections adressées à ce système, et elles permettront peut-être son emploi plus courant dans les écoles, ce qui nous paraîtrait désirable au point de vue de l'hygiène.

Chauffage par la vapeur à basse pression. — On a employé et on emploie encore dans quelques vastes édifices le *chauffage par vapeur à haute pression* ; on utilise dans ces cas la vapeur fournie par des générateurs servant à de multiples usages : force motrice, buanderies, cuisines, etc.

Dans ces cas, on réduit la pression de la vapeur avant de l'envoyer dans les canalisations de chauffage et dans les radiateurs, par l'intermédiaire d'appareils appelés « détendeurs » ou « réducteurs de pression ».

Nous ne croyons pas que de pareilles installations existent dans les écoles, et nous n'insisterons pas davantage.

Le *chauffage par vapeur à basse pression* est adopté dans un grand nombre d'écoles; nous avons dit déjà pour quelles raisons ce système était en aussi grande faveur; la facilité et la rapidité de sa mise en train sont surtout à retenir.

Chaque constructeur apporte à ces installations quelques modifications; mais le principe du fonctionnement de ce mode de chauffage reste toujours le même; en France, on n'emploie guère que le système dit à « cycle ouvert » ; nous verrons en quoi il consiste.

Nous ne ferons que signaler deux *systèmes américains*, l'un à « cycle fermé », c'est-à-dire sans communication entre les divers organes constituant l'appareil et l'air extérieur, et l'autre à « tuyau unique », c'est-à-dire sans canalisation spéciale pour le retour de la vapeur condensée, ce retour se faisant par le tuyau même d'arrivée de la vapeur, auquel on donne un diamètre en rapport avec cette double fonction.

Le *système français* comprend essentiellement une chaudière, du dôme de laquelle part un tuyau ascendant aboutissant à des radiateurs : de la partie inférieure de chacun de ces radiateurs part un autre tuyau, destiné à ramener l'eau de condensation à la partie inférieure de la chaudière ; sur ce tuyau de retour est branché un tuyau librement ouvert à l'extérieur. Nous empruntons encore à Debesson le schéma ci-contre et la description très claire du fonctionnement héorique de ce chauffage (fig. 80) : la chaudière A est en rapport par sa tuyauterie BC et par le robinet V avec un radiateur R ; celui-ci est raccordé au tuyau de retour DE par un branchement sans robinet ; ce tuyau de retour est en communication libre avec l'atmosphère par un tuyau G sans aucun robinet d'air, et il vient s'ouvrir directement en F, à la partie inférieure de la chaudière.

A l'état de repos, l'eau dans la chaudière A et dans le tuyau EED est au même niveau, en vertu du principe des vases communicants.

Aussitôt que la pression de la vapeur s'établit, l'eau s'élève dans le tuyau ED jusqu'à un niveau X', tel que la différence entre le niveau XX et le niveau X' correspond à la pression de la vapeur.

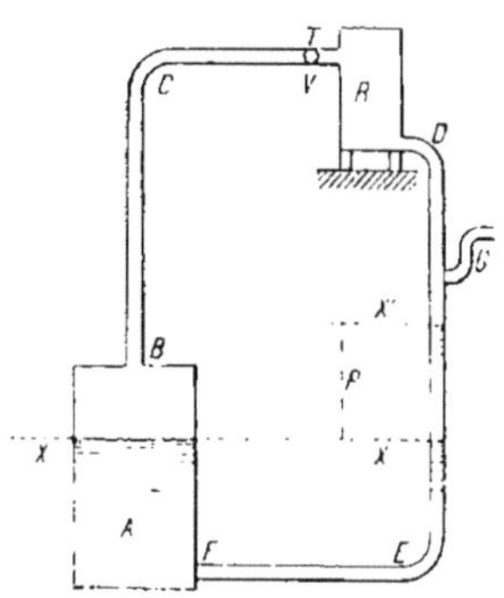

Fig. 80. — Schéma d'une installation de chauffage par vapeur à basse pression (d'après Debesson).

Admettons maintenant que le robinet V est muni d'un système de réglage tel qu'il ne laisse passer dans le radiateur, pour sa position d'ouverture la plus grande, que la quantité de vapeur que ce radiateur est capable de condenser.

La colonne d'eau XX' donne exactement la valeur de la pression P : la vapeur circulera dans la tuyauterie BC avec une vitesse proportionnelle à cette pression ; elle arrivera dans le radiateur R, où elle sera complètement condensée ; l'eau de condensation s'écoulera dans le tuyau DE, où, grâce à l'ouverture C, la pression est égale à la pression atmosphérique.

En somme, la circulation de la vapeur peut se résumer ainsi : départ du dôme de la chaudière sous faible pression ; condensation, dans le radiateur, de la vapeur qui y abandonne ses calories ; retour à la chaudière de l'eau de condensation.

Nous ne pouvons pas entrer ici dans la description technique de ces installations ; on trouvera tous les détails relatifs à leur fonctionnement et la description des systèmes particuliers à chaque constructeur dans l'ouvrage très complet et tout récent de Debesson.

Rappelons seulement que les avantages principaux des systèmes à vapeur à basse pression sont les suivants : emploi de tuyaux de très petit diamètre ; robinet d'admission de vapeur permettant de régler le chauffage de chaque radiateur ; suppression des purgeurs d'air ; enfin, dans le système à cycle ouvert, les générateurs ne sont pas soumis à la surveillance du service des mines, pour cette raison qu'ils sont en communication avec l'atmosphère. Par contre, le même système présente des inconvénients : l'admission de la vapeur dans le radiateur demande un réglage soigné au moment de la construction des appareils ; il importe, en effet, que l'admission de la vapeur dans le radiateur n'excède pas la quantité que ce radiateur peut condenser ; signalons encore le sifflement gênant produit par la brusque détente de la vapeur pénétrant par un petit orifice dans un radiateur relativement volumineux, et aussi la nécessité de loger la chaudière dans un sous-sol assez profond pour permettre le retour de l'eau condensée.

Radiateurs et canalisations. — Quel que soit le système employé, eau chaude ou vapeur à basse pression, les installations locales des surfaces chauffantes et de leur tuyauterie sont sensiblement les mêmes.

La disposition des canalisations est surtout commandée par des nécessités d'ordre technique; toutefois, dans les écoles, il faudra éviter de faire passer les conduites dans les endroits où les enfants pourraient les heurter, ou s'y brûler, ou être gênés par leur chaleur rayonnante; on usera alors d'*enduits calorifuges* ou de *gaines de protection*.

Dans les classes, les radiateurs sont le plus souvent placés au-dessous et au-devant des fenêtres; le choix de cet emplacement est dicté par plusieurs raisons; logé dans le retrait formé souvent par le mur au niveau de la fenêtre, le radiateur ne fait pas dans la classe une saillie gênante; mais surtout l'air chaud, dans son mouvement ascensionnel, vient tempérer l'air froid qui pénètre toujours par les joints de la menuiserie; d'autre part, il diminue la condensation qui se produit au niveau des vitres et qui est une cause de refroidissement parfois gênant de l'atmosphère avoisinante.

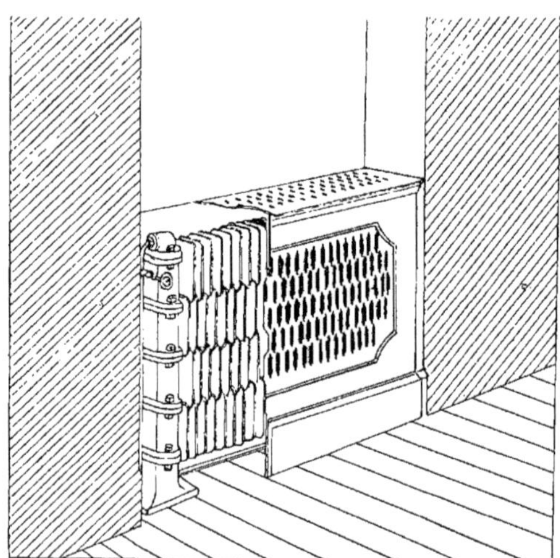

Fig. 81. — Radiateur protégé par une gaine de tôle perforée.

Les radiateurs (1) destinés aux écoles doivent être aussi simples que possible; leurs « sections » (2) seront lisses et dépourvues de toute ornementation; elles seront aussi suffisamment écartées les unes des autres pour permettre un époussetage complet de leurs intervalles; au lieu de faire reposer les radiateurs sur des pieds, on pourra les placer sur des consoles assez élevées au-dessus du plancher pour rendre plus facile le balayage; certains constructeurs ont même établi des radiateurs montés sur les con-

(1) Les divers modèles de radiateurs employés en France ne diffèrent guère que par des modifications de détail. A l'étranger, on utilise également des radiateurs à pointes (*pin radiators*), où des pointes coniques tiennent lieu d'ailettes; des tubes lisses enroulés en spirale et disposés le long des murs (*wall coils*) sont assez fréquemment employés en Allemagne.

(2) On appelle *section* d'un radiateur chacun des éléments tubulaires qui le compose.

soles pivotantes grâce auxquelles l'appareil peut être écarté du mur momentanément.

Dans les écoles primaires, il paraît tout à fait inutile de placer autour du radiateur une *enveloppe de protection* ; s'il arrive parfois

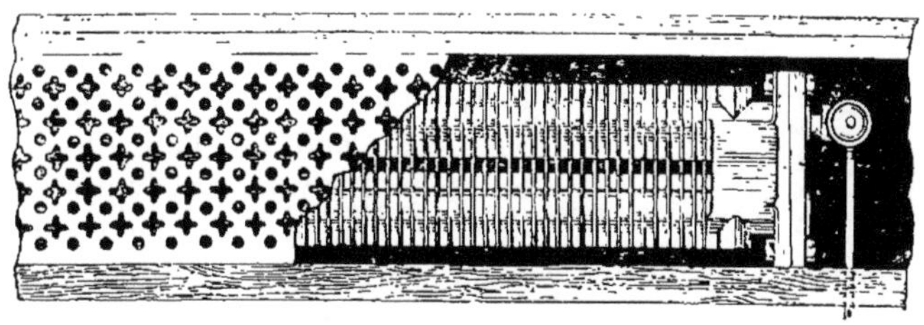

Fig. 82. — Radiateur disposé horizontalement dans l'épaisseur du plancher et recouvert d'une grille.

que les enfants heurtent les radiateurs et s'y font de légères blessures, on n'a jamais constaté de brûlures sérieuses dues à la température assez élevée de ces appareils.

Il en est autrement dans les écoles maternelles, où une enveloppe protectrice sera utile : une gaine de tôle perforée (fig. 81) ou une simple cage de grillage remplira très bien ce but ; ce dispositif sera mobile pour permettre un nettoyage facile.

Dans les préaux où les enfants peuvent se livrer à des jeux violents et dans les corridors où la saillie des radiateurs serait gênante, on peut disposer, dans l'épaisseur du plancher, des radiateurs horizontaux recouverts de grilles perforées (fig. 82) ; on peut également placer le radiateur au niveau de la plinthe dans un espace ménagé à cet effet de façon à ce que le relief au niveau de l'appareil ne dépasse pas celui des parties voisines (fig. 83). Une tôle perforée ou un grillage protège l'appareil.

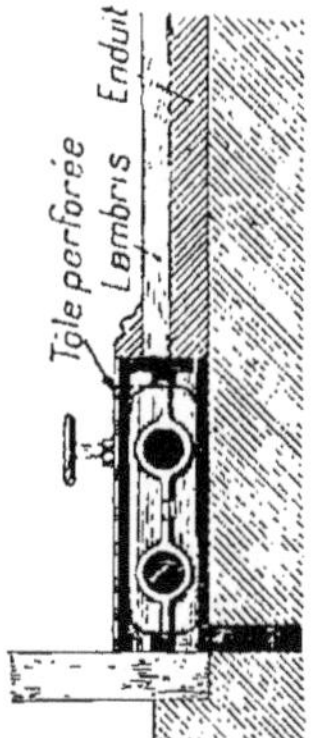

Fig. 83. — Coupe d'un radiateur logé à la partie inférieure du mur, au niveau de la plinthe, et protégé par une tôle perforée.

Les figures que nous donnons ici, avec leurs légendes, nous dispensent d'entrer dans de plus amples détails au sujet de ces dispositifs d'ordre pratique.

Radiateurs et prises d'air extérieur. — Nous disions tout à l'heure que les radiateurs présentaient l'inconvénient majeur de chauffer l'air contenu dans un local, sans en assurer en aucune façon le renouvellement; dans les classes ainsi chauffées, et pour assurer la ventilation en dehors de l'ouverture des fenêtres, on a cependant disposé des gaines d'évacuation d'air vicié et des prises d'air frais à l'extérieur : nous ne reviendrons pas sur la valeur ni sur l'efficacité douteuses de ces installations.

Avec le chauffage par radiateurs, les prises d'air sont habituellement placées en arrière de la partie inférieure des radiateurs, au-dessous des fenêtres par conséquent (fig. 84). L'air frais s'échauffe au contact du radiateur avant de se répandre dans la classe. Mais, quand le froid extérieur est vif, ou quand il y a un vent assez fort, ces prises extérieures donnent passage à un courant d'air que les radiateurs ne peuvent pas tempérer et qui devient gênant pour les élèves placés dans le voisinage; aussi place-t-on sur ces ouvertures des valves, qui permettent de régler l'admission de l'air, par plus ou moins grande ouverture d'un panneau mobile; et nous devons ajouter que ces valves sont trouvées le plus souvent fermées lors des visites dans les écoles, ce qui supprime même la possibilité de toute ventilation.

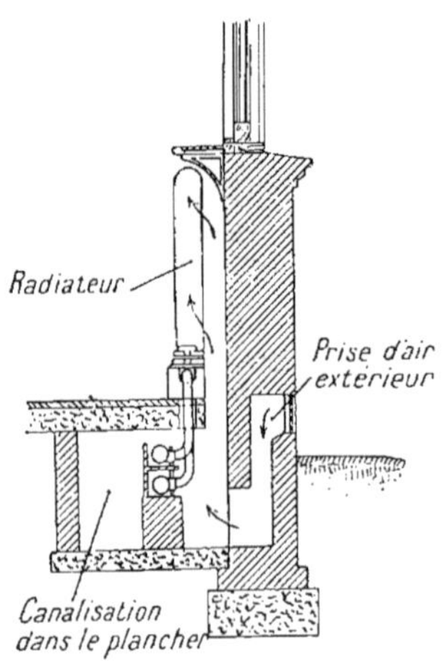

Fig. 84. — Prise d'air extérieur située en arrière et en dessous du radiateur.

Installation d'une école chauffée par la vapeur. — Il est intéressant de placer ici le *plan d'ensemble* d'une école munie d'un système de chauffage central par la vapeur à basse pression.

Nous devons à l'obligeance des constructeurs, MM. Nessi frères, les plans d'une école construite tout récemment au Perreux (Seine) (fig. 85). Ces plans n'ont pas besoin d'être longuement décrits : on peut résumer ainsi le fonctionnement de cette installation :

Le chauffage est obtenu par la vapeur à basse pression. La vapeur circule dans les radiateurs à une pression inférieure à 150 grammes. Cette vapeur, produite dans les chaudières, est amenée par des canalisations dans les surfaces de chauffe formées par des radiateurs, où elle se condense en abandonnant sa chaleur. L'eau de condensation retourne directement, et par son propre poids, à la chaudière.

Les *radiateurs*, dans les classes, sont placés dans les fenêtres. Ils sont montés sur des consoles scellées dans les murs. Cette disposition est préférable à celle qui consiste à faire reposer sur le sol des radiateurs; elle permet un balayage complet au-dessous des radiateurs. Les sections du radiateur sont convenablement espacées pour permettre le nettoyage. Les surfaces lisses sont disposées pour empêcher le dépôt des poussières.

Les *tuyauteries* sont en fer; elles passent en grande partie dans les locaux à chauffer, de façon à utiliser presque toute la chaleur fournie par la vapeur. Elles sont écartées suffisamment des murs pour permettre le nettoyage.

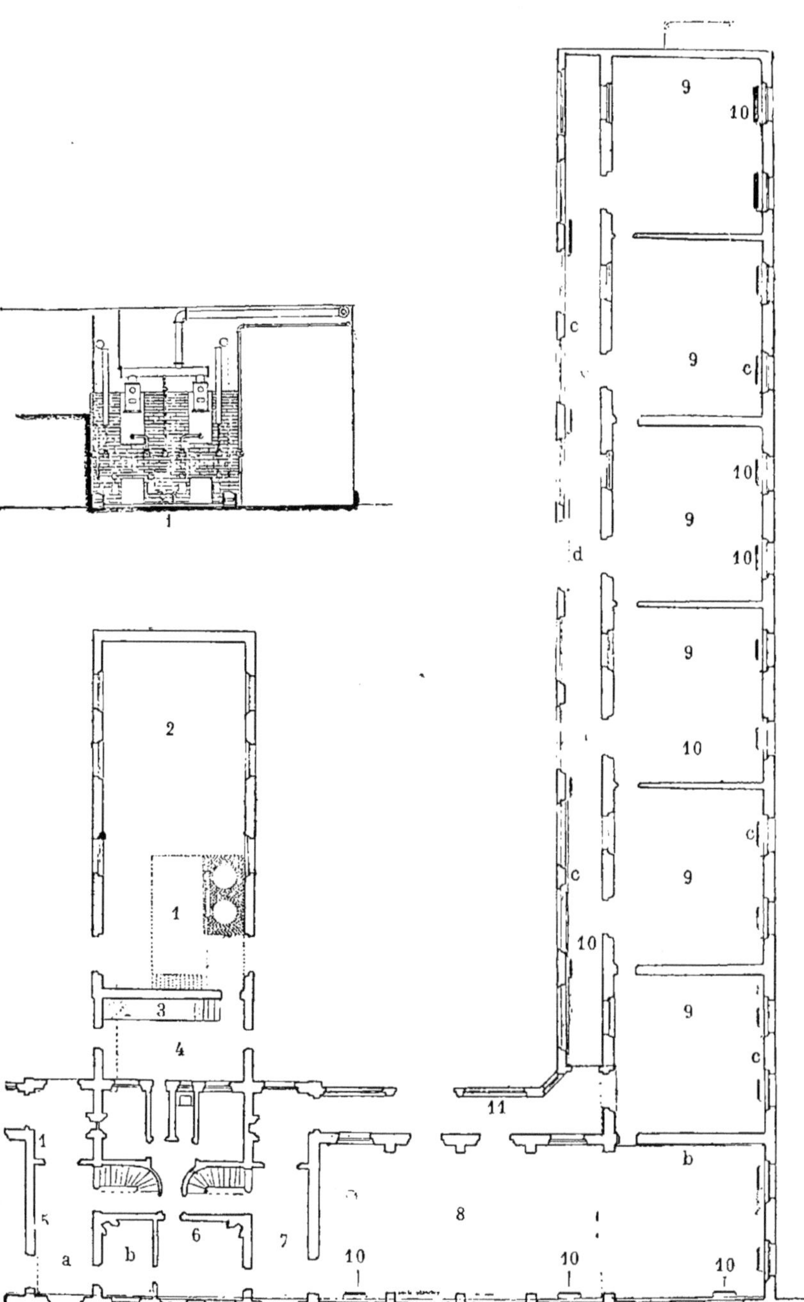

Fig. 85. — Plan d'ensemble de l'installation du chauffage par vapeur d'eau à basse pression à l'école du Perreux; l'aile droite de l'école est seule représentée (MM. Nessi, ingénieurs).

1, chaudières; 2, bains-douches; 3, escalier de la cave; 4, cour de service; 5, entrée de l'école des filles; 6, logement du concierge; 7, entrée de l'école des garçons; 8, préau de l'école des garçons; 9, 9, 9, classes; 10, radiateurs, disposés devant les fenêtres.

Les *chaudières* sont placées en cave. Elles sont munies d'appareils de réglage et de sûreté perfectionnés. Le régulateur automatique de pression permet le réglage de la pression à moins de 5 grammes près. L'appareil de sûreté hydraulique porte un *appareil avertisseur* en cas d'excès de pression et de manque d'eau.

Le *réglage de la température* dans les pièces chauffées est obtenu :

1° Pour l'ensemble de l'installation, en faisant varier la pression de la vapeur à la chaudière, ce que l'on obtient au moyen de la manœuvre du régulateur de pression : c'est le réglage central. Il peut être fait pour la journée ou pour une partie de la journée, suivant la température extérieure ;

2° Pour chaque pièce en particulier, les robinets installés sur les radiateurs peuvent être ouverts ou fermés progressivement, de manière à modérer la quantité de vapeur à condenser et par suite la chaleur dégagée par les surfaces de chauffe.

La *ventilation* est produite simplement par des gaines partant du plafond des classes et sortant sur le toit.

La ventilation s'opère surtout par l'ouverture des fenêtres pendant les récréations, car le crédit assez peu important n'a pas permis d'étudier dans cette installation un système spécial de ventilation (1).

Chauffage par pulsion d'air chaud (*plenum system*). — C'est sur ce système qu'il nous paraît le plus intéressant d'attirer l'attention des hygiénistes ; il permet, en effet, d'*assurer une ventilation réglable et proportionnée à la capacité des locaux.*

Il consiste essentiellement à faire passer un courant d'air sur des surfaces chauffantes, de préférence sur des groupes de radiateurs à vapeur, et à « pousser » cet air chauffé dans les différents locaux, grâce à l'intervention d'un ventilateur mécanique.

Il n'existe actuellement en France aucune installation scolaire de ce genre ; nous pouvons cependant espérer que, dans l'avenir, cette méthode de chauffage sera étudiée chez nous avec autant d'attention qu'à l'étranger et qu'elle sera utilisée dans les nouveaux établissements.

C'est en Amérique et plus récemment en Allemagne que le chauffage par pulsion d'air a été appliqué dans les écoles ; mais c'est

(1) Nous reproduisons ici une note que MM. Nessi nous ont remise en même temps que les plans de l'école du Perreux ; on y trouvera la confirmation des idées exprimées déjà au cours de cet article :

« D'une manière générale, la ventilation, dans les installations de chauffage faites en France, dans les écoles, n'est pas étudiée d'une façon rationnelle.

« Il faudrait établir une ventilation continue et régulière. Cette dernière ne peut être obtenue qu'au moyen de ventilateurs ; mais cela nécessite l'emploi d'une force motrice. Cette force motrice est assez coûteuse et, de plus, il faut fournir un supplément de combustible pour le réchauffement de l'air nécessaire à la ventilation. »

en France que le système paraît avoir eu son origine; avant une récente transformation, les salles de l'hôpital Lariboisière étaient chauffées par des poêles à eau chaude sur lesquels passait un courant d'air déterminé par un ventilateur puissant; M. d'Anthonay, avec son aéro-calorifère, utilisait le même principe; il faisait passer sur une « batterie » de chauffage, à vapeur ou à eau chaude, de l'air propulsé par un ventilateur; les salles du musée du Louvre, malgré leur très grande étendue, reçoivent leur air chaud d'un semblable système.

Dans les installations anciennes, les constructeurs n'avaient d'ailleurs pas pour but de réaliser une ventilation, ils s'étaient seulement efforcés de résoudre le problème du transport de la chaleur à distance, bien avant que le chauffage à eau chaude ou à vapeur n'ait fourni une solution beaucoup plus pratique et plus économique.

La question a été reprise en Amérique, ces dernières années, et cette fois c'est la recherche d'une ventilation effective qui a guidé les ingénieurs.

La description technique de ces appareils nous entraînerait trop loin; et nous indiquerons seulement les principes d'après lesquels ils sont établis. Nous croyons qu'ils constituent actuellement le moyen idéal de chauffage et de ventilation : les médecins et les architectes ne peuvent pas les ignorer, et ils devront s'efforcer de les faire entrer dans la pratique.

Les avantages du chauffage par pulsion ont été résumés par Nelson Haden (1); c'est d'après les plans très intéressants qu'il a joints à son mémoire que nous avons fait dessiner nos figures. On trouvera dans les journaux spéciaux les descriptions et les plans techniques relatifs aux récentes installations de ce mode de chauffage; nous ne pouvons ici que renvoyer à ces articles (2).

Le *ventilateur*, qui constitue la principale innovation du chauffage

(1) W. Nelson Haden, *Congrès d'hyg. scol.*, Londres, 1907, vol. I.

(2) *Kongress fur Heizung und Luftung*, Francfort, 1909. (Entre autres mémoires, nous signalons celui de Haller, Le mouvement actuel en matière de chauffage et de ventilation, et la description de l'installation de la *Bismarck Mitteschule* de Francfort.)

Gesundheits Ingenieur. Nombreux articles dans ces cinq dernières années. Citons ceux de P. Hase (1905, n° 17); Nusbaum (1905, n° 32); Richard Hoffmann (1906, n° 4); Ludwig Dietz (1906, n° 9); Ludwig Wahl (1906, n° 32); P. Hase (1910, n° 6).

Engineering Review. Citons, parmi les articles les plus récents, ceux de Ch. Hubbard, 1909. Plan de chauffage et de ventilation de l'École des Arts mécaniques de Boston.

Chauffage et ventilation d'une école de six classes.

Description des installations de l'École Franklin (Boston) et de l'École d'enseignement technique (Newton).

Chauffage et Industries sanitaires, décembre 1909. — G. Debesson, Notes sur les visites d'installation de chauffage faites au cours des Congrès de Francfort (10-12 juin 1909); Description de l'installation du chauffage et de la ventilation de l'École Linné (de Francfort).

par « pulsion », est le plus souvent placé au point d'arrivée d'air frais : celui-ci se trouve poussé en état de *surpression* légère sur les surfaces chauffantes et de là dans les différentes classes ; c'est ce que les Américains ont appelé *plenum method*. Si, au contraire, le ventilateur est placé au point de sortie de l'air vicié, la circulation se fait grâce à une légère *sous-pression*, et le système est dit *vacuum method* (fig. 86 et 87).

Jusqu'ici, c'est au premier de ces systèmes que se sont ralliés la

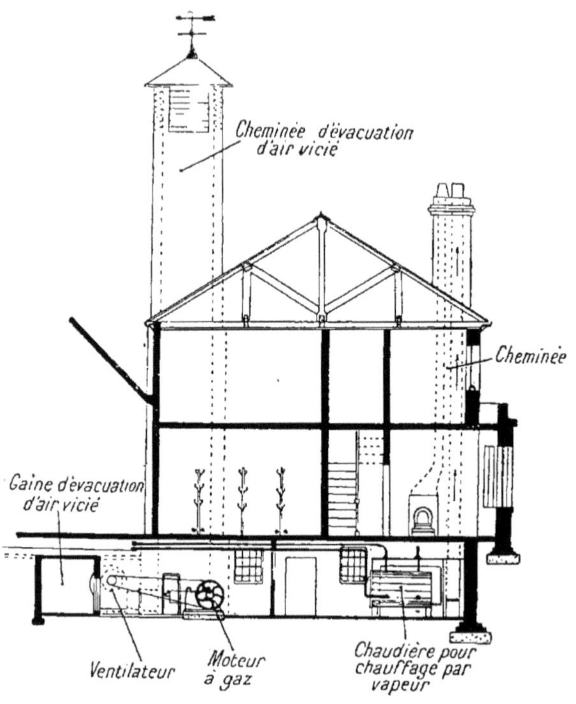

Fig. 86. — Ventilation mécanique (*vacuum method*) (d'après Haden).

plupart des constructeurs : voici quelles sont les dispositions essentielles d'un *plenum system* (fig. 88 et 89).

Une *prise d'air extérieur* est placée de telle sorte que l'air admis soit aussi pur que possible : elle sera donc éloignée des endroits poussiéreux, des dépôts d'ordures, etc.

Un *filtre à eau* peut être annexé à la prise d'air ; il consiste le plus souvent en une mince nappe de liquide, ou en une série de petits jets d'eau projetés en sens divers, de façon à former un réseau serré, à travers lequel l'air se dépouille des impuretés qu'il contient ; de plus, pendant la saison chaude, la température de l'air peut être abaissée par ce filtrage, d'après les auteurs américains, d'une dizaine de degrés Fahrenheit (4° à 5° C.).

La *batterie de radiateurs* sur laquelle l'air vient s'échauffer est très variable dans ses dispositifs : elle peut se composer de tubes lisses disposés parallèlement comme ceux d'une chaudière tubulaire, ou de tubes à ailettes, ou encore de tubes dont la surface de chauffe est augmentée par adjonction de pointes (*pin radiators* des ingénieurs américains). Parfois cette batterie est disposée de telle façon que l'air la traverse à deux reprises différentes, de manière à augmenter la durée de contact avec les surfaces chauffantes.

Le *ventilateur* est habituellement placé entre les chambres de chauffe (logement de la batterie de radiateurs) et les conduites d'air chaud. On utilise de préférence des ventilateurs à hélice : leur dia-

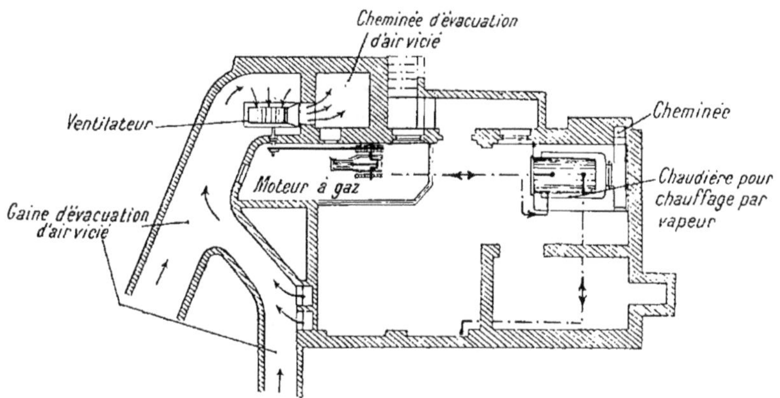

Fig. 87. — Ventilation mécanique (*vacuum method*) (d'après Haden).

mètre et leur vitesse de rotation doivent être calculés de façon précise; en effet, de ces facteurs dépendent la quantité et la vitesse de l'air « pulsé ».

Le ventilateur est mû par un moteur actionné lui-même par la vapeur empruntée à la chaudière ou assez souvent par un moteur à gaz.

Les *conduites d'air chaud* ont été l'objet d'études attentives : il importe que leur diamètre, leurs coudures, leurs branchements, soient exactement calculés de façon à réduire au minimum la résistance qu'elles pourraient opposer à la circulation d'air et à favoriser son égale répartition dans les différents locaux. Un point important de leur construction est qu'elles soient d'accès facile pour permettre un nettoyage soigneux et éviter l'accumulation des poussières.

Les *bouches de chaleur* sont placées à mi-hauteur et de préférence dans le mur qui fait face aux fenêtres.

L'air chaud qui arrive dans les classes en état de légère surpression (pression de 10 à 15 centimètres d'eau) est évacué principalement par des gaines dont les sections sont calculées d'après le cubage de la classe et d'après la quantité d'air « pulsé »; on ne tient pas compte dans ces estimations de l'air perdu par les interstices des portes et des fenêtres.

Ainsi simplifié, le chauffage par pulsion d'air chaud exigerait

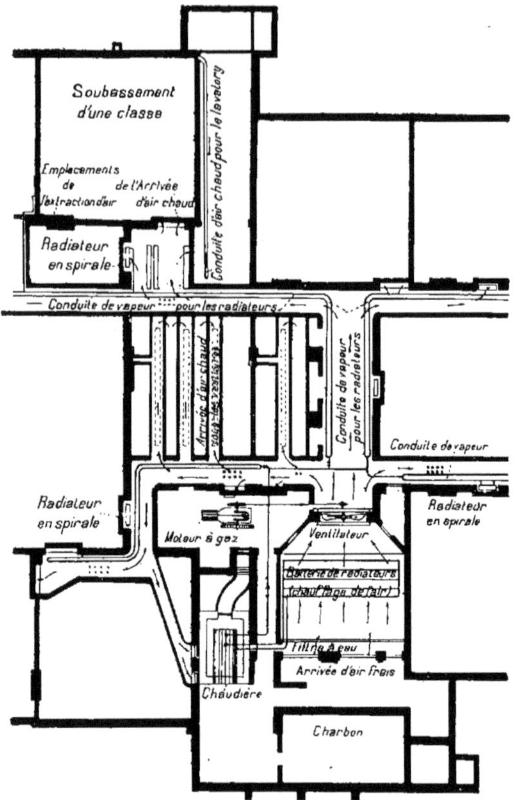

Fig. 88. — Installation du chauffage et ventilation par *plenum system* (plan du sous-sol) (d'après Haden).

Les flèches indiquent le trajet suivi par l'air « neuf » à travers le filtre à eau, les batteries de radiateurs et les diverses gaines de répartition. — De la chaudière partent les conduites de vapeur destinées, d'une part, aux batteries de radiateurs (chauffage de l'air pulsé) et, d'autre part, les conduites de vapeur destinées aux radiateurs en spirale destinés à réchauffer les canalisations d'air « pulsé ». Remarquer au centre du plan les larges arrivées d'air chaud destiné à la ventilation et au chauffage des vestiaires.

pendant les grands froids que l'air introduit dans les classes soit chauffé à une haute température; le réglage serait difficile et ne pourrait se faire qu'en modifiant les conditions de ventilation : autrement dit, on ne pourrait modérer la chaleur qu'en réduisant le renouvellement de l'air.

Aussi adjoint-on au *plenum system* une installation de chauffage par radiateurs en tout semblable aux installations ordinaires déjà décrites; on a soin de faire passer les tuyaux de vapeur dans les conduites d'air chaud, si bien que les calories perdues par l'un des systèmes sont gagnées par l'autre.

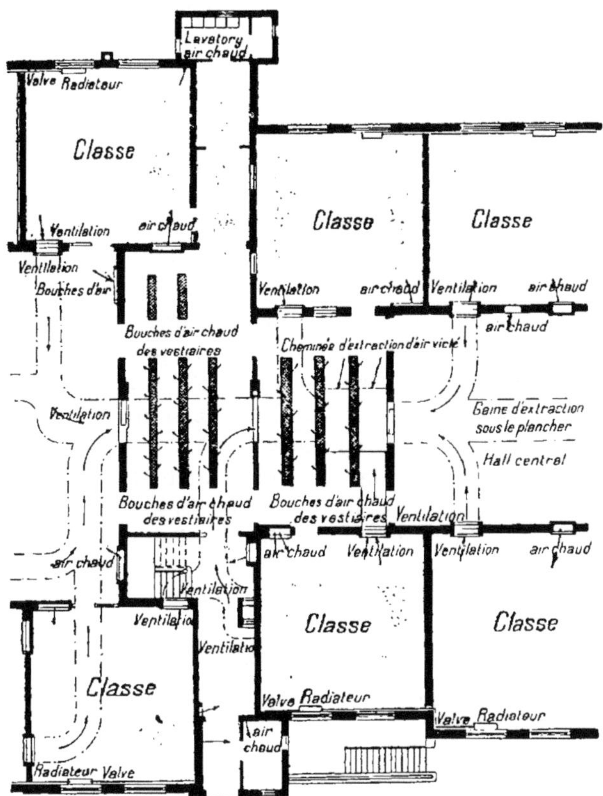

Fig. 89. — Installation du chauffage et ventilation par *plenum system* (plan du rez-de-chaussée) (d'après Haden).

Les flèches, suivant leur direction, indiquent l'arrivée de l'air neuf ou l'évacuation de l'air vicié. Remarquer, dans chacune des classes, le double mode de chauffage, par arrivée d'air chaud et par radiateur. Le mot « ventilation » indique le départ d'air vicié, qui s'échappe par les larges gaines dessinées en pointillé, puis par la « cheminée d'extraction » dont la coupe est figurée au milieu du plan.

Dans les classes, les radiateurs sont disposés sous les fenêtres comme il a été dit plus haut ; une manette de réglage (ou valve) permet d'obtenir des radiateurs un dégagement de chaleur plus ou moins considérable.

Les chaudières, quel que soit le système adopté, sont presque toujours au nombre de deux, indépendantes l'une de l'autre : l'une alimente la batterie de radiateurs du *plenum system*, l'autre fournit la vapeur aux radiateurs individuels des classes; de la sorte, on a deux moyens de chauffage absolument distincts l'un de l'autre.

Les avantages de ce double dispositif sont faciles à comprendre.

Pendant la saison froide, les deux systèmes fonctionnent simultanément : le *plenum* introduit dans les classes de l'air chauffé à 8° ou 12° suivant la température extérieure; le complément de chaleur est fourni par les radiateurs de chaque classe réglés de façon à obtenir la température exigée.

Pendant la saison tempérée, le *plenum* suffit à assurer le chauffage des classes, et la seule chaudière correspondante est allumée.

Enfin, pendant la saison chaude, le *plenum* continue à fonctionner, mais pour jouer simplement le rôle de ventilateur, voire même de « rafraîchisseur » par passage de l'air à travers le filtre à eau; pour ce fonctionnement d'été, le moteur à gaz est sans doute plus simple et plus économique.

Nous pouvons résumer ainsi les avantages du *plenum system* :

Régularité de la ventilation, qui reste indépendante de toute condition atmosphérique; elle reste également indépendante de l'ouverture des portes et des fenêtres, qui active simplement l'évacuation de l'air en état de surpression légère.

La ventilation est réglée une fois pour toutes et reste toujours identique à elle-même dès l'instant où la vitesse du ventilateur a été déterminée. Le volume du renouvellement d'air est constant et réglé suivant la capacité de chaque classe. En Amérique, on a assuré jusqu'à *dix renouvellements d'air par heure et par enfant*, ce qui est évidemment un résultat idéal.

Avec le double dispositif du *plenum system* et des radiateurs isolés, la ventilation peut n'être produite qu'au moment des classes, d'où économie réelle.

La température peut être réglée avec les radiateurs sans que les conditions de ventilation ne soient modifiées : celle-ci reste en quelque sorte indépendante de l'action du maître, qui ne peut ni la ralentir, ni l'arrêter, comme cela est si fréquent avec les prises d'air habituellement employées.

Enfin et surtout la ventilation est aussi active pendant l'été que pendant l'hiver, sans compter le rafraîchissement possible de l'air par le filtre à eau.

On voit combien ce système est loin des méthodes surannées, inefficaces et condamnables par lesquelles nos locaux scolaires sont encore ventilés.

Nous devons signaler en terminant les nombreuses modifications de détail qui peuvent être apportées au *plenum system* : des batteries de radiateurs peuvent être disposées en différents points des conduites, dans le but d'augmenter localement la chaleur de l'air pulsé;

c'est ainsi que, sur le plan que nous reproduisons, sont figurés des chauffe-pieds dans le hall central de l'école ; dans les vestiaires, la ventilation est activée de façon à aérer et au besoin assécher les vêtements des enfants.

Un ingénieur allemand, M. P. Hase (1), a récemment proposé de remplacer la batterie centrale par des groupes de radiateurs spéciaux à chaque classe ; un petit ventilateur annexé à chacun de ces groupes assurerait le renouvellement régulier de l'air, dont l'entrée serait ménagée dans le voisinage de chacun des groupes avec interposition d'un filtre à air.

Reste l'importante question du *prix de revient* de l'installation et des frais d'entretien ; les spécialistes ne paraissent pas être exactement d'accord sur ces points :

Pour M. Haden, les prix approximatifs des différents modes de chauffage seraient les suivants :

Chauffage par cheminée (par tête et par an)...........	1,5 sch.
— radiateur et ventilation naturelle........	0,99 —
— *plenum system*, avec huit ou dix renouvellements par heure................	1,48 —

D'autre part, M. Debesson, pour l'École Linné (de Francfort), donne les chiffres suivants : le prix de l'installation a été de 43 000 marks, soit 51 600 francs, ou 2 fr. 25 par mètre cube chauffé ; la consommation de coke prévue est de 320 000 kilos pour un hiver de deux cents jours dont la température moyenne serait de — 4° ; le volume d'air à chauffer dans cette école est de 23 000 mètres cubes ; on peut avec ces chiffres établir une base suffisante d'appréciation.

(1) P. Hase (de Dresde), *Gesundheits Ingenieur*, 5 févr. 1910.

VII. — LE MOBILIER SCOLAIRE.

Il faut d'abord étudier, au point de vue théorique, les conditions anatomiques et physiologiques qui doivent guider la fabrication et le choix du mobilier scolaire.

La première condition à exiger, c'est que *le mobilier soit adapté à l'enfant et non l'enfant au mobilier*, ce qui est trop souvent le cas. Il faut donc connaître ce qu'est l'enfant et ce que doit être son attitude normale.

Il y a trois ordres de conditions qui régissent les attitudes des écoliers :

Les *conditions anatomiques*;

Les *conditions pathologiques*, malheureusement trop fréquentes et qui dépendent de diverses maladies du squelette, dont nous n'avons pas à nous occuper à propos de l'enfant normal;

Enfin les *conditions physiologiques* et, en particulier, le rôle des muscles et de la fatigue musculaire.

Ce sont surtout les *conditions anatomiques* qu'il faut rappeler : d'abord les inflexions normales de la colonne vertébrale avec ses diverses courbures, dont deux sont à convexité postérieure, dans les régions dorsale et sacrée, deux à concavité postérieure dans les régions lombaire et cervicale. L'étude de ces courbures est particulièrement intéressante pour la construction du dossier et du siège. Les inflexions ou courbures latérales n'ont pas une importance énorme. On a prétendu que l'aorte déjetait légèrement à droite les vertèbres dorsales : quand elles existent d'une façon appréciable, ces inflexions sont d'ordre pathologique et rentrent dans l'étude de la scoliose à l'école, qui sera traitée dans un autre chapitre.

Relativement aux *conditions physiologiques*, on placera au premier plan le rôle joué par les muscles, leur activité fonctionnelle et l'apparition de la fatigue musculaire, qui est le principal facteur étiologique des attitudes et des déformations vertébrales à l'école (1).

La *fatigue musculaire* intervient surtout dans les attitudes fixes, où les muscles doivent rester en état de contraction plus ou moins absolue; la mobilité empêche la fatigue musculaire; on peut citer l'exemple suivant, pour montrer combien une attitude fixe et même un mouvement monotone amènent vite la fatigue musculaire, alors que des mouvements variés, bien plus prolongés, ne la causent point : lorsqu'on fait promener un jeune enfant par la main le long d'une rue ou d'un boulevard, la fatigue survient très rapidement, au bout d'une demi-heure par exemple; laissez jouer ce jeune enfant

(1) En étudiant la scoliose, la myopie, et aussi les méthodes d'écriture, nous aurons à revenir avec plus de détails sur ces conditions de statique : on trouvera à ces chapitres des dessins et des photographies.

librement pendant des heures, il ne se plaindra jamais de la fatigue. Et la fatigue musculaire interviendra encore plus facilement dans une attitude absolument fixe, lorsque cette attitude exigera pour être conservée la contraction prolongée de certains muscles.

Théoriquement, l'attitude normale correcte est celle où l'équilibre demande le moins possible à la contraction musculaire, autrement dit celle qui engendre la moindre fatigue musculaire. Pour chercher à réaliser cette attitude la moins fatigante, il faut rappeler ce que sont le *centre de gravité du corps*, qui répond à un point situé un peu en avant de la dixième vertèbre dorsale, et la *ligne de gravité*, qui est la perpendiculaire abaissée de ce point au sol, dans les diverses attitudes.

Dans l'attitude debout, la ligne de gravité passe entre les deux pieds, mais cette attitude droite, correcte, n'est possible que grâce à la contraction des nombreux groupes musculaires, fixant dans l'immobilité les articulations qui assurent au corps sa mobilité dans le sens antéro-postérieur: cou-de-pied, genou, hanche, articulations vertébrales; les masses musculaires antérieures de la cuisse supportent le principal de cet effort; après un certain temps de contraction et pour se reposer de la fatigue qui en est résultée, l'enfant abandonne sa position correcte, pour prendre la *position hanchée*, droite ou gauche, incorrecte, et cause d'une attitude vicieuse qui est considérée souvent comme l'origine de la scoliose.

Dans la position assise, un premier et principal point d'appui est formé par les deux ischions; mais ces deux points d'appui, situés dans un même plan transversal, ne sont pas suffisants, car le corps aura une tendance, pour trouver l'équilibre, à s'incliner en avant ou en arrière. Lorsque le corps s'incline en avant, la ligne de gravité tend à tomber en avant des ischions. Il faut, de toute nécessité, un troisième point d'appui, qui, en avant, peut être fourni par le contact avec le siège de la face postérieure des cuisses, ou bien par la plante des pieds en contact avec le sol. Ce sont là des points d'appui *mobiles*. D'autre part, les muscles qui unissent la partie postérieure du bassin à la partie postérieure des fémurs doivent incessamment entrer en jeu pour empêcher le corps de trop s'incliner en avant et pour le maintenir en arrière.

Le fait important à retenir est donc que dans cette position, où la ligne de gravité tend à passer en avant des ischions, le troisième point d'appui ne peut être que mobile, et qu'il ne peut entrer en jeu sans entraîner de fatigue musculaire.

C'est pourquoi, chez cet écolier assis et obligé de s'incliner en avant, pour lire ou pour écrire par exemple, le besoin d'un point d'appui nouveau se fait bientôt sentir, dès qu'apparaît la fatigue musculaire des muscles fémoraux ou lombaires. C'est sur la table que va se prendre ce point d'appui, soit par l'intermédiaire des coudes ou des avant-bras, ce qui peut constituer une bonne attitude de repos en position correcte et symétrique, soit par l'appui de la face antérieure du thorax sur le rebord de la table, ce qui est toujours une attitude incorrecte et dangereuse.

Au contraire, si on cherche à faire passer la ligne de gravité en arrière des ischions, en inclinant le dos un peu en arrière, on pourra trouver un troisième point d'appui solide fourni par le contact du sacrum ou de la partie inférieure des vertèbres lombaires avec un dossier : ce sera l'attitude normale de la station assise, celle dans laquelle interviendront le moins possible les muscles, et celle qui entraînera le minimum de fatigue.

On peut conclure que, dans l'attitude normale assise, il faut que la ligne de gravité passe autant que possible en arrière des ischions et que le troisième point d'appui soit ourni par le contact du sacrum ou de la colonne lombaire avec un dossier annexé au siège.

Nous devons signaler une attitude recommandée par quelques hygiénistes : dans cette position « en réclination », avec inclinaison exagérée du dos en arrière, la ligne de gravité passe très en arrière des ischions et vient couper la partie inférieure de la colonne lombaire. C'est là une attitude de repos qui nécessite l'appui du dos entier sur un dossier très haut ; ce n'est plus une attitude scolaire.

Quand l'enfant est correctement assis dans l'attitude que nous venons de décrire, même avec un bon point d'appui dorso-lombaire, la presque totalité du poids du corps n'en est pas moins supportée par les ischions ; il en résulte une certaine fatigue, et bientôt se produit un besoin instinctif de modifier ces points d'appui ; l'enfant, sans y prêter attention, évite la pesée trop uniforme sur les ischions en adoptant une *position unifessière*, tantôt droite, tantôt gauche, position dans laquelle un seul des ischions joue un rôle actif, aidé par la partie postérieure de la cuisse qui s'est rapprochée du banc dans le mouvement d'inclinaison latérale du bassin. Ce besoin de répartir plus diversement le poids de son corps est pour l'enfant une nouvelle raison d'appuyer les coudes ou le thorax sur la table, ou de faire porter sa tête sur ses mains.

Une attitude idéale, nous devons le dire dès maintenant, est difficile à conserver, et si nous n'avons pas à insister ici sur les conséquences pathologiques des attitudes vicieuses, que nous étudierons ailleurs en détail, nous devons faire remarquer la difficulté éprouvée pour la conservation des attitudes correctes, même avec un mobilier bien adapté à la taille des enfants ; un tel mobilier est certes une nécessité de premier ordre ; mais il ne faut pas croire que la possession de ce mobilier libérera le maître de toute surveillance relative à l'attitude de ses élèves ; et nous croyons indispensable, de la part des médecins scolaires, de chercher les moyens aptes à faire reposer l'enfant le plus souvent possible au cours de la classe : ceci sera obtenu en lui permettant de varier souvent sa position, en le maintenant debout pour beaucoup d'exercices, ou en coupant fréquemment les classes, comme cela se fait en Allemagne, par de courts exercices de gymnastique respiratoire.

Telles sont les quelques notions préliminaires que nous devions rappeler relativement à l'attitude générale du corps ; on en retiendra surtout que, dans la position assise, le tronc doit être légèrement incliné en arrière, pour que la ligne de gravité passe en arrière des ischions. Mais il faut également voir quelles sont les conditions que nous devons demander pour les *attitudes des membres*.

L'enfant doit être assis, de façon que la jambe fasse avec la cuisse un angle droit, et de façon que les pieds reposent sur le sol d'une manière complète par leur face plantaire.

Pour que les membres supérieurs restent dans une attitude correcte, l'enfant doit avoir une table lui permettant d'écrire en reposant sur la table les mains et les deux avant-bras dans les deux tiers de leur longueur, sans que la hauteur de la table le force à soulever les épaules. Le tiers postérieur de l'avant-bras doit rester en dehors de la table; la pointe du coude doit donc être à un niveau inférieur (3 ou 4 centimètres) à celui du bord postérieur de la table.

Il faut également que la tête, sans présenter d'inclinaison importante, soit environ à 30 centimètres du cahier ou du livre dont se sert l'enfant. Il faut également que la disposition de la table soit telle qu'une ligne abaissée par l'axe visuel sur le plan formé par le cahier ou le livre se rapproche autant que possible de l'angle droit. C'est pour cela qu'on a été obligé de donner une légère inclinaison au pupitre et que, dans les sièges où l'on a exagéré l'inclinaison en arrière du dossier, on a été forcé d'exagérer également l'inclinaison du pupitre, qui atteint ainsi 20° et plus.

Ces diverses notions théoriques permettent d'établir quelques *conclusions pratiques;* l'enfant assis à sa table de travail doit avoir les pieds posés à plat, bien d'aplomb, sur le sol ou sur un appuie-pieds de largeur suffisante; ses jambes doivent former avec ses cuisses un angle droit, comme aussi les cuisses avec le tronc, sauf la légère inclinaison due à la « réclination » du banc et du dossier; le tronc est dans la rectitude, sans inflexions latérales de la colonne vertébrale; les bras descendent parallèlement le long du corps; le thorax n'est pas gêné dans ses mouvements respiratoires par le bord antérieur du pupitre; le bassin est appuyé également sur les deux ischions en attitude « bifessière » exactement symétrique; la tête, légèrement inclinée en avant, est à 30 centimètres environ du plan de la table, l'axe des deux yeux restant bien parallèle au bord antérieur de ce plan; les avant-bras, engagés aux deux tiers sur la table, y reposent sans y appuyer.

Pour que toutes ces conditions soient remplies, il est nécessaire que le *banc* et la *table soient exactement appropriés* à la taille de l'enfant : les parties constituantes du mobilier devront avoir des proportions déterminées d'après celles du corps et des membres des écoliers.

Avant de déterminer les dimensions que doivent avoir les tables et les bancs scolaires, il faut donc procéder à des mensurations des écoliers; et, sur ce sujet, nous ne pouvons mieux faire que d'emprunter à Dufestel ses conclusions : voici les mensurations qu'il juge indispensables pour donner à l'enfant la table-banc qui lui convient :

« 1° La taille ;

« 2° La hauteur de la jambe prise sous le genou, l'enfant étant bien assis à angle droit et les pieds bien à plat. Cette mesure donne la hauteur du siège au-dessus de l'appuie-pieds;

« 3° Le diamètre antéro-postérieur du corps pris sur le sternum et qui, augmenté de 5 centimètres, donne la distance du pupitre au dossier (1);

« 4° La longueur du fémur, dont les deux tiers représentent la profondeur du siège;

« 5° Enfin, la hauteur du creux épigastrique, au-dessus du siège augmentée de quelques centimètres, indique la hauteur du pupitre (2).

« Nous ajouterons que, par suite de la croissance rapide de l'enfant, ces mensurations devraient être prises deux fois dans le courant de l'année scolaire, au début de chaque semestre, époques avec lesquelles on ferait coïncider les changements de places des enfants. »

Stéphani a imaginé un appareil très intéressant, qui permet de prendre rapidement toutes les mensurations utiles pour le choix du mobilier scolaire que l'on veut adapter à la taille des différents segments du corps de l'enfant; voici la description succincte de cet appareil (3) : il consiste essentiellement en un siège, qui en est la seule partie fixe ; de ce siège, pris comme point de départ, des mensurations peuvent être prises dans les trois directions de l'espace; dans le sens vertical, une toise sert à mesurer l'enfant debout; une seconde toise sert à mesurer l'enfant assis ; dans cette position assise, l'enfant pose ses pieds sur un appui-pieds mobile, qui est divisé en deux parties indépendantes et également mobiles, grâce à un système de vis, pour le cas où les deux jambes seraient d'inégale longueur; dans le sens horizontal, un volant permet de reculer ou

(1) Notons que, si l'on adopte la table-banc à distance nulle ou négative, cette distance du dossier au pupitre reste sous la dépendance de la largeur du banc, calculée elle-même d'après la longueur du fémur.

(2) Il nous paraît plus pratique d'évaluer la *différence* en mesurant la ligne verticale qui sépare la pointe du coude, collée au corps, de la face postérieure (ou inférieure) des cuisses de l'enfant assis, ou, ce qui revient au même, du plan sur lequel l'enfant est correctement assis, en ajoutant à cette mesure 3 à 5 centimètres suivant la taille de l'enfant. Nous reviendrons sur ce sujet un peu plus loin.

(3) Voy. *Gesund. Jugend*, mai 1907.

d'avancer toute la partie mobile formant dossier, pour la mensuration des cuisses; enfin des curseurs servent à prendre les diamètres transverse ou antéro-postérieur du corps. Le dossier est réduit à un cadre très léger, qui ne masque pour ainsi dire pas le dos de l'enfant, et qui permet de vérifier s'il conserve une attitude correcte pendant les mensurations.

Cet appareil, malgré son ingéniosité, nous paraît toutefois destiné plutôt aux laboratoires d'études qu'aux examens pratiques et journaliers de nos écoliers.

Ces principales notions étant acquises, nous pouvons maintenant décrire les différents éléments du mobilier scolaire.

Banc scolaire. — La *hauteur* du banc sera fournie par la distance verticale qui sépare la plante du pied du plan horizontal dans lequel, l'enfant étant assis, la face postérieure de la cuisse coupe le creux du jarret. Cette hauteur correspond aux deux septièmes du corps environ. Avec un banc trop bas, les pieds de l'enfant sont repliés en avant ou en arrière; avec un banc trop haut, les pieds restent ballants et ne peuvent trouver de point d'appui.

La *profondeur* du banc doit égaler les deux tiers de la longueur de la cuisse; il ne faut pas aller jusqu'au creux du jarret, parce qu'il y aurait une compression gênante des vaisseaux poplités. La longueur de la cuisse est, en général, d'un cinquième de la longueur du corps.

La hauteur du banc varie donc avec la taille des enfants; pour les enfants de 1 mètre à $1^{m},10$ par exemple, la hauteur sera de 27 centimètres.

La profondeur du siège, pour des enfants de même taille, sera de 21 centimètres. Nous ne donnons ces chiffres qu'à titre d'exemple : on trouvera plus loin des tableaux indiquant toutes les dimensions convenables pour les mobiliers destinés aux enfants de différentes tailles.

Le siège ne doit pas être horizontal; il aura une petite inclinaison de haut en bas et d'avant en arrière, le bord antérieur du banc étant, en général, de 2 à 3 centimètres plus élevé que le bord postérieur. L'angle que forme ainsi le siège à « réclination » avec l'horizontale est de 8° à 10°. Cette légère inclinaison en arrière, ou réclination, a été établie pour empêcher le glissement en avant.

Avec un siège de 21 centimètres de largeur, on calcule qu'il y a environ 8 à 10 centimètres d'espace en arrière du point où portent les ischions. Cet espace varie avec la largeur du banc, suivant une égale proportion.

Table. — D'une façon générale, il vaut mieux choisir des tables un peu hautes que trop basses.

Pour déterminer le rapport entre les hauteurs de la table et du banc, on conduit une ligne verticale du bord postérieur de la table au bord antérieur du banc ; la hauteur qui sépare ces deux plans s'appelle la *différence* entre la hauteur du banc et celle de la table ; elle doit être telle que l'enfant puisse écrire sans lever les épaules.

En cas de différence insuffisante, la table est trop basse ; l'enfant est obligé de rapprocher la tête, de l'incliner, de se courber ; la ligne de gravité tombe alors en avant de l'axe des ischions.

Dans le cas de différence trop grande, c'est-à-dire de table trop haute, l'enfant est obligé de lever les épaules, surtout l'épaule droite, d'où possibilité de scoliose à convexité droite.

On a cherché à déterminer cette différence en calculant la distance qui sépare la pointe du coude du banc sur lequel l'enfant est assis. Pour les uns (Flenning, Passavant), la table ne doit pas être plus haute que l'extrémité du coude libre. Fahrner, au contraire, réclame que la table soit un peu plus élevée que le coude ; il fait remarquer que le coude est légèrement au-dessous du niveau de la table, tandis que l'avant-bras s'élève un peu en suivant l'inclinaison de la table elle-même. C'est pourquoi il ajoute, à la hauteur séparant la pointe du coude collé au corps du plan passant par la face postérieure des cuisses de l'enfant assis, 3 à 5 centimètres, et même un peu plus chez les fillettes à cause des jupons. Autrement dit, pour Fahrner, la différence doit égaler la hauteur du coude au-dessus du banc, ce qui correspond à environ un huitième du corps ; il faut y ajouter 3 à 4 centimètres de correction pour les deux sexes, et, chez les fillettes, $1^{cm},5$ à 2 centimètres en plus à cause de l'épaisseur des jupons.

D'autres auteurs, au contraire, ont mesuré la différence en prenant comme point de repère la région ombilicale. Dorber veut, par exemple, que le bord postérieur de la table corresponde à l'ombilic de l'écolier.

Dufestel, sans préciser davantage, indique la région épigastrique pour servir de base à cette mesure.

Diverses mensurations que nous avons pratiquées nous ont montré qu'il n'y avait pas parallélisme absolu entre la longueur du bras et la situation du coude, d'une part, et la hauteur du tronc, d'autre part ; de telle sorte que, avec des enfants de taille égale, les coudes peuvent varier de situation relative. Il faudrait théoriquement que les mensurations servant à établir la différence soient prises chez chaque enfant, quelle que soit d'ailleurs la méthode employée.

La *distance* (fig. 90) est la longueur qui sépare le plan vertical passant par le bord postérieur de la table du plan vertical passant par le bord antérieur du banc ; cette distance peut être positive, négative ou nulle.

Le plan abaissé perpendiculairement du bord postérieur de la table peut tomber en arrière du bord antérieur du banc : c'est ce qu'on appelle la *distance négative*.

Les plans passant par les deux points de repère que nous avons indiqués peuvent se confondre : c'est la *distance nulle*.

Ou bien encore, le plan, passant par le bord postérieur de la table, tombe à 2, 3, 5 centimètres en avant du bord antérieur du banc : c'est la distance *positive*.

Dans l'ancien mobilier scolaire, la distance positive pouvait aller jusqu'à 6 ou 8 centimètres, de façon à permettre la libre circulation dans le banc et la station debout entre le banc et la table ; mais, dans la position assise, l'enfant était obligé de s'incliner en avant pour écrire ou pour lire, obligé aussi de prendre appui sur la table par ses avant-bras, ses coudes, ou bien encore par son thorax ou son creux épigastrique ; de là des attitudes vicieuses, une tendance à la cyphose, une prédisposition à la myopie.

On doit préférer la distance négative qui assure le meilleur encadrement de l'enfant dans le banc, à condition cependant qu'on

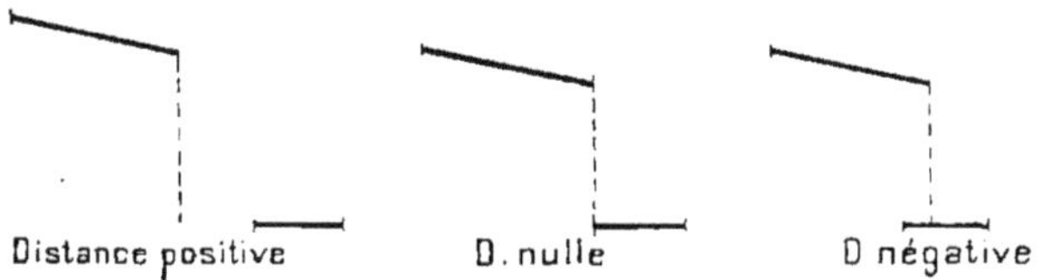

Fig. 90. — Les distances.

réserve entre le bord postérieur de la table et le dossier une distance suffisante pour que l'enfant n'y soit pas comprimé ; cet espace varie naturellement suivant les tailles des enfants : on peut augmenter ses proportions en ménageant une échancrure dans la table.

La distance négative, pour Buckner et Hermann, doit être de 5 à $6^{cm},5$, pour Kohn de $2^{cm}.6$, pour Esmarck de 2 à 3 centimètres. Elle ne doit jamais être excessive.

La *largeur de la table* est une question surtout pédagogique ; il faut que l'enfant ait une place suffisante pour ses cahiers, de façon qu'il puisse écrire la dernière ligne sans être obligé de ramener ses bras trop en arrière, de façon aussi à garder les deux tiers de l'avant-bras engagés sur la table. Étant donné que les cahiers ont 22 à 23 centimètres de hauteur, il faut donner à la table un diamètre antéro-postérieur au moins double de ce chiffre, soit de 40 à 50 centimètres.

La *longueur de la table* à une place est un peu plus grande que la largeur, soit 50 à 55 centimètres.

L'*inclinaison* de la table doit être calculée de façon à ce que le plan du cahier soit perpendiculaire à l'axe des yeux. La lecture est ainsi plus facile. Cette inclinaison répond à un arc de 5° à 6° et à un angle de 15° environ.

Autant que possible, il ne faut pas placer sur le bord inférieur de la table une baguette pour empêcher la chute des livres, car elle gêne la circulation du sang dans l'avant-bras.

Lorsqu'on emploie le banc à réclination, il faut augmenter l'angle du pupitre jusqu'à 20° au moins ; mais les tables fortement inclinées ont l'inconvénient de fatiguer les muscles de l'avant-bras et de laisser tomber les livres.

La partie antérieure de la table peut ne pas être inclinée et rester horizontale, de façon à placer l'encrier. Cette tablette peut avoir 10 centimètres de large.

On peut placer sous la table un pupitre, à condition que ce pupitre ne gêne pas les genoux et qu'il n'arrive pas jusqu'au niveau de la partie antérieure du banc.

Les pieds de l'enfant devant toujours reposer à plat sur le sol, la *barre d'appui* est condamnable, et elle ne peut que favoriser le développement des attitudes vicieuses.

Dossiers. — Il y a trois types de dossiers :

Le dossier *à point d'appui sacré*, qui ne dépasse pas en hauteur le bord postérieur et supérieur de l'os coxal :

Le dossier *sacro-lombaire*, qui va jusqu'à la dernière vertèbre lombaire au moins, et qui présente une convexité antérieure pour encadrer la concavité de la colonne lombaire ;

Enfin le dossier *dorsal*, qui s'élève au moins jusqu'au sommet de la convexité dorsale, au niveau des omoplates.

Le dossier en situation de réclination forme un angle de 15° avec la verticale. Il oblige à une grande distance négative, de 7 à 12 centimètres, et, comme nous l'avons dit, à une grande inclinaison de la table.

Différents types de mobilier scolaire. — Nous avons étudié jusqu'ici les *conditions théoriques* de l'établissement des mobiliers scolaires : notions d'anatomie et de physiologie, mensuration des différents segments du corps, et enfin adaptation des éléments du mobilier scolaire à la taille des enfants.

Avant de présenter les différents modèles de mobilier couramment employés, nous devons dire quelques mots des *considérations d'ordre pratique* qui ont guidé les constructeurs dans l'établissement de leurs modèles ; ils ont, en effet, le souci de faire simple et économique, en même temps que de se conformer aux données fournies par les physiologistes et les hygiénistes.

Les modèles les plus simples et les moins coûteux sont *fixes*, c'est-à-dire qu'ils ne conviennent qu'aux enfants d'une taille donnée ; pour meubler une classe, il est nécessaire d'y placer des tables de différentes tailles, ce qui, malheureusement, est loin d'être toujours réalisé ; ces mobiliers fixes sont de beaucoup les plus répandus ; ce sont les seuls dont s'occupent, en France, les *Instructions ministérielles*, qui indiquent les dimensions à donner aux différents types; on trouvera plus loin tous ces détails. Avec la table et le banc fixes, à distance nulle, l'enfant ne peut se tenir debout à sa place, et il doit se placer en dehors du banc pour réciter ses leçons.

Le *siège mobile* a pour but de remédier à cet inconvénient, en permettant à l'enfant de se tenir debout à sa place ; les instituteurs reprochent aux bancs à bascule ou à glissières d'être l'origine de légers accidents, et plus encore d'être très bruyants et d'être une cause de trouble dans la classe. Les écoles de la ville de Paris sont en partie meublées de tables-bancs à siège mobile.

Dans un certain nombre de modèles, c'est à un *pupitre mobile* que l'on a recours pour permettre à l'enfant de se tenir debout à sa place ; le plus souvent, une simple glissière permet à la planchette d'être déplacée en avant ou en arrière ; mais certains dispositifs assurent en même temps le recul et l'élévation du pupitre, si bien que l'enfant debout peut conserver son livre ou son cahier à distance normale de ses yeux. On peut ainsi délasser l'élève en lui faisant occuper successivement les positions assise ou debout : mais ces systèmes sont peut-être un peu délicats pour résister aux turbulences de classes nombreuses et difficiles à surveiller.

Le siège et le banc sont mobiles dans de nombreux modèles que l'on a voulu rendre adaptables à la taille de tous les enfants : la table peut, pour ainsi dire, croître en même temps que l'écolier. La ville de Paris vient d'adopter en principe un de ces modèles ; jusqu'ici leur emploi était surtout répandu dans les familles, ou dans quelques établissements d'éducation, particulièrement soucieux de l'hygiène.

Enfin la *table*, avec *chaise indépendante*, tend à être adoptée dans bon nombre d'établissements d'enseignement secondaire ; quand la table peut être adaptée à la taille de l'enfant, et que les chaises sont de hauteurs assez différentes pour convenir à tous les écoliers, ce système nous paraît très recommandable.

En somme, tous ces modèles ont leurs avantages : les plus parfaits, pour l'hygiéniste, sont ceux qui peuvent à tout moment suivre l'enfant dans sa croissance ; mais ce sont les plus coûteux d'achat et aussi d'entretien. Les mobiliers fixes, à la condition que chaque classe possède des modèles de tailles différentes, sont suffisants en pratique : on exigera, bien entendu, qu'ils soient établis d'après les proportions étudiées plus haut.

Les constructeurs de mobiliers scolaires doivent aussi se préoccuper d'établir des meubles d'entretien et de nettoyage faciles ; les moulures, les cannelures, tous les ornements capables de recueillir les poussières seront supprimés ; la table-banc devra être facile à laver dans toutes ses parties.

Quand la table est fixée au sol, le lavage du plancher devient difficile : pour obvier à cet inconvénient, on a imaginé de rendre facilement déplaçables les tables dans la classe ; nous signalerons quelques-uns de ces intéressants modèles de *mobiliers amovibles*.

Nous allons maintenant passer en revue quelques-uns des mobiliers les plus employés ; nous présenterons également quelques types récents de tables-bancs, qui, moins répandus, présentent certains avantages au point de vue de l'hygiène.

Nous passerons complètement sous silence les mobiliers condamnables, qui existent malheureusement encore dans de trop nombreux établissements.

Voici d'abord le mobilier recommandé par les *Instructions ministérielles* françaises ; nous reproduisons textuellement ces instructions, en les illustrant des figures empruntées aux *Documents administratifs* (Projets et modèles d'établissements scolaires, Imprimerie nationale, 1881) :

Les tables-bancs seront à une ou deux places, mais de préférence à une place.

Quatre types seront établis pour les écoles des communes dans lesquelles il n'existe pas d'école maternelle (écoles à classe unique).

Le type I, pour les enfants dont la taille varie de 1 mètre à $1^m,10$;

Le type II, pour ceux de $1^m,11$ à $1^m,20$;

Le type III, pour ceux de $1^m,21$ à $1^m,35$;

Le type IV, pour ceux de $1^m,36$ à $1^m,50$.

Trois types seulement, les types II, III et IV, seront adoptés dans les écoles qui ne reçoivent les enfants qu'à six ans, c'est-à-dire au sortir de l'école maternelle (écoles à plusieurs classes).

Un cinquième type pourra être établi pour les enfants dont la taille excéderait $1^m,50$.

On inscrira sur chaque table-banc le numéro du type auquel elle appartient, avec indication de la taille correspondante. *Exemple* : III, $1^m,21$ à $1^m,35$.

Les instituteurs devront mesurer leurs élèves une fois par an, à l'époque de la rentrée des classes.

La *tablette à écrire* aura au-dessus du plancher, mesures prises au bord de la table, les dimensions ci-dessous :

	TYPES.				
	1er	2e	3e	4e	5e
	m.	m.	m.	m.	m.
Hauteur au-dessus du sol	0,44	0,49	0,55	0,62	0,70
Largeur d'avant en arrière	0,35	0,37	0,39	0,42	0,45
Longueur pour la table-banc à une seule place	0,55	0,55	0,60	0,60	0,60
Longueur par place d'enfant, pour la table-banc à deux places	0,50	0,50	0,55	0,55	0,55
Soit pour les deux places	1,00	1,00	1,10	1,10	1,10

L'inclinaison varie de 15 à 18°, sans être jamais inférieure à 15°.

Le banc sera fixe, légèrement incliné en arrière et aura les dimensions ci-dessous :

	TYPES.				
	1er	2e	3e	4e	5e
	m.	m.	m.	m.	m.
Hauteur au-dessus du sol, prise au milieu du banc	0,20	0,30	0,34	0,39	0,45
Largeur d'avant en arrière	0,21	0,23	0,25	0,27	0,30
Longueur (banc à une place)	0,50	0,50	0,55	0,55	0,55
Longueur (banc à deux places)	0,45	0,45	0,50	0,50	0,50
Soit pour le banc double	0,90	0,90	1,00	1,00	1,00

Le dossier du banc à une seule place et du banc à deux places consistera en une traverse de 0m,10 de largeur dressée droite avec arêtes abattues ; il aura les dimensions suivantes :

	TYPES.				
	1er	2e	2e	4e	5e
	m.	m.	m.	m.	m.
Hauteur de l'arête supérieure au-dessus du siège à	0,19	0,21	0,24	0,26	0,28
Longueur égale à celle du banc pour la table-banc à une seule place	0,50	0,50	0,55	0,55	0,55
Et pour la table à deux places	0,90	0,90	1,00	1,00	1,00

Le banc et le dossier seront continus ; toutes les arêtes seront abattues.

La table à écrire peut être mobile ou fixe.

Suivant qu'on fera emploi de l'une ou de l'autre, les règles ci-dessous énoncées devront êtres observées.

TABLE-BANC A TABLETTE MOBILE (fig. 91).

1° Situation où la tablette est rapprochée de l'enfant.

	TYPES.				
	1er	2e	3e	4e	5e
	m.	m.	m.	m.	m.
La verticale tombant de l'arête de la tablette devra rencontrer le banc à une distance du bord antérieur de ce banc égale à	0,03	0,04	0,05	0,06	0,07
L'intervalle entre l'arête de la tablette et le dossier sera de	0,18	0,18	0,19	0,22	0,26

2° Situation où la tablette est éloignée de l'enfant.

	TYPES.				
	1er	2e	3e	4e	5e
	m.	m.	m.	m.	m.
Entre ladite verticale et le bord antérieur du banc, l'intervalle sera égal à....................	0,09	0,10	0,11	0,12	0,13

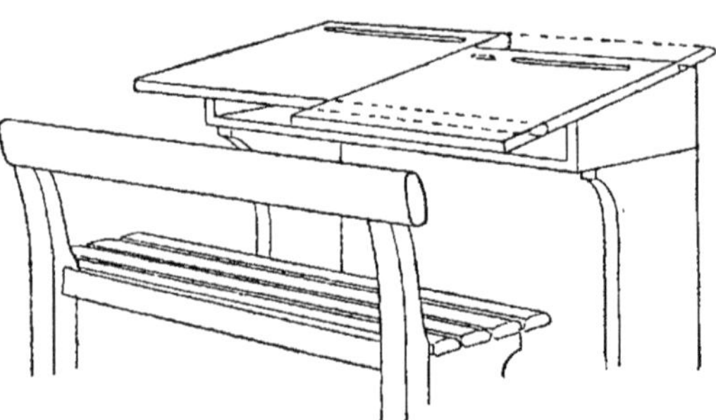

Fig. 91. — Table-banc à tablette mobile.

La tablette dite à *bascule*, formée de deux parties se repliant l'une sur l'autre au moyen de charnières, est interdite.

TABLE-BLANC A TABLETTE FIXE (fig. 92).

La distance entre le banc et la table sera *nulle*, c'est-à-dire que la verti-

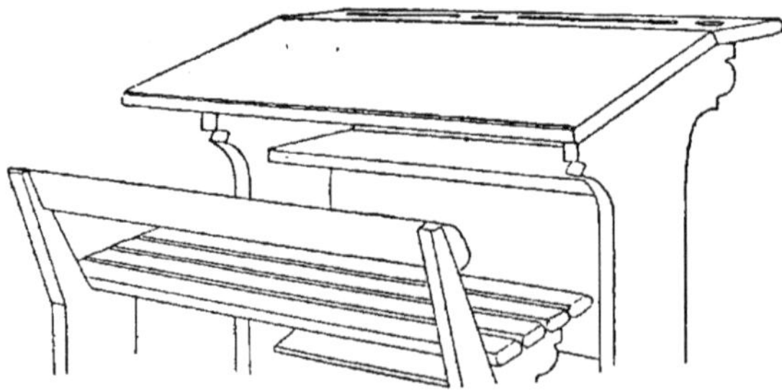

Fig. 92. — Table-banc à tablette fixe.

cale tombant sur l'arête de la table rencontrera le bord antérieur du banc (fig. 93).

Un casier pour les livres sera aménagé sous la table à écrire.

Un encrier mobile de verre ou de porcelaine à orifice étroit sera adapté à la table et placé à la droite de chaque élève.

Les traverses, barres d'attache, barres d'appui pour les pieds, reposant les unes et les autres sur le plancher sont interdites.

Ces prescriptions, qui n'ont pas d'ailleurs de « caractère impératif » et ne sont données qu'à titre d'indications, sont, en somme, satisfaisantes. Il serait souhaitable, seulement, que le nombre des modèles soit plus considérable, afin que les enfants de tailles différentes soient assurés de trouver une table-banc bien adaptée à leurs besoins.

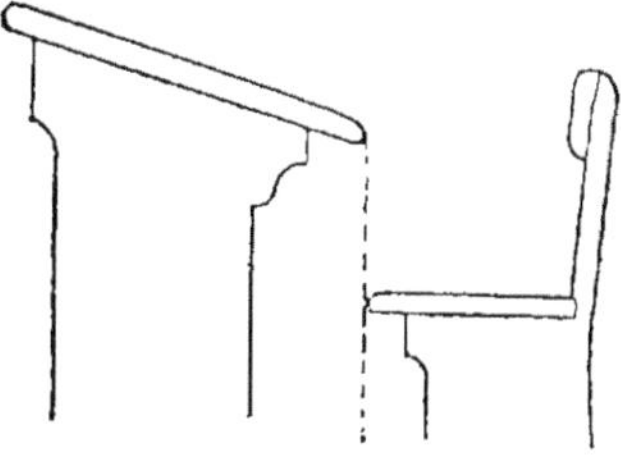
Fig. 93. — Distance nulle.

Si ce mobilier était utilisé suivant les prescriptions ci-dessus rapportées, nous aurions lieu de nous déclarer satisfaits. Malheureusement, il est bien rare de trouver une salle de classe munie de tables répondant à la taille des élèves ; le plus souvent, chaque classe ne contient qu'un seul modèle, et l'on voit les enfants, petits ou grands, s'adapter au mobilier qu'on leur impose ; si les maîtres pratiquent les mensurations annuelles recommandées par le règlement, ils n'en peuvent pas tirer de conclusions pratiques, puisque le mobilier de leur classe ne se compose guère que d'un type unique de tables-bancs. Il semble que, sur ce point, il y aurait de grands et faciles progrès à réaliser.

Nous disions que les dimensions fixées par les *Instructions ministérielles* pour l'établissement des tables scolaires étaient satisfaisantes ; elles répondent, en effet, à peu près aux desiderata que nous exprimions plus haut. Nous reproduisons ci-contre, d'après Dufestel (Voy. p. 152) un tableau qui résume les mensurations prises sur 4000 enfants parisiens par Cardot, en vue de l'établissement d'un mobilier idéal, dont le type a été jadis établi, mais n'est pas entré dans la pratique courante.

On peut comparer les chiffres de cet auteur et ceux des *Instructions ministérielles* ; on constatera que les différents éléments du mobilier recommandé pour nos écoles ont des dimensions très voisines de celles qu'aurait un mobilier établi d'après les mensurations de Cardot ; ces chiffres eux-mêmes sont comparables à ceux qu'ont obtenus les auteurs qui se sont occupés de la « croissance physique » de l'enfant (Voy. à ce chapitre les tables de Chaumet et Variot, de Carstadt, etc.). On peut aussi les juxtaposer aux chiffres donnés par la Commission scolaire viennoise, dont nous signalons plus loin les travaux.

La plupart des fabricants français se sont inspirés des *Instructions ministérielles* pour établir leurs modèles. A quelques détails près, les mobiliers introduits récemment dans nos écoles se rapprochent de ce type.

CATÉGORIE.	1re	2e	3e	4e	5e
TAILLE.	1 m. à 1 m. 10 inclus.	1 m. 10 à 1 m. 20.	1 m. 20 à 1 m. 35	1 m. 35 à 1 m. 50	1 m. 50 à 1 m. 60 ou plus.
Hauteur du creux de l'estomac au-dessus du plancher (enfant assis à angle droit)	46	51	58	66	75
Hauteur de la jambe prise du plancher au-dessous de l'articulation du genou, genou plié à angle droit	28	31	35	40	46
Hauteur des reins au-dessus du siège, enfant assis	16	17,5	20	22	24
Longueur du fémur	35	38	41,5	45,5	50,5
Épaisseur du corps, d'avant en arrière, prise au-dessous du creux de l'estomac	15	15	15,3	16,2	17,5
Épaisseur de la cuisse d'avant en arrière à mi-hauteur entre le genou et le bassin, enfant debout	8	9	10,5	11,8	12,25
Largeur du corps prise au niveau du coude et comprenant les deux coudes rapprochés du tronc	30	30	33	33,5	35

La ville de Paris confie la construction de ses tables-bancs à un adjudicataire qui doit établir ses modèles d'après les dimensions fournies par les documents ci-dessus reproduits.

Nous donnons plus loin quelques dessins de mobiliers assez répandus en France : ces illustrations nous dispenseront de longues descriptions :

Les modèles de Ch. Delagrave sont construits d'après les données des *Documents officiels*.

Les chiffres officiels et ceux réunis dans le tableau suivant, qui résume les caractéristiques des mobiliers de Delagrave, sont, en effet, à peu près identiques.

Un dessin schématique montre le profit de ces six « tailles » de mobiliers (fig. 94).

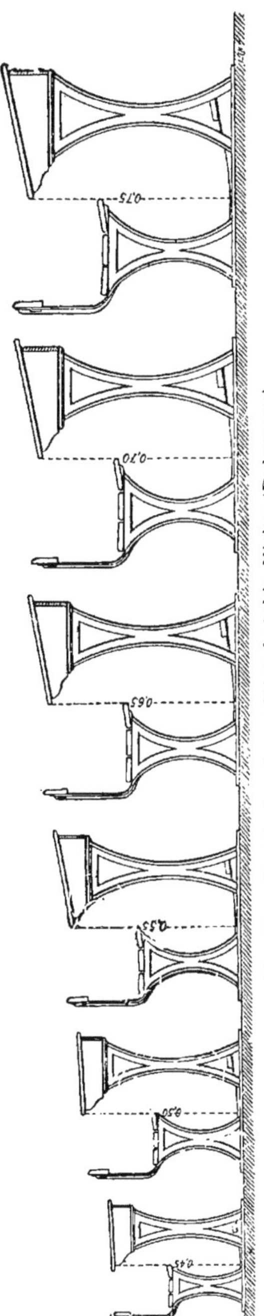

Fig. 94. — Profils des six modèles de table Nisius (Delagrave).

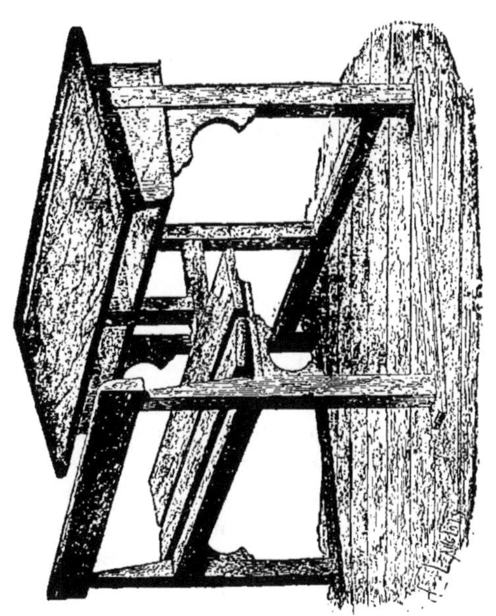

Fig. 95.— Table-banc des écoles de la ville de Paris (modèle Delagrave).

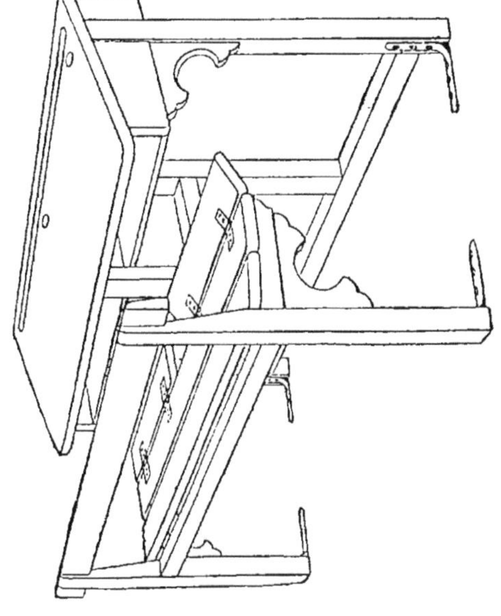

Fig. 96. — Même table-banc avec sièges articulés.

Dimensions des tables-bancs (Modèles Delagrave).

	ÉCOLES MATERNELLES.		ÉCOLES PRIMAIRES, ETC.			
Nos des types :	1	2	3	4	5	6
Hauteur de la tablette à la poitrine de l'élève	0,45	0,50	0,55	0,65	0.70	0,75
Hauteur du banc	0,25	0,30	0,34	0,39	0,45	0,46
— du dossier	0,19	0,21	0,24	0,26	0,28	0,32
Longueur, par place	0,40	0,45	0,50	0,55	0,55	0.60
Inclinaison de la tablette	0,00	0,03	0,07	0.07	0,07	0,07

D'après ces barèmes sont établis les mobiliers dits de la « ville de Paris » (fig. 96 et 97) : construits tout en bois, reposant sur le sol par des semelles en bois dur, ou fixés par des équerres métalliques, ces meubles sont solides et économiques. Dufestel leur reproche le peu de largeur de la tablette, d'où gêne des enfants pour écrire ; la barre transversale, sur laquelle les enfants ont tendance à appuyer les pieds peut être une cause d'attitude vicieuse par position unifessière ; cette barre, en effet, ne doit pas jouer le rôle d'appui-pieds, puisque la hauteur du banc est calculée d'après la hauteur de la jambe au-dessus du sol.

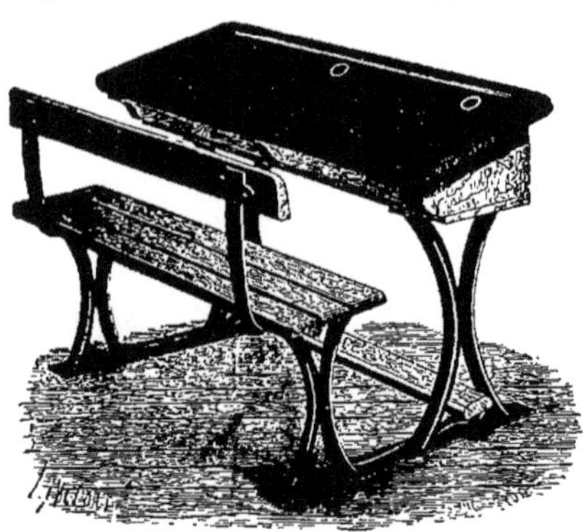

Fig. 97. — Table Nisius (Delagrave) à siège continu.

Le même modèle existe avec siège articulé (fig. 96). La première des planchettes formant le siège est seule mobile : l'espace ainsi créé entre la table et le banc permet à l'enfant de prendre la position debout sans sortir de la table-banc.

La table Nisius (Delagrave) est montée sur des pieds en fer, fort simples ; il en existe deux modèles, l'un à siège continu (fig. 97), l'autre à siège isolé (fig. 98).

Il existe également un modèle avec siège mobile.

Enfin Nisius a fait construire une *table familiale* ; le siège et le pupitre sont portés par des tiges pouvant s'élever dans les glissières, où ils sont maintenus par de simples chevilles métalliques (fig. 99 et 100). C'est un modèle pratique, convenant aux enfants qui travaillent chez eux et qu'il est facile de modifier dans ses proportions au fur et à mesure de la croissance de l'enfant. Remarquons toutefois que la hauteur du dossier et la largeur du siège restent invariables, ce qui ne permet qu'une adaptation relative.

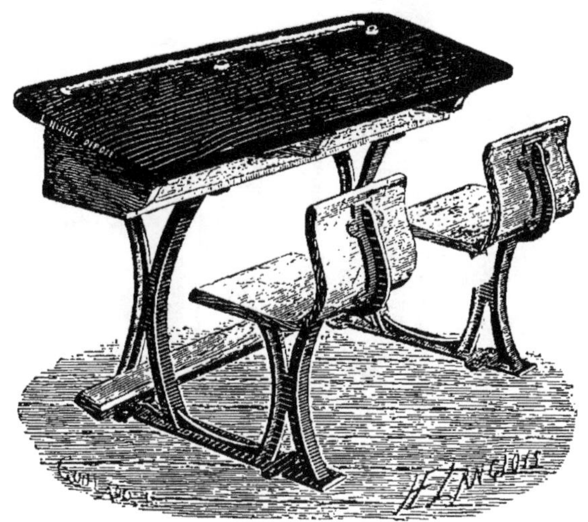

Fig. 98. — Table Nisius à sièges isolés, à deux places et plus de deux places.

C'est d'ailleurs vers l'établissement d'une table scolaire *adaptable* que se sont dirigés les efforts des constructeurs français ces dernières

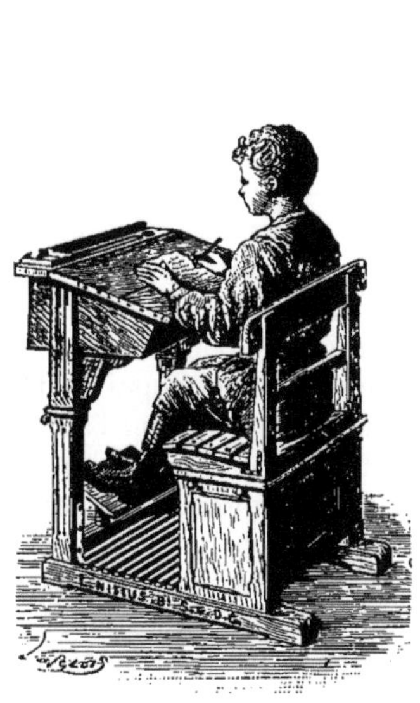

Fig. 99. — Table Nisius disposée pour enfant.

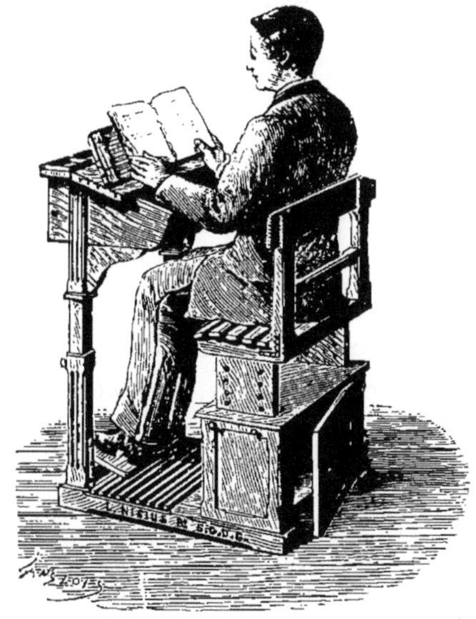

Fig. 100. — Table Nisius disposée pour adulte.

années. Nous reproduisons quelques-uns de ces modèles récents; à part quelques critiques de détail, ces meubles sont fort bien compris et répondent aux exigences que nous avons énumérées tout à l'heure.

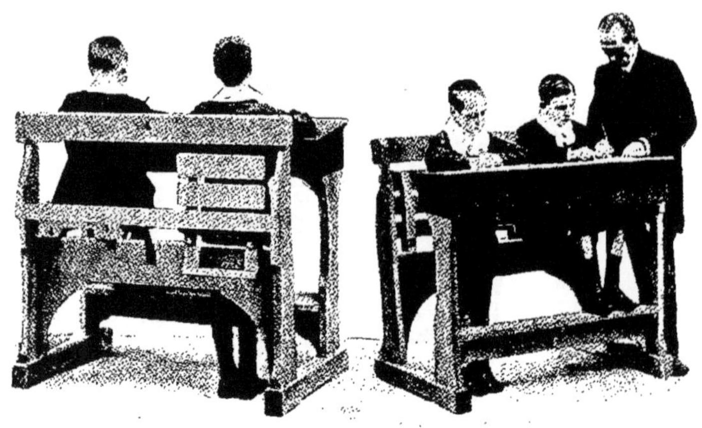

Fig. 101. — Table scolaire Brudenne.

Enfant assis ou debout. Tenue normale des élèves et de leurs maîtres.

La table de Brudenne (fig. 101) est bien étudiée, et son établissement résulte de recherches sur la physiologie de l'enfant assis et debout ; l'inventeur s'est rendu compte de la difficulté éprouvée par l'enfant à rester longtemps assis dans la même attitude correcte ; « l'écolier, dit Brudenne, s'il reste assis trop longtemps, subit du fait même de ses saillies osseuses (les ischions), à peine séparées du banc par la peau, une *pression douloureuse* » ; pour éviter cette douleur, il prend appui tantôt sur une fesse, tantôt sur l'autre, d'où bascule du bassin et inflexion de la colonne vertébrale.

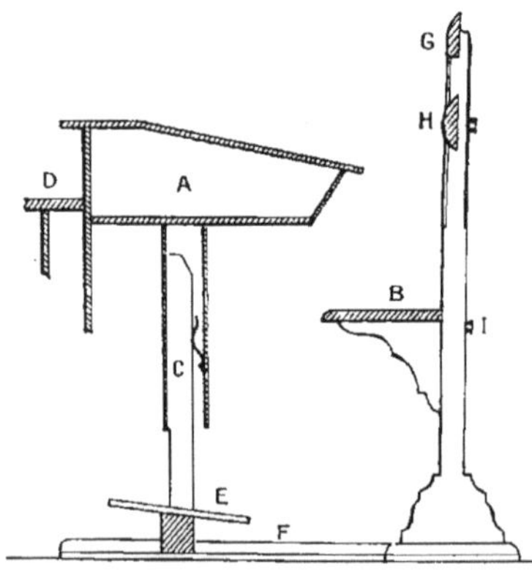

Fig. 102. — Table Dedet.

A, intérieur du pupitre ; B, siège (espace négatif) ; C, montant entre-jambes (caisson vertical long empêchant le croisement des jambes) ; D, table ; E, repose-pieds ; F, barre d'accouplement de la table et de la chaise ; cette barre double glisse de façon à faire varier la distance du siège et du pupitre ; G, appui des épaules, cintré en tous sens ; H, tampon dorsal réglable, généralement, à la hauteur de la cambrure lombaire ; I, boulon de réglage du siège B.

C'est pour obvier à cet inconvénient que les proportions de la table Brudenne ont été calculées de façon à permettre à l'écolier d'y travailler alternativement debout ou assis, sans qu'il soit apporté à la table d'autres modifications que le relèvement automatique du siège. Les photographies ci-contre permettent de comprendre le principe qui a guidé le constructeur : la hauteur de la table est telle que l'enfant, debout ou assis, conserve la même distance visuelle ; pour arriver à ce résultat, le siège occupe une situation assez haute, qui oblige l'enfant à faire usage, dans la position assise, de l'appui-pieds.

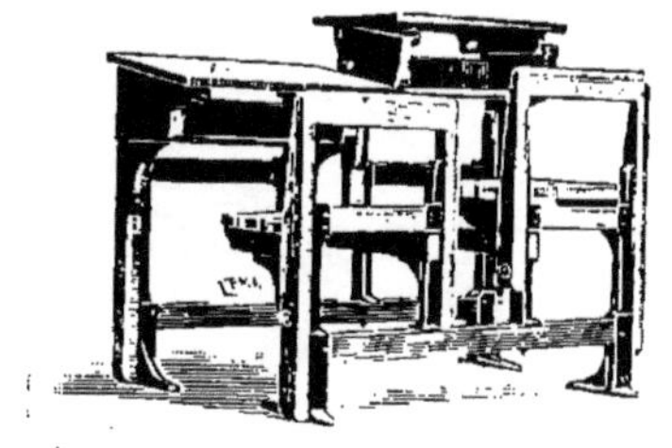

Fig. 103. — Table Billard.

Il existe huit tailles de ces tables, convenant aux élèves de 1 mètre à 1m,80.

Un dispositif très simple, ajouté aux meubles Brudenne, permet de hausser ou d'abaisser le siège et l'appui-pieds ; on peut, avec le modèle « ajustable », donner à chaque enfant une position adaptée avec précision aux proportions de son corps.

La table Dedet (collège de Normandie) (fig. 102) est également adaptable à la taille des élèves, et elle est d'une simplicité qui en fait un meuble individuel très pratique.

Le pupitre qui forme la partie centrale de la table est incliné à 15°, mobile et ajustable à la taille de l'enfant ; de même la chaise et le tampon dorsal dont elle est munie. Un dispositif spécial permet de rapprocher le siège de l'aplomb du bord antérieur du pupitre. Les pieds reposent sur deux pédales, et une barre verticale empêche l'enfant de croiser les jambes. Le corps est donc placé dans une parfaite symétrie et parallèlement au bord de la table. Le buste et la tête restent droit, le dos est appuyé et l'enfant a les yeux à 0m,25 environ du papier sur lequel il écrit.

M. Billard, professeur de travail manuel à l'école Turgot, a construit un système de table dont le prix de revient n'est pas très élevé, et qui, après avis favorable du Conseil municipal de Paris, a été mis en essai dans les écoles communales de la ville (fig. 103).

Les caractéristiques de cette table sont les suivantes :

La table et le siège sont à hauteur variable et peuvent s'adapter facilement et rapidement à toutes les tailles. Le dessus est mobile d'avant en arrière et peut prendre, à volonté, soit la position inclinée habituelle, soit l'horizontalité, préférable pour la coupe, le dessin géométrique, etc. Chaque table comporte deux places séparées, avec tablette et siège indépendants, ce qui permet d'y installer des élèves de tailles différentes.

Il existe un seul bâti pour les deux places ; un système de doubles crémaillères en acier permet de régler la hauteur des pupitres et des bancs. Ce déplacement vertical, grâce à un mécanisme très simple, peut être effectué très rapidement et expose à un minimum d'usure et d'entretien.

Ce type réalise donc un progrès, puisqu'il a les avantages de la table à une place et ceux de la table à deux places.

Il possède aussi un faux plancher, qui isole les pieds des enfants

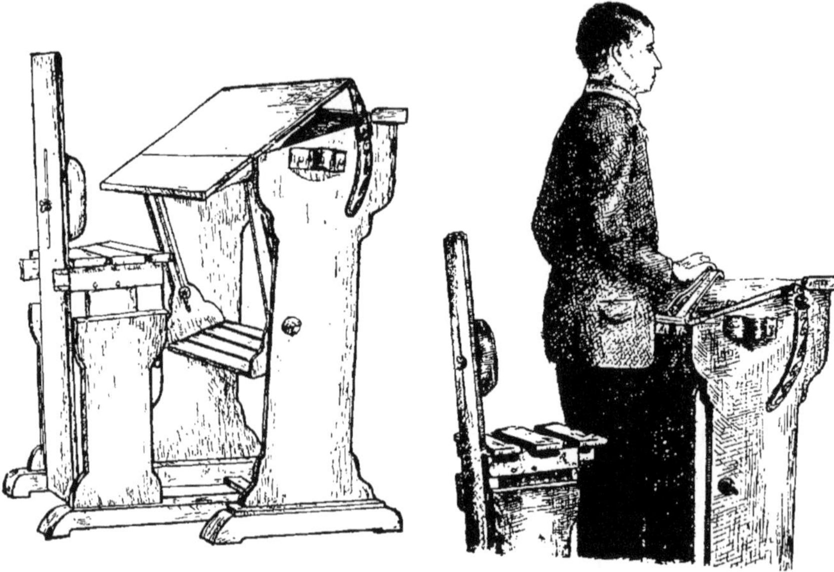

Fig. 104 et 105. — Table du Dr de Boissière.

du sol ; ce plancher peut se relever, ainsi que le siège, pour le travail debout et le nettoyage ; un dispositif spécial permet un déplacement facile du meuble.

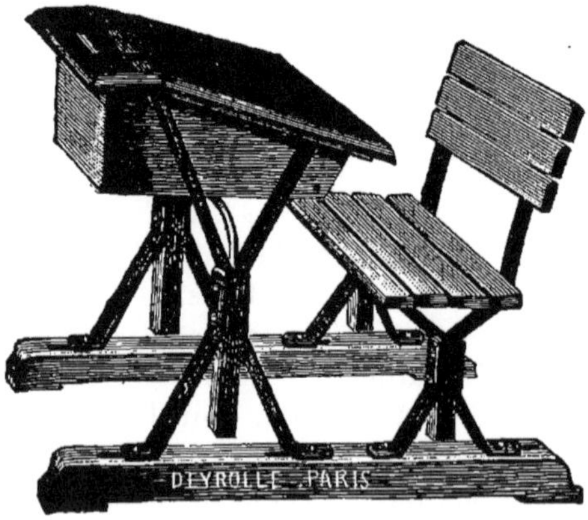

Fig. 106. — Table et banc baissés, banc rapproché de la table.

La table, construite d'après les indications du Dr de Boissière (du Havre), est également simple et ingénieuse (fig. 104 et 105). La tablette, assez large pour donner un appui suffisant aux avant-bras, peut être inclinée sous des angles différents, grâce à une crémaillère fixée de chaque côté de la table. La distance est nulle entre le banc et le pupitre, mais le tiers postérieur de ces derniers peut se relever en formant volet, et il permet à l'enfant de se tenir debout sans sortir du banc. Le siège et l'appui-pied sont mobiles, d'où adaptation possible du meuble à toutes les tailles d'enfant.

Enfin le dossier est muni d'un dosseret mobile à double courbure emboîtant la courbure physiologique de la portion lombaire de la colonne vertébrale.

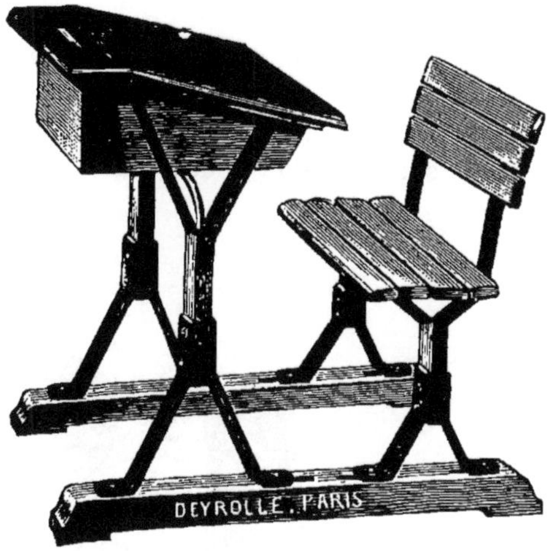

Fig. 107. — Table et banc élevés, banc écarté de la table.

La table-banc fabriquée par Deyrolle (de Paris) mérite d'être signalée par sa simplicité et sa robustesse. Les deux figures (fig. 106 et 107) la montrent dans ses positions extrêmes : la table et le banc peuvent s'élever, suivant la taille de l'enfant, et aussi s'écarter; ces changements se font en desserrant de simples

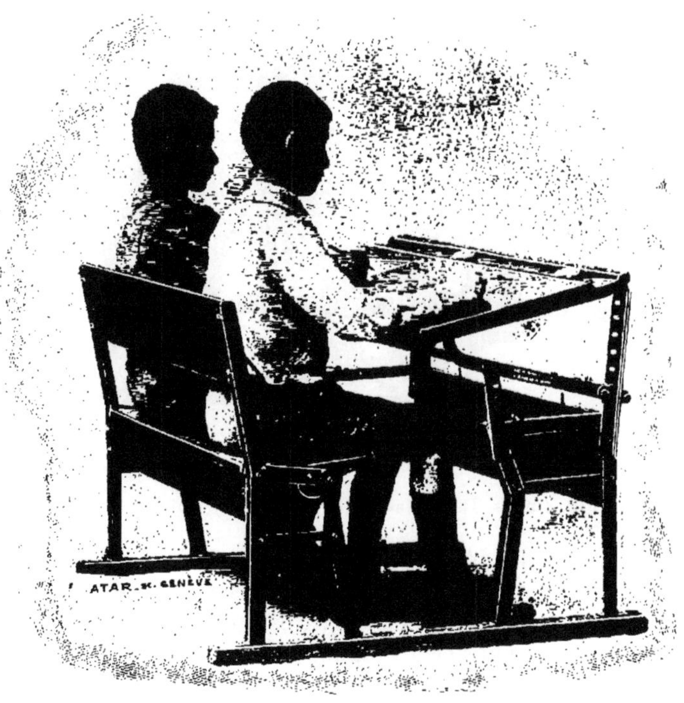
Fig. 108. — Table Mauchain (de Genève); enfants assis.

boulons d'assemblage. L'écartement ne se fait que dans de faibles proportions, afin que la distance ne devienne jamais positive.

Les quelques modèles de mobilier scolaire que nous venons de décrire et de figurer montrent suffisamment que la question a été mûrement étudiée en France ; si la plupart de nos écoles, à la campagne surtout, sont encore pourvues de mobiliers anciens et très

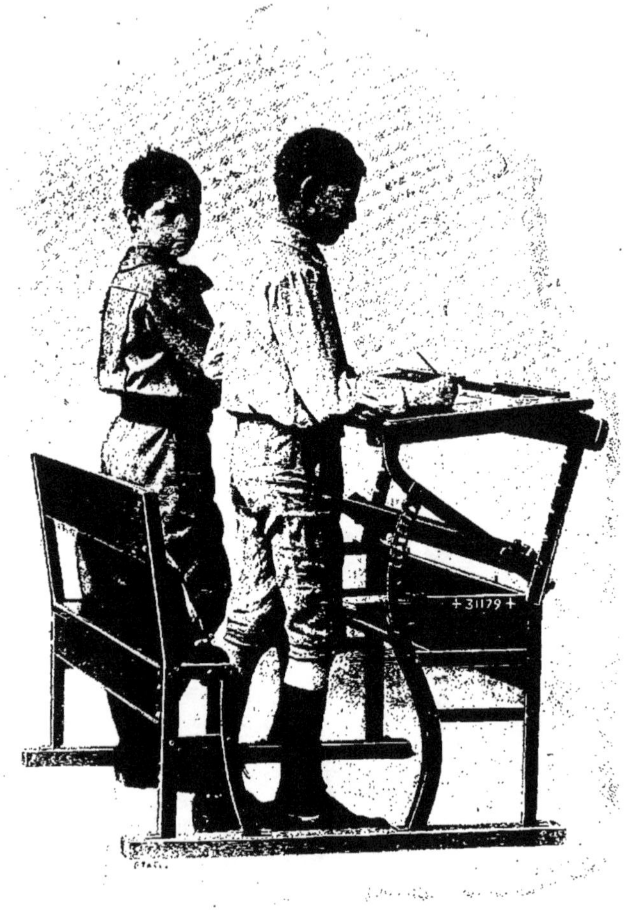

Fig. 109. — Table Mauchain (de Genève); enfants debout.

défectueux, les hygiénistes n'ont aujourd'hui que l'embarras du choix pour indiquer, et au besoin imposer, les tables-bancs conformes aux besoins de l'enfant : c'est une des plus importantes modifications à apporter à l'organisation matérielle de nos écoles, et à laquelle nous devons appliquer toute notre persévérance et toute notre force de persuasion.

A l'étranger, de nombreux mobiliers scolaires ont également été construits durant ces dernières années. Nous citerons quelques-uns des plus récents ou des plus pratiques.

Parmi les nombreux modèles établis par Mauchain (de Genève), nous citerons la table à monture entièrement métallique (fig. 108

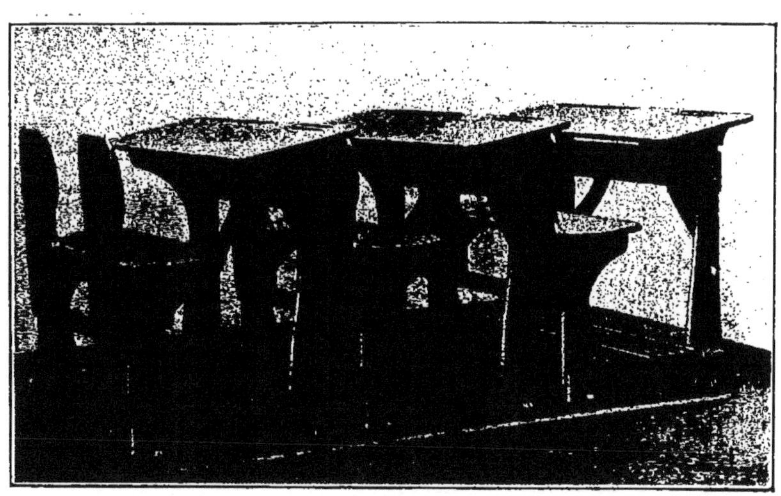

Fig. 110. — Bancs Rettig en place (Müller, Charlottenbourg).

et 109). La moitié antérieure du banc est relevable, d'où possibilité pour l'enfant de se tenir debout à sa place ; d'autre part, la tablette formant pupitre, grâce à un système de crémaillères assez simple, peut être élevé et permet à l'enfant d'écrire dans la station debout.

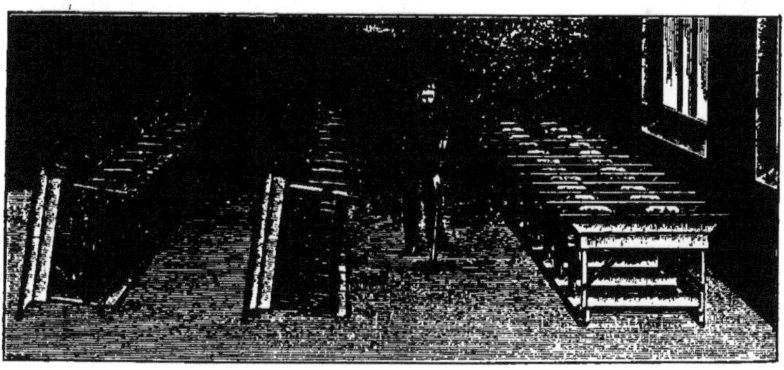

Fig. 111. — Bancs Rettig renversés pour le balayage (Müller, Charlottenbourg).

Toutefois ce changement de position demande la mise en place de clavettes, ce qui n'est pas sans entraîner quelques difficultés dans une salle de classe. Nous avons vu que Brudenne avait tourné cette difficulté en calculant sa table de telle façon qu'elle puisse servir à

Table de la Commission Viennoise pour l'établissement des bancs scolaires.

			TABLE.									BANC.							
TYPE DU BANC.	Age moyen de l'écolier.	Taille de l'écolier.	Hauteur de la table à son bord antérieur.	Hauteur de la table en avant des casiers.	Hauteur de la table à son bord postérieur.	Différence entre les hauteurs A et B'.	Largeur de la partie fixe du pupitre.	Partie mobile.	Largeur totale.	Distance du dossier au bord postérieur de la table.	Distance minima entre le pupitre tiré et le siège.	Hauteur.	Profondeur.	Distance du renflement du dossier au siège.	Largeur du pied de la table.	Profondeur totale du banc et de la table.	Largeur du banc-table, par place.	Hauteur du casier (plan inférieur) au-dessus du sol.	Inclinaison (de 10°) du siège au-dessus du renflement.
		cm.	A	B	B'	C	D	E	D + E	F		K	L	M	P	S		W	X
I	6-8	102-117	65,25	57,5	54	10,25	25,5	12	37,5	20	5	31	25	19	21,5	63,5	48	39	2
II	8-9	118-125	68,5	60,5	56,25	10,25	23,5	15,5	39	20	5,5	32	25,5	21,5	22	65,25	50	40	2,25
III	9-10	126-134	73	65	61	11	24,25	16,25	40,5	21	5,5	34	26,5	23	22,5	68	52	42	2,5
IV	10-11	135-144	75,25	67	63	11,5	26,5	16	42,5	22,5	6	36	28,5	25	23	71	53	46	2,5
V	11-12	145-154	80	71,5	67	12,25	28	17	45	23,5	6	40	29,5	25	23,5	74,75	56	53	2,75
VI	12-13	155-164	84,5	76	71	12,25	26	19	45	24	7	42	31	27	24	76	60	59	3
VII	14	165-174	88,5	80	75	12,5	28	18	46	24	4,5	45	28,5	29	24,5	78	60	62	3

l'enfant assis ou debout, sans autre modification que le relèvement automatique du banc.

Le système Mauchain présente un avantage appréciable au point

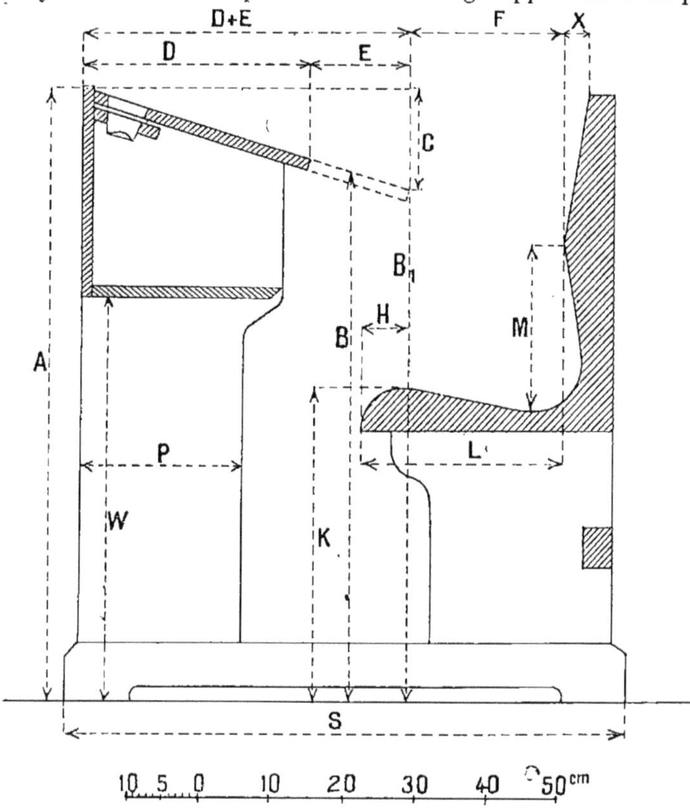

Fig. 112. — Mobilier des écoles de la ville de Vienne (Autriche), d'après Burgerstein (les lettres se retrouvent dans les colonnes du tableau ci-contre).

de vue du nettoyage de la salle de classe; un système de coulisseaux permet de déplacer facilement toutes les tables vers l'un ou l'autre des côtés de la salle, si bien que le balayage ou le lavage du plancher peuvent être effectués sans aucun obstacle.

Les bancs Rettig, construits par Müller, de Charlottenbourg, d'après des données physiologiques normales, sont simples et solides (fig. 110 et 111); ils possèdent une planche à claire-voie, servant d'appui-pieds, qui permet l'usage des planchers en carreaux ou en grès-cérame. Leur principale originalité consiste dans leur articulation, sur l'un des côtés, avec une barre fixée au plancher : basculant autour de cet axe, le meuble peut être renversé latéralement (fig. 111) ; le balayage de la classe est ainsi rendu très aisé.

En Autriche, une commission, nommée par la ville de Vienne, a déterminé les proportions du mobilier adopté par les écoles primaires;

les dimensions de ce mobilier sont résumées dans un tableau que nous reproduisons d'après L. Burgerstein (1); les lettres placées en

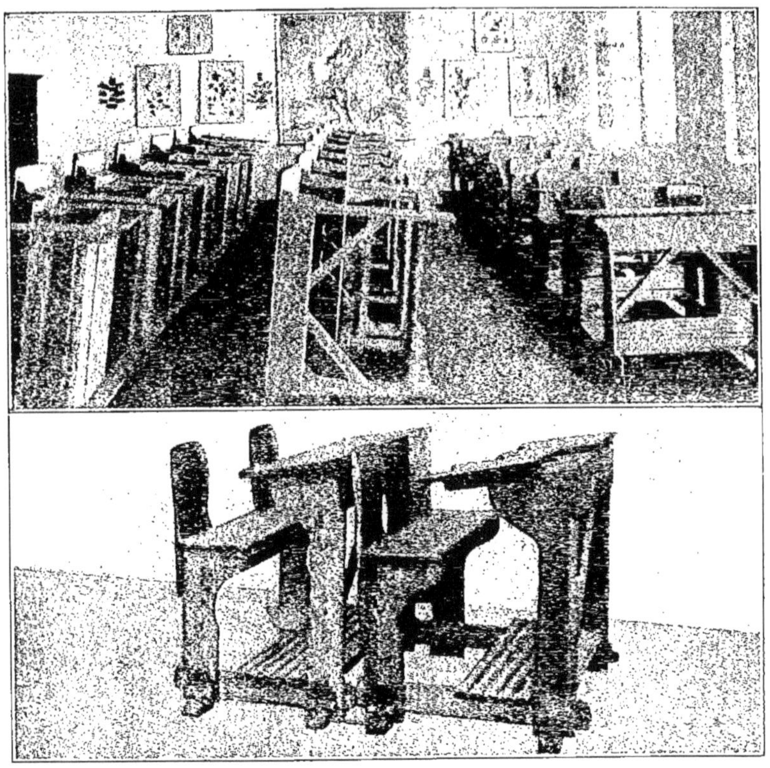

Fig. 113. — Banc scolaire Urania (cliché du Dr Piasecki).

tête de chaque colonne se rapportent aux indications analogues de

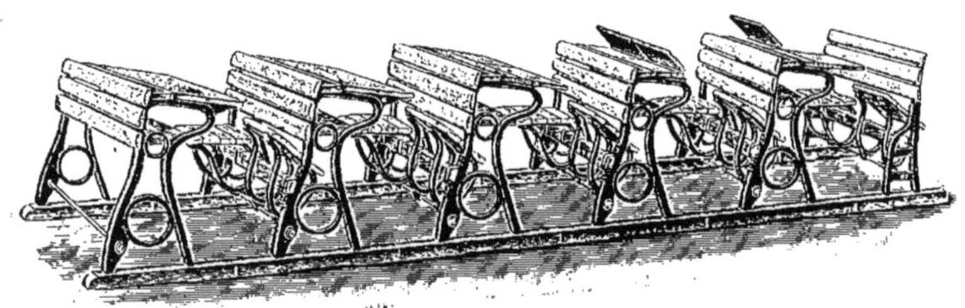

Fig. 114. — Banc Fischel.

la figure (fig. 112), ce qui nous dispense de donner une autre description de ce mobilier.

(1) L. Burgerstein, *loc. cit.*, p. 60 et 61.

En Pologne (1), où, dès 1877, était employé le banc à deux places, à distance nulle et à siège mobile, la plupart des écoles modernes sont pourvues du banc « Urania » (Varsovie) (fig. 113). Il est construit en bois, pour un ou deux élèves, avec un pupitre mobile à échancrure cintrée, un appui-pieds horizontal à claire-voie, un dossier et un siège en légère réclination, le dossier remontant jusqu'aux omoplates et s'adaptant aux courbures normales du rachis. Pour permettre le balayage, le système se renverse par un dispositif imité de Rettig.

Aux écoles de Berndorf (2), c'est le banc Fischel (fig. 114) qui a été adopté; c'est un banc à distance « minima », c'est-à-dire négative ; chaque siège se relève automatiquement, dès que l'enfant se met debout, par simple pression des mollets sur le bord antérieur du banc; ce relèvement automatique se fait sans bruit et n'expose l'enfant à aucune meurtrissure, puisqu'il n'existe aucune charnière

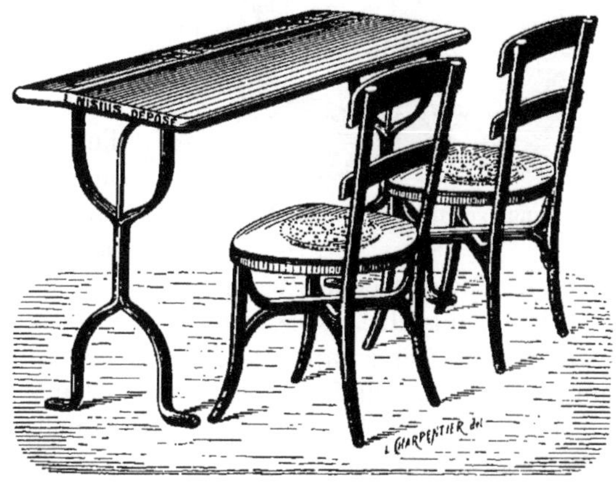

Fig. 115. — Table scolaire avec chaise individuelle.

ou articulation à portée de ses mains ; il n'y a pas d'appui-pieds; le dossier est à claire-voie, et toute la monture est en fonte, ce qui donne libre passage à l'air et à la lumière et permet une surveillance facile de l'élève.

Nous arrêterons là l'énumération des tables-bancs établies récemment en France et à l'étranger, étant dans l'impossibilité de reproduire tous les modèles intéressants proposés dans ces dernières années. Dès maintenant des mobiliers satisfaisants existent dans tous les pays : il nous reste à les faire substituer aux meubles anciens encore trop répandus malgré leurs graves inconvénients ou leurs dangers pour la santé des enfants.

(1) Les écoles polonaises et leurs conditions hygiéniques, publication du *Comité des Sociétés polonaises*, à l'occasion du IIIe Congrès international d'hygiène scolaire.

(2) Nouvelles constructions scolaires et service médical scolaire de la ville de Berndorf (Basse-Autriche), publication du *Conseil scolaire de Berndorf*, à l'occasion du IIIe Congrès international d'hygiène scolaire.

Dans les ÉTABLISSEMENTS D'ENSEIGNEMENT SECONDAIRE, on n'a guère utilisé jusqu'ici d'autres tables que celles en usage dans les écoles primaires ; il arrive trop souvent que de grands élèves n'ont pas de mobilier adapté à leur taille, et aucune faute d'hygiène ne peut être plus préjudiciable à cet âge de croissance rapide.

Les tables-bancs adaptables dont nous avons reproduit plusieurs modèles sont très recommandables ; malheureusement leur prix de revient est assez élevé.

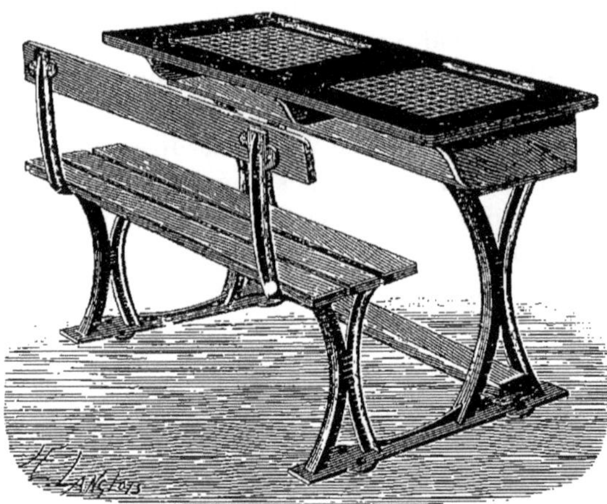

Fig. 116. — Table-banc avec tablette quadrillée (Nisius).

Depuis quelques années on tend, en France tout au moins, à fournir aux élèves des collèges et lycées un mobilier composé d'une table pupitre et d'une chaise ordinaire (fig. 115). A condition que l'élève sache s'asseoir correctement et qu'il place sa chaise à une distance convenable de la table, ce mobilier peut être assez avantageux. Il faudrait néanmoins que, dans les classes composées d'élèves de tailles très différentes, on puisse placer des chaises et des tables de hauteurs diverses, de façon à ne pas s'écarter des principes sur lesquels nous avons insisté au début de ce chapitre.

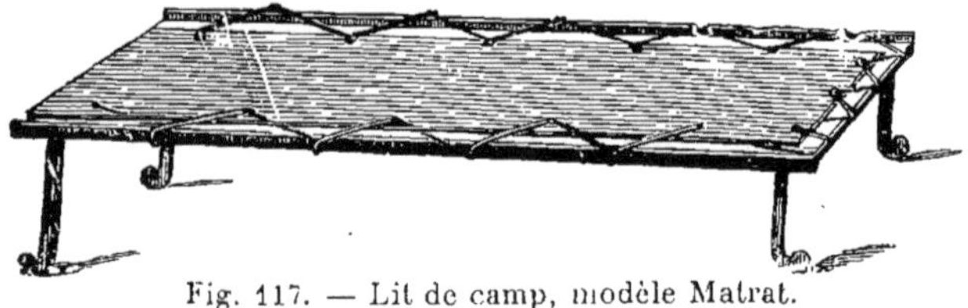

Fig. 117. — Lit de camp, modèle Matrat.

Le mobilier des AMPHITHÉATRES et celui des SALLES DE DESSIN intéressent moins l'hygiéniste, les enfants passant peu de temps dans ces salles de classe.

Il est souhaitable cependant qu'on utilise de plus en plus, pour les amphithéâtres, des tables munies d'un pupitre, analogues à celles créées par Delagrave, afin d'éviter aux élèves d'écrire sur leurs genoux, dans une attitude fatigante et très défectueuse.

Dans les salles de dessin, on évitera de jucher les enfants sur des tabourets trop élevés, laissant les jambes pendantes et les pieds sans appui. On aura soin de calculer la hauteur des pupitres ou des porte-cartons, pour que le papier ait une inclinaison suffisante et pour éviter à l'enfant d'avoir trop à se pencher en avant.

Dans les ÉCOLES MATERNELLES, on se sert de tables-bancs de proportions réduites, établies d'après les mêmes principes que le mobilier des écoles primaires. Nous reproduisons ici le modèle de Nisius-Delagrave, où la tablette est quadrillée et peut être utilisée pour des exercices élémentaires de calcul (fig. 116).

Ces écoles doivent encore être pourvues de petits fauteuils, de tables basses, où les enfants peuvent jouer ou prendre leur collation, et surtout de lits de repos ou de chaises longues où les petits écoliers peuvent faire la sieste indispensable à leur âge. Mlle Matrat, inspectrice générale des écoles maternelles, a fait établir un petit lit de

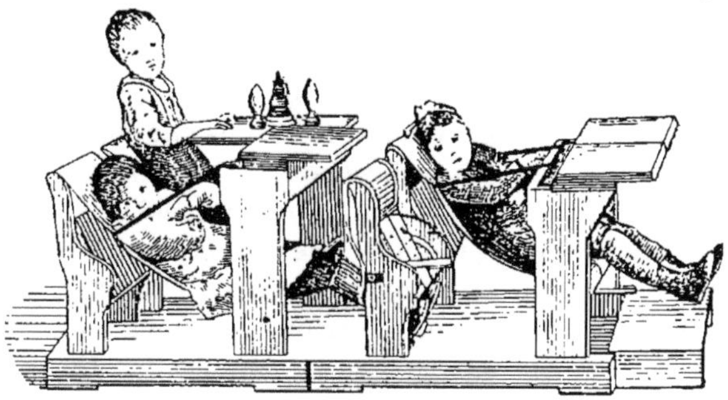

Fig. 118. — Banc du Pr Pezzarossa.

camp, très simple et très facile à nettoyer, ce qui est une condition de première importance (fig. 117).

Le banc du Pr Pezzarossa a été imaginé dans le même but: l'amusant dessin de ce meuble ingénieux (fig. 118) nous dispense de le décrire; nous croyons toutefois que le simple lit de camp, en permettant aux jeunes enfants de s'allonger à leur aise, leur assure un repos plus complet et plus efficace.

Nous terminerons cette description du mobilier scolaire en rappelant que la *chaire du maître* doit être surélevée de 50 centimètres environ et qu'elle doit occuper une situation telle que la surveillance de tous les points de la classe soit facile à exercer.

Le *tableau noir* doit être *ardoisé*, c'est-à-dire enduit d'un noir mat, qui ne donne lieu à aucun reflet, quelle que soit l'incidence des rayons lumineux à sa surface.

Les meubles accessoires qui pourraient trouver place dans la classe, tels que les armoires, vitrines, bibliothèques, devront toujours être très simples, dépourvus de moulures ou d'ornements, pour être d'un entretien et d'un nettoyage faciles.

VIII. — ENTRETIEN ET NETTOYAGE DES LOCAUX SCOLAIRES.

Pour l'entretien des locaux scolaires, la collaboration de l'architecte et du médecin sera souvent utile ; bien des défectuosités pourront être aperçues par le médecin chargé de la surveillance hygiénique de l'école : nous ne reviendrons pas ici sur les installations de chauffage et de ventilation ; mais il arrivera bien souvent que des irrégularités dans le fonctionnement des appareils provoqueront dans les classes l'arrivée de fumée, ou le déversement de gaz nuisibles ou toxiques ; c'est de très près qu'il faudra veiller à l'état des cheminées et des gaines de ventilation ; la recherche de l'acide carbonique et de l'oxyde de carbone dans l'atmosphère des classes complétera l'enquête sur ce point d'importance capitale.

L'état des planchers, souvent disjoints et réceptacles de poussières, l'humidité des murs, avec dépôts de salpêtre ou floraison de moisissures, les peintures écaillées ou défraîchies, le mauvais fonctionnement des fenêtres et des vasistas, dont les châssis ont joué sous l'action de la pluie ou de la sécheresse, sont autant de détails dont l'importance est grande pour la tenue hygiénique d'un établissement.

Le règlement français indique que les peintures doivent être refaites une fois par an : sans avoir la même exigence, qui jamais d'ailleurs n'est satisfaite, nous pourrions réclamer au moins un lessivage sérieux.

Le *nettoyage* sera surveillé de plus près encore ; le personnel chargé de ce soin sera instruit au besoin par le médecin lui-même, qui, d'autre part, fera l'éducation des enfants sur la nécessité de la propreté de l'habitation.

La classe sera nettoyée à fond chaque jour ; les murs seront époussetés, ou mieux essuyés avec un linge humide ; on a encombré beaucoup de nos classes d'images et d'affiches sans aucune valeur artistique ; ce sont des nids à poussières, dont l'utilité n'est pas démontrée ; quelques bonnes reproductions d'œuvres de maîtres vaudraient mieux que cette imagerie défraîchie et poussiéreuse.

Les meubles seront essuyés au linge humide.

Le plancher, lavé à fond une fois ou deux fois par semaine, avec une solution antiseptique, ou au savon noir et au carbonate de potasse, sera chaque jour balayé *après arrosage;* il sera préférable encore d'avoir recours à la *sciure de bois mouillée* répandue sur le sol en quantité suffisante ; on peut le préparer en suivant les indications du Dr Doizy :

Sciure de bois	6 litres.
Eau	9 —
Crésyl	0l,250

Les vitres des fenêtres seront toujours claires pour n'entraver en rien l'éclairage de la classe.

Les dégagements seront souvent lavés à grande eau ; les murs du vestiaire doivent être chaque soir essuyés avec un linge humide et antiseptique, pour éviter la propagation par les germes que pourraient véhiculer les vêtements des enfants ; même recommandation pour les patères auxquelles sont suspendues les coiffures.

Le préau, où jouent souvent les enfants pendant l'hiver, sera lavé très souvent, et balayé à la sciure très humide ; car il est inadmissible que cette salle de récréation ait une atmosphère surchargée de poussières. Cette observation a d'autant plus d'importance que dans beaucoup de nos écoles le préau tient lieu de réfectoire pour le repas de midi.

La cour ne saurait pas davantage être poussiéreuse ; on empêchera les enfants de cracher sur le sol ; les détritus seront soigneusement enlevés ; on évitera également la stagnation de l'eau dans les ruisseaux, ou dans les points dont la déclivité serait insuffisante.

Enfin les water-closets seront d'une propreté irréprochable ; les chasses d'eau devront fonctionner de façon parfaite ; et les lavages quotidiens, avec les solutions antiseptiques et désodorisantes, seront toujours abondants et prolongés (Voy. p. 39).

On pourra utiliser pour le lavage des classes l'une de ces solutions antiseptiques :

Eau de Javel ou Liqueur de Labarraque..........	5 à 10	p. 100.
Crésyl en solution..............................	2 à 4	—
Lysol en solution...............................	3	—
Formol..	1 à 5	—

Et pour les privés :

Chlorure de chaux...............................	5	p. 100.
Sulfate de cuivre...............................	5	—
Lait de chaux...................................	5 à 10	—

DEUXIÈME PARTIE

L'ÉCOLIER

I. — LA CROISSANCE PHYSIQUE DE L'ÉCOLIER.

L'étude de la croissance physique de l'écolier doit être envisagée depuis l'âge de trois ans jusqu'à celui de quinze ans; de trois ans jusqu'à six ans, l'enfant appartient aux écoles maternelles; puis de sept ans jusqu'à quatorze ou quinze ans, c'est-à-dire jusqu'à la puberté, s'écoule la période d'éducation proprement dite.

Pendant ces deux périodes, l'hygiène scolaire doit profiter des notions acquises sur le développement physique de l'enfant pour permettre à l'écolier de faire sa croissance dans les meilleures conditions. La culture physique et intellectuelle doit être établie d'après des lois définies et en rapport avec les conditions anatomiques et physiologiques de l'enfant.

Il faut d'abord savoir suivant quelle progression se fait la *croissance anthropométrique*, c'est-à-dire la croissance *en taille* et *en poids*. En outre, nous devons connaître les besoins physiologiques de l'enfant. Si nous sommes assez bien documentés sur l'enfant pathologique, sur ses maladies, nous le sommes beaucoup moins sur l'enfant normal, et il y a longtemps que Springer a insisté sur l'indifférence des médecins à cet égard. Aussi nous ne bornerons pas l'étude de la croissance anatomique de l'enfant aux résultats anthropométriques, mais nous l'étendrons à la connaissance du développement des organes viscéraux; nous devrons, au cours de cette étude, exposer quelques phénomènes vitaux, chimiques et physiologiques.

Nous ne nous préoccuperons pas outre mesure de diviser l'enfance à partir de trois ans jusqu'à la puberté en moyenne et grande enfance. Nous laconsidérerons comme période unique d'évolution progressive; mais nous analyserons successivement la *croissance anthropométrique*, la *croissance viscérale*, la *croissance biologique*, et, après avoir attiré l'attention sur le développement des *glandes à sécrétion interne*, nous montrerons qu'avec l'apparition de la *puberté* les conditions organiques du développement sont modifiées et qu'une période nouvelle commence pour l'écolier.

I. — CROISSANCE ANTHROPOMÉTRIQUE.

Depuis les travaux classiques de Quételet et de Broca (1830), les mesures du développement progressif du squelette sont devenues la base de l'anthropométrie et, en particulier, de l'anthropométrie scolaire.

Nous ne pouvons que citer les noms des auteurs, qui, dans ces dernières années, ont apporté une contribution importante à cette étude : Vitale Vitali (1896), Burk, Salomon (1898), Christopher (1900), Schmidt, Monnard, Truper (1901), Simon, et surtout Ley (1904), ont tous poursuivi les mêmes recherches et ont comparé la croissance des enfants normaux et des anormaux.

Sans doute, il est difficile d'établir une loi de croissance staturale s'appliquant à tous les enfants de tous les âges et de tous les milieux.

D'abord, avec l'âge, la croissance subit une marche d'activité décroissante. Buffon, bien avant Quételet, avait noté que « le fœtus dans le sein de sa mère croît toujours de plus en plus jusqu'au moment de la naissance ; l'enfant, au contraire, croît toujours de moins en moins jusqu'à l'âge de la puberté, auquel il croît pour ainsi dire tout à coup et arrive en fort peu de temps à la hauteur qu'il doit avoir pour toujours ».

D'autre part, l'influence du milieu social n'est pas discutable. En 1829, Villermé écrivait déjà : « La taille des hommes est d'autant plus haute et leur croissance s'achève d'autant plus vite que, toutes choses égales d'ailleurs, le pays est plus riche, l'aisance plus générale, les logements, les vêtements et la nourriture sont meilleurs, que les peines, les fatigues, les privations éprouvées dans l'enfance et la jeunesse sont moins grandes. » Plus récemment G. Carlier a confirmé que le bien-être influe directement sur la croissance. Et Niceforo a montré qu'à Lausanne, dans les écoles, la taille, le poids et le périmètre thoracique des enfants pauvres étaient inférieurs à ceux des enfants aisés.

Bien plus, dans un rapport qui concerne les écoles publiques de Glascow (1905-1906), le bureau d'éducation d'Écosse a montré que « pour des enfants du même âge, le poids et la taille s'élèvent proportionnellement au nombre des pièces du logement des parents ».

Les saisons mêmes ne sont pas indifférentes. Buffon avait déjà noté que la taille croissait plus rapidement pendant les mois chauds que pendant les mois froids.

Enfin, selon les races, le barème de la croissance staturale peut varier dans une certaine mesure : c'est ainsi que le tableau de Quételet, partout reproduit, est un peu au-dessus de la moyenne des races latines, de la race française en particulier. Quételet opérait en Belgique, où la taille est un peu plus élevée que dans les pays latins.

A cause de ces difficultés d'établir une loi qui résume l'évolution de la croissance staturale chez l'enfant, nous nous placerons surtout à un point de vue pratique. Nous nous en tiendrons aux mesures les plus utiles à connaître : celles de la *taille*, de la *grande envergure*, du *périmètre thoracique* et de la *circonférence céphalique*. Avec la taille, le *poids* donne la valeur de la croissance. Enfin le *rapport du poids à la taille* est d'un renseignement utile dans l'étude du développement de l'écolier.

Dans cette étude, nous avons fait de nombreux emprunts à l'article si documenté de R. Cruchet (1) ainsi qu'aux travaux originaux de P. Godin (2), d'Anthony (3) et de L. Mayet (4).

Taille. — On se sert habituellement, pour cette mensuration, de la toise verticale à pédale couramment employée. Comme le fait remarquer Cruchet, dans les statistiques publiées, rares sont celles où les mêmes enfants ont été mesurés d'âge en âge ; on a pris le plus souvent des enfants différents mesurés à chaque âge. La première méthode est plus exacte, la deuxième plus facile. Néanmoins les résultats des deux méthodes sont sensiblement les mêmes. Voici le tableau de Variot et Chaumet établi sur 4 400 mensurations recueillies dans la population scolaire parisienne :

	Garçons.		Filles.	
Ages.	Taille.	Accroissement.	Taille.	Accroissement.
2 à 3 ans.........	82,7	8,5	81,8	8,2
3 à 4 —	89.1	6,4	88,4	6,6
4 à 5 —	96,8	7,7	95,8	7,4
5 à 6 —	103,3	6,5	101,9	6,1
6 à 7 —	109,9	6.6	108,9	7,0
7 à 8 —	114,4	4,5	113,8	4,9
8 à 9 —	119,7	5,3	119,5	5,7
9 à 10 —	125,0	5,3	124,7	4,8
10 à 11 —	130,3	5,3	129,5	5,2
11 à 12 —	133,6	3.3	134,4	4,9
12 à 13 —	137,6	4,0	141,5	7,1
13 à 14 —	145,1	7,5	148,6	7,1
14 à 15 —	153,8	8,7	152.3	4,3
15 à 16 —	159,6	5,8	154,2	1,3

Les mensurations obtenues en Allemagne sont à peu près superposables à celles pratiquées chez les enfants parisiens ; les chiffres publiés par Carstadt ont l'avantage de donner la taille chaque demi-année, ainsi que l'accroissement moyen pendant le même espace de six mois :

(1) R. Cruchet, Moyenne et grande enfance. Puberté (in *Pratique des maladies des enfants*, t. I, Paris, 1909).

(2) Dr Paul Godin, Recherches anthropométriques sur les différentes parties du corps, Paris, 1903.

Les proportions du corps pendant la croissance, Paris, 1911.

(3) R. Anthony, Anthropologie physique (in Hygiène individuelle, fasc. III du *Traité d'hygiène*, 1906).

(4) L. Mayet (de Lyon), Le développement physique de l'enfant (*Journ. méd. français*, 15 sept. 1912).

Table de croissance de Carstadt (1) (d'après la mensuration de 4 274 garçons).

AGE.	NOMBRE des mensurations.	TAILLE en centimètres.	MAXIMUM.	MINIMUM.	DIFFÉRENCE.	CROISSANCE Par demi-année.	CROISSANCE Par année.
6	68	109,8	117,8	100,0	17,8		
6 1/2	147	111,8	119,6	101,0	18,6	2,5	
7	203	113,8	127,4	103,3	24,1	2,0	4,5
7 1/2	199	116,8	127,7	105,1	22,6	3,0	
8	197	118,0	129,9	108,0	21,4	2,1	5,1
8 1/2	189	121,6	133,7	109,7	24,0	2,7	
9	474	123,7	137,7	113,0	24,7	2,1	4,8
9 1/2	157	126,0	139,4	115,0	24,4	2,3	
10	204	128,5	139,1	115,1	24,0	2,5	4,8
10 1/2	232	130,8	148,5	119,0	29,5	2,3	
11	272	133,3	149,4	119,9	29,5	2,5	4,8
11 1/2	317	135,6	154,1	119,8	34,3	2,3	
12	298	138,1	157,5	121,9	35,6	2,5	4,8
12 1/2	325	140,4	161,4	123,1	38,3	2,3	
13	291	143,3	167,4	124,6	42,8	2,9	5,2
13 1/2	274	145,8	169,4	125,4	44,0	2,5	
14	206	149,1	170,5	132,3	38,2	3,3	5,8
14 1/2	157	152,3	173,3	133,5	39,8	3,2	
15	125	156,6	173,9	140,8	33,1	4,3	7,5
15 1/2	104	159,9	174,6	141,3	33,3	3,3	
16	75	162,5	176,8	147,7	29,1	2,9	6,2
16 1/2	60	164,8	177,6	148,7	28,9	1,7	
	4274						

Le tableau suivant, établi par Christian Wiener (de Carlsruhe), d'après les mensurations régulièrement pratiquées sur ses quatre fils, montre que, si les variations individuelles sont assez considérables, les moyennes se rapprochent très sensiblement de celles apportées par Variot et Chaumet (Voy. p. 174).

Pour illustrer ces chiffres, nous reproduisons la courbe obtenue par L. Mayet, d'après les moyennes de ses mensurations (fig. 119). On remarquera que cette courbe s'arrête à l'âge de treize ans, et qu'elle ne figure pas la poussée de croissance qui précède ou accompagne la puberté.

De ces documents, représentant la croissance moyenne de la taille chez l'écolier d'aujourd'hui, nous pouvons tirer quelques constatations intéressantes.

D'abord, on voit que l'accroissement de la taille n'est pas parallèle dans les deux sexes. Comme l'avait déjà remarqué Schmidt, les garçons l'emportent sur les filles de sept à dix ans, mais celles-ci à leur tour l'emportent sur les garçons de dix à quatorze ans. Cette particularité est plus apparente encore dans les chiffres de Roberts,

(1) Dr F. Carstadt, Sur la croissance des garçons de six à seize ans (*Lebensjahre*, Kotelm, 1888, Bd. I, p. 65).

AGE.	TAILLE.				ACCROISSEMENT ANNUEL			
	1er né.	2e né.	3e né.	4e né.	1er né.	2e né.	3e né.	4e né.
Naissance....	54,0	46,0	52,4	55,0	17,7	»	»	»
1 an..........	71,7	70,8	74,2	74,0	12,9	24,8	21,8	19,0
2 ans.........	84,6	83,8	86,4	85,9	8,5	13,0	12,2	11,9
3 —	93,1	92,3	94,2	95,3	7,0	8,5	7,8	9,4
4 —	100,1	100,5	101,9	104,2	6,3	8,2	7,7	8,9
5 —	106,4	108,0	108,0	111,2	7,3	7,5	6,1	6,9
6 —	113,7	114,0	114,5	116,7	6,1	6,0	6,5	5,6
7 —	119,8	119,6	120,4	124,0	5,4	5,6	5,9	7,3
8 —	125,2	125,0	125,7	130,4	5,3	5,4	5,3	6,4
9 —	130,5	130,3	131,1	136,3	4,3	5,3	5,4	5,9
10 —	134,8	134,8	136,7	141,4	5,9	4,5	5,6	5,0
11 —	140,7	140,6	142,2	146,0	5,5	5,8	5,5	4,6
12 —	146,2	146,3	145,2	152,9	8,5	5,7	3,0	6,9
13 —	154,7	153,2	151,9	162,8	9,5	6,9	6,7	9,9
14 —	164,2	161,4	157,1	168,2	4,8	8,2	5,2	5,4
15 —	169,0	169,1	166,5	175,0	2,4	7,7	9,4	6,8
16 —	171,4	173,3	172,2	178,3	1,3	4,2	5,7	3,3
17 —	172,7	175,1	175,7	179,8	0,1	1,8	3,5	1,5
18 —	172,8	176,3	176,6	180,3	0,1	1,2	0,9	0,5
19 —	172,9	176,5	177,5	180,7	0,0	0,2	0,9	0,4
20 —	172,9	176,6	177,8	180,9	0,3	0,1	0,3	0,2
25 —	173,2	176,7	178,2	»	»	0,02	»	»

Le quatrième né était d'une autre mère que les trois premiers.

La deuxième femme avait 5^{cm},1 de plus que la première et donna le jour à ce quatrième fils dans sa trente-sixième année, les trois premiers étant nés dans les vingt-deuxième, vingt-troisième et vingt-huitième années de leur mère.

de Bowditch, et dans la courbe d'Axel Key que dans le tableau de Variot et Chaumet.

De plus, on constate que, dans la période scolaire telle que nous l'avons définie, on peut considérer deux phases : l'une longue, qui s'étend de six à onze ans pour les filles, de six à treize ans pour les garçons, où la taille grandit d'une façon particulièrement lente, où l'accroissement subit une marche d'activité régressive ; l'autre courte, qui va de douze à quatorze ans pour les filles, de treize à quinze ans pour les garçons, où l'accroissement de la taille est le plus rapide. Il existe en effet deux maxima d'accroissement : l'un dans les deux premières années, l'autre aux approches de la puberté, séparés par une phase de croissance lente ou d'« initiation scolaire » (Marfan).

Dans cette dernière phase d'accroissement rapide, des modifications vont se produire dans les proportions du corps et dans son aspect général ; des fonctions nouvelles vont s'éveiller pour constituer bientôt la puberté. Or, pendant cette période, la croissance est remarquablement rapide ; la poussée a son maximum dans les douzième et treizième années chez les filles, treizième et quatorzième chez les garçons ; chez les premières surtout, elle est brusque et courte. Elle porte d'abord sur la taille, qui peut s'accroître quelquefois en un très court laps de temps jusqu'à un chiffre de 14 centimètres chez les filles et de 16 centimètres chez les garçons.

Mais cette croissance rapide se fait d'une façon inégale dans les diverses parties du corps; les jambes grandissent vite, pendant que le tronc reste court et étroit. De là résulte un défaut d'harmonie

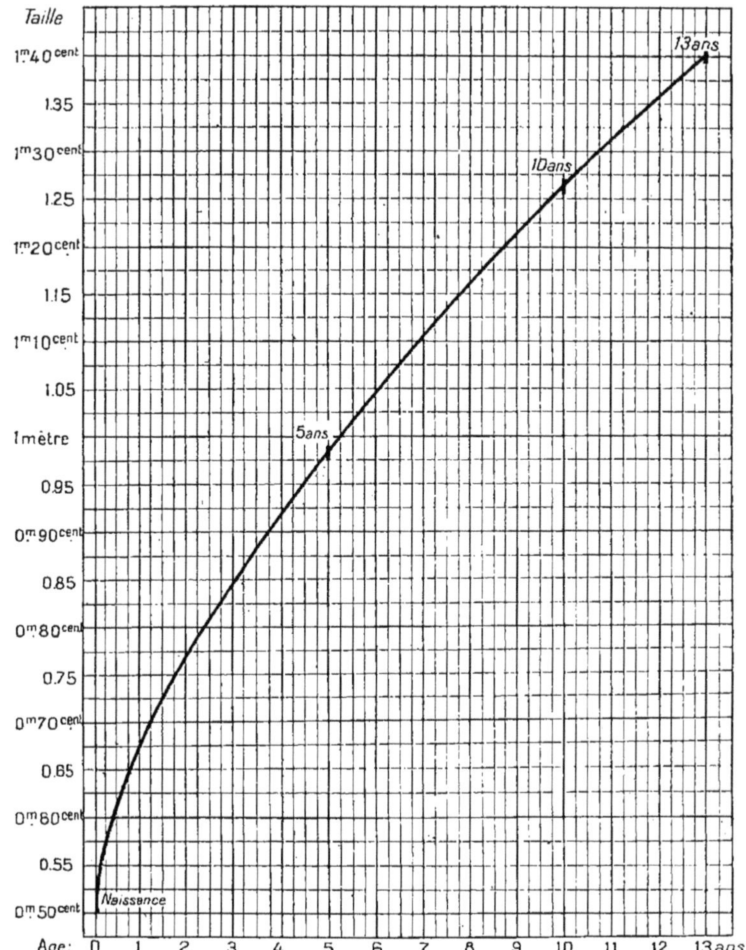

Fig. 119. — Accroissement de la taille de la naissance à treize ans révolus (d'après L. Mayet).

structurale que nous verrons s'accuser à propos des autres mesures et de la croissance des organes.

Grande envergure. — La grande envergure, c'est-à-dire la longueur des bras placés dans l'horizontale, se mesure sur un tableau quadrillé devant lequel ont fait étendre les bras de l'enfant. Nous donnons ici le tableau des résultats obtenus par Ley chez des enfants de six à quatorze ans :

Ages	Centimètres.	Accroissement.
6 ans	107,0	»
7 —	111,8	4,8
8 —	118,2	6,4
9 —	120,1	1,9
10 —	126,2	6,1
11 —	128,7	2,5
12 —	136,2	7,5
13 —	146,1	9,9
14 —	149,3	3,2

On voit qu'il existe une période vers douze ou treize ans, où, après une phase d'arrêt relatif, la poussée d'accroissement est rapide ; cette poussée répond à la période prépubère d'accélération de croissance.

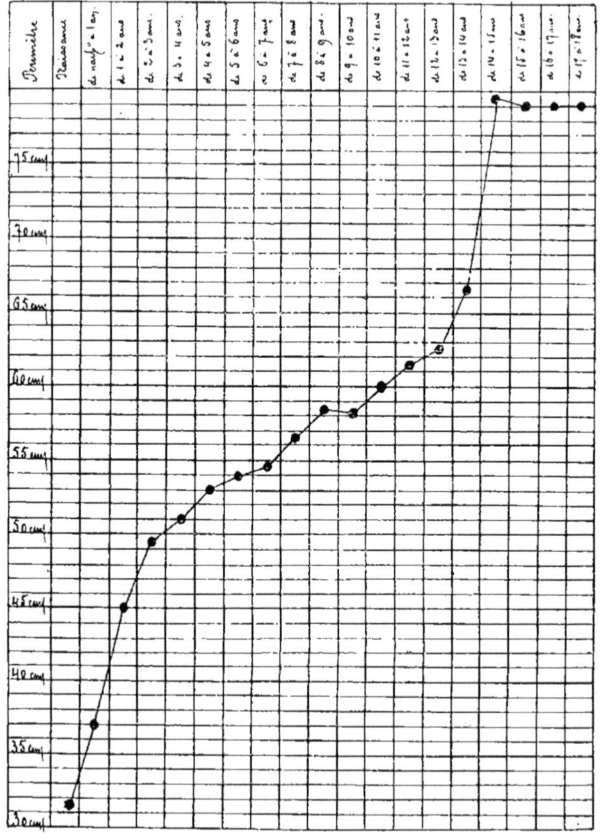

Fig. 120. — Moyenne annuelle d'accroissement du périmètre thoracique chez l'enfant normal (d'après Cruchet et Sérégé).

Dans l'ensemble, l'augmentation de l'envergure suit celle de la taille; mais Mayet fait remarquer que les deux mensurations ne sont pas exactement équivalentes; à la naissance, et jusque vers l'âge de six ans, l'envergure est un peu inférieure à la taille; puis elles deviennent égales ; et enfin l'envergure excède la taille vers la puberté. A la naissance, la grande envergure égalerait 92 centièmes 4 de la taille ; à six ans et demi, 101 centièmes; à seize ans, 103 centièmes.

Périmètre thoracique. — La technique suivie pour mesurer le périmètre thoracique est assez variable, ce qui rend peu comparables

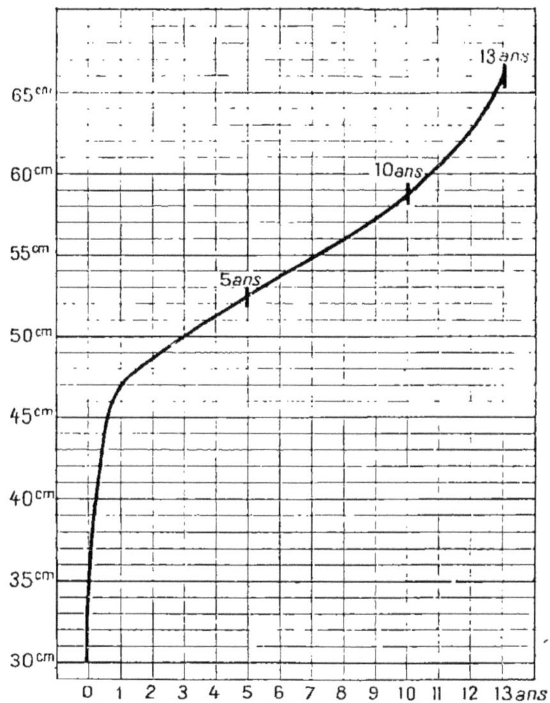

Fig. 121. — Accroissement du périmètre thoracique, de la naissance à treize ans révolus. Courbe moyenne (d'après L. Mayet).

les résultats obtenus par les différents auteurs. L. Mayet place le ruban métrique au *niveau des mamelons*, ou immédiatement au-dessous des seins, quand ils existent, chez les filles; en arrière, le ruban passe immédiatement au-dessous de l'omoplate.

On peut aussi pratiquer la mensuration en faisant passer le ruban immédiatement *sous les aisselles* : pour appliquer le ruban, on fait écarter jusqu'à l'horizontale les bras de l'enfant, puis on les fait retomber le long du corps : de cette façon, le ruban vient toujours se placer aussi haut que possible sous les aisselles.

Nous préférons le procédé qui consiste à mesurer le périmètre suivant un plan horizontal passant par l'*appendice xiphoïde*.

La mensuration doit être faite au stade moyen de la respiration; on obtient un résultat plus précis en prenant la *moyenne du périmètre en expiration forcée et en inspiration forcée*.

Nous reproduisons les courbes obtenues par Cruchet et Sérégé (fig. 120) et par Mayet (fig. 121).

Les mêmes résultats ont été obtenus par Roberts et par Marro, chez le garçon, dont le périmètre thoracique s'accroîtrait brusquement, comme la taille, vers la quinzième année; Mlle Francillon estime que chez la fille l'augmentation du périmètre thoracique, un peu plus rapide que chez le garçon, se ferait de la treizième à la quatorzième année. Ajoutons que, dans le sexe féminin, la partie supérieure du thorax se développe proportionnellement plus que la partie inférieure, d'où l'amaigrissement de la partie inférieure du buste.

Ainsi la croissance du périmètre thoracique retarde dans les deux sexes d'une année environ sur la croissance en hauteur; puis elle se fait avec une extrême rapidité.

Comme conséquence, pendant cette période de retard, c'est-à-dire entre dix et treize ans, le *rapport du périmètre thoracique à la taille*, désigné sous nom d'*indice de vitalité*, descend au-dessous du minimum considéré comme compatible avec la santé. Le soldat français, pour être apte au service militaire, doit avoir un périmètre thoracique supérieur d'une unité au moins à la moitié de la taille évaluée en centimètres, c'est-à-dire que son indice de vitalité doit être au minimum de 0,51. Or, à douze ans, chez le garçon, d'après Roberts, l'indice de la vitalité atteint son minimum de faiblesse : 0,45.

C'est pourquoi, pendant toute cette période de transition, le thorax paraît étroit par rapport à la taille, qui est allongée.

Le Pr Pagliani (de Turin) a adopté pour les filles la mensuration du *diamètre bi-acromial*, au lieu du périmètre thoracique, dont il juge la mensuration trop difficile ; Binet a également fait remarquer que ce procédé mettait à l'abri des erreurs grossières auxquelles expose la recherche de la circonférence thoracique ; en effet, le diamètre bi-acromial peut être pris d'une façon exacte, grâce aux reliefs osseux qui servent de point de repère; et, s'il ne fournit pas de renseignement sur l'amplitude respiratoire, il exprime avec précision le développement en largeur du corps, et il peut servir à établir un rapport intéressant entre ce développement en largeur et celui en hauteur.

Hauteur thoracique. — Elle est prise le long de la ligne mamelonnaire, du bord supérieur de la clavicule au rebord costal. Elle donne une moyenne d'accroissement analogue à la moyenne du périmètre thoracique.

Bassin. — Les dimensions du bassin peuvent être prises par mensuration des diamètres bicrétal-iliaque, bi-trochantérien, bi-épineux-iliaque.

L'accroissement le plus grand s'effectue chez le garçon entre treize et seize ans et chez la fille de onze à quatorze ans.

Il est donc plus précoce chez cette dernière, et il est aussi proportionnellement plus considérable. C'est qu'à l'approche de la puberté le bassin de la femme s'organise pour son rôle prochain.

Circonférence céphalique. — Le tour de la tête est mesuré à l'aide du ruban métrique en passant par les bosses frontales et l'occiput.

Bonnifay, à Marseille, et Ley, en Belgique, ont obtenu des résultats comparables à ceux de West et à ceux de Mlle Francillon montrant que, vers onze et douze ans chez les filles, vers douze et quatorze ans chez les garçons, il se produit dans la croissance de la circonférence céphalique une poussée considérable précédée par un moindre développement l'année précédente. Cette donnée est donc conforme aux mensurations des autres parties du corps.

Voici les chiffres obtenus par Bonnifay :

Ages.	Circonférence céphalique.	Accroissement		
—	Millim.	Millim.		
Naissance	343,9	»		
1 an	429,8	85,9		
1 à 2 ans	459,7	29,9		
2 à 3 —	473,5	13,8		
3 à 4 —	487,4	13,9		
4 à 5 —	495,7	8,3		
5 à 6 —	497,8	2,1		
6 à 7 —	504,4	6,6		
7 à 8 —	511,6	7,2		
8 à 9 —	514,1	2,5		
9 à 10 —	514,7	0,6		
10 à 11 —	519,8	5,1		
11 à 12 —	521,1	1,3		
12 à 13 —	529,7	8,6		
13 à 14 —	533,1	3,4		
14 à 17 —	540,8	7,7	Moyenne annuelle.	2,56
22 à 24 —	549,1	8,3	— —	1,18

Proportions générales du corps pendant la croissance. — Les chiffres qui indiquent la taille d'un sujet ne donnent qu'un résultat global ; nous venons de voir que, couramment, on utilise aussi les mensurations du périmètre thoracique. Mais, en dehors de ces mesures, il est très intéressant de connaître les proportions suivant lesquelles se fait l'accroissement des différents segments du corps. Les recherches dans ce sens sont d'ailleurs assez récentes.

Si l'on compare la croissance dans les deux moitiés inférieure et supérieure du corps, on constate d'abord que l'accroissement est beaucoup plus rapide dans la moitié inférieure. Prenant une ligne passant par l'ombilic, comme limite entre les parties inférieure et supérieure du corps, on obtient les chiffres suivants :

Accroissement comparé des moitiés supérieure et inférieure du corps.
D'après DAFFNER.

(L'ombilic forme la limite des parties inférieure et supérieure.)

Age.	Stature totale.	Moitié inférieure.	Moitié supérieure.
	Centim.	Centim.	Centim.
Nouveau-né	50,6	23,0	27,6
3 ans	91,0	47,0	44,0
5 —	106,0	59,5	46,5
8 —	127,0	71,5	55,5
10 —	137,0	79,0	58,0
11 —	142,0	82,0	60,0
12 —	148,0	87,0	61,0
13 —	154,0	91,0	63,0
14 —	161,0	96,0	65,0
22 —	166,5	99,8	66,6

Stratz avait recherché combien de fois la hauteur de la tête est contenue dans toute la hauteur du corps ; il avait obtenu les chiffres suivants :

Age.	Hauteur de la tête.
Naissance	4 fois
1 an	4 — 1/2
2 ans	5 —
3 —	5 — 1/4
4 —	5 — 1/2
5 —	5 — 3/4
6 —	6 —
7 à 9 —	6 — 1/4
10 —	6 — 1/2
11 —	6 — 3/4
12 —	7 —

Ces chiffres sont traduits de façon très claire par la figure schématique ci-après (fig. 122).

C'est surtout au Dr Godin qu'on doit les recherches les plus complètes dans ce sens. En 1903, il publia d'abord une étude de la croissance individuelle de 230 enfants de treize ans et demi à dix-sept ans et demi ; sur chacun de ces sujets, il prit 175 mesures ou indications.

Le résultat de cette première série de recherches est résumé par la figure 123 et par sa légende (p. 182 et 183), qui indiquent clairement l'accroissement relatif des différentes parties depuis la naissance jusqu'à l'âge adulte ; l'irrégularité des lignes par lesquelles on réunirait un même point du corps est la preuve de l'inégal développement de ces divers segments.

Les tableaux suivants résument les plus importantes mensurations faites par Godin :

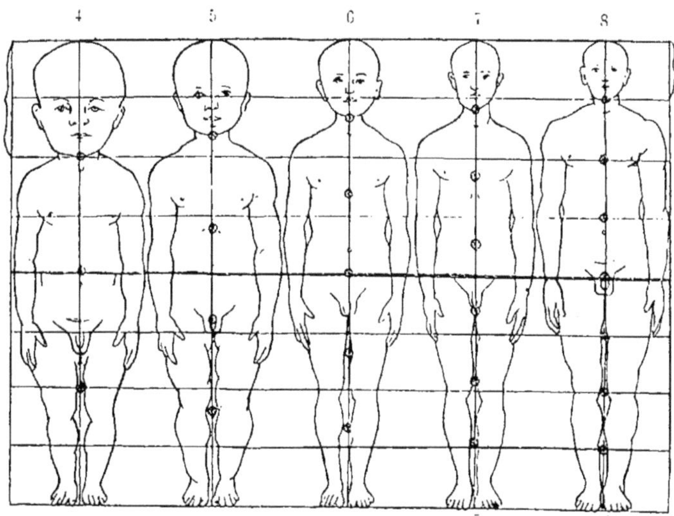

Fig. 122. — Proportions relatives des différents segments du corps aux différents âges (d'après Stratz).

(Les chiffres de la partie supérieure de la figure indiquent combien de fois la hauteur de la tête est contenue dans la hauteur totale du corps.)

Dimensions de largeur (en millimètres).

AGES		13 1/2	14	14 1/2	15	15 1/2	16	16 1/2	17	17 1/2
Diamètre	bi-acromial	315	321	331	340	342	350	360	367	374
	bi-huméral	347	352	359	368	375	384	393	402	406
	bi-mamelonnaire	156	158	163	168	172	179	182	184	186
	antéro-postérieur, thorax	159	161	169	170	175	179	186	189	191
	transverse, thorax	218	222	226	230	234	242	248	254	258
	minimum (ceinture)	204	206	215	216	219	224	230	231	231
	bi-crétal iliaque	231	235	241	245	250	255	260	264	266
	bi-trochantérien	262	267	274	278	285	292	297	302	305
	bi-épineux iliaque	197	201	207	214	219	223	229	231	233

Dimensions de circonférence (en millimètres).

AGES		13 1/2	14	14 1/2	15	15 1/2	16	16 1/2	17	17 1/2
Circonférence	du cou	287	292	297	304	312	320	326	332	337
	thoracique sus-mammaire	721	742	760	790	807	835	850	857	867
	sous-pectoral au repos	684	703	722	743	760	784	799	808	822
	sous-pectoral en inspiration	729	745	764	777	798	821	835	842	859
	taille minimum (ceinture)	606	607	631	632	654	667	674	679	701
	cuisse maxima droite	410	420	427	434	446	460	470	478	481
	cuisse minima droite	299	310	316	323	330	339	343	349	351
	mollet maxima droit	284	296	300	308	314	323	327	335	336
	jambe minima droite	187	193	195	201	203	208	210	213	213
	bras supérieur, deltoïde droit	216	223	226	236	243	252	260	265	267
	bicipitale droite	198	207	210	221	226	238	242	249	250
	avant-bras maxima droit	205	211	214	221	227	234	238	244	247
	poignet minima droit	140	146	147	152	155	158	160	162	163

Légende de la fig. 123.

a, Vertex, point culminant du crâne.
b, Diamètre transverse maximum du crâne, à sa place approximative entre le vertex et le conduit auditif.
c, Conduit auditif.
c', Diamètre bi-zygomatique, tracé dans le plan du conduit auditif, mais qui, en réalité, est, en moyenne, à 10 millimètres au-dessus du centre du conduit auditif.
d, Menton, point médian sur le bord inférieur de la mandibule.
e, Diamètre du cou, partie moyenne.
f, Fourchette sternale.
g, Acromion, bord externe d'où se détache le membre supérieur.
g', Diamètre bi-acromial.
g", Diamètre bi-huméral, en épaulette, continuant *au delà* de l'acromion le diamètre bi-acromial.
h, Mamelon.
h', Diamètre bi-mamelonnaire, distance des centres des deux mamelons.
i, Extrémité inférieure du sternum (sommet sternal), interligne articulaire xiphi-sternal.
i', Diamètre transverse du thorax au niveau de l'interligne xiphi-sternal.
k, Ceinture, diamètre minimum.
l, Coude, interligne articulaire huméro-radial, la plus grande largeur bicondylienne est à 20 millimètres au-dessus.
l', Diamètre bi-condylien huméral.
m, Ombilic.
m', Diamètre bi-siliaque, écart maximum des crêtes iliaques (à peu près dans le plan de l'ombilic).
n, Épine iliaque.
n', Diamètre bi-spinal iliaque, distance entre les centres des deux épines iliaques antéro-supérieures.
p, Grand trochanter, extrémité supérieure.
p', Diamètre bi-trochantérien, est ici remonté de 2 *centièmes* en moyenne, la plus grande largeur mesurée étant à 25 millimètres (treize ans et demie) et 35 millimètres (vingt-trois ans et demi) au-dessus du bord supérieur du grand trochanter.
q, Pubis, bord supérieur du pubis (symphyse pubienne).
r, Ischion, relié au grand trochanter par une ligne oblique pointillée (tubérosité de l'ischion).
s, Poignet, pointe de l'apophyse styloïde du radius.
s', Diamètre bi-condylien antibrachial la plus grande largeur bi-condylienne est à 8 millimètres en moyenne au-dessus de l'extrémité de l'apophyse styloïde du radius.
t, Médius.
u, Genou, interligne articulaire.
u', Diamètre bi-condylien fémoral; la plus grande largeur bi-condylienne est à 23 millimètres en moyenne au-dessus de l'interligne articulaire.
v, Malléole interne, extrémité inférieure.
v', Diamètre bi-condylien malléolaire; la plus grande largeur bi-condylienne est à 8 millimètres en moyenne au-dessus de la pointe malléolaire tibiale.
x, 7° cervicale.
x', Sommet du sacrum.

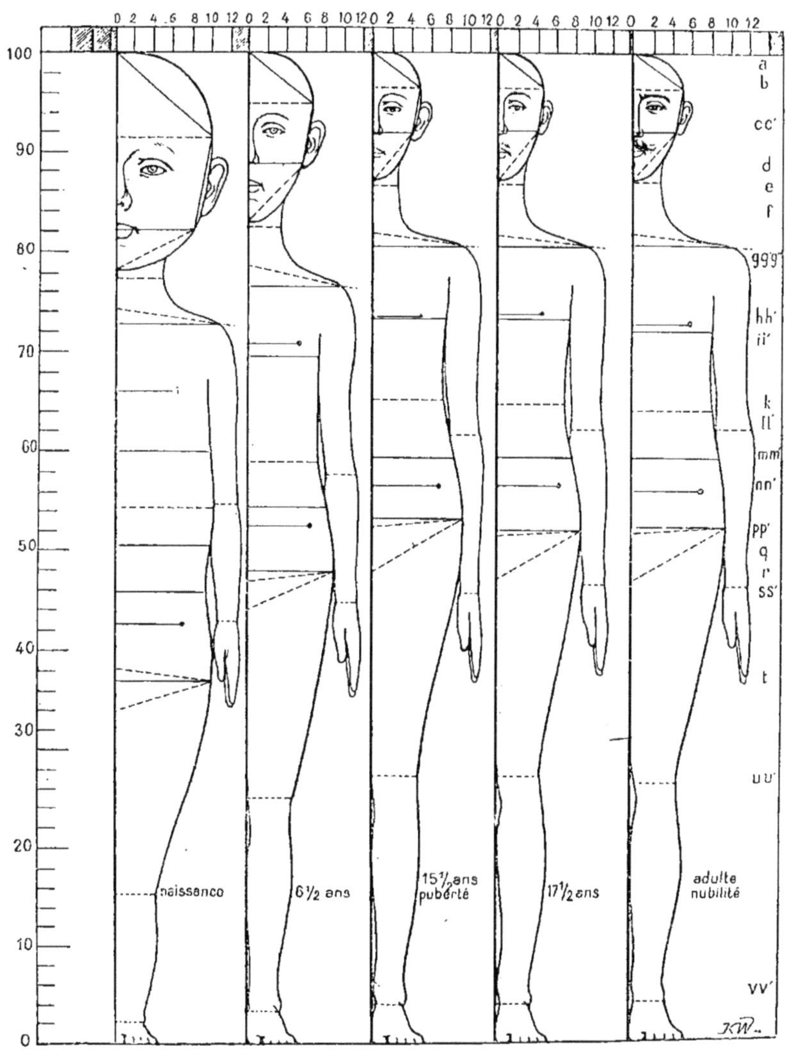

Fig. 123. — Accroissement relatif des différentes parties du corps de la naissance à l'âge adulte (d'après Godin).

Dans son plus récent travail (1911), Godin a suivi une méthode plus précise encore; il a calculé « les rapports à la taille des dimensions en longueur et en largeur des diverses parties du corps »; la taille, pour chacun des âges, a été ramenée à 100; en d'autres termes, ces rapports ont été « réduits à une commune taille », de manière à « faire saisir facilement, au moyen de lignes ou de silhouettes géométriques, de même longueur pour les différents âges, les changements subis par les divers points de repère et les divers segments des corps pendant cette intéressante période de la croissance ».

La figure 122, empruntée à Godin, suffira à montrer tout l'intérêt de cette méthode. Les lettres placées dans la marge droite de la figure indiquent les repères servant aux mensurations ; on en trouvera l'énumération dans la légende placée en regard de la figure. Nous ne pouvons pas reproduire ici tous les chiffres apportés par Godin, et qu'on trouvera dans les ouvrages cités de cet auteur (Voy. p. 172).

Poids. — L'étude du poids dans la croissance de l'enfant est importante.

Nous rappellerons la loi de Quételet : « Le poids d'un enfant vers sa naissance croît comme le cube de sa hauteur. Après la première année, cette croissance diminue ; vers la cinquième année, elle n'a plus qu'une valeur entre la deuxième et la troisième puissance de sa hauteur ; mais elle reprend ensuite et passe par un maximum vers la seizième année. »

Le tableau de Variot montre que le poids croît d'une façon sensiblement proportionnelle aux autres mensurations chez l'enfant normal :

Ages.	Garçons.		Filles.	
	Poids. Kilos.	Accroissement.	Poids. Kilos.	Accroissement.
1 à 2 ans	9,500		9,300	
2 à 3 —	11,700	2.2	11,400	2,1
3 à 4 —	13,000	1,3	12,500	1,1
4 à 5 —	14,300	1,6	13,000	1.4
5 à 6 —	15,900	1,6	15,200	1,3
6 à 7 —	17,500	1,6	17,400	2,2
7 à 8 —	19,100	1,5	19,000	1,6
8 à 9 —	21,100	2,1	21,200	2,2
9 à 10 —	23,800	2,7	23,900	2,7
10 à 11 —	25,600	1,8	26,600	2,7
11 à 12 —	27.700	2,1	29,000	2,4
12 à 13 —	30,100	2,4	33,800	4,8
13 à 14 —	35.700	5,6	38.300	4,5
14 à 15 —	41,900	6,2	43,200	4,9
15 à 16 —	47,500	5,6	46.000	2,8

D'après ces chiffres a été établie la courbe ci-contre (fig. 124), sur laquelle est également représenté l'accroissement en hauteur.

Les chiffres de Variot et Chaumet sont très comparables à ceux de Quételet, et ils se superposent à ceux de Mayet, résumés dans le diagramme suivant (fig. 124).

L'accroissement à la fin de la croissance est un peu plus précoce chez la fille que chez le garcon ; chez les deux il est précédé d'un arrêt relatif, pendant la période de recueillement de l'organisme que nous avons signalée pour toutes les autres mensurations.

Rapport du poids à la taille et au périmètre thoracique. Coefficient de robusticité. — D'après Marro, les deux sexes feraient, à l'approche de la puberté, leur poussée de stature immédiatement avant leur poussée de poids. Ce point est confirmé par les recherches de Variot et Chaumet, plus récentes.

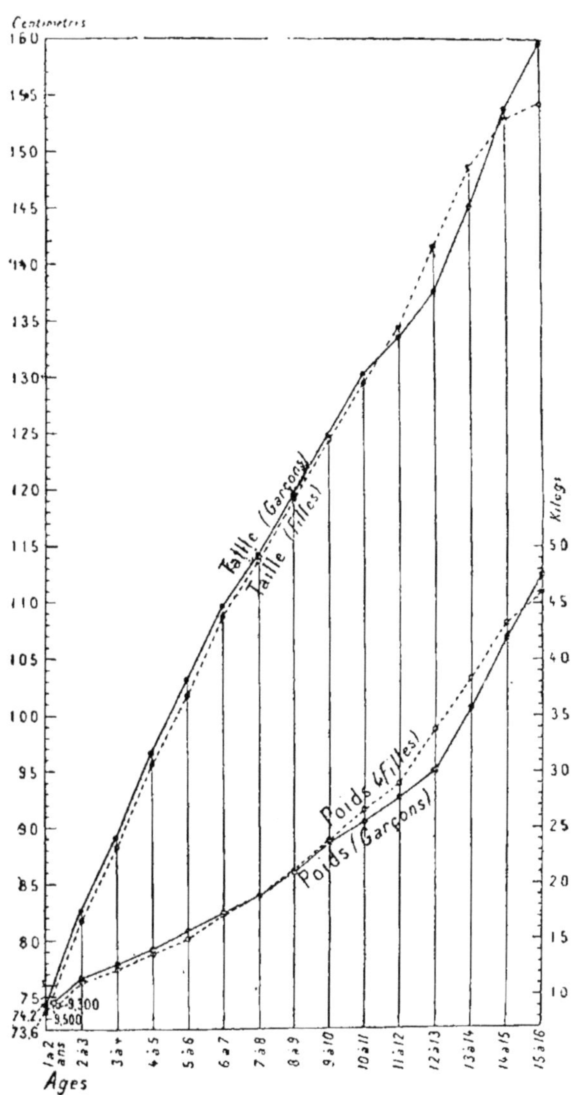

Fig. 124. — Courbe de la taille et du poids des enfants parisiens (d'après Variot et Chaumet).

Nous avons pratiqué nous-mêmes des mensurations et des pesées dans deux écoles parisiennes : les résultats, résumés dans les deux tableaux suivants, sont très voisins de ceux obtenus par Quételet; on remarque dans nos chiffres une légère différence en plus pour les poids, et en moins pour les tailles ; les rapports entre le périmètre thoracique et la taille sont identiques :

Tableau résumant les mensurations et les pesées de 733 filles à l'École de la rue des Volontaires, Paris (Dr H. MÉRY).

	TAILLE moyenne.	POIDS moyen.	CIRCONFÉRENCE thoracique moyenne.	RAPPORT moyen du poids à la taille.	RAPPORT moyen de la circonférence thoracique à la taille.
7 ans.....	113,3	19,80	26,5-26,3	0,17	0,466
8 —	117,8	21,85	27,1-26,9	0,18	0,458
9 —	122,4	23,76	27,9-27,8	0,19	0,455
10 —	127,1	25,85	28,8-28,6	0,20	0,451
11 —	111,8	28,27	29,2-29,3	0,21	0,444
12 — . . .	139,0	31,96	30,3-30,1	0,23	0,435
13 —	145,6	37,18	31,2-31,1	0,25	0,428
14 —	151,3	42,51	32.3-32,2	0.28	0,426
15 —	153,4	44,08	32,4-32,5	0,28	0,423
16 —	155,1	47,02	33,3-33,0	0,30	0,427
17 —	158,5	51,59	34,2-34,0	0,32	0,430

Mensurations et pesées de 994 garçons à l'école de la rue Blomet, Paris (Dr H. MÉRY).

	TAILLE moyenne.	POIDS moyen.	CIRCONFÉRENCE thoracique moyenne.	RAPPORT moyen du poids à la taille.	RAPPORT moyen de la circonférence thoracique à la taille.
7 ans....	113,9	20,77	27-27,53	0,18	0,48
8 —	118,0	21,80	38,2-28	0,18	0,48
9 —	121,45	23,14	28,59-82,69	0,19	0,47
10 —	125,29	25,00	30-30	0,20	0,47
11 —	130,25	27,08	30,66-30,59	0,21	0,47
12 —	134,70	30,27	31,4-31,3	0,22	0,465
13 —	139,50	33,20	32,6-32,5	0,24	0,47
14 —	147,46	39,15	34,3-34,1	0,265	0,46
15 —	151,40	41,89	35,4-35,6	0,28	0,47
16 —	155,86	46,69	37,1-36,9	0,30	0,47
17 —	164,69	54,10	40-39,8	0,32	0,48

Les rapports existant entre la taille, le périmètre thoracique et le poids, peuvent fournir un élément d'appréciation sur la valeur et la constitution de l'enfant : c'est ce qu'on a appelé le *coefficient de robusticité*, dont les médecins militaires tiennent compte depuis longtemps.

L. Mayet a appliqué la même méthode depuis plusieurs années, et ce sont ses résultats que nous rapportons ici.

Le médecin-major Piquet employait la formule suivante : soustraire du chiffre de la taille (exprimée en centimètres) la somme du poids (en kilogrammes) et du périmètre thoracique (en centimètres).

Chez l'enfant, L. Mayet emploie une formule à peu près semblable :

$$\text{Taille} - \left[\text{Poids} + \frac{\text{Circonf. thorac. en insp.} + \text{Circ. thor. en exp.}}{2}\right] = \text{Coeffic. robust.}$$

Suivant cette formule, il a calculé le coefficient de robusticité, d'après 1250 observations prises chez des enfants de sept à treize ans.

Les résultats moyens ont été transcrits par l'auteur sur un dia-

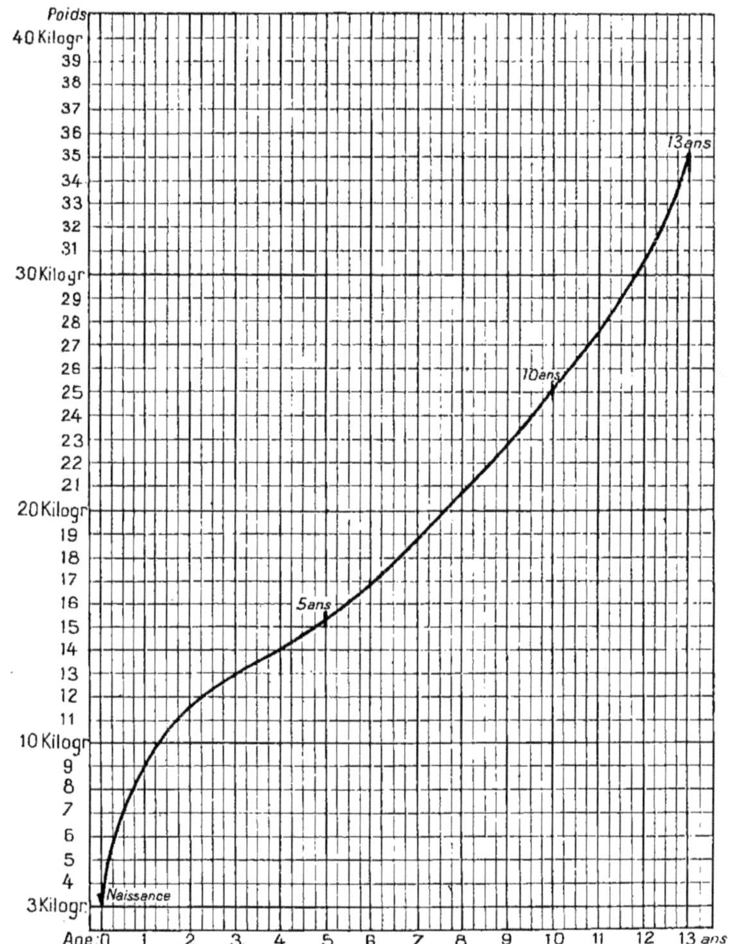

Fig. 125. — Accroissement du poids de l'enfant d'un à treize ans révolus. Courbes moyennes (d'après Mayet).

gramme (fig. 126) qui donne la courbe moyenne du coefficient de robusticité d'un à vingt et un ans.

Cette courbe montre que du chiffre 12 (coefficient à un an), le coefficient de robusticité atteint le chiffre 30 à cinq ans, et à dix ou onze ans son maximum, voisin de 43.

A quinze ans, il est redescendu à 35, pour se rapprocher de 23-24 à l'âge de vingt-et-un ans (coefficient de robusticité moyen chez les conscrits).

« Chez les garçons, le coefficient moyen se tient à un chiffre un peu inférieur à celui de la courbe moyenne ; chez les filles, il est traduit par un chiffre un peu supérieur, sans toutefois que l'écart excède plus de 3 ou 4 unités.

« En dehors de ces variations, qu'on pourrait appeler physiologiques, la *constitution* de l'enfant est *d'autant plus mauvaise que le chiffre obtenu est plus élevé au-dessus de la moyenne.*

« Au-dessous de cette moyenne, *la constitution est d'autant meilleure que le chiffre obtenu est plus faible.* »

Le coefficient ainsi calculé donne évidemment, sur la santé de

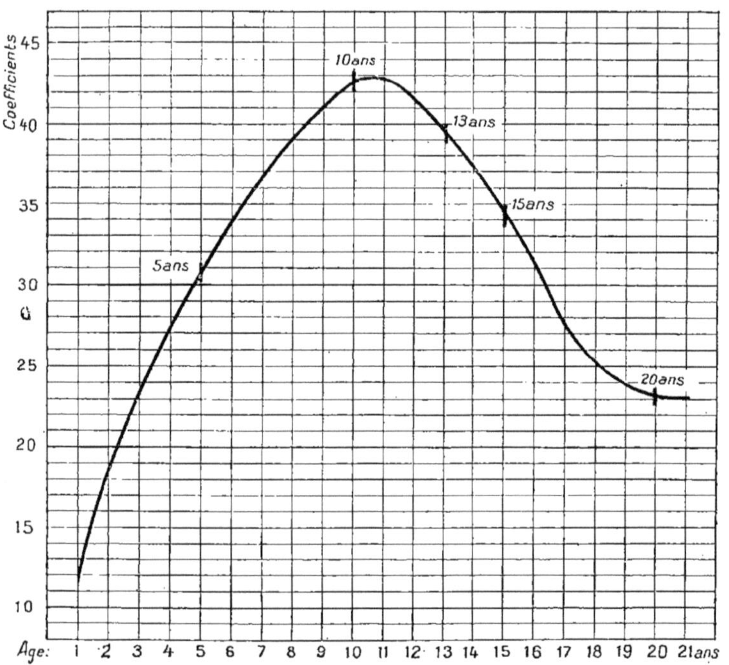

Fig. 126. — Variations du coefficient de robusticité d'un à vingt et un ans. Courbe moyenne (d'après Mayet).

(Plus le chiffre du coefficient de robusticité est élevé au-dessus de la moyenne, plus la constitution est faible; plus le chiffre est bas, plus l'enfant a une constitution forte.)

l'enfant, une base d'appréciation plus solide que le calcul du simple rapport de la taille au poids. Il a l'avantage de tenir compte de l'amplitude respiratoire, en même temps que du périmètre thoracique, ce dernier étant fixé d'après cette heureuse formule, que nous transcrivons ici isolée des autres facteurs :

$$\frac{\text{Circonf. thorac. en inspir.} + \text{Circonf. thorac. en expir.}}{2} = \text{périmètre thorac. moyen.}$$

II. — CROISSANCE VISCÉRALE.

En même temps que la taille et le poids, les organes s'accroissent et subissent des modifications dans leur volume, leur constitution et leur fonctionnement. Cette croissance viscérale se fait progressivement et sans à-coups jusqu'à la période prépubère, mais à ce moment les modifications anatomiques et physiologiques qui se produisent sont considérables et méritent d'être connues.

Appareil circulatoire. — Pitt et Beneke ont montré que le cœur double presque de volume de dix-huit mois jusqu'à quatre ou cinq ans. Après un arrêt de l'accroissement, vers onze ou douze ans, une nouvelle augmentation de volume se produit entre quinze et seize ans, et telle qu'on peut dire que le cœur d'un jeune homme est hypertrophié normalement à cette période (G. Sée). Ces modifications se produisent dans les deux sexes et déterminent les troubles fonctionnels si fréquents à cette époque de la vie : céphalée, dyspnée, palpitations, lipothymies.

Au contraire du cœur qui est petit, les *vaisseaux* sont larges jusqu'à la période prépubère. C'est le type infantile.

Dans l'enfance, l'artère pulmonaire est relativement large, l'aorte étroite ; puis le diamètre des deux artères devient égal. Il en résulte que la tension artérielle passe de 97 millimètres à quatre ans à 113 millimètres de douze à quatorze ans. Il faut savoir d'ailleurs que, chez l'enfant, la tension artérielle varie selon la taille du sujet, selon l'état fonctionnel de son cœur, selon l'émotivité.

Le *pouls* se modifie aussi : de 90 dans les années précédentes et chez les deux sexes, il passe à 75 chez le garçon, à 82 chez la fillette aux approches de la puberté.

En d'autres termes, le nombre des pulsations est plus élevé chez l'enfant que chez l'adulte, et la différence est d'autant plus marquée que l'enfant est plus jeune. Nous reproduisons un tableau de Gilbert, résumant les résultats obtenus dans des écoles américaines ; d'après A. Binet et V. Henri (1), à qui nous empruntons ces documents, ces chiffres doivent être considérés comme trop élevés; il faut attribuer cette exagération à ce fait qu'il suffit d'adresser la parole ou de prendre le pouls à un enfant pour que son cœur subisse une certaine accélération :

(1) A. Binet et V. Henri, La fatigue intellectuelle, Paris, 1898, Schleicher frères, édit.

Age.	Nombre de pulsations en 30 secondes. Garçons.	Filles.
6 ans	53,0	50,5
7 —	49,5	50,8
8 —	47,4	51,0
9 —	45,0	48,2
10 —	44,0	45,8
11 —	44,2	43,8
12 —	44,4	41,3
13 —	45,0	43,2
14 —	43,4	44,0
15 —	41,5	42,0
16 —	42,6	43,0

Les chiffres du tableau précédent ont été reportés par A. Binet et V. Henri sur le graphique suivant (fig. 127) :

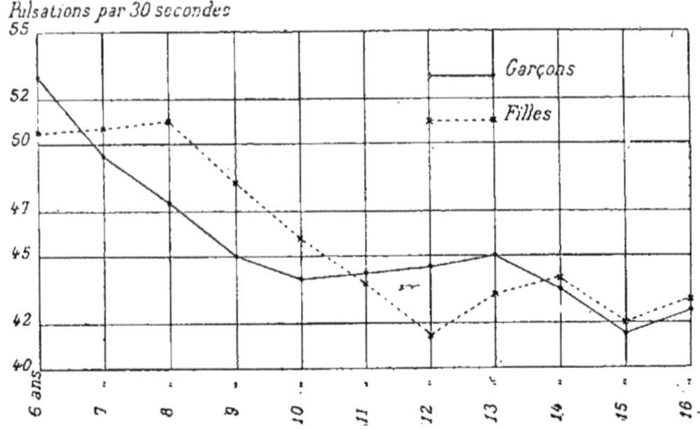

Fig. 127. — Cette figure représente le nombre des pulsations par demi-minute, chez des enfants d'âge différent. Le pouls est plus fréquent chez les garçons les plus jeunes. Il n'y a pas de différence nette entre les garçons et les filles (d'après Binet et Henri).

La *température* reste au-dessus de 37° jusqu'à la puberté; elle tombe ensuite au-dessous de ce chiffre, qui est la moyenne de l'adulte.

Pour le *sang*, les recherches de Sabrazès ont montré entre dix et quinze ans une diminution légère des hématies (moins de cinq millions par millimètre cube) et un abaissement du taux de l'hémoglobine (75 p. 100). Les globules blancs ne varient pas sensiblement.

Appareil respiratoire. — On connaît mal les modifications exactes des dimensions des poumons, mais on est mieux fixé sur leur état physiologique. La capacité pulmonaire (Langlois, Pagliani) subit un ralentissement entre treize et quatorze ans, puis s'élève entre quinze et seize ans.

Le nombre des respirations varie dans des proportions considérables avec l'âge des enfants. Nous empruntons à A. Binet et V. Henri le tableau suivant, qui résume les observations faites sur ce sujet par un certain nombre d'auteurs :

AGES.	NOMBRE des respirations par minute.	AUTEURS.
6 semaines..........	52	Salathé.
1 à 3 ans...........	35 à 40	Allix.
1 à 4 ans...........	20 à 36	Monti.
2 à 5 ans...........	20 à 32	Barthez et Rilliet.
5 ans................	26	Quételet.
6 ans................	20,6	Smith.
8 ans................	20,8	Smith.
6 à 10 ans..........	20 à 28	Barthez et Rilliet.
6 ans 1/2 à 14 ans..	21,5 à 29,4	Rameaux.
15 à 20 ans..........	20	Quételet.

Le *type respiratoire*, abdominal dans les deux sexes, dans la première et la seconde enfance, devient ensuite chez le garçon un type costal inférieur, et chez la fille un type costal supérieur. La respiration, de rude et soufflante (respiration puérile), devient moelleuse et prend les caractères de tonalité et de timbre qu'elle présente chez l'adulte.

Enfin les échanges augmentent ; l'oxygène est absorbé en plus grande quantité ; l'élimination de l'acide carbonique s'accroît, plus chez le garçon, où elle serait presque le double de chez la fille (Andral et Gavarret).

Tube digestif, foie et reins. — Les modifications du tube digestif (estomac et intestin) sont mal connues. En tout cas, c'est vers onze et douze ans que les voies digestives atteignent leur plus grande activité physiologique. L'examen des urines montre un accroissement de l'élimination de l'urée, des sulfates, une élévation du rapport azoturique (Renault, Marro, Mlle Francillon). Le foie augmente progressivement de volume, de deux à douze ans, et présente à cet âge son maximum d'hypertrophie, comme le montre le graphique de Cruchet et Sérégé. Le rein perd les bosselures qu'il présentait dans l'enfance et croît dans ses dimensions générales.

Système nerveux. — Les statistiques de Manouvrier montrent que le *cerveau* croît progressivement jusqu'à la période pubère pour diminuer ensuite :

	Hommes. Grammes.	Femmes. Grammes.
De 7 à 14 ans....................	1 302	1 155
De 14 à 20 —	1 374	1 244
De 20 à 30 —	1 357	1 238

Nous sommes mal renseignés sur le développement de l'axe bulbo-médullaire et ses modifications à la puberté.

III. — LA CROISSANCE BIOLOGIQUE. — ÉCHANGES.

Les modifications de la taille et du poids, le développement des organes, tous ces phénomènes de croissance dépendent d'un travail physiologique que caractérisent la prédominance de l'assimilation sur la désassimilation et les multiplications cellulaires.

Ce travail physiologique est produit par la présence et la mise en valeur d'un certain nombre de substances nécessaires à l'organisme. C'est l'utilisation de ces substances par l'ensemble des forces que Springer a appelée l'énergie de croissance qui permet à l'enfant de se développer.

Aussi, pour comprendre ce développement, pour se rendre un compte exact des besoins nutritifs de l'écolier, il faut pénétrer dans l'intimité des phénomènes biologiques et biochimiques de la croissance, rechercher les aliments nécessaires et étudier leurs mutations organiques.

Pendant toute la période de la croissance, l'énergie biologique « concentre ses manifestations vers le développement de l'organisme » (Springer). L'enfant doit donc non seulement réparer ses pertes, c'est-à-dire entretenir son équilibre normal, mais encore fournir à son organisme l'aliment suffisant au travail d'édification cellulaire dont il est le siège. *Il doit s'entretenir et il doit se développer*. D'où la notion essentielle de deux rations nécessaires pendant toute la période de croissance : la ration d'entretien et la ration d'accroissement.

Pour les établir, on peut dire empiriquement que la ration d'entretien est l'énergie utilisée au jour le jour par l'individu, et que la ration d'accroissement est l'énergie emmagasinée pour les transformations de l'avenir.

Les énergies utilisées par la *ration d'entretien* peuvent être rapportées à la calorie prise comme unité de mesure. Cette mesure donne des résultats exacts dans l'étude de l'énergétique musculaire et du travail digestif, et la ration alimentaire d'entretien détermine la production pour ses neuf dixièmes d'une énergie calorique employée sous ces deux formes. Ainsi on peut identifier le *besoin calorique* et le *besoin alimentaire nutritif*.

Le besoin calorique de l'enfant à la naissance est double de celui de l'adulte par rapport à son poids. L'adulte perd, par décimètre carré de surface, 26 calories. Or, par son rapport au poids, la surface du corps de l'enfant est double de celle de l'adulte ; il en résulte qu'il perd par kilogramme le double de calories. La ration d'entretien a justement pour but de faire récupérer intégralement cette perte calorique. Cette identification du besoin calorique et du besoin nutritif a conduit à considérer les aliments uniquement au point de vue calorimétrique.

Par kilogramme, l'enfant perd :

56 calories par irradiation ;
13 — par emploi utile (travail musculaire).

Ainsi, on peut admettre que la quantité nécessaire pour nourrir 1 kilogramme du poids du corps d'un enfant peut être fixée d'après les besoins du corps en calories et d'après la richesse calorimétrique des divers aliments.

D'après Cruchet, voici les quantités d'aliments nécessaires à assurer la ration d'entretien pour un kilogramme de poids chez le jeune enfant :

Eau	65 grammes.
Albuminoïdes	1gr,75
Graisses	3gr,50
Hydrates de carbone	6gr,25

De six à sept ans jusqu'à la période prépubère, les chiffres sont sensiblement les mêmes pour les albuminoïdes, diminuent un peu pour l'eau (55 grammes), et les graisses (3 grammes) augmentent pour les hydrates de carbone (7 grammes).

Il en résulte que la ration d'entretien se rapprochera de la moyenne que nous venons d'indiquer, en élevant proportionnellement les quantités d'aliments.

A la phase prépubère et pubère, les quantités d'aliments simples nécessaires par kilogramme de poids sont plutôt en décroissance :

Eau	40 grammes.
Albuminoïdes	1gr,75
Graisses	1gr,50
Hydrates de carbone	6gr,50
Alcool	0gr,15

De quatorze à dix-huit ans, les chiffres par kilogramme de poids varient peu, et la ration d'entretien augmente proportionnellement au poids du corps.

Nous ne donnons ici que ces indications très générales sur la ration alimentaire de l'enfant; nous aurons en effet à entrer dans plus de détails et à nous placer à un point de vue plus pratique dans un prochain chapitre consacré à l'*alimentation de l'écolier*.

La *ration d'accroissement* a été souvent aussi considérée au seul point de vue calorimétrique.

Mais les phénomènes biochimiques de l'accroissement méritent de n'être pas évalués seulement en quantités calorimétriques. La valeur des aliments doit être envisagée à d'autres points de vue, comme l'a montré Springer : certaines substances, en effet, jouent un rôle dans l'apport de l'énergie, les autres dans son utilisation.

D'abord, l'intensité de la croissance est corrélative aux quantités de *phosphates* ou de *lécithines* que possède l'organisme. On les trouve en abondance dans les tissus qui sont le siège d'un développement intense, et leur proportion décroît dès que les organes ont cessé de se développer. Ces substances amènent avec elles dans l'organisme une puissante énergie de croissance.

On a observé que dans les pays dont le sol est riche en sels minéraux la croissance, aussi bien dans le règne végétal que dans le règne animal, se fait avec une grande exubérance.

Inversement, les terrains pauvres en phosphates produisent une végétation pauvre, et les races animales qui s'y développent sont petites. De même, les hommes de certaines contrées, nés sur ce sol ingrat, sont, dans la proportion de 50 p. 100, impropres au service militaire (Reul).

D'autres substances ont surtout pour rôle la mise en mouvement et l'utilisation de l'énergie de croissance.

La *potasse* paraît jouer un rôle très spécial. C'est grâce à elle que les produits de l'activité des cellules dyalisent incessamment vers les plasmas extracellulaires. D'après M. Armand Gautier, ces produits échangent leur potasse pour la soude ; tandis que les sels de soude sont éliminés avec les produits de déchet de la cellule, la potasse rentre en partie dans la circulation intracellulaire ; le mécanisme de ces phénomènes serait sous la dépendance de la pression osmotique.

Quoi qu'il en soit, la potasse a un rôle essentiel dans la croissance. M. Hugounenq a montré que la richesse en potasse est en rapport avec le développement et la vigueur du sujet, et M. Dehérain a pu dire que, lorsque la potasse manque, la croissance est arrêtée.

Différente encore, mais aussi nécessaire est l'action des *oxydases*. Ces ferments solubles, voisins des diastases, et dont l'existence a été démontrée par M. Gabriel Bertrand, fixent l'oxygène de l'air sur certains corps organiques. C'est par une oxydation, c'est-à-dire par une véritable combustion, que les matériaux de la nutrition se constituent en matière vivante ; mais ces oxydations ne sont possibles à la température du corps, à 37°, que grâce à la présence des oxydases. Ajoutons que ces oxydations sont plus énergiques dans les organes des jeunes animaux que chez les adultes, et qu'elles s'accompagnent de production d'énergie calorique et électrique dont la quantité est proportionnelle à leur intensité.

Pour que la croissance soit rapide et que cette énergie soit libérée, il faut que les oxydases soient abondantes ; il faut, avant tout, qu'on fournisse à l'organisme qui se développe une grande quantité d'*oxygène*. D'autre part M. G. Bertrand et M. Y. Delage ont montré que l'activité oxydante des ferments est d'autant plus forte que la richesse en *manganèse* est plus grande : c'est lui qui fonctionne à la fois comme activeur et comme convoyeur de l'oxygène.

Enfin, pour M. Portier, ce serait par la voie *lymphatique*, et spécialement par les *leucocytes*, que les oxydases seraient distribuées dans l'organisme. On sait quel est le développement considérable des organes lymphoïdes dans la première enfance.

On voit combien sont complexes ces phénomènes de croissance et combien ils sont importants à connaître. Leur étude permet de donner à l'hygiène infantile, à l'hygiène scolaire en particulier, une base vraiment scientifique. Ils impliquent un grand nombre d'indications hygiéniques et thérapeutiques très différentes les unes des autres.

IV. — LES GLANDES A SÉCRÉTION INTERNE.

Pendant toute la durée de la croissance, et particulièrement à la période prépubère, l'action des glandes à sécrétion interne s'ajoute aux phénomènes biologiques que nous venons d'étudier et règle souvent leur plus ou moins grande intensité.

Leur étude expérimentale est relativement récente, mais l'influence des glandes testiculaire, ovarienne, thyroïdienne, hypophysaire, surrénale, n'est plus mise en doute.

La *sécrétion testiculaire* agit indéniablement sur l'organisme masculin, en particulier sur le système osseux et l'appareil musculaire. C'est sous son influence que s'établissent les proportions masculines. De même la *sécrétion ovarienne* fixe d'une façon indiscutable le type féminin dans ses détails anatomiques et physiologiques.

Le *corps thyroïde* augmente le volume du cou, surtout chez la femme ; il aide à l'ossification des points de conjugaison, réglemente la poussée du système pileux et joue un rôle certain dans le développement de l'intelligence. Son rôle a paru si important à certains auteurs qu'on a pu attribuer à l'insuffisance thyroïdienne tous les troubles de la croissance.

Les *surrénales* ont sur l'activité motrice ou psychique une influence considérable.

L'*hypophyse* règle surtout le développement du squelette et la pression artérielle.

Quant au *thymus*, sa sécrétion paraît être surtout utile dans les premières années de la croissance, car, à l'époque de la puberté, il s'atrophie et son rôle paraît désormais fini.

Particularité remarquable et que les recherches récentes paraissent avoir mise en lumière, toutes ces glandes à sécrétion interne sont en rapport continuel d'action et de réaction ; elles semblent régler mutuellement leur influence. La thyroïde et l'ovaire, l'hypophyse et la thyroïde paraissent avoir un rôle complémentaire ou antagoniste.

C'est leur état d'équilibre réciproque qui détermine la croissance normale.

En étudiant les *maladies scolaires*, nous aurons l'occasion de revenir sur cette intéressante question des glandes à sécrétion interne.

V. — LA PUBERTÉ.

Nous avons étudié les modifications staturales et biologiques qui caractérisent la croissance. Elles transforment l'organisme de l'enfant, malléable et continuellement changeant, en un organisme nouveau, relativement stable et fixé en sa forme, apte à remplir des fonctions nouvelles.

C'est à cet épanouissement de la croissance pendant lequel l'enfant devient un adolescent qu'on donne le nom de *puberté*. Cette période s'étend de douze à quinze ans chez la fille, de quatorze à dix-huit ans chez le garçon. Ces chiffres sont des moyennes, mais on s'accorde à les reconnaître comme exactes dans notre pays.

Nous avons vu que, dans cette période, on pouvait distinguer plusieurs phases.

Une première *phase prémonitoire*, qui porte en général sur la neuvième ou la dixième année chez les filles, sur la onzième ou la douzième chez les garçons, dans laquelle l'organisme subit un temps d'arrêt général. C'est une phase de ralentissement, de recueillement. On observe alors un minimum de l'accroissement de la taille, du périmètre thoracique, du poids, du développement musculaire, des échanges physiologiques.

Puis, après cette phase de recueillement, brusquement l'enfant entre dans une période d'accroissement accéléré ; c'est la *phase critique de la puberté* (Cruchet), la période prépubère de désharmonie structurale (Delpeuch) ; la taille s'allonge, le périmètre thoracique s'accroît, le poids augmente ; les muscles se développent; la force mesurée au dynamomètre est plus grande. Les glandes à sécrétion interne manifestent leur action; les viscères prennent les dimensions de l'âge adulte ; des modifications se produisent au niveau des organes génitaux et des mamelles ; dans l'un et l'autre sexe, des fonctions nouvelles s'établissent.

Apparition des fonctions sexuelles. — *Sexe féminin.* — C'est de treize à quinze ans, chez la femme française, que se manifestent les transformations génitales de la puberté : au niveau du mont de Vénus et autour de la vulve apparaissent des poils ; les organes génitaux externes se gonflent et s'hypertrophient rapidement ; les nymphes s'accroissent ; le bassin s'élargit ; l'utérus, les trompes, les ovaires augmentent de volume ; les follicules de Graaf entrent en activité.

En même temps, les seins se développent ; le mamelon et l'aréole apparaissent. C'est l'époque où s'établit la menstruation, qui est le signe le plus évident de la puberté chez la femme, mais dont la date d'apparition peut varier dans des limites assez larges. Le milieu des villes la rend en général plus précoce qu'à la campagne ; une bonne constitution, d'excellentes conditions d'habitation et d'alimentation favorisent l'établissement des premières règles.

La première menstruation est souvent précédée de céphalées, de douleurs abdominales et lombaires, d'épistaxis, d'une sécrétion séreuse vulvaire.

Puis l'hypogastre devient douloureux à la pression ; les seins se gonflent ; il peut y avoir des vomissements, de la diarrhée, de la pollakiurie, de l'irritabilité, une émotivité exagérée et des changements dans le caractère.

L'appareil génital est enflammé, turgescent et douloureux ; la première perte menstruelle apparaît. La quantité de sang qui s'écoule est très variable, mais généralement inférieure à 100 ou 200 grammes, chiffres que donnent Mauriceau, Haller, Baudelocque. Ce n'est qu'au bout de quelques mois que la fonction menstruelle devient régulière comme périodicité et quantité.

La durée des règles est de trois à six jours chez la femme bien réglée. Leur fin correspond à la mise en liberté de l'ovule (Pouchet). Ce phénomène physiologique indique que la fonction nouvelle est établie ; la fille sera désormais capable de procréer.

Sexe masculin. — L'éveil génital est plus tardif ; il se produit de quatorze à seize ans. Des poils couvrent le pubis, le scrotum s'allonge, se ride et se parsème de poils ; la verge, la prostate, les testicules augmentent de volume ; les corps caverneux et spongieux s'hypertrophient. Des pollutions nocturnes douloureuses se produisent, mais, pendant un certain temps, le liquide sécrété par les testicules ne contient pas de spermatozoïdes. C'est la période de préspermatogenèse.

Comme chez la femme, il y a chez l'homme, au moment de la puberté, une réaction de la glande mammaire. Cette réaction consiste seulement en un léger gonflement, un peu de prurit et quelquefois l'écoulement de quelques gouttes de liquide clair ; à la suite, l'aréole prend une teinte brune.

Retentissement sur l'organisme. — L'établissement de la fonction génitale dans les deux sexes retentit profondément sur l'organisme tout entier, par l'intermédiaire des glandes à sécrétion interne et du riche système nerveux sympathique.

Le *système pileux* devient plus ou moins floride ; des poils poussent aux aisselles, et, chez l'homme, sur les régions mammaires et thoracique antérieure ; ils apparaissent le long des membres, sur les surfaces d'extension. Enfin, vers dix-sept ans, la lèvre supérieure du jeune garçon s'ombrage d'un fin duvet et la barbe apparaît.

C'est surtout du côté du *larynx* que, de tout temps, les auteurs ont mentionné les modifications qui se produisent à la puberté. La voix *mue*.

Chez l'homme, le diamètre transversal du larynx devient plus grand ; les apophyses vocales des cartilages aryténoïdes se développent, la pomme d'Adam fait saillie. La glotte s'allonge en même temps que les cordes vocales inférieures, et celles-ci deviennent plus épaisses. La voix change alors ; elle devient plus profonde d'une octave, et, avant d'avoir atteint son timbre définitif, elle reste pendant un temps variable, rauque et discordante.

Chez la femme se passent des phénomènes exactement contraires ; le larynx se développe plus en longueur qu'en largeur ; la voix gagne en extension et tend à s'élever d'un ton plus haut.

L'établissement de la fonction génitale agit aussi sur les *échanges organiques*. A la veille de la puberté, ceux-ci atteignent leur maximum d'activité. Mais, au moment de la puberté proprement dite, le foie diminue de volume (Cruchet et Sérégé), les éliminations urinaires se restreignent, les phosphates, l'acide urique, l'urée, le rapport azoturique présentent une notable diminution dans les deux sexes (Marro, Mlle Francillon). De plus, chez la femme, il y a diminution de l'urée à chaque période menstruelle.

La *sensibilité olfactive* se perfectionne remarquablement. Marro, qui l'étudia au moyen de l'olfactomètre de Zwardemaker, estime qu'elle s'exalte davantage chez la fille que chez le garçon.

Par contre, la *sensibilité tactile* diminuerait chez la femme pendant la puberté et serait moins émoussée chez l'homme (Herzen, Marro).

Enfin, accompagnant cette crise physique de la puberté, survient une crise psychique que nous ne ferons que signaler ; elle se caractérise chez la jeune fille par une exaltation de la sensibilité et de l'imagination, et chez le jeune garçon par une exagération de ses dispositions naturelles.

Ce développement de l'organisme à la puberté ne se fait pas selon une marche progressive et régulière. Il se fait souvent par à-coups ; d'un sujet à l'autre, l'évolution n'est pas toujours comparable, l'un manifestant sa puberté par sa taille, l'autre par sa force musculaire, un autre encore par son développement génital. Ces différences dépendent surtout de l'hérédité et du terrain.

C'est bien là l'âge ingrat à tous les points de vue. La dysharmonie structurale et la dysharmonie physiologique constituent une cause de faiblesse évidente. Comme l'a dit Geoffroy Saint-Hilaire, « l'activité exagérée de la croissance correspond à un arrêt du développement fonctionnel ».

Cette période d'accroissement se termine généralement en France vers quatorze ans pour les filles, vers quinze à seize ans pour les garçons.

La troisième période de la puberté commence alors : c'est la *période de perfectionnement* de Marro. Elle conduit jusqu'à l'âge de la nubilité, c'est-à-dire vers quinze ans pour la femme, vers dix-huit ans pour l'homme. La croissance physique parachève alors son développement : chez la femme, la taille se dessine, les seins se développent, les hanches s'élargissent, les menstrues se régularisent. Chez le jeune homme, les formes deviennent vigoureuses et harmonieuses, l'équilibre structural s'établit ; la fonction génitale est en pleine activité, la voix s'affermit. Dans l'un et l'autre sexe, chaque individu acquiert son type définitif.

II. — LA CROISSANCE PSYCHIQUE.

Tout acte psychique a son point de départ et son point d'arrivée dans la vie physique. Il y a là des chaînons inséparables dont le premier, la sensation, se passe dans le domaine du système nerveux; la sensation se transforme en sentiment : domaine moral; au sentiment succède la perception et l'idée : domaine intellectuel; et enfin, l'idée provoque une volonté et un acte : domaine de l'activité volontaire.

Nous étudierons donc successivement la croissance sensorielle, la croissance morale, la croissance intellectuelle et le développement de l'activité volontaire. Mais il est nécessaire, avant d'aborder ces divers chapitres, de considérer quelles sont les lois fondamentales du développement psychique en général.

I. — DÉVELOPPEMENT PSYCHIQUE EN GÉNÉRAL.

Quels sont les facteurs du développement psychique ?

Il y en a trois :

1° L'hérédité;

2° Les influences psycho-physiques extérieures ;

3° Le rôle personnel du sujet.

A. ***ROLE DE L'HÉRÉDITÉ.*** — Le rôle de l'hérédité, dans le développement psychique, est en général considérable. On pensait, autrefois, que l'hérédité apportait avec elle toutes les idées susceptibles de se développer plus tard chez l'enfant; c'était la théorie classique des « idées innées », immuables, à laquelle s'est opposée maintenant la conception évolutionniste de l'ontogenèse. Cependant, s'il n'y a pas d'idées innées, il est certain qu'il y a, tout au moins, des aptitudes et, plus même, des instincts, que l'on peut constater, pour ainsi dire, dès la naissance sans qu'il puisse être question d'aucune action extérieure provocatrice ou évocatrice.

Ces intincts, ces réflexes héréditaires sont d'ailleurs, comme le fait remarquer Preyer, beaucoup plus nombreux chez les animaux que chez l'homme : le petit poulet, dès sa naissance, sait picorer; l'enfant en naissant apporte des instincts beaucoup moins complets que ceux d'un jeune animal; il a beaucoup plus à apprendre que lui, mais, en revanche, il a une aptitude considérable à apprendre. Chez l'animal, la transmission héréditaire est beaucoup plus complète : chez l'enfant, il y a surtout une transmission d'aptitudes plus que d'instincts parfaits. Signalons cependant, chez l'enfant, l'action de téter, qui est tout à fait instinctive. De Hartmann dit: « Chez l'homme, le nouveau-né semble ne rien apporter avec lui et devoir tout apprendre. » En fait, il apporte beaucoup plus que l'animal, mais à l'état imparfait. Preyer ajoute que l'animal naît plus mûr que le nouveau-né, et aussi que l'animal est arrivé inconsciemment et plus tôt au point où l'enfant ne parviendra que plus tard, grâce à son expérience personnelle et d'une façon consciente.

C'est cependant l'hérédité qui détermine les grandes lignes, le plan général de la psychogenèse. Pour l'hérédité, dit Ribot, au milieu des variations incessantes, il y a un fonds qui demeure ; l'hérédité maintient à travers les siècles les caractères psychologiques des races.

Cette action de l'hérédité est prolongée, renforcée et, en quelque sorte, résumée par le développement même de l'enfant ; l'activité de l'enfant, dans ces diverses manifestations, n'est que la mise en valeur des énergies accumulées par les générations passées : elle persiste chez lui conformément à la loi biogénétique de Hœckel : « le développement de l'enfant est une vraie récapitulation de l'évolution de la race ».

Pour Baldwin, les développements de l'enfant et de la race accomplissent l'évolution suivante parallèle à l'évolution du système nerveux dans les deux cas :

1° Une simple contractilité correspondant aux premiers sentiments de plaisir et de peine ;

2° Un accroissement nerveux correspondant aux sensations et comprenant des groupes d'impressions musculaires ainsi que certaines réactions limitées ;

3° Un autre accroissement nerveux correspondant aux perceptions simples des objets, avec le développement complet de l'organisation motrice, de l'attention spontanée et de l'instinct ;

4° Une coordination croissante des données de conscience : mémoire, imitation, impulsions, émotions premières ;

5° Enfin apparition de l'intelligence et de la pensée consciente : action volontaire et émotions supérieures.

B. ***ROLE DES INFLUENCES PSYCHO-PHYSIQUES EXTÉRIEURES.*** — L'influence des phénomènes psycho-physiques extérieurs joue aussi un rôle capital pour le développement psychique de l'enfant ; ils constituent son bagage expérimental, son expérience personnelle ; ils exercent une influence d'autant plus considérable que l'enfant possède un haut degré de qualités favorisant cette action : 1° son extrême suggestibilité ; 2° sa puissance d'imitation.

C'est grâce à cette puissance d'imitation que s'exercera surtout l'action psycho-physique extérieure ; c'est elle qui explique et permet l'action *éducatrice* au point de vue moral, intellectuel, et dans le domaine de l'activité.

C. ***ROLE DE L'ACTIVITÉ PERSONNELLE.*** — Déjà la faculté d'imitation nous montre l'action du troisième facteur, du facteur personnel, qui va jouer un rôle encore beaucoup plus grand dans un acte de la vie infantile dont Claparède a montré toute la valeur psychogénétique : nous voulons parler du jeu ; aussi nous arrêterons-nous pour étudier avec Claparède ces deux facteurs si importants du développement de l'âme de l'enfant, le jeu et l'imitation.

Jeu. — Il est le premier en date. Depuis longtemps les psychologues ont cherché à en déterminer la signification et l'utilité. L'opinion ancienne et vulgaire en faisait un délassement. Schiller, Spencer l'ont expliqué par une dépense inutile du superflu d'énergie que possède l'enfant.

Pour Stanley Hall, le jeu est un exercice nécessaire à la disparition des fonctions rudimentaires laissées par l'atavisme et devenues inutiles.

Plus intéressante et plus exacte est la théorie formulée par Karl Groos (1896) et reprise par Claparède. Elle est fondée sur l'observation de l'activité et des jeux non seulement chez l'homme, mais dans toute la série animale. On constate que les jeux varient suivant les espèces animales, et que dans chacune d'elles les jeux ressemblent aux formes d'activité où s'emploieront plus tard les adultes; au fur et à mesure qu'on s'élève dans l'échelle animale, l'apprentissage est plus long. On peut dire avec Groos que « ce n'est pas parce que l'animal est jeune qu'il joue, mais qu'il a une jeunesse parce qu'il a besoin de jouer ».

Or il faut aussi que l'enfant ait joué pendant de longues années pour devenir véritablement un adulte.

Le jeu a une utilité biologique plus importante encore. Le jeu est un stimulant de croissance de tous les organes et plus particulièrement du système nerveux.

Le jeu des membres favorise la croissance musculaire. Le jeu qui multiplie les causes d'excitation des fibres nerveuses sensitives et les réactions des fibres motrices les aide à acquérir leur fonction ; c'est un agent important de leur développement anatomique et physiologique.

Le jeu est une application directe de l'adage biologique : la fonction crée l'organe.

Enfin le jeu, par la répétition continuelle des gestes, enregistre et fortifie les habitudes nouvellement acquises (Carr). Mais cette dernière propriété s'applique surtout au jeu de l'adulte.

Ainsi tous les jeux de l'enfant exercent une action considérable sur le développement de ses fonctions mentales. Conformément à la théorie de Groos, ils agissent dans le sens des aptitudes de l'enfant, de ses besoins, de ses intérêts. Les uns exercent les fonctions mentales générales : la sensibilité, la motricité, l'idéation, la volonté ; les autres exercent les fonctions spéciales, la lutte, la sociabilité, etc.

Les premiers en date sont les jeux sensoriels ; l'enfant tout petit fait l'acquisition de ses premières sensations par le jeu ; le poupon joue à toucher, à palper, à goûter, à sucer, etc.

Puis il réagit, et les jeux moteurs sont multiples; ils deviennent de plus en plus complexes au fur et à mesure que l'enfant avance en âge : jeux d'adresse, jeux de force, etc.

Le *langage* lui-même a sa part dans ces sortes de jeux. Nous n'entreprendrons pas de résoudre les problèmes multiples que soulève l'étude des débuts du langage. Notons pourtant que, dans l'acquisition des mots, l'enfant, en quelque sorte, joue à collectionner les mots comme plus tard il collectionnera les timbres-postes : pour le plaisir : « Maître Bébé fait de temps en temps la revue de ce que contient son magasin de mots. Il les répète, les met bout à bout, occasionnant ainsi les plus délicieux coq-à-l'âne, les tourne, les retourne, joue avec, et semble prendre plaisir au simple fait de les posséder et de les faire sonner, comme l'avare qui enfermé dans sa chambre, jouit du tintement des écus dansant entre ses doigts » (Claparède).

On voit l'importance que la pédagogie peut attacher à ce mécanisme de l'acquisition du langage chez l'enfant, notamment dans l'enseignement des langues étrangères.

Plus tard les jeux *mettront en valeur les fonctions intellectuelles* de l'enfant. Certains de ces jeux exerceront la comparaison, l'association des images et des idées, la réflexion, le raisonnement, surtout l'imagination. C'est cette dernière fonction plus que les autres qui est en éveil chez l'enfant, et c'est elle qui enrichira les jeux d'une fantaisie inépuisable. L'enfant anime et personnifie toutes choses, modifie à son gré la réalité jusqu'à se faire quelquefois illusion à lui-même.

D'autres jeux serviront à *exercer la volonté*; ce sont ceux qui consistent dans une répression des mouvements, les jeux que Claparède appelle « d'inhibition ». Avec raison il leur attache une grande importance, puisque c'est la maîtrise de ses impulsions qui constitue chez l'homme le degré supérieur de la civilisation.

Les derniers en date apparaîtront des jeux que l'on peut appeler *familiaux* et *sociaux*. L'enfant n'exercera plus seulement pour lui-même ses fonctions mentales. Dans certains jeux, la petite fille surtout exercera son instinct maternel, montrera ses aptitudes à l'organisation du foyer domestique. Dans d'autres, les enfants formeront des camps, de petites sociétés, tous jeux qui concourent au développement des aptitudes sociales. Dans certains jeux de chasse et de lutte, l'action et la réaction de la vie individuelle sur la vie collective de l'enfant deviendront très manifestes et mettront en valeur les aptitudes de chacun pour la grande lutte vitale.

Imitation. — C'est, avec le jeu, un facteur important du développement psychique de l'enfant. En effet, le jeu qui appartient en propre à l'enfant, et qui, chez lui, se développe spontanément, ne suffit pas pour expliquer la croissance psychique.

L'hérédité trace les grandes lignes de la croissance; le jeu la renforce pour la part de l'expérience personnelle de l'enfant; mais c'est l'imitation qui permet à celui-ci de retrouver l'expérience acquise dans la race par les générations précédentes. Elle empêche un recommencement perpétuel.

Le mécanisme psychologique de l'imitation est complexe et discuté. Il est trop simple et inexact d'invoquer un « instinct d'imitation ».

Pour Groos, l'imitation n'est qu'un cas particulier de la grande loi psychologique du *pouvoir moteur des images*. Toute image a une tendance à se traduire en mouvements.

Cette propriété motrice des images se complète, chez l'enfant, d'une tendance à répéter le mouvement jusqu'à ce qu'il soit conforme au modèle. Ce but est poursuivi d'abord d'une façon inconsciente, car ce n'est que tardivement qu'intervient l'imitation volontaire.

Mais l'enfant n'imite pas tout. D'abord le pouvoir d'imitation de l'enfant, comme celui des animaux, est limité par certaines conditions anatomiques. De plus il n'imite spontanément que ce qui est conforme à ses aptitudes personnelles et aux nécessités de son développement.

Un facteur fort important de l'imitation, c'est la *sympathie*. On sait le rôle que joue ce sentiment au point de vue de l'éducation morale et intellectuelle. D'après le Dr Paul-Boncour, la sympathie se manifesterait aussi dans le domaine moteur, et ce serait la condition du développement par l'imitation. L'imitation est possible grâce à la sympathie motrice.

Comme nous l'avons vu, l'exercice spontané de l'imitation est d'abord pour l'enfant un jeu. Puis l'imitation elle-même devient un moyen d'acquérir d'autres connaissances, et on doit faire rentrer dans l'imitation basée sur la sympathie l'enseignement didactique. Dans cet enseignement, comme en toutes choses, l'enfant ne prendra que la part qui l'intéresse immédiatement dans ses aptitudes, et qui est nécessaire à son développement.

En résumé, on trouve comme facteurs principaux du développement psychique de l'enfant une tendance instinctive au développement d'aptitudes naturelles héréditaires, développement qui se produit grâce à la faculté d'imitation et à l'action du jeu. Telle est l'opinion de Claparède qui, imbu des idées de Rousseau, se refuse à développer autre chose que les qualités naturelles et déclare que tout effort qui ne suscitera pas un intérêt de jeu sera impuissant, décourageant et vain. Peut-être est-ce aller un peu loin, car nous ne croyons pas qu'il faille chercher à développer seulement les aptitudes naturelles de l'enfant; elles ne sont pas toujours heureuses, surtout dans le domaine moral.

Dupré a pu dire que l'enfant naissait *amoral* (c'est-à-dire *sans morale*), et il faut évidemment chercher à améliorer, non seulement dans l'espèce, mais dans l'individu, les tendances naturelles si l'on ne veut pas nier aussi la possibilité de l'amélioration et du progrès dans le domaine de la vie psychique.

L'imitation, ou pour dire encore mieux l'exemple, aura toujours à cet égard une influence profonde sur l'âme de l'enfant, et les bons exemples auront toujours une puissance éducative de premier ordre.

Voyons maintenant quels sont les grands traits de l'évolution de la croissance psychique.

On verra, d'après les divisions établies, que les divers auteurs qui se sont occupés de cette question sont obligés d'admettre une classification encore un peu artificielle.

Les étapes du développement psychique de l'enfant. — Il peut paraître arbitraire de fragmenter en périodes distinctes le mouvement lent et progressif du développement psychique de l'enfant : d'autant plus que les points de repère et les mesures manquent.

Stumpf a divisé l'évolution de l'enfance en quatre périodes :

1° De la naissance à l'apparition du langage ;

2° Du début du langage à l'entrée à l'école ;

3° De l'entrée à l'école à l'adolescence ;

4° L'adolescence elle-même.

Mais, dans chacune de ces périodes, les fonctions mentales n'évoluent pas parallèlement, et chacune d'elles présente ses problèmes particuliers. Il est préférable de caractériser chaque phase du développement par la fonction qui prédomine ou par la catégorie d'intérêt qui la commande.

C'est ainsi qu'au point de vue psychologique Baldwin a divisé l'enfance en trois périodes :

1° Époque affective : plaisir et douleur ;

2° Époque de la référence objective : représentation simple, mémoire, imitation, action défensive, instinct aboutissant à la volition rudimentaire ;

3° Époque de la référence subjective : pensée, réflexion, affirmation du moi.

D'une façon plus précise, Nagy distingue cinq périodes :

1° Intérêt sensoriel de zéro à deux ans ;

2° Intérêt objectif de deux à sept ans ;

3° Intérêt subjectif de sept à dix ans ;

4° Intérêt spécialisé de dix à quinze ans ;

5° Intérêt logique après quinze ans.

Au point de vue psycho-pédagogique, Claparède a analysé finement les intérêts caractéristiques de chaque âge.

1° Dans une première période qui s'étend durant la première

année, les *intérêts perceptifs* l'emportent; l'enfant s'intéresse à tout ce qui frappe ses sens; il découvre les objets qui l'entourent; il se découvre lui-même. Il a de chaque chose une perception d'ensemble; il n'en analyse pas les détails.

2° Puis, dès la seconde année, l'enfant fait un progrès énorme dans son développement par l'intérêt qu'il va prendre au langage, aux mots. Il apprend à parler, travail colossal, si l'on y réfléchit, et qu'il accomplit sans fatigue par le jeu et l'imitation.

3° De trois à sept ans, bien armé de son langage, l'enfant commence à s'intéresser à des processus plus généraux, plus proprement intellectuels. C'est « l'âge questionneur » de Sully. L'enfant se préoccupe de l'origine des choses, de la cause des phénomènes. Il demande : pourquoi ? Il recherche en somme à faire rentrer chaque cas particulier dans une loi générale, souci éminemment intellectuel.

4° Puis les fonctions mentales générales une fois développées, des intérêts spéciaux et d'une valeur objective apparaissent de sept à douze ans. Ce sont eux qui deviennent la source des jeux de l'enfant.

W. Hutchinson décrit dans le développement de l'enfant quatre périodes qui rappellent les phases d'évolution de la civilisation et qui caractérisent des catégories d'intérêts :

Intérêts de chasse, de capture, de guerre;

Intérêts pastoraux : l'enfant apprivoise des animaux, construit des huttes ;

Intérêt agricole : jardinage ;

Intérêt commercial : vente d'objets de valeur minime.

Cette classification est un peu artificielle et suit trop strictement la loi de Hœckel : l'ontogenèse reproduit la phylogenèse.

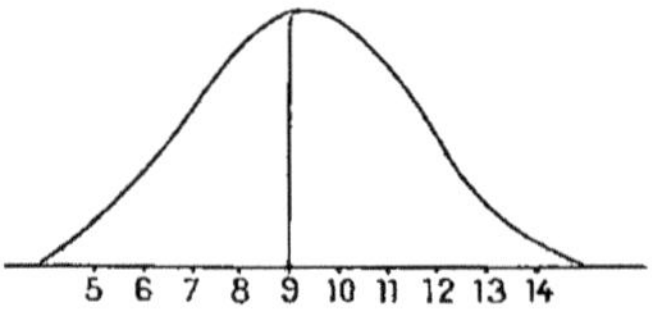

Fig. 128. — Courbe de la fréquence, d'après l'âge, du jeu de la poupée (d'après Ellès et Hall).

Des courbes ont été dressées pour rechercher vers quel âge on rencontre surtout un intérêt donné : *jeu de la poupée* (fig. 128) — ou amusement de nature abstraite, comme le « choix d'un idéal ».

C'est ainsi qu'on peut constater une progression en quelque sorte centrifuge de l'esprit de l'enfant. Quand on lui pose la simple question « à qui voudrais-tu ressembler », l'enfant choisit d'abord comme « idéal », vers huit ans, quelqu'un de son entourage immédiat : père ou mère. Puis plus tardivement, à partir de onze ans chez le garçon, il le cherche parmi les héros de l'histoire ou les contemporains célèbres. Ce choix est plus tardif chez la fille (fig. 129 et 130).

De même au cours des enquêtes qui ont été faites (Varendonck), on a constaté que les raisons de choix de tel idéal étaient influencées chez les plus jeunes par les préoccupations matérielles et les idées de plaisir. Puis vers douze ans chez le garçon, un peu plus tardivement chez la fille, ce sont des qualités intellectuelles ou morales qui dictent le choix.

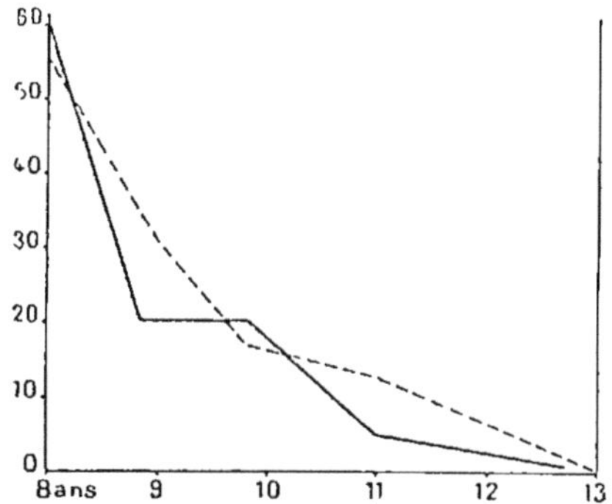

Fig. 129. — Diagramme représentant les variations dans le choix de père et mère, par des enfants de huit à treize ans, à qui on demande : « A qui voudrais-tu ressembler? » (d'après Varendonck).
—— : réponses des garçons.
.... : réponses des filles.

Les recherches sur la façon dont évolue l'intérêt dans les diverses branches d'étude sont encore peu nombreuses; elles auraient pourtant une grande importance pédagogique.

Des constatations faites, on peut cependant conclure qu'à partir de sept ans l'intérêt commence à s'objectiver ; l'enfant n'agit plus seulement pour le plaisir; il s'intéresse au but de son effort.

De plus les intérêts varient selon le sexe : communs chez les tout jeunes enfants, ils se différencient avec l'âge.

Dans son enquête sur les lectures préférées, Wostrowsky a trouvé que 76 p. 100 des garçons contre 24 p. 100 des filles aimaient les récits d'aventure; au contraire, 52 p. 100 des filles contre 12 p. 100 des garçons préféraient les récits de pure imagination, ceux surtout dont les enfants sont les héros. Comme le dit Buttain, les intérêts des garçons ont un caractère dynamique, les intérêts des filles un caractère statique.

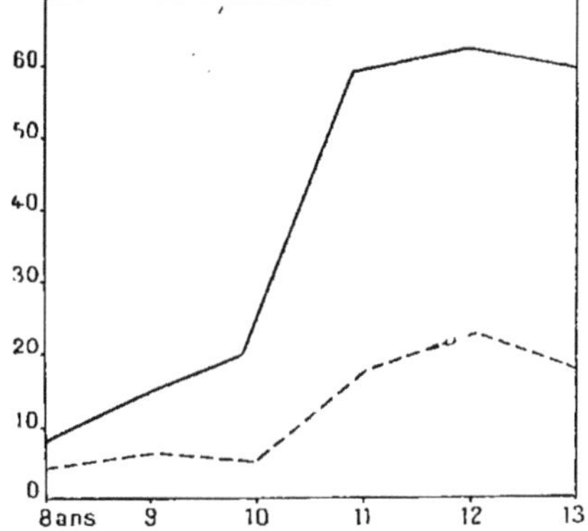

Fig. 130. — Diagramme représentant les variations dans le choix comme « idéal » d'un personnage historique ou d'un écrivain (huit ans à treize ans) (d'après Varendonck).
—— : réponses des garçons.
.... : réponses des filles.

A douze ans, date importante dans l'évolution psychique de l'enfant, des tendances nouvelles vont se manifester. Après avoir vécu pour lui seul, l'enfant va prendre conscience de son rôle social; il prend en même temps conscience de sa personnalité. C'est une période d'évolution et d'organisation qui débute à douze ans et qui dure jusqu'à dix-huit ans.

C'est la phase où la sensibilité à l'influence d'autrui est le plus grande.

Il y a une exaltation de la personnalité surtout sous sa forme affective et imaginative, sans qu'il existe le contrôle d'un esprit critique suffisant ou d'un idéal moral déterminé.

C'est à ce moment aussi que survient la crise pubère, à la fois physiologique et psychologique.

Un autre intérêt va commencer à se manifester : c'est l'intérêt souvent inconscient et inavoué pour tout ce qui a un rapport avec l'autre sexe : beauté corporelle, parures, lectures, etc.

L'exaltation imaginative, qui s'allie à l'intérêt sexuel naissant, prédispose à l'inclination religieuse, au mysticisme.

Starbuck a constaté que la conversion avait son maximum de fréquence à seize ans chez les garçons, à treize ans chez les filles.

Enfin, en dehors des pratiques religieuses, les intérêts de la puberté se manifestent sous des formes diverses, aspects variables de l'amour : amitié excessive pour des camarades du même sexe, passion pour les animaux, culte de l'art, de la littérature, etc.

Désormais les divers intérêts sont subordonnés à un intérêt supérieur, à un idéal. L'âge adulte commence : c'est le stade de production qui succède à la puberté.

En résumé, on peut distinguer dans l'évolution de la croissance psychique deux grandes périodes : la première, caractérisée par les acquisitions dans les domaines affectif, intellectuel, ou actif, se fait à peu près dans le domaine de l'inconscient ou de la subconscience ; cette période va de la naissance à l'âge de quatre ans environ. Puis apparaît la période de la personnalité complète, constituant le moi ou la conscience. Plus tard, cette personnalité ira en se dégageant de plus en plus des influences extérieures ; le pouvoir d'imitation diminuera ; les facultés de délibération se formeront.

Dans la dernière période de l'adolescence, se fera la réalisation de la vie active et consciente.

On pourrait diviser ainsi cette évolution :

La *première période*, où la vie psychique inconsciente se constitue, et où cependant s'acquiert déjà un bagage considérable dans les trois domaines affectif, intellectuel et actif : c'est la période où se forme le langage.

La *deuxième période* est celle du développement psychique conscient, mais dominé encore par les circonstances psycho-physiques extérieures, avec extrême suggestibilité, prédominance de l'imagination, de la mémoire verbale, etc.

La *troisième période* est caractérisée par le haut développement de la personnalité psychique, par l'apparition des facultés intellectuelles supérieures : pouvoir de comparaison, de critique, de jugement, de raisonnement ; dans le domaine moral, par l'apparition des sentiments altruistes; enfin, dans le domaine de l'activité volontaire, par le pouvoir de délibération et d'actes réfléchis.

II. — DÉVELOPPEMENT SENSORIEL.

L'étude du développement sensoriel forme le trait d'union obligatoire entre la croissance physique et la croissance psychique. C'est le premier anneau de la chaîne des actes successifs qui constituent la vie psychique : le circuit sera fermé par le retour à la vie physique, sous forme d'actes volontaires. Nous étudierons d'abord le développement sensoriel des sens spéciaux.

I. **Vision**. — La distinction de la lumière et de l'ombre est la première sensation qui paraît se faire du côté de la vision : les enfants commencent à tourner les yeux du côté de la lumière la deuxième ou la troisième semaine. Certains auteurs ont prétendu que pendant les premiers jours la lumière trop vive aveuglait l'enfant, et qu'il lui fallait un certain temps pour s'habituer à supporter les rayons lumineux; on a même prétendu que cette raison incitait les enfants à fermer les yeux et à sommeiller pendant le jour.

A la même période, apparaît un *phénomène réflexe*, portant sur les deux yeux, et consistant en la contraction des deux pupilles sous l'influence d'une lumière frappant un seul œil ; ce réflexe est d'ailleurs presque contemporain de la naissance. On a remarqué également que le champ visuel était extrêmement peu étendu dans les premières semaines de la vie; l'enfant ne voit que les objets situés devant lui; cela tient, prétend-on, à ce qu'il ne peut pas tourner la tête, ni se servir encore des muscles externes de l'œil; cela pourrait aussi bien dépendre de ce que la sensibilité de la rétine est limitée à la région centrale de cette membrane.

L'enfant commence donc par distinguer les objets lumineux, sans fixer ni suivre. Preyer a étudié avec grands détails la fixation du regard : d'après lui, les enfants commencent à suivre les objets vers l'âge de trois mois, quelquefois vers la dixième semaine ; il semble donc qu'à ce moment l'accommodation puisse se faire, entraînant la vision nette des objets ; en même temps, d'ailleurs, fonctionnent les muscles externes de l'œil.

L'*acuité visuelle*, dans le premier mois, serait aussi très faible : d'après Espinas, elle ne dépasserait pas 50 centimètres à deux mois; Cuignet, au contraire, croit qu'à deux mois et demi elle s'étend à 6 ou 7 mètres ; elle augmente d'ailleurs rapidement, et l'on sait que la vue de l'enfant est généralement très perçante ; l'acuité visuelle diminue plutôt pendant la période scolaire.

L'*appréciation de la distance* serait beaucoup plus tardive. Au début, la perspective est inconnue à l'enfant ; il perçoit tous les objets sur un même plan ; il est probable, d'ailleurs, que la notion et le sens de l'espace s'acquièrent plutôt par le toucher et par le sens musculaire que par la vue; c'est, en effet, en essayant de saisir les objets que l'enfant corrige les erreurs de la vue au point de vue de la distance.

Cependant, d'après Maillet, l'enfant pourrait arriver à une certaine appréciation de la distance des objets par la perception de l'effort de convergence des yeux.

La *vision des couleurs* est beaucoup plus tardive : elle n'a pas lieu avant l'âge de deux ans. Les couleurs perçues d'abord sont : le jaune et le rouge, puis le violet, enfin le bleu et le vert. Il faut se rappeler, d'ailleurs, que des sujets connaissent les couleurs, mais ne savent pas les nommer; le fait est facile à vérifier dans l'admission à certaines professions, où l'examen de la vue, au point de vue des couleurs, est nécessaire.

Binet a fait des expériences sur la reconnaissance des couleurs, en faisant placer par les enfants des boules de couleur sur des papiers de couleur correspondante ; cette expérience ne réussit guère avant l'âge de trois ans.

La reconnaissance des objets figurés sur des images, ou bien des personnes reproduites par la photographie, ne se fait guère avant l'âge de deux ans.

II. **Audition**. — A la naissance, l'enfant n'entend rien, la caisse du tympan étant remplie de liquide. On admet généralement que cette surdité persiste jusque vers la quatrième semaine. Pérèz, cependant, prétend que certains sons sont déjà perçus au bout de quinze jours environ. Les sons élevés sont perçus avant les sons graves. Il existe d'ailleurs peu de travaux sur le développement de l'acuité auditive.

La sensibilité musicale est assez précoce; ce fait est en rapport avec l'antériorité du langage musical sur le langage articulé. D'après Preyer, la notion de direction du son existerait vers l'âge de trois mois, et, selon Pourtaine, dès l'âge de deux mois et demi.

III. **Goût**. — La sensibilité gustative paraît la première en date des sensibilités spéciales, les perceptions gustatives étant plus précoces que toutes les autres perceptions, puisque le premier acte de l'enfant qui vient au monde est de se mettre à téter ; les souvenirs gustatifs sont très précoces : l'enfant paraît très bien reconnaître la saveur de certains laits ; on a vu le nourrisson refuser de prendre non seulement le lait d'une espèce animale différente, mais tout autre sein que celui qui l'a allaité jusque-là. Pérèz, Preyer, Kussmaul, pensent que l'enfant distingue pour ainsi dire, dès sa naissance, les saveurs principales, par exemple le sucré de l'amer et du salé ; mais il ne distingue pas l'intensité des saveurs; la sensibilité gustative est donc loin d'être complète chez l'enfant nouveau-né ; la meilleure preuve en est que, dans la première année, on peut faire absorber à l'enfant les médicaments les plus désagréables, sans qu'il témoigne de déplaisir apparent : telle est, en particulier, l'huile de ricin, que les enfants absorbent, sans aucune révolte, jusqu'à l'âge d'un an et même quinze mois, pour se refuser ensuite énergiquement à l'absorber, quand la sensibilité gustative est devenue complète.

IV. **Odorat**. — La sensibilité olfactive serait beaucoup plus tardive, d'après Dupré ; elle ne viendrait qu'au bout de quelques mois ; Pérèz, au contraire, prétend qu'il existerait de très précoces sensations olfactives ; l'enfant reconnaîtrait la nourrice à son odeur ; les perceptions olfactives sont, en tout cas, beaucoup plus tardives, et l'odorat reste beaucoup moins développé chez l'homme que chez les animaux.

V. **Toucher**. — La sensibilité tactile générale est très développée en certaines régions chez les nouveau-nés, en particulier, au niveau des lèvres, des pieds et des mains ; vers l'âge de six mois, au contraire, elle tendrait à diminuer. Signalons également une sensibilité très marquée de certaines muqueuses, comme la pituitaire ou la conjonctive.

La *sensibilité à la douleur*, en ce qui concerne la peau, est plus tardive que la sensibilité au contact.

Les *perceptions tactiles* n'apparaissent guère avant le sixième mois, car elles ne sont possibles que par la combinaison du toucher et du sens musculaire ; on peut y ajouter le sens stéréognostique qui en est la résultante ; or, le sens musculaire est beaucoup plus tardif que celui du toucher. Ce sont les perceptions tactiles qui permettent la connaissance du monde extérieur, de la forme des objets, de leur distance. Wundt considère également que c'est grâce au sens musculaire que l'enfant commence à avoir une notion de son moi, en faisant la connaissance des différentes parties de son corps.

Dupré signale l'existence chez l'enfant de sensations assez diffuses venant des organes internes, sensations viscérales, qu'il a réunies sous le nom de *cœnesthésie* ; ces sensations existeraient déjà chez le fœtus. Les coliques, fréquentes chez les jeunes enfants, sont un exemple de sensation à la douleur plus spécialisée.

La *sensibilité thermique* est très précoce aussi bien pour la peau que pour les muqueuses. La muqueuse buccale, et plus particulièrement celle de la langue, conservent pendant presque toute la vie le même point neutre (1) vis-à-vis de la température ; pour la peau, ce point neutre varie, bien entendu, suivant l'importance de la radiation et du refroidissement de la peau, dans les diverses régions, plus ou moins irriguées, ou plus ou moins découvertes.

(1) Le « point neutre » est le degré de température qui ne donne aucune sensation de chaud ni de froid (37° pour la bouche).

III. — DÉVELOPPEMENT MORAL.

Dans la vie morale, comme dans la vie psychique en général, il faut faire la part des *acquisitions innées ou héréditaires*, des acquisitions dues au monde *psycho-physique extérieur*, enfin la part des *acquisitions personnelles*; l'imitation et la sympathie jouent là un rôle plus important que dans les autres domaines de la vie psychique, restreignant singulièrement la part de la volonté.

A ces trois origines correspondent à peu près les trois éléments de la vie morale :

1° Les émotions morales ou sentiments isolés;

2° Les inclinations ou instincts moraux;

3° Les passions.

Les habitudes morales sont formées par l'union de la part héréditaire et acquise des éléments de la vie morale ; les inclinations et les passions s'unissent pour former le caractère moral de l'individu.

Les émotions ou sentiments tirent leur origine des sensations physiques.

Le type le plus simple et le premier en date d'émotions, c'est le *plaisir* et la *douleur*.

Preyer a étudié ces manifestations chez le nouveau-né; il a montré que les impressions douloureuses étaient plus précoces et plus nombreuses que les impressions agréables.

Les premières sensations de plaisir auraient pour origine la satiété, la tiédeur du bain ou encore la satisfaction pour l'enfant d'avoir ses mouvements libres quand on le déshabille; plus tard, ces mêmes sensations agréables sont produites par les mouvements, les actes des personnes qui environnent l'enfant; celui-ci extériorise en quelque sorte son besoin de mouvement personnel; puis les sentiments plus complexes naissent : le désir des sensations agréables, la crainte des sensations douloureuses.

Darwin a remarqué dès les premières semaines des signes de crainte à l'occasion du moindre bruit ou d'attitude inaccoutumée des personnes de l'entourage.

Preyer insiste sur le rôle de l'étonnement comme générateur de la *peur*.

Pérèz a noté que la frayeur causée par les impressions visuelles est moindre chez les enfants de trois à dix mois que celle provenant des impressions auditives; il en trouve la raison dans l'hérédité : « La vie antérieure de l'homme civilisé a moins prédisposé l'espèce à guetter le danger éloigné qu'à l'attendre de près. »

La *colère* viendrait, d'après Ribot, après la peur. Pérèz l'a observée dès le deuxième mois, Darwin avant le quatrième mois; puis viennent les sentiments d'ordre affectif, amour ou haine : c'est la sympathie de l'enfant pour sa mère, sympathie bien souvent intéressée ; des sentiments plus complexes, tels que la jalousie, peuvent se montrer vers le cinquième mois ; plus tard les réactions émotives deviennent de plus en plus complètes et plus variées.

En ce qui concerne les inclinations qu'on peut appeler avec Marion les *instincts moraux*, les premiers en date sont les *instincts moraux personnels*, au premier plan l'instinct de *conservation* et de *défense* transmis héréditairement, et se traduisant par le sentiment de la peur et même de la colère en dehors de toute expérience personnelle, comme l'a montré Pérez.

A ces instincts personnels se rattachent au premier chef l'*instinct de propriété*, qui se montre de très bonne heure chez l'enfant, qu'il s'agisse de jouets ou de friandises ; l'*égoïsme* fournit à ce moment la note dominante du caractère moral de l'enfant, qui se croit volontiers le centre du petit monde où il vit ; il cherche à se mettre en scène, joue volontiers la comédie et, s'il s'occupe des autres, c'est uniquement pour attirer leur attention ou en tirer quelques bénéfices ; ces tendances égoïstes dominent toute la première enfance, et même la première partie de la vie scolaire. Si dans cette période les sentiments affectifs commencent à apparaître, c'est surtout en raison des satisfactions personnelles que l'enfant en reçoit : tel sera au début l'amour filial, l'amour des parents.

Dans une seconde phase vont se *développer les instincts altruistes* basés sur la sympathie ; l'amour familial, les amitiés entre camarades, l'affection pour les maîtres, la solidarité souvent très prononcée dans les groupes d'enfants ; puis vers l'âge de douze ans, les *instincts sociaux* commenceront à prendre une note dominante ; l'idée de patrie avec les qualités morales qu'elle engendre naîtra plus ou moins dans le cerveau de l'enfant. On doit rattacher à l'évolution des instincts altruistes l'*instinct sexuel* qui se manifeste au point de vue psychologique, au moment de la crise pubère, par l'intérêt souvent inconscient et inavoué pour tout ce qui a rapport à l'autre sexe (beauté corporelle, lectures, parures, etc.).

Dupré distingue ces trois groupes fondamentaux en :

1° Instinct de conservation personnelle ;

2° Instinct de conservation de l'espèce (instinct sexuel) ;

3° Instincts de conservation sociale.

Le *sentiment religieux* peut être dans certains cas une forme déviée des inclinations affectives ; il peut aussi être la manifestation la plus élevée du troisième groupe des inclinations ou instincts moraux, qu'on a désignés sous le nom d'instincts éthiques, les derniers en date d'apparition, et qui ne sont autres que le sentiment et la recherche du bien, du beau et du vrai.

A ces trois groupes d'inclinations ou d'instincts moraux répondent des qualités morales et des passions correspondantes, positives ou négatives par excès ou par défaut; nous ne pouvons les énumérer toutes, ni les suivre dans leur évolution, souvent peu étudiée.

Une de ces qualités morales négatives, qui mérite de retenir l'attention au premier chef, c'est le mensonge, si spécial à l'enfant et si bien étudié par Duprat et Dupré.

A l'égoïsme se rattache cette confiance imperturbable en soi, fréquente chez les enfants; chez d'autres, au contraire, la timidité sera la note dominante.

Toutes ces qualités morales innées, ou acquises le plus souvent par l'imitation, aboutissent à la formation du *caractère moral,* qui se forme de très bonne heure, dès la première enfance, et où la part innée ou héréditaire est bien plus importante que la part acquise.

Les instincts moraux transmis par l'hérédité sont loin d'être arrivés à un degré très élevé — ils se ressentent des expériences ancestrales — d'où prédominance des instincts personnels de conservation et de défense avec les qualités morales qui les accompagnaient chez les ancêtres. Les instincts moraux altruistes sont moins susceptibles d'être transmis de génération en génération : à plus forte raison, les instincts moraux supérieurs, dits éthiques. Lévy Bruhl a dit que la vie morale était une des dernières acquisitions de l'esprit humain, et une des moins stables. Le sens moral n'est pas incorporé au cerveau humain, comme le sont les lois de la raison.

IV. — DÉVELOPPEMENT INTELLECTUEL.

Nous retrouvons dans les éléments qui commandent le développement intellectuel les trois groupes d'influence, déjà signalés à propos du développement psychique en général :

1° L'influence de l'hérédité;

2° L'influence du milieu psycho-physique extérieur;

3° La part personnelle.

Le phénomène élémentaire principal de la vie intellectuelle, c'est la perception et surtout l'idée, c'est-à-dire la perception rattachée à sa cause; puis à côté de ce phénomène principal, il y a des phénomènes plus complexes : association d'idées, comparaison, jugement.

Il y a des facultés qui permettent des actes intellectuels: la mémoire, l'imagination, l'attention, etc. Une place spéciale doit être réservée au *langage* qui permet la représentation symbolique et combien facilitée des images et des idées.

Quelle est la part de l'hérédité dans la formation de la vie intellectuelle? Elle semble exercer une influence beaucoup moindre que dans la formation de la vie morale, au moins en ce qui concerne le phénomène élémentaire principal, l'idée. Tout le monde est d'accord aujourd'hui pour ne pas admettre les idées innées. Mais ce que l'hérédité apporte, ce sont les aptitudes intellectuelles, conséquence de tous les efforts inctellectuels ancestraux; et à ce point de vue on peut dire que les aptitudes intellectuelles de l'homme sont arrivées à l'heure actuelle à un bien plus haut degré de perfection que ses aptitudes morales. Mais c'est là tout ce qu'apporte l'enfant en naissant; et tout son bagage intellectuel d'idées et d'associations d'idées, l'enfant le tirera de ses expériences du monde extérieur, de la foule de perceptions s'emmagasinant dans sa mémoire inconsciente, de tout ce que lui enseigneront les êtres en contact avec lui : l'imitation et la sympathie étant à ce moment les facteurs principaux de son développement intellectuel. Ce n'est qu'assez tard que se développeront les facultés personnelles de comparaison et de jugement.

Preyer analyse ainsi les premiers phénomènes du développement intellectuel : « Il s'établit des relations entre les sensations et les perceptions. » Il définit la perception « le classement dans le temps et dans l'espace de la sensation ». La perception, avec le sentiment de la cause, qu'il appelle conception, forme la représentation intellectuelle complète, c'est-à-dire l'idée.

Le développement intellectuel va se faire grâce à la *faculté d'association* des diverses représentations intellectuelles, par la faculté du cerveau de garder l'empreinte des idées et des sensations existant antérieurement, c'est-à-dire par la *mémoire*. C'est grâce à la faculté d'association et à la mémoire que l'intelligence va se développer, même avant l'apparition du langage. Preyer a longuement exposé les preuves de l'existence de la pensée avant la parole, de la « parole intérieure sans mots ». Il a cité à l'appui de cette thèse l'étude des phénomènes de l'idéation chez les sourds-muets.

Mais ce qui domine tout dans le développement intellectuel du jeune enfant, ce qui va permettre à son intelligence de faire les progrès les plus rapides, c'est la faculté du langage, représentation symbolique et écourtée d'idées et d'images qui permet l'accumulation de faits bien plus nombreux dans le cerveau humain.

Langage. — La fonction du langage s'établit presque entièrement par l'imitation. Le langage inarticulé précède le langage articulé.

L'enfant commence d'abord par proférer des cris composés uniquement de voyelles que Brissaud a appelés le *langage d'intonation* précédant le langage articulé. (Le *langage musical* de Dupré pourrait être placé à côté du langage d'intonation, et précède également le langage articulé.) Ballet a remarqué que beaucoup d'enfants chantaient avant de savoir parler.

Il ne faut pas oublier également le langage des gestes, la *mimique*, qui précède aussi le langage articulé. A dix-huit mois, l'enfant possède la mimique, le langage d'intonation, et commence à articuler quelques mots. Le *langage articulé* résulte des associations entre les images sensorielles des objets et les idées qui en dérivent, avec l'image auditive du mot correspondant fixé au centre de la mémoire auditive et certains groupes cellulaires présidant au langage articulé (troisième circonvolution frontale de Broca).

Compayré distingue quatre périodes dans l'*établissement du langage :*

Première période : manifestations vocales spontanées, sans aucun sens, constituées souvent par des cris et par ce qu'on a appelé le gazouillement (langage d'intonation). C'est le seul langage transmis par l'hérédité.

Deuxième période : il existe des manifestations vocales réflexes déterminées par les impressions acoustiques.

Troisième période : l'enfant comprend la signification des mots qu'il entend. Cette compréhension existe entre le dixième et le douzième mois, d'après Darwin et Preyer.

Quatrième période : l'enfant connaît la signification des paroles qu'il émet. Le langage, représentation symbolique des idées, débarrasse le travail intellectuel des représentations concrètes ; il simplifie donc ce travail, mais il ne faut pas que l'idée disparaisse derrière le mot ; et l'enfance a beaucoup trop de tendance à se payer de mots. On pourrait même dire que certains adultes restent enfants à cet égard.

La représentation symbolique des idées ne se fait pas simplement par le langage articulé qui s'adresse à la mémoire auditive : elle se fera aussi par le *langage imprimé ou écrit* qui s'adresse à la mémoire visuelle.

De là deux fonctions spéciales : la lecture et l'écriture. Il y a là une heureuse suppléance de la nature permettant de parer au cas où le langage articulé, pour une cause quelconque, devient ou est antérieurement impossible.

Ces dernières formes de langage sont très postérieures au langage articulé ; elles appartiennent à la période scolaire proprement dite, et on ne peut guère les développer qu'au moment où la mémoire devient consciente, où la personnalité s'accuse, c'est-à-dire vers quatre ou cinq ans.

L'algèbre et les figures géométriques sont des expressions symboliques bien plus écourtées de certaines idées.

Mémoire. — Le développement de la mémoire peut être divisé en deux périodes très différentes : la période de la mémoire inconsciente, la période de la mémoire consciente.

La *période de la mémoire inconsciente* s'étend de la naissance à l'âge de quatre ans environ. L'adulte ne se souvient guère des faits antérieurs à cet âge. Cette mémoire inconsciente, appelée encore mémoire sous-corticale, a été divisée en *mémoire héréditaire* ou *phylétique* et *mémoire personnelle* ou *ontélique*.

Il est assez difficile, chez l'enfant, de citer des exemples de *mémoire héréditaire*. Chez les animaux, le fait est plus facile. Nous pourrions tirer des exemples de faits empruntés aux mœurs du gibier. Certains oiseaux apprennent héréditairement à prendre leur vol au-dessus des fils télégraphiques, alors qu'au début, à la pose de ces fils, ils ne se défiaient pas de l'obstacle. Il semble également qu'avec la plus grande portée des armes à feu le gibier parte à une plus grande distance du chasseur. Les manifestations de l'instinct chez les insectes sont un bel exemple de mémoire héréditaire.

En ce qui concerne la *mémoire ontétique*, elle est d'abord sensorielle : elle enregistre les sensations éprouvées par l'enfant (mémoires tactile, gustative, auditive, visuelle). Puis va se développer, avec le langage, la mémoire verbale auditive, et à cet égard il faut rappeler que l'enfant comprend les mots longtemps avant de pouvoir les prononcer. Certains anormaux peuvent comprendre les mots sans jamais pouvoir se servir du langage articulé.

Dans la première période du développement de la mémoire (mémoire inconsciente), si les acquisitions sont multiples et rapides, elles sont extrêmement fragiles comme durée; et un fait assez curieux à noter, c'est la nécessité de la répétition des impressions externes provocatrices pour entretenir la mémoire du premier âge.

Si, pour une raison quelconque, ces impressions disparaissent, la mémoire qui leur correspond s'affaiblit très vite. Leibnitz cite le cas d'une enfant devenue aveugle vers trois ans, qui ne se rappelait en rien la perception visuelle. Chez les enfants jeunes, mais déjà en possession du langage articulé, l'apparition de la surdité complète est suivie de la disparition du langage : le cas est malheureusement assez fréquent à la suite de la méningite cérébro-spinale, et nous avons récemment encore observé deux faits de cet ordre à l'hôpital des Enfants-Malades. Si la surdité survient avant l'âge de quatre ou cinq ans, l'enfant devient sourd-muet. Preyer cite le cas d'une fillette devenue aveugle à sept ans, qui, ayant recouvré la vue à dix-sept ans, avait oublié la couleur et les dimensions des objets. La mémoire du jeune enfant est d'abord purement représentative; elle acquiert seulement plus tard la notion de temps et de lieu.

Plus tard, au cours de la période scolaire, à la mémoire verbale auditive s'ajoutera la mémoire verbale visuelle des mots imprimés ou écrits.

La période scolaire de sept à douze ans est la période maxima de la mémoire verbale. D'après Müller et Vibert, la mémoire verbale immédiate va en croissant jusque vers douze ans; elle diminue plus tard ; mais à ce moment la mémoire des faits et des idées l'emporte heureusement sur la mémoire verbale, qui n'est souvent qu'une photographie auditive ou visuelle sans ébauches d'idées.

Imagination. — La mémoire est une faculté pour ainsi dire impersonnelle, automatique. L'*imagination* au contraire offre une part plus grande à la personnalité. Elle consiste dans l'association des résidus de la mémoire suivant un certain ordre où la personnalité de l'enfant peut jusqu'à un certain point exercer son libre choix. Dans l'imagination comme dans la mémoire, il faut toujours se souvenir de l'extrême suggestibilité de l'enfant, de sa faculté d'imitation, au moins jusqu'à l'âge de dix ans. Il se bornera le plus souvent à introduire sa petite personne dans les représentations intellectuelles faites de souvenirs antérieurs ou d'associations de souvenirs sans les modifier beaucoup (1).

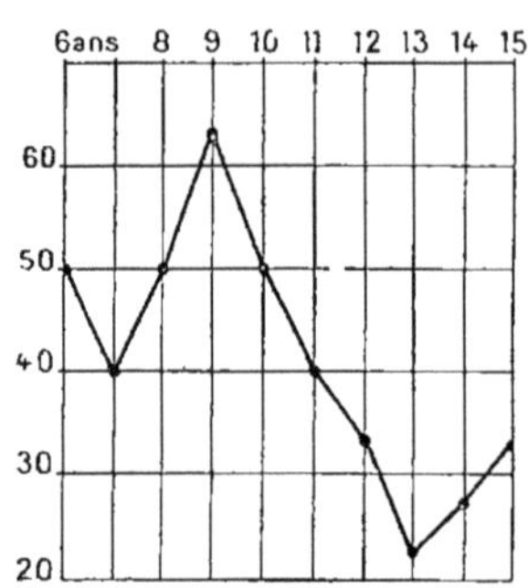

Fig. 131. — Courbe de la suggestibilité (d'après Guidi). Elle décroît avec l'âge, mais entre sept et neuf ans et entre treize et quinze ans, c'est-à-dire à des périodes de forte croissance physique, la courbe se relève.

Guidi a étudié la courbe de la suggestibilité chez l'enfant et a constaté l'existence de deux maxima correspondant aux périodes les plus actives de la croissance physique, de sept à neuf ans, puis de treize à quinze ans, au moment de la puberté (fig. 131). Ce sont évidemment deux périodes, surtout la dernière, où l'imagination donne souvent libre carrière à sa fantaisie.

La *tendance mythique* de l'enfant est un fait normal, d'après Dupré : « L'activité mythique s'éveille, dit-il, chez l'enfant, dès le début de la vie psychique elle-même. Elle s'accuse avec les progrès du développement de l'esprit, augmente avec les premières années et va ensuite en s'atténuant pour disparaître vers l'âge de la puberté chez les sujets normaux. »

L'activité mythique revêt, d'après Dupré, chez l'enfant normal, quatre formes :

1° L'*altération de la vérité* (inconsciente). Divers auteurs ont étudié l'évolution de la faculté de témoignage, en particulier Mlle Marie Borst et Stern, plus particulièrement chez l'enfant. « L'altération de la vérité est la règle constante, dit Dupré, des récits dans lesquels l'enfant rapporte les faits qu'il a observés ou les récits qu'il a entendus. Il augmente les faits réels et ajoute des faits imaginaires. »

2° Le *mensonge*, c'est-à-dire l'allégation volontaire et consciente. Les motifs en sont variables, par exemple la crainte d'une répri-

(1) L'imagination apparaîtrait d'abord vers la fin de la deuxième année. Elle se développerait surtout vers trois ou quatre ans, âge qui correspond à la période mythologique de l'enfant (Taine), à son amour des contes et du merveilleux. Dupré a signalé la tendance à l' « animisme » de l'enfant, qui donne une vie à tous les objets qui l'entourent et pas seulement à ses poupées.

mande. Dans d'autres cas, ce sera la vanité ou l'orgueil qui le motiveront ; une fillette de onze ans commet des vols et des fraudes pour se faire passer pour riche. Un garçon de huit ans se couvre le cou d'ecchymoses pour avoir l'orgueil d'être sorti vainqueur d'une bataille imaginaire.

L'enfant ment d'abord consciemment. Mais il est tellement suggestible qu'il finit par croire à ses mensonges.

3° La *simulation*, c'est-à-dire mensonge compliqué mis en action, est peut-être moins habituelle à l'enfant, chez lequel le mensonge a pour caractère principal d'avoir toutes les allures de la véracité.

4° La *fabulation* est l'expression la plus caractéristique de l'activité mythique de l'enfant : c'est le mensonge sans aucun intérêt, le récit des aventures fait avec une sincérité et une assurance telles que tout le monde y est pris.

Duprat, dans son travail sur le mensonge (Société pour l'étude psychologique de l'enfant) cite le cas d'une fillette de deux ans et demi racontant avec force détails une promenade aux Buttes-Chaumont qu'elle n'a pas faite. Une autre enfant raconte avec la même véracité un voyage en bateau dans le centre de la France. Un élève d'un lycée raconte le récit d'une scène de révolte dans un réfectoire, avec bris de vaisselle et détails si précis que la famille ne doute pas de la véracité du récit. A quelques jours de là, le même enfant parle du vol d'une montre appartenant à un de ses camarades et insiste sur l'absence d'intervention du professeur de la classe, si bien que le père de famille croit devoir faire une démarche auprès du proviseur du lycée pour lui signaler les faits dont son fils a été le témoin et se plaindre même de l'absence d'intervention de l'administration. Sa première phrase est, bien entendu : « Mon fils ne ment jamais », tellement il a été dupe des fabulations établies par l'enfant.

Tous ces faits correspondent à un développement anormal de l'imagination.

Dupré a distingué, au point de vue de l'*activité mythique*, les enfants portés à la fabulation sans aucun bénéfice pour eux-mêmes, et les esprits négateurs utilisant le mensonge vrai et la dissimulation.

L'imagination est particulièrement développée chez la fillette au moment de la puberté.

Attention. — Il existe une faculté également très importante, l'attention, qui comprend l'*attention inconsciente* et l'*attention volontaire*; car évidemment, comme toutes les facultés, l'attention a sa phase inconsciente.

Tout le monde sait la difficulté de maintenir l'attention consciente volontaire chez l'enfant. Elle n'est possible que si elle est soutenue par la *curiosité*, qualité morale précieuse entre toutes qui a été heureusement dispensée dans une large mesure à l'enfant.

Ribot a décrit trois stades à la curiosité : la *surprise*, l'*étonnement*, l'*interrogation*.

La curiosité se développe surtout vers la quatrième année. C'est l'âge questionneur de Sully, l'âge des pourquoi, qu'il faut bien se garder de ne point satisfaire.

Cette curiosité a pour substratum l'*intérêt* dont les formes sont variées, mais qui doit être considéré comme un grand facteur éducatif : faut-il, à propos de cet « intérêt attrayant », aller jusqu'à dire, avec M. Claparède, qu'en réclamant de l'enfant un effort de travail fondé sur autre chose que le jeu on agit comme cet insensé qui, dès le printemps, secouerait un pommier pour lui faire donner des pommes ; bien loin d'en récolter, il se priverait, en secouant ces fleurs, des fruits que l'automne promettait.

Il n'est pas douteux que la curiosité et l'intérêt de l'enfant puissent être stimulés par autre chose que le jeu, ce qui ne veut pas dire qu'il faille approuver M. Brunetière d'avoir écrit qu' « on n'instruit pas en divertissant ».

La *réflexion* est déjà une faculté plus élevée de l'intelligence ; par elle l'enfant fait usage d'actes intellectuels plus élevés, plus compliqués : elle permet en particulier la faculté de comparaison.

Les facultés intellectuelles supérieures, où la personnalité du sujet s'affirme, se développeront plus tardivement : *faculté de comparaison*, *notion des contrastes*, *critique*, *abstraction et généralisation ;* puis apparaissent les opérations constituant le *jugement* et le *raisonnement*, qui n'existent guère qu'à l'état d'ébauche dans la première enfance ; l'écolier même est singulièrement peu doué à cet égard. Cependant l'ébauche existe même chez le jeune enfant. Preyer cite l'exemple d'un enfant de dix-huit mois qui, voulant atteindre un objet, prit un coussin pour se hausser.

La faculté de généralisation est une des plus tardives. Taine a insisté cependant sur certaines généralisations erronées faites par les très jeunes enfants. Pour eux, tous les hommes portant des paletots sont des papas. Mais, comme le dit Pérèz, « le jeune enfant particularise le général plutôt qu'il ne généralise l'individuel ».

Même à l'âge scolaire, le jugement reste encore bien rudimentaire. Les quelques notions abstraites que l'écolier a acquises lui sont imposées du dehors. L'enfant s'intéresse très peu aux termes abstraits, comme l'ont montré les expériences de Binet et de Jastrow.

Si l'on veut diviser en périodes l'évolution de la croissance intellectuelle, on peut considérer :

Une *première période*, qui s'étend de la naissance jusque vers l'âge de quatre ans, de vie intellectuelle inconsciente où dominent, comme facultés, les associations d'idées et la mémoire inconsciente. L'enfant se contente de sentir, de percevoir, d'emmagasiner. C'est au point de vue expressif la période de la formation du langage.

Les autres facultés, l'imagination elle-même, sont encore à l'état d'ébauche.

Une *deuxième période*, ou période scolaire de cinq à onze ans, est caractérisée par la prédominance de la mémoire et de l'imagination, de la mémoire verbale surtout, le *psittacisme* de Dupré. C'est une période d'extrême suggestibilité où l'imitation joue le rôle principal, même dans les actes qui paraissent volontaires, dans les jugements qui paraissent personnels. C'est la période maxima de l'activité mythique.

Une *troisième période*, débutant à douze ans, où les facultés intellectuelles supérieures qui exigent un concours personnel de l'enfant commencent à se développer : raisonnement, jugement, comparaison, critique. L'attention volontaire est plus soutenue. La date d'apparition de ces facultés intellectuelles supérieures est d'ailleurs variable suivant les enfants. Il y a souvent à cette époque, surtout chez les femmes, un développement exagéré de l'activité imaginative personnelle.

V. — DÉVELOPPEMENT DE L'ACTIVITÉ ET DE LA VOLONTÉ.

Nous étudierons d'abord le développement de l'activité et de la motricité volontaires.

L'activité physique et la motricité ne sont pas sous la dépendance de la volonté dans les premières phases de l'existence. Comme toutes les manifestations de la vie psychique, elles sont assujetties à l'impulsivité. Preyer a divisé, comme il suit, l'étude des mouvements actifs de l'enfant. Il distingue :

1° Les *mouvements innés*, ou impulsivité indépendante de toute excitation périphérique des nerfs sensitifs :

2° Les *mouvements réflexes*, qui se produisent consécutivement à une impression périphérique, à une sensation. Ces deux catégories de mouvements sont absolument involontaires ;

3° Les *mouvements instinctifs*, qui se produisent également à la suite d'excitations; ils sont beaucoup moins constants et automatiques que les mouvements réflexes. Ils sont souvent perçus dans la subconscience ; ils sont beaucoup plus complexes que les mouvements réflexes.

Ces mouvements, d'ailleurs, s'ils sont inconscients chez l'individu, ont pu être conscients à une époque indéterminée antérieure de l'espèce ; si certains mouvements instinctifs peuvent devenir conscients et être modifiés par la volonté, inversement certains mouvements volontaires peuvent, par l'habitude, devenir instinctifs ou inconscients. Jamais rien de pareil ne s'observera pour les mouvements réflexes absolument automatiques. On peut comparer ce qui se passe à cet égard dans le développement de l'activité et de la volonté à ce qui se passe dans le développement de la mémoire.

Il y a, chez le jeune enfant, une part énorme de souvenirs enregistrés dans la mémoire inconsciente; on peut dire qu'il y a dans la vie psychique de l'individu une vie morale, une vie intellectuelle, et une activité qui restent inconscientes; il est d'ailleurs heureux qu'il en soit ainsi. Si l'homme devait réfléchir et prendre une connaissance complète de tous les actes de sa vie, celle-ci deviendrait impossible à cause de la multiplicité des phénomènes vitaux.

4° Les *mouvements volontaires* où la chaîne psychique est complète (sensation, sentiment, représentation intellectuelle et volition); une ébauche de mouvements volontaires existerait vers l'âge de six mois.

Comme exemple de *mouvements impulsifs*, Preyer signale les secousses qui agitent quelquefois les enfants pendant leur sommeil.

Les premiers *mouvements réflexes* signalés chez l'enfant paraissent se passer dans le domaine sensoriel, puisque la contraction réflexe de l'œil existerait depuis la naissance. Preyer signale aussi les réflexes portant sur les réservoirs et amenant leur évacuation. Il signale à ce propos les premières manifestations de la volonté inhibitrice par laquelle l'enfant apprend à se retenir ; cette action d'arrêt, due à la volonté, est d'un ordre plus élevé que les manifestations de simple volonté active. L'époque d'apparition de ces *inhibitions volontaires* est variable, vers la seconde année en général.

Nous devons préciser ici les *dates d'apparition des principaux mouvements*, qui ont été particulièrement bien étudiés par Preyer. Le premier en date est la succion; la raison en est facile à comprendre. Bien plus tardive est la préhension des objets, qui commence à se faire de la dix-septième (Preyer) à la dix-neuvième semaine (Sigismond).

Le mouvement d'opposition du pouce est particulièrement difficile à obtenir et très lent à se constituer ; on sait qu'il manque ou est très tardif chez les animaux.

Preyer a remarqué que la plupart des mouvements volontaires, avant de se constituer, sont précédés de mouvements involontaires ou instinctifs qui sont en quelque sorte les tuteurs des mouvements volontaires.

L'enfant commence à tenir sa tête droite vers la seizième semaine (pour Preyer, du troisième au quatrième mois). Il peut s'asseoir du sixième au septième mois; il commence à se tenir debout, appuyé à une chaise ou à un meuble, du huitième au neuvième mois; la marche, en général, est possible entre le onzième et le quinzième mois.

Nous ne pouvons insister sur les autres mouvements instinctifs, comme la mastication, etc.

Dans le quatrième groupe, *mouvements volontaires*, Preyer distingue trois variétés : les mouvements imitatifs, les mouvements expressifs et les mouvements réfléchis.

Les *mouvements imitatifs* exigent au début une part active de la volonté de l'enfant, part qui va d'ailleurs en diminuant de plus en plus, si bien que beaucoup de ces mouvements, d'abord conscients, et souvent pénibles, finissent par entrer dans l'inconscient et devenir des mouvements instinctifs : la natation peut être citée en exemple.

Les *mouvements expressifs* ont été, eux aussi, à l'origine des mouvements imitatifs, puis l'enfant a pu leur donner une signification ; il commence par comprendre le sens de ces mouvements chez les personnes qui l'entourent ; puis, plus tard, il arrive à les exécuter de lui-même en leur donnant leur véritable expression.

Comme type de mouvements expressifs, il faut citer au premier plan le langage articulé, la mimique, etc. Baldwin a signalé l'apparition des pleurs du septième au onzième jour ; le sourire arriverait vers le quarante-cinquième jour ; le rire vers le soixante-cinquième.

Le *mouvement réfléchi*, délibéré, est l'expression la plus élevée des mouvements volontaires, exécutés dans un but déterminé, et n'ayant pas le caractère ni la tendance à la répétition qui sont l'apanage des mouvements instinctifs ou imitatifs.

L'expression de la volonté est encore plus élevée dans les *actes inhibiteurs*, où la volonté du sujet arrête un acte prêt à se produire.

Telles sont les diverses étapes de la volonté dans le domaine de l'activité motrice ou de l'activité physique ; elle s'exerce sous des termes à peu près parallèles dans le domaine de la vie intellectuelle ou de la vie morale ; là aussi, on la reconnaîtra surtout à son action frénatrice ou inhibitive. La persévérance et la durée sont une autre qualité de l'acte volontaire.

La *culture de la volonté* doit être faite à ces différents points de vue : développement de l'énergie, développement de l'activité productrice, et surtout développement de l'activité d'arrêt, par laquelle une barrière sera opposée aux instincts qui peuvent être nuisibles à l'individu ou à l'espèce, dans le domaine physique, intellectuel ou moral. C'est là une tâche trop souvent oubliée, et que pourtant l'éducateur ne devrait jamais perdre de vue.

VI. — MESURE DU DÉVELOPPEMENT PSYCHIQUE AUX DIFFÉRENTS AGES.

Il serait important de pouvoir déterminer chez un enfant le degré exact du développement de ses diverses fonctions mentales. Binet a essayé de constituer une sorte d'échelle métrique qui permettrait de déterminer si un sujet donné a l'intelligence de son âge ou s'il est en retard ou en avance.

Il a fait dans *l'Année psychologique* (1908) l'exposé complet de cette méthode qui a une valeur pédagogique indéniable, car elle représente pour chaque âge la moyenne de nombreux examens pratiqués par l'auteur; nous en reproduisons ici les résultats :

Trois mois. — Avoir un regard volontaire.

Neuf mois. — Faire attention au son. Saisir un objet après contact ou après perception visuelle.

Un an. — Discerner les aliments.

Deux ans. — Marcher. Exécuter une commission. Indiquer ses besoins naturels.

Trois ans. — Montrer son nez, son œil, sa bouche.

Répéter deux chiffres. Énumérer les personnages et objets d'une gravure.

Donner son nom de famille.

Répéter six syllabes.

Quatre ans. — Donner son sexe. Nommer une clef, un couteau, un sou. Répéter trois chiffres. Comparer deux lignes et indiquer la plus longue. Décrire une gravure. Compter treize sous simples. Nommer quatre pièces de monnaie.

Cinq ans. — Comparer deux boîtes de poids différent et indiquer la plus lourde. Copier un carré. Répéter une phrase de dix syllabes. Compter quatre sous simples. Recomposer un jeu de patience formé de deux morceaux.

Six ans. — Distinguer la main droite et l'oreille gauche. Répéter une phrase de seize syllabes. Faire une comparaison d'esthétique. Définir des objets familiers par l'usage. Exécuter trois commissions. Dire son âge. Distinguer le matin du soir.

Sept ans. — Indiquer des lacunes de figures. Donner le compte de ses doigts. Copier une prhase écrite. Copier un losange. Répéter cinq chiffres.

Huit ans. — Faire une lecture et en conserver deux souvenirs. Compter trois sous simples et trois doubles et donner le total. Nommer quatre couleurs. Compter de 20 à 0 en descendant. Comparer deux objets de souvenir. Écrire sous dictée.

Neuf ans. — Donner la date complète du jour. Indiquer les jours de la semaine. Définir mieux que par l'usage. Faire une lecture et en conserver six souvenirs. Rendre la monnaie sur 20 sous. Ordonner cinq boites d'après leur poids.

Dix ans. — Énumérer les mois de l'année. Reconnaître les neuf pièces de notre monnaie. Composer deux phrases dans lesquelles se trouveront deux mots donnés. Répondre à sept questions d'intelligence.

Douze ans. — Critiquer des phrases absurdes. Mettre trois mots dans une phrase. Trouver plus de soixante mots en trois minutes. — Donner des définitions de mots abstraits. Reconstituer des phrases désarticulées.

Quinze ans. — Répéter sept chiffres. Trouver trois rimes à un mot donné. Répéter une phrase de vingt-six syllabes. Interpréter une gravure. Résoudre un problème psychologique.

Cette échelle métrique a une valeur pédagogique précise. Mais à la vérité nous manquons encore de données scientifiques permettant d'établir l'échelle du développement des fonctions mentales de l'enfant normal.

Telle qu'elle est, cependant, l'échelle métrique de Binet permettra pratiquement, avec une approximation suffisante, de reconnaître l'écolier anormal et de déterminer la valeur de son retard intellectuel.

Les *tests sensoriels* ne doivent pas être oubliés. Certains sont indiqués plus loin : mesure de l'acuité auditive, visuelle (Voy. les *Maladies scolaires*, examen de la vision et de l'audition).

D'autres pourraient être ajoutés, tels que l'emploi du tableau chromatique de Pozzoli, pour l'examen du sens des couleurs, et que l'exploration de la sensibilité cutanée par l'esthésiomètre ou l'algésimètre.

M. Lapie (*Année psychologique*, 1912) a étudié la mémoire spontanée (mémoire visuelle) en faisant passer dans le « change-cartes » de Ach huit images d'objets familiers, et en demandant aux enfants d'indiquer les objets aperçus (durée de perception, huit secondes) ; la même expérience est renouvelée avec des chiffres.

Des expériences analogues ont été faites pour la mémoire auditive.

M. Lapie a étudié l'association et l'évocation des idées, les conditions de l'attention volontaire (par la correction d'épreuves d'imprimerie).

Comme *test du jugement*, il propose les figures anormales, la critique d'une phrase absurde.

Nous reviendrons sur cette question des *tests* à propos de l'examen des anormaux et nous donnerons à ce chapitre d'autres tests, en particulier ceux de Blin.

VII. — RAPPORTS DE LA CROISSANCE PHYSIQUE ET DE LA CROISSANCE PSYCHIQUE.

Nous avons vu, en étudiant le développement physique de l'enfant, que sa croissance n'est pas continue, ni régulière. En considérant ses deux aspects principaux, la taille et le poids, on constate dans la courbe de croissance des périodes où l'accroissement est plus considérable qu'à d'autres. Les époques de ces crises de croissance sont variables pour la taille et le poids (fig. 132).

Pour la taille, après un accroissement la première année, il y a un ralentissement jusque vers l'âge de six ou sept ans ; à ce moment il y a une nouvelle poussée, puis un ralentissement jusque vers l'âge de douze ans; alors se produit un brusque accroissement qui se prolonge jusqu'à quinze ans. De treize à vingt ans ou plus la taille ne s'accroît plus que insensiblement.

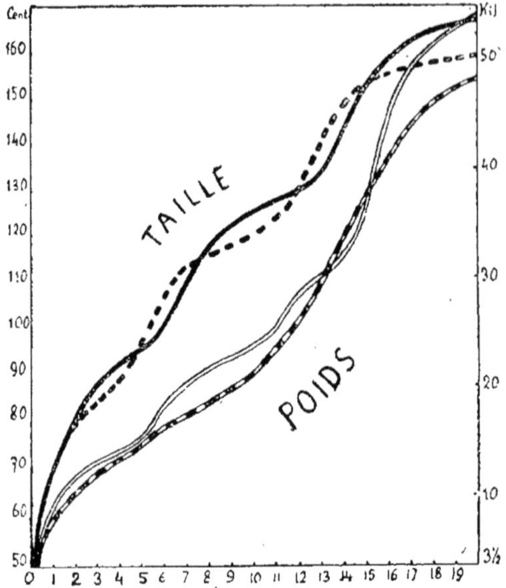

Fig. 132. — Les lignes continues sont les courbes de croissance des garçons; les lignes pointillées, celles des filles : sur l'abscisse sont portés les âges de zéro à vingt ans (d'après Claparède).

La courbe de croissance en poids est analogue jusqu'à quatorze ou quinze ans; à ce moment, l'accroissement du poids est plus fort que celui de la taille et plus tardif. Nous avons insisté sur la brusquerie de ces crises de croissance, de ces ascensions qui succèdent à des périodes de calme relatif. Avant la crise, il y a une période de repos, puis un bond dans le développement ; enfin un repos qui représente la phase d'épuisement de l'organisme.

La dernière de ces crises est la plus forte : c'est celle que nous avons étudiée sous le nom de puberté.

Ces phénomènes de croissance physique sont bien connus actuellement. Nous renvoyons au chapitre que nous y avons consacré.

La croissance physique a une répercussion certaine sur le développement des fonctions mentales. Il y a donc un grand intérêt pour l'instituteur à la connaître pour bien comprendre l'effet de cette répercussion sur la croissance psychique.

Mais le développement psychologique est complexe; il est moins facilement susceptible d'être mesuré que le développement physique; bien des auteurs s'y sont efforcés et ont cherché à apporter quelque précision dans l'étude de l'évolution des diverses fonctions mentales. Darwin, Spencer, Taine, Pérèz, Sully, Preyer, Baldwin ont fait sur le développement psychologique de l'enfant des monographies et des études d'ensemble originales, mais où les hypothèses et les théories manquent souvent du soutien des constatations objectives.

Binet a essayé d'appliquer la méthode expérimentale à l'étude des faits psychologiques, et autour de lui se sont groupés des psychologues et des pédagogues qui cherchent dans l'étude de l'enfant normal les principes scientifiques d'une pédagogie rationnelle.

Ces recherches, exposées récemment encore par Claparède, sont certes incomplètes; mais certains résultats sont acquis.

Sans doute il est impossible d'obtenir une courbe de la croissance psychique de l'enfant, analogue à celle de la croissance physique. Il a fallu en dissocier les éléments; c'est ainsi que Balton, Bourdon, Kirkpatrick ont étudié le développement de la mémoire; Gilbert, le développement de plusieurs fonctions (mémoire, temps de réaction motrice, discernement des couleurs, etc.); Stern, l'évolution de la faculté du témoignage; Guidé, celle de la suggestibilité, etc. Ces auteurs ont cherché dans les écoles quelle était la valeur moyenne d'une aptitude pour chaque âge et ont dressé une courbe du développement de chaque fonction mentale.

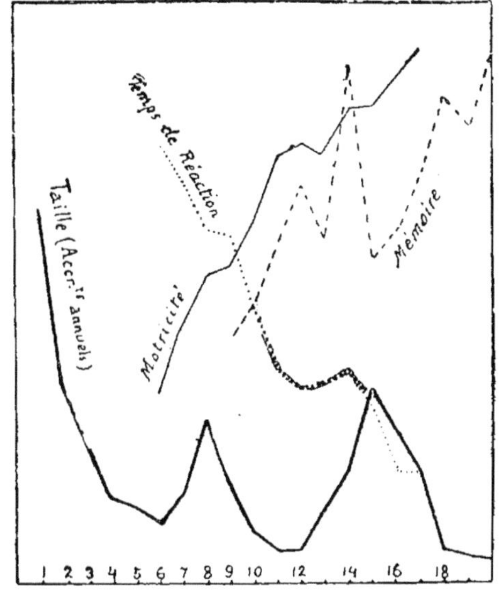

Fig. 133. — Les courbes de l'aptitude motrice et des temps de réaction sont construites d'après Gilbert. La courbe de la mémoire, d'après P. Ulmann. — La courbe inférieure représente les accroissements de la taille. On voit qu'aux périodes d'accroissement de la taille correspondent des périodes de dépression des fonctions mentales étudiées.

La courbe des temps de réaction décroît avec l'âge; c'est donc que la réactivité augmente avec lui (d'après Claparède).

Les courbes obtenues ainsi offrent une frappante analogie avec celles de la croissance physique (fig 133). Toutefois elles ne leur sont pas superposables. *A chaque stade d'accélération de la croissance physique correspond un ralentissement de la croissance psychique.* Au moment de la puberté se produit un affaissement, puis une ascension brusque de la courbe fonctionnelle; mais cette ascension est plus tardive que l'ascension correspondante du développement physique. En somme, tout se passe comme si la croissance en taille, surtout, exerçait une influence déprimante sur les fonctions mentales (Claparède).

Cette répercussion de la croissance physique sur la croissance psychique est visible à l'examen de leurs courbes respectives, où les périodes d'ascension et de dépression de chacune d'elles paraissent alterner.

Les recherches de Binet sur le *rapport entre l'intelligence et le volume de la tête* (*diamètre antéro-postérieur*) sont à rapprocher des précédents travaux, qu'elles viennent d'ailleurs confirmer :

Les mesures de la tête (céphalométrie) ont été faites dans six écoles de filles. Les sujets mesurés s'échelonnent de six à quatorze ans, et leur nombre varie de 40 à 90 pour chaque âge.

On divise les enfants de même âge en plusieurs sous-groupes : 1° selon les notes d'intelligence qui leur ont été données (*cote individuelle*) par leurs professeurs; 2° suivant la classe à laquelle ils appartiennent (degré d'instruction). Puis on compare quel est le groupement qui accuse le mieux les différences de volume de la tête (il est admis qu'en moyenne les enfants les plus intelligents ont la tête un peu plus volumineuse que les autres).

Cette expérience se prononce assez nettement en faveur de la méthode du degré d'instruction.

Binet s'est contenté de faire les calculs pour le diamètre antéro-postérieur de la tête et pour les enfants âgés de neuf à quatorze ans. Tous les résultats de ce travail sont résumés dans les deux tableaux reproduits ci-contre (1).

Binet divise les cotes d'intelligence en trois groupes : faibles (1 à 4), moyenne (5 et 6), fortes (7 à 10). *Pour chaque catégorie de cotes, il recherche quel est le nombre d'élèves qui a un diamètre antéro-postérieur supérieur à la moyenne de son âge, et quel nombre l'a inférieur.* Ainsi, en se reportant au tableau, on voit qu'à dix ans 2 enfants cotés de 1 à 4 ont un diamètre supérieur et 7 enfants un diamètre inférieur à la moyenne.

En général, les enfants qui ont été mal et très mal cotés comme intelligence ont plus fréquemment un diamètre petit.

Les chiffres ci-dessous reproduits sont le résumé des résultats détaillés dans les tableaux de la page 229 :

Enfants ayant reçu les cotes 1 à 4 (intelligences faibles) :

24 sont supérieurs à la moyenne céphalométrique.
34 — inférieurs — —

Ils ont donc une tête de dimension petite.

Enfants ayant reçu les cotes 5 et 6 (intelligences moyennes) :

71 sont supérieurs à la moyenne céphalométrique.
80 — inférieurs — —

Ils ont donc une tête de dimension moyenne.

Enfants ayant reçu les cotes 7, 8, 9 (intelligences bonnes ou brillantes) :

70 ont de grosses têtes (supérieurs à la moyenne).
50 ont de petites têtes (inférieurs à la moyenne).

Ils ont donc une tête généralement grosse.

(1) A. BINET, A propos de la mesure de l'intelligence (*Année psychologique*, p. 81, 1905).

I. — Enfants distribués d'après la cote intellectuelle.

	COTES INTELLECTUELLES FAIBLES (de 1 à 4). Enfants âgés de :						COTES INTELLECTUELLES MOYENNES (5 à 6). Enfants âgés de :						COTES INTELLECTUELLES FORTES (7, 8, 9). Enfants âgés de :					
	9	10	11	12	13	14	9	10	11	12	13	14	9	10	11	12	13	14
Enfants dont le diamètre antéro-postérieur céphalique est supérieur à la moyenne	4	2	1	12	4	1	14	12	8	13	12	12	8	16	12	12	12	10
Enfants dont le diamètre antéro-postérieur est inférieur à la moyenne	5	7	4	7	5	6	15	11	12	22	12	9	7	11	7	15	13	6

II. — Enfants distribués d'après le degré d'instruction.

	CLASSES 6 ET 7. Enfants âgés de :						CLASSES 3, 4, 5. Enfants âgés de :						CLASSES 1, 2. Enfants âgés de :					
	9	10	11	12	13	14	9	10	11	12	13	14	9	10	11	12	13	14
Enfants dont le diamètre antéro-postérieur est supérieur à la moyenne.	20	10	3	1	0	»	3	17	12	12	4	1	1	2	5	22	24	25
Enfants dont le diamètre antéro-postérieur est inférieur à la moyenne.	23	17	6	5	2	»	7	12	16	20	10	2	0	0	1	19	19	16

Binet refait le même travail en classant les élèves d'après le cours auquel ils appartiennent :

Les enfants du cours élémentaire, âgés de neuf à quatorze ans, ont le diamètre AP le plus souvent plus petit que la moyenne calculée sur tous les enfants de leur âge :

Pour le cours élémentaire.	34 enfants ont un	diamètre AP	plus	grand	que la moyenne.
	53	—	—	—	petit	— —
Pour le cours supérieur...	79 enfants ont un	diamètre AP	plus	grand	que la moyenne.
	55	—	—	—	petit	— —

Or, comme les enfants des cours élémentaires sont moins instruits que les enfants du cours supérieur ayant le même âge, le résultat est analogue à celui que nous avons obtenu en lisant les cotes données par les professeurs.

Pour 100 élèves supérieurs à la moyenne, ceux qui sont inférieurs seront au nombre de :

170 p. 100 quand ils appartiennent au cours élémentaire.
134 p. 100 — — — moyen.
69 p. 100 — — — supérieur.

La série de pourcentage donnée par la « méthode d'instruction » est nettement plus caractéristique que la série donnée par les cotes. La méthode d'instruction donne donc des résultats plus exacts.

Vaney a rapporté dans les *Bulletins de la Société psychologique de l'enfant* les résultats de recherches qui viennent confirmer les données précédentes. Cet auteur a classé les enfants d'après leur état de développement physique, et il a trouvé qu'il y avait un rapport direct entre l'*avance physique* et l'*avance intellectuelle*. Les résultats sont résumés dans ce tableau :

Sur 371 avancés intellectuels....	146 avancés physiques,	soit.......	40 p. 100.
	125 réguliers, —	—	33 —
	100 retardés, —	—	27 —
Sur 479 réguliers intellectuels....	.... —	soit.......	37 p. 100.
	.... —	—	27 —
	.... —	—	36 —
Sur 340 retardés intellectuels....	84 avancés, —	soit.......	24 p. 100.
	86 réguliers, —	—	26 —
	170 retardés, —	—	50 —

Nous signalerons en terminant l'antagonisme apparent qui existe entre ces résultats et ceux que nous rapportons plus haut : ces derniers tendaient à démontrer qu'au moment des poussées de croissance il y a affaiblissement de l'activité mentale. Mais le travail d'accroissement une fois terminé, les sujets qui se sont le plus développés physiquement sont aussi ceux qui auront les plus solides aptitudes intellectuelles. Il faut donc faire la distinction entre le sujet *en voie de développement* et le sujet *qui a terminé cette période de crise.*

Au point de vue pédagogique, le fait important à retenir est le « balancement » qui existe entre l'énergie de croissance et les énergies mentales. L'explication de l'antagonisme entre ces deux sortes d'énergies n'est pas facile à donner de façon précise ; toutefois, comme le dit Claparède, « il paraît n'être qu'un cas particulier de la loi générale de l'alternance des activités végétative et psychique, alternance qui provient elle-même de la limitation de la quantité d'énergie fournie par l'organisme ».

Ces données sont importantes à connaître pour l'éducateur; en effet, les deux principales crises de croissance physique se produisent : l'une vers six ou sept ans, à l'âge où débute vraiment pour l'enfant la période scolaire; l'autre à quatorze ou quinze ans, moment où commence la préparation d'examens importants. Que l'on force inconsidérément à ces périodes le travail intellectuel, que l'on épuise à son profit la somme d'énergie disponible dans l'organisme, on gênera du même coup la croissance physique et le développement de certains organes; à une époque plus ou moins éloignée, des symptômes d'affaiblissement et de souffrance ne manqueront pas de se manifester (1).

(1) Sur cette intéressante question de la psychologie de l'enfant, on peut consulter :

E. Seguin, L'éducation des enfants normaux et anormaux.

Baldwin, Le développement mental chez l'enfant et dans les races.

Preyer, L'âme de l'enfant.

B. Pérez, Les trois premières années de l'enfant. L'enfant de trois à sept ans.

James Sully, Etudes sur l'enfance.

Claparède, Psychologie de l'enfant.

Cramaussel, Le premier éveil intellectuel de l'enfant.

III. — LA VIE PHYSIQUE DE L'ÉCOLIER.

I. — LE SOMMEIL.

« Chez les enfants, rien n'est plus respectable que le sommeil. Sur ce point seulement on doit leur donner pleine satisfaction, car rien ne contribue davantage que le sommeil au développement et à la santé des enfants » (J. Locke, *Pensées sur l'éducation*).

Cette réflexion du célèbre philosophe est pleine de justesse; il faudrait la compléter en disant que le besoin du sommeil est fort variable suivant les individus et suivant les fatigues auxquelles ils sont soumis. Locke ajoute que, vers l'âge de sept ou huit ans, on pourra progressivement réduire à huit les heures du sommeil. Ce chiffre peut être convenable pour la majorité des enfants. Mais, dans l'éducation en commun, il faut tenir compte des besoins de tous les enfants, et on est amené à fournir aux élèves pensionnaires un nombre plus considérable d'heures de sommeil pour être sûr qu'aucun d'eux ne souffrira d'un manque de repos.

Pour les enfants de dix à douze ans, le Dr Chaillou réclame un minimum de dix heures de sommeil, avec lever à sept heures et coucher entre huit heures et huit heures et demie. Ce temps est nécessaire, observe cet auteur, si l'on veut obtenir un repos complet chez les jeunes enfants; ils se lèvent ensuite plus dispos.

Chez les enfants plus âgés, le lever sera avancé d'une demi-heure ou d'une heure, et le soir une étude facultative pourra prolonger la soirée.

Enfin, chez les grands élèves qui préparent les écoles supérieures, le lever pourrait être échelonné de cinq heures à sept heures, et le soir le coucher serait facultatif à partir de huit heures et quart. La grande élasticité de cet horaire a pour but de permettre aux élèves de continuer leurs études sans fatigue et d'éviter le surmenage à ceux qui faiblissent momentanément.

Malheureusement les exigences de la discipline, dans les lycées, ne permettent guère de laisser au dortoir quelques élèves en dehors des heures réglementaires, et les « levers » et les « couchers » facultatifs réclamés par le Dr Chaillou entreront difficilement dans la pratique.

Dans les établissements d'enseignement secondaire, la durée du sommeil varie de huit heures et demie à dix heures, selon l'âge des enfants.

Dans les gymnases allemands, d'après Krollich, cité par le Dr Dufestel, le sommeil des internes est assez prolongé :

		Coucher.	Lever.	Heures de sommeil.
Enfant de	7 à 9 ans :	8 heures.	7 heures.	11 heures.
—	10 à 11 —	8 à 9 heures.	7 —	10 ou 11 h.
—	12 à 13 —	9 heures.	7 —	10 heures.
—	14 —	9 h. 30	7 —	9 h. 30
—	15 à 16 —	10 heures.	7 —	9 heures.
—	17 à 18 —	10 —	6 h. 30	8 h. 30

Tous ces horaires dépassent un peu les besoins physiologiques de bon nombre d'enfants ; et pour ceux qui sont peu dormeurs, le séjour prolongé au lit, après le réveil, n'est pas sans inconvénients ; c'est le moment où, suivant la forte expression de Baudelaire,

> .... l'essaim des rêves malfaisants
> Tord sur les oreillers les bruns adolescents.

La solution la plus favorable serait peut-être celle proposée par le Dr Chaillou ; pour ne pas imposer à tous les élèves un trop long séjour au lit, et pour assurer un repos efficace à ceux chez qui le sommeil prolongé est un vrai besoin physiologique, cet auteur considère comme indispensable d'avoir dans chaque lycée un *dortoir des dormeurs*, où le lever s'effectuerait à sept heures et le coucher à huit heures et demie; certains élèves y couchent une partie de l'année, d'autres y viennent une ou plusieurs semaines après une période de surmenage. Jamais le dortoir des dormeurs ne doit être refusé à un élève, la première condition pour travailler efficacement étant d'avoir assez dormi.

Dans un certain nombre d'établissements (lycée Lakanal, lycée de jeunes filles de Tours), les dortoirs ont été, au moins en partie, remplacés par des chambres individuelles : cette disposition rend plus aisée la solution du problème qui nous occupe.

Le dortoir ne doit pas contenir plus de trente lits ; chaque lit doit disposer de 40 mètres cubes d'air au moins; la ventilation est assurée, en toute saison, par des vasistas ou des vitres perforées ; en été, quelques fenêtres, d'un même côté, peuvent être largement ouvertes ; une ventilation mécanique, comme celle que nous avons décrite dans une autre partie de cet ouvrage, serait le moyen le plus efficace d'assurer un « change » d'air suffisant. Dans la journée, les fenêtres resteront largement ouvertes.

Les dortoirs n'ont guère besoin d'être chauffés ; une température de 8° à 10° est sans inconvénients, si les enfants ont un nombre suffisant de couvertures. Les transpirations nocturnes, favorisées par une atmosphère lourde ou trop chaude, ou par un excès de couvertures ou de couvre-pieds, sont préjudiciables au bon repos des enfants et sont considérées comme une cause d'affaiblissement.

L'installation matérielle des dortoirs sera décrite lors de la description des internats.

II. — LA TOILETTE. — LES VÊTEMENTS.

Dans les internats, la toilette demande une surveillance très active ; surtout pour les enfants jeunes, usqu'à dix ou douze ans, il ne faut pas se contenter d'un vague examen de propreté ; les surveillants de dortoir doivent s'assurer que toutes les parties du corps ont été soigneusement lavées.

Cette partie de l'éducation a été trop négligée chez nous, et il y a un véritable effort à accomplir pour que les enfants prennent, dès le collège, les habitudes de propreté qui sont à la base de toute hygiène.

Il est bien entendu que les installations des lavabos doivent répondre à cette primordiale nécessité (Voy. le chapitre *Internats*). Le moyen le plus pratique de réaliser une toilette complète et assez rapide serait de donner des *tub* à l'eau tiède l'hiver et à l'eau fraîche l'été ; on obtient ainsi un lavage complet, qu'on fait précéder d'un savonnage des parties génitales, des pieds, des aisselles, de la figure et du cuir chevelu. Les installations de *bains-douches*, décrites ailleurs, permettent une toilette aussi complète ; mais le nombre des cabines n'est jamais assez nombreux pour recevoir chaque matin tous les élèves d'un internat.

A défaut du tub, l'enfant fera sa toilette à l'aide des installations usuelles ; autrefois celles-ci comportaient uniquement des robinets alignés au-dessus d'une longue auge de pierre ou de métal, et c'est à un mince filet d'eau que l'enfant se lavait, d'une façon bien superficielle. De loin en loin, il était conduit aux bains de pieds ou au grand bain.

Il est de toute nécessité que les installations modernes comprennent, en plus de ce lavabo à eau courante, des bassins, genre bains de pieds, en nombre suffisant pour que tous les habitants d'un dortoir puissent faire chaque matin leur toilette complète.

Dans les internats de construction récente, où les élèves disposent de chambres individuelles, une toilette y est installée, avec bidet ou bains de pieds.

Le lavage de la bouche, des dents, des oreilles sera également surveillé.

Enfin une toilette le soir, avant le coucher, serait encore très utile, surtout dans la saison chaude ; le lavage des dents après les repas, ou tout au moins avant la nuit, est indispensable pour éviter les fermentations des résidus alimentaires pendant cette longue période de repos.

Dans les externats et dans les écoles primaires, la toilette ne peut être que vérifiée par les maîtres : à l'entrée de la classe, les enfants doivent subir une *visite de propreté*. Les lavabos installés dans chaque école peuvent servir à compléter une toilette trop hâtive. Les *bains-douches*, dont nous souhaitons la vulgarisation, assureraient à tous les enfants un nettoyage complet, au moins hebdomadaire (Voy. *L'eau à l'école* p. 61 et suiv.).

Vêtements. — Les vêtements des écoliers mériteraient plus d'attention qu'on ne leur en porte généralement.

Dans les internats, les uniformes qui sont imposés aux élèves doivent être de forme assez ample, de façon à ne gêner ni la respiration ni la circulation : les tuniques serrées à la taille par un ceinturon de cuir et garnies d'un col haut et étroit convenaient fort peu à des enfants ou à des adolescents en pleine période de croissance. Les vareuses nous paraissent de beaucoup préférables.

Pour des raisons semblables, les robes très ajustées et les corsets baleinés sont préjudiciables à la santé des jeunes filles. J. Locke disait qu'il faut « laisser à la nature le soin de façonner le corps comme il lui convient. Elle dirige cette besogne beaucoup mieux que nous ne le ferions nous-mêmes. Des poitrines étroites, une respiration courte et fétide, des poumons malades et une taille voûtée sont les effets naturels et constants des corsets durs et des vêtements serrés ».

La question des chemises ou des sous-vêtements de flanelle est souvent posée ; le point important est de ne pas exposer les enfants aux refroidissements après les exercices un peu violents ou prolongés : dans ces cas, la meilleure solution est le change de linge. Les tissus « cellulaires », les tricots légers, qui permettent une facile évaporation de la sueur, présentent des avantages appréciables.

La propreté des vêtements et du linge est indispensable ; dans les internats, le linge sera changé deux fois par semaine ; dans les écoles primaires, des conseils seront donnés dans le même sens ; il ne faudra pas hésiter à refuser les enfants dont la propreté laisse trop à désirer et dont la présence en classe est une source de mauvaises odeurs, voire même de parasites.

Les chaussures seront suffisamment amples, à bouts carrés ou arrondis, à talons plats, de façon à ne pas prédisposer aux déformations douloureuses des orteils, ni aux attitudes défavorables des membres inférieurs et du bassin.

Les vêtements d'hiver, pèlerines ou manteaux, ainsi que les coiffures, seront toujours laissés au vestiaire.

Havresacs et serviettes. — L'écolier ne saurait se dispenser, pour aller en classe, de porter un volumineux bagage ; c'est une satisfaction d'amour-propre que d'avoir sous le bras ou sur le dos une serviette ou un havresac bourré. La plupart de ces sacs sont mal compris.

La *serviette*, portée sous le bras, favorise les attitudes vicieuses : élévation de l'épaule du côté chargé, courbures de la colonne vertébrale ; le *sac* porté par une seule courroie, passée en bandoulière sur une épaule, a les mêmes inconvénients.

Le *havresac*, de type militaire, ne provoque pas les mêmes attitudes fâcheuses, mais il tend à immobiliser le thorax et à gêner la respiration. Il serait préférable que ces sacs soient pourvus de courroies assez longues pour permettre à la charge de ne plus peser sur les épaules et la région dorsale supérieure, mais, au contraire, de porter sur la région dorsale inférieure ou lombaire : c'est ce que réalise le *rück-sack* allemand, et qui serait particulièrement avantageux pour les enfants qui ont un parcours assez long à effectuer, comme cela arrive dans les écoles de campagne.

III. — L'ALIMENTATION.

Les besoins en calories d'un organisme en voie de développement et, d'une façon générale, ce qui concerne la physiologie de la nutrition, ont été étudiés dans un autre chapitre de cet ouvrage (Voy. *Croissance physique de l'écolier*). De plus, l'*hygiène alimentaire* a été, dans ce Traité, l'objet d'une étude très complète des Drs Rouget et Dopter (1).

Il nous reste à étudier ici la *valeur des aliments* destinés aux enfants, la *composition* et la *répartition des repas dans les internats*, et aussi la question si intéressante des repas distribués aux élèves des écoles primaires par les *cantines scolaires*.

Ces différents sujets ont été bien étudiés en France, où d'ailleurs de très grands progrès ont été accomplis dans ces vingt dernières années dans l'alimentation des collégiens et des écoliers. Les travaux du Dr Le Gendre ont beaucoup contribué aux rapides progrès de cette partie de l'hygiène scolaire, aussi bien par la documentation précise fournie par l'auteur que par son active persévérance dans la propagande de ses idées. Nous ferons à ces travaux de nombreux emprunts (2).

La ration alimentaire. — L'enfant n'a pas seulement besoin d'une ration d'*entretien*, mais aussi d'une ration d'*accroissement*. L'une et l'autre de ces rations sont essentiellement variables d'un individu à l'autre ; chez le même individu, elles peuvent également varier d'une période à une autre période ; les dépenses d'énergie, la quantité du

(1) J. ROUGET et CH. DOPTER, Hygiène alimentaire (fasc. IV du *Traité d'hygiène* de BROUARDEL, CHANTEMESSE et MOSNY).

(2) Dr P. LE GENDRE, La dyspepsie chez les collégiens (*IIe Congrès de gynécologie, d'obstétrique et de pédiatrie*, Marseille, 1898); Quelques réflexions sur l'hygiène alimentaire, etc. (*L'hygiène scolaire*, 1903) ; Le régime alimentaire des enfants et des adolescents (*Ier Congrès international d'hygiène alimentaire et d'alimentation rationnelle*, Paris, 1907); L'alimentation des écoliers (conférence faite à l'école des Hautes-Études sociales, et publiée in *Hygiène scolaire*, 1908).

sommeil, le besoin de mouvement, sont très différents suivant les sujets et aussi suivant les diverses conditions de la vie scolaire; à chacune de ces modifications de la vie physique de l'enfant correspond un changement dans ses besoins alimentaires.

La croissance ne se fait pas d'une façon régulièrement progressive, mais par poussées souvent très rapides : dans ces phases, la nutrition devient très active et réclame une plus forte ration alimentaire. A plus forte raison en sera-t-il ainsi dans les périodes de « crise » qui suivent les maladies aiguës, alors que les échanges nutritifs subissent une augmentation considérable.

Il est impossible, dans la pratique, de tenir compte de ces différents facteurs.

On ne peut pas davantage faire l'estimation de l'*utilisation* des aliments ingérés : suivant la valeur de la *digestion*, suivant surtout la façon dont se fait l'*assimilation*, les besoins des enfants peuvent varier du simple au double.

Les chiffres fournis par les physiologistes, et qui fixent la quantité précise de calories nécessaires à l'entretien et à l'accroissement de l'enfant, ne doivent donc avoir à nos yeux que la valeur d'indications théoriques; en pratique, chez l'enfant sain, les appréciations tirées de l'*appétit* et de l'*accroissement pondéral* ont plus d'importance; quand la digestion est normale, l'appétit est habituellement en rapport avec les besoins nutritifs, et on le voit varier avec les conditions d'existence, augmentant si les dépenses physiques s'exagèrent et diminuant au contraire dans les périodes de moindre activité. Toutefois il faut compter aussi avec les « caprices » de l'appétit de l'enfant : ces inégalités se produisent souvent par gourmandise ou par répugnance, quand ce n'est pas par simple fantaisie. Mais, si l'on prend la moyenne de plusieurs repas, on verra que les aliments ingérés varient dans de faibles proportions.

Comme pour les nourrissons, on pourrait dire que la ration alimentaire qui convient à l'enfant est celle *qui lui procure un accroissement normal sans provoquer de troubles digestifs*; d'après les tables de croissance que nous avons reproduites dans un autre chapitre, on pourra établir des chiffres moyens d'accroissement quotidien : pendant la cinquième et la dixième année, par exemple, la moyenne d'accroissement est de 4 à 5 grammes par jour; elle est de 7 à 9 grammes les années suivantes, et elle devient plus considérable au moment de la poussée prépubère, soit 13 à 14 grammes. Mais, nous le répétons, ce ne sont là que des moyennes extrêmement variables, suivant les sujets, suivant leurs conditions physiques d'existence et suivant la valeur de leurs échanges nutritifs.

« Nos connaissances sur les échanges nutritifs de l'organisme des enfants aux différents âges sont tellement incomplètes, dit le physiologiste Munk, cité par le D[r] Le Gendre, qu'il est à peine possible d'en déduire quelles quantités de chacun des principes nutritifs sont nécessaires à un enfant d'un âge déterminé pour maintenir son état et pour fournir des matériaux indispensables à son développement. »

C'est donc par expérience plutôt que par déduction physiologique qu'on est arrivé à fixer de façon approximative la ration alimentaire de l'enfant : « On a conclu que l'hygiéniste devait se contenter d'assurer à l'organisme, en lui fournissant une alimentation abondante, un stock de matériaux parmi lesquels il puisera suivant ses besoins. Mais il n'est pas indifférent que l'azote et le carbone soient fournis à l'enfant sous la forme de viande, de graisse, de légume et de pain (1). » Ce qui revient à dire que nous devons plus nous préoccuper de la *qualité* des aliments que de leur *quantité*, à la condition, bien entendu, que nous ne tombions dans aucun excès, en trop ou en moins, dans l'établissement de la ration.

Voici cependant quelques chiffres empruntés à la physiologie qui pourront servir de base d'appréciation :

Cruchet arrête aux chiffres moyens ci-dessous reproduits la quantité d'aliments simples nécessaire et suffisante pour nourrir 1 kilogramme du poids du corps de l'enfant (2) :

Eau	65 grammes.
Albuminoïdes	1gr,75
Graisses	3gr,50
Hydrates de carbone	6gr,25

Un enfant de dix ans, pesant 26 kilogrammes, par exemple, devrait prendre par jour :

Eau	1690 grammes.
Albuminoïdes	45gr,50
Graisses	91 grammes.
Hydrates de carbone	162gr,50

Ces chiffres sont sensiblement les mêmes que ceux donnés en France par A. Gautier, Bouchard, Le Gendre ; ils se rapprochent de ceux de Monti (de Vienne) ; ils sont notablement inférieurs à ceux fournis par les auteurs allemands. En effet Flugge, cité par A. Gautier (3), règle ainsi la ration des enfants :

(1) Dr P. Le Gendre, Hygiène alimentaire des établissements scolaires (*Hygiène scolaire*, 1903).
(2) Cruchet, Pratique des mal. des enfants, t. I, p. 390.
(3) A. Gautier, Alimentation et régimes, 1904.

	POIDS MOYEN DU CORPS.	QUANTITÉS NÉCESSAIRES PAR JOUR ET PAR KILO DE POIDS.			CALORIES par kilogramme.
		Albumine.	Graisse.	Hydrates de carbone.	
	Kil.	Gr.	Gr.	Gr.	Cal.
4e année....	15,1	3,8	3,0	10,0	84,5
6e année....	18,0	3,1	2,2	10,0	74,2
10e année....	26,1	2,5	1,6	9,0	61,0
14e année....	40,5	2,0	1,0	7,5	48,3

Voici, d'autre part, les quantités proposées par Munk et Ewald : en les rapprochant des chiffres donnés plus haut, et en faisant le calcul simple du rapport de la ration ainsi proposée au kilogramme de poids de l'enfant, on trouvera des différences très appréciables; ces différences portent surtout sur la proportion de graisse, qui est faible, et sur les proportions d'albumine et d'hydrates de carbone, qui sont élevées :

Les enfants de 7 ans auront assez de................	55 grammes	d'albumine.
	40 —	de graisse.
	140 —	d'hydrate de carbone.
Les enfants de 10 ans......	65 grammes	d'albumine.
	40 —	de graisse.
	210 —	d'hydrate de carbone.
A partir de la 12e année...	75 grammes	d'albumine.
	45 —	de graisse.
	250 —	d'hydrate de carbone.

De ces différents tableaux, il résulte que la quantité nécessaire d'aliments n'augmente pas proportionnellement à l'âge ni au poids, mais qu'elle est relativement plus élevée dans les premières années que dans les années suivantes; exprimée en calories, cette décroissance des besoins de l'enfant est des plus frappantes : à deux ans, 90 calories sont nécessaires par kilogramme de poids, et 48 suffisent à l'âge de quatorze ans.

C'est en s'inspirant de ces éléments qu'on peut arriver à fixer la ration alimentaire *idéale*; il est facile, en se reportant aux tables physiologiques qui fournissent la valeur nutritive ou calorigène de chaque variété d'aliments, de connaître les quantités qu'il convient de fournir à un enfant de tel ou tel poids (1). A l'aide de ces calculs, on pourra établir une sorte de contrôle de la valeur nutritive des régimes mais ces notions en elles-mêmes seraient fort insuffisantes pour établir des menus satisfaisants. Pour cette partie de l'hygiène alimentaire, il faut tenir compte des goûts de l'enfant et surtout de

(1) Pour tous ces chiffres, on pourra consulter Rouget et Dopter, *loc. cit.*

sa capacité digestive pour les aliments qu'on lui fournit. C'est ce que nous allons maintenant étudier.

Les aliments. — La richesse nutritive des aliments est calculée d'après la proportion de principes organiques qu'ils renferment ; leur teneur variable en azote, hydrogène et carbone, permet de diviser les aliments simples en albuminoïdes (ou aliments quaternaires), en graisses (ou aliments ternaires) et en hydrates de carbone.

D'après Rübner, l'énergie fournie par ces divers principes peut s'exprimer en calories suivant ces proportions :

	Calories.
1 gramme d'albumine dégage	4,1
1 — d'hydrate de carbone (amidon) dégage	4,1
1 — de graisse dégage	9,3

Disons de suite, — car c'est un principe qu'on ne doit pas perdre de vue dans l'alimentation des enfants, — que les hydrates de carbone présentent le double avantage d'être un aliment d'épargne vis-à-vis des albuminoïdes et des graisses et d'être si peu fermentescibles qu'on leur attribue avec raison un véritable rôle antiputride dans le tube digestif.

En conséquence, la proportion d'hydrates de carbone entrant dans la ration alimentaire de l'enfant doit être plus élevée que dans la ration de l'adulte. Chez ce dernier, d'après Rougel et Dopter, la meilleure combinaison économique des aliments simples consiste à les utiliser dans ces proportions :

Albuminoïdes.	Graisse.	Hydrates de carbone.
1	0,5	4

Chez l'enfant, d'après Bouchard, la proportion d'hydrates de carbone doit être plus élevée et atteindre 5 parties pour 1 partie d'azote (albumine), la proportion des graisses restant sensiblement la même; si l'on augmente le coefficient des albumines jusqu'à 1 p. 4, on risque de provoquer des troubles digestifs, de l'insuffisance hépatique, des éruptions cutanées, des urines sédimenteuses; si on tombe au-dessous de la proportion de 1 partie d'albumine pour 6 parties d'hydrates de carbone, l'alimentation devient insuffisante, et on peut voir apparaître de la fatigue, de l'anémie et même certains symptômes scorbutiques.

En plus de ces substances organiques, les aliments usuels contiennent une notable quantité de *sels minéraux* (1), dont l'importance est très grande pour la nutrition de l'enfant : on connaît aujourd'hui les troubles pathologiques consécutifs à la déminéralisation de l'organisme. Nous ne pouvons ici que citer les principaux de ces éléments minéraux : chlorure de sodium, sels de potasse et

(1) A. Le Play, Du rôle des substances minérales en biologie. Thèse de Paris, 1906.

de magnésie, phosphates, oxalates, citrates; et, malgré la très minime quantité ingérée, il ne faut pas oublier l'utilité primordiale du fer et du phosphore.

Si la ration alimentaire, simplement déterminée en calories, est difficile à fixer chez l'enfant dont les besoins sont sujets à multiples et constantes variations, il n'est guère plus aisé de fournir avec précision la proportion des aliments qui pourront constituer cette ration; en effet, la composition des aliments usuels est toujours complexe et souvent variable. Nous passerons en revue les principaux de ces aliments, en étudiant rapidement leur valeur nutritive. Nous chercherons ensuite comment ils peuvent être associés pour former des « menus » convenables à l'alimentation des enfants.

Aliments d'origine animale. — La *viande*, dont la consommation s'est accrue dans d'énormes proportions depuis cent ans, est devenue pour ainsi dire la base de l'alimentation, tout au moins dans les villes et dans les milieux aisés. Nous verrons plus loin quelles erreurs d'hygiène cet usage inconsidéré a entraîné dans l'alimentation des enfants.

Voici, d'après König, la composition des viandes dites de boucherie :

	BŒUF.		VEAU.	MOUTON		PORC	
	maigre.	gras.		maigre.	gras.	maigre.	gras.
Eau	76,7	55,4	78,8	76,0	47,9	72,6	47,4
Albumine et gélatine	20,8	17,2	19,9	17,1	14,8	19,9	14,5
Graisses	1,5	26,4	0,8	5,8	36,4	6,8	37,3

En plus des ces éléments, la viande contient 0,8 à 1,8 p. 100 de sels minéraux, en particulier de phosphates de potasse et de chaux et de chlorure de sodium.

Les *volailles*, jeunes et bien nourries, contiennent une proportion d'albuminoïdes (18 à 20 p. 100) sensiblement égale à celle des viandes de boucherie.

La consommation des viandes exige des qualités sur lesquelles on ne saurait trop insister ; d'abord la fraîcheur, qui doit être absolue ; pour avoir des viandes tendres, surtout quand il s'agit d'animaux âgés, il est fréquent de retarder de quelques jours la consommation : c'est là un usage pernicieux. Nous n'avons pas à insister ici sur les maladies transmissibles par la viande d'animaux malades.

On doit proscrire du menu des enfants toutes les viandes de conserve, les salaisons, les préparations de charcuterie, saucisson ou boudins, ainsi que les gibiers. Les « abats », les viscères d'animaux, sont généralement de digestion difficile et demandent des préparations culinaires trop compliquées ; exception sera faite pour les ris de veau et les cervelles, riches en graisse et en phosphore, et faciles à digérer.

Le bouillon gras n'a pas les qualités nutritives qu'on lui a longtemps attribuées; mais c'est un stimulant des sécrétions gastriques et un véhicule pour les pâtes employées en potage.

Les *poissons*, à la condition d'être consommés absolument frais, — ce qui n'est pas toujours facilement réalisable, — constituent un excellent aliment pour les enfants. Leur valeur nutritive n'est pas, cependant, aussi élevée qu'on l'a cru pendant longtemps; leur teneur en phosphore, qui passait pour considérable, n'atteint pas celle de la viande des bovidés.

Les poissons maigres (merlans, soles, brochets, etc.) sont de digestion facile, mais sont assez peu riches en substances nutritives ($0^{gr}.5$ à 2 grammes de graisses et 15 grammes environ d'albuminoïdes); les poissons gras contiennent jusqu'à 28 p. 100 de graisses (anguilles, maquereaux, saumons) et sont, pour cette raison, assez indigestes.

Les *crustacés* et les *mollusques* conviennent peu aux enfants.

Parmi les *produits tirés des animaux*, le *lait*, le *beurre*, les *fromages*, les *œufs* sont de consommation très courante : leur valeur nutritive est considérable.

La composition moyenne du *lait de vache* est la suivante :

Densité.	Eau.	Caséine.	Albumine.	Graisse.	Lactose.	Cendres.
1032	877	30	4	37	45	7

Ces proportions varient suivant la période de la lactation, suivant l'âge de l'animal et surtout suivant sa nourriture. Certains éleveurs, recherchant surtout la production abondante du lait, nourrissent les vaches avec des résidus industriels et avec des substances qui les incitent à boire ; on a ainsi un lait dilué et pauvre en produits alimentaires; un inconvénient au moins aussi grave est le passage dans les laits ainsi obtenus de produits toxiques provenant des drêches, des pulpes ou des tourteaux; ces résidus industriels subissent des fermentations qui, loin de répugner aux animaux, paraissent, au contraire, exciter leur appétit. De tels laits sont très fréquemment fournis aux grandes villes.

La cuisson modifie de façon appréciable la composition du lait : les albuminoïdes diminuent et le beurre augmente. Mais surtout l'ébullition détruit les ferments du lait, dont le rôle est si important dans les actes digestifs. Malgré ces inconvénients, l'ébullition du lait reste indispensable pour la destruction des germes nocifs, dont la présence est toujours à craindre.

La *crème* et surtout le *beurre* sont presque uniquement constitués par de la graisse (90 p. 100 environ). Le beurre cru, ou simplement fondu sur les aliments au moment de les consommer, est de facile digestion : de toutes les graisses, c'est celle qui convient le mieux aux enfants.

Les *fromages* contiennent à la fois une forte proportion de graisses et d'albuminoïdes ; voici, par exemple, la composition du gruyère :

Eau.	Caséine, albumine.	Graisses.	Cendres.
36	31	29	4

Les fromages cuits paraissent préférables pour les enfants, à cause des produits de fermentation, souvent très abondants, qui existent dans les fromages crus. Mais, par la présence de ces ferments, les derniers jouissent de qualités digestives sur lesquelles Duclaux a insisté.

Les *œufs* sont aussi un aliment extrêmement riche ; la composition d'un œuf de poule est à peu près celle-ci :

Poids.	Blanc (59 p. 100 du poids).		Jaune (29 p. 100 du poids).	
50 à 60 grammes.	Eau........	85 p. 100	Graisse....	40 p. 100
	Albumine..	12 —	Albumine..	16 —

Dans le jaune de l'œuf, les matières grasses renferment surtout de la lécithine ; les substances albumineuses y sont riches en phosphore (nucléo-albumines). On y trouve aussi du fer et de la cholestérine, dont l'action n'est pas à redouter pour la production des calculs biliaires (Naunyn, Doyon, Dufourt).

Les œufs constituent un aliment de facile digestion, très bien assimilé ; ils deviennent nocifs à l'état de conserves, surtout quand ils ont été transportés « en vrac » comme pour les usages industriels, et qu'ils sont utilisés pour la confection des crèmes ou des pâtisseries à bon marché.

Aliments végétaux. — Tous les aliments de cette catégorie ont pour caractères communs la prédominance des principes ternaires (hydrates de carbone) sur les substances albuminoïdes ; ces derniers ne s'y trouvant qu'en proportions peu considérables, les végétaux ont pour autre caractéristique de renfermer de la cellulose, substance non assimilable ; en outre, quelques végétaux contiennent des proportions appréciables de graisses et d'autres sels minéraux.

Nous diviserons, avec Linossier, les aliments végétaux en légumes farineux et en légumes aqueux.

Les *farineux*, qui constituent la base de l'alimentation des enfants, comprennent eux-mêmes les graines de légumineuses et les tubercules farineux.

Les *légumineuses* représentent, par leur composition, un aliment presque complet, surtout si les graines sont réduites en purée, voire même en farines, ce qui augmente leur digestibilité. Voici, d'après Boussingault, la composition des principales légumineuses :

	HARICOTS BLANCS.	POIS.	LENTILLES.	FÈVES.
Eau	15,0	8,9	12,5	16,0
Albumine	26,9	23,9	25,0	24,4
Amidon	48,8	59,6	55,7	51,5
Graisse	3,0	2,0	2,5	1,5
Cellulose	2,8	3,6	2,1	3,0
Sels	3,5	2,0	2,2	3,6

Les *tubercules farineux* sont moins nombreux; les topinambours, les patates, les crosnes sont rarement donnés aux enfants; la pomme de terre, au contraire, est extrêmement répandue. Sa composition est quelque peu variable; toutefois elle se distingue par sa très faible teneur en matières azotées et en graisses; elle contient une proportion d'eau considérable, 70 à 80 p. 100 ; mais par la cuisson cette proportion d'eau n'augmente pas, au contraire, de ce qui se passe pour les légumineuses, qui s'hydratent durant la cuisson de façon à tripler ou quadrupler leur poids. L'amidon entre dans la proportion de 18 à 20 p. 100 dans la composition de la pomme de terre.

Les *légumes aqueux* sont moins nourrissants, leur teneur en eau étant très considérable; ils ne contiennent ni albuminoïdes, ni graisses; les principes hydrocarbonés y sont eux-mêmes bien peu abondants, 10 p. 100 environ. Leur richesse en sels minéraux en fait cependant un aliment utile; l'abondance des déchets non assimilables qu'ils fournissent joue également un rôle dans la digestion intestinale, en augmentant le volume et en favorisant l'hydratation des fèces.

Les différents légumes aqueux ne doivent être donnés aux enfants que très cuits, et de préférence écrasés ou hachés. Nous citerons, parmi les racines comestibles : les carottes, navets, salsifis ; parmi les légumes herbacés : les salades, oseilles, épinards ; parmi les bourgeons : les asperges, artichauts, choux, oignons ; les légumes-fruits, potirons, tomates, aubergines, sont moins recommandables. Quant aux melons, ils doivent être considérés comme un fruit et donnés avec les mêmes précautions.

Fruits. — De faible valeur nutritive, assez riches en sucre (5 à 15 p. 100), la plupart de nos fruits, pommes, poires, prunes, cerises peuvent être donnés aux enfants, même jeunes, à l'état de compote, et constituent alors un excellent dessert ; les mêmes fruits, ainsi que les raisins et les oranges, peuvent être donnés crus à la condition d'être parfaitement mûrs. Certains fruits se distinguent, cependant, par des qualités nutritives spéciales : telles sont les châtaignes, qui contiennent beaucoup de sucre et de principes amylacés, et dont la valeur se rapproche de celle des légumineuses ; telles sont aussi les amandes, noix et noisettes, qui sont très nourrissantes par leur forte teneur en graisses, jusqu'à 60 p. 100.

Céréales, pain, pates alimentaires. — Les *céréales* jouent un rôle très important dans l'alimentation, à cause de la grande consommation de pain habituelle dans notre pays.

Le *pain* constitue un aliment riche, contenant 50 p. 100 d'amidon et 7 p. 100 de matières azotées. Le pain donné aux enfants doit être bien cuit, et de préférence « rassis ». Le pain frais et, à plus forte raison, le pain chaud sont, en effet, indigestes; de plus, la mie avalée gloutonnement par les enfants sans avoir été mastiquée et sans avoir subi l'action de la salive devient l'origine de fermentations acétiques auxquelles il faudrait attribuer de nombreux cas de dyspepsie chez les collégiens; c'est pourquoi on préfère donner, dans certains cas, des pains recuits (rôties, biscottes, etc.).

Les pains dits « complets », les pains de son et de seigle, ont eu un moment de vogue : on croyait que les farines « fines » avaient perdu, par le blutage, une partie considérable des éléments nutritifs; en réalité, ces sortes de pains sont d'une digestion assez difficile et mal assimilés.

En dehors du pain, les farines de céréales servent à la préparation des *potages*, des *bouillies*, des *pâtes alimentaires* ; tous ces aliments tirent de leur composition une grande valeur nutritive; les pâtes alimentaires, recommandées à très juste titre, conservent, après la cuisson et malgré l'hydratation qu'elles y subissent, une forte proportion de principes hydrocarbonés; préparées aux œufs et assaisonnées de beurre au moment de servir, elles deviennent également riches en albuminoïdes et en graisses.

Les *pâtisseries* sont de digestion plus difficile à cause de la forte proportion de graisse ou de beurre cuits qu'elles renferment habituellement. Les gâteaux à la crème sont souvent suspects à cause des œufs de conserve qui entrent trop souvent dans leur préparation.

Les *entremets* à base d'œufs, de lait, de sucre et de farine sont nourrissants sous un volume restreint.

Le *riz* mérite une place spéciale parmi les céréales; il les dépasse toutes par sa forte proportion en hydrates de carbone (77 p. 100); une fois cuit, il a subi une hydratation considérable ; mais, préparé avec du lait ou des œufs, il n'en conserve pas moins une forte valeur nutritive.

Condiments. — Les *condiments*, quelle que soit leur origine, doivent être employés avec modération; les épices, le poivre, l'ail, les piments, etc., peuvent avoir une action stimulante sur les sécrétions gastriques; mais il est tout au moins inutile d'exciter la digestion des enfants par ces moyens artificiels.

Le *sucre* est fortement calorigène ; il entre dans la préparation d'un certain nombre de mets; son abus peut entraîner des troubles digestifs et de la carie dentaire : ces inconvénients existent surtout quand le sucre est donné de façon immodérée sous forme de bonbons.

Les inconvénients de ces sucreries, aromatisées souvent avec des produits de provenance douteuse, ne sont plus à démontrer.

Le *chocolat*, qui réunit la valeur nutritive du sucre à celle de la graisse contenue dans le cacao, serait un excellent aliment s'il n'était pas de digestion assez difficile.

Le *miel* est un sucre complexe, dont l'usage est à recommander.

Nous citerons encore, comme condiments, les *huiles végétales* et, en particulier, l'huile d'olive, qui est assez facilement assimilable; le *vinaigre* est susceptible des reproches faits aux condiments en général.

Boissons. — La boisson de l'écolier est le plus souvent un mélange de vin et d'eau ; cette « abondance » ne doit être préparée qu'au moment du repas, car sa saveur se modifie très rapidement ; la proportion du vin doit être d'un tiers ou d'un quart. Dans certaines régions, on donne de la bière ou du cidre ; ces différentes boissons, prises en proportions raisonnables, ne peuvent pas être nuisibles ; elles contiennent des matières minérales utilisables par l'organisme, et leurs ferments spéciaux peuvent favoriser les actes digestifs.

Nous avons insisté ailleurs sur les qualités nécessaires à l'eau fournie aux écoliers (Voy. le chap. *L'eau à l'école*).

Le *thé* et le *café* sont des stimulants inutiles aux enfants ; les *liqueurs* doivent être sévèrement proscrites.

Cuisson et préparation des aliments. — Il ne suffit pas que les aliments soient de bonne qualité et que leur valeur nutritive soit reconnue ; il faut encore que leur préparation soit satisfaisante ; une bonne cuisson modifie de façon appréciable la digestibilité de la plupart des aliments.

D'une façon générale, les mets simples sont les meilleurs, ce qui ne veut pas dire que leur préparation ne demande pas de soins : la cuisson de la viande et des légumes doit être « à point » ; les rôtis ne seront ni desséchés ni saignants ; de même les légumes ou les pâtes alimentaires ne seront ni trop fermes ni réduits en bouillie.

Le meilleur mode de préparation de la viande est le rôti au four ou la grillade ; les ragoûts, les daubes, etc., sont plus difficiles à digérer.

Les légumes farineux seront le plus souvent donnés en purée ; les pommes de terre à l'anglaise ou rôties au four accompagneront avec avantage le plat de viande.

Les assaisonnements seront toujours simples ; le goût agréable des aliments doit plus résider dans leurs qualités que dans les condiments qu'on y ajoute.

Le Dr Mathieu (1) signale que, dans un certain nombre de

(1) Dr ALBERT MATHIEU, Sur les améliorations introduites dans le régime hygiénique des lycées depuis 1900 (*Hygiène scolaire*, 1912).

lycées, le menu a une tendance à se rapprocher de celui des tables de restaurants :

« Dans plusieurs établissements, on s'est assuré le concours de cuisiniers de profession, de chefs habiles. C'est très bien si les aliments simples sont mieux préparés et de goût plus agréable.

« Mais c'est une erreur regrettable que de profiter de la présence de ces artistes culinaires pour servir comme à E... des pâtés, des croustades de foie gras, des entremets présentés comme dans les grands restaurants de Paris, et de préparer comme à B... « de petites surprises » sous forme de bouchées à la reine, de pâtés de cassoulet...

« En admettant que ces mets de luxe soient confectionnés avec des substances parfaitement fraîches, de premier choix, ils ont l'inconvénient grave de faire croire aux élèves qu'ils doivent attendre du lycée ce qu'ils trouvent au restaurant ou dans les « dîners en ville ». C'est leur donner une mauvaise éducation hygiénique. Enfin, si on a voulu exciter leur appétit en leur présentant des mets relevés et de haut goût, on a encore commis une erreur ; car, à l'âge du lycée, l'appétit ne doit pas avoir besoin de cette stimulation artificielle. Si l'on entre dans cette voie, l'apéritif prendra dans quelques années droit de cité dans les internats ! C'est par une bonne hygiène, par des exercices réguliers au grand air, qu'il faut entretenir le bon appétit des jeunes gens et non par des stimulants, des épices et des sauces savantes.

« Les proviseurs ne doivent donc pas être encouragés à s'engager dans cette voie luxueuse, même s'ils y étaient sollicités par quelques familles mal averties. »

Nous devons ajouter que la cuisine, comme le cuisinier lui-même, doit être d'une tenue irréprochable ; les ustensiles servant à la préparation des aliments doivent être soigneusement lavés et entretenus : on a signalé des empoisonnements d'origine alimentaire qui n'avaient pas d'autres causes que le développement de ferments putrides ou pathogènes dans des récipients mal nettoyés.

Les ustensiles de cuivre seront étamés aussi souvent que cela sera nécessaire. On veillera à ce que cette dernière opération ne soit pas faite avec un mélange trop riche en plomb susceptible de déterminer des accidents saturnins.

Composition des menus. — Ce que nous venons de lire nous permettra d'être brefs sur le choix des « plats » qui doivent composer les menus ; malgré les améliorations constatées par M. Mathieu, l'alimentation de nos collégiens n'est pas toujours aussi hygiénique qu'elle devrait l'être.

Cependant, dans beaucoup de lycées, les menus sont soumis à l'approbation du médecin, et leur composition est satisfaisante : il est à souhaiter que l'avis du médecin soit toujours pris pour cette importante question de l'alimentation des internes.

Nous donnons, à titre d'exemple, les menus de la semaine dans un de nos grands établissements parisiens, le collège Chaptal; il n'y a pas d'observation à faire sur la variété des mets; certains d'entre eux, que nous écrivons en *italique*, ne sont pas donnés aux jeunes enfants; ils sont seulement servis aux maîtres et aux grands élèves.

LUNDI.

1er Déjeuner. Café au lait, petits pains et beurre. Fruits, vin.
2e — *Pieds de porc Sainte-Menehould*, côtelettes de mouton, purée de pommes. Biscuits.
Dîner....... Soupe potiron, aloyau rôti, haricots verts. Port-salut.

MARDI.

1er Déjeuner. Chocolat au lait.
2e — Gigot rôti, *choux farcis*. Camembert.
Dîner....... Soupe grasse, *bœuf sauce tomates*, nouilles gratin. Fruits.

MERCREDI.

1er Déjeuner. Café au lait.
2e — *Lapin sauté vin blanc, pommes frites*. Fruits.
Dîner....... Soupe à l'oseille, veau rôti, épinards croûtons. Crème, café.

JEUDI.

1er déjeuner. Chocolat au lait.
2e — Bouchées à la reine, biftecks, petits pois. Fruits.
Dîner....... Potage Saint-Germain, *épaules de mouton farcies*, choux-fleurs. Gâteaux.

VENDREDI.

1er Déjeuner. Café au lait.
2e — Pommes au four et beurre, poisson ou côtelettes de porc. Brie.
Dîner....... Soupe poireaux, omelettes champignons, macaroni au gratin. Confitures.

SAMEDI.

1er Déjeuner. Chocolat au lait.
2e — Oie au riz, salade. Suisse.
Dîner....... Soupe grasse, *langue de bœuf sauce piquante*, pommes sautées. Fruits.

DIMANCHE.

1er Déjeuner. Café au lait.
2e — *Tête de veau à l'huile*, gigot aux flageolets. Fruits.
Dîner....... Potage julienne, veau rôti, salade et œufs. Petits fours.

Les tableaux que nous reproduisons ci-après donnent les quantités prévues pour l'allocation de chaque variété d'aliments dans le même établissement. Ces quantités sont très largement calculées. On constatera qu'il existe un choix plutôt trop considérable d'aliments, et que plusieurs d'entre eux ne devraient pas être donnés à de jeunes enfants.

DÉSIGNATION DES DENRÉES.	ÉLÈVES 6e, 7e, 8e.	ÉLÈVES 4e et 5e.	ÉLÈVES 1re, 2e, 3e.	ÉLÈVES primaires.	MAÎTRES.	GAGISTES.	OBSERVATIONS.
Pain	0,700	0,600	0,500	0,500	0,700	0,700	
Vin	0l,25	0l,25	0l,25	0l,50	0l,80	1 litre	
Viande. Veau	0,206	0,185	0,164	0,164	0,206	0,206	
Viande. Bœuf	0,212	0,196	0,174	0,174	0,212	0,212	
Viande. Mouton	0,233	0,210	0,186	0,186	0,233	0,233	
Régimes : Côtelettes de mouton ou biftecks	1	1	1	1	1	1	bifteck, côtelette, 125 gr.
Abats. Langue de bœuf	0,220	0,220	0,220	0,220	0,220	0,220	
Abats. Rognons de bœuf	0,125	0,125	0,125	0,125	0,125	0,125	
Abats. Tête de veau	0,175	0,175	0,175	0,175	0,175	0,175	
Abats. Rognon de mouton, foie de veau	0,115	0,115	0,115	0,115	0,115	0,115	
Abats. Pieds de mouton	1	1	1	1	1 1/2	1 1/2	
Jambon cru fumé	0,205	0,205	0,205	0,205	0,205	0,205	
Porc frais	0,206	0,185	0,164	0,164	0,206	0,206	
Côtelettes de porc frais	1	1	1	1	1	1	pesant de 160 à 170 gr.
Saucisses	1	1	1	1	1	1	24 au kilogramme.
Boudins	1	1	1	1	1	1	100 gr. par personne.
Charcuterie. Galantine ou tête de porc	0,060	0,060	0,060	0,060	0,060	0,060	
Charcuterie. Saucisson d'Arles	0,040	0,040	0,040	0,040	0,040	0,040	
Charcuterie. Saucisson cuit	0,030	0,030	0,030	0,030	0,030	0,030	
Charcuterie. Saucisson cru	0,050	0,050	0,050	0,050	0,050	0,050	avec légumes.
Charcuterie. Jambon cuit	0,080	0,080	0,080	0,080	0,080	0,080	
Lapin	0,200	0,190	0,180	0,165	0,200	0,200	
Poulet	pesant environ 1 kilogramme (1 pour 4 personnes).						
Oie	0,220	0,210	0,200	0,190	0,220	0,220	
Dinde	0,300 par personne environ.						0,330 les jours de fête.
Gibier	0,260	0,260	0,260	0,260	0,260	0,260	
Poisson. Raie vidée	0,280 par personne.						
Poisson. Raie non vidée	0,350						
Poisson. Cabillaud et colin non vidés	0,275	vidé 0,250					
Poisson. Merlan	0,300						
Poisson. Anguille de mer et lotte non vidée	0,300						
Poisson. Carrelets et limandes	0,250						
Poisson. Éperlan et œillette	0,215						
Poisson. Dorade et grondin	0,300						
Poisson. Morue	0,165						
Poisson. Maquereau	0,300						
Poisson. Équille	0,215						

Barême des allocations.

DÉSIGNATION DES DENRÉES.	ÉLÈVES 6e, 7e, 8e.	ÉLÈVES 4e et 5e.	ÉLÈVES 1re, 2e, 3e.	ÉLÈVES primaires.	MAÎTRES.	GAGISTES.	OBSERVATIONS.
Beurre demi-fin	0,030	0,030	0,030	0,030	0,030	0,030	
Œufs	3	3	2	2	2	3	
Fromages. Gruyère	0,040	0,040	0,035	0,035	0,040	0,040	
Fromages. Roquefort	0,040	0,040	0,035	0,035	0,040	0,040	
Fromages. Brie	0,040	0,040	0,035	0,035	0,040	0,040	
Fromages. Coulommiers	Elèves : 1 pour 10. Maîtres et gagistes : 1 pour 8.						
Fromages. Camembert	Elèves : 1 pour 8. Maîtres et gagistes : 1 pour 8.						
Fromages. Pont-l'évêque	—	—	—	—			
Fromages. Port-salut	0,040	0,040	0,035	0,035	0,040	0,040	
Fromages. Demi-suisse	1	1	1	1	1	1	
Fromages. Demi-sel	1/3	1/3	1/3	1/3	1/3	1/3	
Pruneaux	0,080	0,080	0,080	0,080	0,080	0,040	
Figues	0,075	0,075	0,075	0,075	0,075	0,075	
Malaga	0,060	0,060	0,060	0,060	0,060	0,060	
Confitures	0,080	0,065	0,065	0,065	0,080	0,080	
Chocolat	environ 0,035.						
Café	environ 0,015.						
Sucre							
Fruits. Cerises, fraises, groseilles, abricots	Environ 0,125.						
Fruits. Pommes, poires, oranges	1 unité de 140 à 160 grammes.						
Mendiants : 4 noix, 3 figues, 15 grammes raisin de Malaga							
Asperges la botte 1 250 grammes. Grands élèves, maîtres, gagistes : 1 botte pour 4. — Moyens : 2 bottes pour 9. — Petits : 1 botte pour 5							
Filets de maquereaux : 1 boîte pour	9	9	10	10	6	3 boîtes 1/2 pour 24.	12 filets dans chaque boîte.

Repas — Le *réfectoire* doit être une pièce claire, gaie, et, de plus, facile à aérer pour que les odeurs de cuisine ne s'y imprègnent pas.

Les *tables* doivent y être disposées pour la commodité du service et pour la facilité de la surveillance ; elles doivent être facilement lavables. A ce point de vue, les tables de marbre sont très pratiques. On peut disposer les tables en longue série, comme dans le réfectoire du lycée de Caen (fig. 134) installé dans l'ancienne et remarquable Abbaye aux Hommes, ou au contraire grouper les élèves par petites tables, comme au lycée de Bourges (fig. 135).

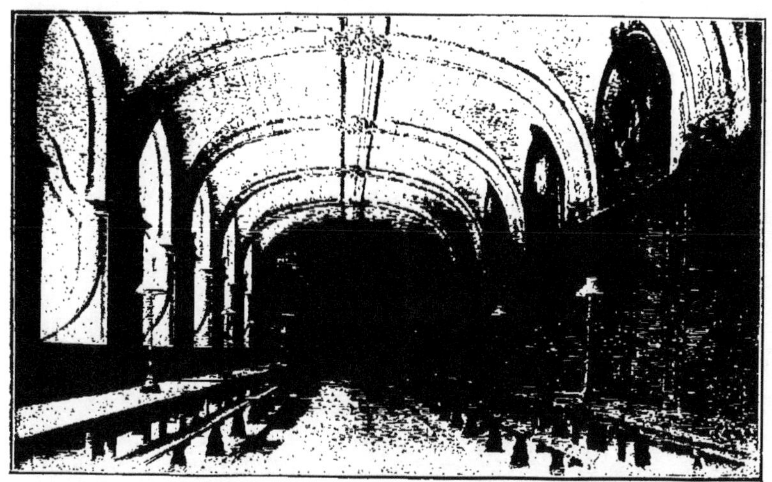

Fig. 134. — Réfectoire du lycée de Caen (ancienne Abbaye aux Hommes).

Les *sièges* doivent être de telle hauteur que les enfants soient commodément assis.

La *vaisselle* sera de forme simple pour que le lavage soit aisé; on évitera les assiettes en faïence de mauvaise qualité qui se craquellent et finissent par acquérir de mauvaises odeurs.

Les *couverts* seront en métal uni ; les timbales en métal sont difficiles à nettoyer.

Le temps n'est pas loin où les couverts appartenant aux élèves étaient après chaque repas soigneusement roulés dans la serviette, sans avoir subi aucun nettoyage; la timbale venait coiffer la serviette remisée jusqu'au prochain repas dans le casier placé sous la table, et ce casier, comme son contenu, n'était jamais lavé. Il faut espérer que le temps de ces errements est définitivement passé.

La répartition des élèves autour des tables se fait habituellement par division ; chaque table se trouve ainsi fréquentée par des enfants d'âge sensiblement égal, ce qui permet de différencier un peu les menus des grands, des moyens et des petits élèves.

La distribution des portions peut être faite par des serveurs ou par un surveillant.

D'autres fois, les parts sont toutes préparées en nombre égal à celui des élèves; chacun d'eux se sert à tour de rôle le premier.

Quelle que soit la façon dont les mets sont distribués, il est nécessaire qu'une surveillance active et intelligente soit exercée sur tous les élèves pour vérifier la façon dont ils se sont servis et dont ils mangent.

Il est de tradition, par exemple, parmi les élèves, de laisser de côté certains aliments de réputation fâcheuse et inexpliquée ; les haricots

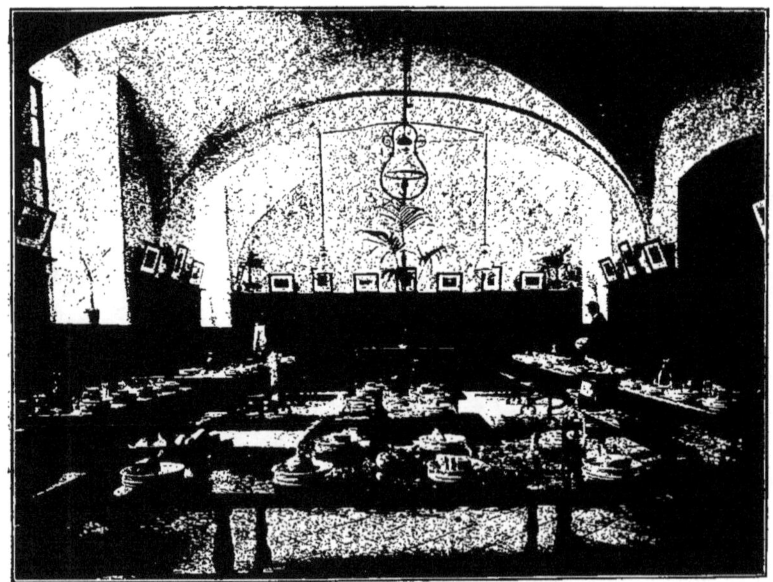

Fig. 135. — Réfectoire du lycée de Bourges.

et les lentilles sont habituellement mal famés; les légumes verts cuits sont accusés de n'être que la coupe des pelouses ; le poisson est toujours accusé de manquer de fraîcheur. Par contre, la consommation du pain est souvent excessive et funeste à la digestion.

La *durée des repas* doit être largement calculée ; il faut en effet que les enfants prennent au collège l'habitude de manger lentement et de bien mastiquer les aliments.

Le petit déjeuner du matin dure habituellement quinze à vingt minutes, ce qui est à peu près suffisant. Pour les deux repas principaux, on accorde habituellement une demi-heure ; cette durée devrait être augmentée d'un quart d'heure.

Les *conversations* sont maintenant permises pendant les repas;

les élèves se sont habitués à cette liberté, et leur tenue n'encoure aucun reproche de la part des proviseurs.

Le *nombre des repas* est toujours de quatre; les heures varient un peu suivant les établissements ; le règlement des lycées fixe le déjeuner du matin à sept heures et demie, le dîner à midi, le goûter à quatre heures et demie, le souper à huit heures.

Le *goûter* a habituellement lieu dans les cours pendant une récréation; les élèves passent simplement au réfectoire chercher leur pain; dans quelques établissements ils y sont retenus à cause de la surveillance qu'exige l'eau de boisson.

Il est d'usage, dans la plupart des collèges, d'accorder aux élèves la permission de conserver dans leur casier des friandises pour leur goûter; ils peuvent aussi s'en procurer à une cantine: ces usages sont peu recommandables, et on doit, avec le Dr Mathieu, en souhaiter la disparition.

Une récréation suit les repas : un quart d'heure après le premier déjeuner, une heure au repas de midi, une demi-heure au goûter. Après le souper, les grands élèves ont une demi-heure ou une heure de récréation ou une étude supplémentaire. Dans d'autres établissements, les élèves se couchent aussitôt après le souper.

Dans les récréations qui suivent les repas, les exercices modérés sont recommandés; les exercices violents doivent être interdits; en effet, pendant la digestion, tout travail fatigant, qu'il soit physique ou intellectuel, peut devenir nuisible.

CANTINES SCOLAIRES (1). — L'obligation scolaire impose aux pouvoirs publics des mesures de précaution et d'assistance; les cantines scolaires sont parmi les plus utiles de ces œuvres.

Victor Duruy avait, dès 1868, recommandé de prêter attention à la nourriture des enfants fréquentant les asiles et de l'améliorer dans la mesure du possible. Vers la même époque, les sœurs de Bon-Secours de Pont-Audemer prirent l'initiative de distribuer des aliments chauds aux élèves des écoles.

A Paris, le Conseil municipal adopta, en 1880, un projet tendant à l'installation de cantines scolaires dans les écoles communales, pour servir un repas de midi aux enfants nécessiteux.

Depuis cette époque, les cantines scolaires se sont multipliées dans nombre de grandes villes; beaucoup d'écoles de campagne ont suivi ce mouvement, qui ne saurait être trop encouragé.

L'usage de la cantine scolaire rend service à plusieurs catégories d'enfants; aux nécessiteux d'abord, puis à ceux dont les parents travaillant hors de chez eux ne peuvent pas préparer un repas de midi; dans les campagnes, les enfants qui viennent de hameaux

(1) Le Dr Butte, médecin inspecteur des écoles de la Ville de Paris, a publié sur cette question un rapport fort complet; nous lui ferons de nombreux emprunts (*L'hygiène scolaire*, juillet 1910).

souvent éloignés devraient toujours trouver à l'école un repas chaud et réconfortant; à l'heure actuelle, les petits écoliers apportent dans un panier leur nourriture parfois insuffisante et rarement hygiénique.

Dans ces écoles de campagne, quelques institutrices ou femmes d'instituteurs ont depuis quelques années pris la louable initiative de préparer à midi une soupe chaude; les enfants apportent chacun quelques légumes, un peu de beurre ou du lard en plus de leur pain; des parents plus aisés fournissent une quote-part plus impor-

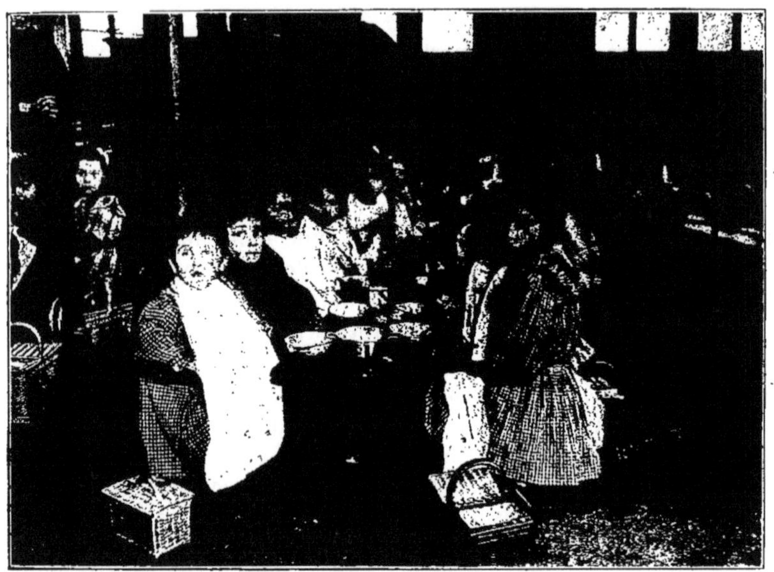

Fig. 136. — Cantine scolaire, dans une école maternelle de Paris.

tante de pommes de terre ou de haricots, qui forment une réserve. Les enfants les plus grands épluchent les légumes, mettent le couvert et font la vaisselle. Les institutrices rendent ainsi à leurs élèves le double service de leur donner un bon repas, tout en faisant leur éducation ménagère.

Dans les grandes villes, où le nombre d'enfants qui prennent le repas de midi est considérable, la cantine scolaire est d'organisation plus compliquée; leur administration est habituellement confiée au maire et au comité de la Caisse des écoles. Il en est ainsi à Paris.

La gratuité est complète pour les enfants nécessiteux; mais chaque repas est distribué après remise d'un bon uniforme remis contre argent aux enfants qui peuvent payer et gratuitement aux autres.

Les municipalités viennent en aide aux caisses des écoles pour cette œuvre spéciale; à Paris, une somme d'un million y est consacrée.

D'après un rapport présenté en 1907 au Conseil municipal de Paris par M. Hénaffe, le prix moyen de revient d'un repas est de 0 fr. 171 ; ce chiffre est obtenu en totalisant le budget de toutes les cantines scolaires de Paris ; les cantines des écoles maternelles ou élémentaires, moins dispendieuses, à cause de l'absence fréquente de viande, contribuent à abaisser cette moyenne ; d'autre part, dans certains quartiers aisés, où la proportion des repas payants est plus grande, les cantines sont plus riches et établissent des repas plus dispendieux, tels ceux dont nous donnons plus loin les menus et les prix de revient.

Les cantines peuvent être gérées directement par le comité de la

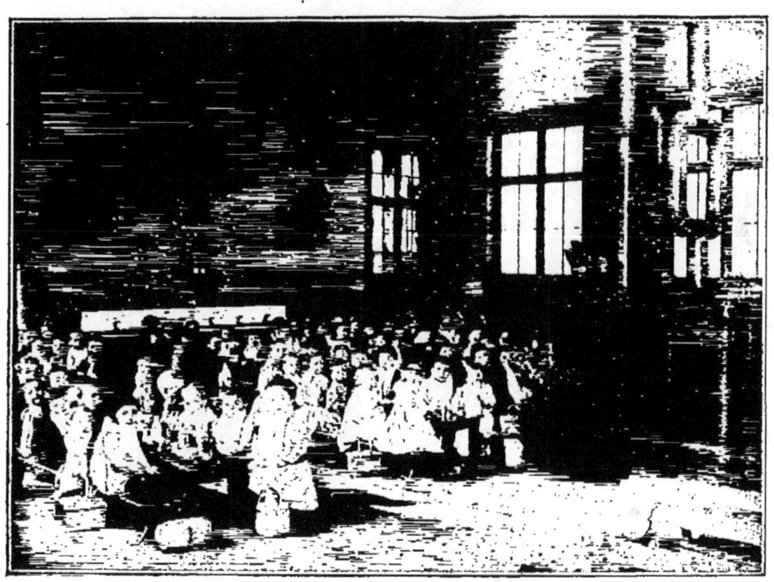

Fig. 137. — Cantine scolaire d'école maternelle. — Les repas sont servis dans le préau.

Caisse des écoles, qui délègue un ou plusieurs de ses membres pour cette organisation ; le choix de la cuisinière, l'achat des aliments, la bonne exécution des repas sont ainsi surveillés en toute indépendance par des hommes dévoués, dont les fonctions sont toutes gratuites ; ce système de « régie directe » présente d'énormes avantages sur celui de la « régie à forfait » dans lequel la cantinière devient un entrepreneur plus soucieux des bénéfices à tirer de son entreprise que de l'intérêt des enfants qu'elle est chargée de nourrir ; il serait désirable qu'une surveillance active puisse être exercée sur les cantines scolaires afin d'assurer aux enfants des repas suffisants en qualité et en quantité ; le médecin scolaire devrait jouer un rôle important dans cette surveillance.

Installation matérielle de la cantine. — Elle demande à être simple mais hygiénique; jusqu'ici, en France, on n'a pas prévu de locaux spéciaux pour cet usage; le repas est servi dans le préau (fig. 136 et 137) à l'aide d'une sorte d'installation de fortune; des tables pliantes ou démontables et des bancs sont disposés pour le repas. Cette manière de faire n'est pas sans graves inconvénients; en effet, les couverts sont déjà préparés au moment de la sortie des classes, qui s'effectue par le préau. Ce mouvement d'élèves remplit

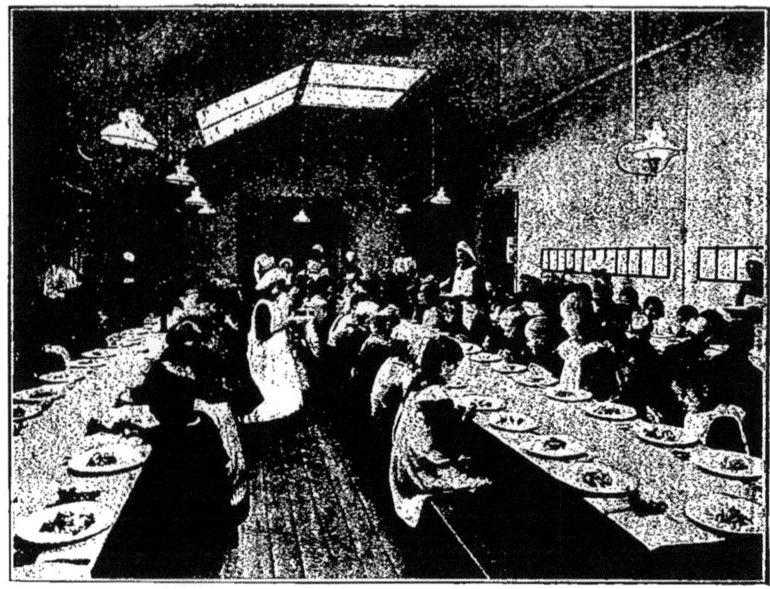

Fig. 138. — Réfectoire d'une école primaire, en Suède.

la salle de nuages de poussière qui viennent souiller les plats et les assiettes.

L'installation, même très simple, d'un réfectoire (fig. 138) est infiniment préférable.

A la campagne, c'est le plus souvent dans une salle de classe que le repas est pris. Il serait donc à désirer qu'un réfectoire soit mis à la disposition de la cantine scolaire.

La cuisine ainsi que ses ustensiles seront d'une propreté rigoureuse.

Les assiettes sont parfois en métal inoxydable; la faïence est préférable, car elle est plus facile à laver; les gobelets et les couverts appartiennent souvent aux enfants; quelques-uns n'en ont pas et en sont réduits à manger avec leurs doigts; il serait bien préférable que la cantine fournisse à chaque écolier un couvert complet dont elle assurerait l'entretien (étamage et aussi nettoyage).

Les enfants qui profitent de la cantine scolaire étant en principe des nécessiteux, il importe de leur fournir un repas assez substantiel.

Pour beaucoup d'entre eux, en effet, ce repas est le meilleur de toute la journée.

Composition du repas. — La composition du repas sera établie d'après les chiffres que nous avons indiqués plus haut; si la même variété dans la composition des menus ne peut pas être observée, on y suppléera par la qualité irréprochable des aliments.

Le fond de l'alimentation sera constitué par les œufs, le laitage, la viande, les céréales, les légumes frais ou secs.

La *boisson* est apportée dans la plupart des cantines par les enfants; c'est le plus souvent de l'eau rougie. On a vu des enfants apporter du vin pur, et, dans certaines régions, il n'est pas rare que leur bouteille soit remplie d'eau-de-vie plus ou moins diluée.

Il serait beaucoup plus sain que la cantine fournisse une boisson hygiénique: infusion aromatique ou décoction légère de céréales.

A L'ÉCOLE MATERNELLE, les enfants doivent recevoir une alimentation en rapport avec leur âge. Le Dr Broudic signalait, au dernier Congrès d'hygiène scolaire, que, « dans les cantines les plus surveillées, on voit ces bébés boire du vin, de l'eau alcoolisée, sans que l'on puisse interdire aux parents de donner à leurs enfants ces boissons nuisibles ». Dans ces écoles, le menu devrait être composé d'après le type suivant :

Un potage;

Un œuf frais, ou un peu de viande hachée;

Une purée de légumes farineux ou des pâtes alimentaires;

Une compote de fruits;

Un peu de pain rassis.

Comme boisson : une tasse d'infusion légère, tilleul ou camomille, cette infusion étant le meilleur moyen de ne donner à l'enfant que de l'eau bouillie.

Nous ne voyons pas d'inconvénient à donner aux enfants des écoles maternelles une petite ration de viande hachée et bien cuite ; c'est également l'opinion exprimée par le Dr Butte, qui fixe à 30 ou 40 grammes le poids de cette ration ; le Dr Maurice de Fleury et avec lui Mlle Jeanne Girard, inspectrice des écoles maternelles de la Seine, estiment qu' « il y a danger, pour un enfant qui n'a pas cinq ans, à manger de la viande ». Cette opinion, sans doute un peu trop absolue, ne tient pas un compte suffisant des conditions familiales d'existence des populations scolaires : il est bon que les petits enfants trouvent à la cantine la richesse d'alimentation que ne peut leur procurer une famille souvent indigente.

Le tableau de menus ci-dessous reproduit appartient aux écoles maternelles du XIXe arrondissement de Paris ; il est établi pour quatre semaines, avec des variations légères pour chacune d'elles :

PREMIÈRE SEMAINE			
Lundi......	Soupe aux poireaux et pommes de terre.	Rôti de mouton haché.	Pommes de terre nouvelles.
Mardi......	Soupe à l'oseille et au riz.	(Pas de viande.)	Macaroni au fromage.
Mercredi...	Soupe à l'oignon et aux haricots.	Rôti de veau haché.	Purée de haricots blancs.
Jeudi.......	Soupe aux poireaux et aux pommes de terre.	(Pas de viande.)	Omelettes.
Vendredi...	Soupe aux légumes (julienne).	Rôti de mouton haché.	Épinards au jus.
Samedi.....	Soupe à l'oseille et aux pommes de terre.	(Pas de viande.)	Riz au lait très sucré. Gâteau.

A L'ÉCOLE PRIMAIRE, le repas comprendra :

Une soupe aux légumes ou au bouillon ;

Un plat de viande (de préférence rôtie ou grillée) ; la ration sera approximativement de 50 à 60 grammes pour les enfants de sept à dix ans et de 60 à 70 pour les enfants de huit à treize ans. Ces poids sont entendus pour la viande cuite et désossée.

Un plat de légumes peut être donné en même temps que la viande ; on choisira de préférence les féculents et les pâtes alimentaires.

Le dessert sera, suivant les saisons, composé de fruits, de confiture ou de fromage.

Voici, à titre d'exemple, le tableau des menus servis aux enfants d'une *école élémentaire* de jeunes garçons (enfants de quatre à huit ans) ; la cantine de cette école parisienne est une des mieux tenues que nous connaissions ; on verra que quelques modifications pourraient cependant y être apportées avec profit :

Lundi.......	Potage au bouillon gras. Pot-au-feu (bœuf et légumes). Pommes de terre en robe de chambre.
Mardi.......	Veau. Lentilles ou riz.
Mercredi....	Bœuf en daube. Nouilles ou purée de pois cassés.
Vendredi....	Épaule de mouton en ragoût. Purée de pommes de terre ou de haricots.
Samedi......	Rosbif. Pommes de terre frites ou en purée.

Le poids approximatif des différentes rations est le suivant :

Viande....................................	55 grammes.
Légumes secs..............................	50 —
Riz.......................................	25 —
Pommes de terre...........................	200 —

Tous ces poids sont largement calculés et très suffisants.

Nous ferons remarquer que, dans ce menu, la viande revient sans doute un peu trop souvent ; mais la difficulté de se procurer des œufs frais, pendant la plus grande partie de l'hiver, doit faire renoncer à cet excellent aliment. Il faut tenir compte aussi que beaucoup des enfants qui fréquentent la cantine y font leur meilleur repas de la journée ; la plupart d'entre eux ne mangeront pas de viande le soir dans leur famille. Nous ferons observer encore que certains plats, comme le bœuf en daube ou le ragoût de mouton, seraient avantageusement remplacés par de la viande rôtie ; les pommes de terre frites seraient à supprimer.

Voici maintenant le tableau des menus donnés dans un *groupe scolaire* (enfants de sept à treize ans) :

Lundi.......	Soupe au bouillon gras. Bœuf bouilli avec légumes. Riz.
Mardi.......	Ragoût de mouton. Pommes de terre.
Mercredi....	Veau rôti. Nouilles.
Vendredi....	Épaule de mouton rôtie. Haricots ou lentilles.
Samedi......	Rosbif. Purée de pommes de terre ou pois secs.

Dans cette cantine, qui est relativement riche et qui est bien surveillée, la qualité des aliments est excellente. La ration de viande est de 70 grammes et celle des différents légumes est de :

Haricots secs..........................	90 à 100 grammes.
Pois secs..............................	90 à 100 grammes.
Lentilles..............................	90 à 100 grammes.
Riz....................................	35 à 40 —
Pommes de terre........................	300 —

Ces quantités sont donc largement suffisantes ; nous voudrions seulement voir les œufs et le laitage représentés dans ces menus ; la difficulté de trouver à Paris ces aliments absolument frais est la cause de leur exclusion.

Une *alimentation spéciale* peut être fournie à des enfants délicats ou débiles ; nous avons obtenu des résultats intéressants à ce point de vue dans les écoles du XVe arrondissement ; le Dr Dufestel a été également heureux dans les essais entrepris à l'école de la rue du Télégraphe ; des accroissements de poids très appréciables et des améliorations de l'état général ont été constatés chez la plupart des enfants atteints de tuberculose ganglionnaire, auxquels on avait distribué, en plus de la ration habituelle, une *portion de viande crue* ou de *poudre de viande*. C'est au médecin inspecteur qu'il appartient de désigner les enfants justiciables de ce régime spécial.

Les maîtres, aidés par les médecins inspecteurs, doivent s'efforcer de donner aux enfants, à l'occasion du repas pris à l'école, des *conseils utiles sur l'hygiène alimentaire.* Les écoliers doivent apprendre à manger proprement, à bien mastiquer, à se laver les mains avant et après le repas ; on pourra aussi leur expliquer les avantages de certains aliments au point de vue économique ou alimentaire ; on ne manquera pas de leur parler de l'alcoolisme.

Pour la surveillance des repas, il serait désirable qu'un personnel spécial soit affecté ; on avait proposé, au Conseil municipal de Paris, de donner le service à des stagiaires ou à des suppléants ; pour les écoles maternelles, des *nurses* seraient tout indiquées.

Prix de revient des repas. — Nous pouvons donner, à titre de document, les chiffres suivants qui résument le budget de la cantine scolaire à laquelle nous avons emprunté les tableaux des menus ci-dessus reproduits :

Nombre d'élèves		665
Nombre de repas délivrés	payants	7 292
	gratuits	7 597
Total des repas		14 889
Recettes (produit des repas)		1 093,80
Dépense totale d'aliments		2 887
— de combustibles		281,75
— de personnel		800
— totale de fonctionnement		3 968,75

Ce tableau permet d'établir les moyennes suivantes :

Moyennes.

NOMBRE moyen de repas par enfant.	NOMBRE moyen de repas servis par jour.	POIDS moyen de la portion de viande de boucherie.	PRIX moyen du repas calculé d'après les dépenses d'aliments.	PRIX moyen du repas calculé d'après la dépense totale de fonctionnement.	DÉPENSE moyenne par repas du personnel chargé de la préparation.	NOMBRE p. 100 de repas gratuits.
23	77	71	0 fr. 194	0 fr. 266	0 fr. 054	51,02

Voici enfin les chiffres indiquant la proportion des écoliers parisiens qui utilisent les cantines scolaires (octobre 1906) :

Enfants fréquentant les écoles.

Garçons	74 275
Filles	68 219
Maternelles	34 912

Enfants prenant leur repas à la cantine.

Garçons	16 131 = 21,7 p. 100
Filles	13 393 = 19,3 —
Maternelles	10 346 = 29,6 —

Un tiers des enfants fréquentant la cantine payent leur repas ; les deux tiers y sont reçus gratuitement.

Le Dr C. W. Hutt, de Warrington (Lancashire), vient de publier, dans l'*Hygiène scolaire* (n° 36, oct. 1911), un mémoire très documenté sur le *fonctionnement des cantines scolaires dans les grandes villes anglaises*. L'auteur s'étend surtout sur le côté administratif de la question ; en effet, la gratuité des repas n'est accordée qu'après une très sérieuse enquête sur la situation des parents, et cette enquête est renouvelée plusieurs fois dans l'année ; entre autres points intéressants de la législation anglaise, nous signalerons celui-ci : quand un enfant est reconnu insuffisamment alimenté par sa famille, il est inscrit d'office à la cantine scolaire mais, si la famille n'est pas reconnue indigente (et les précautions prises pour déterminer ces conditions sont à la fois précises et rigoureuses), elle est mise dans l'obligation de payer les repas fournis à l'enfant.

Depuis que fonctionne en Angleterre la loi de 1906, fixant la réglementation des cantines scolaires, cette institution a pris un énorme développement ; un cinquième environ de la population scolaire totale (6 025 163 écoliers pour l'Angleterre entière) prend un repas aux cantines. D'après les détails donnés par le Dr Hutt, la composition des repas ne répond guère à notre conception de l'hygiène alimentaire : à Birmingham, par exemple, la viande ne figure pas dans les menus ; tantôt c'est le chocolat avec les tartines de pain « beurrées de margarine » (*sic*), tantôt c'est du lait chaud avec des poireaux au sucre ; parfois une soupe à la bonne femme, c'est-à-dire bien épaisse, et une tartine de pain grillé ointe de graisse d'oie ; à chaque jour de la semaine on sert un repas différent. Le tout coûte en moyenne 20 à 25 centimes (1).

« Bradford dépense à peu près la même somme par tête, et il semble que l'organisation y est mieux entendue qu'à Birmingham. Chaque jour de la semaine a un menu différent : voici un extrait de la carte hebdomadaire : lundi, soupe aux légumes et à la tomate et pudding ; mercredi, pudding à la Yorkshire, pois, sultanes; jeudi, ragoût écossais (au mouton), pâtisserie ou tartes aux fruits ; vendredi, poisson bouilli, pois ou purée de pommes de terre, flan de farine ou blanc-manger. Bradford fait bien les choses. » Nous nous permettrons quelques réserves, au point de vue hygiénique, sur la composition de ces menus, dont les succulences ne conviendraient certainement pas toujours aux estomacs de nos petits Français.

(1) Le prix de revient de ces menus nous paraît assez élevé, surtout quand on rapproche leur composition de celle de nos menus parisiens, bien plus substantiels pour un moindre prix.

IV. — L'ÉDUCATION PHYSIQUE.

L'éducation physique de l'écolier doit être au premier plan de nos préoccupations; tous nos pédagogues, depuis Rabelais et Montaigne, ont reconnu la nécessité de ne pas s'occuper de la seule intelligence de l'écolier, au détriment de son développement corporel. Que de pages ont été écrites en faveur de l'éducation physique! Et pourtant les réflexions de l'auteur des *Essais* sont restées si vraies que nous ne pouvons résister au plaisir de les citer en tête de ce chapitre :

« Ce n'est pas une âme, ce n'est pas un corps qu'on drèsse; c'est « un homme : il n'en fault pas faire à deux; et comme dict Platon, « il ne fault pas les dresser l'un sans l'autre, mais les conduire « égualement, comme un couple de chevaux attelez à mesme timon; « et, à l'ouyr, semble il pas prester plus de temps et plus de solici- « tude aux exercices du corps, et estimer que l'esprit s'en exerce « quand et quand, et non au contraire ?... A la vérité, nous veoyons « encore qu'il n'est rien si gentil que les petits enfans en France; « mais ordinairement ils trompent l'espérance qu'on en a conçeue; « et hommes faicts on n'y veoid aucune excellence : j'ai ouy tenir à « gens d'entendement que ces collèges où on les envoye, de quoi ils « ont foyson, les abrutissent ainsin. »

Et Jean-Jacques Rousseau nous répète : « Voulez-vous cultiver votre intelligence, cultivez les forces qu'elle doit gouverner; exercez continuellement votre corps; rendez-le robuste et sain pour le rendre sage et raisonnable; qu'il agisse, qu'il coure, qu'il vive, qu'il soit toujours en mouvement, qu'il soit homme par la vigueur, et il le sera bientôt par la raison. »

Malgré ces conseils si souvent répétés, et malgré l'exemple de l'antiquité, ce ne fut qu'au cours du dernier siècle que l'importance de l'éducation physique apparut à nos pédagogues. Aussi nous ne remonterons pas au delà de cette époque dans cette courte étude historique, où nous montrerons toutes les fluctuations par lesquelles sont passées nos méthodes d'éducation physique et tous les efforts accomplis pour favoriser le développement de cette éducation.

HISTORIQUE. — Le Dr Ph. Tissié (de Pau) (1) a résumé en quelques pages très vivantes les tendances et les raisons d'être des systèmes de gymnastique employés en France durant le dernier siècle; d'une façon un peu artificielle peut-être, mais sûrement intéressante à cause de son adaptation à l'évolution historique de notre pays, cette étude est divisée en sept périodes « se rapportant

(1) Tissié, L'éducation physique, 1901.

chacune à un état d'esprit différent dans la façon de comprendre et d'appliquer l'éducation physique ».

La *première période* est celle de l'épopée napoléonienne ; le lycée prépare la caserne ; l'éducation physique se confond avec l'éducation militaire ; les exercices militaires constituent alors toute l'éducation physique.

La *seconde période*, étendue de 1815 à 1845, est marquée par un besoin de paix et de repos, contrastant avec l'activité guerrière des précédentes années ; on s'occupe peu d'exercices physiques ; l'armée est au second plan dans les préoccupations du pays ; c'est l'époque où la bourgeoisie se complaît dans l'admiration de la pacifique garde nationale. Cependant le colonel espagnol Amoros vient se réfugier à Paris après la capitulation du roi Joseph, dont il suivit la mauvaise fortune ; il y enseigna d'abord la gymnastique dans les pensions privées ; puis, ayant su attirer l'attention des pouvoirs publics, il se vit placer à la tête d'un « gymnase normal civil », fondé en 1820 par M. de Chabrol, préfet de la Seine, puis d'un gymnase normal militaire créé la même année par Gouvion-Saint-Cyr ; Amoros était un convaincu, qui avait su entraîner à sa suite quelques partisans de son système d'éducation physique ; il avait introduit en France une gymnastique purement athlétique, où la suspension aux agrès jouait le premier rôle : les « tours » exécutés aux anneaux, à la barre fixe, au trapèze (il se disputa l'invention de ce dernier avec son concurrent Clias) étaient la base de son système, et il se flattait de développer de la sorte les systèmes musculaires de tous les sujets grands ou petits, jeunes ou adultes. En réalité, une sélection se faisait très vite entre les individus soumis à cette éducation acrobatique, et un très petit nombre d'individus en tiraient finalement profit.

Les mêmes principes inspirèrent Clias, qui, venu de Suisse avec une méthode analogue à celle d'Amoros, fut nommé à la suite d'un concours (1846) délégué général pour l'enseignement de la gymnastique *dans les écoles communales*. Ces deux fervents de la gymnastique athlétique restèrent isolés dans leurs efforts ; Amoros mourut en 1848, après avoir vu rejeter, puis disparaître son gymnase normal ; l'enseignement de Clias fut également supprimé vers la même époque. Dans l'enseignement primaire, comme dans l'enseignement secondaire, le soin de l'éducation physique resta donc confié, jusque vers 1845, à ces deux étrangers, dont les efforts très consciencieux restèrent d'abord à peu près sans effet ; mais les méthodes qu'ils cherchaient à introniser chez nous, et dont nous aurons à parler plus longuement, devaient leur survivre ; elles restèrent en faveur pendant de longues années après que fut créé notre enseignement officiel.

La *troisième période*, définie par Tissié « période d'*imitation* », et étendue de 1845 à 1868, pourrait aussi bien être appelée période de « sommolence administrative ». On se rend bien compte, dans les milieux dirigeants, qu'il y a quelque chose à faire pour l'éducation physique ; mais cette constatation aboutit seulement à la nomination de commissions, dont les rapports n'ont jamais fait que dormir dans les cartons, ou n'ont pu qu'aboutir à des mesures d'efficacité dérisoire : d'après Napoléon Laisné (1), la première de ces commissions, instituée en 1845 par M. de Salvandy, n'arriva même pas à rendre publics les résultats de ses réunions ; cinq professeurs de gymnastique avaient été consultés, et parmi ceux-ci « trois militaires pompiers ne craignirent pas de déclarer, à la suite des questions qui les avaient mis sur la voie, que la gymnastique avait provoqué chez eux des dispositions ignobles (!) ». N. Laisné ajoute que cette dernière déclaration vint fort à propos clore la séance.

Dans la loi de mars 1850, concernant les écoles primaires, l'enseignement de la gymnastique est inscrit à titre facultatif ; le règlement du 24 mars 1851 ajoute au programme des écoles normales d'instituteurs l'enseignement de la gymnastique.

Le 13 mars 1855 est publié le rapport d'une nouvelle commission nommée par le ministre de l'Instruction publique Fortoul ; celui-ci considérait « qu'il importe de rechercher les moyens les plus propres à développer les forces physiques de la jeunesse confiée aux lycées, et de la mettre ainsi en mesure d'accomplir sans fatigue le travail intellectuel qui lui est demandé », et la commission était chargée d'indiquer les exercices gymnastiques, militaires, d'équitation et de natation les plus propres à développer les forces des enfants et à leur assurer une bonne constitution physique. Le rapport de cette commission, publié par Bérard, n'eut pas grand effet, et ce n'est qu'en 1865 (loi du 21 juin sur l'enseignement secondaire) que l'enseignement *facultatif* de la gymnastique fut introduit dans les programmes.

La *quatrième période* est marquée par le passage de Duruy au ministère de l'Instruction publique, en 1868; les efforts de ce réformateur clairvoyant et énergique furent interrompus malheureusement par la guerre ; mais c'est à lui qu'il faut attribuer l'honneur d'avoir compris la nécessité d'introduire la gymnastique dans l'enseignement ; il fut d'ailleurs admirablement secondé dans sa tâche par le Dr Hillairet, que l'on peut considérer comme un des rénovateurs de l'éducation physique en France ; en même temps que médecin de l'hôpital Saint-Louis, Hillairet fut médecin du lycée Saint-Louis et membre de la Commission d'hygiène des lycées de Paris ; son rapport (2), très documenté et très étudié, montre un grand souci d'entraîner les convictions et aussi d'adapter les exercices physiques à

(1) Napoléon Laisné, Applications de la gymnastique à la guérison de quelques maladies, etc., Paris, 1880.

(2) Hillairet, Rapport sur l'enseignement de la gymnastique dans les lycées, 1869).

l'âge et à la résistance des enfants ; c'est, à ce point de vue, un document qui mérite d'être lu (1).

A la suite du rapport d'Hillairet, parut le décret du 5 février 1869 : ce document, ainsi que les nombreuses circulaires qui le suivirent, et que signa également Duruy, marque une date importante dans l'histoire de l'éducation physique dans nos écoles ; c'est de ce jour que la gymnastique fut classée comme matière obligatoire d'enseignement dans tous les lycées, collèges et écoles.

Après la dure épreuve de 1870, l'enseignement public subit une impulsion extrordinaire ; Tissié appelle cette époque la *période de la revanche* ; jusqu'en 1887, on s'occupe de réorganiser les programmes d'enseignement ; on va répétant que l'instituteur prussien a été le premier auteur responsable de notre défaite ; en même temps qu'on recherche les meilleures méthodes d'instruction, on met tout en œuvre pour faire de nos écoliers de futurs soldats ; mais on oublie qu'avant de leur donner une éducation militaire, il faut préparer des jeunes gens robustes, par une culture physique raisonnée et surveillée.

Dès novembre 1871, Jules Simon s'inquiète de connaître les conditions où se fait l'enseignement de la gymnastique dans les établissements secondaires et dans les écoles primaires.

Le 13 décembre 1871, on réglemente l'instruction militaire dans les lycées et collèges ; on y distribue des fusils, et des chevaux sont mis à la disposition des élèves.

En 1872, l'assemblée nationale alloue un crédit de 100 000 francs en faveur de l'enseignement de la gymnastique dans les écoles primaires et dans les écoles normales.

Jules Simon poursuit opiniâtrement la réalisation de ses idées ; il multiplie circulaires et instructions ; il écrit le 27 septembre 1872 (2) : « Mon intention formelle est que la gymnastique soit enseignée dans tous les établissements et rendue obligatoire pour tous les élèves. » Et plus loin : « Dans certains lycées, on a pris l'habitude, pour ne pas allonger démesurément la distribution des prix, de décerner, la veille et en quelque sorte à huis-clos, les prix de gymnastique. J'entends que ces prix soient proclamés avec les autres et

(1) En dehors des vues personnelles de l'auteur, le rapport du Dr Hillairet contient le résultat des nombreuses enquêtes faites au ministère et dans les établissements d'instruction, ainsi que les avis de spécialistes réputés en matière d'éducation physique : parmi ceux-ci, on peut citer Pascaud, dont le gymnase était alors fort célèbre ; le capitaine Vergnes, directeur du gymnase du régiment des sapeurs-pompiers, et enfin Napoléon Laisné (*loc. cit.*), dont le nom nous est particulièrement agréable à rappeler à cause de la notoriété qu'il sut donner au gymnase de l'hôpital des Enfants-Malades.

(2) Nous reproduisons ces citations d'après le Dr Rouyer, dont la remarquable thèse sera lue avec grand intérêt et à laquelle nous ferons de nombreux emprunts (Quelques considérations pour les exercices physiques de la jeunesse des écoles, Steinheil, Paris, 1910).

qu'on n'omette rien pour les rendre désirables. »... « Il faut qu'à dix-huit ans, disait-il encore, un jeune homme élevé par nous fasse l'exercice avec la précision d'un vétéran... L'éducation physique est encore à créer en France, et je vous prie de nous aider. Je lirai moi même les rapports de tous les proviseurs, et je préférerai cette occupation à toutes les autres, car je vois là un service à rendre aux familles et au pays. »

Les circulaires se suivent, toutes animées du même esprit : c'est Gréard, alors directeur de l'enseignement primaire, qui organise pour les instituteurs de Paris, avec la collaboration de Laisné, l'enseignement des principes de l'école du soldat ; c'est Jules Simon qui insiste encore pour que les externes suivent avec régularité les exercices militaires, la gymnastique et les promenades topographiques; ce sont des règlements concernant l'usage de certains agrès, la suppression de certains autres, jugés dangereux, l'adoption du fusil modèle 1866 pour les exercices scolaires, etc.

Le sénateur Georges fait voter une loi (27 janvier 1880) qui rend la *gymnastique obligatoire* dans tous les établissements d'instruction publique pour les garçons.

Sous les ministères de Jules Ferry, le mouvement ne fait que s'accentuer ; une commission centrale de gymnastique et d'exercice militaire est constituée, et deux manuels de gymnastique sont élaborés, un pour les garçons, l'autre pour les filles.

L'apogée de cette éducation à tendance militaire fut la création à Paris des « bataillons scolaires » ; pendant dix ans, de 1881 à 1891, la ville entretint à grands frais (146000 francs en 1888) une petite armée de gamins, équipés de pied en cape, armés de fusils et de sabres ; ses défilés, dans les rues, firent la joie des badauds ; les conseillers municipaux passaient en revue ces guerriers en miniature, et il en rejaillissait sur ces nouveaux organisateurs de la victoire un certain prestige militaire... ; jusqu'au jour où le Chat-Noir s'en mêla, et où ces troupiers de mardi-gras succombèrent sous une chanson (1).

Les règlements ou les circulaires continuaient cependant à prôner les mêmes méthodes et les mêmes exercices : la loi du 28 mai 1882 rend l'exercice militaire obligatoire pour les garçons ; Jules Ferry insiste encore sur leur importance, et il fait remettre, à l'occasion de la Fête nationale, des drapeaux aux écoles où cette instruction est le plus régulièrement suivie.

Dans le *Manuel de gymnastique* de 1881, et dans sa réédition de 1884, on traite séparément de la gymnastique militaire et de la gym-

(1) Il était une fois quat' mioches
Conduits par un caporal...
C'était l'bataillon sans reproches
Des scolaires de Bougival.....

(Chanson du Chat-Noir, d'après Rouyer, *loc. cit.*)

nastique scolaire; puis une dernière partie est consacrée de l'étude des marches, de la topographie et du tir.

Pendant que l'impulsion officielle était donnée dans le sens que nous venons de voir, quelques hommes convaincus du progrès à accomplir recherchaient une méthode qui assurât véritablement l'*éducation physique*; ils se rendaient compte de l'inutilité des moyens jusque-là employés et de la lourde tâche qu'il fallait entreprendre pour donner à notre jeunesse un système d'éducation mieux adapté à son âge et à ses besoins.

Déjà le général Chanzy, en 1882, avait adressé ces paroles aux organisateurs d'une fête de gymnastique : « Faites-nous des *hommes*, nous en ferons des *soldats*. » Le Dr E. Dally, continuant les études entreprises par son père dans sa curieuse *Cinésiologie*, montrait dans son article si condensé et si documenté du *Dictionnaire Dechambre* (1), à quel point on faisait fausse route en matière d'éducation physique; il critiquait la mesure prise par P. Bert, ministre de l'Instruction publique, qui avait supprimé la commission centrale de gymnastique, illustrée par Hillairet et Bouvier, pour créer à sa place une « Commission d'éducation civique et militaire qui était chargée de formuler et de propager le patriotisme avec des marches, de la musique et des bataillons scolaires ». Plus loin le même auteur réclame toute l'attention des pouvoirs publics en faveur de l'*éducation corporelle* : et ces lignes, qu'il écrivait, il y a près de trente ans, ne manquent pas encore de vérité, tant sont lents les progrès réalisés en cette matière, et tant il nous reste d'efforts à accomplir :

« S'il existait deux ou trois écoles régionales de gymnastique par lesquelles eussent passé les instituteurs, ou du moins un grand nombre d'entre eux, et un centre supérieur dans un milieu très éclairé, à l'École de médecine de Paris, ainsi que je le propose plus loin, par exemple, tout serait pour le mieux, et l'on pourrait instituer en France une culture corporelle qui doublerait les forces vives de la nation, à très peu de frais, dans un pays où l'on dépense des millions pour l'enseignement du chant dans les écoles primaires, sans parvenir à faire chanter *la Marseillaise* en mesure. Mais il est à craindre que les puérilités des bataillons scolaires « sédentaires » n'aient longtemps le dessus.

« D'autres millions ont été enfouis dans cette ridicule tentative, d'autres le sont pour l'éducation anti-esthétique des danseuses aux pieds déformés. Que les médecins instruits prennent la peine d'étudier les détails de la gymnastique éducative et qu'ils usent de leur autorité ou de leur influence pour donner à la gymnastique toute l'importance qu'elle doit avoir dans la société, et à son étude tous

(1) E. DALLY, Dictionnaire encyclop. des sciences méd., art. : *Gymnastique*.

les développements nécessaires, et peut-être sera-t-il posssible de suppléer à notre stérilité collective par notre valeur individuelle. »

Vers le même moment, Démeny (1), qui a été depuis trente ans un apôtre convaincu de l'éducation physique, fondait, avec Corra, le Cercle de gymnastique rationnelle, et instituait, pour les professeurs et les instituteurs, des cours de physiologie appliquée à l'exercice. De plus, une subvention de la Ville de Paris permettait à ces initiateurs de publier un bulletin, *l'Éducation physique*, qui fut envoyé gratuitement pendant six années aux instituteurs de la Seine.

C'est aussi avec Démeny que Marey créa la station physiologique du Parc des Princes, d'où sont sortis les intéressants travaux sur lesquels devaient reposer les nouveaux programmes d'éducation physique à l'école et à l'armée.

Mais ce n'étaient là que des efforts isolés ; ces voix, pourtant autorisées, n'étaient pas écoutées, et les mêmes errements continuaient à être suivis dans les écoles. En fait d'éducation physique, on n'y pratiquait guère que les exercices athlétiques d'Amoros, exécutés par un petit nombre d'élèves bien doués physiquement, pendant que leurs camarades les comptemplaient tout en restant dans une complète inaction. Et les simulacres d'exercices militaires ne pouvaient pas non plus être considérés comme un entraînement physique de quelque valeur. Mais, si le développement physique de l'écolier reste à ce point négligé, il n'en va pas de même pour ses acquisitions intellectuelles, qu'on voudrait toujours plus nombreuses, sinon plus approfondies.

Jusqu'en 1887 (*sixième période* du Dr Tissié), on ne s'inquiète pas de cet état de choses ; c'est alors que l'Académie de médecine jeta un cri d'alarme ; le 8 mars, elle mit à l'ordre du jour de ses travaux la discussion suivante : *Du surmenage intellectuel et de la sédentarité dans les écoles, du degré d'aptitude militaire des jeunes hommes plus ou moins instruits.* L'Académie poursuivit ses discussions sur ce sujet jusqu'au mois d'août ; la question fut étudiée à fond, et les conclusions de son travail furent soumises aux pouvoirs publics (2).

Le 31 décembre 1889, Brouardel pouvait annoncer à l'Académie que ses propositions avaient été prises en considération et que bientôt les réformes demandées seraient appliquées.

En effet, le 1er mars 1890, le président Carnot déposait le projet de loi suivant :

ARTICLE PREMIER. — L'enseignement de la gymnastique et des exercices de marche est obligatoire pour les garçons de six à dix-sept ans dans tous les établissements de l'ordre primaire ou secondaire, tant publics que privés.

ART. 2. — Cet enseignement est donné suivant les programmes gradués,

(1) DÉMENY, L'école française, Paris, Fournier, 1909.

(2) Nous aurons à revenir sur cette importante discussion quand nous étudierons le travail et le surmenage intellectuels.

arrêtés par le ministre de l'Instruction publique d'après l'âge des jeunes gens, et en tenant compte de l'importance et de la nature des établissements.

Deux autres articles règlent l'inspection et la mise en vigueur de ce projet de loi, qui ne fut, d'ailleurs, pas même discuté.

Par contre, la circulaire de Bourgeois (7 juillet 1890) paraît avoir eu une action très nette sur l'évolution des idées des milieux enseignants au sujet de l'éducation physique ; cette circulaire démontrait qu'il fallait tout d'abord obtenir un développement harmonieux de toutes les parties du corps par un entraînement progressif et raisonné ; les promenades et les marches sont rendues obligatoires, comme moyen d'augmenter la résistance à la fatigue ; les exercices militaires sont presque abandonnés, le but étant d'abord de préparer des jeunes gens souples et forts, pour qui la vie à la caserne ne sera plus une cause de surmenage.

Ces nouvelles idées inspirèrent la commission ministérielle, qui, avec Marey et Buisson à sa tête, et avec Démeny comme rapporteur, publia en 1891 une nouvelle édition du *Manuel de gymnastique scolaire*.

Ce dernier effort ne devait pas rester vain : c'est à cette date de 1890 que le Dr Tissié assigne le début de sa *septième période*, qu'il appelle période de *renaissance physique* ou d'*instruction privée* ; à ce moment, en effet, il y eut chez nous un véritable engouement pour les sports ; et cet enthousiasme, un peu irréfléchi, devait aboutir à des excès tels que non seulement le bénéfice de ces exercices fut contestable, mais qu'aussi des voix autorisées durent s'élever pour montrer le vrai danger qu'ils faisaient courir à notre jeunesse : tant il est difficile de faire cesser un abus, sans tomber dans un abus opposé ! A l'inaction musculaire complète, ou aux exercices athlétiques, succédaient sans transition des jeux de plein air trop violents ou non adaptés à l'âge des écoliers qui s'y livraient. La bicyclette, qui se répandit à cette époque, fut en grande partie la cause du mal : elle servait moins aux promenades qu'aux courses exténuantes ; le « genre » lancé par les coureurs professionnels voulait que le cycliste ait sur sa machine une attitude complètement vicieuse, le corps ployé en deux, la tête presque entre les genoux. Le foot-ball fit souffrir aussi cette génération insuffisamment préparée aux violents efforts qu'il exige. Et il faut en dire autant de tous ces jeux ou exercices, de toutes ces courses à pied ou à bicyclette, qui furent prétextes à matches ou à landits, auxquels les écoliers et les collégiens s'épuisaient faute d'entraînement préalable. Certains ne résistaient à cet effort exagéré que par des excitants artificiels ; et ces réunions sportives, données le plus souvent en public, n'étaient pas sans entraîner chez leurs acteurs une vanité de mauvais aloi, à cause de la réclame et de la publicité faites autour de leurs noms jusque dans les journaux.

Nous aurons à revenir sur ce surmenage sportif; mais nous devons signaler ici cet excès de zèle en faveur d'exercices qui auraient pu être salutaires si leur usage avait été autrement compris; le malheur fut que les fâcheux résultats obtenus indisposèrent beaucoup de pédagogues et de parents, et que les jeux de plein air furent jugés avec sévérité par ceux qui ne surent pas distinguer entre l'excellence du principe et la mauvaise application de la méthode.

Et l'administration de l'Instruction publique continue à multiplier ses circulaires et ses encouragements ; en 1891, on presse les élèves externes de suivre les cours d'exercices physiques et les cours accessoires d'escrime, d'équitation, etc. ; en même temps la ville de Paris charge M. Démeny de faire un cours d'enseignement supérieur de l'éducation physique, et elle confie à une commission municipale le soin de réformer les méthodes pédagogiques de gymnastique ; elle vote aussi un crédit de 25 000 francs destiné à installer les jeux scolaires : nous verrons ce qu'il en est advenu.

En 1898, fonctionna une nouvelle commission au ministère de l'Instruction publique, dont le but fut d'étudier les réformes à introduire dans l'enseignement physique; la chambre vota, en 1899, des allocations nouvelles aux sociétés de gymnastique, et elle désigna une commission parlementaire qui conclut à la réduction de la durée totale des heures de classe et d'études à six heures pour les enfants de moins de douze ans, et à huit heures pour les enfants de moins de seize ans; de plus, « l'éducation physique sera organisée sérieusement et aura une sanction, soit dans les examens de fin d'études, soit au point de vue militaire ».

A force d'insistance, un certain courant d'idées finit donc par se créer en faveur de l'éducation physique. Mais les circulaires s'amoncellent, les règlements se succèdent, et de tout ce zèle administratif il reste beaucoup d'indécision dans les méthodes et de flottement dans l'application du règlement.

Vers cette époque (1900), les promoteurs du mouvement de renaissance sont quelque peu divisés sur l'orientation qu'il convient de donner à l'éducation physique, les uns tenant pour l'application intégrale du système de Ling, les autres désirant associer à la méthode suédoise une bonne part des exercices qui, introduits chez nous depuis longtemps, avaient en quelque sorte acquis droit de cité ; c'est à cette dernière période que le Dr Tissié donne le qualificatif d'*éclectique*, tendance que d'ailleurs il combat personnellement.

C'est en effet à une sorte de compromis entre le système suédois et nos anciennes méthodes que s'arrêtent les officiers chargés de reviser le règlement militaire d'exercices physiques (1902), et la commission interministérielle qui devait poser des principes uniformes pour les exercices physiques dans l'armée, dans les écoles, et dans les sociétés de gymnastique (1904). Les travaux de cette commission eurent pour résultat la nomination d'une autre commission (1907), due cette fois à l'initiative du ministre de l'Instruction publique : le *Manuel d'exercices physiques et jeux scolaires*, publié en 1910, fut le résultat pratique fourni par cette dernière commission.

Nous aurons à parler, plus loin, de ce manuel, qui est actuellement notre guide officiel. Et nous en aurons enfin terminé avec cette longue et pourtant bien incomplète énumération des documents officiels, quand nous aurons cité une dernière circulaire de M. Doumergue, ministre de l'Instruction publique, par laquelle il recommande à tous les chefs d'établissement d'encourager et même de provoquer la création de nouvelles associations sportives.

Nous n'avons pas eu la prétention de rappeler ici tous les documents officiels, susceptibles de démontrer la persévérance avec laquelle les pouvoirs publics s'étaient occupés de l'éducation physique de notre jeunesse, surtout dans ces quarante dernières années. Les hommes qui se sont succédé au ministère de l'Instruction publique, depuis Duruy, ont tous compris quel intérêt supérieur présentait, pour l'avenir de la nation, le développement physique des écoliers, petits et grands; malheureusement, la période de tâtonnements a été longue; les méthodes choisies d'abord ont été défectueuses, et beaucoup d'efforts ont été dépensés en pure perte. On a aussi trop souvent voulu l'irréalisable; et bien des découragements sont nés de ce qu'on avait voulu appliquer à l'éducation physique des écoliers des principes qui ne convenaient en rien à leur âge ni à leurs aptitudes.

Il nous a paru indispensable de relater ici l'évolution des idées et des principes qui ont guidé les milieux dirigeants en matière d'éducation physique ; mais, pour ne pas alourdir cet historique, nous n'avons que trop peu insisté sur l'œuvre, considérable pourtant et fort méritoire, de tous ceux qui ont travaillé au développement de cette importante partie de l'éducation. Pour qui voudra comprendre la genèse de nos principes actuels d'éducation physique, il faudra de toute nécessité se documenter à ces travaux originaux d'Amoros, de Clias, de N. Laisné, de N. et E. Dally, de Hillairet, aux études plus récentes de Marey, de Lagrange et de Démeny, et enfin aux derniers travaux du lieutenant Hébert et du Dr Fr. Heckel (1). Les *Règlements officiels*, réunis en recueils, et les *Manuels d'éducation physique*, avec leurs préfaces, compléteront cette documentation, que nous limitons, de façon certainement trop arbitraire, aux travaux de très grande importance, au détriment d'une foule de publications dont l'intérêt ne saurait être mis en doute et dont on trouvera les indications chez les auteurs précités.

(1) Le livre du Dr Francis Heckel (Culture physique, Masson, Paris, 1913) n'a paru qu'après la mise en page de cet article : il doit être lu par tous ceux qui s'intéressent à cette question.

A côté des œuvres écrites, il faudrait faire aussi une très large place à tous les efforts qui se sont traduits par des cours, par des conférences, par des démonstrations pratiques. Si l'enseignement ne s'est pas généralisé, comme nous pourrions le souhaiter, ce n'est certes pas faute d'exemples désintéressés ni d'ardentes convictions ; mais à ces manifestations isolées l'opinion publique répondait par l'indifférence.

C'est pour orienter ce public ignorant et pour déterminer un courant d'idées en faveur de l'éducation physique que l'on a vu, ces dernières années, se former les groupements dont le but est tout d'abord une propagande active en vue de la réalisation d'un programme d'éducation physique ; il faut avouer que la tâche était ardue et que les résultats positifs n'ont pas encore pleinement récompensé le zèle de ces organisateurs ; nous devons rappeler ici le rôle important qu'ont joué ces sociétés, dont l'heureuse influence ne pourra que s'affirmer chaque jour davantage : la Ligue des médecins et des pères de famille, transformée en Ligue pour l'hygiène scolaire, qui fut fondée en 1903 par les D[rs] Le Gendre et Mathieu ; la plus récente (1910) Ligue française pour l'éducation physique, sous la présidence des P[rs] Richet et Gilbert ; la Société des médecins inspecteurs des écoles de Paris, dont le Bulletin mensuel, *la Médecine scolaire*, dirigé par les Drs Méry, Butte et Dufestel, a défendu bien souvent les principes d'éducation physique et réclame sans cesse leur application ; il nous faut encore citer l'action des sociétés de gymnastique, dont l'actif président, M. Cazalet, s'est toujours intéressé aux œuvres scolaires, et la Ligue girondine d'éducation physique que dirige le D[r] Ph. Tissié.

Nous n'insisterons pas sur la collaboration apportée par ces sociétés aux différents congrès nationaux (1) ou internationaux d'hygiène scolaire. Le très important *Congrès international de l'éducation physique*, qui vient de se tenir à Paris (mars 1913), a été en quelque sorte la synthèse de tous ces efforts et de tous ces travaux.

Cette simple énumération montre que l'activité ne manque pas chez nous pour favoriser une meilleure et plus complète réalisation de l'éducation physique.

Étant aujourd'hui en possession d'une méthode à base scientifique et de facile application, nous pouvons espérer que l'ère des tâtonnements est close : il ne s'agit plus maintenant de consacrer nos efforts au choix des exercices les meilleurs, mais de travailler à la diffusion de leur enseignement et de leur pratique.

ÉTAT ACTUEL. — Si, en effet, on cherche, en toute indépendance, à se rendre compte de l'état actuel de l'enseignement et de l'appli-

(1) *Congrès national d'hygiène et de pédagogie physiologique*, Paris, 1903 et 1905 ; *Congrès de l'éducation physique*, Paris, 1900 ; *Congrès des sports et de l'éducation physique*, Bruxelles, 1905.

cation des exercices physiques, on est obligé de convenir que tout, ou à peu près, reste à faire : tous les efforts dépensés depuis des années sont restés presque complètement stériles. L'impulsion en faveur de l'éducation physique n'a pas été assez forte ; le courant d'idées n'a pas été assez puissant pour entraîner la conviction des masses ; les mesures prises par les pouvoirs publics n'ont été l'objet d'aucune sanction efficace pour en assurer l'application.

C'est ainsi que, *dans nos écoles primaires*, l'enseignement de la gymnastique est resté à l'état d'insignifiante ébauche ; dans l'immense majorité des écoles de campagne ou de petite ville, il est, à proprement parler, inexistant ; de loin en loin les enfants, mis en rangs, exécutent quelques mouvements de bras ou de jambes, qui n'ont aucun rapport avec une éducation physique raisonnée. On excuse cette négligence en disant que les enfants des champs n'ont pas besoin d'une culture physique, qui est assurée par chacun des actes de leur existence au grand air : cette excuse n'a que peu de valeur, car, si les petits campagnards jouissent d'une mine et d'une santé meilleures que celles de nos jeunes citadins, combien n'auraient-ils pas à gagner en souplesse et en agilité à exécuter des mouvements précis et bien ordonnés, et combien d'entre eux gagneraient à un développement plus harmonieux de leur corps trop souvent abandonné à des attitudes incorrectes ou vicieuses !

Dans les villes où les conditions d'hygiène sont déplorables, où les enfants vivent confinés dans des logements étroits, où ils ne trouvent même pas toujours à l'école la quantité d'air et de lumière à laquelle les règlements leur donnent droit, les soins donnés au développement physique des écoliers devraient être attentifs et assidus : de fait, ils se réduisent presque à rien.

Si les maîtres consacrent un grand effort à faire suivre à leurs élèves un programme d'études trop encombré, ils n'ont, pour la plupart, qu'un minime souci des exercices physiques : c'est que, à leur point de vue, la réussite au certificat d'études ou aux examens présente seule un intérêt immédiat. Le degré d'instruction d'une classe est, dans notre système actuel, le meilleur critérium de la valeur du maître. Dans l'enseignement secondaire, les jugements s'établissent de la même façon ; les meilleurs établissements sont ceux qui fabriquent le plus grand nombre de bacheliers.

Dans les écoles de la Ville de Paris, et nous avons tout lieu de croire qu'il en est à peu près de même dans toutes nos grandes villes, le règlement est totalement négligé, ou, qui mieux est, méconnu par principe.

L'arrêté du 8 août 1890 réglemente ainsi la durée des exercices physiques : « Le temps consacré chaque jour aux exercices physiques doit être de deux heures, sur lesquelles on réserve à la gymnastique une demi-heure au moins pour les enfants au-dessous de dix ans, trois quarts d'heure au moins pour les enfants au-dessus de dix ans. Ce temps serait avantageusement réparti en deux séances. Les travaux manuels, pas plus que les exercices militaires spéciaux, ne pourront être considérés comme leçons de gymnastique. »

« Si ce programme était suivi à la lettre, dit le Dr Dufestel (1), nous serions satisfaits. Mais, hélas! il est loin d'en être ainsi ! La gymnastique est bonne fille, on lui prend tout le temps qu'on peut. »

Dans les écoles parisiennes, les séances de gymnastique sont ainsi réparties :

Pour les garçons :

Cours complémentaire	1 heure	par semaine.	
— moyen (certificat d'études)	1 —	—	
— élémentaire	2 heures	—	(en 4 séances).

Pour les filles, la répartition est un peu différente :

Cours supérieur	1/2 heure	par semaine.	
— complémentaire	1/2 —	—	
— moyen	1 —	—	(en 2 séances).
— élémentaire	1/2 heure	par jour.	

Le professeur de gymnastique vient à chacune de ces écoles une heure et demie par semaine ; il consacre ce temps, à tour de rôle, aux différentes divisions (400 enfants environ). L'enseignement habituel est fourni par les maîtres ou maîtresses munis ou non du diplôme spécial (2).

Non seulement le temps consacré à ces exercices est d'une déplorable insuffisance, mais l'enseignement lui-même est loin de répondre à notre idéal : non pas que les maîtres qui en sont chargés manquent de compétence ni de bonne volonté ; mais leur insuffisance numérique est telle qu'ils ne peuvent suffire à la tâche. Il y aurait tout un personnel enseignant à créer : nous aurons à revenir sur ce point important. Dans l'état actuel, et telle qu'elle est enseignée, la gymnastique ne peut être considérée par les élèves que comme une ennuyeuse corvée, prise sur le temps des récréations. « Comment voulez-vous, dit encore Dufestel (3), que l'instituteur et surtout l'élève prennent goût à cette gymnastique, à ces exercices monotones, sans imprévu, sans intérêt en un mot, dont ils ne comprennent ni le but ni l'utilité ? Aussi, j'ai vu des enfants auxquels, depuis des mois, on faisait exécuter à chaque leçon les mouvements respiratoires et qui ne savaient pas respirer... Quel est l'aboutissant d'un pareil système ? C'est qu'au lieu de former un enfant capable de devenir un bon et solide ouvrier, on en fait un *avorton*, ayant des connaissances superficielles sur beaucoup de choses, mais

(1) L. Dufestel, L'éducation physique à l'école primaire (*Pédiatrie pratique*, 1er et 15 févr. 1908).

(2) Les détenteurs de ce diplôme ont une allocation annuelle de 50 francs.

(3) L. Dufestel, *La médecine scolaire*, juin 1909, et *Pédiatrie pratique*, févr. 1908.

insuffisamment développé au point de vue physique, et qui, à l'atelier, ne fera qu'un ouvrier faible et débile. »

Dans l'enseignement secondaire, l'insuffisance des exercices physiques est encore plus marquée, et ceci à l'encontre des dispositions légales qui obligent l'administration de l'Instruction publique et les municipalités à donner l'instruction de la gymnastique.

En quoi consiste cet enseignement, là où il existe des professeurs qui y sont spécialement affectés? « Deux fois par semaine, une heure chaque fois, le plus souvent une demi-heure seulement et presque toujours aux heures de récréation, on conduit les élèves au gymnase par groupe de vingt-cinq à trente, sous la direction d'un seul professeur. Chaque élève attend, dans l'immobilité que lui impose la discipline, son tour d'exercice. Il y a beaucoup d'élèves pour le même trapèze, et chaque élève ne fait guère plus d'une culbute par séance. Ainsi, durant cette séance, c'est pendant cinq minutes et même moins que s'exercent les muscles des élèves, cinq minutes par séance, dix minutes par semaine, quarante minutes par mois! Voilà le temps consacré à une culture physique qui mériterait pour être bien faite plusieurs heures par jour (1) ! »

Les externes n'ont même pas le profit de ce semblant d'exercice : ce n'est qu'en très petit nombre qu'ils y assistent.

Il existe, il est vrai, dans bon nombre de ces établissements, des *associations sportives ou athlétiques* : mais leur désignation indique assez leurs tendances, et l'on peut affirmer que la grande majorité des élèves s'en désintéressent ; ces sociétés restent réservées aux jeunes gens vigoureux et adroits qui peuvent représenter avec avantage les couleurs de leur collège dans les matches ou dans les rencontres interscolaires.

L'extrême médiocrité de ces résultats étonne moins quand on connaît les divergences des méthodes d'enseignement et les modifications incessantes apportées aux programmes, telles qu'elles ressortent du court historique que nous exposions tout à l'heure : comment des professeurs auraient-ils eu le temps d'apprendre et d'appliquer un système condamné aussitôt qu'établi ; comment pourraient-ils suivre les indications, si souvent contradictoires, des multiples règlements ou arrêtés qu'on leur impose ?

C'est ce grave défaut de méthode qui a fait placer en première ligne du programme des réformes élaborées par la commission interministerielle de 1904 l'*unification des méthodes d'enseignement.*

A côté de l'insuffisance des méthodes d'enseignement, la pauvreté des résultats acquis doit être attribuée à l'indigence des moyens employés : à Paris, où l'organisation est supérieure à celle de la plupart des villes de province, le personnel spécial enseignant la gym-

(1) H. Rouyer, *loc. cit.*

nastique est tout à fait insuffisant; en 1908, Dufestel le décomposait ainsi : un inspecteur ayant sous ses ordres trois sous-inspecteurs et deux sous-inspectrices, puis soixante professeurs hommes et vingt-cinq professeurs femmes, pour une ville où la population scolaire atteint 300 000 enfants. A l'heure actuelle, et malgré l'augmentation de la population scolaire, le nombre des professeurs dépasse à peine la centaine.

« Permettez-moi, à titre de curiosité, de vous dire ce que la Ville de Paris dépense pour l'éducation physique. La dépense totale figure au budget pour 293 887 fr. 50, et dans ce chiffre sont comptés non seulement les traitements des inspecteurs et professeurs, mais aussi les indemnités allouées aux instituteurs et institutrices munis de leur brevet de gymnastique, et de plus, les frais de chauffage, d'entretien, et du personnel des gymnases municipaux. »

« Pour le chant, art d'agrément, la ville dépense 345 350 francs, soit 45 000 de plus, et pour le dessin 909 500 francs. Pour ces deux arts d'agrément, dont je suis loin d'ailleurs de contester l'importance, la dépense est de 1 246 850 francs contre les 293 887 fr. 50 de l'éducation physique. Vous avouerez qu'il y a des choses incompréhensibles ! Un professeur d'éducation physique ne peut toucher à la ville plus de 1 800 francs. Il est moins payé que le balayeur de la voie publique (1) ! »

Dans l'enseignement secondaire, où l'on pourrait croire les ressources budgétaires moins chichement comptées, l'éducation physique est traitée tout aussi misérablement. Le Dr Lachaud (2) nous apprend que les 95 974 élèves des établissements d'enseignement secondaire disposent de 360 instructeurs : chaque maître doit donc s'occuper de près de 300 élèves ! Dans les lycées, la proportion est d'un maître pour 425 élèves. Enfin il existait cinq collèges qui se passaient de professeurs et d'enseignement.

Ajoutons enfin que très peu d'établissements, primaires ou secondaires, disposent de locaux suffisants pour les exercices physiques, et que plus rares encore sont ceux qui possèdent des terrains de jeux.

« On peut dire que tout enseignement physique donné dans ces conditions est nul » (Rouyer).

Il y a donc lieu de rechercher les moyens par lesquels on pourrait donner à l'éducation physique la faveur dont elle a besoin pour se développer : il faudrait, d'une part, persuader aux parents d'élèves que le temps consacré à la culture physique est aussi nécessaire que celui accordé aux soins de l'intelligence ; il y a toute une campagne de propagande à faire dans ce sens. Nous reproduisons ci-contre, à titre d'exemple, l'affiche composée par G. Démeny dans un

(1) Dufestel, *loc. cit.*
(2) Dr Lachaud, Rapport au nom de la Commission de l'armée.

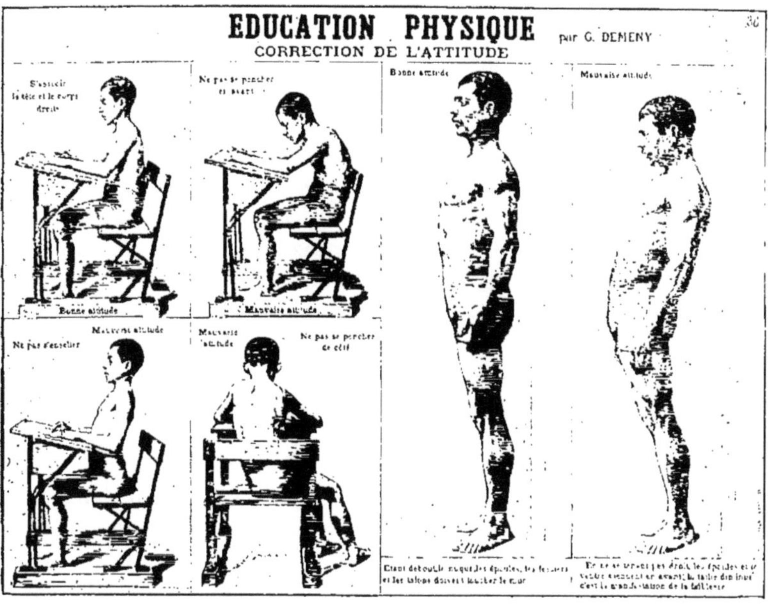

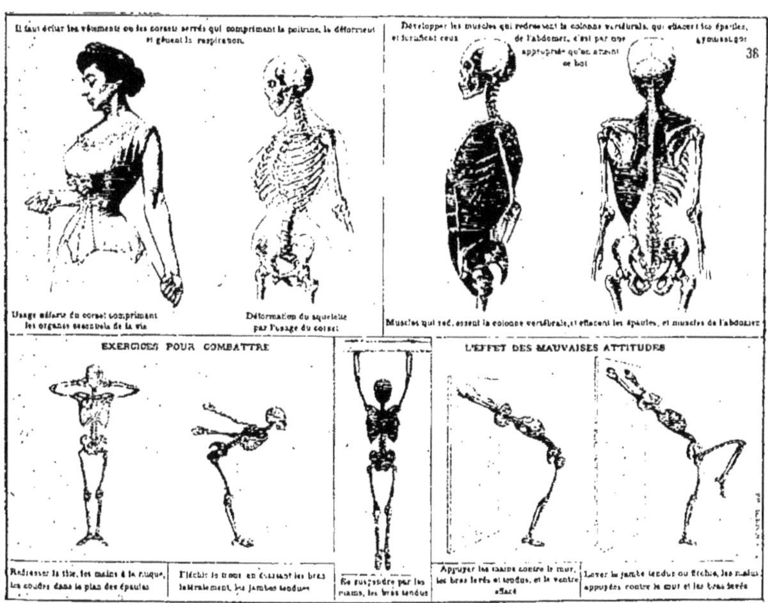

Fig. 139. — Affiche de démonstration et de vulgarisation, L.-G. Démeny. (Deyrolle, éditeur).

but de vulgarisation (fig. 138) ; il faudrait, d'autre part, que maîtres et élèves soient incités à s'occuper de l'éducation physique par un *système de sanctions appropriées.*

En effet, malgré l'attrait que les exercices physiques et les sports devraient avoir sur la jeunesse, si amie du mouvement et du grand air, il apparaît de toute évidence que des résultats sérieux ne seront obtenus, en fait d'éducation physique, que par l'établissement d'un programme défini, avec *obligation absolue* pour les élèves, garçons ou filles, de tous les ordres d'enseignement, de prendre part à ces exercices. C'est du moins l'opinion de la plupart de ceux qui se sont intéressés à la question.

Dans notre enseignement, l'éducation physique a toujours été reléguée au dernier plan : aux yeux des maîtres comme à ceux des parents, la leçon de gymnastique a toujours compté pour quantité négligeable ; le professeur de gymnastique lui-même ne jouit que d'une considération fort inférieure à celle qu'il mérite.

Pour remédier à ce fâcheux état d'esprit, il est nécessaire d'élargir la place occupée par l'éducation physique non seulement dans les programmes, mais peut-être aussi dans certains examens ou concours.

On a proposé d'ajouter aux programmes des examens primaires ou secondaires une épreuve d'exercices physiques, portant à la fois sur la théorie et sur la pratique ; cette sanction de fin d'études serait un stimulant pour les élèves et pour les maîtres ; ces derniers, dont la valeur est surtout jugée d'après les résultats obtenus aux examens, ne verraient plus d'un œil jaloux les élèves privés de quelques heures de cours en faveur des exercices physiques. Mais, à dire vrai, nous ne voyons pas comment cette épreuve pourrait pratiquement être réalisée.

Dans l'enseignement supérieur, il y aurait d'importantes modifications à apporter dans le même sens ; pour l'admission aux écoles militaires elles-mêmes, l'aptitude physique tient une place trop modeste, et c'est avec raison que M. Messimy, ministre de la Guerre, vient de prescrire (novembre 1911) une augmentation du coefficient attribué aux exercices physiques dans ces concours (1).

Si les efforts accomplis pour une meilleure éducation physique recevaient une juste récompense, aussi bien chez les maîtres que chez les élèves, la défaveur dont jouit cet enseignement serait bien près de disparaître. Il est grand temps, d'ailleurs, de mettre nos actes en accord avec nos principes : l'importance de l'éducation physique est reconnue de tous, partout on en clame la nécessité, et nulle mesure efficace n'est prise en sa faveur. Quand un instituteur sera

(1) Cette heureuse modification n'aura pas été de longue durée. Une nouvelle décision ministérielle (avril 1913) a spécifié qu'à partir de 1914 les coefficients affectés aux épreuves d'aptitudes physiques seront ramenés à 20 points au lieu de 30.

assuré d'un bel avancement parce que ses élèves ont un développement physique normal et ignorent les attitudes vicieuses, quand les parents sauront attacher autant de prix à la santé de leurs enfants qu'à leurs succès aux examens, il y aura un grand progrès d'accompli, et notre cause sera bien près d'être gagnée.

BASES PHYSIOLOGIQUES DE L'ÉDUCATION PHYSIQUE.

Pour que l'enfant tire tout le profit désirable de son éducation physique, il faut que les principes de cette éducation soient établis strictement d'après les *conditions physiologiques d'un organisme en voie de développement* : en s'éloignant de cette règle, on risquerait de faire besogne inutile, sinon dangereuse.

Non seulement les programmes d'éducation physique doivent être établis suivant les aptitudes et la résistance des enfants de différents âges, mais ils doivent aussi tenir compte des différences énormes qui peuvent exister entre les enfants du même âge, dont le développement n'a pas été parallèle.

En dehors donc des cas pathologiques, où seul le médecin peut décider de la part d'exercices qu'il convient de faire exécuter au petit malade, il nous paraît indispensable que la désignation des enfants, pour telle ou telle série d'exercices, ne se fasse qu'après examen médical complet.

Pour ce classement, on devrait utiliser les renseignements consignés sur les *fiches scolaires individuelles* : à telle série d'exercices seraient adressés les enfants dont la taille, le poids et le périmètre thoracique auraient atteint tel chiffre ; il y aurait là une addition peu compliquée à faire au *Manuel d'exercices physiques* dont nous aurons à parler souvent ; il suffirait qu'à côté des indications d'âge données pour tel exercice on inscrivît les chiffres caractérisant un développement normal d'un enfant de ce même âge.

Ces premières indications posées, quels sont les principes qui doivent présider à une éducation rationnelle?

C'est ici que nous pouvons nous inspirer de Montaigne et répéter avec lui « qu'il n'en faut pas faire à deux » : nous ne devons pas avoir en vue seulement le développement d'un système musculaire que nous voulons souple et vigoureux ; il faut que nous songions aussi à asservir ces forces physiques à un système nerveux bien équilibré et fortement discipliné.

La tendance actuelle en France est de comprendre l'*éducation physique* dans un très large sens : nous voulons qu'à côté des *exercices d'éducation*, c'est-à-dire de ceux qui ont pour but le développement harmonieux de l'ensemble des qualités physiques, il y ait une large place faite aux *exercices d'application*, c'est-à-dire à ceux qui aideront l'enfant devenu homme à faire face aux nécessités matérielles et, dans une certaine mesure, aux épreuves morales de l'existence.

Après avoir fourni à l'enfant et à l'adolescent un organisme assez résistant pour soutenir les luttes de l'existence, l'éducation française veut assouplir cet organisme en vue de son adaptation aux mille circonstances ou difficultés qu'il rencontre ; après avoir fabriqué un bon instrument, nous avons le souci de le confier à une volonté à la fois ferme et avisée. A quoi aurait-il servi d'augmenter l'énergie d'un individu si on ne lui avait pas appris comment il peut utiliser toutes ses ressources physiques, et comment il peut produire le meilleur et le plus puissant effet avec l'effort le moins considérable ?

Présentée de la sorte, l'éducation physique revêt un intérêt tout spécial : elle apparaît comme un but précis et effectif. Et il serait intéressant qu'en quelques leçons théoriques on puisse faire connaître aux enfants et aux adolescents tout le bénéfice qu'ils ont à tirer d'une telle éducation. M. Démeny, dans ce but de vulgarisation, a composé un tableau destiné à être affiché dans les salles de gymastique, et que nous reproduisons ici (p. 281).

Quand les parents eux-mêmes auront compris l'importance capitale de ce programme, nous pouvons espérer qu'un courant d'opinion se dessinera et emportera toutes les convictions.

Nous disions que le but de l'éducation physique était d'*augmenter à la fois la puissance de l'effort et la valeur de la résistance* : les principes de cette éducation doivent donc reposer sur la connaissance de deux grandes fonctions de notre organisme : *fonction de nutrition* et *fonction de relation*, la première assurant surtout la résistance de l'organisme, et la seconde devant être développée en vue de la puissance et de la bonne utilisation de l'effort.

La gymnastique et les fonctions de nutrition. — Nous ne voulons pas faire ici un exposé physiologique des fonctions d'assimilation, de désassimilation et de nutrition. Mais nous dirons en quelques mots comment l'éducation raisonnée peut favoriser le développement et le bon fonctionnement des organes de la *respiration*, de la *circulation* et aussi de l'*appareil digestif*.

Le *développement de la cage thoracique* est la condition essentielle du fonctionnement normal du *poumon* et du *cœur* ; suivant le « rendement » de ces organes, ce sont tous les échanges nutritifs qui sont favorisés ou compromis. Dans nos méthodes d'éducation physique, il importe donc de donner une place de première importance à la *gymnastique respiratoire*, qui est le seul moyen vraiment efficace d'augmenter la capacité thoracique.

On favorisera de la sorte la *respiration*, par augmentation de volume du poumon et extension du champ de l'hématose ; on donnera au cœur et aux gros vaisseaux plus d'aisance, et on obtiendra encore un autre résultat du plus haut intérêt : en permettant à la cage thoracique d'atteindre une vaste ampliation, assurée par une musculature résistante, on fournit aux membres supérieurs un point d'appui solide, condition première pour leur permettre d'exercer une force considérable : en effet, ce n'est qu'après fixation du thorax en inspiration que le membre supérieur peut déployer toute

37.

ÉDUCATION PHYSIQUE

PAR G. DEMENY

Le Perfectionnement Physique

Pour être complet, le Perfectionnement Physique comprend les qualités particulières suivantes :	SANTÉ	BEAUTÉ	ADRESSE	VIRILITÉ
Ces qualités consistent respectivement dans les acquisitions ci-contre.	Augmentation de la *force musculaire;* Faculté de produire une grande *somme de travail* sans fatigue. *Résistance aux maladies.*	Développement normal de la *taille* et des *proportions* du corps. *Musculature moyenne* et renforcement des *parties faibles* : le dos et l'abdomen, pour *fixer l'épaule, amplifier la poitrine et fortifier les parois du ventre.*	*Affinement* des sens et des mouvements. Habileté à *utiliser sa force* et à l'employer intelligemment. *Souplesse.* *Savoir travailler* et se *reposer à temps.*	Formation du *caractère*; développement de la *volonté* et de la *confiance en soi.* Direction utile de son énergie *au point de vue social.* Savoir se tirer d'affaire et aider les autres.
Elles sont le résultat pratique de l'exercice convenablement dirigé et de ses EFFETS particuliers sur notre organisme, savoir :	**EFFET HYGIÉNIQUE** (Général et passager) DE LA QUANTITÉ DE TRAVAIL dépensé dans un temps donné *L'organisme s'habitue à une dépense constante d'énergie et conserve son équilibre au fur et à mesure de cette dépense.*	**EFFET ESTHÉTIQUE** (Local et durable) DU GENRE D'EXERCICE habituel *La répartition du travail sur un groupe particulier de muscles peut, en les développant spécialement, déformer ou redresser le corps suivant les cas.*	**EFFET ÉCONOMIQUE** (durable) DE LA QUALITÉ D'EXÉCUTION des mouvements *Les contractions musculaires s'associent et s'adaptent au genre de travail à exécuter.* *Les contractions inutiles disparaissent (Économie).* *Tout s'harmonise pour l'utilisation intelligente de la force avec le minimum de déchet (Adresse et souplesse).*	**EFFET MORAL** DU BUT QUE L'ON SE PROPOSE en s'exerçant *L'habitude d'agir et de diriger notre activité vers notre perfectionnement contribue à notre moralité et augmente la valeur du capital d'énergie morale.*
Ces effets utiles s'obtiennent si l'exercice remplit les conditions suivantes	Il faut s'exercer et dépenser journellement une certaine quantité d'énergie, éviter la sédentarité comme les excès de travail. Vivre au grand air et à la lumière. Se bien nourrir en demeurant sobre. Proscrire les excitants du système nerveux. S'entraîner avec la progression la plus douce sans jamais dépasser la limite de ses forces. Régler et éduquer sa respiration, cesser l'exercice quand l'essoufflement et les palpitations du cœur apparaissent. Éviter les efforts musculaires trop intenses et trop prolongés, rechercher les efforts modérés souvent renouvelés qui activent et régularisent la respiration et le cours du sang, comme la marche, la course modérée, les jeux, la danse, etc. Pousser l'exercice jusqu'à la sudation et la fatigue légères. User de l'ablution d'eau froide au saut du lit et, après l'exercice, friction à sec après cette ablution. Régime régulier de vie. Se coucher et se lever de bonne heure.	Veiller à la bonne attitude du corps debout, assis et en marchant. Éviter la nonchalance dans le maintien et la démarche. Proscrire les vêtements serrés et les chaussures trop petites. Pratiquer souvent des exercices actifs de redressement qui demandent un effort volontaire des muscles extenseurs du rachis, spécialement de la région cervicale et lombaire, efforts tendant à raccourcir les muscles du dos et du ventre. Conserver dans les divers mouvements de gymnastique de développement une attitude correcte : épaules effacées, poitrine ouverte, ventre rentré sans exagération. Exécuter les mouvements des bras, les coudes restant dans le plan des épaules. La station debout correcte est prise contre un mur : les épaules, la nuque, les fesses, les talons appuyés contre la paroi.	S'habituer à ne contracter que les muscles indispensables au travail. Exercices de plus en plus difficiles et compliqués exerçant la souplesse et demandant l'agilité du corps, c'est-à-dire l'indépendance des contractions musculaires. Équilibres à des hauteurs croissantes pour combattre le vertige. Exercices d'application utiles à la locomotion, à la défense et aux sauvetages. Apprentissage des métiers manuels. Travailler bien avec ténacité, cesser le travail dès que la fatigue se fait sentir. Ne pas précipiter ses mouvements pour ne pas se raidir et n'en accélérer le rythme que lorsque l'exécution lente est parfaite. Pour continuer longtemps le travail, choisir un rythme convenable et alterner dans une bonne mesure les périodes d'activité avec les périodes de repos.	Pratiquer les jeux où l'entrain, la gaîté, l'émulation et la solidarité s'éveillent. Se livrer aux exercices sportifs demandant de l'énergie et du sang-froid. S'endurcir aux coups et à la douleur. Persévérer dans le travail. Ne jamais perdre de vue le but élevé de l'Éducation physique. Chercher sa récompense dans les bienfaits de l'exercice et son plaisir dans la conservation de la vigueur et de la santé au lieu de prendre l'exercice lui-même comme but, de le regarder comme un moyen de se procurer des avantages pécuniaires ou honorifiques et comme une vaine satisfaction de vanité.

sa force, grâce à la fixité et à la résistance de ses points d'attache. C'est là un exemple frappant de l'union intime qui règne entre nos différents organes et nos fonctions diverses, et qui démontre l'absolue nécessité où nous sommes de ne délaisser aucun d'eux si nous voulons réaliser une éducation physique vraiment complète et utile.

Pour que la gymnastique respiratoire soit efficace, pour qu'elle assure le développement de la cage thoracique, il faut encore que les *voies respiratoires supérieures soient largement perméables* : le nez et le pharynx doivent être libres de tous les obstacles, végétations, déviations, amygdales hypertrophiées, qui rendraient illusoires tous les exercices éducatifs ; et voici une preuve nouvelle de la corrélation étroite de toutes les fonctions entre elles : un adénoïdien, à respiration réduite, développera mal son thorax, compromettra sa nutrition générale par une mauvaise hématose, et aura de plus une musculature débile par l'insuffisance de ses points d'appui. Une autre condition de l'efficacité de la gymnastique respiratoire est qu'elle soit *pratiquée en plein air* : la quantité de l'air inspiré ne supplée pas à sa qualité. De là la nécessité de l'établissement de terrains réservés aux exercices physiques et aux jeux, surtout dans les grandes villes, où les cours des écoles sont resserrées et peu aérées (fig. 139).

En même temps que la gymnastique respiratoire développera thorax, poumons et cœur, l'éducateur apprendra à l'enfant dans quelles limites il peut utiliser ces organes sans les exposer à un dangereux surmenage.

« L'éducation, dit Demeny (1), doit s'attacher à éviter l'essoufflement, les troubles de la respiration et de la circulation dans les grands efforts musculaires ; à rechercher toujours l'accomplissement normal de ces fonctions pendant l'exécution du travail.

« Il faut constamment fixer son attention sur ce point en graduant l'intensité, les efforts et leur durée, en augmentant d'une façon imperceptible la somme de travail dépensée, sans jamais aller jusqu'au point où les troubles du cœur et du poumon se manifestent.

« Il faut surtout observer une judicieuse proportion entre les périodes de travail et les périodes de repos. »

Ces principes généraux ont été précisés par le Dr Bellin du Coteau (2) : après de multiples observations, cet auteur a pu déterminer certaines *lois de l'effort* qu'il résume ainsi :

I. Tout travail musculaire détermine une accélération du rythme cardiaque.

II. Cette accélération est fonction du travail produit et *permet de distinguer trois types d'effort :*

1° *Effort intense ;*

2° *Effort intense et prolongé ;*

3° *Effort relatif.*

1° L'*effort intense* accélère le rythme. Normalement, le pouls bat de 65 à 75 fois à la minute. Après l'effort intense, le pouls bat à 160. Le retour à la normale se fait rapidement, cinq minutes en moyenne.

2° L'*effort intense et prolongé* accélère le rythme plus que l'effort intense. Le pouls bat à 200 à la minute. Le retour à la normale est

(1) G. Demeny, L'école française, Fournier, édit., Paris, 1909.
(2) Dr Bellin du Coteau, *Sporting*, 16 juillet 1913.

beaucoup plus lent que dans l'effort intense, quatre à cinq heures en moyenne.

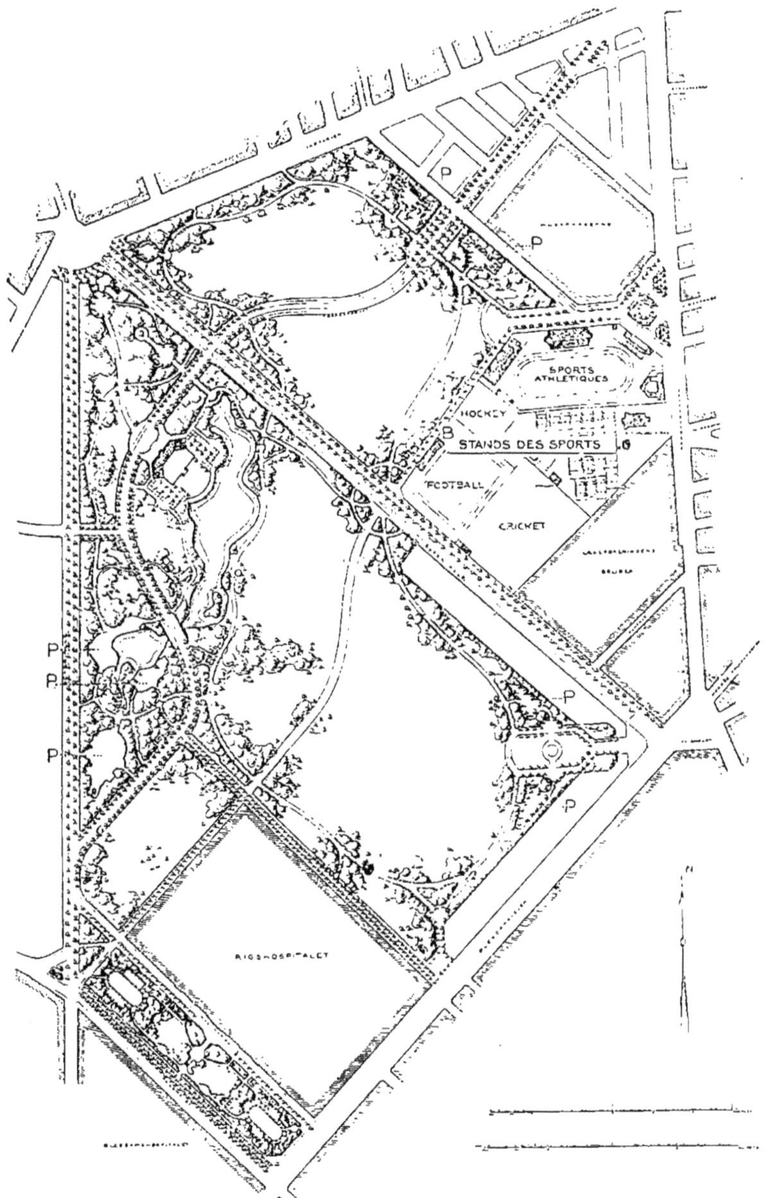

Fig. 140. — Le nouveau parc avec terrain de jeux à Copenhague.

3° L'*effort relatif* accélère à peine le rythme du cœur. Le pouls bat à 100 à la minute. Le retour à la normale se fait rapidement, cinq minutes en moyenne.

Voici, d'ailleurs, quelques exemples apportés par le Dr Bellin du Coteau, qui précisent les conditions dans lesquelles se produisent l'effort et son retentissement sur le rythme cardiaque :

« Les sports athlétiques réalisent une véritable « gamme » d'efforts.

« 1° La course de *100 mètres* constitue le type de l'effort intense. L'accélération du pouls est en moyenne de 160 à la minute.

« Ce chiffre est d'ailleurs variable suivant l'intensité même du travail produit.

« A côté des 100 mètres viennent se ranger les *différents lancers* (poids, disque, javelot) et les *différents sauts*.

« Nous surprendrons sans doute le lecteur en lui apprenant que ces différents exercices sont peut-être plus « durs » pour le cœur qu'une course de 100 mètres.

« Exemple :

« *Championnat de France de 100 mètres :*

« Mourlon, 140 pulsations à la minute.

« Black, 148 pulsations à la minute.

« *Lancement du poids :*

« Tison, 160 pulsations à la minute.

« Guéraçagne, 180 pulsations à la minute.

« 2° Le *400 mètres* réalise le type de l'effort intense et prolongé. L'accélération du pouls est en moyenne de 200.

« Exemple :

« *Championnat de France* de 400 mètres :

« Poullenard, 224 pulsations à la minute.

« 3° Les *courses de longue distance* rentrent dans la catégorie de l'effort relatif. Les pulsations sont extrêmement variables, mais en général l'accélération est faible.

« Exemple :

« *Cross des Nations, 15 kilomètres :*

« Bouin, 80 pulsations à la minute.

« Keyser, 104 pulsations à la minute.

« Insistons sur ce fait peu connu, ou du moins peu signalé jusqu'ici, du véritable « affolement cardiaque » après les courses de vitesse.

« Le Dr Tissié lui-même, dont la compétence est indiscutable, permet seulement de « pousser l'exercice jusqu'au moment où le pouls atteint 140 à 150 pulsations ».

Les *organes digestifs*, ou d'une façon plus générale les *viscères abdominaux*, ont besoin d'être solidement maintenus par une « sangle » musculaire solide ; non seulement les ptoses viscérales et les hernies sont ainsi combattues, mais les contractions de la musculature du tractus digestif, ou des conduits excréteurs de ses glandes annexes, sont grandement favorisées. Les muscles abdominaux doivent donc être soigneusement développés.

Les *fonctions de désassimilation*, et en particulier les *excrétions*, sont au plus haut degré favorisées par l'exercice, et nous n'avons pas à insister sur les troubles profonds de la nutrition auxquels sont exposés les sédentaires ou les inactifs : telles l'obésité et les manifestations multiples de l'insuffisante combustion des déchets azotés. Les éliminations assurées par le rein et par la peau sont accrues dans des proportions considérables par la pratique des exercices physiques.

La gymnastique et les fonctions de relation. — Le *système nerveux*, dans ses fonctions si complexes, doit tirer un grand profit

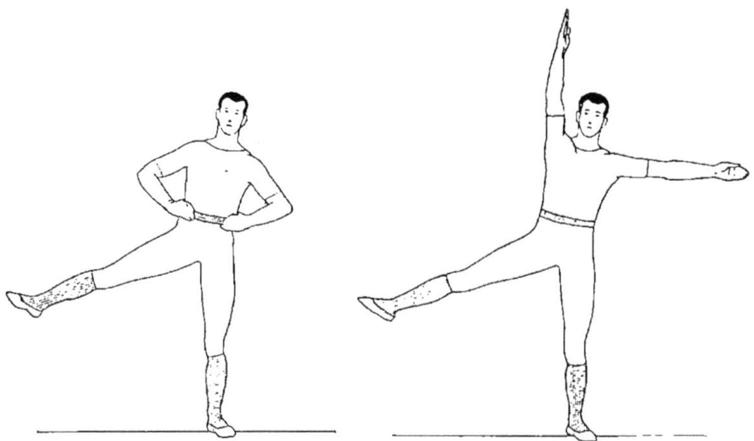

Fig. 141. — Exercice d'équilibre. Fig. 142. — Exercice dissymétrique.

de l'éducation physique; au point de vue *moteur*, c'est de lui que dépendent la coordination des mouvements, leur amplitude, leur force, et surtout leur adaptation à la tâche demandée: nous répétons ici encore que la valeur du mouvement, comme force et comme précision, dépend surtout de sa parfaite adaptation au but recherché ; cette économie dans la dépense de force ne dépend pas de notre système musculaire, mais bien plutôt de la façon dont il est commandé: l'éducation de la *motricité* domine celle de la musculature ; « la durée de l'acte nerveux dans un coup de poing est plus importante que celle de l'acte musculaire. C'est la partie essentielle du mouvement ; c'est elle qui varie le plus suivant les individus et leur état (1) ».

Mais cet « acte nerveux » est le résultat d'une série de réflexes, ou de déductions rapides, qui sont eux-mêmes d'autant mieux appro-

(1) G. Démeny, *loc. cit.*

priés au résultat demandé que l'éducation est plus parfaite : les mouvements de défense ou ceux d'attaque, les exercices d'adresse, pour ne parler que de quelques applications pratiques de l'éducation physique, sont exécutés avec d'autant plus de correction et d'à-propos que tous les actes nerveux sont mieux coordonnés, dequis la *perception sensorielle* ou *sensitive* jusqu'à l'*influx moteur*.

Toute une série d'exercices tendent à perfectionner cette coordination des mouvements; les meilleurs sont les exercices d'*équilibre* (fig. 140), et les exercices *dissymétriques* (fig. 141), dans lesquels le système nerveux doit constamment entrer en jeu pour commander des mouvements très précis ou d'exécution difficile, à cause de leur rareté dans la vie courante :

Les *facultés psychiques* elles-mêmes participent à cette éducation ; on pourrait rappeler l'influence réciproque du physique sur le moral et les longues dissertations sur ce sujet de nos philosophes et médecins du XVIIIe siècle ; depuis cette époque, les physiologistes ont montré l'action favorable de l'exercice sur la circulation cérébrale et les fonctions du cerveau; d'une façon moins scientifique, il est facile d'observer chaque jour combien les enfants habitués aux exercices physiques sont riches d'entrain et de gaîté; ils y gagnent aussi en énergie, en sang-froid et en courage; ils y éduquent leur *volonté*, et c'est là un résultat d'une haute portée morale, dont nos pédagogues devraient comprendre toute l'importance.

Ce rapide aperçu montre assez que l'éducation physique n'est pas seulement le développement des muscles. Les sujets les plus riches en biceps ne sont pas toujours les plus solides, ni les plus aptes à la lutte : les qualités de résistance, dues au bon fonctionnement de tout l'organisme, sont plus utiles que la force mal commandée et dépensée sans ménagements.

Ce que nous avons à demander à l'*éducation musculaire* proprement dite sera maintenant vite exposé.

Nous devons tout d'abord chercher à obtenir un développement harmonieux des différentes parties du corps ; il importe que les membres du côté droit, par exemple, ne l'emportent pas en force sur ceux du côté opposé ; il faut s'efforcer aussi de donner aux membres supérieurs une valeur correspondant à celle des membres inférieurs.

La gymastique éducative visera surtout à développer les muscles ou les groupes de muscles qui, dans la vie courante, ne fournissent qu'un travail restreint, et n'ont de ce fait aucune tendance naturelle à prendre de la force. Pour les différents segments du membre supérieur, par exemple, les mouvements dans le sens de la flexion sont beaucoup plus fréquents que ceux dans le sens de l'extension : la gymnastique aux agrès n'utilisait guère que ces mêmes mouvements de flexion. La gymnastique suédoise, au contraire, cherche à équilibrer les mouvements dans les deux sens, et pour réaliser ces exercices, on a imaginé la *gymnastique d'opposition* :

« Lorsque l'on saisit une poignée annexée à un ressort à boudin ou à un caoutchouc et que l'on tire avec le bras en flexion, on peut, selon la force du caoutchouc ou du ressort, selon le degré de tension qu'on leur donne, faire travailler d'une manière assez bien dosée les muscles fléchisseurs de l'avant-bras sur le bras. Mais vous pouvez supposer que, au lieu d'avoir devant soi, comme résistance, l'organe passif qu'est le caoutchouc ou le ressort à boudin, on ait la résistance active, graduée, intelligente d'un professeur, connaissant son métier, et qui, prenant la main de l'élève dans la sienne ou appliquant sa main contre l'avant-bras en avant ou en arrière, commande des mouvements de flexion ou d'extension gradués à sa volonté, en changeant la résistance d'un sujet à l'autre, d'un moment à l'autre, sur le même sujet. C'est ainsi que, lorsque l'on voit sur un enfant un groupe musculaire insuffisant par rapport à un autre, on peut le faire travailler individuellement. Tel est le principe général facile à comprendre de la gymnastique d'opposition (1). »

Les muscles du cou et du tronc ont également besoin d'être rigoureusement exercés : à l'insuffisance de ces groupes musculaires, il faut souvent attribuer les attitudes vicieuses et les déformations squelettiques consécutives, si fréquentes chez les enfants des écoles.

Sur le *développement du squelette*, la gymnastique a aussi un rôle des plus efficaces, surtout par l'intermédiaire du système musculaire, dont le développement harmonieux peut avoir les effets correctifs que nous venons de signaler ; il faut citer cependant les curieuses observations faites par le Dr Dufestel chez des enfants exercés uniquement à la « gymnastique de plancher », et chez qui l'accroissement en hauteur était inférieur à celui des enfants privés de tout exercice ; pour cet auteur, les contractions répétées des muscles dorsaux produisent « un tassement des disques intervertébraux compressibles et une diminution de la taille ».

Ces quelques considérations sur le rôle et même, pourrait-on dire, sur la nécessité physiologique de l'éducation physique, suffisent à démontrer que les programmes doivent s'inspirer de notions acquises par l'expérimentation physiologique. La gymnastique ne doit plus être un art empirique. Pour obtenir d'elle les résultats si utiles qu'on en peut attendre, il faut qu'elle repose sur des principes scientifiques et raisonnés.

Ce sont d'ailleurs de tels principes qui ont guidé les professeurs et les médecins chargés de donner un guide officiel à notre enseignement physique.

Dans cet exposé des principes qui doivent guider l'éducation phy-

(1) A. Broca, Principes d'éducation physique (Confér. faite à la Sorbonne, publiée, in *Rev. prat. d'obstétr. et de pédiatr.*, juillet 1910).

sique, il n'a été question que des enfants sains et bien portants.

Pour les *enfants malades* ou *infirmes* capables, malgré leur état pathologique, de fréquenter l'école, l'éducation physique devra être entourée de soins tout spéciaux, que le médecin seul pourra déterminer, et que nous devons indiquer ici brièvement.

Les convalescents de maladies aiguës, certains malingres, les dyspeptiques amaigris, les prédisposés à la bacillose, ne devront pratiquer que les plus modérés des exercices; la gymnastique respiratoire leur sera toujours utile, mais on les privera de toutes les séries d'exercices pouvant amener la fatigue physique ou l'essoufflement.

Les cardiaques seront plus surveillés encore ; les lésions orificielles sont si bien tolérées par la plupart des enfants que, si l'on n'y prend pas garde, ils auront tendance à abuser de leurs forces physiques et à précipiter ainsi les accidents d'insuffisance cardiaque. Quelques mouvements de gymnastique respiratoire, quelques exercices d'évolution seront pour eux un suffisant entraînement.

Les infirmes, par suite d'accidents, ou plus souvent par séquelles d'affections tuberculeuses ostéo-articulaires, ne seront exercés que dans la mesure où leurs lésions ou leurs ankyloses le permettent; il leur sera difficile, la plupart du temps, de suivre les leçons communes; on veillera cependant à ce que les exercices respiratoires soient régulièrement pratiqués.

Reste le groupe nombreux des enfants atteints de scoliose; il est certain que la leçon commune de gymnastique ne peut pas être transformée en exercices purement correctifs ou orthopédiques; mais la gymnastique éducative, telle qu'elle devrait être enseignée, est déjà suffisante pour corriger bien des attitudes vicieuses ; et les scoliotiques, surtout au début de leur affection, verraient souvent leurs déformations s'atténuer par la simple pratique quotidienne d'une gymnastique rationnelle et bien enseignée.

Il ne resterait donc, en somme, qu'un très petit nombre d'enfants à dispenser totalement de la gymnastique, et cette dispense ne devrait être accordée qu'après entente du médecin scolaire et du médecin traitant.

RÉSULTATS ET EFFETS DE L'ÉDUCATION PHYSIQUE.

En établissant l'enseignement de la gymnastique sur des bases physiologiques et rationnelles, on peut donc obtenir des résultats multiples sur lesquels il est bon d'insister, et qui sont exposés avec beaucoup de clarté et de précision dans les considérations générales sur l'éducation physique qui servent de préface au *Manuel d'éducation physique* : nous les reproduisons ici.

Chaque séance quotidienne d'exercice doit produire un effet *hygiénique*, un effet *correctif*, un résultat *économique* et un effet *moral*.

« I. L'*effet hygiénique* est le plus important ; il contribue à améliorer la santé et aboutit à l'augmentation de la résistance à la fatigue ; il se traduit par une suractivité des grandes fonctions organiques, en particulier de la circulation et de la respiration ; il s'obtient par des exercices s'adressant à un nombre considérable de muscles à la fois et nécessitant une dépense d'énergie notable en un temps restreint. Cependant les exercices trop violents ou trop précipités sont à éviter ; ils causent l'essoufflement et les palpitations du cœur, indices de troubles respiratoires et circulatoires. Les exercices gradués et progressifs, les repos opportuns de quelques instants et les exercices spéciaux dits respiratoires pourront atténuer ces inconvénients et éviteront ainsi des accidents. La marche, la course, les jeux et les récréations de plein air sont les plus favorables pour produire l'effet hygiénique et donner la santé et la résistance à la fatigue, parce qu'ils ont un retentissement général sur l'organisme. Quand, au contraire, on se borne à faire travailler un nombre restreint de muscles, même en faisant des efforts énergiques, cet effet général ne se produit pas ; aussi un exercice localisé ne saurait-il en aucun cas être substitué à un exercice généralisé pour obtenir l'effet hygiénique.

« II. L'*effet correctif* de l'exercice s'obtient par des attitudes actives de redressement et par des mouvements bien déterminés ; les uns et les autres s'adressent plus particulièrement aux muscles faibles du dos et de l'abdomen et ont pour but de lutter contre les mauvaises attitudes scolaires ou professionnelles. Les attitudes et les mouvements sont combinés de façon à agir dans une même leçon sur toutes les parties du corps, soit successivement, soit simultanément. Au lieu de rechercher un développement musculaire excessif, il est préférable de rétablir l'équilibre entre les groupes musculaires antagonistes par des exercices appropriés qui redressent la colonne vertébrale, fixent l'épaule, amplifient la cage thoracique et fortifient les parois de l'abdomen sans exagérer la courbure des reins.

Une règle générale à suivre est de maintenir dans tous les exercices de développement, la rectitude du tronc et de conserver, en exécutant les mouvements de bras, les coudes et les mains dans le plan des épaules. Afin de donner à chaque mouvement plus de précision et d'efficacité, les parties du corps que l'on veut plus particulièrement exercer sont rendues pour ainsi dire indépendantes, et prennent appui pour se mouvoir sur les autres parties immobilisées autant qu'il est possible par des contractions statiques. Il est indispensable d'exercer également les deux parties du corps.

« III. L'adresse et la souplesse sont la conséquence de la meilleure utilisation de notre force musculaire dans les applications ; de là un *résultat économique* qui se traduit par le maximum de rendement en travail utile avec le minimum de fatigue.

« Ce résultat est obtenu par l'éducation de nos mouvements; on doit s'efforcer d'effectuer tout travail sans gaspiller ses forces dans des contractions superflues ou dans des efforts supérieurs aux résistances que nous avons à vaincre. Cette mesure dans nos efforts est une des conditions les plus importantes de la résistance à la fatigue.

« Il est nécessaire de rechercher dès le début une exécution aussi parfaite que possible. La complication des mouvements, leur vitesse viendront ensuite. Cependant il faut veiller à ne pas compliquer ni précipiter les mouvements sans utilité. Il y a, pour chacun d'eux, une cadence favorable au travail et qui permet de continuer longtemps celui-ci. Le soin et l'attention qu'on apporte dans la bonne exécution des exercices priment à ce point de vue le nombre d'heures d'application ; on devra même cesser tout travail dès que la fatigue et la raideur se manifesteront.

« Pour éduquer nos mouvements et les centres nerveux qui les commandent, on devra pratiquer les équilibres, compliquer peu à peu les exercices et les rendre plus difficiles; cependant il ne faut pas confondre les exercices difficiles d'une utilité reconnue dans la pratique de la vie comme ceux qui ont trait au sauvetage par exemple, avec les exercices difficiles de pure fantaisie et sans application utile.

« IV. L'*effet moral* de l'exercice est obtenu en suscitant l'effort personnel.

« Les exercices d'audace mettent en action la volonté et les qualités viriles. La direction de l'activité vers un but noble et élevé moralise et fortifie. La gaîté et l'entrain obtenus par un bon instructeur contribuent avec la variété des mouvements à la santé morale, par suite à un effet hygiénique plus intense. Faire aimer l'exercice, c'est assurer sa vulgarisation et augmenter la somme de ses bienfaits.

« L'effet moral grandit aussi beaucoup par l'exécution collective des exercices et, en particulier, des jeux et des sports; car la nécessité et l'obligation pour chaque exécutant de conformer ses efforts et de soumettre sa volonté au but commun développent au plus haut point les sentiments de discipline, de camaraderie, de solidarité et même d'abnégation et de sacrifice. »

Le *Syllabus* des exercices physiques pour les écoles publiques élémentaires, publié en 1909, en Angleterre, par le « Board of education », expose, dans sa très intéressante introduction, des principes analogues. Après avoir montré que l'objet d'un « système d'éducation digne de ce nom est le développement simultané d'un caractère droit, d'une intelligence active et d'une bonne santé physique », l'auteur de la préface, R.-L. Morant, insiste sur les progrès qu'il y a à accomplir pour arriver à ce but, « non seulement par la publication d'un programme officiel adapté aux besoins de l'enfance, mais par une instruction adéquate du personnel enseignant ». Quant aux conditions physiologiques de l'éducation physique de l'enfance et aux résultats de cette éducation, elles reposent sur les mêmes principes et tendent au même but chez les éducateurs anglais et français : chaque exercice doit avoir un effet « physique » et « éducatif ».

L'*effet physique* se fait sentir sur la nutrition générale, sur le développement, et il est en même temps « correctif ».

L'*effet éducatif* agit sur la formation du caractère et le développement des plus hautes qualités intellectuelles et morales.

Il était intéressant de noter, à la fin de cette courte étude, la conformité parfaite des vues qui ont guidé les pédagogues anglais et français pour la rédaction des manuels officiels d'exercices physiques dans les écoles publiques dans leurs deux pays.

L'ENSEIGNEMENT DE LA GYMNASTIQUE.

Nécessité de l'unité de méthode. — Si l'on veut obtenir des résultats effectifs par l'éducation physique, il importe au plus haut point que, dans toutes les écoles, les méthodes employées soient identiques; il faut que les maîtres chargés de l'enseignement aient été formés suivant des principes précis et fixés une fois pour toutes.

Il est nécessaire aussi qu'au sortir de l'école l'adolescent qui veut continuer à s'adonner aux exercices physiques puisse s'entraîner dans le même sens où il a été jusque-là dirigé; il en va de même pour l'éducation physique qu'il recevra plus tard au régiment. C'est ce qu'a bien compris et exposé la commission interministérielle dont le rapport est annexé au *Manuel de 1910*.

Nous avons signalé déjà, en esquissant l'*état actuel* de l'éducation physique dans nos écoles, l'insuffisance numérique du *personnel enseignant*. A Paris, pour les écoles primaires, le nombre des professeurs de gymnastique excède à peine la centaine, et le traitement de chacun d'eux ne peut dépasser 2 000 francs; chacun de ces maîtres doit assurer l'éducation physique de 3 000 enfants : c'est dérisoire ! En province, la situation est pire encore, car le professeur de gymnastique n'existe que rarement, et c'est l'instituteur qui doit se charger de cet enseignement; c'est donc toute une organisation qu'il s'agirait de créer.

Actuellement, dans la plupart des collèges et lycées, le professeur de gymnastique est un ancien militaire, le plus souvent fort habile aux divers exercices du corps, mais fort peu au courant des données physiologiques et des méthodes pédagogiques. Dans les écoles primaires, à Paris tout au moins, le professeur de gymnastique doit aujourd'hui être en possession d'un « certificat d'aptitude à l'enseignement de la gymnastique »; un cours, professé par M. Démeny pendant la période des vacances, a pour but la préparation à ce certificat.

D'autre part, depuis 1907, les instituteurs font, au cours de leur service militaire, un stage de trois mois à l'école spéciale de Joinville (1) ; ils y reçoivent une instruction à la fois théorique et pratique ; mais il s'en faut de beaucoup que tous les instituteurs profitent de cet enseignement. Pour suppléer à cette insuffisance, le Dr Lachaud, dans son projet de loi sur la préparation militaire, proposait :

« Pour faciliter le recrutement et l'instruction des professeurs qui doivent enseigner dans les établissements publics primaires, il est créé cinq écoles régionales militaires d'éducation physique.

« Ces écoles sont réparties suivant les besoins dans les différents corps d'armée.

« Sont envoyés dans ces écoles tous les instituteurs qui, appelés à faire leur service militaire, ne suivent pas les cours institués pour former les officiers de réserve. La durée des cours est de six mois. »

Quel que soit le moyen pratique auquel on s'arrête, il est d'absolue nécessité aujourd'hui d'assurer à nos instituteurs une éducation physique suffisante, en même temps qu'on leur fournira une méthode pédagogique en rapport avec les conditions spéciales de leur enseignement.

Il nous paraît indispensable d'avoir d'abord un « cadre » de professeurs d'éducation physique, instruits non seulement de leur spécialité, mais possédant aussi des notions d'anatomie, de physiologie et de pédagogie. Ces professeurs, rémunérés de façon proportionnée à l'instruction générale et spéciale qu'on exigerait d'eux, seraient chargés de l'inspection ou des cours dans quelques grandes villes, mais surtout de l'éducation des élèves des écoles normales d'instituteurs. Un programme très précis et très défini donnerait à cet enseignement supérieur la direction et l'unité de méthode, en dehors desquelles toute tentative resterait vaine.

Sous la surveillance de ce « cadre », tous les membres de l'enseignement primaire devraient participer à l'éducation physique de leurs élèves, au même titre et avec le même soin qu'ils assurent leur éducation intellectuelle.

Enfin l'organisation de l'inspection médicale des écoles apportera à l'éducation physique un secours très efficace. Médecins et instituteurs devront collaborer intimement dans cette partie de l'enseignement pour régler la progression des exercices, pour fixer ceux qui conviennent aux enfants de différentes aptitudes et enfin pour enregistrer les résultats obtenus.

Choix de la méthode. — ***La méthode française.*** — L'exposé

(1) Pour former les moniteurs de gymnastique dont on a besoin, le ministre de la Guerre a élevé de quelques dizaines à trois cents le nombre des instituteurs qui, durant leur service militaire, sont envoyés à l'école de Joinville. Ainsi sera formée une pépinière d'instructeurs pour les écoles primaires. Les jeunes gens des campagnes doivent être préparés à la vie militaire avec d'autant plus de soin que, habitués au grand air, ce sont eux qui s'adaptent le plus difficilement à la caserne.

historique des méthodes variées employées en France depuis cent ans et la pauvreté des résultats obtenus sont la preuve la meilleure de la nécessité d'un programme bien défini. Il est impossible d'affirmer que la méthode aujourd'hui préconisée officiellement soit parfaite et que de nouveaux progrès n'obligeront pas à la modifier; cependant elle repose sur des données physiologiques qui lui impriment une réelle valeur, et elle tient compte des nécessités de l'âge et du tempérament des enfants pour qui elle a été conçue : il y a là une supériorité indiscutable sur les méthodes précédemment employées.

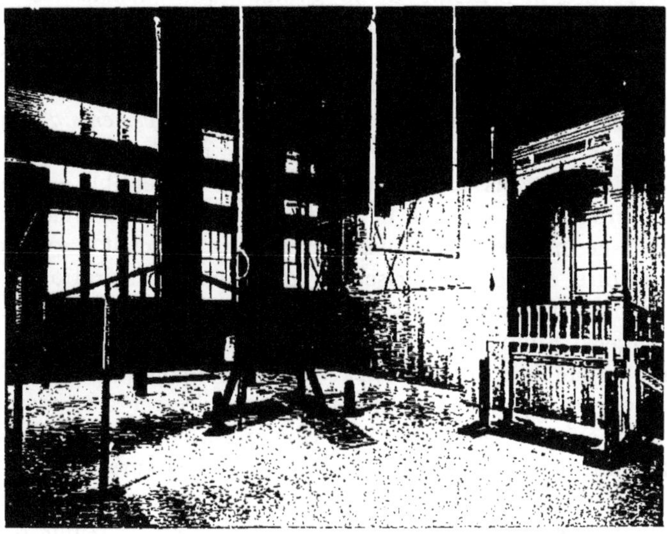

Fig. 143. — Appareils utilisés dans la gymnastique athlétique — A droite, barres parallèles; au milieu, cheval de voltige; au-dessus et à gauche du cheval, les anneaux; au fond, barres fixes à gauche, poteaux pour le saut.

Nos éducateurs devaient d'abord choisir entre la méthode *allemande* (dite *athlétique*, *acrobatique* ou *aérienne*) et la *méthode suédoise*.

Il n'est point besoin d'insister sur les défauts de la première, qui ne réalisait en aucune façon l'*éducation* physique telle que nous la comprenons aujourd'hui; mais il faut reconnaître qu'elle pouvait contribuer à développer certaines qualités d'agilité, d'audace et de décision qui sont loin d'être négligeables (fig. 143).

La *méthode suédoise*, créée par Ling et vulgarisée par ses élèves, a des tendances tout opposées; il est vrai de dire que les disciples du maître suédois ont plus ou moins modifié sa pensée et en ont quelque peu déformé la tendance originelle. C'est peut-être une des raisons pour lesquelles des polémiques, parfois passionnées, se sont engagées sur la valeur de la méthode; en France même, elle a eu et a encore des partisans convaincus et des détracteurs irréductibles.

Le grand mérite de Ling et de ses élèves, en particulier Liedbeck et Georgii, qui terminèrent et publièrent après sa mort son *Traité sur les principes généraux de la gymnastique*, fut de donner à l'éducation physique une base physiologique; la correction des attitudes vicieuses et l'influence curative de la gymnastique sur nombre de maladies furent même une des grandes causes du succès de la méthode : cette tendance a, d'ailleurs, été exploitée par nombre de contradicteurs qui reprochent au système de Ling d'être plus médical que pédagogique.

En réalité, le principe de la gymnastique suédoise est surtout d'exercer les muscles qui, dans la vie courante, ne fournissent que peu ou pas d'efforts; tels sont la plupart des muscles extenseurs, et en premier lieu ceux de la tête et du tronc; pour graduer l'effort fourni par ces muscles, Ling a imaginé les *mouvements d'opposition* dans lesquels intervient la résistance d'un professeur ou d'un camarade, résistance essentiellement active et susceptible d'être, pour ainsi dire, dosée suivant l'état du développement musculaire du sujet. A ces mouvements musculaires, Ling associait la gymnastique respiratoire, et, pour favoriser les fonctions de respiration et de circulation, il recommandait les mouvements lents et les attitudes prolongées. Enfin, pour ces différents exercices, il n'avait besoin que d'un nombre limité d'appareils très simples (fig. 144).

Le reproche primordial que l'on peut adresser à la méthode de Ling est sa difficile application. Elle exige, pour être exécutée correctement, une surveillance assidue des professeurs chargés de peu d'élèves; de l'avis même des défenseurs de la méthode, les mouvements doivent être accomplis dans la forme et le rythme prescrits, sous risque de devenir inutiles, sinon dangereux. Cette nécessité implique aussi beaucoup d'attention de la part des élèves; si des adolescents ou des hommes mûrs peuvent, par conviction et par raison, se soumettre à cette discipline, on ne peut pas demander une pareille application à de jeunes écoliers. Et c'est là l'écueil principal rencontré par la méthode suédoise, en tant que méthode pédagogique : ces mouvements lents et peu variés, la participation de la volonté et de l'intelligence de l'élève pour accomplir des exercices qui exigent plus d'efforts qu'ils ne provoquent d'amusement, nous paraissent être des obstacles sérieux à l'éducation en commun d'élèves souvent nombreux, et qui s'attendent à trouver dans les exercices physiques une récréation et un délassement, plutôt qu'une contrainte pénible et fastidieuse.

E. Dally, dans son article (*loc. cit.*) si documenté, avait déjà reconnu la nécessité de rendre la leçon de gymnastique « intéressante et variée » ; aux mouvements fondamentaux du système suédois, et en particulier aux exercices respiratoires, il adjoignait « les voltiges aux appareils » et reconnaissait « une valeur éducative de premier ordre à la marche et à la course ».

Si la voltige proprement dite n'est plus préconisée comme exercice scolaire, nos éducateurs ont reconnu l'importance qu'il y avait à

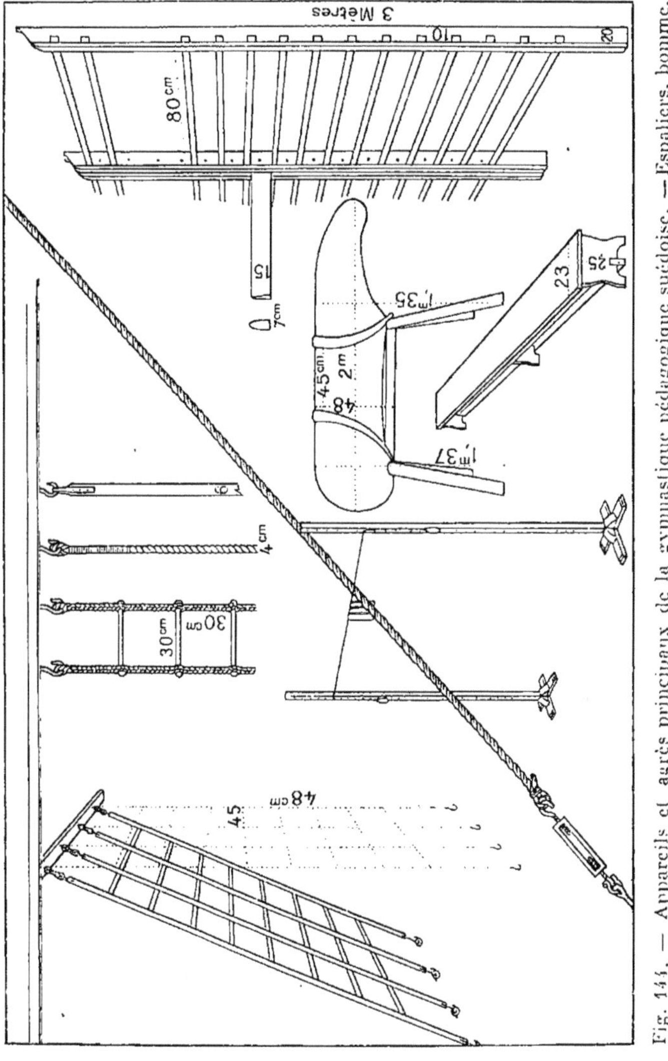

Fig. 144. — Appareils et agrès principaux de la gymnastique pédagogique suédoise. — Espaliers, bomme, cheval, banc, perche, cordes verticale et transversale, échelles, cadre, etc.

intéresser et à récréer les élèves pendant les leçons de gymnastique; dans ce but ils ont conservé quelques exercices aux agrès pour les grands, et ils recommandent des évolutions, des pas composés, des rondes, pour les petits, et des jeux variés pour les enfants de tous âges. Ils ont ainsi rempli le programme qui nous paraît caractériser cette *méthode éclectique* que nous désignons sous le nom de *méthode française* : à côté des exercices de *développement*, faire une large place à la *gymnastique d'application* avec les jeux libres et les sports.

« La *gymnastique de développement* vise le perfectionnement du sujet et le prépare à l'application. La *gymnastique d'application* enseigne spécialement à utiliser ses forces; les jeux et les sports donnent libre cours à l'initiative et développent l'esprit de solidarité et de discipline volontaire.

« La gymnastique de développement et la gymnastique d'application s'enseignent dans des leçons graduées, et avec des moyens aussi variés que possible pour intéresser les élèves (1). »

En groupant ainsi ces deux séries d'exercices, — les premiers qui assurent à tout l'organisme un développement harmonieux, les seconds qui permettent à l'enfant de mettre en pratique les qualités acquises de souplesse et d'endurance, — on atteint le but que nous définissions tout à l'heure : *effet hygiénique*, *effet correctif*, *résultat économique*, *effet moral*.

La leçon de gymnastique. — ***Plan de l'enseignement.*** — Ainsi constituée, la méthode française paraît devoir s'adapter parfaitement aux besoins et au caractère de nos écoliers. Nous ne pouvons pas ici énumérer tous les exercices dont se composera la leçon de gymnastique; le manuel de 1910 est, d'ailleurs, rédigé de façon très claire et très explicite, et il est très désirable que ce guide officiel soit enfin suivi avec exactitude dans tous nos établissements scolaires. La leçon doit être quotidienne.

Elle est naturellement collective; mais les groupes d'élèves ne doivent pas être constitués par les « classes » où se trouvent réunis des enfants d'âge et surtout de développement très variable. C'est le médecin scolaire qui doit reconnaître l'aptitude physique de l'écolier, fixer les exercices qui conviennent à son âge et surtout à son degré de développement. Le *Manuel d'exercices physiques* indique bien les séries d'exercices convenant aux élèves de six à neuf ans, de neuf à onze, etc. Mais cette classification est beaucoup trop large. Nous avons dit déjà que la *fiche scolaire individuelle*, comme conclusion pratique des différentes pesées et mensurations, devrait porter l'indication des exercices physiques convenables pour chaque enfant. Il est évident que cette fiche ne pourrait pas porter l'énumération des exercices permis; mais un simple numéro d'ordre ou un signe conventionnel suffiraient à classer l'élève dans le « cours » qui lui convient, ou à l'exclure des exercices trop pénibles pour lui.

De la même façon seront réglées la durée totale de la leçon et la durée de chaque exercice qui la compose. Nous rappelons que l'arrêté du 8 août 1890 fixe à *deux heures* le temps consacré chaque jour aux exercices physiques, sur lesquelles *une demi-heure au*

(1) Manuel d'ex. phys., *loc. cit.*

moins est réservée à la gymnastique pour les enfants au-dessous de dix ans et *trois quarts d'heure au moins* pour les enfants plus âgés. Ce règlement n'est, nous l'avons vu, suivi que de façon très approximative!

Dans chaque leçon, les *exercices doivent être gradués* suivant la dépense d'énergie ou d'attention qu'ils exigent; l'effort fourni varie avec l'intensité des contractions musculaires et avec la rapidité d'exécution des mouvements; pour commencer, on fera exécuter des exercices peu fatigants, puis, après cette mise en train, on augmentera progressivement l'intensité des efforts à fournir; dans les deux premiers tiers de la leçon, on observera cet accroissement de dépense musculaire, pour, dans le dernier tiers, suivre une progression inverse; il faut qu'à la fin de la leçon l'enfant ne ressente ni fatigue ni essoufflement.

Entre chaque exercice, et pour occuper la période de repos, on fera exécuter quelques mouvements de gymnastique respiratoire.

Enfin une gradation régulière doit être prévue dans la série des leçons, de façon à ce que l'enfant accomplisse des exercices de plus en plus fatigants ou difficiles au fur et à mesure que ses forces et son agilité se développent.

Cette sorte de dosage de l'effort apprend à l'enfant à ne pas disperser ses forces et surtout à les ménager.

C'est dans le même but que les exercices doivent être séparés par des intervalles de repos bien placés et dont la durée dépend du travail préalablement fourni; grâce à ces deux principes, utilisation économe de l'effort, d'une part, et périodes de repos suffisantes, d'autre part, le travail utile peut être poursuivi longtemps sans fatigue. On conçoit aisément la valeur pratique d'une telle éducation.

L'importance éducative de certains mouvements et exercices ne sera jamais perdue de vue; les mouvements d'extension, pratiqués avec lenteur et avec contraction et raccourcissement complets des muscles, sont un excellent moyen de compenser les attitudes et les mouvements habituels de flexion, dont la prédominance détermine si souvent les attitudes vicieuses. Les exercices respiratoires seront aussi fréquemment répétés; on veillera à ce que la respiration se fasse correctement par le nez, et on évitera, dans les exercices d'exécution rapide, de provoquer l'essoufflement ou les palpitations.

En somme, la leçon doit toujours être inspirée des principes physiologiques que nous avons déjà énumérés, et elle doit produire les effets en vue desquels elle est composée : « Une séance doit contenir des séries de mouvements destinés à activer la circulation du sang et la respiration, à développer harmonieusement le système musculaire, à remédier aux mauvaises attitudes, à fixer l'épaule, à dilater la cage thoracique, à redresser les courbures exagérées de la colonne vertébrale et à renforcer les parois abdominales : ce sera le but de la *gymnastique de développement.* On y fera entrer également des exercices qui donnent la souplesse, l'adresse et l'indépendance des mouvements, perfectionnent des allures normales et ont une utilité pratique dans la vie sociale et militaire : ce sera le but de la *gymnastique d'application.* » Le *Manuel d'exercices*, dont sont tirées ces sortes de conclusions, résume ces principes dans un tableau très démonstratif, que nous reproduisons ci-dessous :

PLAN GÉNÉRAL DE LA LEÇON DE GYMNASTIQUE.

NATURE DES EXERCICES.	BUT, EFFETS A OBTENIR.
PREMIÈRE SÉRIE (*mise en train*).	
Marche, évolution et exercices d'ordre.	Effet général modéré. Éducation du rythme.
DEUXIÈME SÉRIE.	
Mouvements des membres supérieurs et inférieurs dans les attitudes variées. Exercices d'équilibre. Exercices de lancer. Oppositions et luttes à deux. Boxe.	Développement symétrique du corps. Rectification des mauvaises attitudes. Ampliation du thorax. Indépendance des mouvements. Acquérir le sens de l'équilibre et combattre le vertige.
TROISIÈME SÉRIE.	
Suspensions par les mains, appuis et balancement avec ou sans progression.	Amplification plus marquée du thorax. Souplesse du corps.
QUATRIÈME SÉRIE.	
Courses; sautillements; danses. Jeux impliquant l'action de courir.	Effet général plus violent sur la respiration et la circulation. Effet hygiénique plus intense. Applications utiles.
CINQUIÈME SÉRIE.	
Mouvements du tronc : flexion, extension, mouvements latéraux et torsion avec ou sans engins.	Exercice s'adressant plus spécialement aux muscles du dos et de l'abdomen, et ayant pour effet d'effacer les épaules, de les fixer, d'ouvrir la poitrine et d'effacer le ventre.
SIXIÈME SÉRIE.	
Sauts variés de pied ferme et avec élan. Jeux gymnastiques impliquant le saut.	Dépense maxima d'énergie. Effet hygiénique intense. Application pratique aux sauts d'obstacles.
SEPTIÈME SÉRIE.	
Exercices respiratoires. Marches lentes.	Combattre l'essoufflement et les palpitations et apprendre à respirer.

M. Démeny a transcrit ce tableau en un graphique de démonstration, destiné à être placardé dans les salles de gymnastique et dont nous donnons la reproduction :

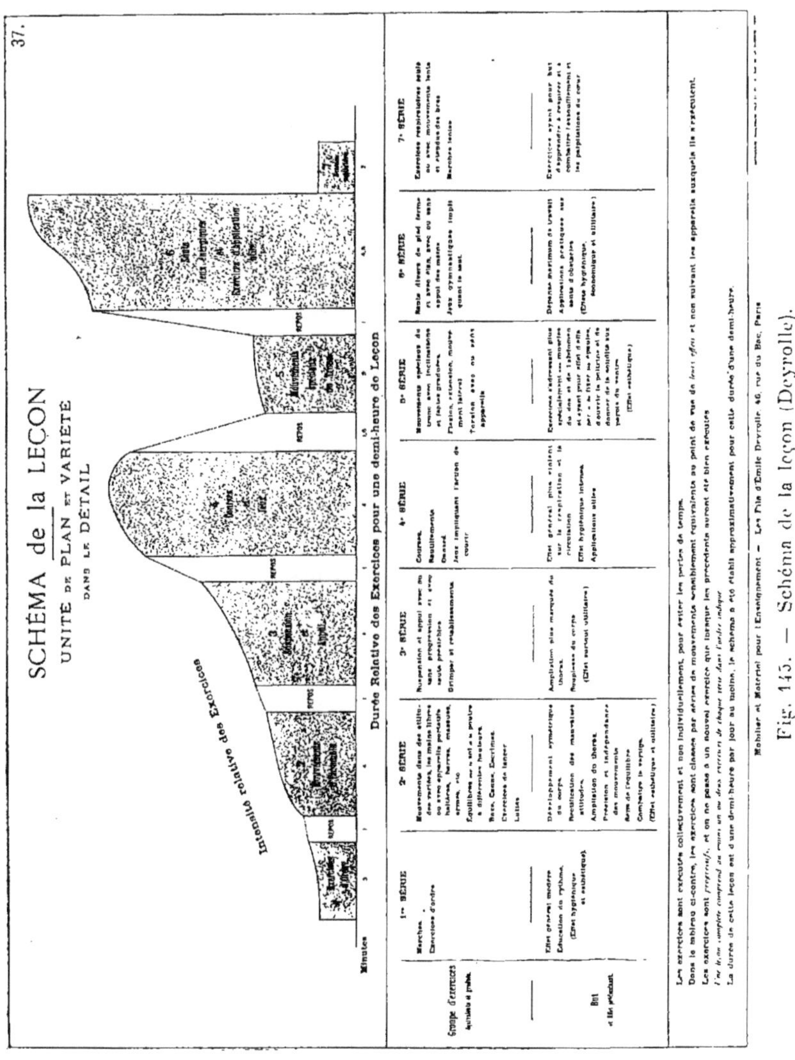

Fig. 145. — Schéma de la leçon (Deyrolle).

Hœnig (*loc. cit.*) a traduit, en un tableau schématique la succession des différentes phases de la leçon, leur intensité et leur durée (fig. 146).

On remarquera que, dans le plan reproduit plus haut, les exercices respiratoires ne figurent que dans la septième série; en réalité, ils doivent être exécutés à plusieurs reprises au cours de la leçon, et c'est sans doute pour ne pas encombrer le tableau résumant l'ensemble des exercices que les auteurs du manuel n'ont pas répété plus souvent l'indication de cette gymnastique respiratoire. Mais le texte qui précède la description (un peu écourtée, à notre sens) de ces exercices spéciaux est assez explicite :

« Les exercices respiratoires se font à la suite de tout exercice violent, et chaque fois que le professeur le juge utile pour ramener

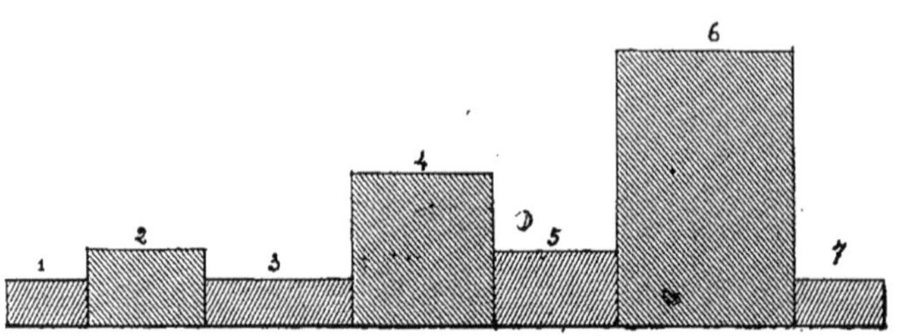

Fig. 146. — Total trente minutes : 1, marche et exercice d'ordre ; 2, assouplissements et exercices difficiles ; 3, travail aux appareils ; 4, course, jeux, sautillements, danses ; 5, mouvements lents du tronc ; 6, sauts et jeux ; 7, marches lentes et exercices respiratoires.

le calme des fonctions respiratoire et circulatoire; ces exercices ont donc leur place dans toutes les séries. »

Les exercices gymnastiques. — Les jeux scolaires — Les travaux manuels. — Nous n'entrerons dans aucun détail relatif à l'exécution des différents exercices qui composent la leçon. Voici seulement, à titre d'exemple, quelques figures tirées du manuel d'exercices physiques qui suffiront à indiquer la précision de ce guide :

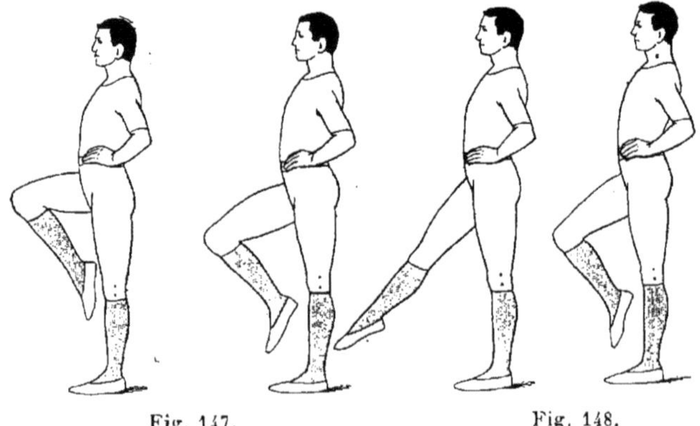

Fig. 147. Fig. 148.

ÉLÉVATION DE LA CUISSE EN AVANT, JAMBE FLÉCHIE, PUIS EXTENSION ET FLEXION DE LA JAMBE (exercice 64) (fig. 147-148).

Mains aux hanches. — En position !

1. Élever le genou en avant, cuisse horizontale, jambes fléchies, pointe du pied baissée.

2. Étendre la jambe.
3. Fléchir la jambe (position 1).
4. Replacer le pied à terre.
Même mouvement de la jambe droite.

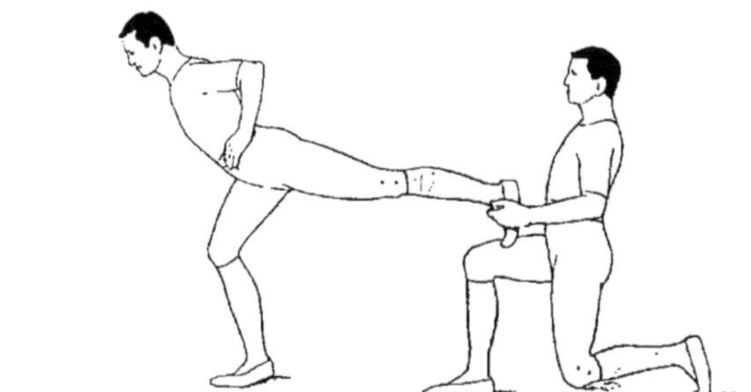

Fig. 149.

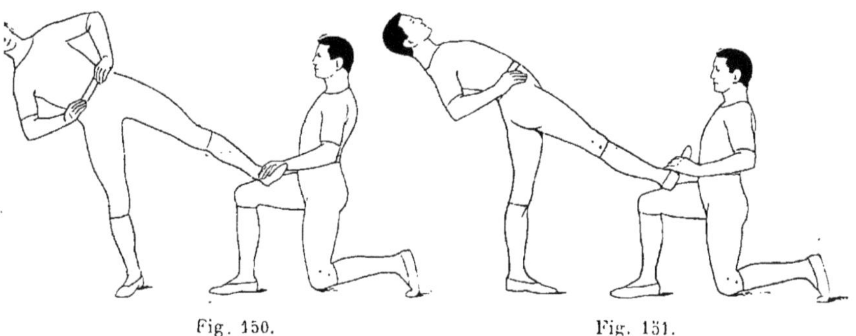

Fig. 150. Fig. 151.

Flexion et extension du tronc, un pied maintenu (exercices 253, 254, 255) (fig. 149, 150, 151).

Mêmes exercices, a la barre (exercices 276 et 279) (fig. 152, 153).

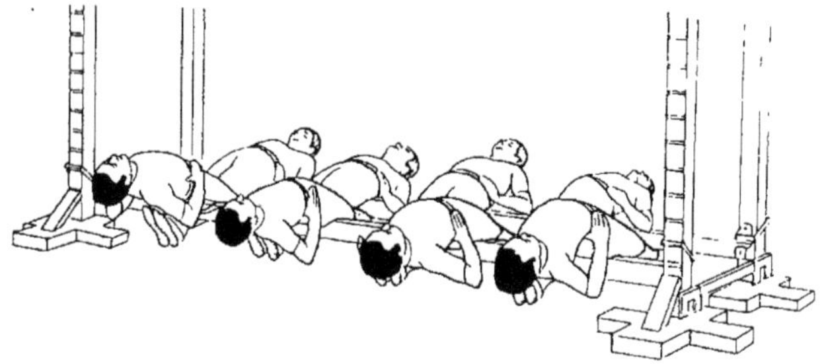

Fig. 152. — Flexion et extension du tronc, à la barre (incliner le tronc en arrière et revenir assis).

A ces exercices simples, viennent s'ajouter pour les élèves plus âgés les exercices d'application : sauts, courses, boxe, etc. Notons aussi qu'en plus des exercices de pied ferme les élèves pratiqueront quelques exercices aux agrès : cordes, perches, échelles, barres parallèles ; ce sont à peu près les accessoires utilisés dans la méthode suédoise, mais avec un plus grand souci, dans le choix des exercices, de l'entraînement dans un sens utilitaire et pratique.

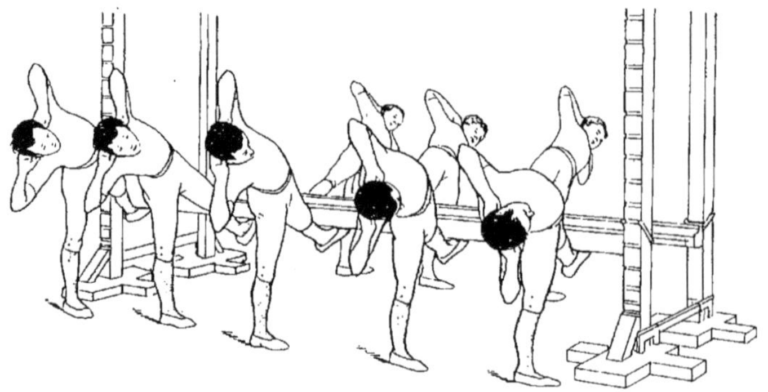

Fig. 153. — Flexion latérale du tronc.

C'est ici que nous devons rappeler que chaque série d'exercices doit être séparée de la série suivante par quelques *mouvements de*

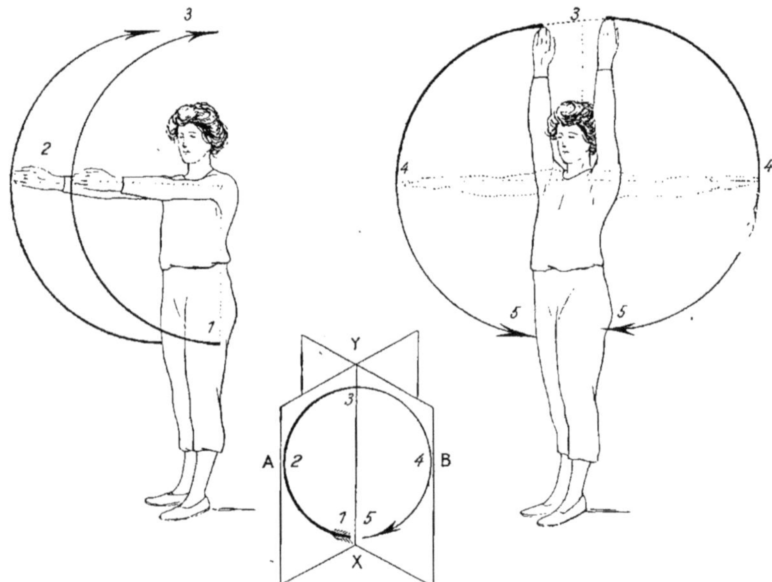

Fig. 154. — Premier mouvement : inspiration avec élévation des bras (d'après Marage).

gymnastique respiratoire ; après chaque exercice violent ou d'exécution rapide, les mêmes mouvements seront encore répétés. Le manuel officiel, ainsi que bon nombre de manuels de gymnastique, n'ont pas placé en vedette, comme ils devraient l'être, ces exercices d'importance capitale, et ils ont passé un peu vite sur leur description. C'est pourquoi nous reproduisons ici les conseils donnés par

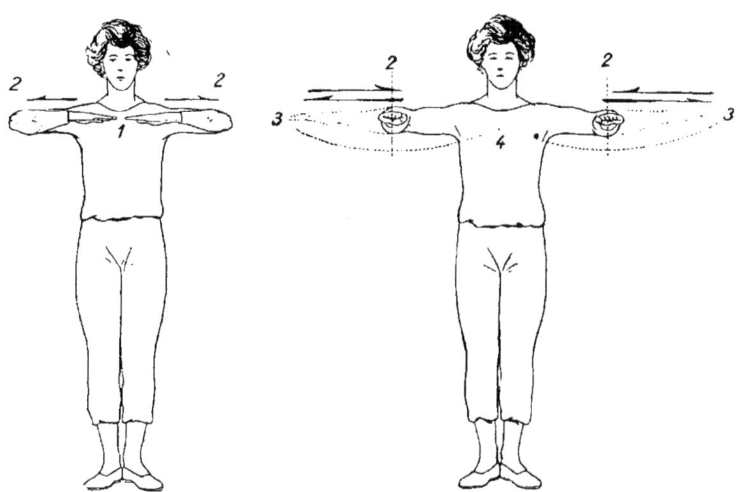

Fig. 155. — Deuxième mouvement : inspiration avec abduction et extension des bras (d'après Marage).

le Dr Guinon, cité par son élève G. Simon, pour l'exécution simple et pratique de ces mouvements :

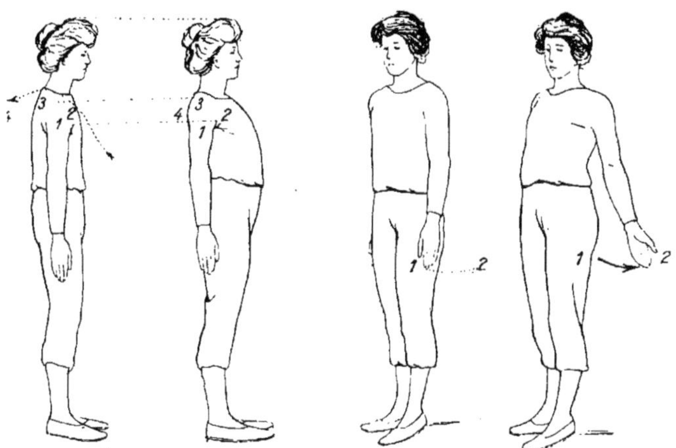

Fig. 156. — Troisième mouvement : rotation des épaules (d'après Guinon).

Fig. 157. — Quatrième mouvement : rotation des épaules (d'après Marage).

Premier mouvement. — Inspiration avec élévation des bras dans le plan antérieur jusqu'à la verticale ; expiration avec abaissement dans le plan transversal jusqu'au contact des membres inférieurs (fig. 154).

Deuxième mouvement. — Les bras et avant-bras étant placés fléchis dans un plan horizontal, à la hauteur des épaules, les mains devant le sternum : inspiration avec abduction et extension des bras dans le plan horizontal, puis expiration avec adduction et flexion des bras en avant, toujours dans le plan horizontal (fig. 155).

Troisième mouvement (conseillé par le Dr Marage). — Rotation des épaules d'avant en arrière et de bas en haut, avec inspiration pendant que les épaules se portent en avant et en haut, expiration pendant qu'elles se portent en arrière et en bas. C'est une sorte de haussement d'épaule, avec rotation autour d'un axe transversal (fig. 156).

Quatrième mouvement. — Les bras étant tombants le long des cuisses : abduction et supination forcée des deux bras, les mains restant en bas et portées le plus possible en arrière, puis adduction avec pronation, les mains étant ramenées en avant sur les cuisses ; l'enfant inspire pendant l'abduction avec supination ; il expire pendant l'adduction avec pronation (fig. 157).

Tous ces mouvements doivent être faits autant que possible en plein air ; ils seront amples et lents (de 15 à 20 par minute). L'inspiration et l'expiration se feront par le nez.

Promenades et jeux scolaires. — En dehors des exercices gymnastiques proprement dits, l'éducation physique peut être complétée par tout un ensemble d'exercices, dont la haute valeur hygiénique ne doit pas être méconnue, et que nous ne manquerons pas de recommander.

Les *promenades et excursions scolaires* ont un double but : elles peuvent servir à l'instruction générale (histoire naturelle, géométrie, topographie), tout en contribuant à l'entraînement physique. Elles doivent être exécutées avec quelque méthode : la longueur des courses sera progressive et portée de 8 à 16 kilomètres pour les enfants âgés de plus de onze ans ; au début de la promenade, l'allure sera modérée ; les pauses auront lieu tous les trois quarts d'heure environ, autant que possible dans les endroits abrités, pour éviter les causes de refroidissement ; pendant les heures les plus chaudes de la journée, il sera prudent de suspendre la marche ; enfin une surveillance active sera exercée sur les élèves pour qu'ils ne commettent aucune imprudence dans leur nourriture et surtout leur boisson : on leur défendra sévèrement de s'arrêter aux fontaines ou aux ruisseaux, où ils pourraient boire de l'eau malsaine ou trop froide.

Les *jeux scolaires*, que nous avons vus se développer jusqu'à l'engouement, doivent être organisés de telle façon que la totalité des enfants puissent y prendre part. Le jeu purement sportif n'intéresse qu'un petit nombre de sujets très bien doués physiquement, et il entraîne souvent, chez les enfants en pleine période de croissance, des troubles sérieux et un véritable surmenage physique contre lequel le Dr Le Gendre a dès longtemps poussé un cri d'alarme.

Les jeux scolaires peuvent être divisés en *récréatifs* et en *gymnastiques*, suivant la dépense de force ou d'agilité qu'ils exigent. Les premiers peuvent être exécutés à l'intérieur, bien que le plein air soit toujours préférable pour les ébats des enfants. Les seconds exigent le plus souvent des terrains assez étendus : nous reviendrons tout à l'heure sur la nécessité d'établir, à proximité des villes, des *terrains de jeux* réservés aux écoliers.

Dans nos écoles, les jeux sont sévèrement réglementés ; on peut voir à Paris, affichée dans la plupart des préaux ou des cours de récréation, une longue liste de jeux interdits ; ces prescriptions arrivent à supprimer presque complètement les jeux dits de plein air ; il faut ajouter que la place est très limitée dans les cours de nos écoles, et que l'entassement y est considérable ; mais il faut surtout incriminer l'article 1384 du Code civil qui rend les maîtres responsables des accidents survenus pendant les récréations (1). Cette responsabilité a été étendue aux accidents arrivés au cours des promenades ou des excursions : l'initiative des maîtres sera grandement entravée tant que cette loi restera en vigueur ; elle nous paraît incompatible avec le développement de l'éducation physique. Il n'est pas admissible que, pour éviter un accident, dont le maître reste en tout cas bien innocent, on prive toute une population scolaire d'exercices physiques aussi indispensables que toutes les autres parties de l'éducation (1).

Le *Manuel d'éducation physique* donne une longue liste et une description détaillée des jeux récréatifs et des jeux gymnastiques qui conviennent aux enfants des différents âges, garçons ou filles. Nous ne pouvons ici que renvoyer à cet ouvrage.

Mais nous insisterons tout spécialement sur la nécessité de l'organisation des jeux scolaires, *sous la direction* et *même la participation des maîtres*. A l'école spéciale de Joinville, les instituteurs apprennent un certain nombre de jeux scolaires. Il faut que tous les membres de notre corps enseignant comprennent que faire jouer les enfants, c'est faire œuvre d'éducateur. La Ligue française pour l'hygiène scolaire a récemment organisé, pour les enfants de quelques écoles de Paris, des *sections de jeux* : des groupes de quarante écoliers sont conduits sur un emplacement mis à leur disposition, et ils s'y livrent à des jeux *surveillés* et *dirigés* par un maître spécialement entraîné à la pratique et à l'enseignement de ces jeux scolaires. Cette initiative mérite d'être encouragée et développée.

(1) La question de la responsabilité civile des instituteurs a été l'objet, au Congrès international de 1913, de plusieurs rapports et communications. Des projets de loi sont à l'étude. Nous ne pouvons que renvoyer aux publications de ce Congrès les lecteurs qu'intéresserait cette question spéciale.

Exercices d'application. — Les premiers et les plus simples des exercices d'application sont ceux qui s'inspirent des conditions normales de notre vie physique : à l'état de nature, et pour la lutte pour l'existence, l'homme doit nécessairement pratiquer un certain nombre d'exercices : la marche, la course, le saut, le grimper, etc. La pratique de ces exercices produit, chez l'homme primitif, un développement harmonieux du corps, et elle lui assure un fonctionnement organique normal.

C'est en observant cette « loi naturelle » que le lieutenant de vaisseau Georges Hébert a institué sa *méthode naturelle*, dont le succès est si vif et les résultats si encourageants (1).

« Les plus beaux spécimens humains, dit le lieutenant Hébert, en force et en santé, se rencontrent chez les hommes vivant près de l'état de nature, plus particulièrement chez les sauvages.

« L'être humain, par sa nature même, est organisé pour vivre à l'air libre avec son revêtement naturel, qui est la peau, et bâti pour pratiquer certains exercices essentiellement utiles à ses besoins. Ces exercices, qu'on peut dénommer *utilitaires indispensables*, forment huit groupes distincts, qui sont :

« La marche, la course, le saut, le grimper, le lever, le lancer, la défense et la natation.

« Par suite, pour acquérir le plus haut degré de santé et de force, l'homme doit vivre le plus possible au grand air, s'exercer au dehors, assurer à la peau le contact de l'air et se soumettre à la pratique des exercices utilitaires indispensables. Tels sont les procédés naturels de développement.

« La méthode d'éducation physique dite « naturelle » n'est qu'un retour à la nature raisonné et adapté aux conditions de la vie sociale actuelle (2). »

Il s'agit donc bien là de vrais exercices d'application. Leur pratique doit aboutir à une aptitude suffisante aux divers exercices utilitaires indispensables; Hébert a évalué les « performances » auxquelles doivent arriver, pour chacun de ces exercices, les enfants de différents âges, et il a ainsi établi une *limite inférieure du débrouillage*, exprimée en chiffres, et exposée en une série de tableaux, auxquels on devra se reporter pour savoir si un sujet est arrivé au point de « débrouillage » normal pour son âge.

Selon la remarque de Heckel, ces tableaux doivent être considérés, à l'heure actuelle, « comme le seul moyen qui satisfasse aux nécessités scientifiques parce qu'il permet d'exprimer par un *chiffre* la valeur de l'élève, avant, pendant et après l'entraînement ».

(1) G. Hébert, Guide pratique d'éducation physique (Paris, Vuibert, édit.). L'entraînement complet par la méthode naturelle (Paris, Vuibert, édit.).

(2) G Hébert, L'éducation physique ou l'entraînement complet par la méthode naturelle (*Le Temps*, supplément du 23 mars 1913).

Nous ne pouvons détailler ici la « leçon d'entraînement » du lieutenant Hébert, qu'on trouvera exposée dans les ouvrages de cet auteur.

Nous ne dirons que quelques mots des exercices d'application ou

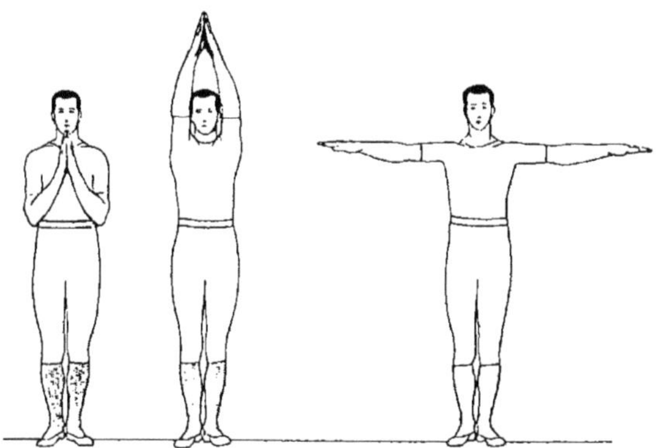

Fig. 158. — Exercices préparatoires à la natation, exécutés debout ; mouvements des membres supérieurs (d'après Hœnig).

plus spécialement « sportifs » dont la pratique est plus ou moins courante.

La *natation* est un des exercices les plus complets et les plus utiles, auquel on entraînera les élèves toutes les fois que les circonstances le permettront.

Les bains de rivière exigent une température de l'eau de 20° C. au minimum; les baignades en « pleine eau » ne sont pas toujours exemptes de danger et seront difficiles à faire accepter comme exercice scolaire ; dans les villes situées sur un cours d'eau, les écoles devraient disposer d'une enceinte, ou mieux d'un établissement, où le bain pourrait être surveillé, et où l'on ne craindrait ni les tourbillons, ni les plantes aquatiques, ni les fugues trop éloignées. L'installation idéale serait celle de piscines, suffisantes en nombre et en dimensions pour recevoir toute la population scolaire. A Paris, les piscines municipales ont été mises à la disposition des écoles, et des propositions ont été faites pour en augmenter le

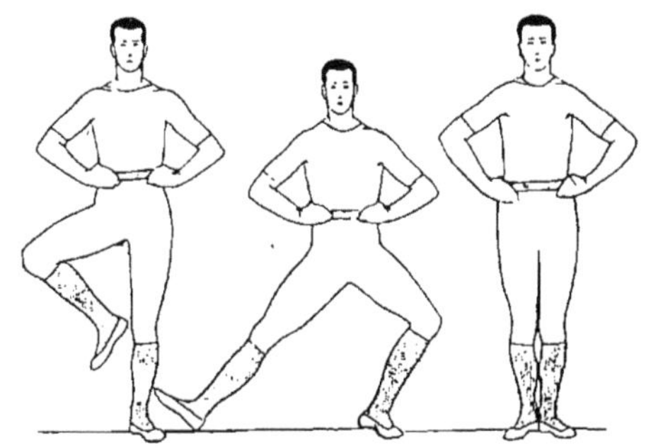

Fig. 159. — Exercices préparatoires à la natation, exécutés debout; mouvement des membres inférieurs (d'après Hœnig).

nombre. Ces établissements permettraient seuls d'exercer réguliè-rement, en toute saison, les enfants à la natation.

Avant d'être conduits aux bains, les élèves devront savoir exécuter les exercices préparatoires. Ces exercices, comprenant les mouve-

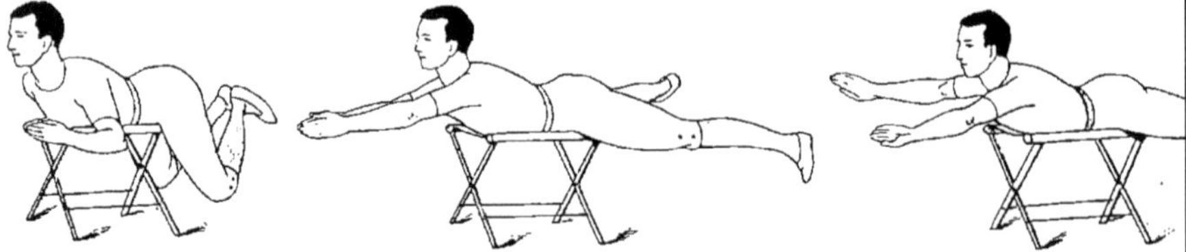

Fig. 160. — Exercices préparatoires à la natation exécutés sur un pliant (Manuel d'Educat. phys.).

ments de flexion et d'extension des membres supérieurs et inférieurs seront pratiqués debout d'abord (fig. 158 et 159), puis à plat ventre sur un tabouret ou un pliant (fig. 160).

Quand l'élève saura nager régulièrement, il apprendra à nager

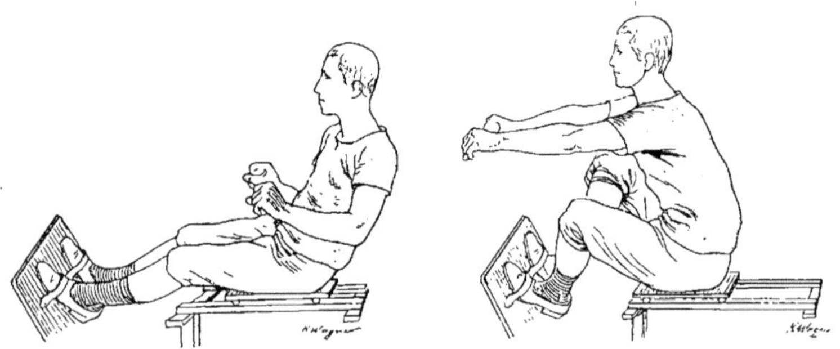

Fig. 161. — Mouvements du tronc et des membres supérieurs et inférieurs dans le canotage avec banc à glissière (d'après Hœnig).

sur le dos, sur le côté, à plonger; il s'exercera à des sauvetages.

Le bain ne sera jamais assez prolongé pour que la sensation du froid devienne pénible; la durée sera en moyenne d'un quart d'heure. Le meilleur moment est celui qui suit la classe du soir. Un exercice modéré doit précéder le bain; et à la sortie, après un essuyage soigneux, une marche rapide ou des jeux assez mouvementés favoriseront la réaction.

Le *canotage* est un sport qui favorise le développement d'un grand nombre de groupes musculaires et qui présente de grands avantages hygiéniques; dans les canots à banquettes mobiles, les muscles des bras, de l'épaule, du dos, de l'abdomen, des cuisses, entrent en jeu (fig. 161); le rythme même des mouvements, qui doivent être très lents et souples, est très favorable à l'ampleur de la respiration.

Le *patinage* est un excellent sport d'hiver, intermédiaire entre la marche et la course, comme intensité d'effort déployé ; il développe une chaleur suffisante pour que le froid extérieur ne soit plus ressenti ; il exige de plus des qualités de souplesse et d'adresse pour maintenir un équilibre assez difficile à conserver : c'est un excellent exercice d'application.

Le *ski* rend de grands services dans les régions montagneuses où la neige couvre le sol pendant longtemps ; son usage est encore peu répandu en France ; comme le patin, le ski exige de l'agilité et de la souplesse.

L'*escrime* est plus discutable au point de vue hygiénique. D'abord on s'y exerce le plus souvent en lieu clos ; c'est un usage contre

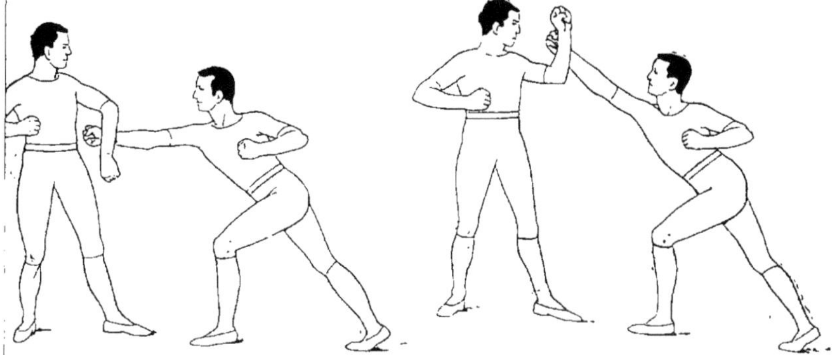

Fig. 162. — Exercices de boxe : parades de coup de poings (Manuel d'exercices physiques).

lequel il serait d'ailleurs facile de réagir, rien n'étant plus simple que de transporter, tant qu'il ne pleut pas, les planches d'assaut à l'extérieur : on éviterait ainsi la poussière qui se dégage du plancher, et on gagnerait tous les avantages des exercices en plein air.

Un inconvénient plus grave de l'escrime est d'exercer les muscles d'un côté du corps au détriment presque complet du côté opposé. On peut, il est vrai, faire travailler les deux côtés ; les maîtres d'armes ne s'y prêtent pas toujours volontiers, prétendant que ce double entraînement nuit au doigté et à la rapidité. Pour corriger la tendance aux attitudes vicieuses provoquées par un développement unilatéral des muscles, on ne peut que recommander les exercices généraux ; il existe dans la plupart des salles d'armes quelques appareils permettant de se livrer à ces exercices entre les leçons ou les assauts. Au demeurant, l'escrime est un sport excellent, où entrent pour une grande part les qualités de décision et d'agilité, et où le système nerveux est rigoureusement stimulé.

La *boxe*, comme l'escrime, est un sport essentiellement pratique ; mais, en dehors de la boxe proprement dite, il est d'usage de faire exécuter aux élèves les mouvements gymnastiques tirés de la boxe ; c'est plus tard seulement que les jeunes gens peuvent s'entraîner par des leçons spéciales et par des assauts à la boxe de combat ; pour cette dernière, la méthode française seule est recommandable, la boxe anglaise étant très brutale et même dangereuse.

Les mouvements gymnastiques tirés de la boxe sont supérieurs à ceux de l'escrime, dans ce sens que les membres des deux côtés ont une part d'activité à peu près égale ; les muscles du tronc et ceux de l'abdomen prennent une grande part à ces mouvements, qui exigent, en même temps qu'une certaine énergie, de la souplesse et de l'agilité (fig. 162 et 163).

L'*équitation* est un exercice d'application, qui n'a que peu d'influence sur le développement physique. Ce sport a tous les avantages

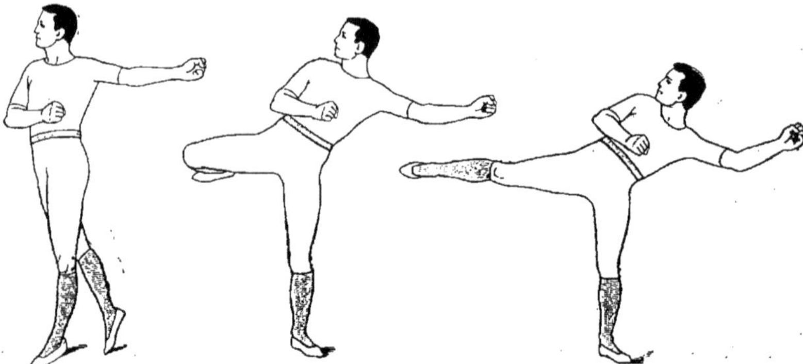

Fig. 163. — Exercices de boxe : coup de pied de flanc (*Manuel d'exercices physiques*).

des sports en plein air ; nous devons signaler cependant les inconvénients de l'attitude asymétrique imposée aux femmes.

Les différents sports dont nous venons de dire quelques mots ne se prêtent guère, la plupart du temps, à être exercés en commun par un grand nombre d'enfants : ils seront plus souvent pratiqués par des enfants appartenant à la classe aisée que par les groupes trop nombreux des écoles primaires. Pour ceux-ci, les jeux de plein air offrent des avantages considérables, et il est désirable que leur usage devienne beaucoup plus répandu qu'il ne l'est actuellement.

Travaux manuels. — Les *travaux manuels* sont, pour les garçons tout au moins, une excellente manière de pratiquer les exercices physiques ; ces travaux, tout en développant l'agilité et l'adresse, ont l'avantage de faire travailler surtout les membres supérieurs. Les travaux de menuiserie, de forge, de modelage, sont les plus usités (fig. 164 et 165). Il importe que les locaux où ces leçons sont données soient vastes, bien éclairés et bien aérés, pour éviter l'absorption des poussières ou des fumées. L'habitude de loger les ateliers dans les sous-sols, adoptée dans plusieurs grandes écoles allemandes, est des

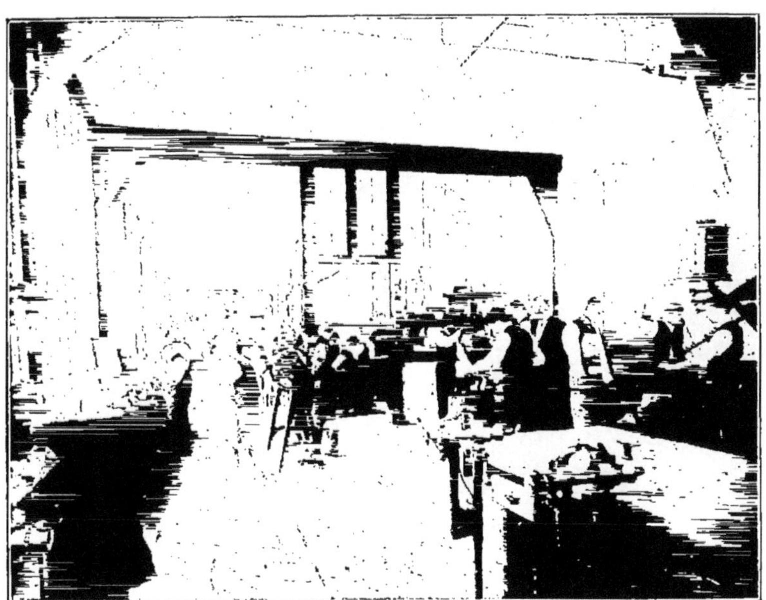

Fig. 164. — Les ateliers de l'école primaire supérieure de Melun.

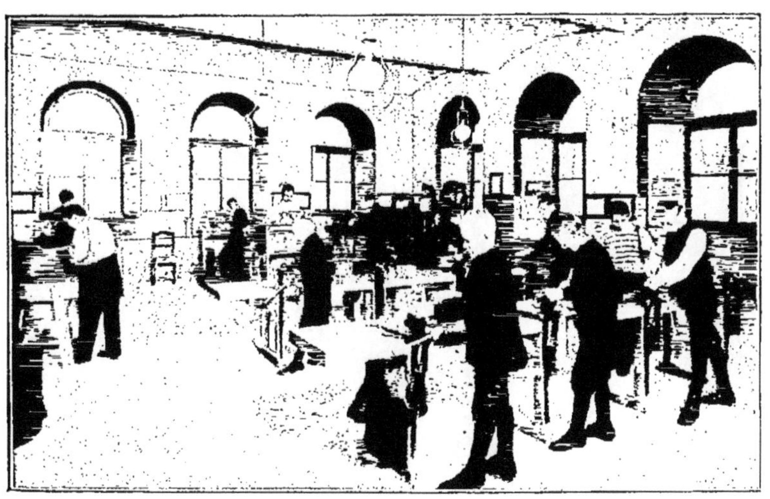

Fig. 165. — Travail des métaux dans une école primaire de Stocohklm.

plus défectueuses. Un lavabo doit être disposé à proximité de ces ateliers.

A la campagne, les travaux de culture, de jardinage et d'arboriculture sont à encourager (fig. 166 et 167). On connaît les efforts

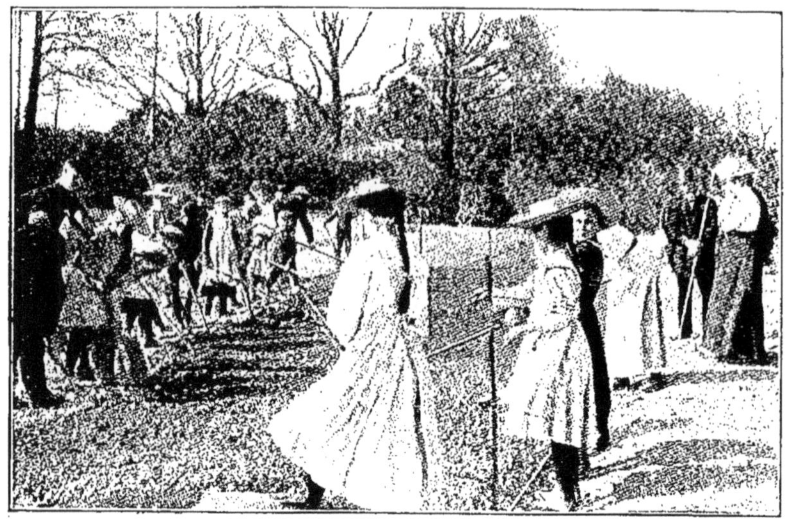

Fig. 166. — Jardin d'école (Suède).

tentés au cours de ces dernières années pour développer chez les enfants des pays forestiers le goût des plantations d'arbres. Chaque

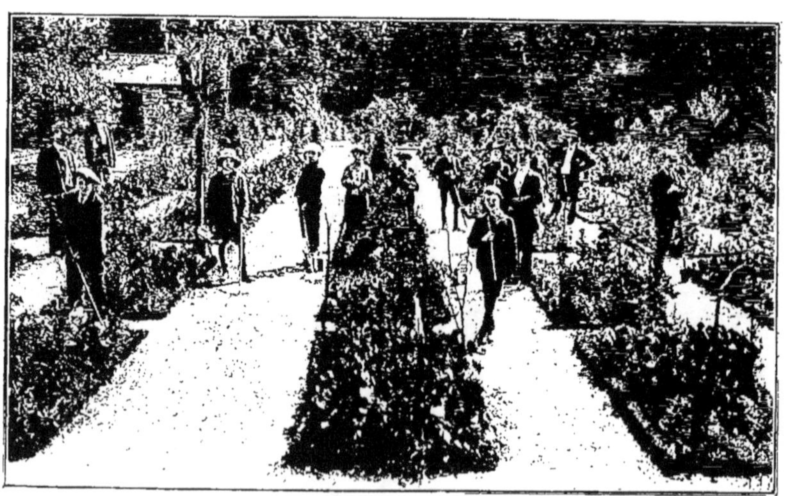

Fig. 167. — Les jardins des enfants au lycée Lakanal.

région de la France devrait ainsi intéresser ses enfants à la culture dominante dans le pays.

Installation des gymnases et des terrains de jeux. —

Tous les établissements d'enseignement secondaire et les écoles primaires de quelque importance doivent posséder une salle de gymnastique (fig. 168 et 169), permettant aux élèves de se livrer aux exercices quand le mauvais temps empêche de rester dehors ; il serait désirable que le matériel puisse être facilement changé de place, pour que la leçon soit donnée à l'abri ou au grand air suivant les conditions atmosphériques.

Les préaux ne peuvent pas sans inconvénients servir de gymnase : ils manquent le plus souvent d'élévation ; ils servent de passage, et

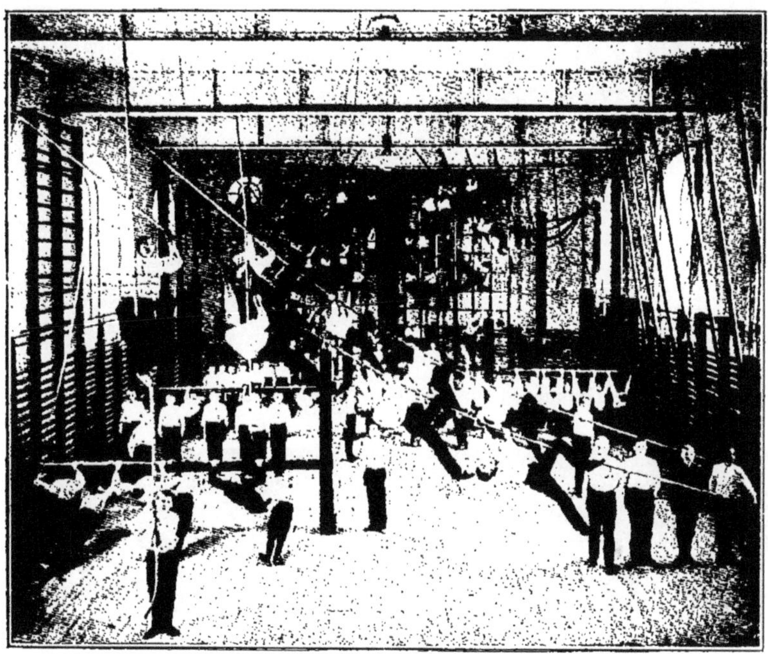

Fig. 168. — Gymnase pour garçons à l'Institut central de gymnastique de Stockholm.

ils sont surtout un lieu de récréation en cas de mauvais temps. Dans ces conditions, il devient impossible d'y donner la leçon de gymnastique.

La salle de gymnase, suivant le *Manuel d'exercices physiques*, doit être rectangulaire, et ses dimensions varieront avec l'importance de l'établissement :

15 mètres sur 10 ;
18 mètres sur 12 ;
21 mètres sur 14 ;
14 mètres sur 16.

La hauteur sera de 8 à 10 mètres environ. La lumière doit venir

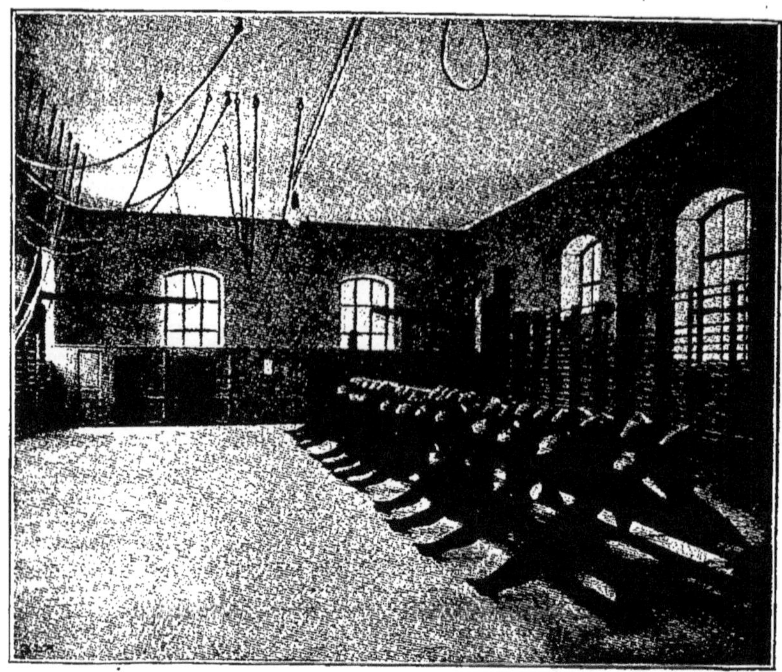

Fig. 169. — Gymnase pour les filles à l'institut central de Stockholm.

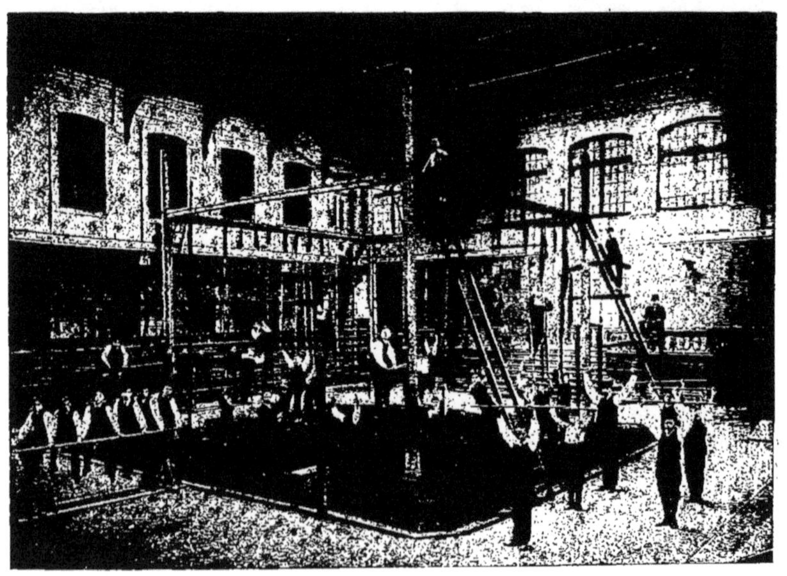

Fig. 170. — Salle de gymnastique du lycée Michelet (Paris).

d'en haut et de côté. L'aération doit pouvoir se faire rapidement au moyen de vasistas.

Le sol sera de préférence recouvert d'un plancher bien joint, lavable ou enduit d'une substance susceptible d'empêcher l'envole de la poussière. L'asphalte est froide et dure; le sable, la sciure de bois, le tan forment de la poussière et sont inutiles, puisque les exercices acrobatiques doivent être supprimés des programmes. On disposera seulement de nattes un peu épaisses ou de paillassons, de forme allongée, pour les exercices de saut.

Une galerie, située à mi-hauteur de la salle, et étendue à un ou plusieurs côtés, servira à la suspension des perches, cordes, échelles, etc.; on y accédera par un ou plusieurs escaliers.

Les divers appareils, en particulier ceux dits « de plancher », seront adaptables à la taille des élèves et démontables pour pouvoir être transportés à l'extérieur.

Il sera avantageux de relier directement, par un couloir couvert, le gymnase à la salle de douches, ou de bains-douches; un vestiaire, un lavabo et des water-closets, seront également annexés au gymnase; mais en aucun cas ils ne devront s'éclairer ni s'aérer sur cette salle.

Il est inutile d'encombrer le gymnase d'une multiplicité d'agrès qui ne permettent que des exercices individuels; la leçon devant être surtout collective, il faut choisir des accessoires qui permettent d'exercer plusieurs élèves à la fois. Certains agrès doivent servir d'abord aux exercices de développement; mais il ne faut pas négliger d'en employer d'autres qui familiarisent les enfants avec les pratiques qui trouvent leur application dans la vie.

Les plus petites écoles doivent posséder un matériel au moins rudimentaire. Dans celles qui n'en seraient pas pourvues, le professeur s'ingéniera à fabriquer ou à installer quelques agrès de fortune.

Terrains de jeux. — Les terrains de jeux constituent, dans les villes, une dépendance indispensable des lycées ou des écoles. Malheureusement leur nombre est en France encore restreint.

Le choix de ce terrain n'exige pas de conditions bien spéciales; il doit être situé aussi près que possible de l'établissement scolaire, pour que les élèves puissent y être conduits tous les jours où le temps le permet. On évitera les terrains humides, ou trop encaissés; quelques ombrages seront appréciés pendant la saison chaude.

L'aménagement sera très simple. Un bâtiment léger abritera le vestiaire, le lavabo et, si cela est possible, une salle de douches. Un hangar, ou un préau serviront de refuge en cas de mauvais temps. Les pelouses doivent être suffisantes pour l'installation des jeux de ballon ou de paume. Des pistes seront aménagées pour les courses à pied (fig. 171).

Mais il est bien entendu que ces terrains de jeux servent beaucoup plus à l'éducation en plein air, aux exercices de développement et d'application, qu'aux sports proprement dits, dont l'abus devient si facilement nuisible aux jeunes gens en voie de développement.

Précautions hygiéniques. — Un *vêtement* spécial ne peut pas être exigé de tous les élèves. Mais il faut néanmoins adapter leur costume aux conditions physiologiques du mouvement et de l'exercice.

Les VÊTEMENTS seront amples et ne seront serrés en aucun point du corps ; le cou sera dégagé, et on fera enlever cols et cravates ; les ceintures rigides sont nuisibles, en empêchant le jeu des dernières côtes et en réduisant la capacité thoracique ; les sortes de ceintures

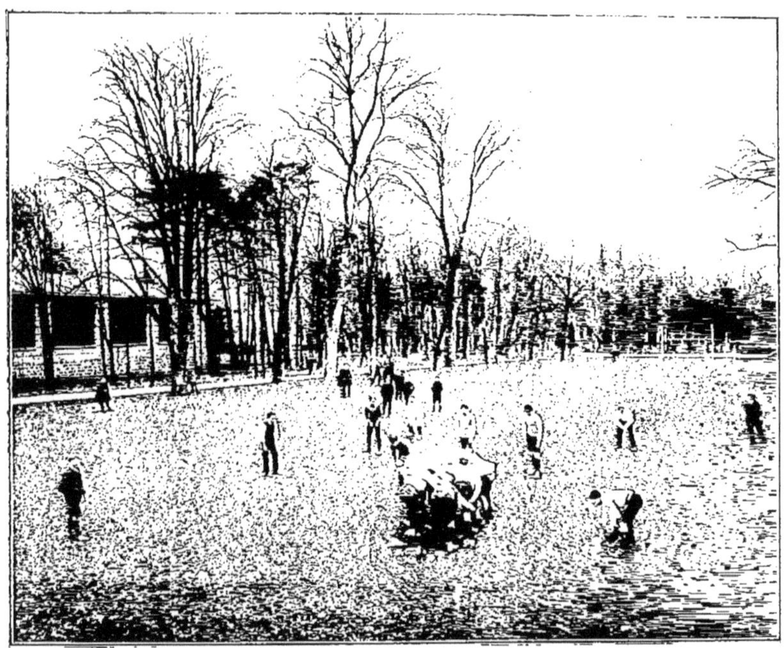

Fig. 171. — Terrain de jeux du lycée Lakanal.

de pompier, munies d'un large anneau, dont on voit s'affubler encore quelques écoliers, sont absolument condamnables.

Pour les exercices d'application un peu énergiques, et pour ceux qui ont lieu sur le terrain de jeux, il faudrait que les enfants puissent changer de vêtements, ou tout au moins de linge : dans ce dernier cas, il suffirait de remplacer, pendant la leçon, la chemise par un maillot de coton pendant l'été et par un maillot de laine pendant l'hiver.

Toutes les fois que la température le permettra on pourra, à défaut de vêtements spéciaux, faire retirer leurs vestes aux garçons et les faire s'exercer en bras de chemise.

Pour les petites filles, on prendra les mêmes précautions générales;

suppression des cols et des ceintures trop serrés. Les filles plus âgées ne devront jamais porter de corsets baleinés pendant les leçons de gymnastique. Une sorte de vareuse, en coton l'été, en laine l'hiver, serait le meilleur vêtement à conseiller.

Nous avons dit que, dans sa « méthode naturelle », Hébert préconise les exercices en plein air, avec un simple caleçon ou culotte comme vêtement : il y a sans doute un avantage réel à soumettre les téguments à l'action de l'air et de la lumière, mais nous croyons que ce « déshabillage » ne sera que difficilement accepté des familles.

Les chaussures ne devront pas porter de talons ; l'espadrille de toile, à semelle de corde, est à la fois économique et extrêmement pratique.

L'HEURE DES LEÇONS a peu d'importance, à la seule condition qu'elles ne suivent pas le repas principal de moins de deux heures, et qu'elles le précèdent d'un quart d'heure au moins. Les élèves ne devront pas venir le matin à jeun à la leçon de gymnastique.

Les CONDITIONS ATMOSPHÉRIQUES sont plus importantes à observer. En principe, la leçon sera donnée en plein air, sauf le cas de pluie, de brouillard épais ou de froid trop intense.

En hiver, la composition de la leçon sera un peu modifiée : pour éviter le refroidissement, on entreprendra, dès le début, des exercices assez énergiques et on ne les cessera guère qu'au moment de la rentrée en classe ; les pauses seront très réduites, et les explications verbales limitées au strict nécessaire ; on évitera les mouvements sur place quand le sol sera humide.

En été, la leçon sera modifiée dans un sens diamétralement opposé ; la mise en train sera plus lente et les pauses plus longues. On évitera de faire exercer les élèves par la pleine chaleur et au soleil.

Aussitôt après les leçons, les élèves remettront leurs vêtements.

La TRANSPIRATION ne peut être que salutaire quand elle est suivie de quelques précautions ; si le linge n'a pas été mouillé, il suffit de faire couvrir les enfants et d'éviter le brusque refroidissement par l'immobilité si la température est froide ; on empêchera aussi les élèves de stationner dans les courants d'air ou de boire trop frais, trop vite, ou en trop grande quantité.

La transpiration abondante exige un changement de linge ou de vêtements : c'est une des raisons pour lesquelles il nous paraît utile de fournir aux enfants, pour les exercices violents ou les jeux de plein air, un vêtement spécial, maillot ou blouse, qui ne serait utilisé qu'à l'école ou sur le terrain de jeux.

Comme complément à ces précautions élémentaires, il serait fort désirable qu'après les exercices physiques les élèves puissent faire une *ablution complète*, suivie d'une vigoureuse friction ; ce n'est pas seulement un soin de propreté, mais aussi une excellente règle d'hygiène, qui assure un fonctionnement normal de la peau et qui n'est pas sans influencer heureusement les systèmes nerveux et musculaire.

Le SURMENAGE PHYSIQUE est un danger que l'application intelligente de la méthode française doit à peu près supprimer : grâce à la progression des leçons et à leur adaptation à la vigueur des enfants, les exercices quotidiens ne doivent jamais provoquer la fatigue, ni à plus forte raison le surmenage ; celui-ci serait plus à craindre dans les exercices d'application et surtout dans les jeux scolaires.

Il y a quelque quinze ou vingt ans, la jeunesse scolaire subit un véritable engouement pour les sports en général, et en particulier pour les courses à bicyclette : l'organisme en voie de développement ne peut pas sans inconvénients graves supporter de tels efforts; le résultat obtenu fut l'inverse de celui qu'on espérait : des cœurs fatigués, des squelettes mal développés, des dos ronds, des poitrines étroites, furent à maintes reprises observés ; et encore fallait-il ajouter à ces désordres physiques le fâcheux effet moral obtenu chez des écoliers, élevés à la hauteur d'athlètes de profession, cités dans les journaux, et dont le seul but n'était plus que de courir le match à sensation ou de s'exhiber en public dans les parties retentissantes.

Le Dr Le Gendre fut un des premiers à signaler ce danger; loin de condamner l'éducation physique, ses observations judicieuses démontrèrent seulement que les enfants et les adolescents ne doivent pas se lancer dans les exercices violents sans méthode ni sans surveillance.

Il suffira de connaître les dangers du surmenage physique pour l'éviter aux écoliers ; le contrôle médical de cette partie de l'éducation mettrait à l'abri de tous les excès dangereux.

LA VIE INTELLECTUELLE
DE L'ÉCOLIER

I. — *LE TRAVAIL INTELLECTUEL.*

Le souci de donner à l'enfant une culture physique en rapport avec les besoins de la « plante humaine » en voie de croissance n'a guère retenu, nous l'avons vu, l'attention de nos pédagogues ; et si quelques-uns d'entre eux ont reconnu la nécessité de faire une place importante aux exercices du corps, on peut constater avec regret que leurs vœux n'ont pas été accomplis. Il en est malheureusement de même pour ce qui concerne le développement intellectuel de l'enfant ; l'éveil progressif de ses facultés d'attention et de raisonnement, l'apparition variable de ses aptitudes spéciales, les anomalies légères modifiant son psychisme, sont autant de facteurs dont la pédagogie ne se préoccupe pas assez.

Avant de fixer ce que l'enfant *doit* apprendre, il serait indispensable de déterminer ce qu'il *peut* apprendre.

Non seulement on voit les enfants soumis à une même discipline et à une même culture, quels que que soient d'ailleurs leur valeur ou leur développement intellectuels, ce qui peut être considéré comme une conséquence obligatoire de l'éducation en commun ; mais on assiste, depuis quelques années surtout, à une augmentation progressive des matières enseignées : dans cette surcharge des programmes, il ne semble pas qu'on ait tenu un compte suffisant de l'aptitude des enfants à assimiler une telle abondance de matières ; ni la qualité, ni la quantité, n'en ont été rapportées à la mesure de leurs facultés intellectuelles.

Il est vrai que, pour juger de l'importance de la fatigue ou du surmenage intellectuels, il ne suffit pas de s'en tenir à des affirmations reposant sur des faits isolés ou même sur des statistiques : selon l'expression de Binet et Henri, la pédagogie nouvelle doit être fondée sur l'*observation* et sur l'*expérience* ; elle doit être avant tout *expérimentale*. Des discussions, comme celle ouverte en 1886 et en 1887 à l'Académie de médecine, et à laquelle nous avons déjà fait allusion à propos des exercices physiques, n'ont qu'une valeur restreinte, à cause de leur défaut de précision. On y vint accuser l'école de favoriser l'éclosion de la phtisie ou de la fièvre typhoïde ; on y entendit Peter affirmer qu'il « avait eu le bonheur, étant petit enfant, d'être trop pauvre pour être mis au collège, car il en serait mort »; on y fit le procès des programmes d'enseignement en énumérant toutes les matières qu'il comporte ; mais aucune argumentation précise n'y fut présentée, et le débat ne porta que sur des appréciations sans bases scientifiques et de valeur par conséquent discutable.

Ce n'était donc pas sans raison que l'on pouvait reprocher aux médecins d'émettre des affirmations sans fondement, et auxquelles leur caractère vague et imprécis enlevait toute valeur, quand ils dénonçaient la « surcharge » des programmes et le « surmenage » provoqué par cet enseignement intensif.

De fait, il y a bien longtemps que ces critiques se renouvellent : et combien de fois, depuis Rabelais et Montaigne, n'a-t-on pas proclamé l'exigence des pédagogues et répété que les enfants et les jeunes gens sont soumis à un régime intellectuel qui risque d'annihiler leurs facultés plutôt que de les développer !

Mais depuis quelques années, par des travaux de laboratoire et par des expériences pratiquées dans les écoles elles-mêmes, de nombreux auteurs ont pu établir quelques démonstrations positives : les griefs opposés à des méthodes d'enseignement non adaptées à de jeunes facultés intellectuelles ont été appuyés par des expériences de valeur indiscutable ; on a pu montrer la relation étroite qui unit certains troubles physiques, matériellement vérifiés, et certains exercices intellectuels. Grâce aux méthodes capables de constater la fatigue intellectuelle, on a pu reconnaître les causes qui interviennent dans la production de cette fatigue et classer les travaux ou les méthodes de travail qui l'engendrent.

Certes, la méthode expérimentale, adaptée à l'analyse psychologique, en est encore à la période de tâtonnement, et les résultats qu'elle nous apporte sont, dans bien des cas, sujets à revision. Binet et Henri eux-mêmes ne se refusent-ils pas à tirer de leurs recherches des déductions pratiques ? En l'état actuel, il serait sans doute prématuré d'établir tout un système nouveau d'éducation sur des travaux d'expérimentation encore insuffisants et incomplets. Mais, comme le font observer Dupré et Ribierre (1), « le souci de la perfection idéale ne doit pas nous faire mépriser les avantages plus modestes que la science de l'éducation peut, dès maintenant, retirer de nos connaissances sur la physiologie de l'esprit ».

Nous ne pourrons donner ici qu'un aperçu de ces recherches de psychologie expérimentale, qui restent délicates et demandent beaucoup de temps et d'assiduité. Mais quiconque s'intéresse à l'éducation de l'enfant ne peut plus ignorer que ces intéressants problèmes sont posés, sinon résolus.

(1) E. Dupré et Ribierre, Anthropologie psychique, in *Traité d'hygiène* de Brouardel, Chantemesse et Mosny, fasc. III.

Le caractère très spécial de ces travaux, l'application qu'ils réclament, ont fait douter beaucoup d'éducateurs de leur valeur réelle; certains pédagogues seraient non seulement sceptiques, mais même hostiles à cette orientation nouvelle de la psychologie infantile : peut-être entrevoient-ils des résultats positifs qui risqueraient de contrarier leur dogmatisme et de gêner ses fâcheuses applications à l'éducation des enfants. C'est pourquoi il nous est très agréable de citer ici quelques lignes de M. Orth, inspecteur d'Académie de Troyes, qui, dans une récente conférence, exposait en termes particulièrement heureux la nécessité pour nous, hygiénistes ou pédagogues, de *bien connaître la matière sur laquelle nous voulons travailler pour établir le régime qui lui convient :* « Que sera-ce si nous nous élevons davantage, si nous constatons que la connaissance scientifique de l'enfant n'est encore pour beaucoup de parties qu'à l'état d'ébauche. Les Schuyten, les Claparède, les Binet et bien d'autres, par leurs savants ouvrages, ne font encore presque qu'amorcer la science de « l'école sur mesure », comme dit l'un d'eux, la psychologie quantitative et non plus seulement qualitative de l'enfant, le dosage scientifique de ses éléments physiques, intellectuels, moraux, sociaux, en vue d'un groupement raisonné des sujets et d'une adaptation des méthodes aux besoins. Grave problème, peut-être insoluble, sinon partiellement. Car, en supposant l'accord fait sur les procédés d'investigation, et il n'est pas fait, en supposant même les méthodes arrêtées en ce qui concerne le traitement ou l'éducation de chaque élément, l'infinie diversité sous laquelle ces éléments se présentent mélangés, et la nécessité de pratiquer l'enseignement collectif, — lequel, d'ailleurs, a ses avantages qui sont de premier ordre, — en présence d'individualités qu'on se sera évertué à différencier, constitueront des obstacles singulièrement puissants à l'organisation de l'éducation publique sur une base rigoureusement hygiénique et rationnelle. Je ne vous ai rappelé tous ces graves problèmes, qui sollicitent le philosophe, le médecin, le pédagogue, le jurisconsulte, que pour vous assurer qu'ils sont le sujet des préoccupations des éducateurs et que ceux-ci ont conscience de l'immensité de leur tâche, loin de croire et de prétendre que leur pédagogie soit infaillible, parfaite et définitive (1). »

Ce serait sortir du cadre de cet ouvrage que d'exposer ici toutes les méthodes et toutes les acquisitions de la psycho-physiologie. Nous pourrons indiquer seulement les principes sur lesquels repose cette science spéciale, passer en revue les procédés d'investigation ou de « mesure » qu'elle utilise, et montrer quelles conclusions pratiques il est possible d'en tirer dès aujourd'hui.

(1) L'éducation sociale (*Bull. des institutions sociales de l'Aube*), août 1912.

Nous étudierons donc successivement :

1° *L'influence de l'état physique sur le travail intellectuel;*

2° *L'influence du travail intellectuel sur l'état physique;*

3° *L'influence du travail intellectuel sur l'état psychique;*

4° *La fatigue intellectuelle et le surmenage ;*

5° *L'établissement des programmes d'études*, d'après les acquisitions de la psycho-physiologie ou de la pédagogie expérimentale;

6° Enfin l'*organisation pratique de l'enseignement*, dans ses différents degrés : écoles maternelles, primaires et secondaires, avec un aperçu de la distribution des *heures de classe et de repos* et de la répartition des *congés et vacances*.

INFLUENCE DE L'ÉTAT PHYSIQUE SUR LE TRAVAIL INTELLECTUEL.

Les variations de la valeur du travail intellectuel au cours des états physiologiques normaux. — Elles ont été étudiées par les expérimentateurs, et ces résultats donnent d'utiles indications pour le règlement du travail des enfants.

La *croissance* se fait, nous l'avons vu, par poussées successives, commandées par l'âge de l'enfant, et dans une certaine mesure par les conditions extérieures, en particulier par les saisons. Ce travail de croissance est surtout rapide au moment de la *poussée prépubère*, vers les douzième et quinzième années chez les filles, et de la quinzième à la seizième année chez les garçons. L'accroissement en taille, par allongement des os longs, est plus notable que l'augmentation du périmètre thoracique, et par conséquent que le développement du volume des divers organes. C'est à cette période que l'*indice de vitalité* atteint un minimum que l'on considère comme insuffisant pour le maintien d'une santé normale : le périmètre thoracique est inférieur à la moitié de la hauteur du corps. C'est à ce moment que l'hygiène du corps et de l'esprit de l'enfant doit être particulièrement surveillée.

Un enfant est essentiellement un « être en devenir »; il a besoin de toute sa force vitale pour réaliser son évolution normale. Il y a, dans la vie de tous les enfants, des périodes où le développement physique exige un supplément d'énergie, au détriment du développement intellectuel. L'enfant pousse et augmente en poids plus à certains moments qu'à d'autres. Il y a des périodes de grande croissance et des périodes d'augmentation de poids, pendant lesquelles il convient de ralentir le travail intellectuel (1).

En effet, au moment des poussées de croissance, en dehors même de toute complication pathologique, l'activité intellectuelle est diminuée : c'est ce que permettent facilement d'apprécier les méthodes de mesure de la fatigue intellectuelle.

(1) J.-J. VAN BIERVLIET, Pédagogie expérimentale, Alcan, édit.

Il en est de même après les périodes qui exigent, à un titre quelconque, de la suractivité fonctionnelle ou musculaire.

Après la *digestion*, l'activité intellectuelle est notablement diminuée : Friedrich a établi, à l'aide de la méthode des dictées, que le nombre des fautes augmente au début de l'après-midi, tandis que dans la deuxième partie de l'après-midi, après la fin de la digestion, leur nombre n'est pas sensiblement supérieur à celui de la seconde partie de la matinée.

Malgré une opinion couramment exprimée, l'*exercice physique* ne constitue pas un repos intellectuel. Mosso, par des expériences de laboratoire, avait déjà montré que la fatigue physique diminue l'activité mentale. Friedrich a confirmé ces résultats à l'aide de la méthode pédagogique des dictées. Après une heure de gymnastique, le nombre des fautes atteint 152, chiffre qui dépasse celui atteint après une heure de classe. Ces résultats sont transcrits sur le graphique que nous reproduisons plus loin (p. 357).

Le *sommeil* est nécessaire à la reconstitution des forces physiques comme à la réparation de la fatigue intellectuelle : nous avons exposé déjà quelle est la quantité de sommeil nécessaire aux différents âges scolaires. Après le repos de la nuit, les aptitudes intellectuelles ont subi une légère diminution, et une période de « mise en train » est nécessaire avant d'obtenir le meilleur rendement qui appartient aux premières heures de la matinée.

Il en est de même du *repos* : après un repos prolongé, le travail fourni est moins intense qu'après une courte « pause » ; et cependant, dans les périodes de fatigue, la valeur du travail est diminuée : il y a là une question de mesure ; nous reproduirons plus loin, en étudiant les *mesures de la fatigue intellectuelle*, les procédés qui permettent d'acquérir ou de vérifier ces faits : nous renvoyons à ce chapitre pour éviter les inutiles redites sur ce sujet intéressant de l'influence du repos sur l'activité intellectuelle.

La valeur du travail intellectuel au cours ou à la suite des états pathologiques est presque toujours diminuée. — Nous signalerons d'abord les *maladies de croissance*, bien que, suivant le mot de Guinon (1), « il soit plus facile d'étudier les causes de ces maladies que d'en faire la description ».

En étudiant les maladies de l'écolier, nous signalerons les affections qu'on peut spécialement rattacher à la croissance; parmi celles-ci, les unes n'ont qu'un retentissement indirect sur les facultés intellectuelles : par exemple la scoliose et la myopie, qui peuvent entraîner une certaine difficulté du travail, mais sans perturbation psychique.

Tout au contraire, certains troubles et certaines affections de

(1) Dr L. Guinon, Maladies de la croissance (*L'hygiène scolaire*, avril 1907).

croissance ont une influence évidente sur l'état psychique de l'écolier et sur la valeur de son travail intellectuel. Nous en ferons ici une rapide énumération.

Les troubles de croissance peuvent se caractériser par un *retard*, par un *arrêt*, ou par *excès* dans le développement. Il est rare que tout à coup apparaissent ces anomalies dans le développement. Certains signes, certains indices, permettraient de les déceler dès la première enfance si l'attention était attirée davantage sur cet ordre de fait. Nous ne devons retenir ici, de ces troubles, que leurs rapports avec l'état psychique de l'enfant, et on peut affirmer que cette relation est à peu près constante.

La *pathologie glandulaire*, que la physiologie commence à éclairer avec une suffisante précision, tient une grande place dans les troubles de croissance, et certains auteurs lui ont accordé (en particulier à la pathologie du corps thyroïde) une telle importance qu'on est en droit de se demander s'il n'y a pas dans leurs affirmations une certaine exagération. Les glandes génitales, le thymus, l'hypophyse, les surrénales, jouent un rôle aussi certain dans le travail de croissance et dans l'équilibre fonctionnel des différents organes; sans faire la pathologie de ces diverses glandes à sécrétion interne ou à sécrétion mixte, il faut en retenir l'influence considérable sur l'état psychique et sur le développement intellectuel. De légères insuffisances glandulaires passent très volontiers inaperçues : les troubles intellectuels minimes qu'elles provoquent sont attribués à des défauts de caractère ou à des fautes d'éducation ; ce sont ces *insuffisances à minima* qui sont les plus intéressantes pour le pédagogue et aussi pour le médecin, qui peut le plus souvent y remédier de façon complète. En étudiant les anormaux psychiques, nous reviendrons plus complètement sur cette intéressante question.

Le *rapide accroissement du squelette* exige une forte proportion de phosphate et de chaux. Si l'assimilation de ces substances est insuffisante, c'est aux dépens des différents tissus, en particulier du système nerveux, qu'elles seront prélevées. Il faut voir dans ce mécanisme une cause de déchéance générale de l'organisme, une condition favorable à la germination de la tuberculose et une prédisposition à la dépression et à la fatigue du système nerveux : dans l'ensemble des causes susceptibles de modifier le psychisme de l'adolescent, cette nécessité d'une forte assimilation phosphorée mérite d'être retenue.

Sur le *système nerveux* encore, ont prise de multiples *intoxications* soit d'origine externe, soit d'origine interne. Parmi les premières, celles qui résultent de l'absorption de gaz nocifs doivent être placées en première ligne; les écoliers vivant dans des classes dont l'atmosphère est confinée respirent toujours une proportion exagérée d'acide carbonique et bien souvent aussi, avec des systèmes d'éclairage ou de chauffage défectueux, ils absorbent de l'oxyde de carbone, en trop petite quantité pour que se manifestent des accidents toxiques nets, mais en proportion suffisante pour qu'il se produise une lente intoxication. En traitant de la *ventilation,* nous avons insisté sur ce fait. Ces accidents oxycarbonés latents se caractérisent par un certain degré d'anémie, par des céphalées ou des névralgies, par de l'inaptitude au travail.

Les *intoxications alimentaires* sont fréquentes : beaucoup d'enfants n'ont ni la ration ni la qualité d'aliments qui leur conviennent ; l'abus de la viande, des épices, des conserves provoque bientôt des fermentations intestinales, et la résorption des poisons ainsi élaborés n'est pas sans action sur le système nerveux. On connaît l'influence nocive de l'alcool sur ces mêmes centres. Malheureusement l'usage des boissons fermentées n'est pas exceptionnel chez les enfants, et le Dr Brunon (de Rouen) a cité l'usage établi en Normandie de donner aux écoliers, pour la boisson de leur repas de midi, de l'eau-de-vie à peine additionnée d'eau.

Les *auto-intoxications d'origine digestive* peuvent apparaître même chez les enfants soumis à un régime alimentaire convenable. La dyspepsie, la dilatation d'estomac, les troubles sécrétoires des glandes gastriques ou intestinales, ou des glandes annexes du tube digestif, glandes salivaires, foie ou pancréas, toutes les causes qui retardent la traversée digestive ou qui modifient les conditions normales de la digestion, favorisent les fermentations anormales et peuvent secondairement produire des troubles liés à l'auto-intoxication : beaucoup d'anomalies psychiques légères n'ont pas d'autre cause.

Tous les états rangés par le Pr Bouchard sous le nom de *maladies par ralentissement de la nutrition* ont de fréquentes répercussions sur la valeur intellectuelle; l'assimilation et la désassimilation doivent parfaitement s'équilibrer; l'accumulation dans l'organisme des résidus de combustion, ou l'utilisation incomplète des substances ingérées, aboutissent à des manifestations variées dont plusieurs atteignent le système nerveux : céphalées, migraines, névralgies. Le travail intellectuel peut être entravé, au cours de ces états, d'une façon plus complexe : nous citerons seulement le cas d'un jeune garçon, de souche arthritique, qui, malgré une hygiène alimentaire sévère, avait une tendance fâcheuse à l'obésité ; la comparaison de sa courbe de poids et de son carnet de notes hebdomadaires montrait qu'à chaque accroissement pondéral correspondait une période de travail insuffisant, tandis que les notes devenaient meilleures aussitôt que le poids diminuait.

L'*insuffisance respiratoire*, par présence de végétations adénoïdes, aboutit aussi à une certaine insuffisance intellectuelle; il faut rapprocher de ces cas ceux dans lesquels les enfants ont une hématose ralentie, parcequ'ils ne savent pas ou parce qu'ils ne peuvent pas respirer : tels sont les enfants à thorax étroit ou déformé et ceux dont l'amplitude respiratoire est très diminuée; le Dr Maurel (de Toulouse) attache une grande importance à cette *hypo-hématose*.

Les *albuminuries de croissance*, orthostatiques ou intermittentes, sont à placer en première ligne parmi les affections de l'enfance capables de diminuer l'activité intellectuelle. Il en est de même de la *phosphaturie*, qui cause une déperdition phosphorée analogue à celle qui se produit dans certains cas de croissance trop rapide.

Toutes les *convalescences de maladies aiguës* peuvent s'accompagner de modifications, assez importantes quelquefois, dans le psychisme des enfants. On connaît les cas de *psychoses infectieuses*, survenant au décours de la fièvre typhoïde, de la scarlatine, de la rougeole, voire même des angines simples; à côté de ces formes graves et nettement caractérisées, on observe plus souvent de simples troubles de l'attention, de la mémoire, ou une légère diminution de l'activité intellectuelle. Ces troubles peuvent être assez durables et nécessiter un repos prolongé.

A côté des perturbations graves apportées dans l'équilibre psychique par la *puberté*, il faut rappeler les modifications des caractères et de l'activité mentale qui accompagnent chez beaucoup de jeunes filles la période menstruelle : « Les unes, dit le Dr Tournier, sont visiblement malades et se couchent, mais combien d'autres continuent la vie commune, assistent aux classes et aux études; cependant elles n'écoutent pas le professeur, elles ont les yeux fixes, ne voient rien, repliées sur elles-mêmes, grincheuses, irritables, ne supportant pas les observations; c'est une mentalité toute morbide. »

Le *système nerveux* réagit avec tant d'intensité, au cours des différentes maladies des enfants, et au cours même des simples perturbations de leur santé générale, qu'il est impossible d'énumérer tous les états dans lesquels apparaissent les troubles réunis sous les noms trop vagues de « nervosisme » ou de « dépression nerveuse ». Il faut retenir surtout que, derrière ces manifestations nerveuses, il existe presque toujours chez les enfants un état organique défectueux : c'est du côté du tube digestif, du rein, des voies respiratoires, qu'il faudra chercher la cause de ces petites anomalies psychiques, inattention, instabilité, irritabilité, si fréquentes chez les écoliers.

Cette énumération suffit à montrer qu'au cours de tous les états pathologiques infantiles peuvent survenir des troubles psychiques et intellectuels, qui aboutissent rarement à faire de ces enfants de *vrais anormaux*, mais qui peuplent les classes de *sub-anormaux*, dont l'anomalie serait le plus souvent curable par des soins médicaux appropriés.

Nous n'en dirons pas davantage sur l'influence de l'état physique sur l'état intellectuel, au cours des maladies infantiles : ce sont des faits d'observation courante, mais qu'il n'est pas toujours aisé de rapporter à leur véritable cause.

INFLUENCE DU TRAVAIL INTELLECTUEL SUR L'ÉTAT PHYSIQUE (1).

Effets physiologiques. — Le travail intellectuel, coupé par des temps de repos suffisants, et suivi d'exercices physiques modérés, ne produit que des effets physiques ou organiques peu perceptibles.

Il en est tout autrement de la fatigue intellectuelle, ou même de l'effort cérébral intense, qui ont une influence marquée sur le fonctionnement des divers organes. Pour que ces *effets physiologiques* se produisent, il est donc nécessaire que le travail fourni soit de durée ou d'intensité assez grandes.

A côté de ces *effets physiologiques*, le travail intellectuel peut produire des *perturbations dans l'équilibre psychique* de l'individu, et chez l'écolier ces troubles se traduisent par les modifications du *rendement scolaire*.

On pourrait donc classer les effets du travail intellectuel sous trois titres :

1° *Effets physiologiques ;*
2° *Effets psychologiques ;*
3° *Effets pédagogiques.*

C'est dire que les travaux d'expérimentation sur ce sujet peuvent être entrepris par les physiologistes ou les médecins, par les psychologues et par les pédagogues.

Les travaux fournis jusqu'ici par ces chercheurs d'éducation diverse sont fort nombreux : nous ne pourrons en donner qu'un bref aperçu, et nous retiendrons surtout leurs conclusions relatives à la direction qu'il convient de donner à l'éducation intellectuelle des enfants.

Effets physiologiques du travail intellectuel. — Ils sont les plus faciles à percevoir : nous les exposerons d'abord, en suivant dans cette étude A. Binet et V. Henri, dont les recherches font autorité ; après avoir indiqué que ces effets physiologiques sont, en général, trop faibles pour être perçus par l'observation, ces auteurs montrent qu'il est nécessaire d'avoir recours à des instruments et à des méthodes spéciales, dont l'application exige des connaissances assez étendues sur la physiologie de la circulation, de la respiration, des sécrétions. Aussi entrent-ils dans des détails de démonstration

(1) Dans toute cette étude, nous suivrons de très près les résultats rapportés par A. Binet et V. Henri dans leur ouvrage si richement documenté : La fatigue intellectuelle, Paris, 1898.

fort utiles à tous ceux qu'intéressent ces questions de psycho-physiologie; nous ne pouvons que renvoyer à cette étude complète et originale les lecteurs qui souhaiteraient avoir une documentation complète.

Ces recherches physiologiques, entreprises dans des laboratoires spécialement outillés, ont le grand inconvénient de ne pouvoir être poursuivies que par des expérimentateurs peu nombreux; un inconvénient plus grand encore réside dans le petit nombre des sujets sur lesquels peuvent porter les expériences. Les causes d'erreurs, ou l'approximation dans les résultats, sont d'autant plus grandes que le nombre des recherches reste plus limité, et que les facteurs personnels y tiennent plus de place.

Au point de vue spécial qui nous occupe, les expériences de psycho-physiologie présentent un autre inconvénient : les enfants ne se prêtent guère à des recherches qui exigent toujours beaucoup d'attention, de l'immobilité souvent prolongée, et même une certaine compréhension de l'acte qu'on leur impose. Un travail mental intense ne peut être obtenu, chez le sujet en expérience, que par un effort de volonté considérable, qu'on ne peut guère attendre d'un enfant.

Les résultats des expériences ne se rapportent donc le plus souvent qu'à des sujets pris dans l'entourage de l'expérimentateur, parmi ses élèves ou ses collaborateurs, à moins qu'il ne s'agisse de l'auto-observation de l'expérimentateur lui-même.

Pour ces diverses raisons, les résultats fournis par les physiologistes, pour intéressants qu'ils soient, ne permettent guère de déterminer le choix de telle ou telle méthode de travail intellectuel : on sait, d'après ces recherches, que la fatigue intellectuelle a une répercussion sur toutes les fonctions organiques; mais il y a loin de cette constatation à l'élaboration d'une méthode pédagogique.

Nous aurons à étudier successivement l'*influence du travail intellectuel* :

1° *Sur le cœur et sur la circulation* :

2° *Sur la respiration* ;

3° *Sur les échanges nutritifs* ;

4° *Sur la force musculaire* ;

5° *Sur le système nerveux* ;

1° ***Influence du travail intellectuel sur le cœur et sur la circulation***. — Les influences les plus diverses sont capables de modifier la vitesse ou le rythme du cœur : le moindre mouvement ou la moindre émotion produisent des variations considérables. Il en est de même pour la pression du sang, qui, par exemple, augmente d'une façon si considérable dans la station debout que jamais, au cours des efforts mentaux les plus intenses, on n'a observé de semblable élévation du chiffre de la pression.

La possibilité de ces multiples causes d'erreur ne doit pas être perdue de vue un seul instant au cours des expériences.

La *vitesse du cœur* est accélérée au cours du travail mental; il est probable que, dans cette accélération intervient pour une certaine part l'état d'émotivité ou d'anxiété que peut produire la crainte d'obtenir un résultat faux, s'il s'agit de calcul mental, ou le fait de se livrer à un travail difficile devant des témoins et dans des conditions peu habituelles.

L'augmentation des pulsations peut être d'un quart environ du nombre des pulsations normales et varier de cinq à vingt-cinq ; cette exagération peut persister un certain temps après la fin de l'exercice. Chez certains sujets, après la période d'excitation, survient une période de durée variable où le nombre des pulsations devient inférieur à la normale.

Quand ces recherches sont pratiquées chez les enfants, on ne doit pas oublier que le nombre normal des pulsations varie avec l'âge et est d'autant plus élevé que l'enfant est plus jeune. Nous avons signalé ce fait en étudiant le développement physique de l'enfant (p. 190).

Le *rythme du cœur* est modifié par le travail intellectuel; les pulsations, enregistrées à l'aide du sphigmographe, donnent des courbes dont les oscillations sont moins élevées au cours de l'effort mental, et dont l'amplitude reparaît dès la période de repos. Cette diminution de la hauteur des oscillations répond à l'accélération des battements cardiaques.

La *circulation capillaire*, au cours du travail intellectuel, subit des variations sur lesquelles les physiologistes ont fait de nombreuses

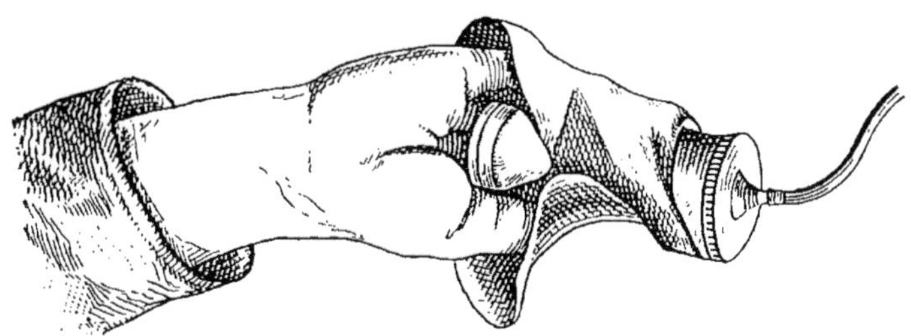

Fig. 172. — Pléthysmographe de Hallion et Comte (d'après Binet et Henri).

recherches. Ils ont surtout étudié cette circulation au niveau de l'avant-bras et de la main, et au niveau du cerveau. Les changements de volume subis par la main, du fait des variations de la circulation capillaire, sont enregistrés grâce à des appareils volumétriques dont le plus simple est le *pléthysmographe* de Hallion et Comte (fig. 172) : il se compose d'un cylindre de caoutchouc, sur lequel viennent s'appliquer les doigts, recouverts eux-mêmes d'une peau de gant assez souple et assez serrée pour maintenir un contact précis entre les doigts et le cylindre. Une tubulure fait communiquer l'intérieur du cylindre avec un tambour enregistreur. La main reposant sur une table et étant parfaitement immobile, ses moindres variations de volume se trouvent inscrites sur l'appareil enregistreur.

Les *changements de volume du cerveau* ont été surtout étudiés par Mosso ; cet auteur profitait des brèches existant dans la voûte cranienne à la suite d'accident ou d'intervention chirurgicale, pour y appliquer une ampoule élastique, reliée à un appareil enregistreur; il obtenait ainsi des graphiques traduisant avec exactitude les variations volumétriques du cerveau.

Les recherches de Mosso, confirmées par celles de Gley, montrent que l'effort intellectuel provoque une *augmentation du volume du*

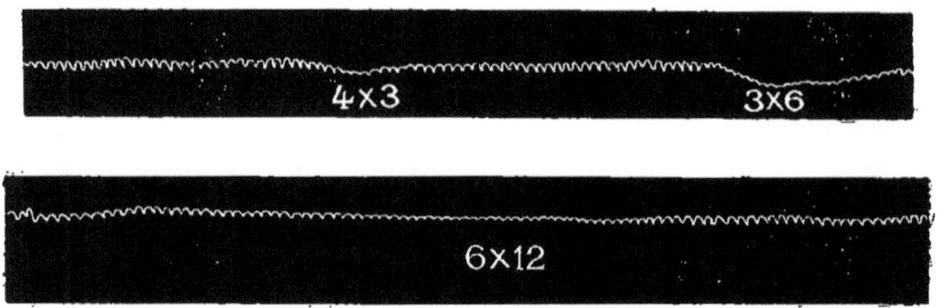

Fig. 173 et 174. — Amollissement de la pulsation (rapetissement du pouls) au cours d'un calcul mental simple (d'après Binet et Henri).

cerveau ; cette augmentation ne survient qu'au cours du travail, ce qui permet de le considérer comme un effet de ce travail et non pas comme sa cause. Elle ne s'accompagne pas de modifications parallèles de la circulation capillaire périphérique, ni de l'impulsion cardiaque, ni du pouls carotidien ; elle n'est donc pas sous la dépendance d'une variation de la circulation générale ; on ne peut que l'attribuer à une vaso-dilatation localisée au système capillaire du cerveau.

La *circulation capillaire périphérique* subit des variations très appréciables au cours de l'effort mental ; ces phénomènes, d'origine vaso-motrice, sont d'ailleurs très variables suivant les sujets. On observe d'abord une élévation du tracé capillaire assez inconstante. A ce premier effet succède, de façon régulière, une vaso-constriction qui amène un abaissement du tracé. Ce phénomène se traduit par un fléchissement de la courbe enregistrée et par une diminution de hauteur de chacune des oscillations; c'est ce que Binet et Henri appellent l'*amollissement de la pulsation*, et ce que représentent leurs courbes (fig. 173 et 174) prises chez des enfants de douze ans, au cours du simple exercice mental provoqué par des multiplications assez faciles (4×3; 3×6; 6×12).

La *pression du sang* est augmentée au cours du travail intellectuel, dans des proportions un peu moindres qu'à l'occasion du travail physique, mais cependant appréciables à l'aide des divers sphigmomanomètres. Les recherches de Mosso, complétées par Binet et Henri, sont très démonstratives pour ce qui est de l'effort mental intense et court : dans ces conditions, la pression augmente de 20 millimètres de mercure environ, alors que le travail physique amène une élévation de 30 millimètres. La fatigue intellectuelle, résultant d'un effort prolongé, produit sans doute une élévation analogue de la pression du sang.

La *température du corps* semble suivre une élévation analogue; mais les observations thermométriques ou calorimétriques, pour simples qu'elles paraissent, sont cependant sujettes à des causes multiples d'erreur, tellement sont nombreuses les influences sous lesquelles peut varier la température; au cours du travail intellectuel, on voit en général le thermomètre monter de quelques centièmes de degré; mais quelquefois on le voit au contraire baisser. Signalons l'expérience que Mosso put pratiquer sur une fillette de douze ans, chez laquelle il profitait d'une brèche cranienne et d'une perforation de la dure-mère pour introduire un thermomètre à 5 centimètres de profondeur dans la scissure de Sylvius; malgré ces conditions très exceptionnelles d'expérience, l'auteur ne put pas formuler de résultats très précis, et il dut faire de grandes réserves sur les causes exactes des élévations thermiques constatées.

2° **Influence du travail intellectuel sur la respiration.** — Elle est plus facile à préciser. On s'est contenté, il est vrai, le plus souvent, de noter le nombre ou l'amplitude des mouvements thoraciques, au cours de l'effort mental : pour être complètes, ces recherches doivent également porter sur la quantité de l'air inspiré et sur la composition de l'air expiré.

Les mouvements respiratoires conservent à peu près, dans leur accélération, leur rapport avec les pulsations cardiaques, soit, en moyenne, une inspiration pour cinq pulsations.

On ne doit pas oublier que la fréquence de la respiration peut, dans une certaine mesure, être influencée par la volonté, ce qui ne se réalise pas pour les mouvements du cœur. D'autre part, le nombre des respirations est d'autant plus grand qu'il s'agit de sujets plus jeunes; nous avons rappelé ce fait en étudiant le développement physique de l'enfant.

Le *nombre des respirations* et aussi leur *amplitude* sont enregistrés à l'aide du pneumographe; nous représentons plus loin (p. 401) celui dont se servait le Pr Badaloni pour ses recherches sur l'influence des attitudes vicieuses sur la respiration; celui de Marey (fig. 175) donne aux tracés une plus grande amplitude d'oscillations; il se compose d'un tambour en caoutchouc, sur lequel viennent prendre appui les extrémités de deux leviers, reliés d'autre part à une ceinture qui entoure le thorax; pendant les mouvements d'inspiration, la ceinture fait traction sur les branches extérieures des leviers, qui viennent, par leur extrémité opposée, comprimer le tambour; celui-ci est relié par un tube de caoutchouc à un appareil enregistreur.

Pendant l'effort mental, le nombre des respirations augmente ; en même temps les inspirations deviennent moins profondes (respira-

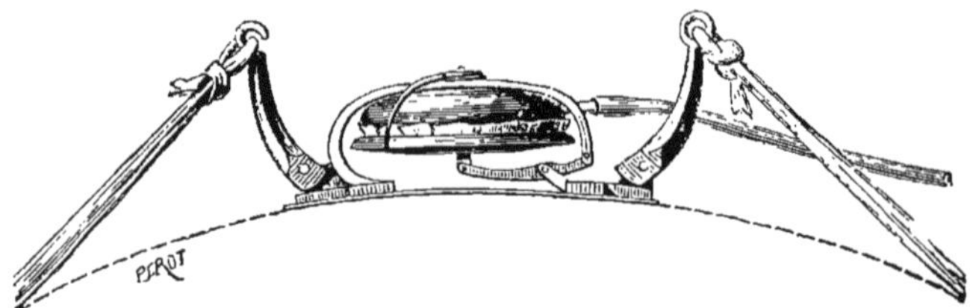

Fig. 175. — Pneumographe de Marey (la ligne pointillée représente la circonférence thoracique).

tion superficielle), et le rythme respiratoire se modifie : l'expiration se raccourcit ainsi que la durée de la pause post-expiratoire. Si l'effort est intense, on peut voir la respiration cesser presque complètement.

Après le travail, la respiration s'accélère et devient plus ample et plus profonde que normalement.

La courbe que nous reproduisons montre bien ces diverses variations (fig. 176).

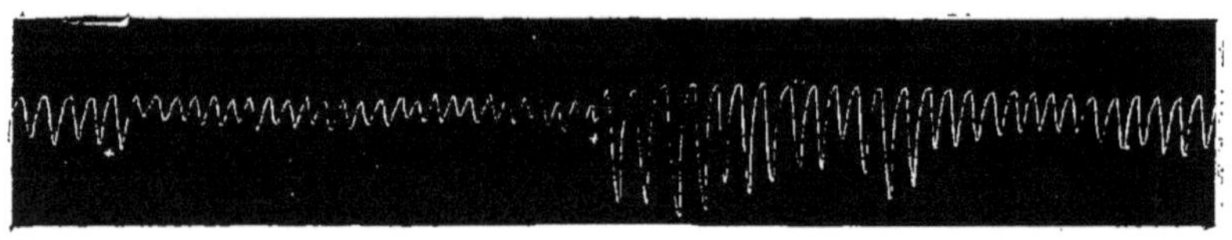

Fig. 176. — Tracé de la respiration, prise avec le pneumographe de Laborde, pendant le calcul mental ; le calcul a duré soixante-dix secondes ; il est limité sur le tracé par les deux croix ; on voit que, pendant le calcul mental, la respiration est moins profonde et un peu accélérée; après le calcul mental, la respiration revient plus profonde qu'à l'état normal (d'après A. Binet et V. Henri).

La *composition chimique de l'air expiré* paraît modifiée au cours du travail intellectuel ; Speck donne les chiffres suivants :

	Oxygène absorbé.	Acide carbonique expiré.
A l'état de repos...............	0gr,456	0gr,553
Pendant le travail intellectuel....	0gr,507	0gr,583

La plus grande activité des échanges respiratoires pendant le travail intellectuel doit être prise en considération quand on établit le cubage d'air nécessaire aux écoliers dans les salles de classe ; les chiffres sur lesquels on s'appuie pour calculer les besoins en oxygène, ou au contraire pour apprécier la viciation de l'air par l'acide carbonique, sont tirés d'expériences sur des sujets au repos. Il faut donc considérer ces chiffres comme inférieurs à ceux qu'on obtiendrait en tenant compte de la suractivité des échanges chimiques respiratoires pendant le travail intellectuel.

3° ***Influence du travail intellectuel sur les échanges nutritifs.*** — Les *échanges nutritifs* sont toujours modifiés par le travail intellectuel ; on peut évaluer ces modifications, d'une part, par l'étude de l'élimination urinaire et par l'examen des courbes du poids, et, d'autre part, par les variations qui se produisent dans les besoins de l'organisme, et qui se traduisent par une diminution ou une augmentation de la quantité des aliments ingérés.

Ces recherches présentent un intérêt pratique : en effet, si elles apportaient des résultats précis, elles permettraient de régler certains détails des programmes scolaires, surtout dans les internats. Les questions à résoudre sont multiples : quelle est l'influence du travail intellectuel sur l'ensemble des actes de la nutrition et l'assimilation? Quelle est, d'autre part, l'influence de l'alimentation sur le travail intellectuel?

Pour chacune de ces questions, il faut envisager la qualité des aliments ingérés, leur nature ou leur qualité, les heures de repas, les temps de repos qui suivent ces derniers ; il faut tenir compte aussi de l'influence concomitante des exercices ou de la fatigue musculaire, des facultés digestives de chaque individu.

Il y a là tout un ensemble de recherches à poursuivre ; elles n'ont été jusqu'ici que peu nombreuses et peu approfondies.

L'alimentation, dans les internats, est réglée d'une façon tout empirique. Nous avons indiqué, en étudiant ce sujet, les efforts accomplis par quelques médecins pour faire introduire dans les menus scolaires des changements imposés par l'âge des enfants et par leur capacité digestive ; ces réformes, dont on ne peut nier l'opportunité, avaient surtout pour but d'éviter chez les internes les troubles digestifs qu'on peut, à bon droit, mettre sur le compte d'une nourriture mal adaptée à l'âge des enfants ; c'est la crainte des maladies digestives qui suscita, jusqu'ici, l'attention des médecins et qui les fit protester contre l'alimentation trop défectueuse de beaucoup d'internats.

Ce point de vue pathologique est peut-être dépassé en intérêt par le point de vue physiologique : la ration alimentaire des enfants des différents âges a bien été calculée en calories, et nous avons, dans un chapitre précédent, indiqué la valeur nutritive des divers aliments ; si bien que la quantité et la nature des aliments à fournir à chaque âge peuvent être déterminées d'une façon presque mathématique. Mais, en apportant ces chiffres, nous faisions des réserves sur les variations des besoins individuels, et sur les variations des besoins de chaque individu dans des circonstances diverses.

Ce sont ces variations, survenant à l'occasion des diverses occupations scolaires, qu'il serait très intéressant de déterminer : le problème, à l'heure actuelle, n'est guère que posé ; mais il faut espérer que l'intérêt qu'il présente provoquera de nombreuses recherches, suivies de résultats utilisables pour une meilleure réglementation de l'alimentation des écoliers.

Nous ne pouvons que signaler les difficultés que présentent la plupart des expériences relatives à la valeur de la nutrition : la composition du repas d'épreuve, les variations de l'appétit, les différences dans le travail de la digestion, la mesure du travail intellectuel ou musculaire capables d'influencer la nutrition sont très difficiles à déterminer. On peut tourner la difficulté en expérimentant sur un groupe assez nombreux d'élèves, comme l'a fait Binet : de la sorte, les variations fortuites ou individuelles se détruisent les unes les autres, et on peut admettre que le résultat global est assez conforme à la réalité.

Nous ne rapporterons ici que ces résultats généraux, sans entrer dans le détail des expériences.

Les *urines* subissent les modifications résumées dans le tableau suivant [expériences de Thorion (1)] :

	REPOS.	TRAVAIL INTELLECTUEL.	DIFFÉRENCE.
Quantité totale de l'urine en 24 heures.	1cc,518	1cc,678	160 +
Densité de l'urine	1cc,0184	1cc,0168	0,0016 —
Quantité de chlore	6gr,08	6gr,26	0,18 +
Soufre total, en acide sulfurique	2gr,79	2gr,66	0,13 —
Acide phosphorique total	2gr,4168	2gr,2971	0,0197 —
Chaux	0gr,144	0gr,192	0,048 +
Magnésie	0gr,128	0gr,140	0,012 +
Azote total, en urée	33gr,68	34gr,05	0,37 +
Urée	31gr,49	30gr,65	0,84 —
Acide urique	0gr,825	0gr,845	0,02 +

Ces chiffres ne permettent guère de tirer de conclusions bien précises, si ce n'est que le travail intellectuel active d'une façon générale l'élimination. Mais Binet et Henri supposent que des recherches poursuivies de façon systématique pourraient aider à « déterminer les influences que le travail intellectuel produit sur la nutrition de l'organisme ; on peut même, en poursuivant ces recherches, déterminer les procédés qui doivent être employés pour réparer aussi bien que possible les modifications produites par le travail intellectuel dans la nutrition générale ; ce sont là des questions

(1) Thorion, Influence du travail intellectuel sur les variations de quelques éléments de l'urine, Paris, 1893.

d'une portée générale dont la solution doit avoir un retentissement sur l'hygiène scolaire ».

Les *variations de poids* sont trop lentes à se produire pour pouvoir fournir d'autres indications que celles résultant d'une longue période de travail intellectuel ; les pesées faites pendant les vacances et pendant les mois de travaux scolaires montrent que l'accroissement en poids est plus rapide pendant les mois de repos. On peut se reporter, pour la vérification de ce fait, aux tableaux donnés dans un précédent chapitre (*Croissance physique de l'écolier*). Il est d'ailleurs difficile de démontrer que le ralentissement de l'accroissement en poids observé pendant les six mois d'hiver est sous l'unique dépendance du travail intellectuel.

Plus intéressante à noter est la diminution du poids, observée par Binet chez les élèves de l'école normale d'instituteurs de Versailles au moment des examens de fin d'année.

L'évaluation des aliments ingérés, dont la quantité peut être en proportion directe avec les besoins de l'organisme, compléterait utilement l'enquête sur l'élimination ; c'est une recherche très délicate, l'appétit et les besoins de l'organisme pouvant être influencés par des facteurs multiples.

Binet et Henri ont pu réunir des chiffres très intéressants, relatifs à la consommation du pain dans plusieurs établissements, et plus particulièrement dans des écoles normales d'instituteurs ou d'institutrices. Les courbes établies avec ces chiffres montrent que le poids du pain consommé diminue d'une façon à peu près régulière d'octobre à juillet. Cette diminution ne se retrouve pas chez les individus qui ne sont pas soumis à un travail intellectuel régulier.

De ces expériences et de ces enquêtes on peut conclure avec Binet et Henri qu'il se produit, à la suite d'un travail intellectuel de plusieurs heures, un ralentissement de la nutrition, et, lorsque le travail intellectuel a une durée de plusieurs mois, ce ralentissement de la nutrition se fait, d'une part, sentir sur la quantité d'aliments absorbés et, d'autre part, sur la diminution du poids du corps.

4° ***Influence du travail intellectuel sur la force musculaire.*** — Cette influence a été l'objet de recherches assez nombreuses. Mais il est possible que les conclusions tirées par les expérimentateurs aient été un peu absolues. On sait, par exemple, que M. Ribot a établi une *théorie musculaire* de l'attention ; pour ce psychologue, cette faculté consiste en une coordination de muscles. Du fait que l'attention s'accompagne de phénomènes moteurs du côté des muscles respiratoires, des muscles du front ou des muscles de l'œil, peut-on en induire quelle est de nature essentiellement motrice ? Les médecins et les pédagogues qui appuieraient sur une telle conception un système éducatif risqueraient fort de se trouver en dehors de la réalité.

Au point de vue expérimental, il faut distinguer, d'une part, les effets produits sur le système musculaire, dont l'activité, purement réflexe ou automatique, se produit en dehors de toute intervention de la volonté, et d'autre part les effets exercés sur les groupes musculaires, qui n'agissent que sous l'influence de la volonté et de façon consciente.

Il faut établir aussi, comme dans toutes les expériences précédentes, une différence entre le travail intense et court, et le travail prolongé et habituel.

Les recherches sur ces différents points méritent d'être poursuivies, à cause de leur grande importance pédagogique : c'est par elles en effet qu'on pourrait connaître l'influence exercée par le travail intellectuel prolongé sur le développement physique. A l'heure actuelle, les affirmations produites à ce sujet manquent de bases précises : l'observation scientifique et l'expérimentation peuvent seules fournir des certitudes, qui ne pourront d'ailleurs être obtenues qu'après des études prolongées et laborieuses.

Il était utile de montrer l'étendue et la difficulté de ce problème avant de donner un aperçu des résultats obtenus jusqu'à ce jour : si intéressants qu'ils soient, ces résultats sont tirés d'expériences trop peu nombreuses et pratiquées sur un nombre trop restreint de sujets pour que leur valeur soit absolue : il est encore impossible d'établir, en s'appuyant sur eux, un système pédagogique, ou même une théorie psychologique, comme celle de M. Ribot à laquelle nous faisions allusion.

Peu nombreuses sont les expériences qui montrent l'**influence du travail intellectuel sur l'activité musculaire réflexe ou automatique** ; les plus intéressantes à retenir sont celles qui ont porté sur la *musculature des yeux* : Heinrich, puis Mentz, ont établi que la pupille se dilatait au cours de l'effort mental ; les modifications des courbures du cristallin sont plus intéressantes : au cours de l'effort mental, le cristallin atteint un minimum de courbure, qui dépasse celui que produit la vision d'un objet très éloigné. Enfin, dans les mêmes circonstances, et par suite du relâchement de leurs muscles moteurs extrinsèques, les yeux ont tendance à prendre une position légèrement divergente.

Dilatation pupillaire, aplatissement du cristallin, légère divergence des globes oculaires, tels sont donc les effets du travail intellectuel sur la musculature des yeux.

L'influence du travail intellectuel sur l'activité volontaire des muscles a donné lieu à des recherches plus nombreuses et très intéressantes.

Ces recherches peuvent être pratiquées d'une façon assez simple avec le *dynanomètre* (fig. 175), dont on connaît le fonctionnement ; il faudra veiller seulement à ce que l'ellipse métallique soit toujours saisie de la même façon, et que sa partie médiane réponde bien au milieu de la paume de la main ; il est préférable de demander à l'enfant d'exercer plusieurs pressions successives et régulièrement espacées, de neuf à dix secondes par exemple. Avec cette méthode, Clavière (1), cité par Claparède, a obtenu chez des écoliers de quinze à seize ans les résultats ainsi résumés :

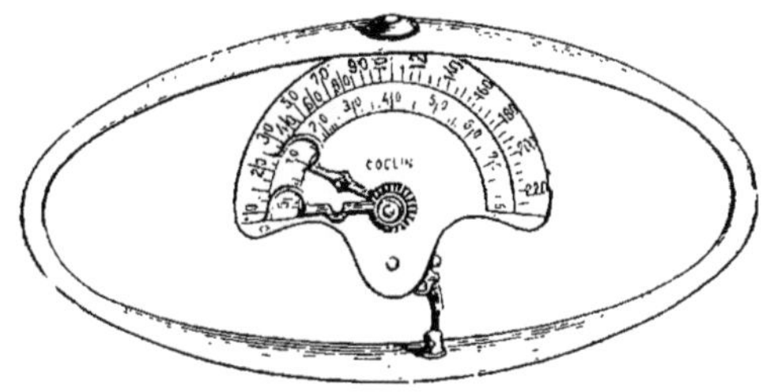

Fig. 177. — Dynamomètre.

1° A un travail intellectuel intense et prolongé durant deux heures correspond une diminution proportionnelle de la force musculaire mesurée au dynamomètre;

2° A un travail intellectuel moyen ne correspond aucun affaiblissement appréciable de la force musculaire ;

3° A un travail intellectuel nul correspond une augmentation de force musculaire (cette dernière proposition signifie que, si l'on passe deux heures à causer, chanter, rire, sans qu'il y ait d'effort accompli, cette activité intellectuelle simple agit comme stimulant des forces organiques).

Voici, à titre d'exemple, quelques chiffres obtenus par Clavière (élèves de quinze à dix-huit ans) :

Élèves	Moyenne des pressions obtenues. Avant le travail intellectuel.	Moyenne des pressions obtenues. Après le travail intellectuel.
A	43kg,2	26kg,2
B	33kg,4	27kg,3
C	45kg,6	39kg,9
D	42kg9,	37kg,7
E	46kg,5	42 kilos.
F	50 kilos.	46kg,2

Les résultats obtenus avec les différents *ergographes* ont plus de précision. Ces appareils, en effet, permettent d'observer pendant un laps de temps assez long la force des contractions musculaires, et l'adjonction d'un appareil enregistreur donne aux chiffres obtenus une plus grande rigueur.

L'*ergographe de Mosso* est un des plus anciens et des plus souvent employés; il permet de connaître la fatigue produite dans un groupe musculaire, celui du médius de la main, auquel ont fait soulever un certain nombre de fois de suite un poids suspendu à une corde. Cet appareil (fig. 177) comprend deux parties distinctes.

(1) Clavière, Le travail intellectuel dans ses rapports avec la force musculaire.

La première (fig. 178) sert à supporter et à maintenir l'avant-bras dans une position fixe, dans une attitude naturelle et par conséquent

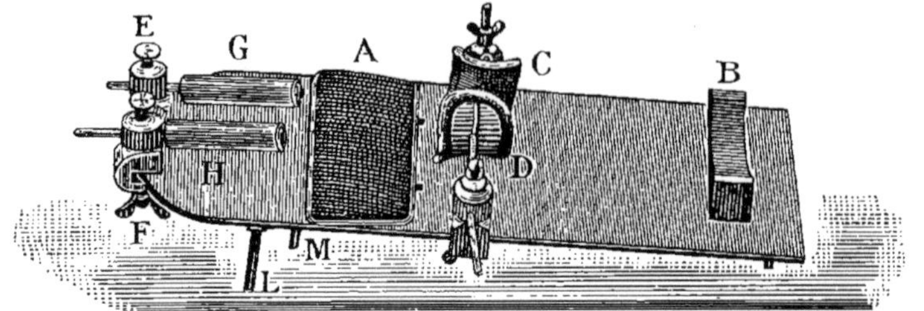

Fig. 178. — Ergographe de Mosso (support de l'avant-bras et de la main).

non fatigante : l'avant-bras repose sur les coussinets B et CD, en demi-pronation ; la main s'appuie sur le coussin A ; l'index et l'annulaire, enfoncés dans les tubes G et H, sont immobilisés pendant que le médius, sur les muscles duquel va porter l'expérience, peut se déplacer librement entre les deux tubes.

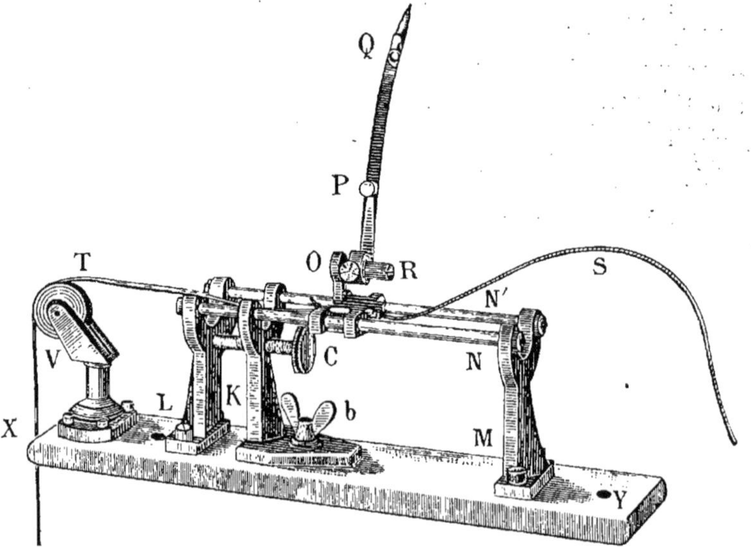

Fig. 179. — Ergographe de Mosso (curseur enregistreur).

La seconde partie de l'appareil (fig. 179) sert à enregistrer l'amplitude du mouvement de flexion exécuté par le doigt sur lequel porte l'expérience. La corde S est fixée au doigt, alors que la corde T supporte un poids de 1, 2 ou 3 kilogrammes. Ces deux cordes sont fixées à un curseur, muni d'une plume (OPQ), lequel glisse sur des rails métalliques NN' adaptés à une planche XY, par des colonnes LM; à chaque mouvement de flexion du médius, et par conséquent à chaque élévation du poids, la plume subit un déplacement égal à l'étendue de la flexion : le curseur imprime sur un cylindre enregistreur, tournant à faible vitesse, chacun de ses déplacements.

On peut ainsi calculer, connaissant le poids soulevé et l'étendue du chemin effectué, l'effort accompli et l'évaluer en kilogrammètres. On peut surtout connaître la rapidité de la fatigue et de l'épuisement musculaire.

Les tracés que nous reproduisons ci-dessous (fig. 180), et qui sont dus à Maggiora, montrent bien avec quelle rapidité la force musculaire volontaire s'épuise au cours du travail intellectuel intense :

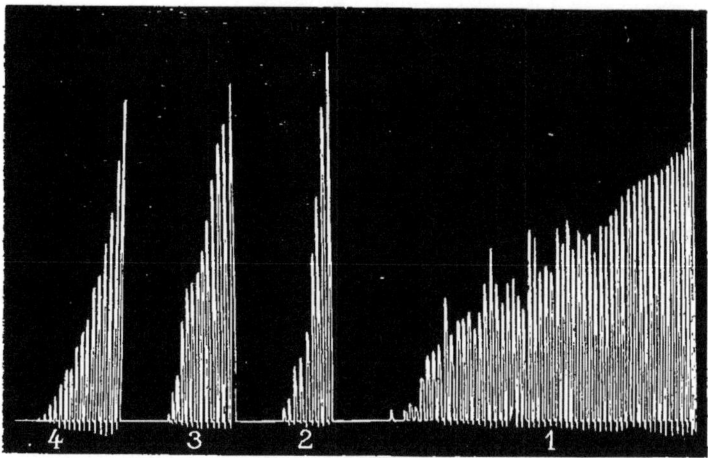

Fig. 180. — Tracés ergographiques de Maggiora (d'après Binet et Henri).

Le *tracé* 1 est pris à l'état de repos. Le *tracé* 2 est pris à 5 h. 45 du soir, après avoir fait subir des examens depuis trois heures. Le *tracé* 3 est pris à 7 heures et demie. Enfin le *tracé* 4 est pris à 9 heures du soir (ces courbes indiquent l'influence du travail intellectuel prolongé sur la force musculaire volontaire).

Un ergographe plus simple a été imaginé par Dubois (de Berne) (fig. 181); cet appareil ne comporte pas de cylindre enregistreur : un simple crayon fixé à la ficelle tirée par le sujet inscrit l'effort fourni sur une bande de papier; l'enfant en expérience agit sur une poignée, mobile sur une glissière, fixée elle-même par une vis au rebord d'une table; la bande de papier est tirée à la main au fur et à mesure des tractions exercées par l'enfant.

Sous le nom d'*ergomètre*, Philippe a établi en 1900 une sorte d'ergographe simplifié : une ficelle, réfléchie sur une poulie et portant un poids à son extrémité, est fixée d'autre part au doigt de l'enfant; la fatigue musculaire est appréciée d'après le nombre de tractions qui peuvent être faites jusqu'à apparition de la fatigue; on peut plus simplement encore demander au sujet de faire en un temps donné le plus grand nombre possible de tractions.

Sans le secours d'aucun appareil, Weichardt a pu mesurer la fatigue musculaire, en faisant soulever de chaque main une altère assez pesante, les bras partant de la position horizontale pour atteindre la verticale, en décrivant un arc de cercle; ces mouvements doivent être exécutés régulièrement jusqu'au moment où la fatigue les rend impossibles et où les bras retombent épuisés : le nombre des mouvements exécutés est relatif à l'intensité de la fatigue.

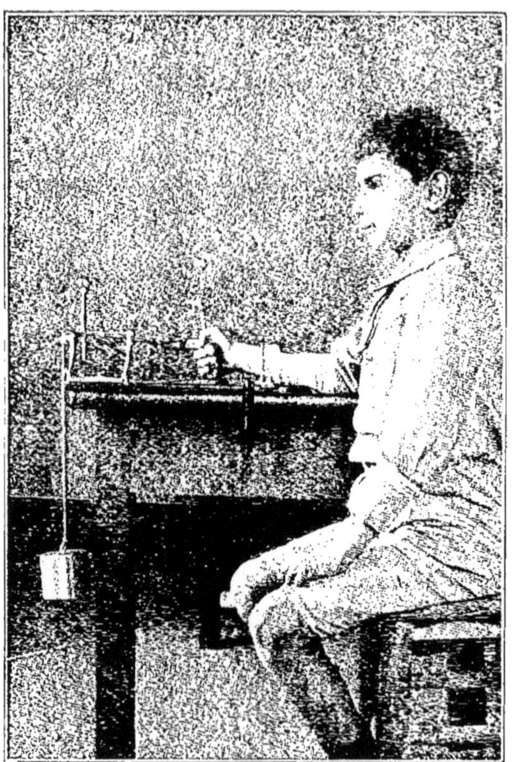

Fig. 181. — Ergographe de Dubois (d'après Claparède).

Sans reproduire les critiques adressées aux expériences pratiquées suivant ces diverses méthodes ergographiques, nous indiquons leurs résultats d'ensemble :

L'excitation produite par le *travail intellectuel court et intense augmente la force dynamométrique.*

Le *travail prolongé amène au contraire une diminution* dans la force des contractions musculaires.

Dans tous les cas, l'*état émotionnel* qui accompagne le travail constitue un excitant de la force musculaire.

Nous devons signaler encore deux procédés d'évaluation de la fatigue musculaire rapportés par Claparède (1).

Le *procédé du tapotement* nécessite une certaine attention mentale : aussi donne-t-il un résultat dans lequel il faudrait faire la part de la fatigue physique aussi bien que de la fatigue mentale; on demande au sujet de taper aussi vite que possible sur la manette d'un transmetteur, analogue à celui qui est utilisé dans le télégraphe Morse; chaque choc s'inscrit sur un tambour enregistreur, dont la vitesse est connue, et qui permet de calculer le nombre de tapotements réalisés en une seconde. L'expérience dure un temps défini, cinquante secondes par exemple : on compte le nombre de tapotements exécutés pendant les cinq premières secondes et pendant les

(1) Dr Ed. Claparède, Psychologie de l'enfant. Genève, Kündig, édit.

cinq dernières. Ce second nombre est toujours inférieur au premier, et c'est la fatigue qui intervient dans cette diminution. Il est facile d'établir un rapport entre les deux chiffres ainsi obtenus : soit par exemple un nombre de quarante tapes pendant les cinq premières secondes, et de trente seulement pendant les cinq dernières : on pourra établir le rapport suivant : $\frac{40 - 30}{40} = 25$ p. 100 ; ce dernier chiffre mesure la fatigue ou la fatigabilité.

Cette méthode, qui a le mérite d'une grande simplicité, pourrait être souvent employée dans les recherches scolaires. Elle présenterait sur la méthode ergographique l'avantage de ne pas mesurer la force des mouvements, mais au contraire leur vitesse : les mouvements répétés exigent, plus que les mouvements de force, l'intervention d'actes nerveux assez compliqués déjà et assez susceptibles d'être influencés par la fatigue intellectuelle.

Le *procédé rythmométrique* ne doit pas être confondu avec celui du tapotement : il consiste à faire battre un rythme à trois temps, sans indiquer au sujet la vitesse avec laquelle ce battement doit être accompli ; l'expérience a en effet pour but de rechercher quelle est la vitesse que le sujet adoptera naturellement. Dans la pratique, il suffit de demander à l'élève de battre avec l'extrémité du doigt, sur la table, un rythme à trois temps pendant une minute. Sterne et Lay ont constaté que le rythme est battu plus allègre à certaines heures de la journée, spécialement vers dix heures du matin et cinq heures du soir.

Claparède propose d'expérimenter cette méthode sur tout un groupe d'écoliers ; on ferait battre à tous les élèves d'une classe un rythme à trois temps en tapotant sur leurs pupitres ; bientôt les élèves s'accorderaient entre eux, et on obtiendrait un rythme que l'on pourrait considérer comme proportionnel à l'état de fatigue de l'ensemble des élèves. Il faut toutefois qu'il soit bien établi que l'allure de ce rythme est véritablement proportionnelle à l'intensité de l'énergie psychique, et qu'il est diminué au cours de la fatigue intellectuelle.

Les résultats de ces dernières expériences viennent confirmer ceux qui sont obtenus avec les méthodes dynamométriques.

5° ***Influence du travail intellectuel sur le système nerveux.*** — Le système nerveux est naturellement un des premiers à réagir au cours de l'effort intellectuel : nous avons seulement en vue ici les réactions d'ordre *physiologique*, se manifestant par des modifications des fonctions :

A. *Motrice ;*

B. *Sensitive ;*

C. *Sensorielle.*

Les manifestations d'ordre *psychique* seront étudiées dans le prochain chapitre.

A. **Influence du travail intellectuel sur la motricité.** — Cette influence ne peut être mesurée que par ses effets, c'est-à-dire par les modifications de la force musculaire : la diminution dans l'activité volontaire des muscles, constatée après le travail intellectuel, peut être attribuée en partie à un état de fatigue du muscle, et pour une autre part à une insuffisance de son excitation motrice d'origine centrale. Il est impossible de séparer ces deux causes ; et nous n'ajouterons rien à ce que nous avons dit plus haut en étudiant les effets musculaires du travail intellectuel.

b. **Influence du travail intellectuel sur la sensibilité.** — La sensibilité, dans ses différents modes, subit des modifications très appréciables au cours du travail intellectuel : la mesure de la sensibilité étant relativement aisée, on a pu l'utiliser pour apprécier l'état de fatigue mentale; et cette méthode est peut-être celle qui a le plus retenu l'attention des expérimentateurs et qui a fourni les résultats les plus appréciables.

On a étudié les modifications de la sensibilité sous deux de ses modes :

a. La *sensibilité tactile* (*esthésiométrie*) ;

b. La *sensibilité à la douleur* (*algésimétrie*).

Nous ne connaissons pas d'expériences relatives à la *sensibilité au froid* : il est évident que des modifications se produisent dans ce domaine : mais leur appréciation est sans doute rendue difficile par les modifications concomitantes de la circulation et de la pression sanguines.

Quoi qu'il en soit, des recherches sur ce point particulier pourraient être intéressantes.

a. La *sensibilité tactile* est étudiée suivant la *méthode esthésiométrique*, qui repose sur l'*expérience fondamentale de Weber*.

Cette expérience, faite pour la première fois en 1829, montre que, si l'on place sur le dos de la main les deux pointes d'un compas, on n'obtiendra la perception de deux contacts différents que si les pointes ont entre elles un certain degré d'écartement. Au-dessous de cet écartement, appelé *seuil de la discrimination tactile* (ou *seuil de Weber*), les deux pointes du compas ne donnent lieu qu'à une sensation de contact unique.

Un médecin scolaire allemand, Griesbach, eut l'idée d'utiliser cette expérience pour rechercher si, au cours de la fatigue intellectuelle, il n'y avait pas une modification de la valeur du « seuil » ; en effet, pour distinguer la différence entre les sensations produites par une seule ou par deux pointes du compas, il faut que le sujet concentre fortement son attention; autrement dit, si l'attention est insuffisante, il sera plus difficile de distinguer les deux pointes que si l'attention est fortement concentrée. Il était donc juste de penser qu'après un effort intellectuel intense il y aurait affaiblissement de l'attention et, par conséquent, plus grande difficulté à reconnaître le contact des deux pointes du compas.

N'importe quel compas à deux pointes, portant un cadran gradué, peut servir aux expériences d'esthésiométrie. La figure 182, empruntée à Claparède, représente un certain nombre de ces appareils. A la place du compas, on peut utiliser des pieds à coulisses, dont l'extrémité des pinces porte une pointe; on peut encore utiliser les cartons imaginés par Binet, dont chacun porte sur un de ses côtés, et simplement enfoncées dans sa tranche, deux aiguilles plus ou moins écartées l'une de l'autre; leur écartement doit être établi de façon à former une échelle comportant les écartements suivants: 0 millimètre (cet écartement nul est représenté par un carton ne portant qu'une seule aiguille), 5, 10, 15, 20, 30 millimètres.

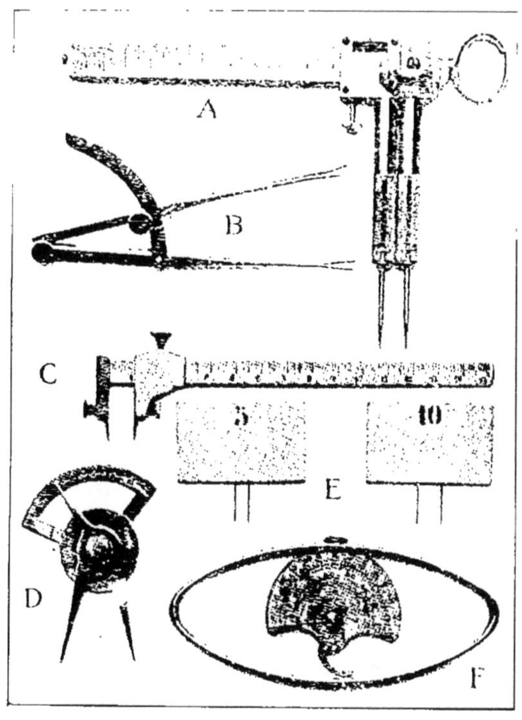

Fig. 182 (d'après Claparède).
A, esthésiomètre de Griesbach (avec dispositif permettant de mesurer la pression des pointes); B, compas dont chaque branche se bifurque à son extrémité en une pointe mousse et une pointe aiguë; C, compas à glissière; D, compas à cadran; E, cartons esthésiométriques (avec aiguilles distantes de 5 et de 10 millimètres); F, dynamomètre.

Que l'on utilise les pointes d'un compas ou les aiguilles d'un carton de Binet, la manière de conduire l'expérience est la même.

Il faut savoir d'abord que le seuil de la discrimination tactile varie beaucoup suivant la région sur laquelle porte l'expérience. Pour chaque région, il existe un *seuil du sens du lieu* (Binet) qui répond à peu près aux chiffres suivants :

Pour la pulpe des doigts................	2 à 4	millimètres.
Pour le bout du nez, la pointe de la langue et les lèvres................	2 à 4	—
Pour le front, les joues, la face dorsale de la main et des doigts............	7 à 15	—

Pour les membres inférieur et supérieur et pour le dos........................ 40 à 60 millimètres.

Il y a quelques précautions à prendre au cours des expériences pour éviter les causes d'erreur : le sujet ne doit pas connaître l'écartement des pointes avec lesquelles il est touché, et il ne doit pas savoir que l'écartement, au cours des contacts successifs, sera régulièrement croissant. Les deux pointes doivent être appliquées en même temps, avec une pression égale pour chacune d'elles; au cours des diverses expériences, la pression doit rester la même; enfin, un certain espace de temps, vingt ou trente secondes au moins, doit être laissé entre chaque expérience, afin d'éviter la superposition des sensations; on aura soin aussi d'éviter tout geste ou toute réflexion qui pourraient suggestionner l'élève et l'aider dans sa réponse.

Pour déterminer la valeur du seuil, on commence par mettre au contact de la peau deux pointes très rapprochées, qui ne provoquent chez le sujet que la sensation d'un seul contact; puis on touche avec des pointes de plus en plus écartées, jusqu'au moment où le sujet accuse nettement deux contacts : on note l'écartement des pointes au moment où cette double sensation apparaît. L'expérience est recommencée à deux ou trois reprises, et on prend la moyenne des chiffres obtenus.

Par ce procédé, on détermine l'*écartement minimum nécessaire à la perception de deux contacts*; on a donné à cette détermination le nom de *méthode des différences tout juste perceptibles* ou *méthode des limites.*

Le tableau suivant, emprunté à Binet, et établi d'après des expériences faites chez un lycéen de seize ans, montre que les chiffres « limites », déterminant la valeur du seuil, varient avec l'état de repos et de fatigue : ils sont notablement augmentés par cette dernière condition :

PLAN D'ÉTUDES.	7 H. A 8 H. MATHÉMATIQUES.	8 H. A 9 H. LATIN.		9 H. A 10 H. GREC.	10 H. A 11 H. RELIGION.	11 H. à 12 H. PHYSIQUE.	12 H. A 2 H. REPAS ET REPOS.		DIMANCHE.
Heures de détermination.	7 h.	8 h.	9 h.	10 h.	11 h.	Midi.		2 h.	Midi
Front	11	12	14	17	11	15	»	7,5	3,5
Bout du nez	3	3,5	5	5	4	5	»	2,5	1,5
Lèvre inférieure	2	3	3,2	4	3	3,5	»	1,8	1
Pommette	11	17	22	23	15	22	»	10	5
Pulpe du pouce	6	10	13,5	13,5	8	11	»	5	4
Pulpe de l'index	,2	2,5	2,5	2,5	2	2,5	»	1,2	1
							»		

On voit, d'après ces chiffres, que l'*augmentation du seuil est très considérable après le travail intellectuel intense* ; elle est d'autant plus forte que la peau de la région sur laquelle porte l'examen est moins sensible ; sur le front et les pommettes, où la limite inférieure du seuil est relativement élevée (3^{mm},5 et 5 millimètres), la fatigue intellectuelle quintuple presque la valeur du seuil, qui atteint ainsi 15 et 22 millimètres.

Les augmentations du seuil, établies dans le tableau précédent, sont résumées d'une façon très démonstrative dans le graphique suivant (fig. 183) : les courbes qui indiquent les variations du seuil

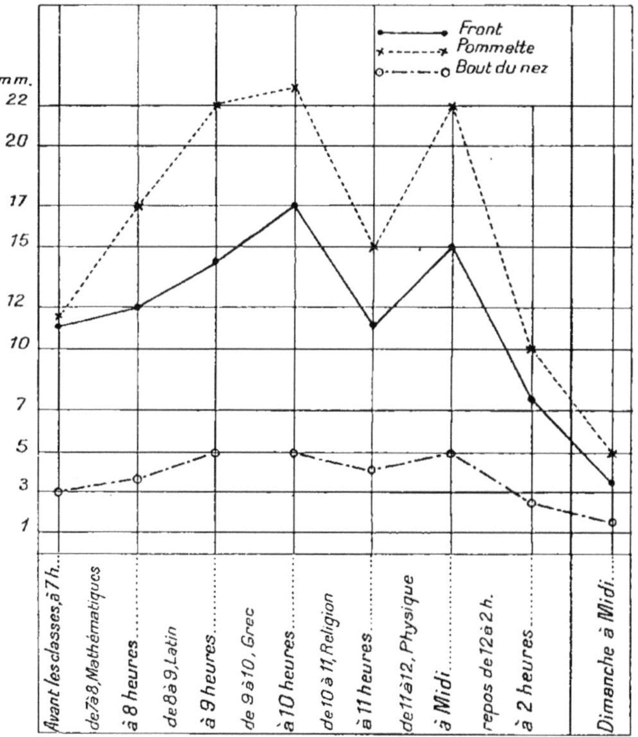

Fig. 183. — Méthode de la sensibilité tactile. Valeurs du seuil pour le front, la pommette et le bout du nez, chez un élève aux différentes heures de la journée de travail (d'après Binet).

au niveau du front, de la pommette et du bout du nez, subissent des variations analogues, mais non parallèles, les variations les plus considérables appartenant à la courbe tracée d'après les chiffres pris au niveau de la pommette.

Ce procédé de la « limite du seuil » peut être remplacé par la *méthode des variations irrégulières* (Binet) ; avec cette méthode, on ne recherche plus le seuil de la sensibilité tactile; on pratique seulement en une région déterminée des contacts successifs avec des pointes dont l'écartement varie de 0 à 30 millimètres; on utilise de préférence pour cette expérience les cartons de Binet; à chacun des contacts, on note les réponses (« une pointe » ou « deux pointes »), qui sont données pour chaque écartement. A la fin de l'expérience, en totalise ces réponses : l'examen de leur total indique le moment où la fatigue commence à influer sur la perception tactile. Plus le nombre des réponses « deux pointes » sera élevé, plus basse sera la limite du seuil, et par conséquent plus nette la perception : on pourra en conclure à un état de moindre fatigue. Nous donnons d'ailleurs dans le tableau suivant, emprunté à Claparède, les chiffres obtenus au cours d'une expérience faite dans une école, avant et après les leçons. Ce tableau fera facilement comprendre l'application de cette méthode. La première colonne indique l'écartement des aiguilles au cours des contacts successifs, et les colonnes suivantes enregistrent les réponses faites avant et après la fatigue :

		Exp. avant la fatigue.			Exp. après la fatigue.		
		Rép. : 1 pointe.	Rép. 2 pointes.		Rép. 1 pointe.	Rép. 2 pointes.	
Écartement en millimètres.	0 millim.	124	12		126	10	
	5 —	113	23	163	126	10	108
	10 —	89	47		112	24	
	15 —	43	93		62	74	
	20	9	127		20	116	
	25 —	9	127		2	134	
	30 —	1	135		2	134	

On voit que le nombre des réponses « deux pointes » diminue après la fatigue, et que le nombre des réponses « une pointe » varie dans un sens diamétralement opposé : c'est ainsi que, avec un écartement de 10 millimètres, quatre-vingt neuf réponses « une pointe » ont été retenues avant la fatigue et cent douze réponse « une pointe » après la fatigue; le total des réponses « deux pointes » obtenues avec les écartements de 5, 10 et 15 millimètres a été de cent soixante-trois avant la fatigue; après la fatigue, le même total n'atteint que cent huit; donc, après la fatigue, le nombre des réponses « deux pointes » est de beaucoup moins considérable; ce qui revient à dire que le contact de deux pointes est moins bien distingué après la fatigue, ou encore qu'il y a, *après la fatigue, augmentation du seuil.*

Malgré la précision de ces résultats, malgré la valeur des expérimentateurs qui les ont obtenus, la méthode esthésiométrique n'est pas adoptée par tous sans discussion; certains, comme Ritter ou Kræpelin, n'acceptent aucune de ses conclusions; d'autres, et ils sont plus nombreux, avec Vannod, Schuyten, Abelson, reconnaissent au contraire une relation absolue entre l'élévation du seuil de Weber et l'augmentation de la fatigue. Binet, qui avait d'abord émis des doutes sur la valeur de ces recherches, les a lui-même confirmées plus tard : il admet que, chez quelques élèves, les résultats sont incertains ou nuls ; mais en pratiquant sur un grand nombre de sujets on obtient des chiffres moyens dont on ne peut pas mettre en doute la réelle valeur ; autrement dit, d'après cet auteur, il ne faudrait pas compter sur l'esthésiométrie pour déterminer la fatigue individuelle d'un sujet isolé, tandis que les résultats obtenus seraient exacts en ce qui concerne une collectivité, comme par exemple l'ensemble des élèves d'une classe.

Ces conclusions montrent qu'il ne faut pas considérer la méthode esthésiométrique comme un procédé facile, permettant de vérifier à chaque instant, sur tel ou tel sujet, l'intensité de la fatigue intellectuelle. L'obligation où se trouvent les expérimentateurs, pour obtenir des résultats valables, de répéter leurs expériences à plusieurs reprises et sur un grand nombre de sujets, rend la méthode longue, délicate et susceptible d'entraîner des erreurs grossières si les examens ne sont pas faits par quelqu'un ayant une certaine habitude du procédé. Ces difficultés ne doivent d'ailleurs pas arrêter les chercheurs, qui pourront toujours recueillir des renseignements intéressants, s'ils n'ont pas la prétention de donner à leurs résultats la valeur absolue qu'ils ne sauraient avoir.

Les conclusions données par Binet, dont les recherches ont été cependant nombreuses et dont la valeur comme expérimentateur était incontestable, montrent bien qu'il ne faut pas attendre des résultats pour ainsi dire mathématiques de la détermination du seuil du sens du lieu de la peau. « Cette détermination, dit-il, peut servir avec profit pour constater une fatigue intellectuelle chez les élèves, » mais il se garde bien d'affirmer que l'intensité de la fatigue puisse être déterminée avec précision par ce procédé.

b. La *sensibilité à la douleur* appréciée par la *méthode algésimétrique* peut être modifiée au cours du travail intellectuel intense.

D'après les expériences de Vannod, la sensibilité à la douleur serait exagérée après un travail d'intensité moyenne.

Binet a obtenu par le même procédé des résultats complètement opposés, et il conclut que la sensibilité à la douleur diminue au cours de la fatigue intellectuelle. Il reste à ce sujet une incertitude que des expériences ultérieures pourraient dissiper.

Le procédé employé est simple : on utilise l'*algésimètre*, qui se compose seulement d'une pointe fixée par l'intermédiaire d'un ressort, lequel agit sur une aiguille analogue à celle d'un manomètre ; on peut lire sur un cadran, exprimée en centigrammes, la pression exercée sur l'aiguille. Plus la pression est élevée, au moment de l'apparition de la douleur, moins la sensibilité est développée.

C. Modifications d'ordre sensoriel produites par le travail intellectuel. — Ces modifications sont difficiles à apprécier ; elles ne peuvent guère être surprises que chez des sujets soumis à des expériences de laboratoire, et on sait que de pareilles conditions ne sont pas sans influer sur la valeur des résultats.

Il en est ainsi par exemple dans les expériences relatives à la *persistance des sensations visuelles*. Janet avait remarqué que, chez certains psychasthéniques, les impressions visuelles étaient plus durables que chez les sujets normaux ; il établissait ces résultats en faisant tourner devant les yeux des malades un disque divisé en secteurs diversement colorés : la sensation de couleur uniforme était obtenue avec une vitesse de rotation moindre chez les sujets malades que chez les normaux. Claparède indique que ce procédé pourrait également être utilisé au cours de la dépression mentale ; et il admet, *a priori*, que les résultats du travail intellectuel prolongé seraient identiques à ceux obtenus par Janet, c'est-à-dire que la fusion des impressions rétiniennes se ferait moins vite chez les sujets fatigués que chez les autres, la persistance de l'impression colorée étant plus prolongée.

Le *procédé de l'accommodation oculaire* a l'avantage de ne pas mettre en cause l'appréciation personnelle du sujet en expérience. Voici, d'après Claparède, en quoi consiste ce procédé, appliqué par Baur, d'après le dispositif imaginé par Scheiner : « Si l'on regarde une épingle à travers une carte percée de deux petits trous, on constate que l'épingle se dédouble lorsqu'on la rapproche assez pour qu'elle se trouve en deçà du *punctum proximum*. Pour rendre plus facilement appréciable, surtout des enfants, ce moment précis où l'épingle se dédouble, Baur a remplacé les trous de la carte de Scheiner par deux verres colorés, l'un rouge et l'autre vert. Lorsque l'épingle est au foyer de la vision, elle paraît blanche, les deux couleurs complémentaires se fusionnant. Mais, lorsqu'on l'amène en deçà du *punctum proximum*, elle se dédouble en une image rouge et une image verte. On mesure alors, au moyen d'un dispositif spécial, et facile à imaginer, à quelle distance de l'œil se trouve l'épingle au moment où le sujet annonce le dédoublement, c'est-à-dire au moment où le muscle accommodateur a donné tout ce qu'il pouvait. » Après la fatigue, la vision nette se fait dans un point plus éloigné qu'à l'état de repos : autrement dit le muscle accommodateur du cristallin faiblit après la fatigue et ne permet plus la vision aussi rapprochée qu'avant la fatigue.

L'avantage de ce procédé réside dans ce fait que l'accommodation n'est pas sous la dépendance des muscles soumis à la volonté : la suggestion, qui se produit si facilement chez des individus soumis à des expériences de laboratoire, n'a pas prise dans ce cas spécial.

Les *autres organes sensoriels* n'ont été, du moins à notre connaissance, l'objet d'aucune recherche analogue : on pourrait sans doute étudier l'acuité auditive au cours de la fatigue intellectuelle, si toutefois nous possédions un acoumètre sur l'exactitude duquel nous puissions absolument compter.

INFLUENCE DU TRAVAIL INTELLECTUEL SUR L'ÉTAT PSYCHIQUE (EFFETS PSYCHOLOGIQUES).

Ce que nous venons de dire des effets physiologiques du travail intellectuel montre que toutes les recherches faites dans ce sens ne suffisent guère à nous apporter les précisions que nous pourrions utiliser pour établir ou modifier des programmes pédagogiques ; les résultats sont trop incertains pour que des méthodes d'enseignement puissent être établies d'après eux : doser le travail intellectuel dont sont capables les enfants de différents âges, d'après les seuls effets physiologiques de ce travail, serait complètement impossible à l'heure actuelle.

Les psychologues, et en particulier ceux qui se sont adonnés à l'étude de l'intelligence de l'enfant, ont recherché si les méthodes d'investigation dont ils disposent aujourd'hui ne pourraient pas donner des renseignements assez nets pour régler le travail qu'est susceptible de fournir sans fatigue un enfant.

Les premières recherches dans ce sens ont été faites dans les laboratoires, en utilisant les méthodes de psychologie expérimentale.

On sait de quels reproches est passible cette méthode, surtout quand les sujets en expérience sont de jeunes enfants : l'attention de ces derniers est difficile à maintenir longtemps en éveil, et la variabilité de ce facteur personnel est une cause constante d'erreur d'appréciation. D'autre part, le nombre des sujets sur lequel portent les expériences est nécessairement assez limité, et il est difficile de tirer de résultats partiels des conclusions générales.

Il en résulte que les recherches de laboratoire sont surtout intéressantes dans ce sens qu'elles peuvent, dans une large mesure, préparer les expériences qui pourront être faites sur des groupes importants d'enfants, et en particulier dans les classes ; en effet, les méthodes dites pédagogiques n'ont pu être appliquées qu'après les recherches pratiquées dans les laboratoires ; celles-ci ont donc eu une grande valeur d'enseignement ; et sans elles, les méthodes pédagogiques, si fécondes en résultats, n'auraient jamais pu être appliquées.

Nous devons donc rappeler brièvement en quoi consistent ces recherches de laboratoire (méthode de psychologie expérimentale, dans ses rapports avec la pédagogie) avant d'entreprendre l'étude, beaucoup plus intéressante pour nous, de la méthode pédagogique.

I. **Méthodes de laboratoire.** — ***Recherches de laboratoire.*** — Elles ont été pratiquées d'abord à Heidelberg par Kræpelin ;

c'est à ce psychologue que nous sommes redevables de la plupart des méthodes que nous pouvons utiliser aujourd'hui ; leur originalité consiste en ceci que le but de leur auteur a toujours été d'obtenir un résultat pratique au point de vue pédagogique.

Dans un premier groupe d'expériences, on se propose de rechercher si, au cours du travail intellectuel, l'aptitude pour ce travail n'est pas modifiée, au fur et à mesure que la fatigue augmente, c'est-à-dire en *raison de la durée du travail* ; « ce sont donc les effets produits par le travail intellectuel sur le travail même qui sont étudiés dans ce groupe de recherches. » (Binet et Henri).

Dans un second groupe, on recherche l'action que peut avoir le travail intellectuel sur les différentes facultés psychiques : mémoire, attention, temps de réaction.

Voyons rapidement comment sont dirigées ces diverses expériences.

A. **Influence de la durée sur la valeur du travail intellectuel.** — Rôle de la fatigue et de l'entraînement. — Pour étudier l'*influence de la durée du travail intellectuel* sur la valeur ou sur la vitesse de ce travail lui-même, Œhrn a pratiqué un certain nombre d'expériences dont voici le résumé :

1° *Compter les lettres d'un texte imprimé.* — Compter les lettres d'un texte imprimé pendant un temps déterminé, en notant d'un trait au crayon, toutes les cinq minutes, le point du texte où en est la numération. On peut de cette façon vérifier que la numération devient de moins en moins rapide au cours de l'expérience.

2° *Addition de nombres d'un chiffre.* — Sur une page sont disposées dix colonnes comptant chacune trente-six chiffres, disposés verticalement les uns au-dessous des autres ; le travail imposé consiste à additionner, dans chaque colonne, le premier chiffre avec le second ; le résultat obtenu doit être additionné avec le troisième chiffre le nouveau résultat avec le quatrième chiffre, et ainsi de suite ; chacun des résultats ainsi obtenus est inscrit dans un espace blanc limité par deux colonnes de chiffres. Quand le total atteint 100, l'addition recommence sans tenir compte des centaines. Les additions sont faites aussi vite que possible ; toutes les cinq minutes une marque est faite au crayon pour indiquer combien de chiffres; on été additionnés dans ce laps de temps. Les résultats doivent tenir compte du nombre d'additions faites en cinq minutes et du nombre de fautes commises.

Pour la plus facile compréhension de cette expérience, nous donnons la reproduction d'une partie de la page de chiffres utilisée par Kræpelin. Au lieu de dix colonnes, nous n'en donnons que cinq, et nous limitons la hauteur de la colonne à huit chiffres, au lieu de trente-six.

5	5	8	4	7
9 *14*	2	7	6	5
7 *21*	7	2	2	4
3 *24*	9	6	3	7
4 *28*	8	9	8	1
2 *30*	7	5	6	6
6 *36*	6	1	3	9
8 *44*	5	3	9	8

Dans l'espace compris entre les deux premières colonnes, les chiffres imprimés en italiques figurent les résultats que le sujet écrirait au crayon (5 + 9 = 14 ; 14 + 7 = 21, etc.)

La diminution du nombre des chiffres additionnés et l'augmentation des fautes traduisent la fatigue intellectuelle. Binet et Henri font remarquer que la nécessité d'écrire chacun des résultats est une cause de fatigue appréciable qu'il faut ajouter à la fatigue purement mentale provoquée par le calcul ; la fatigue qui résulte de l'action d'écrire est loin d'être négligeable, et son augmentation rapide fausse les résultats, qui ne devraient tenir compte que de la fatigue mentale.

3° *Écriture sous la dictée.* — Un texte facile est écrit aussi rapidement que possible ; un trait indique, tous les cinq minutes, le nombre de lettres écrites pendant ce temps : ce nombre est le seul facteur dont l'auteur tienne compte ; dans cette expérience il néglige les fautes, qui seront au contraire un élément d'appréciation dans la méthode pédagogique des dictées.

4° *Lecture à haute voix.* — Un sujet lit aussi vite que possible un texte facile ; on compte toutes les cinq minutes le nombre de lettres lues.

Dans ces deux dernières expériences, l'auteur se propose surtout d'étudier la fatigue accusée par la fonction motrice dans l'action de lire ou d'écrire.

5° *Mémoire des chiffres.* — L'expérience peut être faite de deux façons différentes : on peut énoncer une série de quelques chiffres, sept par exemple, que le sujet doit répéter après les avoir entendus une seule fois et dans le même ordre qu'ils ont été prononcés ; le nombre de chiffres qui peut être retenu au cours de cet exercice indique la valeur de la mémoire.

L'autre méthode, qui expose peut-être moins à l'erreur, consiste à présenter au sujet une ligne de chiffres assez longue pour qu'il ne puisse pas la retenir après une seule lecture ; on compte le nombre de lectures que le sujet est obligé de faire pour retenir complètement et dans l'ordre énoncé la série de chiffres : le nombre de ces répétitions est en rapport avec la valeur de la mémoire.

Une série de douze chiffres, analogue à celle que nous donnons ci-dessous :

6 5 9 4 3 8 7 2 8 5 9 4

exige en moyenne une dizaine de répétitions pour être retenue.

6° *Mémoire des syllabes.* — Dans cette expérience, on procède comme dans la précédente, en remplaçant les chiffres par douze syllabes composées d'une voyelle placée entre deux consonnes, et n'ayant aucune signification : *kal*, *rep*, *fec*, *tal*, *rur*, *til*, etc.

Les *résultats d'ensemble* obtenus au cours de ces diverses expériences sont influencés par deux grands facteurs sur lesquels nous aurons à attirer de nouveau l'attention et dont Kræpelin a bien montré l'importance.

Il faut tenir compte d'abord du *rôle de l'exercice ou de l'entraînement* : un certain temps est en effet nécessaire pour l'adaptation, surtout quand il s'agit d'un enfant, à un travail accompli dans des conditions un peu exceptionnelles ; avant que ne se produise la *période d'entraînement* au cours de laquelle le travail devient plus facile et plus rapide, il y a une *période de mise en train* au cours de laquelle, au contraire, s'établit l'accoutumance au nouveau genre de travail, et où le rendement est inférieur à ce qu'il sera quelques minutes plus tard. Il faut donc considérer qu'au cours d'un travail intellectuel, et une fois passée la période de mise en train, le rendement sera de plus en plus considérable grâce à l'entraînement progressif.

Mais, en même temps que l'entraînement produit son effet, intervient l'action du facteur dont on recherche en réalité la seule influence, c'est-à-dire la *fatigue.* Celle-ci est d'autant plus intense que le travail demande plus d'attention et un effort plus soutenu ; ce sont précisément les conditions où se trouve le sujet mis en expérience; et on verra la fatigue augmenter avec l'effort d'attention, en même temps qu'avec la prolongation du travail.

Ces diverses expériences ne nous fournissent donc, en réalité, qu'un résultat global dans lequel se superposent *les effets des deux facteurs agissant en sens inverse* : d'une part, l'entraînement qui favorise le travail et, d'autre part, la fatigue qui vient l'entraver dans une certaine mesure. Il est donc impossible de conclure à l'action unique de la fatigue quand on examine les résultats obtenus ; on peut dire seulement que, dans les cas où on constate une augmentation du rendement, il y a prédominance d'action de l'exercice ou de l'entraînement ; et que, au contraire, quand il y a diminution du rendement, il y a prédominance de la fatigue.

Il est pratiquement impossible de tenir compte de cette double action dans l'analyse des résultats obtenus au cours des diverses expériences relatées plus haut ; on n'en considère, avons-nous dit, que le résultat global : ce dernier est obtenu en totalisant les chiffres fournis par chacune des expériences, poursuivie pendant deux heures de travail régulier ; on obtient la valeur moyenne du temps nécessaire à chacune des opérations mentales en divisant le temps total employé par le nombre d'opérations effectuées.

Nous ne pouvons suivre ici tous les détails d'expérimentation donnés par Binet et Henri ; nous nous contenterons seulement d'apporter les chiffres que résument le tableau ci-après ; on y trouvera les temps moyens exigés pour ces différents calculs ou exercices de mémoire, chez les adultes. Les chiffres sont exprimés en

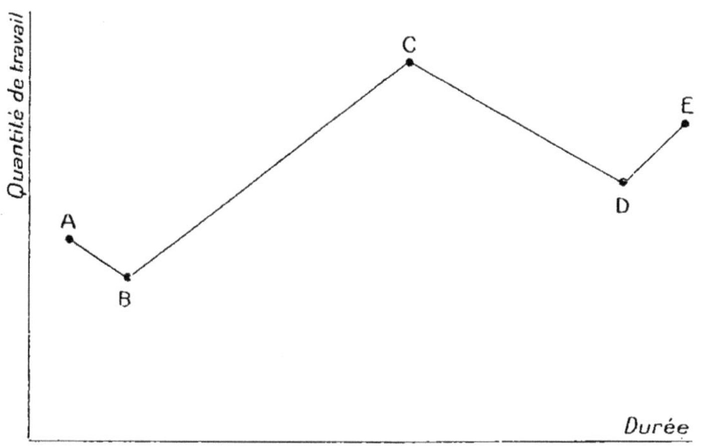

Fig. 184. — Marche générale de la vitesse du travail intellectuel.

secondes et représentent les moyennes obtenues par OEhrn dans ses nombreuses expériences :

	Durée minimum.	Durée maximum.	Durée moyenne.
Lecture d'une syllabe	0,116	0,172	0,138
Acte de compter des lettres par groupe de trois lettres ; durée pour une lettre.	0,209	0,440	0,323
Acte de compter des lettres une par une ; durée pour une lettre	0,347	0,530	0,406
Écriture d'une lettre	0,331	0,603	0,425
Addition de deux chiffres	0,754	1,533	1,255
Séries de douze chiffres apprises par cœur ; durée pour un chiffre	4,200	20,000	9,619
Séries de douze syllabes apprises par cœur ; durée pour une syllabe	7,89	21,43	11,80

Si l'on recherche les temps moyens pour ces différentes opérations mentales, au commencement ou à différentes périodes de l'expérience, on obtient les résultats d'ensemble qui montrent la marche générale du travail pendant toute la durée de chacune des expériences, c'est-à-dire pendant deux heures ; les variations dans le rendement sont résumées par le schéma suivant (fig. 184).

Dans la première partie de la ligne, en AB, on observe une descente de la courbe qui répond à la période de mise en train ; il faut un certain effort pour s'accoutumer au travail nouveau à exécuter ; puis en BC, il y a une longue période de progression dans le rendement ; l'exercice et l'entraînement augmentent la facilité du travail ; puis la courbe descend en CD ; c'est le moment où la fatigue prédomine sur l'entraînement ; enfin en DE on observe une période terminale de meilleur rendement ; c'est la phase de verve qui précède la fin du travail.

Nous verrons plus loin que les résultats obtenus sur des groupes d'écoliers concordent avec les résultats obtenus dans le laboratoire.

B. **Influence du travail intellectuel sur la vitesse des temps de réaction, sur la mémoire et sur l'attention.** — Cette seconde série d'expériences est plus difficile encore que la précédente à réaliser chez les jeunes sujets ; toutefois de semblables recherches ont déjà été tentées chez les écoliers, et leurs résultats présentent un intérêt assez considérable pour que nous en donnions au moins un aperçu.

La recherche du *temps de réaction* consiste à observer le temps qui s'écoule entre l'exécution d'un acte simple et le moment où cet acte a été commandé. Cette méthode a été surtout appliquée par Bettmann, dont les expériences sont rapportées et commentées par Binet et Henri. Elles ont porté sur les réactions de choix et sur les réactions verbales.

Pour les *réactions de choix*, on prononce devant le sujet en expériences les voyelles *o* ou *e* ; dès qu'il a reconnu la voyelle, le sujet doit lever la main droite, si on a prononcé *o*, et la main gauche, si on a prononcé *e*. Le temps qui s'écoule entre le commandement et le lever de la main peut être mesuré, par un dispositif spécial, au millième de seconde.

Le temps de *réaction verbale* se mesure simplement en calculant le temps qui s'écoule entre la prononciation d'un mot et la répétition du mot par le sujet en expérience.

Sans entrer dans le détail des chiffres, nous dirons simplement que les temps des réactions *augmentent après le travail intellectuel d'une certaine durée*, et *aussi après les périodes d'exercices physiques fatigants*. Ces résultats confirment donc ceux qu'on obtient en étudiant l'action de la durée du travail intellectuel, et aussi ceux que fournissent les méthodes pédagogiques.

La *mémoire des chiffres* a servi à déterminer la facilité plus ou moins grande avec laquelle on « apprend par cœur », après une certaine période consacrée au travail intellectuel ou physique. Le sujet doit s'efforcer de retenir des séries de douze chiffres, et on compte combien de séries il a pu « apprendre par cœur » en une demi-heure ; l'expérience est répétée un jour de repos, puis après un travail intellectuel ayant duré une heure, et enfin après une marche de deux heures. Ces expériences permettent de vérifier que la mémoire est plus active les jours de repos, qu'elle est moindre après un effort intellectuel, et qu'elle est encore diminuée après une marche de deux heures.

La faculté d'*attention* peut, dans une certaine mesure, être appréciée par les expériences suivantes : pendant une demi-heure de temps, le sujet fait les *additions* de nombres d'un chiffre à des nombres de deux chiffres; les jours de repos, le total des additions effectuées en une demi-heure sera, par exemple, de 1660 ; après un travail intellectuel, le même sujet ne totalisera, dans le même temps d'une demi-heure, que 1 460 additions, et 1 500 après une marche un peu prolongée.

La *lecture à haute voix* peut servir à une expérience analogue : on compte le total des syllabes lues en un quart d'heure, après le repos, ou après la fatigue. La lecture, comme les additions, se fait moins vite après la fatigue intellectuelle ou physique, et c'est à la diminution de la faculté d'attention qu'il faut attribuer cette infériorité de rendement du travail intellectuel.

Dans toutes ces recherches, on arrive donc à des résultats comparables. Les graphiques que fournissent Binet et Henri sont très démonstratifs à cet égard : la fatigue intellectuelle ou physique ralentit les facultés de mémoire ou d'attention, qui sont au contraire favorisées par le repos.

II. **Méthodes pédagogiques**. — Dans ces expériences, on prend les enfants dans le milieu où ils ont l'habitude de vivre, et on leur fait exécuter des travaux qui ne sortent pas du cadre habituel de leurs occupations; ils font des dictées, des calculs, des problèmes qui répondent au programme d'études de la classe où se fait l'examen. Ces exercices sont faits à des moments variables de la journée : avant la classe, au cours des classes, ou après les classes. Les résultats relatifs à la valeur du travail intellectuel, à ces divers moments de la journée, sont obtenus en prenant les moyennes de la vitesse d'exécution et du nombre de fautes commises; on admet qu'il y a un rapport direct entre ces résultats et le degré de la fatigue intellectuelle.

On n'obtient, en procédant de cette façon, que des résultats globaux applicables à l'ensemble d'une classe ; mais, en réalité, c'est ce résultat qu'il nous importe de connaître, puisque nous voulons savoir si les devoirs imposés, ou si le moment auxquels ils sont exécutés, ne contribuent pas à provoquer chez les élèves une fatigue exagérée.

D'ailleurs, rien n'empêche, après avoir pris ces moyennes, d'examiner en détail les exercices de quelques-uns des élèves, pris isolément; on verra que certains d'entre eux exécutent le travail sans fatigue apparente ; ce sont ceux à qui l'exercice demandé est parfaitement adapté ; d'autres, au contraire, commettent un grand nombre de fautes, ce sont ceux qui peinent à suivre des exercices trop difficiles pour eux.

Il y a quelques précautions à prendre dans le choix des exercices à imposer aux élèves ; il faut avoir soin, par exemple, pour les dictées, de les choisir assez faciles pour que les élèves les plus jeunes ou les moins avancés puissent les écrire sans avoir à fournir un trop gros effort de réflexion ; en effet, cet effort amènerait assez vite un excès de fatigue qui se traduirait par une augmentation considérable des fautes ; autrement dit, la fatigue survient plus vite au cours d'un exercice difficile qu'au cours d'un exercice facile, et la difficulté des exercices ne doit pas être calculée d'après leur difficulté absolue, mais d'après la capacité des élèves auxquels ils s'adressent.

Mais, d'autre part, il ne faut pas que l'exercice soit par trop facile, car alors l'effort demandé est nul, et on ne constatera pas un plus grand nombre de fautes à la fin de la journée ou après la fatigue.

Les différentes méthodes employées sont la méthode des dictées, la méthode des calculs, la méthode d'Ebbinghaus (mémoire des chiffres et combinaison).

Méthode des dictées. — Cette méthode, employée d'abord par Sikorsky, puis par Höpfner, a été rendue pratique et méthodique par Friedrich, qui a obtenu des résultats particulièrement intéressants, mais qui sont d'ailleurs en opposition avec ceux des précédents auteurs.

Friedrich procédait de la façon suivante : ses dictées étaient faites à cinquante et un élèves d'une même classe, âgés d'une dizaine d'années ; chacune des dictées se composait de douze propositions, et chaque proposition de vingt-cinq lettres ; chaque dictée durait trente minutes et était faite aux moments suivants :

1° Le matin à huit heures, avant les classes ;

2° Après une heure de classe le matin ;

3° Après deux heures de classe, avec une récréation de huit minutes entre les deux heures ;

4° Après deux heures de classe sans récréation ;

5° Après trois heures de classe le matin, avec deux récréations de quinze minutes chacune entre la première et la deuxième, et entre la deuxième et la troisième classe ;

6° Après trois heures de classe, avec une seule récréation de quinze minutes entre la deuxième et la troisième heure ;

7° Après trois heures de classe sans récréation ;

8° A deux heures, avant les classes de l'après-midi ; les classes du matin se terminaient à onze heures, et le jour où on faisait les expériences, les élèves n'avaient pas de devoirs à faire pour les classes de l'après-midi, de sorte qu'ils avaient trois heures de repos (de onze à deux heures) ;

9° Après une heure de gymnastique, l'après-midi ;

10° Après deux heures de classe, l'après-midi, avec une récréation de quinze minutes entre les deux heures;

11° Après deux heures de classe, l'après-midi, sans récréation entre les classes.

Dans la même journée on ne doit pas faire deux expériences.

Le graphique ici reproduit (fig. 185) montre que le nombre de fautes augmente régulièrement pendant les heures de la matinée jusqu'au moment où intervient une première récréation. Au contraire, dès qu'interviennent deux heures de repos, on voit la courbe fléchir pour monter davantage après trois heures de classe, surtout quand il n'y a pas de récréation intercalaire. Le travail au début de l'après-midi, sans être aussi bon que celui du début de la matinée, a largement

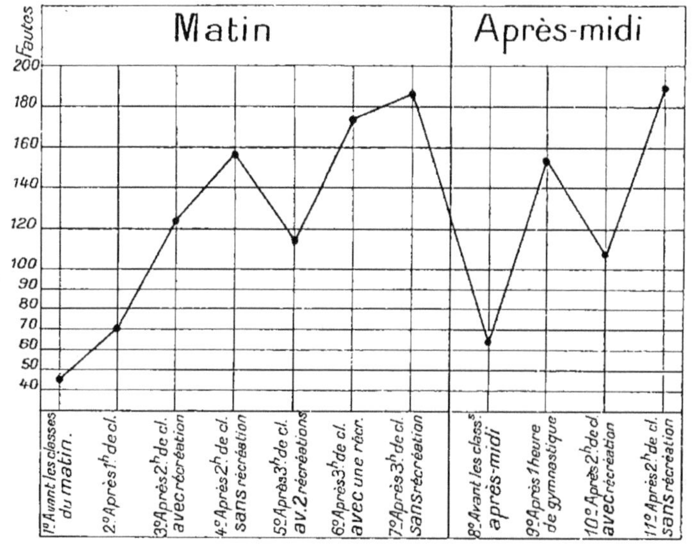

Fig. 185. — Expérience de Friedrich : nombre d'erreurs dans les dictées faites aux différentes heures de la journée, dans une classe de cinquante et un élèves.

profité du repos produit par la longue pause qui sépare les classes du matin et celles du soir. Après une heure de gymnastique, le nombre de fautes est augmenté dans des proportions plus considérables qu'après une heure de classe ordinaire : ce dernier fait est important à retenir, car il confirme les résultats fournis par les méthodes de laboratoire et s'oppose à une opinion erronée très généralement répandue : à savoir que l'exercice physique, même entraînant un certain degré de fatigue, favorise le travail intellectuel ; les recherches de l'expérimentateur aussi bien que les méthodes pédagogiques montrent qu'il y a là une erreur ; la fatigue physique comme la fatigue mentale constituent une entrave sérieuse au travail intellectuel.

Méthode des calculs. — Quelques auteurs ont pensé que les dictées constituaient pour la majorité des enfants un exercice trop facile, n'exigeant pas un effort mental assez considérable pour mesurer avec exactitude l'intensité de la fatigue. Ils ont proposé, suivant en cela la méthode fixée par Burgerstein, d'employer des calculs dont la difficulté ou la complication varient suivant l'âge des enfants.

Les élèves doivent faire des additions de nombre de 20 chiffres et des multiplications d'un nombre égale de 20 chiffres par un nombre de chiffres compris entre 2 et 6. Voici, à titre d'exemple, une addition à faire exécuter :

$$\begin{array}{r} 1\ 3\ 7\ 0\ 4\ 5\ 6\ 2\ 8\ 9\ 5\ 6\ 3\ 4\ 5\ 8\ 9\ 7\ 2\ 4 \\ +\ 2\ 3\ 5\ 6\ 7\ 4\ 3\ 1\ 7\ 8\ 9\ 5\ 2\ 1\ 0\ 6\ 4\ 5\ 8\ 6 \end{array}$$

Voici un exemple de multiplication :

$$6\ 4\ 5\ 3\ 2\ 1\ 6\ 7\ 8\ 9\ 5\ 4\ 6\ 2\ 6\ 8\ 9\ 4\ 3\ 2 \times 5$$

Ces calculs sont donnés aux enfants sur des cahiers tout préparés, imprimés à cet effet. Les opérations sont faites pendant dix minutes, puis les copies sont ramassées. Un intervalle de cinq minutes est consacré à la distribution de nouvelles copies ; puis nouveau calcul de dix minutes pour des opérations analogues; et deux fois encore répétition du même exercice, ce qui fait, dans un total d'une heure consacrée à l'expérience, quatre périodes de calcul de dix minutes chacune.

Les expériences originales de Burgerstein portaient sur 162 élèves de quatre classes, garçons ou filles, de onze à treize ans.

Dans la correction des épreuves, on compte comme erreur tout chiffre du résultat écrit inexactement ; ainsi, par exemple, si l'élève, en calculant la somme 6893 + 3108 écrivait : 9991 au lieu 10001, l'auteur comptait 3 erreurs parce que trois chiffres étaient inexacts. Binet et Henri font remarquer qu'il y a là un défaut de méthode, puisque, en réalité, il n'y a qu'une seule erreur résidant dans ce fait que l'élève a oublié de « retenir » l'unité des dizaines, résultat de l'addition de 8 avec 3. Ce fait n'a d'ailleurs qu'une minime importance.

Les résultats de ces expériences sont résumés dans les trois graphiques ci-contre fig. 186).

En faisant les expériences à divers moments de la journée, on peut, comme par la méthode des dictées, évaluer la valeur du travail intellectuel à chacun de ces moments ; Friedrich a expérimenté dans ces conditions à différentes heures du jour en faisant exécuter des calculs pendant une période de vingt minutes seulement. Les résultats sont très comparables à ceux qu'il a obtenus avec la méthode des dictées, y compris l'influence de l'heure de gymnastique. Binet et Henri ont représenté, en un graphique (fig. 187), les chiffres obtenus par Friedrich.

Richter, expérimentant sur les élèves du lycée d'Iéna, plus forts en calcul que les élèves des écoles primaires, a usé d'une autre méthode, qui consistait à donner aux élèves des problèmes d'algèbre et à compter le nombre de fautes commises suivant que l'expérience avait lieu avant ou après les classes.

Dans une classe de 21 élèves, correspondant à la troisième des lycées français (enfants de treize à quatorze ans), on donne aux élèves d'abord 10 problèmes d'algèbre ; puis, lorsqu'ils ont terminé, on ramasse les copies et on donne 10 nouveaux problèmes, et ensuite encore 10 problèmes, soit en tout 30 problèmes.

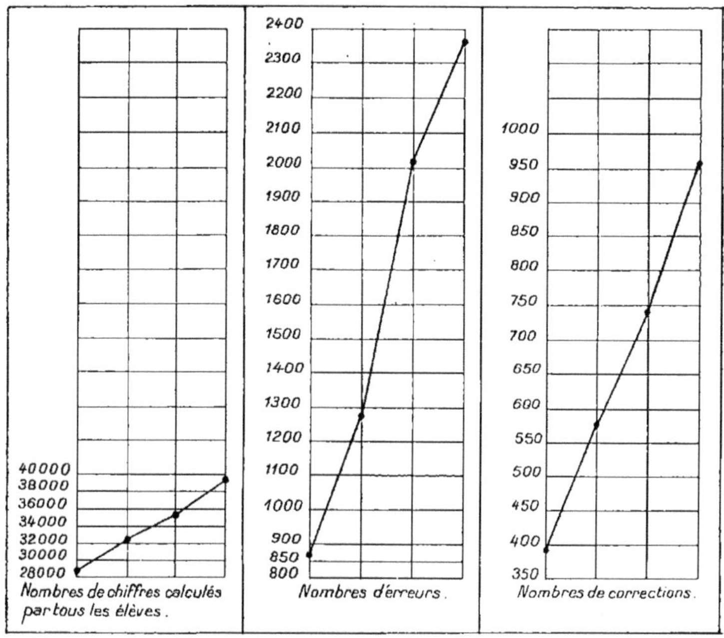

Fig. 186. — Expériences de Burgerstein (d'après Binet et Henri).

Le premier graphique représente le nombre des chiffres calculés par tous les élèves pendant les quatre intervalles de dix minutes. Le deuxième graphique indique les nombres de fautes commises dans ces calculs, et le troisième indique les nombres de corrections. On voit que les deux derniers graphiques montent bien plus vite que le premier, c'est-à-dire que le nombre de fautes augmente bien plus vite que le nombre de chiffres calculés.

Les 10 premiers problèmes sont terminés au bout de dix-sept minutes (deux élèves n'ont pas terminé) ;

Les 10 suivants, treize minutes trois quarts ;

Les 10 suivants, treize minutes.

Par conséquent la vitesse des calculs a augmenté vers la fin de l'heure. Ces résultats, relatifs à la rapidité du travail, sont obtenus après la fin des vacances et avant la première leçon du matin ; le nombre des fautes fut le suivant :

1re série	7,80	p. 100 des calculs faits.
2e série	5,24	— —
3e série	6,58	— —

Ces chiffres sont peu variables et ne permettent guère de tirer une conclusion précise si l'on tient compte du rôle superposé de l'entraînement et de la fatigue.

Dans une deuxième série, les calculs, au lieu d'être faits le matin, le sont à la fin de la matinée ; les chiffres obtenus accusent un rendement supérieur à celui obtenu avant la classe. Il faut sans doute interpréter cette supériorité du rendement par l'influence prédominante de l'entraînement. D'ailleurs, comme le remarquent Binet et Henri, les expériences de Richter ont le défaut de faire une trop grande place à l'exercice, qui peut masquer aisément l'influence de la fatigue ; la méthode des dictées, où le rôle de l'entraînement est certainement moindre, est supérieure à ce point de vue.

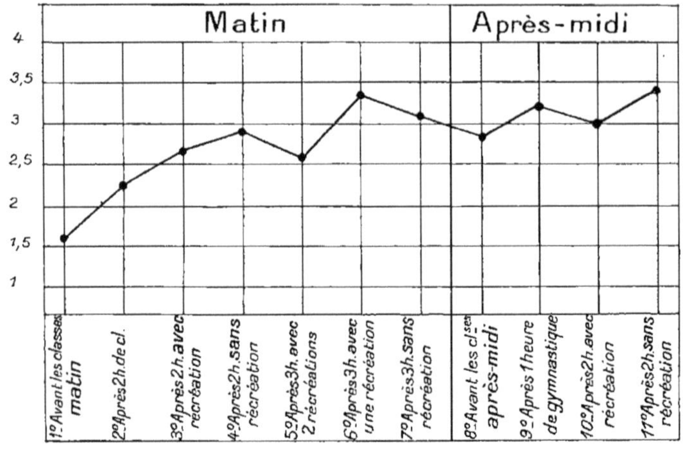

Fig. 187. — Expérience de Friedrich par la méthode des calculs (d'après Binet et Henri).

En ordonnées sont portés les rapports du nombre d'erreurs au nombre de chiffres calculés.

Méthode d'Ebbinghaus (procédé de réfection). — Cette méthode a ceci d'intéressant qu'elle a été instituée en vue d'un résultat pratique : c'est en effet à la requête du maire de Breslau que la Société d'hygiène de cette ville rechercha si le système d'enseignement allemand qui consiste à faire le matin, de huit heures à une heure, cinq classes de suite et à laisser l'après-midi complètement libre, ne fatigue pas les élèves.

Une commission formée de médecins, de pédagogues et du psychologue Ebbinghaus, discuta les méthodes employées jusqu'alors pour déterminer expérimentalement la fatigue des élèves et accepta, après ces discussions, la proposition d'Ebbinghaus, c'est-à-dire de faire exécuter par les élèves des calculs analogues à ceux de Burgerstein ; puis de faire des expériences sur la mémoire des chiffres, et enfin de faire remplir les lacunes d'un texte incomplet.

La Commission put expérimenter dans les classes du lycée de garçons et du collège de jeunes filles; mais, au lieu d'examiner méthodiquement les enfants de chaque classe, et au lieu de faire d'abord quelques expériences isolées pour se rendre compte de la valeur des méthodes employées, celles-ci furent appliquées d'emblée à toute la population scolaire; et quand la commission dépouilla le résultat des exercices imposés, elle se trouva en présence de plus de 12000 copies!

Le résultat de cette méthode défectueuse de travail fut que les résultats obtenus manquèrent de netteté; si bien que, malgré toute la latitude laissée aux expérimentateurs, ils ne purent pas apporter un avis nettement formulé sur la valeur des classes groupées dans la matinée, ni sur leur influence au point de vue de la fatigue intellectuelle.

Les méthodes auxquelles eurent recours la commission furent les suivantes :

La méthode de calcul, additions et multiplications, faites après chaque classe pendant dix minutes.

La méthode de la mémoire des chiffres dans des conditions un peu différentes de celles que nous avons plus haut définies : c'est ainsi que les chiffres à retenir étaient pris parmi les douze premiers chiffres, dont la prononciation, en allemand, est monosyllabique : la commission pensait que ce caractère uniforme rendait comparables les expériences faites avec ces douze premiers chiffres, alors que le fait d'avoir à écrire les nombres 10, 11 et 12 avec deux caractères au lieu d'un seul exige un surcroît d'attention et une complication du travail susceptible d'augmenter le nombre des fautes.

La troisième méthode employée est celle des combinaisons. On présente aux élèves un texte imprimé, dans lequel certains mots manquent ou ne sont pas achevés; des traits indiquent le nombre des syllabes qui manquent. L'élève doit remplir les lacunes aussi rapidement que possible; il doit tenir compte du nombre de syllabes qui manquent dans chaque lacune et les remplir de façon que le sens général du passage ne soit pas altéré.

Exemple : *Depuis plus — mois la santé — minis — , touj — chancel — —, était profon — — — al — — —.*

Les calculs faits pour représenter les résultats obtenus par cette méthode sont absolument arbitraires.

Ils ont un autre défaut, c'est celui d'être fort compliqués : on comptait : 1° le nombre de syllabes remplies par les élèves; 2° le nombre de lacunes passées par l'élève, sans être remplies (une demi-faute); 3° le nombre de lacunes remplies inexactement (une faute entière); on ajoutait le nombre de demi-fautes au nombre de fautes entières, et on retranchait cette somme du nombre total des lacunes remplies.

A l'aide des chiffres ainsi obtenus, on pouvait calculer la quantité et la qualité du travail en faisant les équations suivantes :

Les équations s'établissaient ainsi :

Compte du nombre de syllabes remplies : $= S$.

Compte du nombre de lacunes (demi-fautes) : $= \frac{F}{2}$.

Compte du nombre de syllabes remplies inexactement : $= F$.

$$\textit{Quantité du travail} = S - \frac{F}{2} - F.$$

$$\textit{Qualité du travail} = \frac{F + \frac{F}{2}}{S}.$$

Cette manière de procéder est évidemment compliquée, et les résultats trop généraux obtenus par la commission de Breslau l'ont empêchée de répondre avec précision aux questions qui lui étaient posées. Elle a cependant confirmé les faits déjà connus, à savoir que le nombre des fautes augmente d'une façon générale vers la fin des classes, et davantage encore vers la fin de la journée.

La méthode d'Ebbinghaus permet toutefois d'atteindre un résultat que ne peuvent donner ni la méthode des calculs, ni celle de la mémoire des chiffres ; en effet, l'auteur a pu établir par sa méthode une comparaison entre l'intelligence des élèves d'une même classe. En partageant les élèves de chaque classe en trois groupes, suivant l'état de leur développement intellectuel, on peut calculer le nombre de lacunes remplies par chacun de ces groupes : on constate alors que ce sont les meilleurs élèves qui remplissent le plus de lacunes, tandis que ce sont les derniers qui ont fait le moins de travail.

LA FATIGUE INTELLECTUELLE ET LE SURMENAGE.

Tout travail intellectuel amène un certain degré de *fatigue mentale* ; on ne conçoit pas, en effet, qu'un effort d'attention, qu'un travail attentif prolongé, puissent se produire sans entraîner un certain degré de fatigue ; on ne peut donc pas espérer imposer aux enfants un programme d'études qui les libérerait d'une façon absolue de la fatigue intellectuelle.

Mais la fatigue se produit avec une intensité variable, suivant le genre de travail, et surtout suivant sa répartition : ce que le pédagogue doit rechercher, c'est donc à faire accomplir à l'enfant un travail dont l'exécution soit adaptée à ses facultés, et dont la mesure ne dépasse pas celle qui peut être affectuée *sans fatigue anormale.*

Il en est tout autrement du *surmenage* : celui-ci se produit dans les cas où la fatigue est telle que les temps de repos accordés à l'enfant ne suffisent pas à faire disparaître les traces de la fatigue occaionnée par le précédent travail ; il y a pour ainsi dire accumulation le la fatigue survenue au cours des différents exercices dans une nême journée, et plus encore accumulation de la fatigue d'un jour ur l'autre ; ce qui explique le surmenage qui se produit presque atalement dans les périodes particulièrement chargées de la vie colaire, comme par exemple celle qui marque la fin de l'année ou la réparation hâtive des examens.

La fatigue est donc un phénomène normal, tandis que le surmenage st un fait anormal.

La fatigue est normale après l'effort intellectuel comme après l'ef-ort physique ; *elle est inévitable.*

Le surmenage, au contraire, qu'il soit physique ou intellectuel, est e résultat d'une fatigue excessive et prolongée, s'accumulant de our en jour sans que le repos soit suffisant pour l'effacer. *Il doit être vité.*

Cette distinction était indispensable à établir au début de ce cha-itre, car on a trop souvent confondu les deux expressions de fatigue t de surmenage intellectuels.

Il faut distinguer aussi les différentes espèces de travail intellec-uel au cours duquel la fatigue se produit avec une intensité ou une apidité très différentes.

Le travail intellectuel peut être *court* et durer seulement quelques minutes, mais exiger cependant un effort mental intense ; quel-ques-unes des expériences dont nous avons rapporté les résultats dans les chapitres précédents ont été ainsi faites à l'occasion d'un temps très court de travail exigeant un effort intellectuel intense ; au point de vue scolaire, ce travail court et intense nous intéresse peu, car les écoliers n'ont jamais l'occasion de le pratiquer.

Le travail *prolongé* pendant plusieurs heures est au contraire le type du travail scolaire.

Ce travail prolongé peut être modéré et exiger une activité men-tale restreinte ; cette activité peut même être si peu développée que l'effort accompli est presque nul et qu'il ne diffère pas sensiblement du travail mental inconscient qui s'effectue dans tout cerveau à l'état de veille.

Le travail prolongé, au contraire, peut être intense : c'est ce qui se produit quand il s'agit de calculs difficiles, de recherches originales, ou de grands efforts de mémoire.

Le travail scolaire participe de ces différentes variétés ; le plus souvent il est modéré et ne demande qu'un effort d'attention peu intense ; par intervalles, l'effort est plus considérable ; on peut donc dire de ce travail que c'est un *travail mixte.*

Mais, quelle que soit la difficulté du travail imposé à l'écolier, la fatigue intellectuelle sera proportionnée à l'effort déployé par chaque individu. La fatigue ne se produit d'une façon appréciable que chez les enfants qui travaillent avec ardeur et chez ceux-là seuls. Quan on voudra mesurer la fatigue intellectuelle, il faudra avoir soin d ne pas s'adresser à des sujets qui travaillent mollement, sans fourn d'efforts et d'ailleurs sans obtenir de résultats pédagogiques appr ciables.

Mesure de la fatigue intellectuelle. — Dans les précédent chapitres, nous nous sommes étendus sur l'influence exercée par l travail intellectuel sur l'état physique et sur l'état psychique d l'écolier; puisque la fatigue intellectuelle est un résultat nécessair et inévitable du travail, leurs effets se confondent, et tout ce qu nous avons dit à propos du travail intellectuel est applicable à l fatigue.

C'est surtout par les variations de l'attention que les effets du tra vail ou de la fatigue intellectuelle se mesurent; l'attention diminu chez un sujet qui vient d'accomplir un travail intellectuel et qui e ressent un degré plus ou moins intense de fatigue; on peut admettre en d'autres termes, que la *fatigue intellectuelle se mesure par l'éta de la faculté d'attention.*

Il est nécessaire, toutefois, de connaître, pour un sujet donné, s force habituelle d'attention si l'on veut comparer un état suppos anormal avec l'état normal ; nous faisions la même observatio quand nous étudiions les effets psychiques ou pédagogiques d travail intellectuel sur des enfants pris isolément ou pris dans l'en semble d'une classe.

Rappelons seulement ici que la fatigue, comme le travail intellec tuel lui-même, provoque les effets physiologiques et des effets psy chologiques; ces derniers s'apprécient soit par les méthodes d laboratoire, soit par la méthode pédagogique, que nous avons lon guement étudiées plus haut.

De ces expériences, il résulte que deux facteurs entrent surtout en jeu dans la qualité et dans la vitesse du travail : c'est, d'une part, l'entraînement, grâce auquel le travail s'améliore après une certaine période de temps; c'est, l'autre part, la fatigue, qui joue un rôle opposé en venant entraver le travail. Jusqu'à un moment donné, il y a accélération du travail, grâce à l'entraînement; puis, au moment où la fatigue commence à intervenir, les effets de l'entraînement sont annihilés; plus tard enfin, c'est l'influence de la fatigue qui prédomine sur celle de l'entraînement. Telle est l'évolution habituelle de l'activité mentale, modifiée par les deux facteurs dont l'intervention peut être considérée comme constante : entraînement et fatigue. Si l'on schématisait en une courbe cette évolution normale du rendement du travail intellectuel, on obtiendrait donc une *courbe convexe* : d'abord ascendante, par action favorable de l'entraînement, puis horizontale, par équilibre entre l'entraînement et la fatigue, enfin descendante, par action prédominante et défavorable de la fatigue.

Mais, suivant les individus, l'entrainement et la fatigue se com-
inent de façon fort variable : chez les uns, la fatigue se produit très
ite, et la phase d'accélération ou de progression du travail est de
ès courte durée, ou même nulle : la courbe de rendement dans ce
as s'abaisse presque immédiatement, aussitôt après le début du
avail; c'est ce que Kemsies, cité par Claparède, appelle le *type
e travail decrescendo*.

Chez d'autres sujets, chez qui la *fatigabilité* est minime, l'entraî-
ement poursuit son action favorable pendant toute la durée du tra-
ail : on a alors le *type de travail crescendo*.

Des causes multiples interviennent dans la fatigabilité plus ou
oins grande des individus : il y a d'abord des variations considéra-
les dans le développement des facultés intellectuelles et dans l'apti-
de au travail ; puis la forme même du caractère paraît capable
'influencer l'apparition de la fatigue : le Dr Tissié (de Pau) l'a judi-
ieusement observé : « Chaque sujet se fatigue ou non suivant sa
olonté. La *passif* ne se fatigue guère, car il faut le pousser à l'ac-
ion ; l'*affectif* est un timide qui a peur de se fatiguer ; il s'enhardit
ès qu'il a pris conscience de sa valeur ; l'*affirmatif* dépasse la fa-
igue, se surmène ; il faut le calmer, car il est toujours prêt à com-
ettre des excès. L'obstacle est toujours vaincu par l'affirmatif, sur-
out si l'obstacle semble lui dire : « Tu ne passeras pas. »

Ces observations, d'ordre purement psychologique, montrent que
a mesure de la fatigue intellectuelle reste sous la dépendance de
acteurs individuels qu'il est impossible de négliger dans la pratique.
Pour intéressants qu'ils soient, les résultats fournis par les expérimen-
ateurs ne peuvent pas avoir de valeur absolue, et le pédagogue
levra tenir compte, pour apprécier l'état de la fatigue de ses élèves,
des éléments apportés par son expérience journalière.

Suivant l'expression de Claparède, « il est important, pour l'instituteur, de pouvoir diagnostiquer les *signes de fatigue* de son auditoire. Ces signes, dont Galton a dressé la liste au moyen d'une
enquête adressée à des professeurs, sont, pour la plupart, bien connus
de tous : agitation, tics, grimaces, bâillements, inattention, fièvres,
troubles de mémoire ou du parler, bégaiement, etc. Certains maîtres
ont mentionné la modification de la couleur normale de la peau, ou
l'altération du regard ».

Une forme de l'inattention, ou de la distraction, chez l'enfant,
est sa tendance à *jouer pendant la classe*. « La physiologie nous
apprend que la suspension de la cérébration supérieure a pour cor-
rélatif une augmentation de l'activité des centres inférieurs réflexes
et automatiques. Le jeu des écoliers n'est qu'un cas particulier de
cette loi générale. Dès que survient la fatigue mentale, les actes
intuitifs, les impulsions, — et le besoin de jouer est, nous l'avons
vu, l'impulsion par excellence de l'enfant, — prennent le dessus.

Il ne s'ensuit pas, cela va sans dire, qu'il faille laisser libre carrière à la tendance qu'ont les écoliers à jouer pendant la classe ; mais l'instituteur devra toujours avoir présent à l'esprit que le jeu figure parmi les symptômes de la fatigue scolaire » (Claparède).

Moyen de diminuer la fatigue. — Influence des pauses. — Cette influence heureuse de l'entraînement, et l'influence inverse et fâcheuse de la fatigue, amènent naturellement à chercher comment on peut favoriser la première et combattre la seconde : *diminuer le facteur fatigue et augmenter le facteur entraînement, tel est le problème qui se pose aux pédagogues dans la réglementation du travail de l'enfant.*

L'entraînement ne produisant ses effets heureux que pendant un temps limité, il s'agit d'arrêter le travail au moment où la fatigue se manifestera avec assez d'intensité pour annihiler l'effet de l'entraînement ; un seul moyen nous est offert : c'est d'arrêter, ou tout au moins d'interrompre le travail ; le point important est de savoir à quel moment le travail doit être interrompu et de quelle durée devront être les interruptions.

La durée des pauses doit être mesurée à deux points de vue :

1° Elles doivent produire un repos suffisant ;

2° Elles ne doivent par nuire à l'entraînement acquis au cours de la précédente période de travail.

Plusieurs auteurs ont fait d'intéressantes recherches de laboratoire pour préciser ces différents points. Parmi ces recherches, celles d'Amberg ont peut-être été les plus complètes. Nous les résumons d'après Binet et Henri.

Amberg mesurait la valeur du travail à l'aide des méthodes des additions ou de la mémoire des chiffres ; il soumettait les sujets en expériences à une série d'épreuves qui duraient huit jours successifs : chaque jour, pendant une heure, on apprenait des chiffres par cœur, ou on faisait des additions ; les jours impairs, le travail se faisait sans interruption ; les jours pairs, le travail était coupé de pauses de durée déterminée : cette alternance permettait de juger les résultats obtenus chez un même sujet, dans des conditions identiques, la continuité ou l'interruption du travail étant le seul facteur capable d'en modifier la valeur ; puis à la fin de la semaine, on additionnait les résultats obtenus les jours pairs et ceux obtenus les jours impairs : en faisant la différence entre le nombre de points obtenus, on déterminait l'influence des pauses.

Par ce procédé, non seulement Amberg a pu rechercher d'une façon générale l'influence des pauses : mais, en modifiant la répartition et la durée de celles-ci, il est arrivé à déterminer quelle était leur répartition et leur durée la plus favorable. C'est ainsi que le travail des jours pairs (les jours impairs étant réservés au travail continu) fut successivement coupé de temps de pauses ainsi répartis :

Première série. — Travail d'une demi-heure, repos de cinq minutes, et nouveau travail d'une demi-heure (exécuter des additions).

Deuxième série. — Travail de cinq minutes, repos de cinq minutes, nouveau travail de cinq minutes, et ainsi de suite pendant deux heures (exécuter des additions).

Troisième série. — Travail d'une demi-heure, puis repos de quinze minutes, et travail d'une demi-heure (exécuter des additions).

Quatrième série. — Travail d'une heure, repos de quinze minutes et nouveau travail d'une heure (exécuter des additions).

Cinquième série. — Travail d'une demi-heure, repos de quinze minutes, et travail d'une demi-heure (apprendre des séries de chiffres par cœur).

Les résultats obtenus montrent d'abord que la vitesse du travail augmente de jour en jour. Les effets de l'entraînement se manifestent ainsi jusqu'au lendemain et durent encore trentre-huit heures après le début du travail ; ce n'est qu'après deux ou trois jours de repos que l'effet de l'entraînement est perdu.

Les pauses courtes ne paraissent pas produire un effet très favorable au cours de la première série d'exercices : cinq minutes de repos après une demi-heure de travail ont peu d'influence sur le travail de la demi-heure suivante.

Les pauses de quinze minutes après une heure de travail sont au contraire nettement favorables.

Enfin, dans l'exercice où les pauses de cinq minutes s'intercalent après cinq minutes de travail, on constate que les repos sont nuisibles au commencement (interruption de l'entraînement), mais qu'ils sont favorables après un temps plus ou moins long (retard de l'apparition de la fatigue).

Comme le remarquent Binet et Henri, les résultats obtenus par Amberg sont passibles de la critique adressée à beaucoup d'expériences de psycho-physiologie : elles ne portent que sur un nombre trop restreint de sujets pour que la valeur des résultats puisse être considérée comme absolue.

Rivers et Kræpelin se sont attachés dans des travaux analogues à déterminer l'influence des pauses plus longues : après un travail d'une demi-heure, ils faisaient prendre une demi-heure ou une heure de repos.

Les expériences se continuaient huit jours consécutifs ; mais les résultats des jours impairs seuls étaient retenus, ceux des jours pairs servant de contrôle.

Les résultats obtenus sont indiqués avec beaucoup de netteté dans le graphique que nous reproduisons ci-après (fig. 188) ; on peut d'abord noter une augmentation considérable du nombre des additions, du premier au cinquième jour, à cause de l'influence favorable de l'entraînement.

La première courbe montre qu'après trente minutes de calcul le repos suffit pour rétablir les effets de la fatigue; mais, après deux demi-heures de calcul, ce repos ne suffit déjà plus ; et, au cours de la troisième et de la quatrième demi-heure, on voit les courbes marquer une diminution nette du rendement du travail. On peut remarquer aussi que, dans la première demi-heure de travail, le rendement est meilleur dans le second quart d'heure que dans le

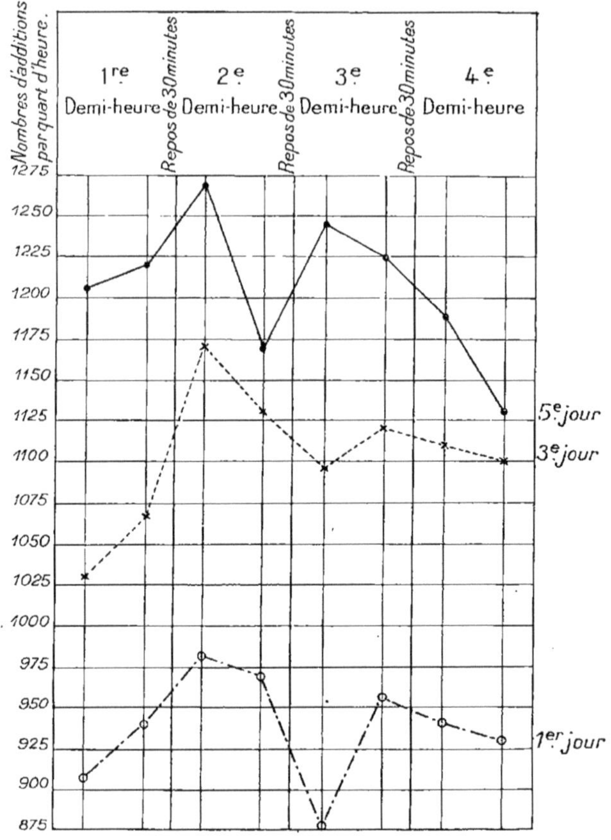

Fig. 188. — Expériences de Rivers et Kræpelin (d'après Binet et Henri). Influence des pauses de trente minutes sur la vitesse des additions.

premier : c'est l'effet de l'entraînement ; dans les trois demi-heures suivantes du travail, le second quart d'heure est toujours inférieur au premier comme rendement : c'est l'influence de la fatigue qui prédomine.

Nous avons rapporté plus haut les travaux de Friedrich, relatifs à la qualité du travail intellectuel aux différentes heures de la journée et à l'influence de la durée des leçons sur l'aptitude au travail des élèves ; cet auteur a aussi étudié l'influence des temps de pause, et il a conclu, sans d'ailleurs s'appuyer sur un nombre considérable d'expériences, qu'un repos de huit minutes après chaque heure de classe était préférable à une pause de quinze minutes toutes les deux heures ; il admet aussi que deux récréations de quinze minutes sont plus utiles qu'une seule.

En pratique il faudrait donc, après chaque heure de classe, une récréation de huit à dix minutes.

L'ensemble de ces expériences n'aboutit malheureusement qu'à des conclusions trop théoriques. Et quand on passe dans le domaine pratique, les appréciations données par les professeurs sont trop souvent le reflet d'impressions personnelles ; c'est ce qui explique les divergences de vue si considérables qu'on rencontre chez les auteurs qui se sont intéressés à ces questions. En effet, la durée des récréations et plus encore la durée des classes ont donné lieu à des polémiques multiples; les deux termes du problème restent toujours les mêmes : ne pas interrompre trop tôt le travail pour ne pas détruire l'heureux effet de l'entraînement; ne pas trop prolonger le travail, pour ne pas arriver à un degré de fatigue que le temps de pause ou de récréation serait insuffisant à dissiper.

La *variété des matières enseignées* donne lieu à un problème analogue : il est démontré qu'on excite l'attention de l'écolier en changeant, de temps à autre, l'objet de l'enseignement ; quel temps convient-il de consacrer à chacune des matières ? En passant trop souvent d'un objet à un autre, on ne laisse pas à l'entraînement le temps de produire son heureuse influence ; en prolongeant trop longtemps l'enseignement d'une même matière, on risque de provoquer la fatigue.

Il paraît favorable à l'enseignement, dans la pratique, de ne consacrer à chaque leçon que quarante-cinq à cinquante minutes et de ne donner que deux leçons séparées par une pause de dix minutes : c'est la classe de deux heures, avec courte récréation intercalaire.

Il faut toutefois tenir compte, dans cette estimation de la durée des leçons, de l'âge des écoliers et de l'emploi de leur temps pendant la classe. Il est évident qu'à l'école primaire, où une partie du temps est consacrée à des exercices d'ensemble, à des lectures, à des leçons de choses, la fatigue intellectuelle est moindre que dans l'enseignement secondaire, où il y a un cours à suivre attentivement, en prenant des notes et en fournissant un certain effort mental.

LES PROGRAMMES ET LES MÉTHODES D'ENSEIGNEMENT.

Principes généraux de l'établissement des programmes. — La plupart des psychologues qui se sont intéressés à l'éducation de l'enfant sont d'accord pour reconnaître que les méthodes d'enseignement utilisées aujourd'hui sont le plus souvent mal adaptées à leur but. Dans l'établissement des programmes, il n'est pas tenu un compte suffisant des aptitudes psychiques des enfants aux différentes périodes de leur évolution mentale.

De plus l'enseignement, tel qu'il est pratiqué aujourd'hui, est peu attrayant pour l'enfant ; il ne répond pas à ses aspirations naturelles, ni à ses besoins instinctifs ou fondamentaux.

Il suffit, pour s'en convaincre, de considérer ce qui se passe dans le plus grand nombre des classes : celles-ci, suivant l'expression de Van Biervliet *(loc. cit.)*, présentent « une tête, un corps et une queue ; généralement la tête se compose de deux ou trois sujets ; la queue, par contre, est souvent développée ; les classes sont à la fois des organismes *microcéphales* et *macroures* ». Les deux ou trois sujets d'élite qui forment la tête profitent largement de tout l'enseignement : ce sont les intelligences particulièrement précoces ou celles qui peuvent s'adapter, malgré ses défectuosités, à un mode d'enseignement qui n'est pas fait pour eux.

Il en est de la classe, dit encore Van Biervliet, comme d'un dîner de cinquante couverts où trois ou quatre convives seulement feraient preuve de bon appétit, où une trentaine mangeraient du bout des lèvres et où les autres se contenteraient de regarder passer les plats. Cette amusante comparaison amène son auteur à penser qu'il en est des intelligences comme des appétits : « D'aucunes, exceptionnellement vives, s'assimilent tout, comme les gens à estomac d'autruche digèrent les mets les plus lourds. Il en est d'autres pour lesquels la science présentée d'après les méthodes courantes est tout à fait indigeste ; ceux-là sont les dyspeptiques de l'intelligence. On les punit, mieux vaudrait les guérir. »

Ces défauts de l'enseignement actuel sont dus à ce que l'on n'a pas assez réfléchi à la psychologie spéciale de l'enfant en établissant les programmes qui lui étaient destinés. Il aurait fallu tenir compte de cette double considération : d'abord que l'enfant n'est pas l'homme en petit, mais qu'il est un être à mentalité spéciale ; ensuite que chaque enfant a sa psychologie propre.

L'étude du développement psychique de l'enfant nous a montré qu'en dehors des facteurs héréditaires ou personnels, la plupart des acquisitions mentales se faisaient *par l'influence du milieu extérieur, par l'intermédiaire des perceptions d'origine sensorielle* : autrement dit, les acquisitions se font par les organes des sens, tout au moins dans les premières périodes du développement de l'enfant, jusqu'au moment où interviennent les importants facteurs de la volonté et de l'effort mental coordonnés vers un but défini.

Au lieu de s'inspirer de ces principes, l'enseignement paraît s'être imposé pour but de fournir à tous les enfants, quelles que soient leurs aptitudes, la même méthode pédagogique, et il semble s'être attaché surtout à développer une seule faculté, celle de la mémoire verbale.

Comme disait déjà Montaigne : « savoir par cœur n'est pas savoir » ; et depuis, bien d'autres auteurs, dont le témoignage est intéressant à rapporter ici, ont exprimé la même opinion : « Quand un enfant, dit Kant, ne met pas en pratique une règle de grammaire, peu importe qu'il la récite ; il ne la sait pas. Celui-là sait infailliblement qui l'applique, peu importe qu'il ne la récite pas. » « Le meilleur moyen de comprendre, dit encore le grand philosophe, c'est de faire. Ce que l'on apprend le plus solidement et ce que l'on retient le mieux, c'est ce que l'on apprend en quelque sorte par soi-même. »

Sous une forme plus vivante, M. Hanotaux exprimait la même pensée : « Il faut en prendre son parti : le régime des mots est fini, l'éducation verbale a fait son temps... On a fait de nos générations un peuple d'écoliers, de candidats, de bêtes à concours. La prétendue supériorité intellectuelle et sociale s'affirme par l'art de répéter les mêmes mots et les mêmes gestes jusqu'à trente ans et au delà. L'énergie nationale s'endort dans ce ronron archaïque et vain : *apprendre, copier, réciter.* »

Et le Dr Gustave Le Bon, auquel nous empruntons ces citations, les résume dans le jugement suivant : « Des aptitudes intellectuelles, l'Université n'en cultive qu'une, la mémoire. Jugement, raisonnement, art d'observer, méthode, etc., n'étant pas catalogables en questions d'examen, sont considérées comme négligeables entièrement. »

Si la pédagogie moderne continuait ses errements, ce ne serait donc pas faute d'être renseignée sur la façon dont elle devrait modifier son enseignement.

Un autre point sur lequel la critique peut encore s'exercer, c'est que les matières des programmes sont telles, et qu'elles sont enseignées de telle façon que l'enfant ne peut pas y prendre intérêt ; il ne peut pas concevoir le pourquoi de l'enseignement de tous les sujets abstraits, et peu compréhensibles pour lui, dont il n'aura que bien plus tard l'occasion de tirer un parti profitable. Comment faire admettre à un enfant que telle substance de son programme n'a d'autre but que de développer l'ensemble de ses facultés intellectuelles, d'assouplir son jugement, ou de fortifier son raisonnement ? Il serait autrement curieux de s'instruire si on lui présentait les matières enseignées de façon à ce qu'il y trouve un intérêt immédiat : le rôle de ce facteur si important de la psychologie enfantine, l'*intérêt*, a été suffisamment développé, d'autre part, pour que nous n'y insistions pas davantage ici.

L'enseignement doit aussi tenir compte des conditions hygiéniques dans lesquelles il est fait. L'état physique, nous l'avons vu amplement, a une influence indiscutable sur l'état mental et sur les qualités intellectuelles de l'individu : mettre un enfant dans de bonnes conditions physiques, c'est favoriser chez lui ses aptitudes au travail intellectuel.

Enfin la façon dont on dirige l'enseignement semble indiquer que ceux qui ont établi les programmes ont complètement perdu de vue le but essentiel de l'école, à savoir la formation de l'esprit ; à l'école devraient s'affiner les facultés intellectuelles ; au contraire, on entasse dans les jeunes intelligences une foule de matières enseignées, et le seul résultat est d'obtenir une « hypertrophie de l'intelligence verbale au détriment de l'intelligence générale » (van Biervliet).

Le but primordial de l'enseignement doit donc être le *développement orthopédique des facultés intellectuelles* ; une telle direction donnée aux études suppose de la part des professeurs, ou tout au moins de la part de ceux qui établissent les programmes, la connaissance de la psychologie de l'enfant : les précédents chapitres ont montré que, si cette étude n'est pas encore complète, nous avons du moins des éléments d'appréciation dont on est, à l'heure actuelle, obligé de tenir compte.

A la base de l'enseignement, doit se placer *l'éducation des organes de perception*; le tout jeune enfant doit apprendre à regarder, à écouter, à sentir, à mesurer ; l'acquisition de connaissances précises sur le monde extérieur constitue le premier élément sur lequel doit reposer toute l'éducation ultérieure. Comme le disait déjà le célèbre aliéniste Séguin, au début du dernier siècle, l'éducateur doit s'efforcer de « conduire aux idées par l'éducation des sens ».

Grâce à ces acquisitions multiples et précises, l'enfant sera bientôt capable d'imagination, c'est-à-dire qu'après avoir emmagasiné, grâce à ses facultés de perception et d'attention, un certain nombre d'images, il sera capable de les remémorer dans un nouvel ordre. Pour que l'imagination se manifeste, il n'est pas suffisant que les objets extérieurs soit enregistrés sous forme de représentation verbale, il faut que les enfants aient des choses elles-mêmes une connaissance exacte.

Enfin la volonté doit être cultivée : l'effort d'application, l'attention, seront les premières manifestations volontaires de l'écolier. On les utilisera pour lui faire comprendre les matières enseignées ; comme nous le disions déjà tout à l'heure, on ne s'attachera pas seulement à ce qu'il connaisse les mots qui représentent les objets, mais qu'il ait des objets eux-mêmes une compréhension précise.

Ainsi le développement de l'intelligence, de la volonté, de la mémoire, de l'imagination, pourra être réalisé par un enseignement bien dirigé.

Pouvons-nous déterminer le mode de travail qui répondrait le mieux à ce but idéal, à cette adaptation parfaite des matières enseignées aux aptitudes de l'enfant ? Pouvons-nous espérer lui fournir des matières d'enseignement telles que tout ce qu'il aura à apprendre sera compris et assimilé ? Il ne suffit pas de condamner les méthodes employées, il faut pouvoir reconstruire un nouveau programme après avoir démoli l'ancien.

En étudiant les influences du travail intellectuel sur l'état psychique, on a montré qu'on pouvait déterminer les exercices ou les travaux qui fatiguent le plus l'intelligence ; on pourrait dire, sous une forme précise et concise, que ces travaux contribuent, au moins d'une façon passagère, à rendre les enfants intelligents *moins* intelligents.

D'autre part, on a défini les moyens éducatifs qui, dans un sens inverse, sont capables de développer l'intelligence, de rendre *plus* intelligents les moins intelligents ; la preuve de l'efficacité de ces moyens est facile à fournir : dans le système employé avec les enfants anormaux, chez qui on arrive à perfectionner l'intelligence en développant l'éducation sensorielle, on obtient des résultats certains. « Il est évident que les procédés qui affinent l'intelligence des arriérés aiguiseraient celle des normaux. Connaître, c'est uniquement percevoir des ressemblances et des différences, percevoir des nuances et les remarquer, voir les teintes les plus délicates, les variations d'éclairage les plus légères, entendre les sons avec toutes leurs particularités de hauteur, d'intensité et de timbre ; connaître les objets qui nous environnent, non seulement par l'œil et par l'oreille, mais percevoir leur poids, leur forme, l'aspect de leur surface, et fixer notre attention sur ces particularités, c'est accroître notre connaissance de toutes choses, directement par notre science personnelle ; c'est développer, aiguiser l'outil de nos connaissances ultérieures ; c'est réellement affiner, cultiver l'intelligence. » Van Biervliet, à qui nous empruntons cette citation, fait remarquer que cette application de la culture sensorielle au développement de l'intelligence produit des résultats d'ordre beaucoup plus élevé qu'on ne pourrait le supposer tout d'abord. Le perfectionnement des sens de l'ouïe ou de la vue, pour n'en donner qu'un exemple, est la meilleure préparation aux jouissances artistiques et littéraires les plus élevées.

En résumé, nous possédons dès aujourd'hui un certain nombre de données qui nous permettent d'indiquer dans quel sens général les programmes pourraient utilement être divisés :

1° Les matières enseignées doivent être choisies d'après les connaissances que nous avons des habitudes intellectuelles des écoliers : les méthodes pédagogiques doivent être réglées d'après le développement psychique de l'enfant ;

2° L'enseignement doit être dirigé dans un sens plus objectif, en réduisant la part vraiment trop large faite à la mémoire verbale et en faisant progresser l'instruction du concret à l'abstrait, au lieu de suivre un procédé inverse, comme on le fait habituellement ;

3° La répartition des classes doit être réglée d'après les résultats apportés par l'expérimentation : influence heureuse de l'entraînement, influence nocive du travail de trop longue durée, nécessité des temps de repos courts et répétés, et aussi de repos plus prolongé sous forme de congés et de vacances, variation du rendement suivant que le travail est exécuté pendant les heures du matin ou celles de l'après-midi, après le repas ou après les exercices physiques ;

4° Toutes les conditions d'hygiène générale doivent être observées pour que l'organisme de l'enfant supporte normalement sa croissance physique, aussi bien que la fatigue intellectuelle qui résulte de façon inévitable des études : nécessité de l'aération, d'une alimentation appropriée et d'exercices physiques sagement dosés et répartis.

Dans ces indications, nous ne tenons compte que des faits acquis. Certes la tâche à accomplir est encore vaste avant que nous puissions donner aux enfants l'éducation idéale que nous souhaiterions.

Mais la voie est ouverte et les résultats dès aujourd'hui obtenus permettent de nouveaux et prochains progrès ; c'est cet espoir que van Biervliet exprime dans son introduction en ces termes élevés : « Les psycho-pédagogues cherchent avec une inlassable patience les procédés de différenciation des types intellectuels, analysent qualitativement et quantitativement les facultés, cherchent les facteurs certains du développement de celles-ci, s'efforcent lentement mais sûrement d'améliorer l'éducation de ses enfants. Ils veulent que ceux-ci apprennent avec moins de peine et en moins de temps ce qu'eux-mêmes ont appris lentement et péniblement ; ils tâchent de donner à ceux qui nous suivront dans la vie une vue plus exacte du milieu ambiant. Ils veulent encore, en affinant systématiquement les organes des sens, ennoblir et embellir la vie de ceux qui nous suivront.

« Et si une mélancolie les prend à l'idée que d'aucuns les méconnaissent, que d'autres s'approprient et appliquent hâtivement les conclusions qu'ils sont en train d'établir, qu'ils se réconfortent en songeant à la noblesse de leur but ; car l'idéal vers lequel tendent leurs efforts constants est de développer, dans l'humanité de demain, la vérité et la beauté. »

ORGANISATION PRATIQUE DE L'ENSEIGNEMENT.

Age du début des études. — Les psychologues distinguent, dans la première enfance, une *première période* de développement intellectuel où *les acquisitions sont conscientes ou subconscientes.* Cette période s'étend jusque vers l'âge de quatre à cinq ans. La *période suivante*, dite *période des acquisitions conscientes*, est celle où l'enseignement peut être commencé, l'enfant étant capable de fournir, à ce moment, un effort d'attention ; c'est alors seulement que l'enfant commencera à lire ou à écrire.

Mais, en réalité, l'enseignement peut et doit débuter dans la première période de l'enfance. Une éducation purement objective peut être instituée dès ce moment ; on cherchera à développer les organes de perception, grâce auxquels des acquisitions pourront être réalisées dans le domaine sensoriel. Il n'est pas indifférent, nous le savons déjà, qu'un enfant sache percevoir avec netteté les objets qui l'environnent ; la tâche de l'éducateur en sera d'autant facilitée dans la suite.

Écoles maternelles. — De deux à six ans, les enfants sont reçus dans les écoles maternelles ; on ne doit, dans ces établissements, essayer en aucune façon de commencer l'instruction proprement dite des enfants ; les maîtresses doivent s'efforcer seulement de les éduquer dans le sens que nous indiquions plus haut ; le jeu, les exercices en commun, les travaux manuels faciles, les chants doivent être les seuls exercices pratiqués à l'école maternelle.

Cette première éducation est si spéciale qu'elle exigerait, de la part du personnel enseignant, des habitudes toutes différentes de celles qu'on exige des maîtres des écoles primaires ; et il est souhaitable que des maîtresses préparées à leur tâche se consacrent uniquement à l'éducation des tout petits.

Les méthodes d'enseignement objectives utilisables à l'école maternelle ne sont pas une acquisition récente. Au début du dernier siècle, elles ont été imaginées et mises en pratique sous le nom de *Jardins d'enfants* par un instituteur allemand, Frœbel, dont la méthode a depuis fait fortune.

Si les *dons de Frœbel* ont été modifiés, il n'en reste pas moins vrai que les principes de sa méthode ont inspiré de nombreux imitateurs et que les moyens d'éducation, utilisés aujourd'hui dans les écoles maternelles, ne sont que des dérivés des procédés de Frœbel.

Jardins d'enfants et méthode frœbelienne (1). — Il ne faudrait pas prendre à la lettre les mots *jardin d'enfants* (*Kindergârten*) et croire qu'il s'agit de jardins dans lesquels les enfants sont appelés à prendre leurs ébats. L'expression de Frœbel traduisait son idée que, dans l'éducation de l'enfant, il faut considérer ce dernier comme une plante ; l'école, suivant cette conception, n'est que le jardin où l'on appliquera à la jeune plante humaine les procédés de culture les plus favorables à son parfait développement.

En réalité, Frœbel n'était pas le premier qui ait indiqué la nécessité de s'inspirer des enseignements de la nature pour établir un système normal d'éducation.

(1) Frœbel, L'éducation de l'homme (Traduct. Chombrugghe), Bruxelles, Claassen, édit.

Avant lui, Rabelais, Rousseau et bien d'autres avaient compris qu'avant d'entreprendre la culture de l'esprit il fallait avoir soin de développer les qualités physiques de l'enfant. Ils avaient aussi montré que l'enseignement par les objets qui nous entourent, que l'exercice des sens et des muscles devaient jouer un rôle important dans l'éducation; et l'on sait avec quelle conviction Rousseau avait défendu l'éducation *par la nature* et *dans la nature*, sans se préoccuper d'ailleurs des méthodes pratiques par lesquelles pouvaient être appliquées ces théories.

A la même époque à peu près, l'instituteur suisse Pestalozzi montrait l'intérêt de l'éducation à la campagne et en plein air; il avait pris pour axiome que « le mal vient de la ville », et il avait ouvert dans une ferme, vers 1780, une sorte d'asile pour les enfants pauvres; là il tenta d'appliquer ses idées sur l'éducation intuitive, concrète, utilisant les objet usuels et les lieux naturels au milieu desquels vivaient les enfants pour leur donner une éducation concrète très différente de l'éducation abstraite et dogmatique alors en honneur.

Frœbel avait donc eu des précurseurs, mais son innovation consista à apporter à l'éducation des tout jeunes enfants les principes que ses prédécesseurs avaient appliqués à l'éducation des enfants déjà grands.

C'est au début du XIXe siècle que Frœbel commença à établir sa méthode d'enseignement : mais ce ne fut que vers 1826 qu'il put réaliser son premier jardin d'enfants; en 1840, plusieurs institutions analogues furent créées en Allemagne, puis en Autriche.

Le premier principe de Frœbel était d'utiliser dans l'éducation de l'enfant les aptitudes qui se manifestent les premières : parmi celles-ci, c'est le besoin d'activité, puis le besoin de curiosité, qui paraissent prédominer; ce sont à ces deux manifestations de l'activité enfantine que l'auteur allemand voulut s'adresser d'abord dans son système d'éducation. Il mit donc délibérément de côté les études qui réclamaient de l'application ou de l'attention; et c'est ainsi qu'il admit en principe qu'il est inutile d'apprendre à lire et à écrire aux enfants avant l'âge de onze ans; au contraire, le jardin d'enfants doit satisfaire les deux besoins que nous énoncions tout à l'heure en laissant à l'enfant toute la mobilité dont il a besoin et aussi en lui procurant toutes les occasions de mettre sa curiosité en éveil.

Avec de semblables principes, une discipline tant soit peu rigide est naturellement exclue de l'école; la liberté des mouvements, la liberté du jeu étant respectées, toute discipline est considérée comme une cause de fatigue.

La mobilité et la curiosité de l'enfant étant satisfaites, il reste à chercher quels sont les moyens les plus naturels pour introduire dans son intelligence les premières notions de l'enseignement élémentaire. Frœbel paraît, à ce point de vue spécial, avoir fait reposer sa méthode sur des conceptions philosophiques assez abstraites et qui ne sont peut-être pas tout à fait en accord avec ce que nous savons aujourd'hui de la psychologie de l'enfant. En effet, il est parti de ce principe que les notions qui étaient les plus voisines de la forme normale de l'intelligence enfantine étaient les notions relatives à la forme des objets; parmi les impressions capables de frapper un cerveau d'enfant, les impressions de forme seraient ainsi les premières capables d'être enregistrées et retenues. Il est évident que ces notions de forme, à l'acquisition desquelles peuvent concourir simultanément les sens du toucher et de la vue, et qui se confondent dans une certaine mesure avec la notion de l'espace, sont parmi les premières que l'enfant paraît susceptible d'acquérir. Les psychologues modernes sont d'accord pour reconnaître que le tout jeune enfant cherche dans ses premiers mouvements et dans ses première regards à prendre notion de la forme et de la position dans l'espace des objets qui l'environnent.

Étant donné ce principe, Frœbel a supposé que la forme la plus parfaite était aussi celle qui devait la première intéresser l'enfant : la *sphère* représente cette forme parfaite et idéale. D'ailleurs, les anciennes philosophies ont tiré de cette forme de nombreux symboles. La sphère en effet ne se limite pas, on ne peut lui assigner ni commencement ni fin. Cette figure peut donc représenter l'infini aussi bien que l'éternité.

A la figuration dans un plan de la sphère, c'est-à-dire au cercle, les mêmes idées philosophiques ou symboliques peuvent être attachées : on retrouve cette image, symbole de l'éternité ou de l'infini, aussi bien dans les vieilles religions païennes que dans le christianisme.

Ce rapprochement était curieux à faire, étant donnée la valeur éducative que Frœbel attachait à la connaissance de la forme sphérique. Il faut avouer, d'ailleurs, que cette valeur éducative n'est pas très démontrée et qu'il y a là une conception sans doute plus intéressante que pratique.

Après avoir enseigné aux enfants à reconnaître la sphère, Frœbel enseignait la forme du cube : les enfants acquéraient ainsi la notion de l'espace et de ses limites; puis, après avoir donné la connaissance des objets dans l'espace et sous leurs trois dimensions, Frœbel donnait la notion de surface, en particulier celle de carré, puis celle de la ligne, et partant celle des distances.

L'acquisition de ces différentes notions ne se faisait pas, comme bien on pense, de façon abstraite : c'est en mettant entre les mains des enfants des objets de forme différente que Frœbel leur fournissait ses premières notions de géométrie; nous verrons plus loin comment étaient composés ces objets, qui ont été désignés sous le nom de « dons de Frœbel ».

A ces premières acquisitions en vue du développement intellectuel, doivent se joindre les exercices qui ont pour but de développer l'activité physique de l'enfant. Ces exercies physiques sont réglés de telle façon que les membres supérieurs, les membres inférieurs, et d'une façon plus particulière les mains et surtout les pouces, soient exercés de façon méthodique; dans ce but, et à côté des jeux libres, Frœbel institua quelques jeux réglés dans lesquels les enfants exercent le groupe musculaire dont le développement est recherché; ces exercices rythmés eux-mêmes doivent rester attrayants pour l'enfant; l'auteur les a mélangés de chants et les a combinés de telle façon qu'ils éveillent chez l'enfant un souvenir capable de le distraire ou de l'intéresser; c'est ainsi que, par exemple, l'exercice destiné à exercer les membres inférieurs a reçu le nom de « pilons du moulin » à cause de l'analogie qui existait entre ce mouvement et ceux que les enfants étaient accoutumés de voir dans les moulins à pilons; pour les mains, il y avait un « jeu de la girouette », et pour les membres supérieurs un « jeu des faucheurs ».

En apportant aux exercices gymnastiques un attrait grâce auquel les enfants pouvaient les accomplir sans ennui, Frœbel avait prévu d'avance les objections que l'on devait apporter à la méthode de Ling : nous savons aujourd'hui que la gymnastique suédoise, dans sa monotonie, lasse vite les écoliers; ils en accomplissent les mouvements avec mollesse et sans grand effet utile; quant au contraire les mêmes mouvements sont exécutés dans un but récréatif, on voit les enfants y apporter autant d'ardeur que d'intérêt et en tirer le plus grand profit.

Nous avons déjà conclu dans ce sens en étudiant les exercices physiques.

Une troisième partie de l'enseignement de Frœbel consistait à faire reproduire par les enfants les objets, les formes qu'ils avaient vus; là encore il s'agit d'un enseignement purement objectif : c'est d'abord à l'aide de cubes ou de petites pièces de bois que les enfants reproduisent les objets qu'ils ont vus : maisons, escaliers, fenêtres; il s'agit en somme des jeux de cube ou de construction qui sont entre les mains de la plupart de nos enfants.

Après avoir appris aux enfants à reproduire dans l'espace les objets dont la vue les intéresse, on leur apprend à les traduire sur un plan : c'est le dessin ; mais l'enfant avec son besoin d'activité s'intéressera plus aux reproductions qui lui demanderont plus de travail qu'un simple trait tracé sur le papier; ainsi on le verra s'intéresser au découpage de feuilles de papier, ou au collage et à l'assemblage de certains objets découpés, tout ce travail étant fait dans le but de reproduire une forme vue et retenue : on fera découper ou assembler des morceaux de papier de façon à obtenir la représentation d'une charrette, d'un arbre, d'un moulin à vent.

Il nous reste à indiquer les objets qui composaient les *dons de Frœbel*.

Le premier de ces dons consistait simplement en une boîte renfermant six balles colorées chacune d'une des couleurs du spectre. Le maniement de ces balles inculquait à la fois aux enfants la notion de sphère, forme parfaite, répondant à la première des acquisitions, relative à la forme et à l'espace, et la notion des différentes couleurs; des comparaisons peuvent être établies entre la couleur de la balle confiée à l'enfant et la couleur des objets avoisinants.

Le second don consiste en deux sphères : l'une dure, en bois, l'autre molle et souple, en caoutchouc : l'éducation du toucher se fait à ce moment.

Après la sphère, on montre à l'enfant un cube où il remarque surfaces et arêtes.

Enfin, dans le troisième don, Frœbel remet à l'enfant un cube susceptible d'être ouvert ou démonté en plusieurs pièces : cet objet répond au besoin bien connu qu'ont les enfants d'ouvrir ou même de casser les objets qu'ils ont entre les mains. Frœbel prétend qu'il ne faut pas prendre ces actes pour un besoin de destruction, mais pour une simple manifestation de curiosité; l'enfant désire savoir ce que contient l'objet qu'on lui confie : quand il a ouvert une boîte, qu'il l'a vidée, il éprouve le besoin de la remplir à nouveau puis de la refermer. C'est à l'exercice de cette sorte d'instinct qu'est destiné le troisième don.

Enfin, après les objets figurés sous trois dimensions, ce sont des objets en surface qui sont remis aux enfants, puis d'autres objets plus simples encore figurant des lignes droites ou courbes. Avec ces plans, de différentes formes, rectangulaires, losangiques ou triangulaires, l'enfant fera des assemblages.

Enfin, quelques travaux manuels élémentaires, de tissage, de parfilage, de modelage, viendront donner un caractère pratique à cet enseignement jusque-là géométrique.

La méthode de Frœbel plus ou moins modifiée a eu un succès considérable, et l'on peut dire que c'est encore d'elle que s'inspirent, de près ou de loin, presque tous les programmes d'enseignement suivis dans les écoles maternelles.

Sous une apparence de philosophie un peu dogmatique, la conception de Frœbel n'était en somme pas éloignée de ce que nous apprennent les psychologues modernes, qui se sont intéressés au développement de l'enfant; c'est par les sens que s'emmagasinent peu à peu toutes les notions relatives au monde extérieur; l'affinement des sensations contribue, dans une large part, au développement parallèle des facultés intellectuelles. Il est possible même que la connaissance de la sphère, toute abstraite que paraisse cette notion, réponde à une réalité concrète : en effet, pour donner à des individus qui sont à la fois sourds, muets et aveugles, les premières notions du monde extérieur, on commence à leur donner par le toucher la connaissance d'un objet régulièrement sphérique ; et ensuite on peut progressivement faire entrer dans leur intelligence, sans le secours d'autre sens que celui du toucher, les notions d'espace, de distance, de dimension, qui, normalement, s'acquièrent par l'exercice combiné des différents sens. La comparaison de ces deux méthodes, indépendantes dans leur origine, donne à la conception de Frœbel une valeur pratique qu'on n'aperçoit pas tout d'abord.

Toutefois, il ne faut pas prendre à la lettre les enseignements de Frœbel. Mme Kergomard remarque avec raison que, si l'on voulait suivre exactement la chronologie indiquée par Frœbel, dans l'enseignement aux enfants de ses différents dons, en ne passant du premier au second et du second au troisième qu'après une connaissance complète des notions qu'on en veut tirer, il en résulterait une fatigue pour l'enfant qui ne peut pas appliquer longtemps de suite son attention au même objet. A ce point de vue, il y a une sorte de désaccord entre les principes et la méthode de Frœbel : d'une part, il demande en effet un effort assez soutenu pour arriver aux notions qu'il désire inculquer aux enfants, et, d'autre part, il déclare vouloir respecter leur besoin de mobilité et de curiosité incessantes : il y a là contradiction évidente.

Une autre objection grave dont est passible la méthode de Frœbel, c'est qu'elle ne tient guère compte des besoins hygiéniques de l'enfant ; si on s'occupe, dans une certaine mesure, de sa culture physique, on laisse de côté ses besoins d'aération et aussi tout ce qui touche aux soins de propreté ou à l'alimentation ; il n'est pas question davantage de la défense de l'enfant contre les maladies.

Il est donc impossible de dire que la méthode de Frœbel soit une méthode complète.

Mais, au point de vue pédagogique, elle a établi des notions d'autant plus intéressantes qu'elle se trouve être souvent en accord avec ce que nous apprend la psychologie moderne reposant sur des recherches physiologiques et expérimentales.

Méthode Montessori. — Après avoir commenté l'étude de Frœbel, dont l'influence est restée prédominante dans l'éducation des jeunes enfants, il est impossible de ne pas faire mention de l'effort tenté en Italie par le Dr Maria Montessori; sous le nom charmant de *Case dei bambini*, maisons des enfants, Mlle Montessori à pu établir à Rome plusieurs écoles, installées dans les vastes immeubles où s'abrite la population ouvrière, et où les parents laissent leurs enfants toute la journée pendant qu'eux-mêmes sont à leur travail.

Dans ces écoles, on s'est efforcé de mettre d'accord l'éducation des tout petits avec ce que la pédagogie scientifique nous enseigne. Le plus grand soin est d'abord accordé à l'éducation physique, aux soins de propreté, à l'hygiène alimentaire. L'éducation des sens « doit naturellement *avoir la première* place dans une méthode pédagogique ».

Pour l'éducation intellectuelle, l'auteur a imaginé un certain nombre de procédés, qui laissent à l'enfant beaucoup de liberté, et qui surtout suppriment la part trop large faite à la mémoire verbale dans les méthodes habituelles d'enseignement.

Nous ne pouvons entrer dans le détail de tous ces procédés, qu'on peut considérer comme plus ou moins directement dérivés de ceux de Frœbel, mais avec un sens beaucoup plus précis de la psychologie enfantine. La méthode Montessori, en effet, part de ce principe que l'enfant qui exerce lui-même ses sens les perfectionne peu à peu. Le maître doit intervenir pour le conduire des sensations aux idées, concrètes et abstraites, et de là aux associations des idées.

Pour cela, il est indispensable de limiter le champ de conscience de l'élève à l'objet de la leçon elle-même, comme on isolait chaque sens lorsqu'il s'agissait des exercices sensoriels.

Ajoutons qu'à côté de l'éducation intellectuelle Mlle Montessori donne le plus grand soin à l'éducation morale ; « jusqu'ici nous avions cru que l'éducation des tout petits devait être exclusivement physique ; pourtant il y a une nature spirituelle et morale, qui domine l'existence à tous les âges de la vie. Si les soins physiques aident l'enfant à jouir de sa santé, les soins intellectuels et moraux lui procurent les joies de l'esprit et lui préparent de continuelles surprises, les découvertes dans le monde qui l'entoure et dans l'intérieur de sa propre âme ».

Cette intéressante adaptation de la méthode frœbelienne fournit donc à la fois l'éducation physique, sensorielle, intellectuelle et morale des jeunes enfants : l'auteur nous apporte des moyens dont la valeur pédagogique paraît indiscutable et qui méritent d'être connus (1) :

Voici l'horaire proposé pour les *Case dei bambini* (hiver) :

De 9 à 10 heures. Entrée. Salutation. Visite de propreté. Exercices de vie pratique : se débarrasser et mettre ses tabliers en s'aidant réciproquement ; revue de la salle pour y faire de l'ordre et enlever la poussière. Langage : raconter ce qu'on a fait la veille. Exhortations morales. Prière en commun.

De 10 à 11 heures. Exercices intellectuels. Petites leçons de choses entrecoupées de courts repos. Nomenclature. Exercices des sens.

(1) M. Montessori, Il metodo della Pedagogia scientifica applicato all'educazione infantile. Case dei Bambini (Traduction française abrégée), Fischbacher, Paris.

De 11 à 11 h. 1/2. Gymnastique simple. Mouvements usuels et gracieux; position normale du corps; marche et promenade en rang; salutations; mouvements au garde-à-vous; présenter un objet avec grâce.

De 11 h. 1/2 à midi. Repas. Courte prière.

De midi à 1 heure. Jeux libres.

De 1 à 2 heures. Jeux dirigés autant que possible en plein air. Chacun à leur tour, les grands feront des exercices de vie pratique : nettoyer la chambre; épousseter; mettre en ordre les objets. Visite générale de propreté. Conversation.

De 2 à 3 heures. Travail manuel; plastique; dessin, etc.

De 3 à 4 heures. Gymnastique collective et chants, si possible en plein air. Exercice de prévoyance : visites aux plantes et aux animaux.

Emploi du temps dans les écoles maternelles françaises. — Écoles primaires. — Les écoles primaires sont fréquentées par les enfants de six à treize ans; à l'exception du jeudi et du dimanche, ils y passent trois heures de la matinée, de 8 heures à 11 heures, et trois heures de l'après-midi, de 1 heure à 4 heures. Les trois heures de classe de chaque demi-journée sont interrompues après la première heure et demie par un quart d'heure de récréation.

Les six heures de séjour en classe ne constituent pas encore un temps de sédentarité suffisant! Les écoliers doivent, en effet, une fois rentrés chez eux, faire des devoirs qui leur demandent souvent plusieurs heures.

On peut dire que ce travail fait à la maison l'est toujours dans les plus mauvaises conditions d'hygiène : les conditions d'éclairage, de mobilier, d'aération, ne sont, de la part des parents, l'objet d'aucune précaution spéciale.

Dès qu'ils fréquentent l'école, nos jeunes écoliers sont donc soumis à un travail sédentaire d'au moins sept à huit heures par jour; les exercices physiques qu'on leur fait accomplir sont loin de compenser cette inactivité vraiment exagérée : quelle influence éducative ou corrective peuvent avoir les deux demi-heures consacrées chaque semaine à la gymnastique!

A l'étranger, le nombre des heures de classe est à peu près comparable; cependant, dans la plupart des pays, elles sont coupées de plus de récréations, d'exercices physiques ou de travaux manuels. Il existe aussi une différence entre le travail demandé à l'écolier des différents âges, et si, par exemple, en Suisse, vers la fin de la scolarité, les enfants ont trente heures de travail par semaine, ils n'en ont que quinze à vingt dans les premières classes.

Nous donnons, à titre d'indication, les emplois du temps dans deux écoles parisiennes; les matières qui composent les programmes doivent être l'objet d'un enseignement d'une durée déterminée (premier tableau ; les directeurs sont libres de répartir comme ils l'entendent les matières enseignées au cours des différentes classes (deuxième et troisième tableaux).

Le temps consacré à chacune des parties du programme est ainsi fixé pour chaque semaine :

	Dans les cours moyens et les cours supérieurs B. — Heures.	Dans les cours supérieurs A. — Heures.
Instruction morale	1	1 1/2
Langue française	9 (dont 4 consacrées à la lecture et à la récitation)	7 (dont 4 1/2 pour la lecture et la récitation).
Écriture	1 1/2	1
Arithmétique et système métrique	4 1/2	4
Sciences physiques et naturelles	1 1/2	2
Histoire, géographie et enseignement civique	3 1/2	3 1/2
Dessin à vue	2	3
Dessin linéaire et travaux manuels	2 1/2	3
Chant	1	1 1/2
Gymnastique et récréations	3 1/2	3 1/2

Voici comment sont répartis ces divers enseignements dans l'emploi du temps de chaque jour de la semaine, dans une école parisienne :

Cours moyen, 1re année (enfants de 11 à 12 ans).

HEURES.	LUNDI.	MARDI.	MERCREDI.	VENDREDI.	SAMEDI.
			Matin.		
		Mise en rang. Inspection de propreté.			
8 1/2 à 9	Instruction civique.	Instruction morale.	Chant.	Chant.	Récitation.
9 - 10	Français. Rédaction.	Français.	Français. Rédaction.	Français. Exercice.	Français. Orthograph.
10 - 10 1/4	*Récréation.*	*Récréation.*	*Récréation.*	*Récréation.*	*Récréation.*
10 1/4 - 11	Sciences.	Histoire.	Géographie.	Histoire.	Géographie.
11 - 11 1/2	*Gymnastiq.*.	Récitation.	Écriture.	Écriture.	Instruction morale.
			Soir.		
1 - 1 3/4	Calcul mental. Arithmétique.	Calcul mental. Arithmétique.	Calcul mental. Arithmétique.	Lecture. *Gymnastiq.* (1/2 h.).	Calcul. Système métrique.
1 3/4 - 2 1/2	Lecture.	Lecture.	Lecture.	Calcul.	Lecture.
2 1/2 - 2 3/4	*Récréation.*	*Récréation.*	*Récréation.*	*Récréation.*	*Récréation.*
2 3/4 - 4	Calcul mental.	Calcul mental. Trav. man. (1 h.)	Lecture. Dessin d'art (1 h.).	Calcul mental. Sciences.	Lecture. Trav. man. (1 h.).

Cours élémentaire, 1re année (enfants de 8 à 9 ans).

HEURES.	LUNDI.	MARDI.	MERCREDI.	VENDREDI.	SAMEDI.
			Matin.		
		Mise en rang. — Inspection de propreté.			
8 1/2 à 9	Lecture.	Lecture.	Lecture.	Lecture.	Lecture.
9-9 1/2	Calcul.	Calcul.	Calcul.	Calcul.	Calcul.
9 1/2-10	Chant.	Récitation.	Morale.	Chant.	Instruction civique.
10 10 1/4	*Récréation.*	*Récréation.*	*Récréation.*	*Récréation.*	*Récréation.*
10 1/4-10 1/2	Gymnast.	Gymnast.	Gymnast.	Gymnast.	Gymnast.
10 1/2-11	Écriture.	Écriture.	Écriture.	Écriture.	Écriture.
11-11 1/2	Français.	Français.	Français.	Français.	Français.
			Soir.		
1-1 1/2	Récitation.	Leçon de choses.	Couture.	Leçon de choses.	Couture.
1 1/2-2	Histoire.	Géographie.		Géographie.	
2-2 1/2	Lecture.	Lecture.	Lecture.	Lecture.	Lecture.
2 1/2-2 3/4	*Récréation.*	*Récréation.*	*Récréation.*	*Récréation.*	*Récréation.*
2 3/4-3 1/2	Écriture.	Écriture.	Écriture.	Écriture.	Écriture.
3 1/2-4	Dessin.	Dessin.	Histoire.	Dessin.	Histoire.

Ces tableaux rendent plus manifeste encore l'insuffisance absolue du temps consacré à l'éducation physique dans nos écoles. Si l'on songe que, faute de place dans les cours, les récréations ne peuvent être consacrées à aucun jeu éducatif, et que bien souvent les exercices physiques ont lieu dans des préaux insuffisamment aérés, on comprendra l'urgence absolue qu'il y a à apporter d'importantes modifications à notre enseignement au point de vue de l'éducation physique.

Les résultats obtenus au point de vue intellectuel apportent-ils au moins une compensation au sacrifice à peu près complet de l'éducation physique? Il ne nous appartient pas de juger les résultats pédagogiques obtenus dans les écoles primaires; mais, si nous nous en tenons aux avis formulés par ceux qui ont la charge de cet enseignement, il apparaît avec évidence que le « rendement » intellectuel est loin d'être proportionnel aux efforts demandés. Les enfants sont accablés sous le poids des matières accumulées dans les programmes encombrés; arrivés au certificat d'études, qui est la cause d'un surmenage souvent excessif, il se trouve que les connaissances acquises au prix de tant de peine ne répondent pas aux besoins sociaux de la plupart de ces enfants ou de ces adolescents. Leur formation intellectuelle et leur curiosité d'esprit restent à peu près nulles, et d'autre part ils n'ont par non plus les connaissances pratiques qui faciliteraient leur début dans la vie.

Chez les jeunes gens qui poursuivent leurs études primaires, on retrouve les mêmes défauts d'éducation : leur personnalité intellectuelle est annihilée par une somme énorme d'acquisitions aussi variées que superficielles; ils atteignent une « omniscience » qui peut en imposer pour un certain degré de culture, mais qui en réalité ne fait que masquer une formation intellectuelle très insuffisante.

Un directeur d'école normale d'instituteurs de province nous disait récemment qu'avec le mode actuel d'enseignement « on meuble la maison avant qu'elle ne soit bâtie » : cette comparaison marque d'un trait précis les graves défauts de notre pédagogie, dont les méthodes ne savent pas respecter les besoins physiques de l'enfant, non plus que s'inspirer des conditions de son développement psychique.

Enseignement secondaire. — Durée des classes. — Les classes sont de moins longue durée que dans l'enseignement primaire, mais l'attention qu'on y réclame des élèves est plus intense : ils doivent y prendre des notes qu'ils auront à rédiger pendant les études, ou y entendre des explications qui exigent un effort mental assez soutenu.

Les classes du matin et celles de l'après-midi ont une durée de deux heures; chacune de ces classes de deux heures est séparée par un repos de dix à quinze minutes, et le plus souvent il y a changement d'enseignement après cette mi-temps ; chacune des classes n'a donc qu'une heure à peine de durée. Dans les classes inférieures, et dans certains établissements, la durée de chaque classe est de deux heures et demie réparties en deux leçons et parfois coupées par vingt minutes de récréation.

De longues discussions ont été engagées au sujet de la valeur du travail fourni pendant les classes d'une ou de deux heures. En faveur des classes de deux heures, on peut observer que, pour un travail présentant quelques difficultés, exigeant un certain temps de mise en train, une durée d'une heure est à peine suffisante. Le rendement n'atteint, en effet, son maximum qu'après les deux ou trois premiers quarts d'heure de travail.

En faveur de la classe d'une heure, on fait remarquer que cette courte durée entraîne moins de fatigue intellectuelle; on escompte aussi le besoin de changement inhérent à l'esprit de l'enfant, et l'on espère qu'en appliquant son esprit à des sujets différents on excite davantage l'intérêt.

En somme, cette discussion relative à la durée de la classe d'une ou de deux heures se superpose au problème que nous avons exposé plus haut et dans lequel on envisageait, dans le travail intellectuel, la part qu'il faut faire à l'entraînement (favorisant le travail) et la part qu'il faut faire à la fatigue (entravant le travail).

Répartition des matières enseignées suivant leur nature et suivant l'heure de la journée. — Les diverses expériences de psychologie expérimentale que nous avons rapportées dans un précédent chapitre nous ont montré que la fatigue intellectuelle variait suivant la nature du travail imposé et aussi suivant les heures de la journée auxquelles ce travail était accompli. Il était donc logique de chercher à répartir les matières enseignées en tenant compte de ces deux facteurs.

L. Wagner a pu classer par ordre de difficultés les différentes matières des programmes ; il admet que les mathématiques exigent le plus gros effort d'attention, et il leur attribue le coefficient 100; les autres matières sont classées par lui dans l'ordre suivant, avec des chiffres correspondant au degré de fatigue produit :

Mathématiques	100
Latin-grec	97
Gymnastique	90
Histoire et géographie	80
Dessin	77

En s'inspirant de ces chiffres, on placera dans les premières heures de la matinée l'enseignement des matières qui produisent le plus de fatigue ; à cette heure, l'enfant, qui jouira de son maximum d'attention, sera plus apte à profiter de cet enseignement.

On est ainsi amené à réunir dans la matinée l'étude des matières les plus difficiles ; certains auteurs ont proposé de prolonger les classes du matin pour que les enfants n'aient plus à s'occuper, durant l'après-midi, que de sujets d'études faciles, ou encore mieux d'arts d'agrément, de travaux manuels ou d'exercices physiques.

Ces *classes du matin* ont été adoptées dans de nombreux pays étrangers ; on a accumulé, pendant les premières heures de la journée, jusqu'à six classes consécutives ; en Norvège, par exemple, les enfants assistent, entre huit heures et demie et quatorze heures, à six classes différentes de quarante-cinq minutes chacune.

En France, les classes du matin ont reçu un accueil peu chaleureux aussi bien de la part des membres du corps enseignant (au moins dans l'enseignement secondaire) que de la part des parents ; ces derniers ne savent à quoi employer le temps des après-midi qu'on laisse libre aux élèves externes ; et, de leur côté, on ne trouve pas, pour les internes, avec notre organisation actuelle, un emploi du temps suffisamment varié pour occuper les après-midi privés de classe.

Cependant, dans quelques écoles privées, installées à la campagne et établies d'après le système anglais, les heures de classe ont été groupées autant que possible dans la matinée, et les après-midi ont été réservés aux arts d'agrément ou aux exercices physiques.

Emploi du temps. — Actuellement, le travail est réparti dans les établissements d'enseignement secondaire suivant un programme dont nous donnons ci-dessous un exemple. Cet emploi du temps est celui d'un lycée de Paris, pour les jeunes internes de huit à douze ans :

6 h. 1/2 : Lever.
7 h. à 7 h. 1/2 : Étude.
7 h. 1/2 à 7 h. 3/4 : Petit déjeuner.
7 h. 3/4 à 8 h. 1/2 : Récréation.
8 h. 1/2 à 9 h. 1/2 : Classe.
9 h. 1/2 à 9 h. 40 : Récréation.
9 h. 40 à 10 h. 55 : Classe.
11 h. à 11 h. 1/2 : Déjeuner.
11 à 11 h. 1/2 : Récréation.
12 h. 1/2 à 13 h. 1/2 : Étude.
13 1/2 à 14 h. : Récréation.
14 h. à 15 h. : Classe.
15 h. à 15 h. 20 : Récréation.
15 h. 20 à 16 h. 25 : Classe.
16 h. 1/2 à 17 h. 1/2 (en été) : Goûter et récréation (pendant l'hiver, la récréation finit à 17 h.).
17 h. 1/2 à 19 h. 1/2 (en été) ; de 17 h. à 16 h. 1/2 (en hiver) : Étude.
19 1/2 à 20 h. : Dîner.
20 h. : Quelques minutes dans la cour, puis coucher.

L'horaire est le même pour tous les jours de la semaine, sauf le jeudi, le samedi, et le dimanche.

Le samedi, la récréation de 7 h. 3/4 à 8 h. 30 est remplacée par la *gymnastique*.

Le jeudi, *gymnastique* de 8 h. 1/4 a 9 h. 1/2, et douches de 9 h. 1/2 à 10 h. 1/2. Promenade de 12 h. 1/2 à 16 h. 1/2.

Le dimanche, pour les internes qui ne sortent pas dans leur famille, il y a étude le matin de 7 h. 1/2 à 11 h. 1/2, avec une récréation de 8 h. 40 à 9 h. Promenade l'après-midi de 12 h. 1/2 à 16 h. 1/2.

La distribution des heures de classes nous paraît satisfaisante. Mais il est à peine besoin de faire remarquer la complète insuffisance du temps consacré à la gymnastique et aux exercices physiques.

Aussi les critiques adressées aux méthodes en usage dans l'enseignement primaire peuvent être répétées à propos de l'enseignement secondaire : la négligence où est tenue la culture physique et l'encombrement vraiment excessif des programmes aboutissent à un résultat diamétralement opposé à celui que se propose l'éducateur ; la formation intellectuelle souffre de cette accumulation de matières enseignées, et, à l'exception de quelques esprits solidement équilibrés, on remarque chez la plupart des jeunes gens une insuffisance absolue des qualités personnelles et de la maturité d'esprit, auxquelles devrait aboutir l'enseignement secondaire.

Les programmes de 1902 sont sans doute en grande partie responsables de ce fâcheux état de choses ; il ne nous appartient par d'y insister davantage. Mais nous devons signaler que les fautes commises contre l'hygiène physique et intellectuelle des écoliers ne sont pas sans influer de façon appréciable sur le « rendement » de leurs études.

Récréations. — Pendant les *courtes pauses* qui séparent deux classes consécutives l'une de l'autre, les enfants devront être obligés d'exécuter quelques mouvements et plus particulièrement quelques exercices de gymnastique respiratoire; l'intensité de ces exercices serait réglée suivant la saison. Il est important, en effet, que pendant cette courte pause les enfants ne s'échauffent pas trop durant l'été et ne se refroidissent pas pendant l'hiver.

Dans les *récréations de plus longue durée*, les jeux doivent être obligatoires. L'inactivité, les conversations entre élèves, seront défendues. Les jeux doivent présenter autant que possible un caractère éducatif. Ils doivent être surveillés, et il est désirable que les *maîtres y prennent une part active et qu'il les dirigent*; des terrains assez vastes devraient être aménagés à proximité de tous les collèges ou lycées. Nous nous sommes étendus sur ce sujet au chapitre des exercices physiques.

Signalons de nouveau, ici, l'influence néfaste qu'ont sur la pratique des jeux scolaires les règlements français qui rendent responsables les maîtres des accidents survenant au cours des récréations; pour éviter toute responsabilité, la plupart des jeux restent interdits dans les écoles; en admettant que les maîtres aient à ce point de vue une responsabilité, on devrait organiser un système d'assurances qui libérerait le corps enseignant et qui aurait une influence heureuse sur le développement des exercices physiques à l'école.

Congés et vacances. — En France, les élèves des écoles primaires ont *congé* le jeudi et le dimanche: il est désirable qu'une partie de ces journées soit consacrée à des exercices ou à des promenades en commun. Dans les grandes villes, les enfants sont trop souvent, pendant ces deux journées, abandonnés à eux-mêmes, et ces jours de repos, qui devraient être consacrés à la culture physique, ne sont, bien souvent, que l'occasion de flâneries malsaines, aussi bien au point de vue physique qu'au point de vue moral.

La fin de chaque trimestre est marquée par des *vacances* qui durent une huitaine de jours au 1er janvier, douze ou quinze jours à Pâques, et deux mois pour les grandes vacances.

Ces vacances reviennent à des dates fixées par un usage plus que séculaire, et il est peu probable que nous puissions faire une modification de leurs dates. Remarquons, toutefois, que leur durée tend continuellement à augmenter.

Les vacances du Jour de l'An et de Pâques viennent heureusement couper des trimestres assez laborieux.

Les grandes vacances sont plus nécessaires encore. Elles arrivent à un moment de l'année où la chaleur rend, le plus souvent, le travail assez fatigant; de plus, elles suivent la période de surmenage qui accompagne la préparation des compositions de fin d'année et surtout des examens.

Les dates fixant le début et la fin des grandes vacances ont été, ces dernières années, l'objet de nombreuses discussions que nous ne rapporterons pas ici: on peut seulement se demander s'il est ogique que du nord au sud de la France les congés soient fixés à ıne date unique, alors qu'il y a des différences de climat assez ıppréciables et des habitudes spéciales à chacune des contrées de ıotre pays.

Pour ce qui est de l'enseignement secondaire, le début des ɾacances à une date unique était, jusqu'à ces dernières années, légi- ;imé par la distribution des prix du Concours général ; la suppression le cette solennité permettrait, maintenant, de fixer des vacances un ɔeu variables suivant les différentes contrées.

Sur l'utilité des grandes vacances, nous seront brefs ; il suffit de se reporter aux résultats indiqués par les mensurations et les pesées pratiquées chez les enfants avant et après les vacances ; et ceci s'applique aussi bien aux élèves des lycées qui, avec leurs familles, ɾont en villégiature, qu'aux enfants des écoles primaires, qui peuvent profiter des colonies scolaires de vacances.

A titre de comparaison, nous citerons les dates adoptées par quelques pays étrangers dans la répartition de leurs vacances, d'après le rapport présenté par M. Bougier au Congrès d'hygiène scolaire le 1905.

En Russie, on prescrit des vacances au moment des plus grands froids; dans certaines villes de Suisse, au contraire, dès que le thermomètre atteint + 25°, on suspend les cours de l'après-midi.

En Grèce, une grande liberté est laissée aux chefs d'établissements pour répartir à leur gré les vacances : elles sont actuellement fort prolongées, du 20 décembre au 15 janvier pour Noël ; du 10 avril au 1er mai pour Pâques ; du 1er août au 15 septembre pour les grandes vacances.

En Autriche, les vacances durent du 15 juillet au 15 septembre : les vacances de Noël et de Pâques sont comparables aux nôtres, mais, en plus, les écoliers ont repos à l'occasion d'un nombre considérable de fêtes religieuses ou civiles.

En Allemagne, enfin, les vacances varient quelque peu suivant les États ; en général, les grandes vacances finissent au plus tard le 13 août, et un nouveau congé est accordé entre le 25 septembre et le 22 octobre.

Les différentes dates que nous venons de rappeler montrent que chaque pays a réglé les vacances de ses écoliers suivant ses conditions de climat ou suivant ses habitudes sociales.

II. — LECTURE ET ÉCRITURE.

LA LECTURE.

Les efforts d'attention accomplis par les jeunes enfants à l'occasion de la lecture les amenèrent facilement à adopter des attitudes vicieuses, qui peuvent favoriser le développement de la myopie et de la scoliose. Ce double danger est moindre pour la lecture que pour l'écriture. Mais, comme les enfants apprennent d'abord à lire, il faut dès ce moment les habituer à observer des attitudes correctes, qu'ils conserveront d'autant plus facilement qu'ils y auront été entraînés plus jeunes.

La lecture des écoliers se fait soit au tableau, soit sur les manuscrits, soit sur des livres imprimés.

La *lecture au tableau* présente des avantages au point de vue de l'hygiène de la vue, à la condition qu'il soit bien éclairé, qu'il soit d'un noir mat, et que les caractères soient assez grands et très nets. En effet, la lecture au tableau se fait de loin, et elle ne nécessite pas d'effort d'accommodation, d'où minimum de fatigue pour l'œil doué d'une réfraction normale.

Les *planches murales* et les *cartes géographiques*, destinées à être vues de tous les points de la classe, doivent présenter les mêmes qualités d'éclairement et de visibilité que les textes écrits au tableau.

Leur surface ne doit pas être vernie à cause de la production de reflets gênants.

La *lecture des textes manuscrits* demande toujours un certain degré d'attention et un certain effort d'accommodation : l'usage qui veut que certains cours soient dictés, alors qu'ils existent à l'état de livres bien imprimés, nous paraît condamnable. L'obligation imposée aux élèves d'écrire rapidement sous la dictée, puis de recopier et de relire leur court manuscrit, est une cause de perte de temps et de fatigue qui ne paraît compensée par aucun avantage. Le temps de la classe serait plus utilement occupé par des explications orales, au cours desquelles les élèves n'auraient pas l'occasion de prendre les attitudes vicieuses qui surviennent presque fatalement pendant les séances prolongées d'écriture sous la dictée.

Les TEXTES IMPRIMÉS doivent présenter quelques conditions de lisibilité sur lesquelles nous devons apporter des précisions.

Le *papier* trop mince ou trop friable se déchire facilement entre les mains des jeunes écoliers ; il a surtout le défaut de laisser transparaître les caractères imprimés sur le côté opposé ; il en résulte un manque de netteté du texte, fort gênant pour la lecture. Les papiers glacés, ou certains papiers « couchés », ont l'inconvénient de produire des reflets fatigants.

La *couleur du papier* n'est pas indifférente : le blanc pur, ainsi que les papiers trop franchement teintés, surtout s'ils le sont en bleu ou en rouge, sont capables de produire une certaine fatigue. Le contraste entre le blanc du papier et le noir absolu des caractères contribuerait pour une certaine part à produire une impression pénible sur la rétine. On connaît l'observation de Montaigne, qui interposait un verre légèrement fumé entre ses yeux et son papier pour éviter cette sensation pénible.

Le *blanc jaunâtre* ou la *couleur « crème »* seraient particulièrement favorables.

Les *caractères d'imprimerie* doivent d'abord présenter une netteté absolue : les éditions à bon marché utilisent trop souvent des caractères usés, écrasés, empâtés.

La *forme des caractères* doit être précise et franchement individualisée : certaines imprimeries ont le tort de déformer les caractères, dans un souci discutable d'élégance ou d'originalité ; il est important, surtout pour les enfants, que chaque lettre se présente toujours avec les mêmes contours, et que les lettres carrées, par exemple, ne soient pas arrondies, et que les lettres rondes ne soient pas aplaties; Javal fait remarquer que le regard se fixe de préférence, pendant la lecture, sur la moitié supérieure des lettres : il est facile de vérifier, en effet, que la lecture reste aisée si l'on masque la moitié inférieure d'une ligne, tandis qu'elle devient difficile si c'est la moitié inférieure seulement qui reste découverte : d'où cette nécessité de donner à la partie supérieure des caractères d'imprimerie le maximum possible de différenciation.

L'*épaisseur* des jambages doit être suffisante : Weber estime cette épaisseur à un cinquième de la hauteur du caractère ; la lisibilité dépendrait en effet moins de la hauteur les lettres que de l'épaisseur de leurs traits; aussi les caractères « gras » sont-ils très avantageux, surtout pour les jeunes enfants.

La *hauteur des caractères* est appréciée par une unité de mesure spéciale qui s'appelle le *point*. Mais on utilise des points dont la valeur varie dans de notables proportions : à Paris, par exemple, le point de l'imprimerie nationale est de $0^{mm},30$; le point Didot, assez couramment employé, est de $0^{mm},376$.

On utilise, pour les textes courants, des caractères variant du point 7 au point 11 (fig. 189 et 190).

Le Pr Truc demande que les livres donnés aux enfants ne soient pas imprimés en caractères inférieurs au point 9. En général, c'est le point 8 qui est adopté.

La facilité de lecture ne dépend pas seulement de la dimension des caractères, mais aussi de la distance qui les séparent les uns des autres, et de l'espace ménagé entre chaque ligne (interligne).

La *distance entre les lettres* d'un même mot devrait être à peu près la même que celle qui sépare les deux jambages de la lettre *n*. Javal demande que le nombre de lettres contenues dans 1 centimètre soit de 6 pour les enfants de six ans, de 6,5 pour les enfants de dix à douze ans, et de 7 pour les plus grands élèves.

L'*interligne*, selon le Pr Truc, devrait mesurer un « point » de hauteur, c'est-à-dire être équivalent à la hauteur des caractères eux-mêmes. Pour Cohn, l'interligne ne doit jamais être inférieure à 3 millimètres, ou, au minimum, de 2^{mm},5. Les textes « largement

Point 11.

La netteté de l'écriture.

Point 10.

La netteté de l'écriture.

Point 9.

La netteté de l'écriture.

Point 8.

La netteté de l'écriture.

Point 7.

La netteté de l'écriture.

Fig. 189. — Caractères en point Didot (0^{mm},376).

Point 11.

la netteté de l'écriture.

Point 10.

la netteté de l'écriture.

Point 9.

la netteté de l'écriture.

Point 8.

la netteté de l'écriture.

Point 7.

la netteté de l'écriture.

Fig. 190. — Caractères en point de l'Imprimerie Nationale (0^{mm},30).

interlignés » gagnent en netteté, mais c'est une disposition peu économique.

La *densité de l'impression* est estimée par la numération du nombre de lettres contenues dans 1 centimètre carré : on obtient ainsi une notion d'ensemble sur la taille des caractères et sur la valeur des espaces séparant les lettres et les lignes : les textes destinés aux écoliers ne doivent pas contenir plus de quinze lettres par centimètre carré.

La *longueur des lignes* est limitée à 8 ou 9 centimètres : le travail d'accommodation est fait pour un point limité de la ligne ; il doit donc être modifié si, la ligne étant longue, la distance de l'œil au texte augmente d'une façon appréciable au fur et à mesure de la lecture.

Conditions dans lesquelles se fait la lecture. — En dehors des conditions de lisibilité du texte, la lecture demande certaines précautions hygiéniques dont nous avons déjà eu l'occasion de nous préoccuper.

L'*éclairage*, suffisant comme intensité, doit tomber d'aplomb sur la page.

L'*incidence du rayon visuel* doit, d'autre part, se faire normalement sur le livre : une légère inclinaison du pupitre à 15° aide à réaliser cette condition.

Enfin la *correction de l'attitude*, tête et corps droits, exige que l'axe binoculaire soit parallèle à la ligne lue ; il faut aussi que le milieu de la ligne soit en face d'un point situé entre les deux yeux.

La distance optima, entre les yeux et le texte, est de 30 centimètres.

L'ÉCRITURE.

L'écriture et les attitudes vicieuses. — C'est surtout à l'occasion de l'écriture que les attitudes vicieuses sont prises par les écoliers ; pendant les autres exercices scolaires, pour la lecture, pendant les explications au tableau, l'écolier peut de temps en temps changer de position, s'appuyer sur son dossier et ne pas observer une immobilité complète qui engendre vite la fatigue.

En effet, *c'est à la fatigue que sont attribuables les attitudes vicieuses* : les muscles ne peuvent pas rester longtemps contractés pour maintenir une attitude fixe ; on sait que, dans la station debout, le « hancher » droit ou gauche vient vite remplacer la rectitude absolue ; dans cette dernière position, l'activité musculaire doit être constante, tandis que dans le hancher les seuls ligaments ont à intervenir. Il en est de même dans la position assise : si l'enfant ne peut pas prendre appui sur un dossier, grâce auquel les muscles dorsaux peuvent entrer en repos, il cherchera d'instinct une autre attitude dans laquelle ces muscles pourront ne plus intervenir ; c'est dans la flexion en avant, avec appui sur la table par les bras, ou même par la poitrine, qu'il aura tendance à venir chercher le repos ; si, pour une raison quelconque, l'appui ne peut pas se faire sur les deux bras de façon symétrique (et c'est le cas dans l'écriture qui exige la liberté du mouvement de l'avant-bras droit), le tronc s'incurvera du côté où il manquera d'appui, c'est-à-dire du côté droit. Et c'est là l'origine d'une attitude vicieuse très habituelle. La position unifessière, nous le verrons, l'accompagne le plus souvent.

Quand l'enfant a pris une telle attitude vicieuse, il va se trouver, de plus, dans de mauvaises conditions de vision : ses yeux sont trop rapprochés de son cahier, et ils le sont inégalement ; de plus, les deux yeux ne se trouvent plus situés sur un axe parallèle à celui de la ligne tracée : d'où effort inégal d'accommodation, et aussi inclinaison de la tête et torsion consécutive de la colonne cervicale ; de toutes ces conditions défectueuses naissent souvent la *myopie* et la *scoliose* ;

on peut donc dire que c'est à l'occasion de l'écriture surtout que ces deux « maladies scolaires » se développent le plus souvent.

Mais les attitudes vicieuses n'ont pas seulement pour conséquence des affections bien déterminées, comme la scoliose ou la myopie, que nous aurons l'occasion d'étudier longuement dans un prochain chapitre.

Elles ont aussi une influence pernicieuse sur la santé générale, sur la *circulation*, et plus spécialement sur la *respiration*. Cette influence sur la respiration des attitudes vicieuses, prises surtout à l'occasion de l'écriture, a pu être précisée par d'intéressantes expériences de laboratoire poursuivies par le Pr Badaloni (de Rome).

Les simples expériences de *spirométrie* pouvaient permettre de se rendre compte qu'un enfant, incurvé en avant, tassé sur lui-même, avait une respiration inférieure à celle que l'on trouvait dans la station debout ou dans la station assise correcte.

Les expériences de Badaloni ont montré que, du fait des attitudes vicieuses, en position asymétrique, les deux parties droite et gauche du thorax ne jouissaient pas de la même ampliation.

Ce *défaut d'ampliation*, dans le côté du thorax qui répond au côté incurvé dans la position asymétrique, peut être vérifié d'ailleurs d'une façon très approximative par la simple application des deux mains embrassant symétriquement les côtés droit et gauche du thorax, soit au niveau des sommets pulmonaires, soit au niveau des bases.

Mais, par la méthode graphique, cette simple impression devient une certitude, et les courbes que nous reproduisons plus loin sont très démonstratives à cet égard.

Marey avait démontré que les mouvements respiratoires imprimés aux différentes parties de la cage thoracique ont une intensité proportionnelle à la quantité d'air inspiré ou expiré à chaque respiration ; il suffit donc, pour apprécier la valeur respiratoire de chacun des deux poumons, de mesurer les mouvements imprimés à une partie précise de la cage thoracique. Par la méthode graphique, il est possible d'enregistrer ces mouvements d'expansion du thorax.

Badaloni (1) s'est servi d'un appareil fort simple, qui est basé sur le principe de la transmission du mouvement par l'air comprimé ; cet appareil consiste en deux sachets en caoutchouc mis en communication, au moyen de tubes élastiques, avec deux tambours de Marey, sur lesquels sont fixés les plumes qui doivent marquer les mouvements de soulèvement et d'abaissement du thorax sur le cylindre fumé du chimographe (fig. 191 et suiv.).

Le point choisi pour l'application des deux pneumographes est situé sur le côté externe du mamelon ; ces appareils sont maintenus par un bandage fixé solidement en avant sur la poignée du sternum

(1) Badaloni, *IIIe Congrès d'hygiène scolaire*, Paris, 1910.

et, en arrière, sur la colonne vertébrale, au moyen d'un emplâtre adhésif ; cette sorte de cloison médiane, antérieure et postérieure, entre les deux parties de l'appareil, rend complètement indépendantes les impressions reçues par chacun des deux pneumographes de chaque côté de la poitrine. On voit assez clairement sur nos figures comment les pneumographes sont reliés par deux tubes de caoutchouc indépendants à deux tambours de Marey.

Les expériences ont été faites successivement sur des enfants placés en position correcte et symétrique, puis sur des enfants placés en position vicieuse et asymétrique pendant l'écriture, sous la dictée, de caractères penchés.

Les courbes que nous reproduisons montrent les résultats obtenus dans ces expériences.

Dans la figure 191 est représenté un enfant de quatorze ans placé en *position symétrique*, les deux bras baissés le long du corps ; les deux courbes figurées au-dessous de cette photographie indiquent une égalité respiratoire à peu près complète entre les deux poumons droit et gauche.

Dans la figure 192 est représenté le même enfant avec les deux bras levés et appuyés symétriquement sur la table ; les courbes sous-jacentes à la photographie montrent encore l'égalité respiratoire entre les deux poumons.

Dans les figures suivantes, au contraire, où les positions du corps sont *asymétriques*, les courbes prises à droite et à gauche se présentent avec de notables différences d'amplitude : dans la figure 193, les deux bras sont appuyés sur la table, mais le flanc droit est incurvé en même temps qu'il s'appuie sur le bord de la table elle-même ; dans la figure 194, l'enfant ne prend pas point d'appui sur la table, mais il est fortement incurvé vers la droite, son bras gauche étant baissé. Dans ces deux positions asymétriques à incurvations tournées vers la droite, le côté droit du thorax a fourni une ampliation moindre que le côté gauche, surtout dans le cas où le thorax prenant appui sur le rebord de la table, la respiration est entravée au maximum.

Appliquant les mêmes expériences à l'observation des attitudes défectueuses prises pendant l'écriture, Badaloni a obtenu des résultats prévus d'ailleurs et qui sont un argument, pour l'auteur, en faveur de l'écriture droite.

Nous reproduisons (fig. 195) les graphiques obtenus sur une jeune fille de seize ans ; on a pris simultanément l'amplitude des mouvements respiratoires au niveau des deux poumons droit (d) et gauche (g) et de la paroi abdominale (a). En A, est la courbe obtenue dans la position symétrique debout ; la courbe est identique des deux côtés, droit et gauche ; en B, la jeune fille prend appui et s'incline fortement à droite, d'où abolition presque complète de la respiration dans le poumon droit ; en C, elle se sert de l'écriture penchée, avec cahier incliné à 45°, et appuie sur la table le seul bras

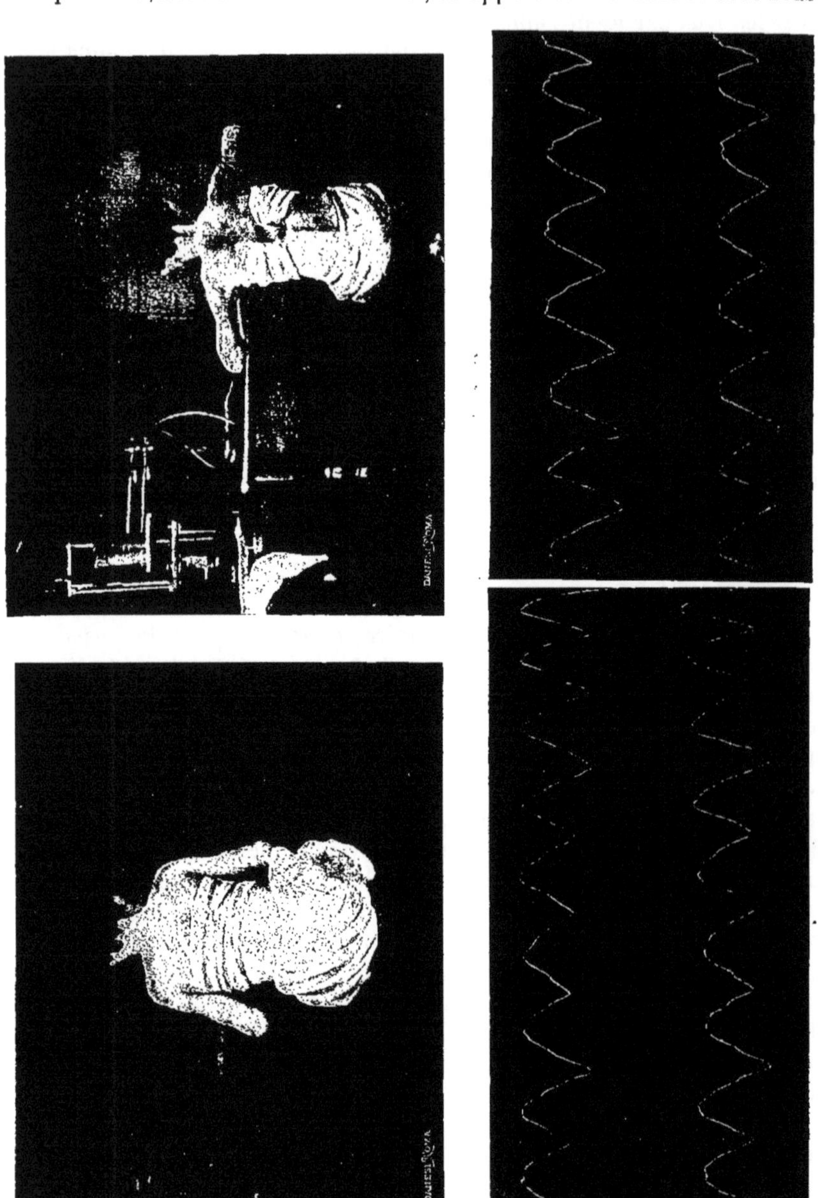

Positions symétriques du corps. (Expériences de pneumographie du Pr Badaloni).

Fig. 191. — Position symétrique des deux bras baissés le long

Fig. 192. — Même enfant, en position symétrique, les

gauche : on observe alors une diminution considérable d'ampliation du côté gauche ; on peut observer aussi une diminution des mouvements respiratoires de la paroi abdominale, ce qui indique une respiration extrêmement superficielle; enfin, en D, les courbes prises en position assise et symétrique sont comparables à celles figurées en A.

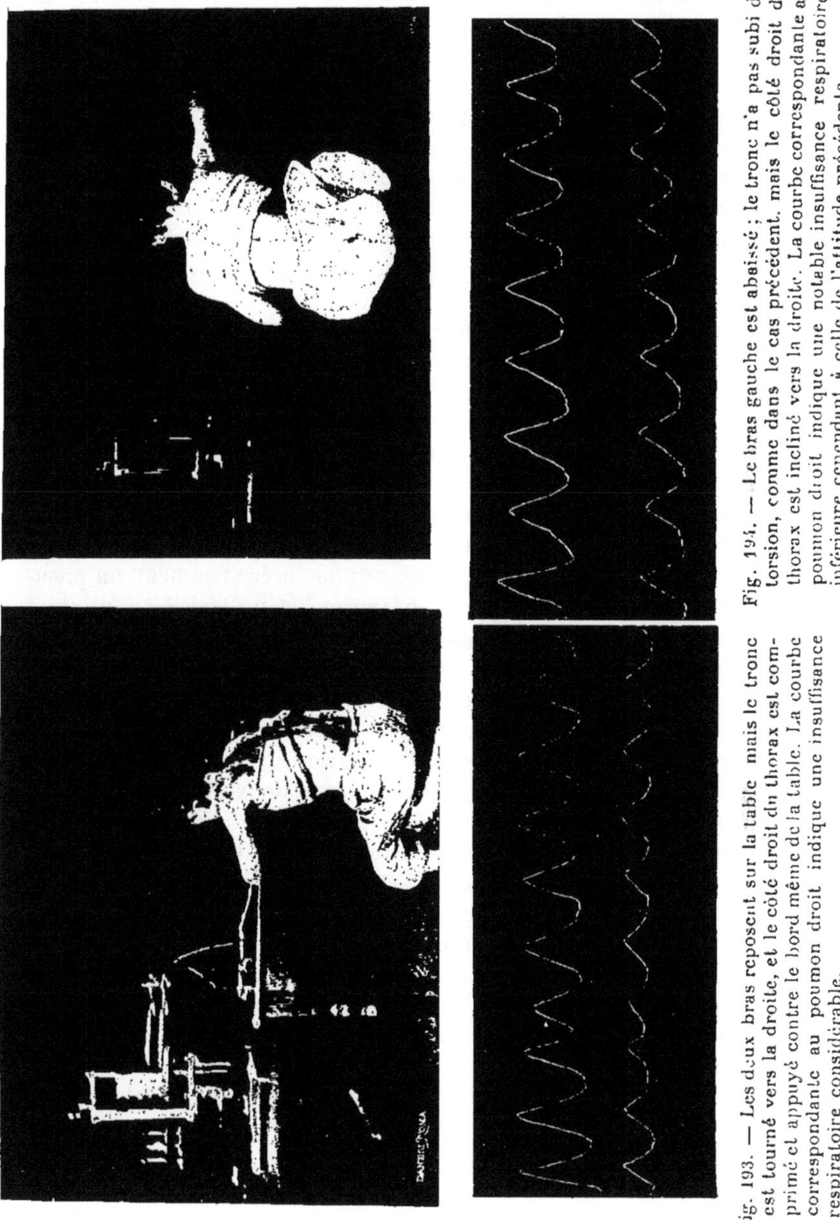

Fig. 193. — Les deux bras reposent sur la table mais le tronc est tourné vers la droite, et le côté droit du thorax est comprimé et appuyé contre le bord même de la table. La courbe correspondante au poumon droit indique une insuffisance respiratoire considérable.

Fig. 194. — Le bras gauche est abaissé ; le tronc n'a pas subi de torsion, comme dans le cas précédent, mais le côté droit du thorax est incliné vers la droite. La courbe correspondante au poumon droit indique une notable insuffisance respiratoire, inférieure cependant à celle de l'attitude précédente.

Ces expériences de Badaloni sont très démonstratives en ce qui concerne l'influence fâcheuse des attitudes vicieuses sur l'amplitude respiratoire; mais il nous paraît difficile d'en tirer un argument décisif en faveur de l'écriture droite et contre l'écriture penchée; les attitudes choisies par l'expérimentateur sont très favorables à sa thèse (écriture droite). Mais il reste à prouver que, dans l'écriture droite, l'attitude est toujours correcte et que l'écriture penchée entraîne fatalement des positions aussi vicieuses et asymétriques que celles dans lesquelles ont été prises les courbes B et C de la figure 195.

Ce qu'il faut retenir de ces expériences très intéressantes, c'est que, dans toute position vicieuse et asymétrique du thorax, l'un des deux poumons se trouve en état d'insuffisance respiratoire; mais nous n'irons pas jusqu'à incriminer la seule écriture penchée d'être la cause constante de cette anomalie, que peut aussi bien favoriser l'écriture droite.

Binet, dans *l'Année psychologique* de 1906, rapporte le résultat d'expériences analogues avec des résultats très comparables; mais il se demandait si, à défaut de respiration thoracique, la respiration abdominale ne jouait pas un certain rôle de suppléance : « Il faudrait prendre, disait-il, non seulement la respiration thoracique, mais aussi la respiration abdominale, car il peut se produire des alternances et par conséquent des suppléances entre ces deux types de respiration.»

C'est pour répondre à cette question que Badaloni entreprit de nouvelles expériences : il appliqua comme précédemment un pneumographe sur chacun des côtés du thorax, et un troisième fut placé sur la région médiane de l'abdomen, près de l'ombilic. Les courbes inférieures de la figure 195 montrent que l'insuffisance abdominale vient s'ajouter à l'insuffisance thoracique au lieu de jouer le rôle de suppléance que prévoyait Binet. En A, sont figurées les courbes obtenues dans la position debout et symétrique, et en D celles obtenues en position assise et symétrique : dans ces deux attitudes, les trois courbes thoracique droite, thoracique gauche, et abdominale, sont à peu près superposables; au contraire, en B et en C, la jeune fille étant dans une position asymétrique, non seulement on n'observe pas une exagération de l'amplitude des mouvements abdominaux, mais, au contraire, on voit que la hauteur traduisant chaque mouvement respiratoire est un peu inférieure à celle représentée dans les courbes A et D : bien loin de jouer un rôle de suppléance dans les positions vicieuses asymétriques, la respiration abdominale est, au contraire, diminuée.

Voici, d'ailleurs, les conclusions d'ensemble du Pr Badaloni :

1° Dans les positions symétriques du corps, les deux côtés du thorax jouissent d'une expansion égale, comme il arrive dans la respiration normale ;

2° Dans les positions asymétriques du corps, pendant le travail à l'école, un côté du thorax (d'ordinaire le côté droit) s'élargit en proportions bien moindres que l'autre (le côté gauche) ;

3° Quand aux positions asymétriques du corps s'ajoute une torsion

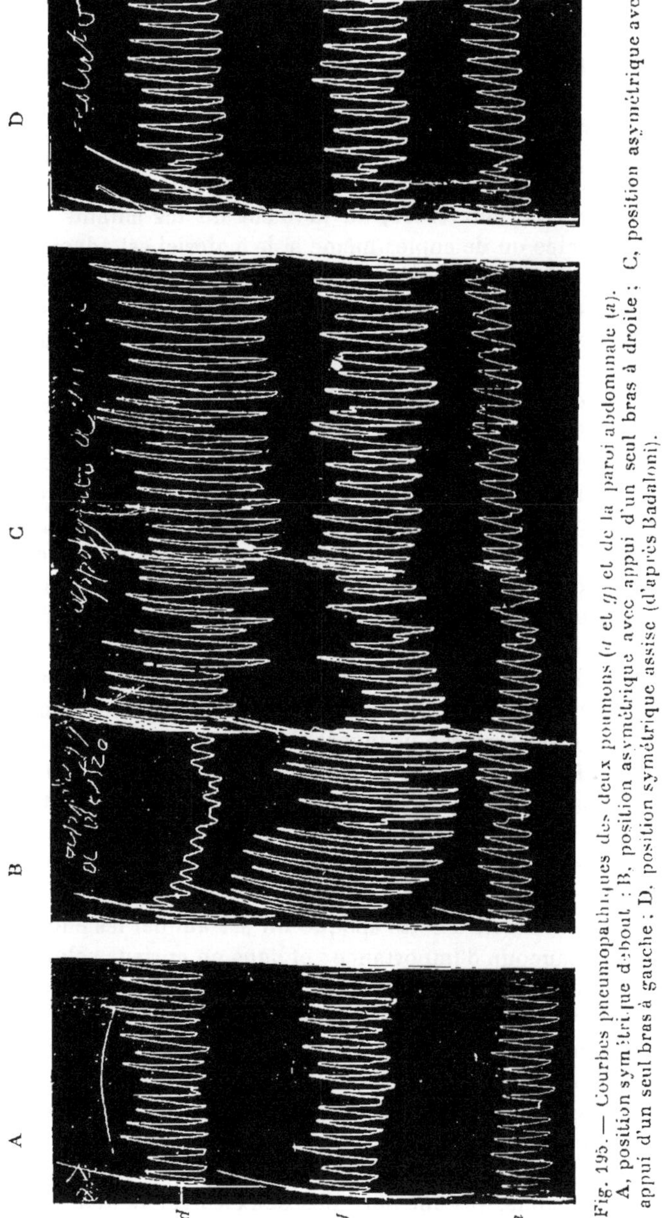

Fig. 195. — Courbes pneumopathiques des deux poumons (d et g) et de la paroi abdominale (a). A, position symétrique debout ; B, position asymétrique avec appui d'un seul bras à droite ; C, position asymétrique avec appui d'un seul bras à gauche ; D, position symétrique assise (d'après Badaloni).

bien accusée ou une courbure de la colonne vertébrale, ou quand le thorax s'appuie contre le bord de la table, le phénomène s'aggrave.

Les attitudes vicieuses, prises à l'occasion de l'écriture, sont, dans une certaine mesure, indépendantes du mobilier et aussi de la méthode employée : si, en effet, avec des mobiliers défectueux et avec des méthodes dont les principes sont mauvais, les enfants sont obligés de prendre de mauvaises attitudes, de bons mobiliers et de bonnes méthodes ne les mettent pas à l'abri du même danger, si l'éducation et la surveillance sont insuffisantes.

Pour se convaincre de la facilité avec laquelle les enfants prennent des attitudes vicieuses, il suffit d'arriver à l'improviste dans une classe, peu ou mal surveillée, au moment où les enfants font un exercice de dictée ou de copie ; même si le matériel est adapté à leur taille, même si la méthode d'écriture qu'on leur enseigne est favorable, on verra qu'un bon nombre, sinon la presque totalité d'entre eux, ont adopté pour l'écriture des attitudes qui sont rien moins qu'hygiéniques.

On peut se rendre compte aussi de la facilité avec laquelle les attitudes vicieuses sont adoptées, en regardant les photographies présentées par les partisans d'une méthode déterminée d'écriture : ceux qui tiennent pour l'écriture penchée nous montrent des enfants écrivant l'écriture droite dans les positions les plus incorrectes, et réciproquement tous ceux qui ont mené campagne en faveur de l'écriture droite depuis une vingtaine d'années ont accumulé des photographies montrant les attitudes désastreuses obtenues par l'écriture penchée.

Cette grande difficulté de faire écrire les enfants, tout en leur conservant une attitude correcte, a amené les hygiénistes à rechercher quel était le type d'écriture le plus favorable à la correction de l'attitude.

LES MÉTHODES D'ÉCRITURE. — Jusqu'à la fin du XVIIIe siècle, l'écriture droite était la seule employée ; cette écriture droite et ronde, parfaitement lisible d'ailleurs, était en partie imposée par l'usage de la plume d'oie, qui ne permettait pas de tracer une écriture aussi cursive que celle qui fut employée dans la suite.

La calligraphie était à cette époque un art auquel les éducateurs attachaient beaucoup d'importance ; et dans un curieux volume d'un professeur d'écriture, du nom de Paillasson, publié à Livourne en 1770, sous le titre de *l'Art d'écrire*, on trouve deux curieuses figures qui démontrent que, dès cette époque, on accordait à la position du corps et à celle du papier une grande importance. Ces deux figures montrent que le corps est placé droit devant la table, dans une position symétrique et correcte ; les deux avant-bras reposent sur la table aussi bien à droite qu'à gauche par leurs deux tiers antérieurs, le coude restant libre des deux côtés ; la tête présente une légère inclinaison en avant, mais elle n'est aucunement inclinée de côté ; les jambes reposent commodément à terre dans une position également symétrique.

L'invention de la plume d'acier, dans la première moitié du XIXe siècle, amène une modification profonde dans l'art d'écrire ; les caractères devinrent plus déliés, avec une formation plus nette d'une partie pleine et d'une partie mince ; il devint plus facile d'écrire avec rapidité, et cette rapidité amena une certaine inclinaison des lettres aboutissant à l'écriture dite cursive ou anglaise. Cette écriture parut extrêmement élégante, mais elle ne gagna rien comme facilité de lecture; la mode l'aida à se répandre et, peu à peu, on en vint à exagérer l'inclinaison des lettres, qui put atteindre 45° et quelquefois davantage ; en tout cas, les modèles courants d'écriture voulaient que les pleins des lettres suivissent la diagonale du quadrillé tracé sur les cahiers, soit l'inclinaison à 45°, dont nous venons de parler.

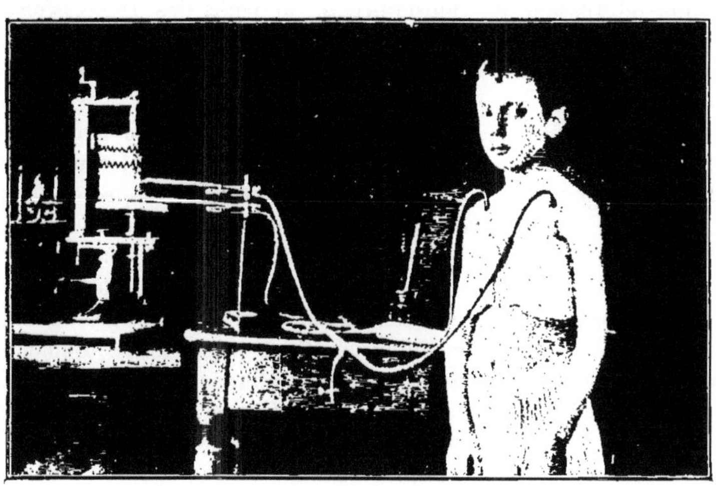

Fig. 196. — Pneumographe du Pr Badaloni.

Cette écriture à forte inclinaison entraînait des positions extrêmement défectueuses ; l'attention des hygiénistes fut attirée sur ce point, et ils attribuèrent à cette façon d'écrire la plupart des troubles de santé qu'on rencontre chez les écoliers, et en particulier la scoliose et la myopie. Ce furent les orthopédistes et les oculistes qui furent les premiers à entreprendre la campagne en faveur d'une méthode rationnelle d'écriture.

Cette campagne commença en Allemagne, et nous en trouvons un historique assez détaillé dans l'article du Dr Beauvois (1). Nous n'en donnerons ici qu'un simple aperçu :

Fahrner (de Zurich), dont nous avons déjà cité le nom à propos du mobilier scolaire, fut le premier à critiquer l'écriture exagérément

(1) Beauvois, Écriture droite et écriture penchée (*Soc. franç. d'ophtal.*, t. XXVI, Steinheil, édit.).

penchée. A sa suite, Ellinger et Gross, en 1877-1878, demandèrent que la pente de l'écriture fût diminuée.

L'oculiste Cohn, dont nous aurons à citer les importants travaux et la statistique si intéressante, en étudiant la myopie scolaire, établit le rapport qui existait entre l'écriture et la myopie; puis ce fut Schubert (de Nuremberg), qui, le premier, proposa d'abandonner l'écriture penchée pour revenir à l'ancienne écriture droite.

Avant que les médecins français ne se soient intéressés à cette question, George Sand, dans une page qui fit fortune auprès des hygiénistes, signala les qualités que devait avoir, à son point de vue, une bonne écriture, et elle résumait ces qualités dans un aphorisme maintes fois répété : *corps droit, papier droit, écriture droite.* Nous croyons intéressant de reproduire ici la page des *Impressions et Souvenirs* où, en 1873, sous le titre de : *Idées des maîtres d'École*, l'illustre écrivain de Nohant exprimait ses idées hygiéniques et pédagogiques :

« Ne l'assommez pas de bâtons et de jambages au delà d'un jour ou deux. Il n'est pas question de lui donner d'emblée une belle écriture; sa petite main s'il est enfant, sa main alourdie s'il est adulte, son système nerveux non assujetti comme le nôtre à la possession de soi-même ne lui permettront pas de longtemps de vous donner une calligraphie brillante. Mettez-lui un crayon dans les mains et laissez-le un peu s'exercer lui-même à tracer des lignes de caractères fantastiques en imitation d'une page écrite. Demandez seulement que les prétendus mots soient alignés et que les signes de fantaisie s'enchaînent les uns aux autres. Quand sa main sera un peu déliée, avisez à ce qu'il soit assis à son aise, ni trop haut, ni trop bas, tout est là ; ne laissez pas prendre de mauvaises habitudes dans la pose du corps. Il faut que le papier soit placé très droit devant lui, que le coude droit ne se serre pas contre le corps et ne s'appuie pas sur la table. Étudiez sa conformation et ne laissez commencer que quand vous serez sûr de ne pas la contrarier trop brusquement, si elle est défectueuse, et de ne pas la fausser si elle est régulière. Ne faites ni écrire ni lire tous les jours à la même place. Que tantôt il reçoive la lumière à droite, tantôt à gauche, par derrière ou en face. Vous savez déjà que, pour son sommeil, il faut agir ainsi, afin que la vue et le cerveau et tout le corps ne tendent pas à se développer d'un côté plutôt que de l'autre, cas très fréquent durant la croissance.

« Quand toutes vos précautions sont bien prises, minutieusement, donnez plusieurs exemples imprimés de diverses écritures et laissez choisir la forme de lettres qui paraît la plus facile. Supprimez l'effort et n'exigez pas que l'élève s'astreigne à coucher son écriture de droite à gauche. Puisque nous écrivons nos lignes de gauche à droite, il serait plus naturel et plus facile de pencher les lettres de gauche à droite, et l'expérience apprend que c'est le procédé le plus rapide et le moins fatigant, puisque, au lieu de serrer le bras droit au flanc, il l'en détache et ne force pas l'épaule à se baisser, ce qui devient à la longue une fatigue musculaire réelle. Je suis persuadé que, dans beaucoup de cas, le foie, comprimé par ce coude qui veut coucher les lettres, reçoit des atteintes dont on ignore la cause. Pour éviter la torsion du buste, beaucoup de personnes qui ont l'écriture très couchée de droite à gauche placent leur papier incliné dans le même sens et s'habituent à voir les caractères qu'elles tracent en biais, dans une sorte de jour frisant, très mauvais pour la vue.

« Faites écrire droit. Corps droit devant le papier droit. Écriture droite, verticale, arrondie. C'est la meilleure, la plus lisible, la plus courante, celle qui ne fatigue pas. C'est l'ancienne écriture française que l'anglomanie nous a gâtée avec ses formes élégantes souvent anguleuses et sèches, dont il est presque impossible de nous corriger quand on nous l'a enseignée de bonne heure. »

On a volontiers oublié la part de fantaisie littéraire que contient cette page de George Sand pour n'en retenir que ses idées sur l'écriture, plus nettes et plus justes heureusement que celles qu'elle émettait au sujet de la pathogénie de certaines affections du foie !

Le Dr Dally, à la Société de médecine de Paris, reprenait, en 1879, la question à un point de vue plus scientifique. A la suite de son rapport sur l'*Influence exercée par l'écriture sur l'attitude des enfants*, la Société nomma une commission dans laquelle se trouvait Javal. L'influence prépondérante de ce dernier se retrouva dans toute la campagne entreprise par la suite, en France, en faveur de l'écriture droite.

En 1881, une Commission ministérielle nommée par Paul Bert devait rechercher les causes et les remèdes de la myopie scolaire ; le rapporteur de cette commission, le Dr Gariel, préconisa l'écriture droite au nom de ses collègues, parmi lesquels se trouvaient Gavarret, Hachette, Javal, Masson et Panas.

L'année suivante, une commission plus nombreuse adopta à nouveau la formule de George Sand.

C'était donc la reconnaissance officielle de l'écriture droite dans notre enseignement public. Mais, malgré l'impulsion venue de haut, les progrès de cette méthode furent très lents, et elle n'acquit jamais un droit de cité complet dans notre enseignement.

Cependant, les efforts des hygiénistes ne s'arrêtèrent pas à ce point, et l'Académie de médecine, la Société d'ophtalmologie, différentes commissions scolaires, vinrent, à de nombreuses reprises, défendre la cause de l'écriture droite. Javal en particulier ne se lassa pas de lutter pour ses principes ; avec lui, d'Espagnet, Galezowski, Motais, Belliart, dans différents travaux ou rapports, protestaient contre la méthode pédagogique en usage et contre l'enseignement de l'écriture penchée.

Enfin, en 1893, comme conclusion des débats ouverts à l'Académie de médecine, un arrêté du ministère de l'Instruction publique autorisa l'écriture droite dans les épreuves du certificat d'études et du brevet de capacité.

En Angleterre, dès 1886, semblable mesure était prise : ses effets furent beaucoup plus rapides que chez nous, et les progrès de l'écriture droite y furent si marqués que ce mode d'écriture est aujourd'hui à peu près généralisé dans ce pays.

Pour s'efforcer d'arriver à un but analogue, des hygiénistes convaincus créèrent en France une « ligue de l'écriture droite » à la tête de laquelle se trouvèrent Javal, Lavisse, F. Buisson et Robquin. A cette Ligue adhèrent un grand nombre de membres de l'enseignement, professeurs, instituteurs ou inspecteurs.

Nous devons ajouter qu'une ligue concurrente se fonda depuis, sous l'impulsion de M. Desnoyers, en faveur de l'écriture penchée. Cette dernière ligue, dont le nombre des adhérents n'est sans doute pas aussi nombreux ni aussi haut placé que celui de la ligue opposée, a trouvé un appui inespéré dans une communication qui eut beaucoup de retentissement, et qui fut faite à la Société française d'ophtalmologie en 1908 par les Drs Péchin et Ducroquet ; ces derniers, d'ailleurs, se défendent d'avoir collaboré à un groupement, quel qu'il soit, et ils n'ont tiré leurs conclusions que d'après leurs propres observations. Leur travail ne fut pas sans attirer de nombreuses protestations, et en particulier une riposte assez vive du Dr Beauvois; si bien qu'à l'heure actuelle le débat reste encore ouvert entre hygiénistes partisans des deux méthodes opposées d'écriture droite ou penchée.

Un troisième parti paraît se former, dans lequel des idées éclectiques sont adoptées et où on paraît reconnaître qu'avec *l'une ou l'autre de ces formes d'écriture l'enfant peut conserver une attitude correcte*; c'est au fond cette seule attitude qui intéresse les hygiénistes, et il est d'importance secondaire que ce soit tel ou tel moyen qui permette de l'obtenir et de la conserver; nous croyons que cette opinion mixte pourrait rallier bon nombre de médecins et de pédagogues. D'ailleurs Javal, que nous avons vu défendre avec tant d'ardeur l'écriture droite, admettait que l'emploi de cette dernière écriture, préférable pour le premier enseignement, n'apportait aucune gêne pour l'adoption ultérieure de l'écriture penchée; il admettait que l'écriture droite, nécessaire aux jeunes enfants pour des raisons d'hygiène, pouvait être avantageusement remplacée plus tard par l'écriture penchée, qui offrait, elle, des avantages indiscutables au point de vue de la rapidité et de la netteté de l'écriture. Dans la *Pratique médico-chirurgicale* (1),

(1) Pratique médico-chirurgicale, t. I, p. 536.

Wurtz et Bourges émettent une opinion aussi peu intransigeante : « Nous serions disposés, disent-ils, à penser que l'écriture la plus naturelle et, par suite, la moins fatigante et la plus hygiénique se rapproche plus de l'écriture droite. En effet, il est à remarquer que presque tous les hommes écrivant beaucoup auxquels on a enseigné l'écriture inclinée et qui ne sont pas soumis à une écriture réglementaire, comme les employés de commerce ou d'administration, ont peu à peu tendance à redresser leur écriture. »

Pour en terminer avec cet exposé historique de la question de l'écriture, nous devons citer encore les noms de Broca (1), qui, dans ses articles sur les déviations ostéo-articulaires des adolescents, prend

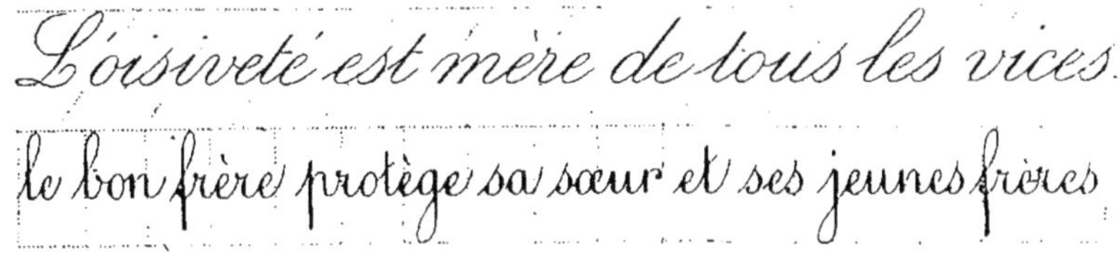

Fig. 197. — Modèles d'écriture penchée et d'écriture droite.

nettement parti en faveur de l'écriture droite, et de Courgey (2), qui, dans l'*Hygiène scolaire*, publia plusieurs appels en faveur de la même méthode.

Il nous faut maintenant indiquer les principes sur lesquels reposent les méthodes d'écriture droite et penchée et indiquer rapidement le mécanisme de chacune de ces variétés d'écriture.

Écriture penchée (fig. 197). — Nous ne pouvons mieux faire que de reproduire les indications fournies par les auteurs des diverses méthodes d'écriture penchée qui furent ou qui sont encore en usage dans nos établissements d'enseignement; toutefois, remarquons que la plupart de ces méthodes sont surannées et à peu près abandonnées aujourd'hui.

Nous citons, d'après Beauvois (3), les principales d'entre elles :

La *Méthode Renault*, publiée par Godchaux et qui fut pendant longtemps en usage dans nos écoles, conseillait de placer « l'avant-bras gauche horizontalement sur le bord de la table, le coude gauche placé contre le corps; l'avant-bras droit, posé très légèrement sur le bord de la table, entre le coude et le poignet, touchera presque le corps, le coude droit en sera éloigné d'environ la largeur de la main; la jambe gauche sera plus allongée que la droite afin de rejeter le poids du corps sur l'avant-bras gauche; le cahier doit être perpendiculaire au bord inférieur de la table ».

(1) A. Broca, Déviations ostéo-articulaires des adolescents (*Trib. méd.*, nos 44, 45, 48, 1905; 5 et 11, 1906).

(2) Courgey, *Hygiène scolaire*, nos 5, 10, 19, 24.

(3) Beauvois, Écriture droite et écriture penchée (*loc. cit.*).

La *Méthode Crapelet*, publiée par Masson, donne les conseils suivants : « L'élève sera bien assis d'aplomb, la tête légèrement inclinée en avant et un peu à gauche; il placera son cahier à droite, et il avancera le coude gauche sur la table : le cahier ne sera penché ni à droite ni à gauche. Le coude gauche avancé sur la table supportera le poids du corps. » Cette dernière méthode, qui recommandait une attitude évidemment défectueuse, est depuis longtemps abandonnée et n'existe qu'à l'état de souvenir.

La *Méthode Reverdy* explique que, « pour bien écrire, il faut tenir le corps droit en s'appuyant légèrement sur le bras gauche, afin que le bras droit ait toute liberté d'agir. A cet effet, le bras gauche doit reposer en entier sur la table dans le sens de la longueur et parallèlement à celle-ci, la main tenant le cahier. Le cahier doit être légèrement penché, le bras droit être placé dans la direction du cahier, de manière à former avec le bras gauche un angle de 90°; il doit reposer légèrement sur la table de façon que le coude en dépasse le bord de 7 à 8 centimètres; le côté gauche du corps sera rapproché de la table d'environ 5 à 6 centimètres, le côté droit en sera éloigné de 15 centimètres ».

La *Méthode Desnoyers*, dont l'auteur s'est fait un défenseur récent de l'écriture penchée, recommande de ne pas laisser le bras servir de soutien au poids du corps : « Les coudes ne doivent pas prendre appui sur la table, non plus que la poitrine; l'attitude doit être droite, le corps faisant face à la table et l'enfant adoptant une position naturelle qui lui permettra d'écrire facilement et sans aucune gêne. » Nous verrons plus loin que le fait de ne pas prendre point d'appui sur la table par les deux bras constitue une position fatigante qui ne peut pas être longtemps conservée et qui est vite abandonnée en faveur d'une attitude de repos qui ne peut être correcte.

En Allemagne, d'après Cohn, la méthode d'écriture penchée entraîne une attitude analogue à celle indiquée par nos méthodes françaises : « La main droite ne doit reposer que très légèrement sur le cahier par ses derniers doigts; l'articulation du coude doit rester en dehors de la table et parfaitement mobile; le poids du corps ne doit porter que sur l'avant-bras gauche. »

En Italie, nous trouvons des principes analogues : Silvestrini, par exemple, veut que le torse soit légèrement soutenu en appuyant un peu le flanc gauche sur le bord de la table; l'avant-bras gauche reste parallèle au bord de la table, et l'avant-bras droit, avec le coude peu distant du flanc, n'appuie sur la table que par ses deux tiers antérieurs.

Andreoli demande aussi que l'avant-bras gauche repose entier sur la table, excepté la pointe du coude; le droit, par contre, n'y appuiera que par ses deux tiers antérieurs en restant éloigné du flanc de 15 centimètres environ. Les jambes, également allongées et rapprochées l'une de l'autre sous le banc, occasionnent à la longue de la fatigue musculaire : il est préférable qu'elles soient légèrement écartées, la jambe gauche étant plus avancée que la droite.

Badaloni, à qui nous empruntons ces citations, donne encore les attitudes recommandées par d'autres auteurs, et il conclut qu'elles fournissent toutes des positions incorrectes et dangereuses.

Il est évident que toutes les méthodes que nous venons de citer *indiquent des attitudes parfaitement vicieuses* : dans leur application, le thorax se présente devant la table d'une façon asymétrique ; quelques auteurs vont même jusqu'à recommander un léger appui du flanc gauche contre la table ! Le fait que l'avant-bras gauche est le seul à soutenir le poids du corps entraîne forcément une élévation de l'épaule correspondante avec abaissement de l'épaule droite et incurvation consécutive de la colonne vertébrale qui tend à former une concavité droite. La position unifessière gauche devient à peu près inévitable, de même que l'inclinaison de la tête sur l'épaule gauche, avec, comme conséquence, l'inégalité de distance entre chacun des deux yeux et le cahier.

De telles attitudes sont évidemment condamnables ; les auteurs des méthodes qui les favorisent ont eu pour seul but de donner à l'avant-bras droit et à la main droite la plus grande aisance possible, et ils n'ont tenu aucun compte des dangers de l'attitude vicieuse imposée au corps et à la tête.

Les partisans actuels de l'écriture penchée sont les premiers à condamner ces méthodes antihygiéniques, et ils s'efforcent de montrer que l'écriture penchée est compatible avec une attitude normale du corps et de la tête.

Mécanisme de l'écriture penchée. — Cette écriture penchée « rationnelle » s'obtient par le mécanisme suivant, dont nous empruntons la description et les figures à Péchin et Ducroquet (1) (fig. 198 et 199).

« Le sujet appuie les deux coudes sur la table ; le coude droit reste fixe ; pour écrire une ligne, l'avant-bras se développe en faisant un mouvement de pivot autour du coude. *L'angle que fait l'avant-bras varie, mais le coude reste fixe.*

« Pour l'exécution du mot, les doigts ont des mouvements de flexion et d'extension exécutés par des muscles synergiques (fléchisseurs, extenseurs). Le poignet n'est pas immobile, mais les mouvements légers dont il peut être le siège sont accessoires.

« Ce mécanisme devient facilement automatique.

« Dans l'écriture penchée, le commencement de la ligne est placé devant le sujet au milieu du corps. Pendant l'écriture, la tête exécute un mouvement de rotation de gauche à droite combiné à un mouve-

(1) Péchin et Ducroquet, Écriture penchée, écriture droite (*Arch. d'ophtal.*, oct. 1908, janv. 1912).

ment d'extension de la tête, parce que la fin de la ligne, en écriture penchée, est plus éloignée que le commencement. »

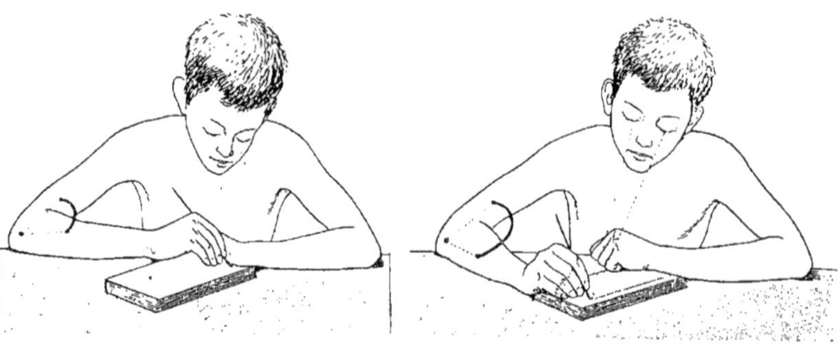

Fig. 198. — *Écriture penchée.* Position de départ. Le coude forme un angle de 30°. Le commencement de la ligne est placé devant le sujet au milieu du corps (d'après Péchin et Ducroquet).

Fig. 199. — *Écriture penchée.* Position d'arrivée. Le coude forme un angle de 90° (d'après Péchin et Ducroquet).

La *Méthode Marchand*, publiée chez Armand Colin, au lieu de commenter l'attitude de l'écolier, donne en tête de chaque cahier et en haut de chaque page un dessin montrant quelques attitudes favorables et quelques attitudes mauvaises. Le dessin que nous reproduisons (fig. 200) montre un enfant s'appuyant sur la table par la totalité des deux avant-bras, y compris les coudes ; l'avant-bras gauche, qui maintient l'angle inférieur et gauche du cahier, est à peu près parallèle au bord de la table, tandis que le bras droit est dirigé en avant et à gauche, de manière à présenter correctement la plume sur le cahier ; celui-ci est incliné à 30° environ, la tête est droite, les épaules sont symétriques.

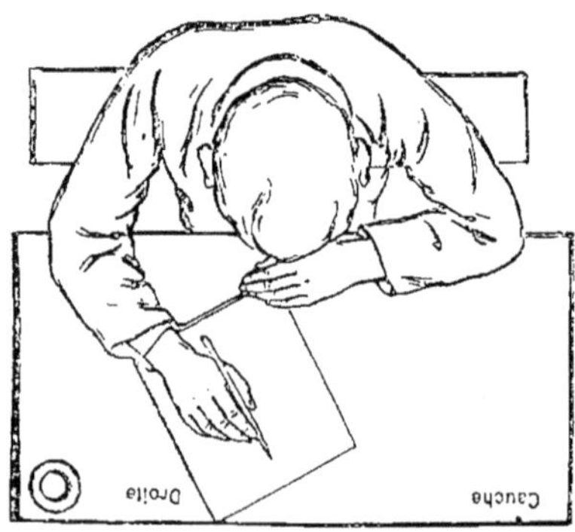

Fig. 200. — Méthode Marchand : bonne attitude de l'écolier écrivant « penché ».

Cette attitude répond donc à celle que préconisent Péchin et Ducroquet.

Il nous reste à montrer quelle est, dans l'écriture penchée, l'attitude de la main : elle est tenue dans la position indiquée par la fig. 201 (*Méthode Marchand*). Les doigts sont maintenus en demi-extension le long du porte-plume ; dans les mouvements nécessaires à la formation des lettres, les trois premiers doigts qui seuls tiennent le porte-plume, pendant que les deux derniers reposent sur le papier, sont animés de légers mouvements de flexion et d'extension. Au fur et à mesure que l'écriture est tracée sur la ligne, l'avant-bras se déplace suivant une portion de circonférence dont le centre serait le coude; autrement dit, la ligne d'écriture devient la corde d'un arc : pour la parcourir, l'enfant n'aura besoin que de fléchir un peu les doigts, ou de reculer un peu le coude pour raccourcir le rayon; dans ce déplacement, les mouvements de translation du coude sont insignifiants, comme le démontre le schéma de Dally (1) (fig. 202, *a*, *a'*, *a"*) et les dessins de Péchin et Ducroquet reproduits plus haut (fig. 198 et 199); l'angle du coude est plus ou moins ouvert, mais son sommet reste à peu près fixe.

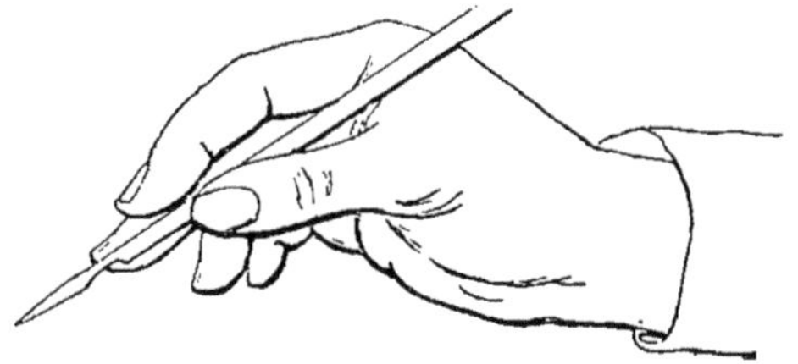

Fig. 201. — Bonne attitude de la main dans l'écriture penchée.

Le peu d'amplitude des mouvements du coude droit permet à l'enfant de prendre un point d'appui de ce côté, aussi bien que du côté gauche : il peut conserver au thorax une attitude correcte, symétrique; c'est ce que démontrent le dessin de Marchand ci-dessus reproduit (fig. 200) et un autre dessin que nous empruntons encore à Péchin et Ducroquet (fig. 203).

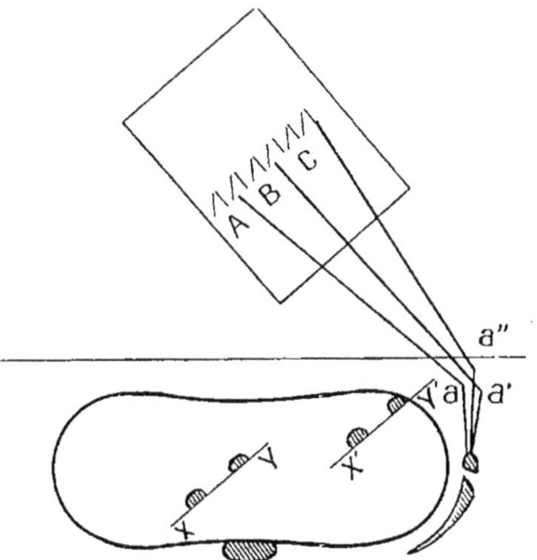

Fig. 202. — Schéma figurant les attitudes du corps, du bras et de la tête dans l'écriture penchée (d'après Ph. Dally).

A, B, C, les trois positions de déplacement de l'avant-bras ; *a*, *a'*, *a"*, positions successives du coude ; X, Y, ligne binoculaire ; X', Y', positions de déplacement de la ligne binoculaire pour amener le parallélisme avec la ligne d'écriture.

Mais, si le tronc peut rester en rectitude, il n'en est pas de même de la tête : l'inclinaison du papier et l'obliquité des lignes amènent bientôt la tête dans une position inclinée à gauche, et la ligne binoculaire devient elle-même oblique en avant et à droite; les deux yeux ne sont plus à la

(1) Ph. Dally, Papier droit. Corps droit. Écriture *ad libitum* (*Médecin praticien*, 3 mai 1911).

même distance du papier : d'où torsion de la colonne cervicale, avec production possible de courbures de compensation dans la colonne dorsale, et aussi inégalité dans l'accommodation et dans la fatigue imposée aux deux yeux (fig. 202, X', Y').

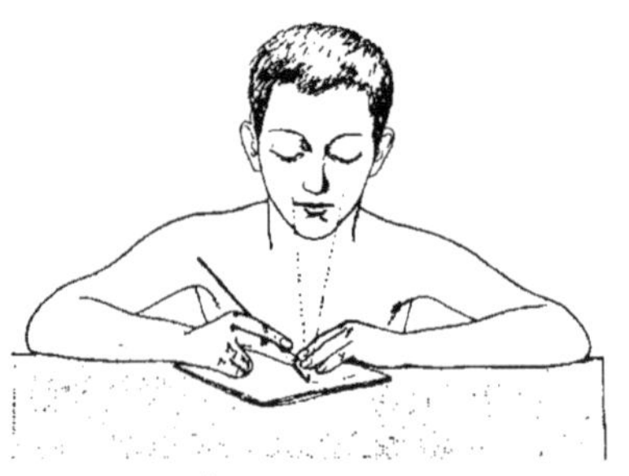

Fig. 203. — *Écriture penchée.* Position typique et correcte. Cet enfant est assis sur un siège à dossier (d'après Péchin et Ducroquet).

Pour résumer cet exposé nous dirons que :

1° L'écriture penchée, exécutée dans la position indiquée par les anciennes méthodes, est condamnable, car elle produit de façon inévitable des attitudes vicieuses;

2° L'écriture penchée, ne nécessitant que les mouvements de faible amplitude du coude droit, permet l'appui sur ce coude, et comme conséquence la conservation d'une position symétrique du thorax;

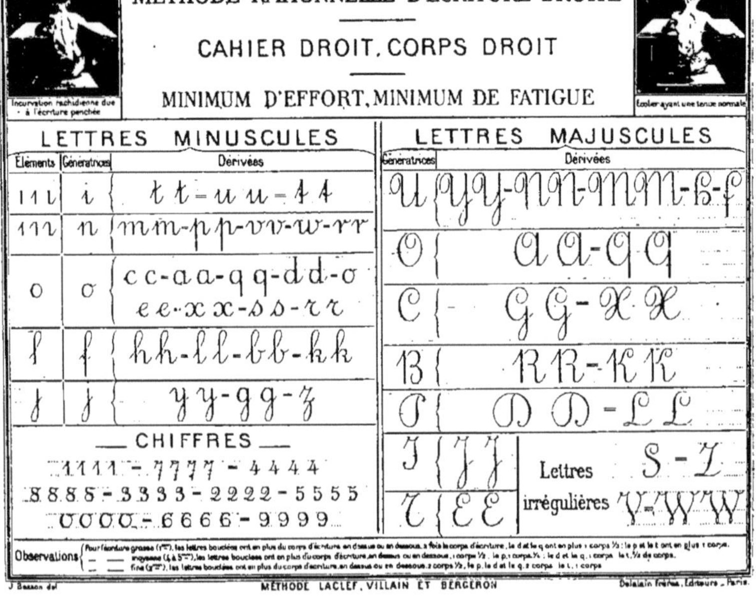

Fig. 204. — Modèles d'écriture droite (méthode Laclef, Willain et Bergeron).

3° L'inclinaison des lignes du cahier entraîne l'obliquité de la ligne binoculaire et l'inclinaison de la tête à gauche; cette attitude de la tête peut secondairement entraîner des déviations vertébrales.

Écriture droite (fig. 204). — L'écriture droite est, à l'heure actuelle, enseignée par un grand nombre de méthodes étrangères aussi bien que françaises. Nous suivrons quelques-unes d'entre elles.

Voici d'abord, avec les illustrations reproduites en tête du cahier, la *méthode préconisée par C. Robquin*, publiée par Hachette.

Tenue du corps fig. 205 et 206). — S'asseoir d'aplomb le corps droit, la poitrine ne touchant pas le bord de la table, la tête très peu penchée en avant.

Tenue des jambes. — Les cuisses doivent être horizontales et porter toutes deux sur le banc. Les pieds sont posés sur la barre d'appui et également avancés.

Tenue du porte-plume. — Tenir le porte-plume sans le serrer entre le pouce et les deux premiers doigts (fig. 207).

Tenue des bras. — Les deux avant-bras sont posés sur la table. La main gauche maintient le bas du cahier. L'avant-bras droit s'appuie sur la table en laissant libre la main droite, qui doit être légèrement tournée en dehors et soutenue par les deux derniers doigts.

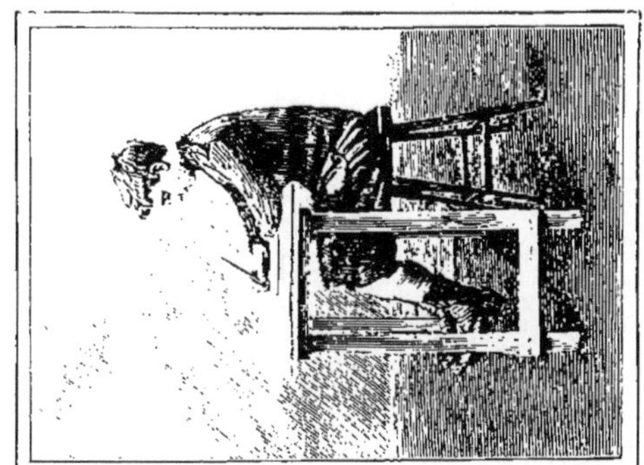

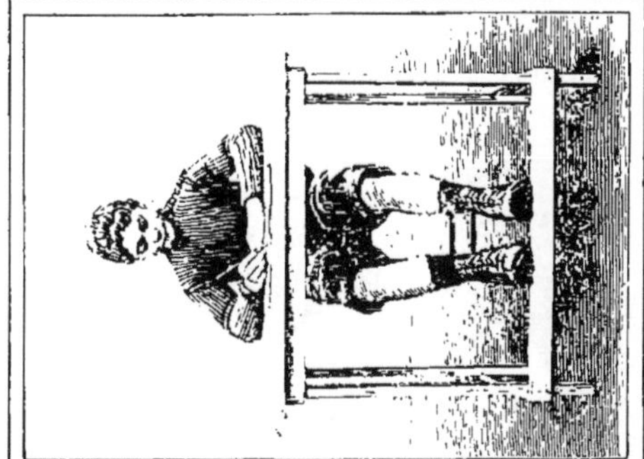

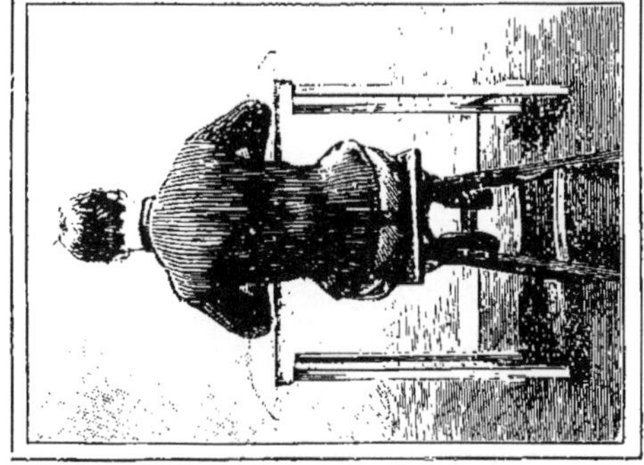

Fig. 205. — Tenue du corps dans l'écriture droite (méthode Robquin).

Tenue du cahier (fig. 208). — Le cahier est placé droit sur la table, en face de l'élève, à une distance d'environ 30 à 35 centimètres de l'œil.

La *Méthode Bergougnan* (publiée par Cornély) est recommandée par le Dr Tissié (de Pau). Chaque cahier porte cette citation de

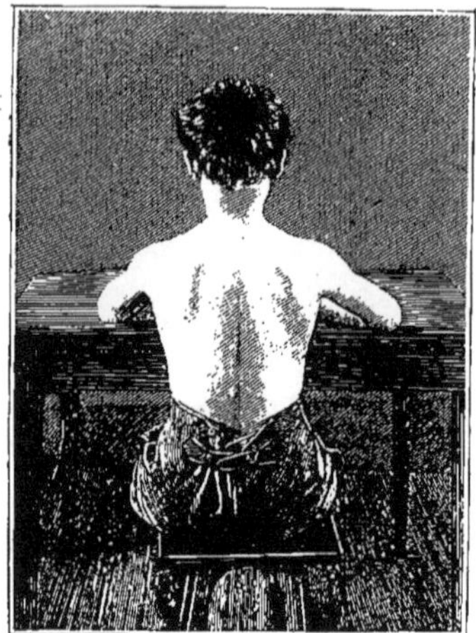

Fig. 206. — Tenue du corps dans l'écriture droite (méthode Robquin).

Javal. « L'écriture droite sur le cahier tenu droit est pour les écoliers le préservatif absolu de la scoliose, et il diminue notablement le nombre des myopes. L'attitude observée doit être la suivante : le corps placé droit, face à la table, les yeux à 25 centimètres du papier. »

Dans l'écriture droite, les doigts sont notablement fléchis ; l'ensemble de la main, au lieu d'être en demi-pronation, tend vers une position qui se rapproche de la position intermédiaire à la pronation et à la supination, reposant sur son bord cubital (fig. 209 et 210). On a reproché à la main placée dans cette attitude de masquer légèrement les lignes à tracer ; la main aussi jouit d'une moindre souplesse et se fatiguerait plus vite que dans l'écriture penchée, bien que ses mouvements soient plus lents : le défaut de rapidité de l'écriture droite est un de ceux dont on lui fait le plus grief, en particulier dans les professions commerciales.

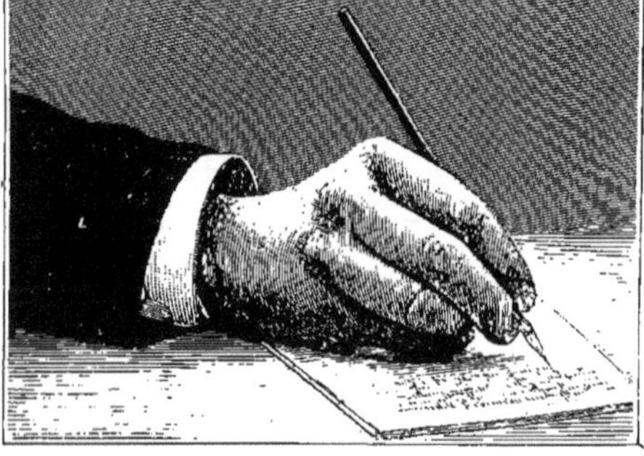

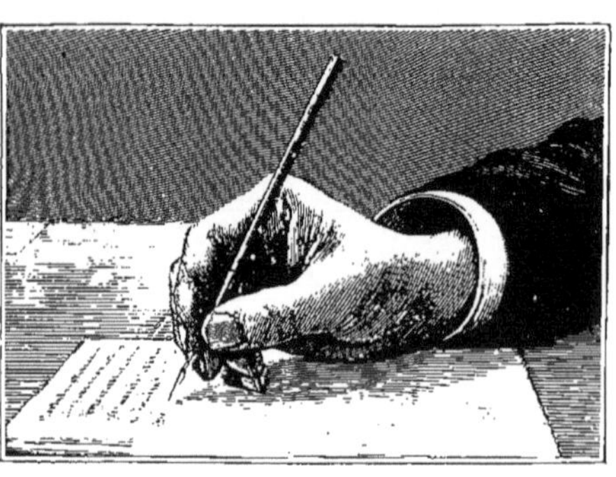

Fig. 207. — *Écriture droite*. Tenue de la main et du porte-plume (méthode Robquin).

Ces diverses méthodes d'écriture droite nous montrent l'écolier dans une même attitude correcte : deux coudes sur la table, corps droit, tête droite. Il nous reste à voir si cette attitude peut être facilement conservée ; et nous devons, à ce propos, étudier le *mécanisme de l'écriture droite* ; le voici tel qu'il est exposé par Péchin et Ducroquet :

Mécanisme de l'écriture droite (fig. 211 et 212). — « Le sujet appuie les deux coudes sur la table (comme dans le mécanisme de l'écriture penchée). L'angle du bras et de l'avant-bras droit ne varie pas.

« Pour parcourir la ligne, le sujet déplace le membre supérieur en masse. Le coude est en mobilité constante.

« Pour l'exécution des lettres, les mouvements de flexion et d'extension des doigts ne suffisent plus; il faut des mouvements complexes de circumduction et de rotation du poignet, mouvements combinés bien autrement fatigants que les simples mouvements de flexion et d'extension des doigts que nous trouvons dans l'écriture penchée. Et ces mouvements nécessitent une assez grande attention du sujet afin d'être exécutés correctement.

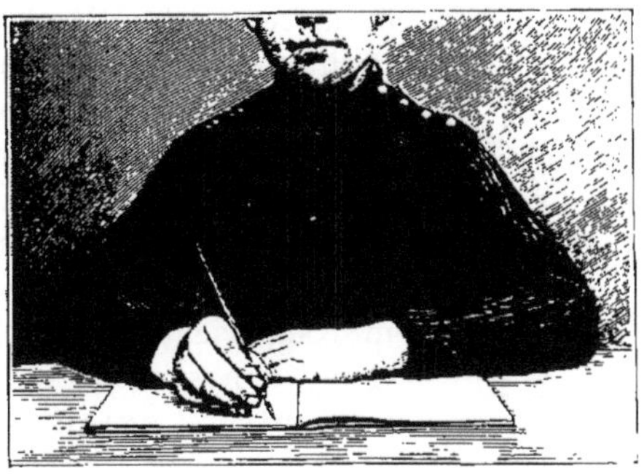

Fig. 208. — *Écriture droite.* Tenue du cahier (méthode Robquin).

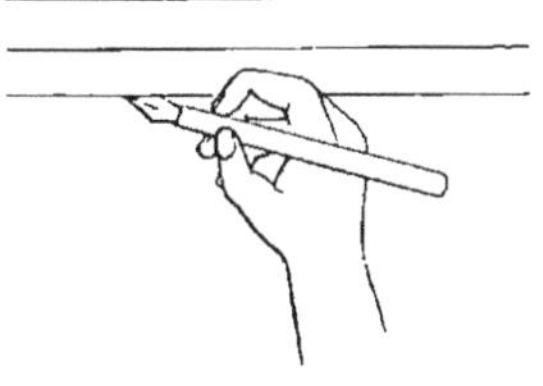

Fig. 209. — Attitude de la main dans l'écriture droite (d'après Ph. Dally).

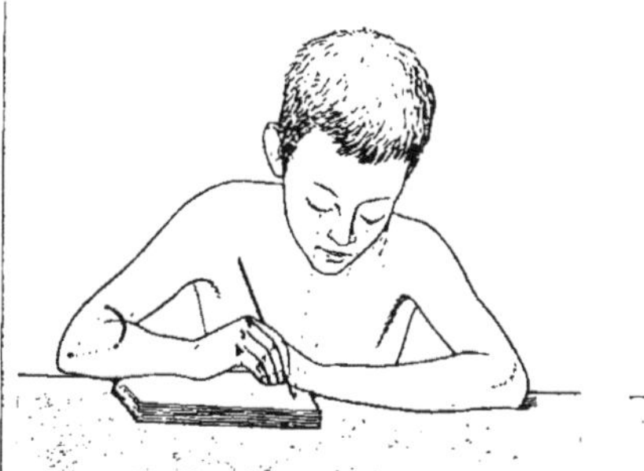

Fig. 210. — Écriture droite. *Position de départ.* L'angle du coude est ouvert à 30° (d'après Péchin et Ducroquet).

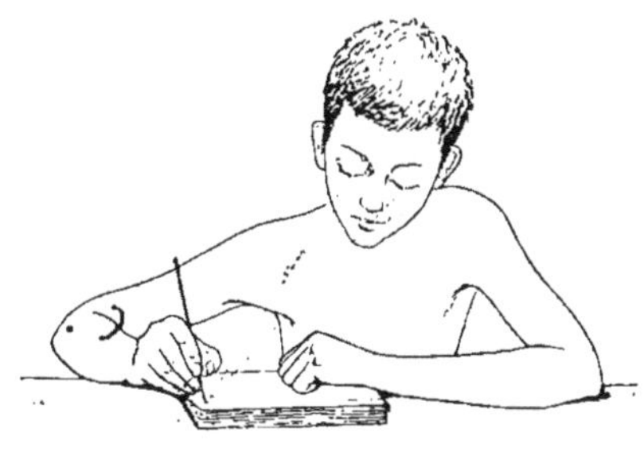

Fig. 211. — Écriture droite. *Position d'arrivée.* L'angle du coude est encore ouvert à 30°, mais l'ensemble du membre supérieur a subi un mouvement de translation en masse vers la droite; les deux yeux sont à inégale distance du cahier, mais la tête ne subit pas de rotation ni de torsion (d'après Péchin et Ducroquet).

« Dans l'écriture droite, le cahier est un peu en dedans (à gauche) de la ligne médiane du corps (fig. 210). Dans la position de départ, la tête est droite; le sujet regarde le bord gauche du cahier; les deux yeux sont à la même distance du cahier. Pendant l'écriture, les yeux suivent la ligne, et au bout de cette dernière, c'est-à-dire à la position d'arrivée (fig. 211), la tête a exécuté un mouvement de rotation de gauche à droite autour d'un axe vertical allant du trou vertébral à l'extrémité supérieure de la tête. Il n'y a pas eu de mouvements d'extension comme dans l'écriture penchée, parce que la ligne d'écriture n'a pas d'élévation. L'œil gauche est plus rapproché du cahier; l'œil droit en est plus éloigné.

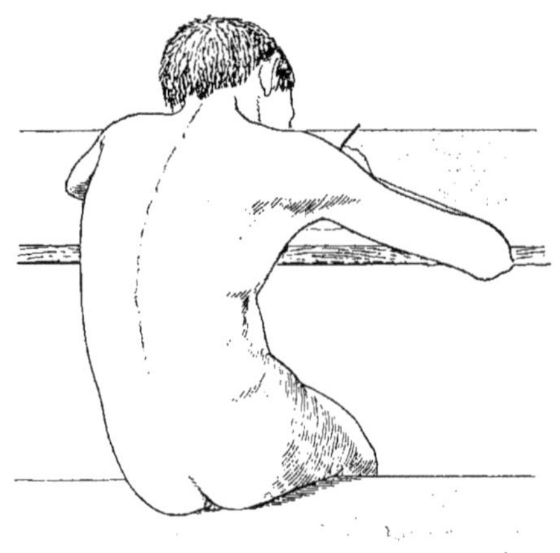

Fig. 212. — Position unifessière, résultant de l'appui du seul coude gauche sur la table, pendant que le coude droit effectue son mouvement de translation vers la droite (d'après Péchin et Ducroquet).

« La position des yeux est la même dans les deux écritures dans l'attitude du départ; dans l'écriture penchée, ils sont un peu éloignés à la fin de la ligne seulement. »

L'obligation qu'impose l'écriture droite de déplacer le coude à droite au fur et à mesure que l'écriture avance constitue le gros argument retenu par Péchin et Ducroquet contre l'écriture droite : puisque le coude et l'avant-bras droit doivent être mobiles, ils ne peuvent reposer que d'une façon très légère ou nulle sur la table; il en résulte que *seuls l'avant-bras gauche et le coude gauche ont à supporter le poids du corps*; cet appui asymétrique amène bientôt l'enfant dans la position unifessière montrée par la figure 212, avec élévation de la hanche droite, abaissement de l'épaule droite et incurvation à gauche de la colonne vertébrale. Cet inconvénient et ce danger, résultant du déplacement du coude à droite, avaient déjà été signalés par Javal. Cet auteur avait remarqué aussi que ce déplacement du bras vers la droite dans l'écriture droite est nuisible à la rapidité de l'écriture, puisque le déplacement interrompt forcément l'action d'écrire, et puisqu'il doit être répété plusieurs fois au cours d'une même ligne.

Mais, au contraire de ce qui se passe dans l'écriture penchée, la ligne binoculaire ne subit pas de déviation oblique, et la tête ne s'incline pas à gauche : les lignes, placées parallèlement au bord de la table et aussi à l'axe des deux yeux, sont naturellement suivies, la tête et les yeux restant droits.

Le second schéma de Dally (fig. 213) démontre très clairement cette conservation du parallélisme entre la ligne binoculaire et la ligne tracée. Il montre en même temps que les mouvements successifs imposés au coude par l'écriture droite sont beaucoup plus étendus que ceux nécessités par l'écriture penchée.

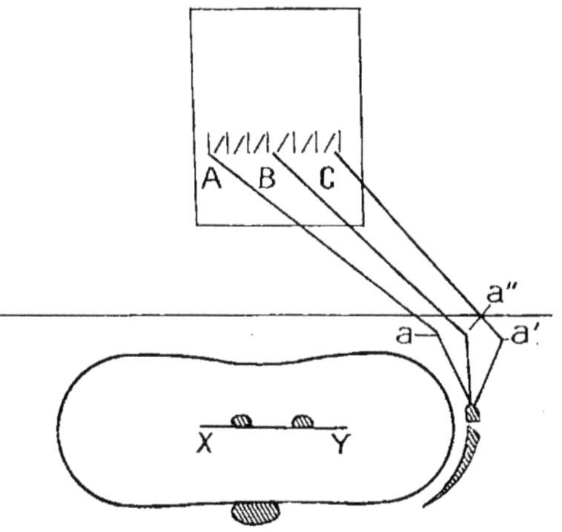

Fig. 213. — Schéma représentant les attitudes du corps, des bras et de la tête dans l'écriture droite (d'après Ph. Dally).

A, B, C, les trois positions de déplacement de la main; *a*, *a'*, *a"*, positions successives du coude ; X, Y, ligne binoculaire.

Choix de la méthode. — Il nous reste à résumer ces différents arguments pour conclure en faveur de la méthode qui paraît devoir répondre le plus exactement aux desiderata des hygiénistes.

Puisque les déviations de la colonne vertébrale et la myopie sont les deux dangers auxquels une mauvaise attitude observée pendant l'écriture paraît spécialement exposer les enfants, c'est au point de vue de ces deux sortes d'affections que les attitudes doivent être étudiées.

Pour *ce qui est du rachis*, nous devons rappeler que toute attitude qui, pour être maintenue, exige un effort musculaire, ne peut pas être longtemps conservée. Nous l'avons dit déjà à propos du mobilier scolaire. Dans l'action d'écrire, qui doit se prolonger un certain temps, il importe donc de rechercher une attitude qui n'exige qu'une part faible ou nulle de contraction musculaire ; si les muscles rachidiens sont obligés d'entrer en jeu d'une façon active, leur effort ne tardera pas à devenir insuffisant, et bientôt l'enfant recherchera une position de repos permettant à ses muscles de ne plus entrer en action.

Pendant l'écriture, l'enfant ne peut pas prendre appui ni se reposer sur le dossier du banc ; c'est donc seulement en exagérant sa flexion du corps en avant et en s'inclinant vers la table qu'il peut trouver le point d'appui nécessaire. Ce sera souvent par pression du thorax sur le bord antérieur de la table que cette attitude de repos sera réalisée ; d'autres fois, ce sera par appui sur le coude et l'avant-bras gauches, l'avant-bras et le coude droits restant dans le vide : ces deux dernières positions sont celles qui étaient indiquées dans les anciennes méthodes d'écriture penchée; elles sont absolument défectueuses, comme nous l'avons démontré au début de ce chapitre.

Pour répondre à ce besoin physiologique de repos des muscles vertébraux et à cette nécessité de trouver un point d'appui antérieur, il n'y a pas d'autre solution que l'appui égal et symétrique sur les deux avant-bras et sur les deux coudes. C'est cette attitude que Péchin et Ducroquet prétendent possible avec l'écriture penchée rationnelle; c'est également celle qu'ils prétendent impossible avec l'écriture droite à cause de la mobilisation forcée du coude droit pour poursuivre la ligne de gauche à droite.

Avec le mécanisme de l'écriture droite, disent ces derniers auteurs, la position de repos est assurée, mais seulement lorsque le sujet prend position pour écrire. En effet, l'appui qui existait à ce moment va cesser d'exister au cours de l'écriture, à cause du déplacement continuel du coude droit. Cette mobilité constante du coude enlève le point d'appui à droite, et nécessairement compromet la position normale de repos que le sujet cherchera dans une attitude vicieuse, et notamment la position unifessière (fig. 212).

Avec le mécanisme de l'écriture penchée, au contraire, la position de repos est assurée. Les coudes et les avant-bras deviennent un point d'appui qui ne fera pas défaut pendant tout le cours de l'écriture, car les deux coudes restent fixes, aussi bien le coude droit que le coude gauche; il en est ainsi parce que, pour écrire la ligne, l'avant-bras se développe en faisant un mouvement de pivot autour du coude, et parce que l'angle formé par le bras et l'avant-bras seul varie. Pendant les périodes de fatigue, le sujet trouvera ainsi une bonne attitude de repos, sans intervention de contraction musculaire. Il n'aura pas besoin d'adopter la position unifessière; la colonne vertébrale restera droite et les épaules à égale hauteur.

Voyons maintenant l'attitude dans ses *rapports avec la vision* :

Dans l'écriture penchée, la ligne fait avec le bord de la table un angle de 25° à 45°, suivant l'importance de l'inclinaison donnée aux jambages des lettres ; or les deux yeux ont une tendance naturelle à placer leur axe parallèlement à la direction de la ligne lue ou écrite; et si la ligne est inclinée en bas et à gauche, l'on voit la tête s'incliner à gauche pour que l'axe des yeux soit oblique dans le même sens que la ligne : « On laisse tordre les enfants, disait Fahrner, pour que leur écriture ait une pente plus oblique. » Dans ce déplacement de la tête vers la gauche et dans son mouvement de rotation, la colonne cervicale subit à la fois une inclinaison déterminant une courbure à concavité gauche et une torsion qui porte la nuque de droite à gauche.

Cette attitude est très clairement définie par Broca : « Entre les deux opinions dont la première semble dominer parmi les spécialistes, l'accord est facile à établir par l'écriture droite, où comme dans les caractères typographiques ordinaires, dits « romains », les jambages sont perpendiculaires aux lignes. On comprend tout de suite que, dans cette écriture, si les lignes sont parallèles à l'arête antérieure du pupitre, l'écolier écrit très facilement en gardant la position voulue sur le siège : tête droite, le plan frontal parallèle à celui du pupitre, et en appuyant les avant-bras symétriquement, sans force. Admettons maintenant que l'écolier incline le bord de son cahier sur l'arête du pupitre dont le plan est à 15° sur l'horizon. Les lignes vont être obliques en haut, en avant et à droite. Pour que l'axe transversal des yeux leur reste parallèle, l'écolier va forcément incliner la tête à gauche, position impossible à garder longtemps si elle n'est point due à une rotation semblable ; mais celle-ci met l'œil gauche plus loin du papier que l'œil droit, d'où fatigue de l'accommodation. Aussi la rotation s'exécute-t-elle sur le tronc en masse, c'est-à-dire par torsion des corps vertébraux lombaires en avant et à gauche ; d'où attitude, au total, en scoliose dorsale droite et lombaire gauche.

« Avec des lignes inclinées à 30° environ sur l'arête antérieure du pupitre, la main est à son aise pour tracer des caractères dont les jambages aient à peu près même inclinaison, et les conditions visuelles sont telles que la tête — et par conséquent le tronc — reste droite. Mais une écriture penchée est en principe déplorable, car la position des mains ne peut guère changer, et par conséquent l'écolier est obligé d'incliner le papier d'autant plus que l'écriture est plus penchée, d'où l'attitude en scoliose dorsale droite que je viens de décrire. »

Ce dernier argument est évidemment très favorable à l'écriture droite : les Drs Péchin et Ducroquet ont cherché à le réfuter :

« Vraiment sommes-nous fragiles à ce point que nous ne puissions tourner légèrement la tête sans qu'aussitôt la statique de la colonne vertébrale coure autant de risques, et que les fonctions de l'accommodation et de la convergence soient troublées ! Heureusement non. D'abord nous n'éprouvons nullement le besoin de mettre l'axe transversal de nos yeux en parallélisme avec l'axe des objets que nous regardons, autrement nous serions obligés constamment de nous livrer à des mouvements de tête incessants. D'ailleurs ces mouvements dans l'écriture sont si légers et la différence de distance des yeux au point fixé si petite qu'il n'y a vraiment pas de quoi s'en occuper. Peut-on sérieusement parler de troubles d'accommodation ou de convergence chaque fois que dans l'action de regarder un objet la distance de chaque œil à l'objet ne sera pas mathématiquement la même ? »

Comment concilier les avantages des deux méthodes, tout en évitant leurs inconvénients ? Le problème paraît à peu près insoluble.

Un seul fait reste acquis : c'est l'importance primordiale de la correction de l'attitude.

L'écriture faiblement penchée, à 15°, qui n'exige qu'une faible inclinaison de la tête, et qui permet un appui symétrique sur les deux coudes, nous paraît la plus avantageuse.

Mais ce serait une faute que de faire croire aux maîtres ou aux parents qu'une méthode d'écriture suffit à elle seule à assurer une correction parfaite de l'attitude : celle-ci ne sera obtenue que par une surveillance constante et une application de tous les instants.

Il ne faut pas oublier non plus les conditions qui, dans les exercices d'écriture, peuvent être en cause dans la production des attitudes vicieuses. C'est ainsi qu'il nous reste encore à parler de la *direction du papier*, de la *construction du mobilier scolaire* et de l'*éclairage de la classe*.

En décrivant les différentes méthodes d'écriture droite et penchée, nous avons eu soin d'indiquer la *position que devait occuper le papier* : d'une façon générale, il faut que le cahier soit situé au milieu du corps. Si le cahier est porté à droite comme beaucoup d'écoliers ont tendance à le faire, il en résulte ou une inclinaison totale du corps de ce côté, ce qui compromet l'équilibre du rachis, ou bien l'écolier cherche à gagner la distance qui le sépare de son cahier en incurvant à droite la tête et la colonne vertébrale; les deux dessins que nous empruntons à Badaloni (fig. 214 et 215) rendent bien compte de ces deux attitudes vicieuses dues à la position latérale droite du cahier plus ou moins incliné.

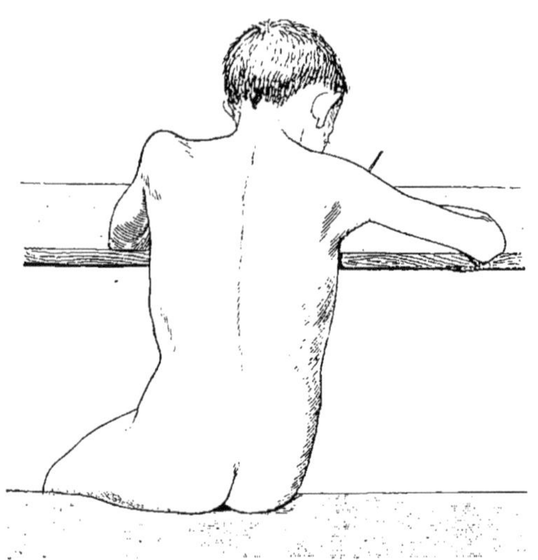

Fig. 214. — Attitude vicieuse prise quand le cahier est porté à droite de la ligne médiane du corps ; légère inclinaison du cahier (d'après Badaloni).

Le *mobilier* doit être adapté exactement à la taille de l'enfant; le pupitre doit avoir une inclinaison de 15° environ sur l'horizontale ; nous n'avons pas à insister sur tous les détails de construction que nous avons déjà longuement étudiés ; mais nous devons observer qu'avec l'appui nécessaire des deux coudes sur la table la place réservée à chaque écolier doit être supérieure à celle qui est habituellement prévue par les règlements. A ce point de vue, la table à une seule place est infiniment préférable ; deux écoliers étant logés sur la même table, se gênent et se bousculent au plus grand détriment de la position normale qu'ils doivent observer. On objecte qu'avec un tel mobilier les dimensions de la classe doivent être augmentées, à moins que le nombre des élèves ne soit diminué : ces objections, qui peuvent avoir une valeur budgétaire ou administrative, deviennent à nos yeux un argument favorable.

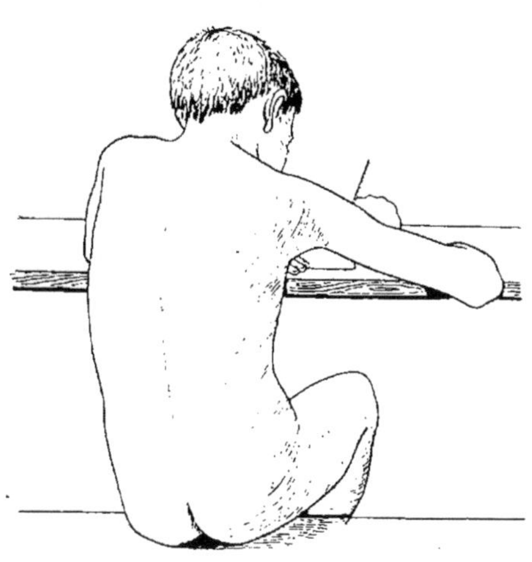

Fig. 215. — Attitude vicieuse prise quand le cahier est porté à droite de la ligne médiane du corps ; forte inclinaison (à 45°) du cahier (d'après Badaloni).

L'*éclairage naturel ou artificiel* devra toujours être suffisant.

Enfin, pour éviter les attitudes vicieuses chez les écoliers atteints de troubles de réfraction oculaire, nous rappelons qu'un *examen systématique de la vue* de tous les écoliers s'impose au début de leurs études et plusieurs fois au cours de la scolarité.

EXAMEN MÉDICAL DE L'ÉCOLIER

LES MALADIES SCOLAIRES.

Après avoir indiqué la façon de pratiquer l'examen de l'écolier sain et normal, nous passerons en revue les différents organes et nous étudierons les maladies de chacun d'eux; nous consacrerons les chapitres suivants à l'étude des *maladies infectieuses*, et en particulier des *fièvres éruptives*, dont nous chercherons surtout à préciser les symptômes susceptibles d'assurer un diagnostic précoce; nous aurons enfin, à propos de l'examen du *système nerveux*, à étudier les *anomalies mentales ou intellectuelles* dont l'importance est si considérable en médecine scolaire.

EXAMEN DE L'ÉCOLIER. — UNIFICATION DES MÉTHODES. — Il importe que ces examens se fassent toujours d'après un *mode uniforme*, et il serait désirable que dans toutes les écoles et dans tous les pays on procède d'une façon identique de façon à obtenir des résultats comparables entre eux; cette *unification des méthodes* d'examen physique des écoliers aurait un autre avantage, celui de pouvoir faire suivre chaque enfant par sa fiche scolaire dans les divers établissements qu'il peut être amené à fréquenter, la fiche n'ayant qu'à être mise à jour dans la nouvelle école, suivant la même manière de procéder que dans l'école fréquentée antérieurement. Avec le Dr Dufestel, nous avons présenté au dernier Congrès d'hygiène scolaire un rapport relatif à cette unification des méthodes d'examen; il faut souhaiter que des idées théoriques on passera à l'application pratique, d'ailleurs facile à réaliser.

L'examen anthropométrique doit précéder toutes autres investigations relatives à la constitution ou à la santé de l'enfant. Dufestel, qui s'est occupé de ces questions avec une compétence reconnue de tous, propose que les mensurations du poids et de la taille, qui d'ailleurs peuvent être faites par l'instituteur sous la direction du médecin, occupent une première séance d'examen; nous ne nous occuperons pas ici de cet examen anthropométrique, sur lequel nous reviendrons à propos de l'établissement de la fiche scolaire (Voy. *Inspection médicale.*) La seconde séance serait consacrée à l'examen de la vue et de l'ouïe; une troisième séance serait nécessaire pour pratiquer la mensuration du périmètre thoracique et pour l'examen médico-psychologique.

Nous croyons que ces différents examens pourraient être réunis en deux séances : une première pour laquelle nous demanderons l'assistance de l'instituteur et qui comportera la pesée et la mensuration de la taille et du thorax; la seconde séance, plus strictement médicale, comporterait les examens de la vue et de l'ouïe, des différents organes et aussi des facultés intellectuelles; à cette dernière séance, les parents pourraient être convoqués; ils donneraient des renseignements utiles sur la santé antérieure et actuelle de leurs enfants.

ANTÉCÉDENTS HÉRÉDITAIRES ET PERSONNELS. — L'examen de l'écolier doit d'abord comporter la recherche de ses antécédents héréditaires et personnels. Nous devons, il est vrai, faire des réserves pour ce qui est de l'*hérédité*; on a objecté qu'une enquête, faite à l'école, sur la santé des parents pourrait être jugée indiscrète; pour la rédaction de la fiche scolaire, ces renseignements sur la santé des parents ne seront donc portés qu'avec leur assentiment; il est des cas cependant où il serait fort utile d'être renseigné sur les maladies dont les parents ont pu être atteints; souvent aussi il y aurait grand intérêt à connaître les affections dont ils sont porteurs au moment où leurs enfants fréquentent l'école; nous avons spécialement en vue ici la tuberculose : on sait à quel point la prophylaxie de cette maladie doit nous préoccuper, et les mesures à prendre vis-à-vis des enfants dépendront souvent de l'état de santé de leurs parents; ce sera surtout aux écoliers dont les parents sont atteints de lésions bacillaires contagieuses qu'on pourra appliquer avec profit les mesures de prévention telles que les colonies scolaires, les écoles de plein air, l'alimentation par la cantine scolaire.

Les *antécédents personnels* sont dans tous les cas intéressants à noter : ils devront en effet figurer sur la fiche sanitaire; on pourra se renseigner sur la santé générale de l'enfant depuis sa naissance, sur la façon dont il a été nourri, sur l'âge auquel il a commencé à marcher, à parler, à avoir ses premières dents : les maladies de la première enfance, troubles digestifs, bronchites, angines, seront des éléments d'une valeur certaine pour juger l'état ultérieur du tube digestif, des poumons, du rhino-pharynx.

Les maladies infectieuses dont l'enfant a été atteint avant son entrée à l'école sont importantes à connaître à cause de l'immunité à peu près complète qu'elles confèrent; on sait en effet que, dans les cas d'épidémie scolaire, il importe surtout de protéger les enfants qui n'ont pas encore été atteints de la maladie en cause; en Angleterre, par exemple, dans les épidémies de rougeole, on s'efforce d'isoler les enfants qui n'ont pas encore eu la maladie, tandis que les autres peuvent sans inconvénient continuer à fréquenter l'école.

Mention doit être faite des maladies susceptibles de laisser une trace durable dans l'organisme : citons, par exemple, le rhumatisme articulaire aigu; quand un enfant aura été atteint de cette maladie, le médecin scolaire saura que le cœur est à surveiller d'une façon particulière, et que tous les exercices physiques doivent être modérés chez ce sujet suspect de cardiopathie. De même façon, les enfants qui auront eu des bronchites à répétition seront surveillés au point de vue spécial de l'adénopathie trachéobronchique.

Peut-être pouvons-nous rappeler ici la notion récente des *porteurs de germes*, qui doit rendre suspects les enfants convalescents depuis peu de temps de fièvre typhoïde ou même de diphtérie : ces enfants, quand ils sont admis pour la première fois à l'école, pourraient y introduire, même après plusieurs mois de convalescence, les éléments pathogènes de la maladie dont ils avaient été atteints. Dans ces cas, les délais indiqués par le règlement sont insuffisants, et seuls les examens bactériologiques répétés permettraient d'affirmer que le convalescent n'est plus « porteur de germes » et est par conséquent inoffensif pour ses camarades.

EXAMEN DES DIFFÉRENTS SYSTÈMES OU APPAREILS. — Le médecin scolaire, en particulier pour l'établissement de la fiche, devra passer en revue les différents systèmes ou appareils.

On pourra commencer par examiner l'enfant déshabillé jusqu'à la ceinture; on inspectera alors son squelette et plus particulièrement sa colonne vertébrale, sa surface cutanée, puis ses appareils respiratoire, circulatoire et digestif. Ensuite, l'enfant étant habillé, on pratiquera l'examen des yeux, des oreilles, des cavités nasale et buccale, et on terminera par une enquête sur ses facultés intellectuelles et son état psychique. On suivra, d'ailleurs, pour ces divers examens, tel ordre qui paraîtra le plus commode.

Avant de faire la description des maladies propres à chaque appareil, nous indiquerons rapidement la façon dont doit être pratiqué l'examen de cet appareil.

EXAMEN DU SQUELETTE. — Cet examen doit porter sur les différentes pièces du squelette : la colonne vertébrale doit surtout attirer notre attention.

Les *os des membres* sont intéressants à examiner dans leurs *segments articulaires*, au point de vue des déformations qu'a pu y laisser le rachitisme, et plus encore au point de vue des ankyloses consécutives aux lésions tuberculeuses.

L'inspection des *diaphyses* révélera quelquefois, en plus des stigmates que nous venons de rappeler, l'existence d'exostoses ou de déformations caractéristiques de la syphilis héréditaire.

Le *crâne* peut aussi présenter des déformations d'origine rachitique ou syphilitique, ou encore des malformations sur lesquelles nous aurons à revenir en étudiant les anomalies intellectuelles.

La connaissance de ces différentes tares, tuberculose, rachitisme, syphilis, sera ainsi souvent acquise par l'examen du squelette ; ce dernier suppléera dans une certaine mesure au défaut de connaissance des antécédents héréditaires.

L'*examen de la colonne vertébrale* doit nous retenir plus longtemps :

chez le nouveau-né, et au cours de la première année, la colonne vertébrale ne présente qu'une longue courbe à concavité antérieure : ce n'est qu'au moment où l'enfant commence à marcher que s'établissent les différentes courbures ; la station debout, et en particulier la position redressée de la tête, impriment aux différents segments de la colonne vertébrale les courbures dont nous devons connaître exactement l'étendue et les reliefs.

La forme et les dimensions de chacune des vertèbres jouent un rôle important dans l'établissement de ces différentes courbures physiologiques ; comme l'ossification des vertèbres n'est complète que vers l'âge de quinze à vingt ans, et quelquefois plus tard, on conçoit de quelle importance sont les déformations pathologiques possibles de ces os restés malléables, en dehors même de toute lésion destructive.

Pour pratiquer l'examen de la colonne vertébrale, l'enfant doit être placé debout devant le médecin ; il doit être débarrassé de ses vêtements, au moins jusqu'au bassin ; on aura soin, chez les petites filles, de tenir les cheveux relevés. On veillera à ce que les pieds soient posés dans une attitude rigoureusement symétrique, les talons joints, les extrémités portées légèrement en dehors; les bras resteront pendants le long du corps ; les yeux seront fixés en avant à une hauteur de 1^{m},50 environ. Pour marquer la ligne des apophyses épineuses, on passera le doigt en appuyant légèrement sur toute la longueur de la colonne vertébrale : on déterminera ainsi une légère rougeur qui sera un repaire utile pour la recherche des déviations latérales ; il est plus long, mais plus exact, de repérer chaque apophyse avec un point d'encre.

Dans l'attitude que nous venons de donner à l'enfant, la colonne vertébrale ne présente normalement qu'une inflexion latérale très peu marquée au niveau des deuxième, troisième et quatrième vertèbres dorsales; cette inflexion à convexité droite serait due au passage à gauche de l'artère aorte ; pour d'autres auteurs, cette inflexion serait due à l'habitude de se servir plus spécialement de la moitié droite du corps.

Les inflexions dans le sens sagittal sont au nombre de trois (fig. 216); on reconnaît d'abord une courbure cervicale, convexe en avant, étendue de la première à la septième cervicale inclusivement. Cette courbe présente en arrière une concavité très marquée, exagérée encore par le faible développement des apophyses épineuses des vertèbres cervicales moyennes (troisième, quatrième, cinquième); au contraire, les apophyses épineuses de l'axis et de la septième cervicale sont longues et saillantes : aussi ces deux dernières vertèbres sont-elles nettement perceptibles, tandis que les vertèbres moyennes ne peuvent pas être atteintes par le doigt explorateur ; quand ces vertèbres moyennes seront facilement atteintes, on

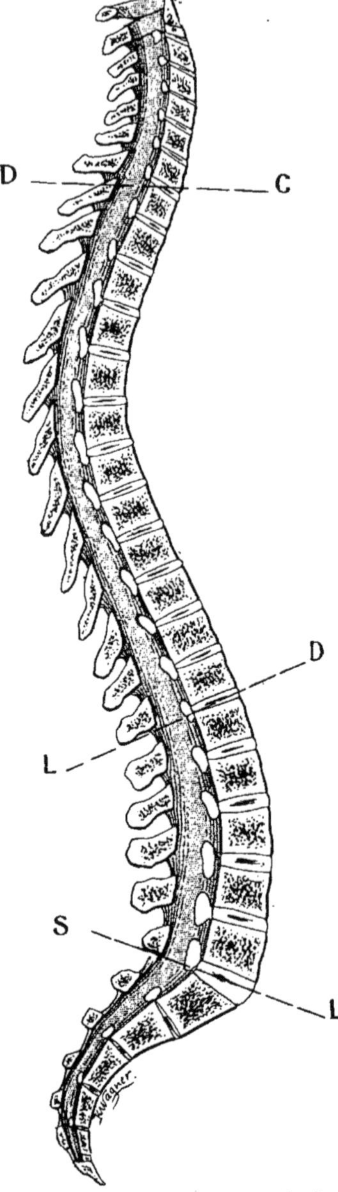

Fig. 216. — Colonne vertébrale normale, dans le sens sagittal. Les lignes pointillées indiquent les espaces intervertébraux cervico-dorsal (C. D.), dorso-lombaire (D. L.), lombo-sacré (L. S.).

pourra en conclure que la courbure normale de la colonne cervicale a été modifiée par un processus pathologique, et l'on pourra dans ce cas redouter la présence d'un mal de Pott.

La septième vertèbre cervicale, appelée « proéminente », forme un point de repère commode pour la recherche de la première vertèbre dorsale sous-jacente; toutefois, chez le jeune enfant, la première apophyse dorsale est plus volumineuse que la précédente.

Une courbure dorsale, convexe en arrière, fait suite à la courbure cervicale ; les apophyses épineuses sont difficiles à percevoir dans cette région, parce que leur direction est verticale, et parce qu'elles s'imbriquent les unes sur les autres en une ligne continue sans espace intermédiaire bien marqué ; l'embonpoint de beaucoup d'enfants rend cette exploration plus difficile encore. A l'extrémité inférieure de la région dorsale, l'écart entre les deux dernières vertèbres et leur direction presque horizontale rend leur repérage plus aisé ; il faut savoir que ces onzième et douzième vertèbres dorsales forment quelquefois chez les enfants une saillie si nettement appréciable qu'on pourrait la croire pathologique.

La troisième courbure, à convexité dirigée en avant, est formée par la colonne lombaire ; cette dernière portion de la colonne vertébrale forme également en arrière une légère convexité, marquée surtout chez les enfants jeunes, et due à ce que les apophyses moyennes des vertèbres lombaires sont plus longues que les apophyses extrêmes et les dépassent. L'apophyse de la troisième lombaire est particulièrement longue et forme parfois une saillie très perceptible au-dessus de la quatrième et surtout de la cinquième apophyse lombaire, qui, étant très peu développées, laissent une sorte de dépression qui marque la limite entre la crête lombaire et la crête sacrée ; cette dépression lombo-sacrée, à l'extrémité inférieure de la colonne lombaire, et l'apophyse proéminente, à la partie inférieure de la colonne cervicale, sont les deux points de repère qui serviront de point de départ pour la numération des vertèbres à l'état normal comme à l'état pathologique.

Ces différentes courbures ayant été reconnues normales, on cherchera si la colonne vertébrale ne présente pas quelque *point douloureux* à la pression : on pourra pratiquer cette pression soit d'une façon douce et progressive, soit par une sorte de percussion à petits coups secs, ce dernier procédé éveillant peut-être plus sûrement la douleur.

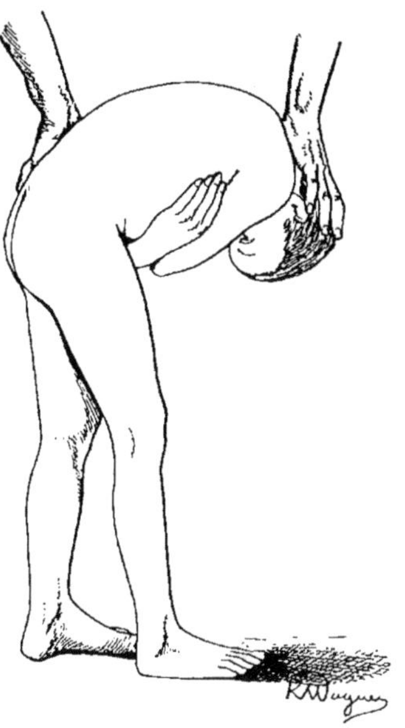

Fig. 217. — Flexion du tronc en avant; colonne vertébrale normalement souple.

Après l'inspection de la colonne vertébrale et après la recherche de points douloureux possibles, on examinera la *mobilité* de différents segments ; normalement la colonne vertébrale peut exécuter quatre espèces de mouvements : flexion, extension, inclinaison latérale et rotation.

La manière la plus simple de vérifier la souplesse de la colonne vertébrale consiste à faire d'abord pencher en avant le tronc sans que les jambes ne fléchissent (fig. 217) ; dans ce mouvement de *flexion*, les mains de l'enfant, en suivant la face antérieure des jambes, doivent arriver aisément jusqu'au niveau des cous-de-pied ; quand, dans le même mouvement, la tête est infléchie en avant, toute la colonne vertébrale dessine une courbe unique à convexité postérieure ; les saillies des apophyses épineuses deviennent plus facilement perceptibles, et les déviations latérales apparaissent aussi plus nettement.

L'*extension* est obtenue en faisant regarder l'enfant au plafond (fig. 218) ; on peut exagérer le mouvement en appliquant une main sur les lombes et en faisant, grâce à ce point d'appui, exécuter un renversement complet en arrière ; dans cette manœuvre, on doit obtenir une concavité à peu près régulière de toute la colonne vertébrale.

Les mouvements de *latéralité* (fig. 218) seront obtenus en faisant prendre appui sur l'un des genoux de l'observateur ; le bras du côté opposé à celui de la flexion sera passé par-dessus la tête ; dans cette manœuvre, l'ensemble de la colonne vertébrale décrira une courbe régulière du côté du point d'appui.

Les mouvements de *torsion* seront obtenus en faisant exécuter une sorte de mouvement de pivot autour du bassin, les pieds gardant la position initiale.

Ces examens seront complétés par la recherche des *réflexes* des

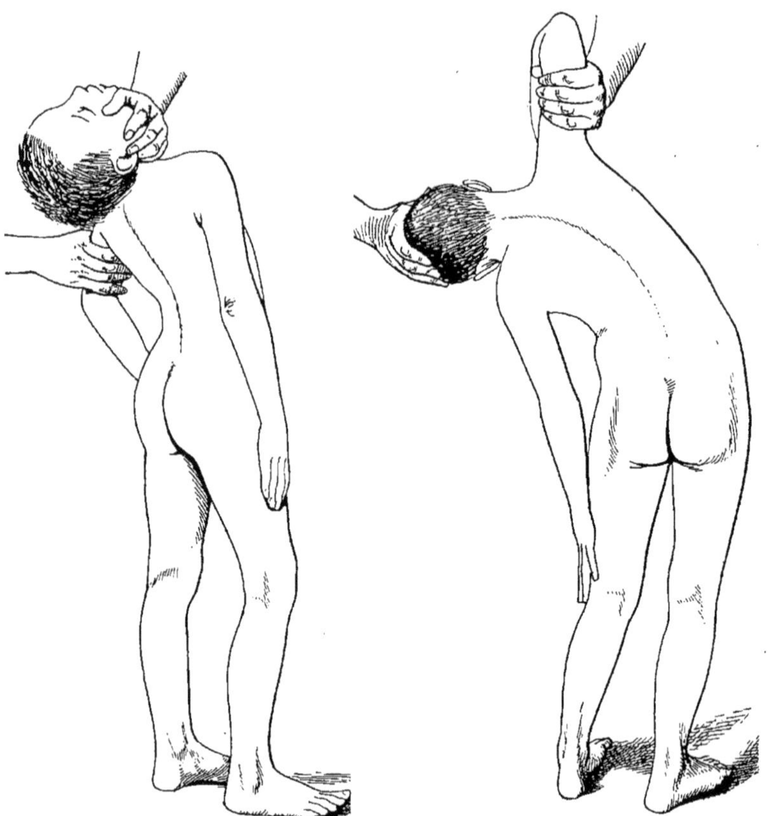

Fig. 218. — Extension normale du tronc. Fig. 219. — Mouvement de latéralité.

membres inférieurs; quand on aura des raisons de suspecter l'intégrité des vertèbres, on pourra faire pratiquer un examen radiographique; enfin on ne négligera pas, comme complément de cette enquête, de vérifier l'attitude des omoplates, des côtes et du sternum.

MALADIES DU SQUELETTE ET EN PARTICULIER DE LA COLONNE VERTÉBRALE. — Les *affections des os* ne nous arrêteront pas longtemps; nous signalerons seulement les *foyers tuberculeux*, qui, pendant leur période d'évolution, ne sont pas compatibles avec la fréquentation scolaire; en effet, dans ces affections, le traitement par l'immobilisation complète est le procédé de choix; dans les tuberculoses osseuses à évolution très lente, avec fistules difficilement tarissables, les petits malades doivent être considérés comme des tuberculeux contagieux; on pourra toutefois, si l'état local le permet, admettre ces enfants à l'école, à la condition très stricte qu'ils portent un pansement rigoureusement occlusif.

L'existence, même ancienne, d'une telle affection considérée comme guérie obligera dans tous les cas à des précautions spéciales vis-à-vis de l'enfant qui en est porteur : on s'efforcera de lui éviter les efforts physiques, et on lui procurera dans la mesure du possible les conditions d'hygiène favorables à son état : école de plein air, suralimentation, etc.

La *syphilis osseuse* pourra parfois être dépistée par le médecin scolaire : nous n'avons pas à insister sur tout l'intérêt que présentera pour l'enfant la connaissance exacte de l'affection dont il était porteur, bien souvent à l'insu de ses parents et sans que ceux-ci n'aient jamais songé à le traiter d'une façon efficace.

Les lésions et les *déformations d'origine rachitique* ne commanderont pas d'autres mesures que quelques précautions générales d'hygiène.

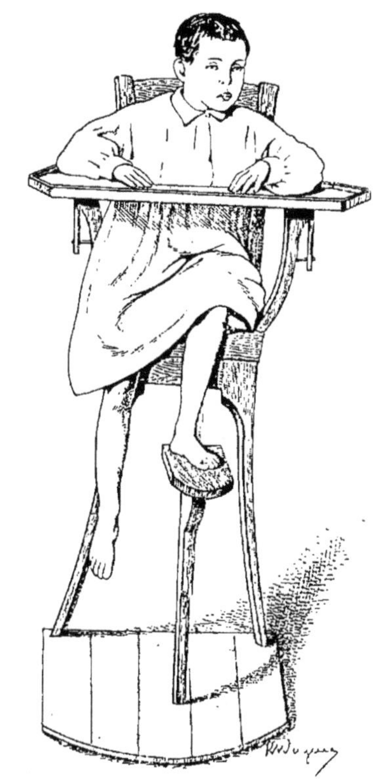

Fig. 220. — Chaise-table pour coxalgique. Le siège est échancré du côté malade, pour laisser le membre inférieur de ce côté dans l'extension ; l'enfant est assis sur la fesse saine.

Les *affections articulaires* ayant laissé des troubles de la locomotion, comme cela est habituel dans la tuberculose, obligeront parfois à prendre des dispositions spéciales ; il est bien entendu que les enfants porteurs d'ankyloses, suites de coxalgie ou de tumeur blanche, devront être surveillés dans leurs ébats et ne pas prendre part à tous les exercices gymnastiques ; mais, en plus de ces mesures générales, et si l'on veut réduire au minimum les attitudes vicieuses toujours préjudiciables au développement de ces enfants déjà tarés, il faudra indiquer aux maîtres dans quelles conditions ces enfants peuvent être admis dans la classe, et il serait d'abord utile de leur fournir une table et un siège spéciaux, leur permettant de s'asseoir sans que leurs membres ankylosés imposent à leur corps une attitude par trop défectueuse. Nous ne décrirons pas ici les tables construites, par exemple, pour les coxalgiques, nous contentant d'en reproduire un modèle (fig. 220).

Les *affections de la colonne vertébrale* doivent nous retenir un certain temps.

Tuberculose vertébrale ou mal de Pott. — Elle est très importante à déceler dès son apparition ; un examen régulier de la colonne vertébrale de tous les enfants pendant leur fréquentation scolaire éviterait à coup sûr de voir se développer jusqu'à un degré avancé et parfois irrémédiable les maux de Pott qui nous arrivent à l'hôpital à une période déjà tardive de leur évolution. Aussitôt cette grave maladie reconnue, l'immobilisation complète de l'enfant s'impose, soit dans un corset plâtré, soit par un appareil à extension continue, et la fréquentation scolaire devient impossible.

L'examen de la colonne vertébrale, pratiqué suivant les règles que nous avons indiquées au début de ce chapitre, suffira à révéler l'existence du mal de Pott ; on n'attendra pas, pour l'affirmer, la formation d'une gibbosité très apparente : une légère saillie anormale d'une ou de plusieurs vertèbres constituera déjà un signe de lésion avancée, puisque cette déformation est la conséquence de la destruction au moins partielle d'un ou plusieurs corps vertébraux ; dans la pratique, le défaut de mobilité d'un segment de la colonne vertébrale, constaté dans les différents mouvements que nous avons indiqués, suffira à mettre en garde ; l'attitude gênée de l'enfant, la difficulté éprouvée pour se baisser, la manière de se tourner tout d'une pièce, la douleur enfin réveillée par la pression ou la percussion de la région suspecte, suffiront à faire porter le diagnostic de mal de Pott. Le médecin scolaire, amené à faire pareille constatation, devra de suite en faire part à la famille en lui indiquant l'urgence des mesures à prendre.

Rachitisme. — Il affecte rarement la colonne vertébrale d'une façon isolée ; on rencontre en même temps ses stigmates du côté des membres et du crâne. D'ailleurs, le rachitisme ne produit pas sur la colonne vertébrale de lésions spéciales ; il provoque seulement des courbures anormales analogues à celles que nous observerons dans la scoliose ; le plus souvent, il s'agit de lordoses ayant débuté de très bonne heure, avant l'âge de cinq ou six ans, et s'étant vite aggravées, avec déformation thoracique considérable. Ces lésions vertébrales rachitiques sont au surplus assez graves et difficiles à améliorer par les simples mesures de prophylaxie scolaire : elles relèvent presque toujours de l'orthopédie.

Scoliose. — Elle est pour le médecin scolaire l'affection osseuse la plus importante à connaître. La fréquence de cette maladie parmi les écoliers a permis de la désigner sous le nom de *maladie scolaire*; il paraît bien, en effet, que les mauvaises attitudes conservées par les enfants pendant les classes jouent un rôle prédominant dans la genèse de cette déformation.

Nous n'étudierons pas ici la maladie dans tous ses détails; nous nous efforcerons seulement de *montrer ses rapports avec la vie scolaire*, aussi bien au point de vue de sa pathogénie que de son traitement.

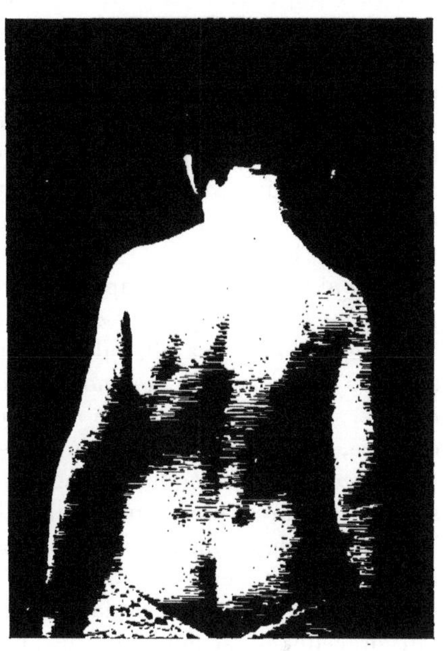

Fig. 221. — Scoliose totale à convexité gauche.

La scoliose est essentiellement caractérisée par une déviation dans le sens latéral de la colonne vertébrale. Elle peut être *totale*, c'est-à-dire étendue à tout le rachis dévié suivant une seule courbure (fig. 221); elle est plus souvent partielle, c'est-à-dire étendue à un segment limité de la colonne vertébrale ; mais rarement cette déviation partielle initiale reste simple, et il s'établit bien vite des courbures de compensation, qui viennent ajouter à la courbure primitive des courbures secondaires (fig. 222); la courbure initiale peut siéger au niveau des vertèbres cervicales ou dorsales, mais le plus souvent elle intéresse les vertèbres lombaires. Quelle que soit d'ailleurs la courbure initiale, le résultat final est le même; les courbures de compensation s'établissent, et habituellement on voit trois courbures se superposer; soit par exemple une courbe primitive lombaire à convexité gauche, ce qui est le cas le plus fréquent : une courbe sus-jacente et dorsale à convexité droite va s'établir pour que le poids du corps se trouve réparti également de chaque côté du plan médian ; mais cette seconde courbe sera à son tour prolongée par une troisième courbe, cervicale, de même sens que l'inférieure, c'est-à-dire à convexité gauche : en effet, la ligne de gravité de la tête doit toujours tomber à l'aplomb du sacrum, et pour que la colonne vertébrale arrive à ce degré de redressement, il est nécessaire qu'il y ait compensation entre les différentes courbures. C'est en somme dans le plan transversal ce qui se passe pour les courbes physiologiques dans le plan antéro-postérieur.

Soit maintenant une courbe dorsale à convexité droite : elle se compensera par deux courbes inverses, c'est-à-dire à convexité gauche, l'une lombaire importante, l'autre cervicale, beaucoup moindre.

Soit enfin une courbe cervicale primitive à convexité gauche : elle se compensera par deux courbes sous-jacentes inverses, une dorsale droite et une lombaire gauche.

« On voit donc que des courbes primitives différentes, cervicale gauche, dorsale droite, lombaire gauche, aboutissent au même résultat final de compensation, et le fait est que les scolioses partielles de quelque amplitude sont toujours à deux à trois courbures : à trois courbures, devrait-on dire, car, si la courbe compensatrice cervicale est souvent inappréciable cliniquement, anatomiquement elle existe (1). »

Nous allons indiquer rapidement quelles sont les *conditions qui favorisent le développement de la scoliose.*

L'âge auquel apparaît habituellement la maladie est la fin de la seconde enfance, d'où la dénomination de *scoliose de l'adolescence* ; en effet, la scoliose d'origine rachitique, apparue dans la première enfance, est plus rare et nous intéresse moins directement.

Beaucoup plus fréquente chez les filles que chez les garçons, la scoliose apparaît plus souvent chez les enfants des villes que chez les petits campagnards; il faut attribuer cette prépondérance à la plus faible musculature des habitants des villes. On a établi des rapports entre l'apparition de la scoliose et la poussée de croissance qui précède ou accompagne la puberté ; on a également cherché à rapporter l'origine de la maladie à certaines affections ayant une influence débilitante sur l'organisme des enfants : tels les troubles digestifs habituels, les affections cardiaques ou pulmonaires, les maladies du rhino-pharynx et en particulier les végétations adénoïdes qui modifient notablement les conditions de la respiration et de l'hématose ; la sédentarité paraît jouer un rôle important dans l'apparition des déviations vertébrales ; les écoliers qui prolongent leurs études sont beaucoup plus souvent atteints que les petits paysans, qui se livrent de bonne heure au travail des champs ; on a enfin invoqué l'hérédité maternelle, bien que la preuve de ces faits paraisse difficile à établir.

Mais la cause la plus fréquente, celle qui doit retenir toute notre attention, c'est l'*attitude vicieuse adoptée par la plupart de nos écoliers pendant l'exécution de leurs travaux scolaires* ; cette cause est si habituelle qu'on a pu dire de la scoliose qu'elle était la *maladie*

(1) A. Broca, Les déviations ostéo-articulaires des adolescents (*La Tribune médicale*, 1905, n°s 44, 45, 48, et 1906, n°s 5 et 11).

professionnelle de l'écolier; le Dr Le Gendre, dans une formule qu'on jugera sans doute un peu sévère, mais qui malheureusement ne manque pas de vérité, a pu dire de nos écoles qu'elles étaient des « fabriques de myopes et de bossus ».

Les attitudes vicieuses peuvent être tenues dans la position debout ou dans la position assise.

Debout, les écoliers prennent souvent la position dite *hanchée*, dans laquelle ils s'appuient davantage sur une jambe que sur l'autre; cette position est prise d'une façon instinctive, car elle n'exige du côté du « membre portant » qu'une tension purement passive et peu fatigante, grâce à l'entrée en jeu du « fascia lata »; d'autre part, dans cette attitude, le membre opposé peut rester en résolution complète, sans avoir à exercer aucune sorte d'effort. Comme le membre inférieur droit est le plus vigoureux, c'est plus souvent sur lui que la position hanchée sera prise. En conséquence, le bassin va s'incliner d'une façon plus habituelle du côté du membre qui ne sert pas d'appui : dans le hancher droit, le bassin s'inclinera de telle façon que l'interligne sacro-vertébral regardera en haut et à gauche; pour maintenir l'équilibre vertical, le rachis décrira une courbe latérale, lombaire, à convexité gauche (fig. 222); nous verrons que cette courbure lombaire gauche est le plus fréquent point de départ des scolioses de l'adolescence.

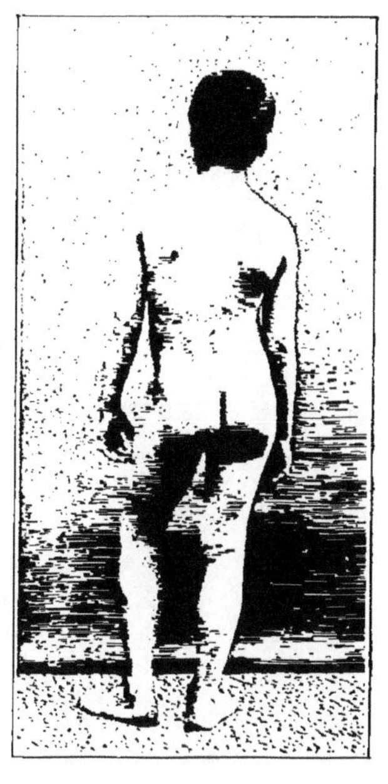

Fig. 222. — Enfant sain, en position de *hanché droit*, attitude vicieuse dans laquelle l'interligne sacro-vertébral devenu oblique regarde en haut et à gauche, et où la colonne lombaire décrit une courbure à convexité gauche.

Quelle que soit l'importance du rôle du « hanché droit » dans la production de cette courbure lombaire, nous devons beaucoup plus souvent accuser les attitudes vicieuses dans la *position assise*; dans cette position, pour maintenir le torse vertical, les muscles spinaux doivent agir d'une façon continuelle; leur résistance est vite épuisée, et leur fatigue amène le corps à rechercher un appui; en avant, cet appui peut être réalisé par l'accotement des bras ou par la pression de la partie antérieure de la poitrine sur le rebord postérieur de la table, cette dernière attitude, souvent réalisée avec les mobiliers défectueux, étant déplorable dans ses conséquences; en arrière, le dos peut prendre point d'appui sur un dossier; la présence du dossier constitue donc une nécessité absolue, car, à son défaut, le seul point d'appui possible sera trouvé en avant, dans l'attitude fâcheuse à tous points de vue que précise notre photographie (fig. 223) : cette attitude gêne l'ampliation thoracique, entrave la respiration et favorise l'apparition de la scoliose à la fois par influence fâcheuse sur la nutrition générale (1) et par attitude vicieuse de la colonne vertébrale.

Non seulement il est fatigant pour l'écolier assis de conserver une attitude verticale sans point d'appui dorsal, mais encore il devient à

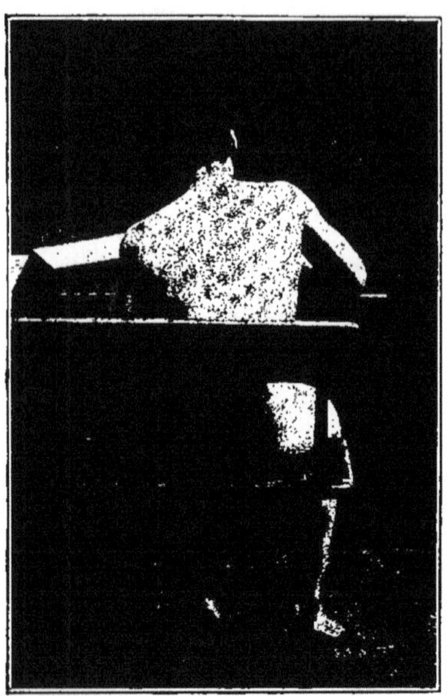

Fig. 223. — Enfant appuyant son thorax au bord postérieur de la table.

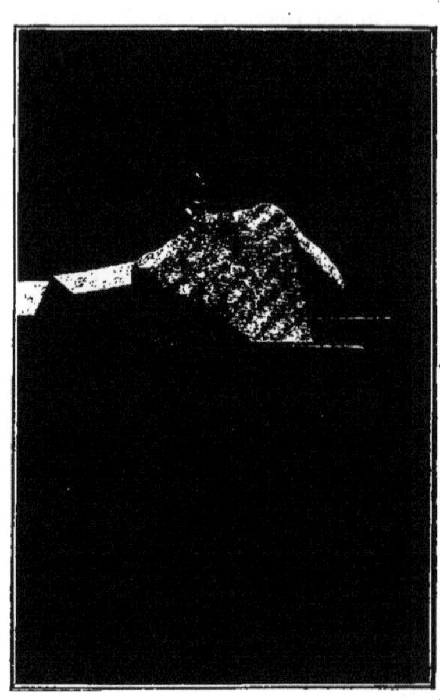

Fig. 224. — Position unifessière gauche.

la longue assez pénible de faire reposer tout le poids du corps sur un banc glissant et dur par l'intermédiaire de deux seuls appuis osseux, c'est-à-dire les deux ischions ; et c'est en partie pour éviter la pression continue au niveau de ces deux os que l'enfant tend naturellement à prendre un nouveau point d'appui en avant ou en arrière ; c'est dans le même but encore qu'il adoptera souvent la position dite unifessière; dans cette position, l'enfant se repose en faisant porter tout son poids tantôt sur la fesse droite, tantôt sur la gauche, mais plus souvent sur cette dernière à cause de l'inclinaison du cahier et de la torsion imposée à tout le corps par l'écriture exagé-

(1) Nous avons exposé, à propos de l'*Écriture* (p. 393 et suiv.) les intéressantes recherches par lesquelles le Pr Badaloni (de Bologne) a démontré avec toute la précision que donne la méthode graphique l'énorme influence des attitudes vicieuses sur la valeur de la respiration.

rément penchée; l'axe passant par les deux ischions, au lieu d'être parallèle au bord de la table, devient oblique à droite et en avant; le tronc se tord tout en s'affalant en avant; le plus souvent tout l'avant-bras droit sera appuyé de toute sa longueur sur la table; le membre supérieur gauche restera sans appui, sauf cependant la main ou même la seule extrémité des doigts, qui seront maintenus sur la table pour fixer l'angle du papier (fig. 224).

Quelquefois l'attitude sera différente : c'est le coude gauche qui tout entier s'appuiera sur la table, tandis que l'avant-bras droit restera en dehors d'elle; dans cette position, on verra la colonne vertébrale décrire une courbe totale à convexité gauche (fig. 212, p. 414).

Ces attitudes vicieuses, adoptées par les enfants peu surveillés à ce point de vue spécial, sont favorisées encore par des conditions trop fréquemment rencontrées à l'école.

Bien souvent en effet, les tables et les bancs ne sont pas adaptés à la taille de l'enfant; nous ne reviendrons pas ici sur tous les détails que nous avons donnés à ce sujet en étudiant le mobilier scolaire.

La myopie, qui, avec la scoliose, est la plus fréquente des maladies scolaires, est un autre facteur important dans l'apparition des attitudes vicieuses; conditionnant à la fois la myopie et la scoliose, un éclairage insuffisant ou défectueux oblige les enfants à tenir la tête très inclinée en avant; le corps tout entier suit ce mouvement d'inclinaison, en se contournant plus ou moins. La myopie étant le plus souvent unilatérale, il en résulte une nouvelle cause d'attitude vicieuse, puisque l'enfant cherchera à rapprocher davantage de son cahier l'œil dont il voit le moins clair; cette inclinaison latérale de la tête et du cou entraîne une inclinaison et une torsion du tronc qui viennent s'ajouter à celles provoquées déjà par la position unifessière.

Ces diverses conditions favorisantes de la scoliose étant connues, il nous sera facile de proposer les mesures nécessaires de prophylaxie scolaire.

La meilleure *prophylaxie* de la scoliose consiste d'abord dans une surveillance constante des enfants pendant les classes; il importe que les maîtres comprennent le danger qui résulte pour leurs élèves des mauvaises attitudes conservées pendant le travail; la tâche sera rendue plus facile si les horaires sont réglés de telle façon que les classes soient interrompues assez fréquemment par de courtes récréations; dans certaines écoles d'Allemagne, les enfants sont déplacés toutes les demi-heures, et ils exécutent à ce moment, pendant quelques minutes, des exercices de gymnastique respiratoire; durant cette pause, les élèves ne sortent pas toujours de la classe; souvent on les groupe au fond de la salle, et ils y exécutent leurs mouvements de gymnastique pendant que les fenêtres, largement ouvertes, assurent le renouvellement de l'air; le mouvement que se donnent les enfants évite qu'ils ne se refroidissent; l'expérience a d'ailleurs montré que, même pendant les jours froids, l'aération ainsi pratiquée n'abaissait que de 1° ou 2° la température de la classe, dont le degré normal est vite rétabli aussitôt les fenêtres fermées.

En dehors de ces récréations et de ces pauses, les enfants doivent pouvoir prendre la position debout de temps à autre; nous avons décrit des mobiliers qui permettent à l'écolier de se tenir debout entre la table et le banc; il est facile, avec les bancs à siège fixe, de faire sortir l'écolier du banc et de le faire se tenir debout toutes les fois qu'il n'a pas à écrire ou à lire et qu'il n'a qu'à écouter les explications du maître.

Dans l'éducation familiale, on peut donner aux enfants des tables à élévation variable, permettant d'écrire soit dans la position debout, soit dans la position assise. Nous avons décrit ces tables dans un précédent chapitre.

Quel que soit le mobilier adopté, il faudra que chaque classe soit munie de tables de différentes tailles : les enfants, mesurés deux fois par an, seront placés aux tables qui répondent à leur taille; nous ne reviendrons pas ici sur les mensurations qui servent à établir les mobiliers scolaires.

L'examen de la vue, à l'entrée de l'école, permettra de corriger les anomalies de la vision, et en particulier la myopie : quelle que soit la bonne volonté d'un enfant myope, et malgré toute l'assiduité de la surveillance du maître, on n'arrivera pas à éviter les attitudes vicieuses tant que cet écolier ne portera pas de verres correcteurs.

Une intensité suffisante et une direction normale de l'éclairage compléteront les mesures de prophylaxie à prendre contre la scoliose.

Il reste, toutefois, à faire une remarque importante au sujet de la position à donner au livre de lecture et au papier de l'écriture : les lignes de l'un et de l'autre doivent être transversales, c'est-à-dire parallèles à la fois à l'axe transversal des yeux et à l'arête antérieure du pupitre. Pour le livre de lecture, une telle rectitude est facile à conserver; pour l'écriture, le problème est plus délicat, et nous l'avons étudié en détail dans un précédent chapitre.

Les *symptômes de la scoliose* nous retiendront peu de temps; dans cet examen clinique, nous nous attacherons aux seuls faits intéressants pour le médecin scolaire; nous montrerons surtout en quoi consistent les attitudes anormales des scoliotiques, laissant volontairement de côté toute la partie anatomique et physiologique de la question.

L'enfant est examiné debout, nu jusqu'au-dessous de la ceinture; les talons sont joints, le poids du corps également réparti sur les deux membres inférieurs; il est important que l'éclairage tombe d'aplomb sur l'enfant à examiner, pour éviter les ombres portées qui pourraient induire en erreur et exagérer ou diminuer l'importance des saillies osseuses.

L'observateur, assis, placera l'enfant exactement devant lui ; il marquera, par pression du doigt ou à l'aide d'un crayon dermographique, la ligne des apophyses épineuses : les inflexions de cette ligne indiqueront le degré de scoliose ; notons toutefois que, par une torsion des corps vertébraux et des apophyses épineuses, ces dernières se trouvent déjetées du côté de la concavité ; cette déviation diminue donc d'une façon apparente l'importance de la courbure pathologique.

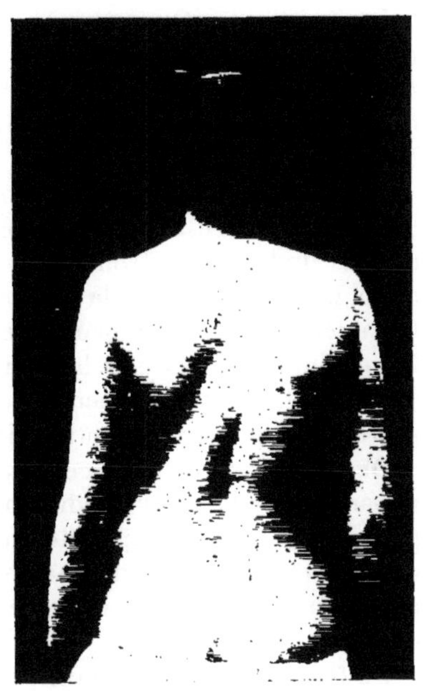

Fig. 225. — Scoliose à convexité lombaire gauche avec courbure de compensation dorsale droite et cervicale gauche.

La scoliose la plus habituelle, « la seule forme courante », dit Broca, est la scoliose dorsale droite et lombaire gauche. C'est sur un tel cas que nous réglerons notre description (fig. 225).

La déviation la plus apparente est celle de la région dorsale ; il faut parfois chercher de près la déviation lombaire pour la reconnaître ; c'est sans doute pourquoi elle a été niée par de nombreux auteurs. Quand la déformation est complète, à la fois cervicale, dorsale et lombaire, la ligne épineuse dessinera un S italique ; la verticale, prise de l'occiput au sacrum, coupera la ligne d'inflexion en deux points (points d'interférence) ; la plus grande distance existant entre la verticale et les diverses courbures mesurant l'importance de la déviation latérale : ce sera la « flèche » de déviation.

L'*épaule droite* est élevée : cette élévation se constate à la fois au niveau du moignon de l'épaule et au niveau de l'angle de l'omoplate ; une ligne réunissant l'angle des deux omoplates droite et gauche sera oblique de haut en bas et de droite à gauche. La même épaule sera en même temps portée en arrière et écartée de la ligne médiane par la gibbosité costale. Ces différents déplacements de l'épaule droite son très souvent reconnus par les familles ou par les couturières, qui d'ailleurs n'y attachent pas grande importance et se contentent de noter que l'enfant « a une épaule plus forte que l'autre ».

La *gibbosité costale* est produite par l'écartement en éventail des côtes du côté de la convexité de la courbure dorsale ; elle est due aussi à la torsion de la colonne vertébrale qui entraîne en arrière les côtes du côté de la convexité de la courbure dorsale (en l'espèce, à droite). La gibbosité est mise en évidence par la flexion du corps en avant; quand, dans cette dernière attitude, la gibbosité reste apparente, on peut conclure à l'existence d'une scoliose confirmée.

La *hanche droite* est plus saillante et plus basse que la gauche; au contraire, la hanche gauche paraît se prolonger en haut avec la région lombaire, soulevée par la convexité des vertèbres correspondantes : de cette attitude résulte une asymétrie fort nette du triangle lombaire.

Chez l'enfant sain, les bras tombant naturellement de chaque côté du corps, il ne reste qu'un espace à peu près virtuel entre le bord interne du bras et le tronc. Chez le scoliotique au contraire, du côté de la gibbosité dorsale la *distance entre le bras et le tronc* s'accentue à tel point que l'on peut passer deux, trois et quatre doigts entre la face interne du bras et la « taille », au-dessus des crêtes iliaques. Le bras et le tronc dessinent alors un triangle dont la hauteur pourrait en quelque sorte mesurer l'importance de la scoliose.

On note encore, dans cet examen, une diminution, parfois très apparente, de la longueur du tronc. Cette déformation, dans les cas graves, est rendue frappante par la disproportion entre la hauteur du tronc et la longueur des membres supérieurs : les coudes viennent parfois toucher les crêtes iliaques, ou descendent même au-dessous d'elles.

On fera exécuter à l'enfant des mouvements de flexion en avant, de flexion latérale et de redressement : la souplesse et l'étendue de ces mouvements seront une preuve de la curabilité de la maladie.

Cet examen dorsal étant terminé, on inspectera la *face antérieure* du corps en plaçant l'enfant bien en face de soi : on notera l'obliquité des épaules ainsi que celle de la ligne réunissant les deux mamelons; à droite, la poitrine est aplatie, formant un méplat ou même une dépression sous-claviculaire très marquée; à gauche, au contraire, les côtes sont saillantes en avant et tendent à effacer le creux sous-claviculaire : c'est en somme une déformation diamétralement opposée à celle constatée en arrière.

Au total, ces déformations réalisent un thorax oblique ovalaire avec forte saillie en arrière et à droite des angles costaux, avec saillie en avant et à gauche de la région chondro-costale.

Dans la scoliose au début, ces déformations ne se présenteront pas au complet; pour le médecin scolaire, ce sont ces cas frustes qu'il sera le plus intéressant de dépister; on les reconnaîtra à l'existence d'une légère saillie costale droite et postérieure, qu'il est possible d'exagérer en faisant arrondir le dos de l'enfant, ce qu'on appelle vulgairement faire le « gros dos ». L'épaule droite, rejetée un peu en arrière, paraît plus forte que celle du côté opposé. L'écart entre les bras et la taille est un peu plus marqué du côté droit ; du même côté encore la hanche paraît volumineuse ; elle est désignée, tout comme l'épaule, sous le nom de « hanche forte ». En avant enfin, dans ces cas au début, le mamelon gauche paraîtra légèrement surélevé en même temps que la drépression sous-claviculaire tend à s'effacer.

Moins fréquentes sont les formes de scoliose totale ; dans ces cas, on n'observe qu'une longue incurvation, étendue de la région lombaire à la région cervicale : cette incurvation peut être à concavité droite ou gauche, le premier type étant de beaucoup plus fréquent L'une et l'autre de ces déviations s'expliquent par des attitudes

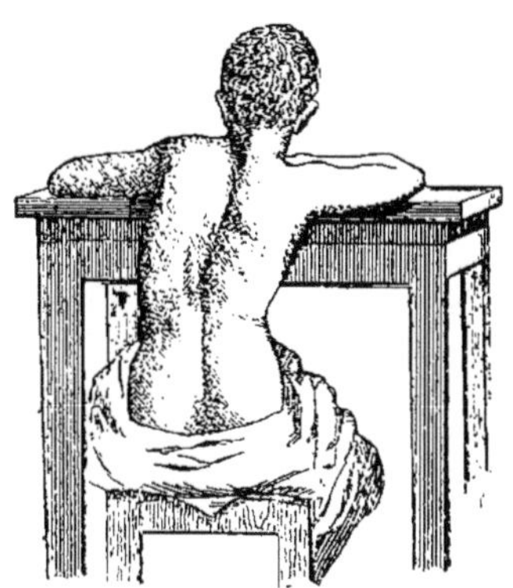

Fig. 226. — Scoliose à convexité totale gauche (d'après Redard).

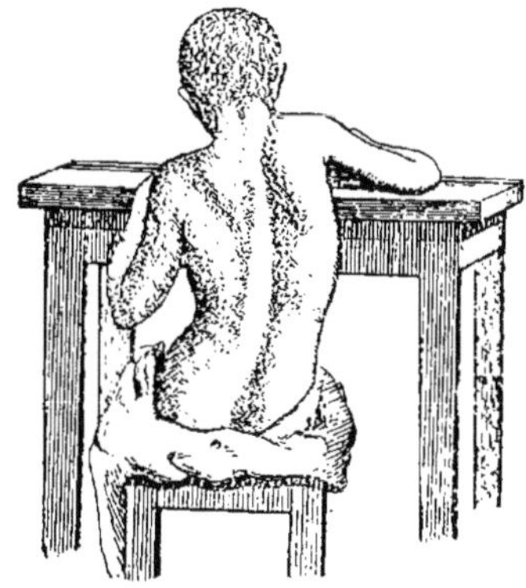

Fig. 227. — Scoliose à convexité totale droite (d'après Redard).

vicieuses habituelles : ce sont celles que schématisent les figures ci-dessus.

Dans la première (fig. 226), l'enfant est en attitude unifessière gauche ; son coude et son bras gauches servent de point d'appui sur la table et entraînent en haut le moignon de l'épaule gauche, d'où l'incurvation de la colonne vertébrale.

Dans la seconde (fig. 227), l'enfant est en position unifessière droite pendant que son épaule et sa colonne vertébrale sont entraînées en sens diamétralement opposé à celui observé dans le cas précédent.

Aussitôt qu'un enfant aura été reconnu comme scoliotique, il sera nécessaire de l'entourer d'une surveillance spéciale ; pendant la classe, ses attitudes seront corrigées avec attention dès la moindre défaillance ; on exigera son assiduité aux exercices gymnastiques, et il pourra être désigné au professeur pour l'exécution de mouvements correcteurs.

Pour les cas graves, la famille de l'enfant devra avoir recours aux soins orthopédiques exigés par l'état de l'enfant ; nous reproduisons ici (fig. 228) une table imaginée par Mme Nageotte pour permettre aux enfants scoliotiques de travailler sans risque d'exagérer leur attitude vicieuse.

EXAMEN ET MALADIES DE LA PEAU ET DU CUIR CHEVELU. — Le bon état du revêtement cutané est une condition indispensable à l'accomplissement de ses multiples fonctions : excrétion, thermo-régulation ou sensibilité tactile. La malpropreté habituelle devient une entrave à ces diverses fonctions. L'examen de la peau sera tout d'abord un *examen de propreté.*

On pourra remarquer sur les téguments certaines *pigmentations* : elles pourront être dues à une fièvre éruptive récente, encore mal éteinte, ou bien à une suffusion sanguine, ecchymose purpurique,

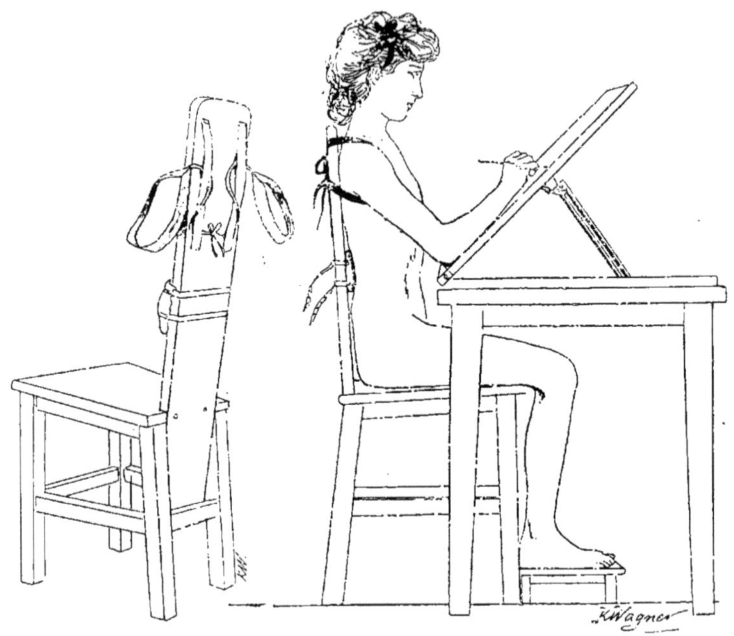

Fig. 228. — Table scolaire de Mme Nagcotte pour scoliotique.

ou simplement traumatique, ou encore à une maladie spéciale, telle la maladie d'Addison : nous ne pouvons que signaler ces diagnostics spéciaux, avant d'aborder l'étude des affections cutanées dont la prophylaxie intéresse spécialement le médecin scolaire.

Ces affections, très fréquentes à l'école, doivent être parfaitement connues, car la plupart d'entre elles sont contagieuses et imposent de sévères mesures de prophylaxie. Nous nous occuperons d'abord des affections parasitaires, phtiriase et gale.

Phtiriase. — Les poux de tête sont encore si répandus à l'école que bien des gens considèrent qu'il est tout à fait impossible de s'en débarrasser. Cependant la pédiculose est une maladie facilement évitable et plus facilement encore guérissable.

La présence des poux n'est pas toujours évidente; on commencera par tenir pour suspects les enfants qui se grattent de façon insolite; on surveillera également ceux qui présentent à la racine du cou des lésions de grattage, et aussi ceux qui ont des ganglions des régions occipitale ou rétro-auriculaire ; un examen attentif des cheveux de la nuque permettra le plus souvent d'apercevoir les parasites, ou tout au moins leurs lentes appendues et adhérentes aux cheveux ; chez les fillettes, on aura soin de relever la natte ou le chignon pour découvrir la racine des cheveux. C'est dans la région de l'occiput que les parasites ont leur habitat le plus fréquent.

La présence habituelle des poux peut amener des lésions secondaires sur lesquelles nous n'avons point à insister : suppuration au niveau des lésions de grattage, formation de croûtes, production d'adénopathies qui peuvent suppurer ; enfin, quand l'impétigo se généralise et atteint la face, on peut observer de la conjonctivite ; chez ces enfants, qui sont souvent profondément infectés, peuvent survenir des complications d'ordre rénal de la plus haute gravité.

Ne serait-ce que dans la crainte de tels accidents, et en dehors de toute préoccupation d'élémentaire propreté, les poux devraient être proscrits de l'école d'une façon absolue ; en principe, il est bien dit que la présence des poux exige l'isolement de l'enfant jusqu'à complète disparition des parasites ; mais, à l'heure actuelle, dans beaucoup d'écoles de faubourgs, et dans des écoles de campagne peut-être plus nombreuses encore, on peut affirmer qu'un bon tiers, sinon la moitié des enfants sont porteurs de parasites. Dans ces conditions, toute prophylaxie est à peu près impossible, car à peine un enfant a-t-il été nettoyé qu'il est exposé à une nouvelle cause de contagion.

En Angleterre, on vient de prendre des mesures rigoureuses contre les enfants porteurs de poux. Après avertissement, les parents qui n'auront pas pris les mesures urgentes de propreté prescrite par l'autorité médicale seront passibles d'une amende pouvant atteindre dix « schillings ».

Au Havre, en juin 1909, une grande quantité de poux ayant été constatée dans certaines écoles, le Bureau d'hygiène fit publier une notice sur la *Lutte contre la phtiriase dans les écoles*. Cette notice indiquait le traitement à appliquer, et elle fut remise à tous les instituteurs de la ville ; deux infirmières furent chargées d'aller dans les écoles procéder à la destruction des parasites. Une seconde notice moins étendue fut tirée à 20 000 exemplaires et remise aux parents ; en voici un extrait :

« Il est absurde de ne pas vouloir détruire les poux par crainte de voir les maladies se déclarer s'ils disparaissent.

« Lorsque les poux et les lentes sont en quantité notable, le directeur, la directrice ou le médecin inspecteur de l'école renverront l'enfant dans sa famille. Le nom de l'enfant sera donné à l'administration municipale et, sous aucun prétexte, il ne pourra, sans être guéri, entrer dans une autre école. La Mutualité scolaire ne paiera pas d'indemnité lorsque l'enfant aura été renvoyé pour ce motif. Si l'enfant n'est pas rentré au bout de dix jours, les parents seront convoqués avec l'enfant devant la Commission scolaire, qui commencera des poursuites. »

L'infirmière du bureau d'hygiène pourra donner des conseils aux mères de famille qui voudront procéder à la destruction des poux.

Sans des prescriptions aussi rigoureuses que celles-ci, et faute de sanctions applicables aux parents trop négligents, il est évident que toute prophylaxie contre les parasites sera illusoire : en France, nous sommes suffisamment armés par la loi sur l'obligation scolaire; c'est aux médecins scolaires qu'il appartiendra de la faire appliquer quand les enfants ne pourront pas fréquenter l'école pour la seule raison qu'ils seront porteurs de poux.

Il est nécessaire que, dans la campagne à entreprendre, les médecins scolaires soient secondés par le personnel enseignant, qui a tout à gagner à ces mesures de propreté.

Les maîtres devront être en mesure d'indiquer aux parents les moyens utiles pour détruire les parasites ; il serait même désirable qu'une notice ou une ordonnance tout imprimée puisse être distribuée, le cas échéant, aux parents.

On y indiquerait le procédé simple et toujours efficace du sublimé acétique, que l'on pourra employer quand il n'y aura ni plaie ni croûtes étendues.

On prescrira :

Sublimé	1 gramme.
Bleu de méthylène	0gr,05

Faire dissoudre ce paquet dans 500 grammes de vinaigre.

Le colorant évitera les confusions redoutables avec le vinaigre alimentaire.

Pour pratiquer les lavages de la tête, on commencera par un savonnage à l'eau tiède, puis on appliquera sur tout le cuir chevelu des compresses imbibées de vinaigre sublimé : ce vinaigre sera étendu de moitié d'eau très chaude immédiatement avant l'usage. On recommencera ces lotions trois ou quatre jours de suite.

Quand il existe des lésions de la peau, le traitement précédent est trop irritant, et on peut utiliser la pommade préconisée par Comby ; après savonnage de la tête, on applique trois ou quatre jours de suite cette pommade :

Vaseline	20 grammes.
Calomel	1 gramme.
Baume du Pérou	2 grammes.

Après application de la pommade, recouvrir la tête d'un bonnet.

Gale. — Cette affection n'est pas absolument exceptionnelle à l'école. Le plus souvent l'enfant qui en est porteur a été contagionné par un de ses parents, ou frère ou sœur, dont il partage le lit. La contagion d'écolier à écolier doit être beaucoup plus rare. Néanmoins les enfants reconnus atteints de la gale doivent être exclus de l'école jusqu'après complète guérison.

Chez les enfants, la gale se présente sous un aspect un peu spécial : les sillons classiques sont souvent peu nets, et les lésions ne siègent pas avec une prédilection aussi marquée que chez l'adulte au niveau des espaces interdigitaux ou au niveau des plis de flexion ; si le siège habituel des parasites est d'abord aux extrémités, il n'est pas rare de voir n'importe quelle partie du tégument envahie.

Le sillon est souvent difficile à reconnaître et parfois même absent ; très vite, en effet, ces sillons se trouvent masqués par de très petites vésicules, dont les premières siègent au niveau des doigts ; ces vésicules, dites *perlées*, à cause de leur aspect arrondi et légèrement lactescent, restent isolées et disséminées sans ordre, au contraire de ce que l'on observe dans les vésicules d'eczéma ou de dyshydrose ; il est très fréquent que les vésicules perlées, par suite du grattage, se transforment en pustules, puis en croûtes, et revêtent alors l'aspect de l'impétigo : sous cette dernière lésion cutanée étendue aux doigts et accompagnée de lésion de grattage, il faudra savoir reconnaître la présence de l'acare.

Souvent encore, et en plus de l'impétigo, on constate chez les petits galeux des pustules d'ecthyma, des abcès sous-cutanés et des adénopathies qui peuvent suppurer. Ces infections secondaires peuvent atteindre la face.

Le traitement de la maladie est d'ordre médical et ne peut pas être prescrit à l'école.

L'exclusion de l'enfant sera prononcée, ainsi que celle de ses frères et sœurs, jusqu'au jour où il apportera un certificat attestant qu'il a subi le traitement spécial, et que ses vêtements ont été désinfectés. Rappelons seulement que, chez l'enfant, la frotte doit être pratiquée avec quelques ménagements et que des traitements plus doux doivent être préférés, en particulier celui par le baume du Pérou.

Teignes. — On réunit sous ce nom, ou sous celui de *trichophyties*, un groupe d'affections cryptogamiques du cuir chevelu, étendues parfois à d'autres parties du tégument, et caractérisées par une calvitie circonscrite plus ou moins étendue : ce dernier caractère a fait désigner ce groupe de maladies sous le nom de *teigne tondante*.

Les teignes ont un certain nombre de caractères communs dont voici d'abord l'énumération : il existe un ou plusieurs placards arrondis, de la taille d'une lentille à celle d'une pièce de 5 francs ou davantage, dans l'aire desquels les cheveux sont *cassés au ras ou non loin de la racine*, ce qui donne à cette surface alopécique l'aspect d'une barbe mal rasée. L'accroissement des plaques se fait par progression centrifuge. La période d'accroissement des plaques est assez courte, mais, une fois constituées, elles restent stationnaires très longtemps ; par inoculation, de nouvelle plaques peuvent apparaître. La surface est squameuse ; par frottement, on détache des écailles fines, blanchâtres, peu adhérentes. Les cheveux, cassés au voisinage de la racine, sont plus épais que les cheveux sains, mais ils sont beaucoup plus friables ; pour cette raison, il est assez difficile d'avoir la racine de ces cheveux, qui se cassent mais ne s'arrachent pas.

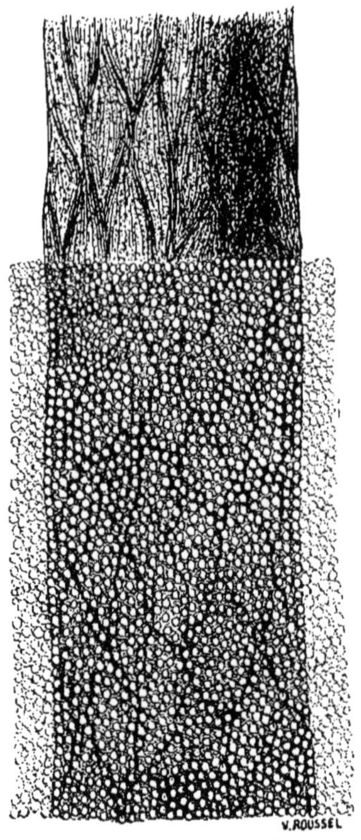

Fig. 229. — Cheveu de la teigne tondante à petites spores, × 300 (d'après Sabouraud).

Un caractère fort important des teignes est leur guérison spontanée au moment de la puberté, sans cicatrice et sans alopécie consécutives.

La recherche des plaques d'alopécie est parfois très délicate, surtout chez les filles ; il faut avoir soin, dans l'examen du cuir chevelu, de procéder région par région, en réclinant au fur et à mesure de l'investigation les cheveux vers le côté déjà examiné.

Un examen microscopique sera souvent nécessaire pour confirmer l'examen clinique : on place les cheveux suspects sur une lame ; on fait tomber une goutte de solution de potasse à 30 ou 40 p. 100 ; puis on recouvre avec la lamelle. Il n'est pas besoin de colorer la préparation. Le mycélium et les spores apparaissent d'une façon très nette à cause de leur grande réfringence ; les spores sont disposées en chapelet dans une direction parallèle ou oblique au grand axe du cheveu ; suivant qu'elles sont développées à la surface ou à l'intérieur du poil, les trichophyties sont dites *ectothrix* ou *endothrix*.

Deux variétés de teigne tondante peuvent être reconnues :

La *teigne tondante à petites spores* (*Microsporon Audouini*) est la plus fréquente ; elle forme des plaques de 3 à 5 centimètres de diamètre, quelquefois davantage ; les plaques sont recouvertes de petites squames blanches ; les cheveux qui la recouvrent sont cassés, fragiles, mais assez longs pour être saisis avec les doigts : la cassure s'est faite à $0^{cm},5$ ou 1 centimètre de la racine ; à leur base et sur une hauteur de 3 à 5 millimètres, ces vestiges de cheveux sont enveloppés d'une sorte de gaine d'un gris terne et cendré.

Au microscope on reconnait que cette gaine n'est autre chose que la prolifération autour du cheveu des spores de petite dimension (2 à 3 μ) et dont l'aspect a pu être comparé à celui de grain de tapioca dans du bouillon (fig. 229).

La *teigne à grosses spores* (*Trichophyton endothrix*) forme des plaques plus petites ne dépassant guère 2 ou 3 centimètres de diamètre et où persistent quelques cheveux sains ; par contre, les poils malades sont cassés au ras du cuir chevelu et assez difficiles à voir ; ils sont trois ou quatre fois plus épais que normalement ; une fois arrachés, ces cheveux se recroquevillent en forme de crochets ou de point d'interrogation.

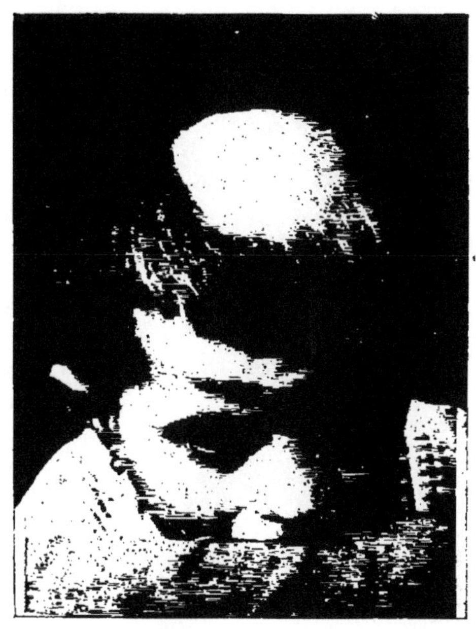

Fig. 230. — Teigne tondante. Épilation par les rayons X (Coll. Gastou).

Au microscope, on reconnaît de grosses spores, de 3 à 6 μ, disposées en chaînes suivant l'axe du cheveu : elles en occupent l'intérieur, qui en est parfois complètement bourré.

Cette dernière variété est moins nettement influencée par la puberté, et les plaques peuvent persister jusqu'à l'âge de vingt à vingt-cinq ans.

Les *teignes tondantes exigent l'exclusion immédiate* de l'écolier. Jadis le traitement était d'une longueur si désespérante qu'on avait créé, à l'usage des teigneux, des écoles spéciales. La radiothérapie a permis de réaliser l'épilation rapide et complète, et, grâce à cette méthode, on peut obtenir la guérison de la teigne en trois ou quatre mois (fig. 230) ; la repousse des cheveux se fait normalement sans que l'aspect extérieur de ceux-ci soit en rien modifié.

L'*herpès circiné* n'est qu'une extension, par inoculation aux parties glabres des teignes tondantes que nous venons d'étudier ; d'autres parasites peuvent cependant produire la même lésion cutanée. L'herpès circiné se présente sous forme d'une ou plusieurs taches, assez régulièrement arrondies, à progression excentrique, rosées de couleur et limitées par une zone périphérique légèrement saillante et rugueuse au toucher. Ces trichophyties cutanées ne présentent pas de gravité ; mais elles sont contagieuses et nécessitent l'exclusion de l'écolier jusqu'après la guérison, facilement obtenue d'ailleurs par quelques applications de teinture d'iode.

Favus. — La teigne faveuse n'existe plus qu'à l'état de rareté ; elle ne se développe que chez des enfants vivant dans un grand état de malpropreté ; elle est due à l'*Achorion Schœnleinii* et peut se développer sur le cuir chevelu ou sur la peau (fig. 231). C'est d'abord une tache blanc jaunâtre, qui peu à peu s'étend, pendant que son centre se creuse et que ses bords deviennent saillants : l'ensemble de la lésion forme un *godet* de 5 millimètres à 1 centimètre de diamètre ; ces godets sont isolés ou parfois réunis, et ils prennent dans ce dernier cas un contour polycyclique ; ils sont recouverts d'une peau jaunâtre, qui, détachée, découvre un derme rouge, humide et déprimé. Une *odeur de souris* tout à fait caractéristique est perçue au moment où l'on arrache cette croûte ; on retrouve souvent la même odeur en dehors de toute intervention. Quand on laisse la maladie évoluer, les godets se multiplient ; ils peuvent s'étendre à toute la calotte cranienne et même envahir les parties voisines, cou, épaules et parties supérieures du tronc ; toutefois, une bordure de cheveux est habituellement respectée à la périphérie du cuir chevelu.

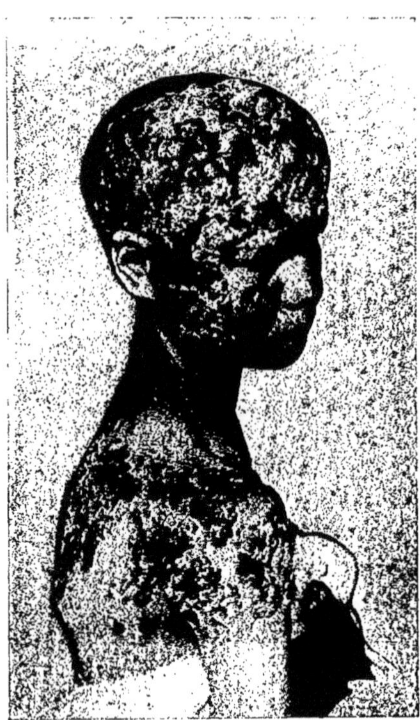

Fig. 231. — Favus de la tête et de la partie supérieure du tronc (Audry).

De toutes les maladies parasitaires de la peau, le favus est la plus grave ; il réclame un traitement énergique et en tout cas une exclusion de l'écolier jusqu'à complète guérison.

Pelade. — Les détails dans lesquels nous sommes entrés à propos des teignes nous permettent d'être brefs au sujet des pelades. Ces deux affections doivent être soigneusement distinguées : autant

›s premières nécessitent de sévères mesures de prophylaxie, autant ›s secondes peuvent être tenues pour négligeables au point de vue e la contagion : depuis 1907, la pelade n'est plus, dans nos écoles, ne cause d'exclusion. On a reconnu, en effet, que sa *contagiosité tait nulle.*

Les plaques de pelade ont un aspect arrondi, mais comme souvent lles sont réunies, leur contour devient irrégulier et polycyclique ; n peut aussi bien rencontrer plusieurs plaques isolées. L'étendue es plaques peut être considérable ; elles s'étendent de préférence ur les régions pariétales.

A leur niveau le cuir chevelu est lisse, uni, brillant. Par grattage, n ne détermine pas de desquamation, sauf dans le cas de séborrhée ù les squames sont cependant plus épaisses et moins sèches que ans les teignes. A la période d'état, la calvitie est complète, et on note ne absence totale de poils; avant cette période, on peut rencontrer quelques poils persistants : ces poils ne sont pas malades.

A la zone périphérique de la plaque (zone d'accroissement), on onstate au contraire une altération des poils: ils sont cassés à quelues millimètres de la peau, et l'extrémité cassée est quelquefois ivisée en fourche ; le diamètre et l'aspect extérieur restent normaux, auf un amincissement voisin du point d'insertion ; le cheveu en ce oint voisin de sa racine prend l'aspect d'un filament incolore ; il 'arrache facilement ; l'extrémité est très mince ou à peine renflée. .'aspect général d'un tel cheveu a été comparé à un point d'exclaıation (!). Au *microscope*, on constate une simple atrophie du heveu sans présence de spores ni d'aucun autre élément étranger.

A la période d'amélioration apparaissent des cheveux follets, qui eviennent de plus en plus nombreux, plus épais et plus colorés. ,a marche de la maladie est très irrégulière ; elle peut être longtemps xtensive et constituer ce que l'on a appelé la *pelade décalvante.*

Il n'y a pas lieu de distinguer les *différentes variétés de pelade* : ıelade ophiasique de Celse, pelade séborrhéique, ou pelade d'origine ıeuro-trophique, cette dernière variété résumant aujourd'hui toutes es autres.

Cicatrices du cuir chevelu. — La connaissance de ces cicarices est très importante au point de vue du diagnostic des alopécies.

Les *cicatrices d'origine traumatique* sont très fréquentes ; elles ont ın aspect nettement cicatriciel ; leur forme est irrégulière ; le fond este souvent déprimé ou plissé ; on ne voit pas de poils malades, et l n'y a pas tendance à l'envahissement.

Plus fréquentes encore sont les *cicatrices consécutives à une suppu-ation*, en particulier à l'*impétigo* ou à l'*eczéma impétiginisé* ; le liagnostic est parfois délicat, au moins au début, car on peut renontrer des poils malades, minces, faciles à arracher comme dans a pelade. Mais l'existence d'une zone inflammatoire, l'irrégularité des contours, la coexistence de cicatrices sur le visage, permettront d'établir le diagnostic, même en l'absence de renseignements sur les commémoratifs.

Citons encore les *alopécies volontaires*, que l'on rencontre chez certains enfants maniaques ou simulateurs, et les *alopécies transitoires*, qui surviennent au décours de quelques maladies aiguës.

Eczéma. — Cette affection ne constitue pas un danger de contagion, et elle ne motive pas l'exclusion de l'écolier tant qu'elle n'est pas compliquée : c'est ainsi que l'eczéma sec et squameux, vulgairement connu sous le nom de *dartre*, et que l'eczéma vésiculeux, limité à une faible partie du tégument, sont parfaitement compatibiles avec la fréquentation scolaire.

Au contraire, l'eczéma humide ou suintant se recouvre facilement de croûtes et se complique très fréquemment d'*infections secondaires*, en particulier d'infections de nature staphylococcique ; dès ce moment l'eczéma devient inoculable ; les mains, la figure, le cuir chevelu du malade lui-même peuvent être envahis par la suppuration, et cette infection cutanée peut être aussi bien inoculable d'enfant à enfant ; c'est ce qui constitue l'*eczéma impétiginisé* ou *gourme*.

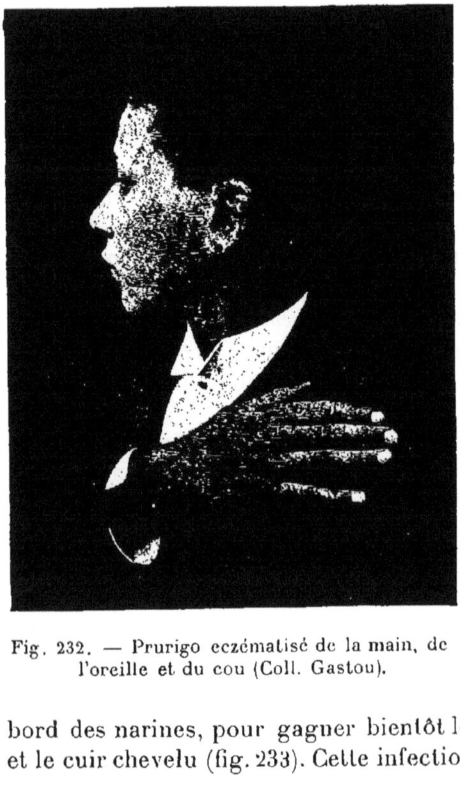

Fig. 232. — Prurigo eczématisé de la main, de l'oreille et du cou (Coll. Gastou).

Les enfants porteurs de telles lésions doivent être évincés de l'école, et ils ne seront réadmis qu'après disparition complète des croûtes et de la suppuration.

Impétigo. — Cette affection, dont l'origine est souvent chez l'enfant un placard d'eczéma infecté, une simple lésion de grattage, ou quelques vésicules de prurigo (fig. 232) a une tendance à envahir de proche en proche les téguments, et en particulier les parties découvertes; elle siège, au début, avec prédilection, sur la muqueuse ou la peau des lèvres et des commissures labiales, sur le bord des narines, pour gagner bientôt les joues, le menton, le front et le cuir chevelu (fig. 233). Cette infection, où l'on rencontre presque toujours le staphylocoque, est éminemment transmissible par inoculation au niveau de fissures ou de lésions de grattage.

Les enfants ne doivent pas être admis à l'école tant qu'ils sont porteurs d'impétigo.

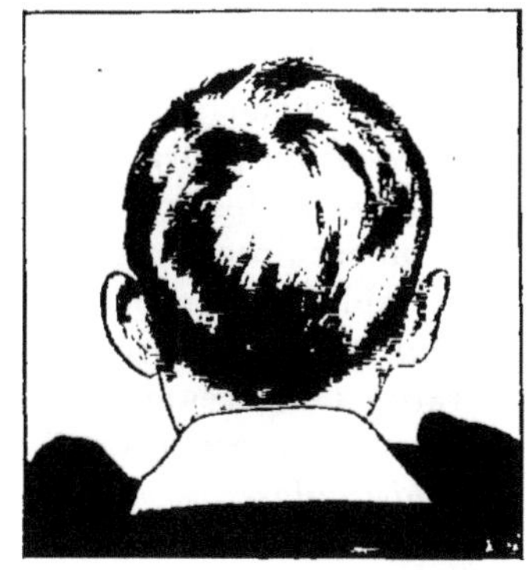

Fig. 233. — Impétigo du cuir chevelu, ayant déterminé les plaques d'alopécie. (Coll. Gastou).

Ecthyma. — Cette affection suppurative de la peau a pour caractéristique de former des éléments qui restent assez longtemps isolés, qui s'accroissent d'une façon excentrique, et qui sont constitués par de larges pustules reposant sur une base enflammée. La plupart du temps, cette maladie ne survient que chez des enfants débilités, mais elle peut aussi être favorisée par la malpropreté habituelle ; elle est auto-inoculable et également contagieuse.

Pemphigus. — Le *pemphigus* dont les éléments sont formés par des bulles de la dimension d'une pièce de 50 centimes, à contenu séro-purulent, est également contagieux ; il peut survenir chez les enfants bien portants et être de temps en temps rencontré à l'école.

Comme l'ecthyma, le pemphigus doit être une cause d'éviction.

Verrues. — Les verrues seraient dues à la présence d'un parasite; leur contagion paraît démontrée. Il n'y a pas de différence de nature entre les verrues planes, qui siègent habituellement à la face, et les verrues communes, qui se développent sur les doigts et sur les mains, surtout sur leur face dorsale, où elles forment des saillies dures, rugueuses, de dimensions et de formes variables, hémisphériques et à peu près régulières, ou au contraire papilliformes ou légèrement pédiculées.

Malgré la possibilité de contagion, les enfants porteurs de verrues ne sont pas exclus de l'école : on peut seulement recommander à leurs parents d'appliquer le traitement local, c'est-à-dire la destruction par raclage, par cautère ou par application de caustiques.

Tuberculoses cutanées. — Cette localisation de la tuberculose est très importante à connaître, car, la plupart du temps, elle réalise une *tuberculose ouverte* : les dermatologistes caractérisent en effet les tuberculoses cutanées par la présence du bacille de Koch, par la possibilité d'inoculation et par l'aspect histologique du follicule tuberculeux prélevé par biopsie.

Les tuberculoses cutanées présentent donc un danger de contagion, et elles nécessitent l'isolement de l'écolier qui en est porteur, au même titre que les autres tuberculoses ouvertes.

Les *tuberculoïdes* constituent, à côté des tuberculoses cutanées que nous allons étudier, des lésions assez mal caractérisées : elles se présentent sous forme d'éléments éruptifs, papuleux, parfois indurés et tendant vers le type verruqueux ; ces éléments ne contiennent pas de bacilles et ne sont pas considérés comme contagieux ; on admet qu'ils sont l'apanage des enfants scrofuleux, candidats à la tuberculose avérée ; on pourra, pour ces enfants, recommander les colonies de vacances ou les écoles de plein air.

Les tuberculoses cutanées de l'enfant peuvent revêtir des aspects très variables ; on rencontre assez rarement ce que l'on a appelé l'*ulcère tuberculeux*, ou *tuberculose miliaire de la peau* : ce sont de petites ulcérations formées au voisinage des extrémités du tube digestif par un semis de tubercules miliaires.

La *tuberculose verruqueuse*, par auto-inoculation sur la main ou les doigts, est rare aussi chez l'enfant ; elle est formée par des placards saillants et infiltrés, à surface rugueuse, percée de petits pertuis par lesquels on peut faire perler le pus par pression; parfois cette verrue se recouvre d'une croûte, qui peut induire en erreur sur la nature de la lésion.

Citons encore l'*ulcère tuberculeux primitif*, qui n'est qu'un chancre d'inoculation, et la *tuberculose fongueuse*, qui forme une sorte de tumeur lobulée irrégulière et suppurante, d'aspect bourgeonnant, et que l'on rencontre parfois au niveau des doigts et surtout des orteils.

Les deux seules variétés véritablement importantes à retenir sont les gommes cutanées ou sous-cutanées et les différentes variétés de lupus.

La GOMME TUBERCULEUSE a un début insidieux ; son accroissement est lent et indolore ; elle peut se développer en n'importe quel point de la surface cutanée, sauf cependant à la face, et avec une préférence marquée sur les mollets, les fesses, les membres supérieurs.

Le volume des gommes varie de celui d'un grain de semoule à celui d'une noisette ou d'une noix ; c'est d'abord une simple saillie sans modification apparente de l'aspect ni de la couleur de la peau, donnant l'impression d'une nodosité incluse dans la partie profonde du derme ; on peut voir jusqu'à ce moment la gomme régresser et laisser à sa place un simple petit noyau induré, qui peut lui-même complètement disparaître.

Mais l'évolution normale aboutit au ramollissement, puis à la suppuration ; on voit alors la peau s'amincir, devenir violacée, se flétrir en un point, et finalement se perforer pour donner issue au contenu caséo-purulent de la gomme ; ce pus est variable d'aspect et peut présenter toutes les consistances possibles, depuis celle de la sérosité jusqu'à celle de grumeaux épais.

Une fois la gomme vidée, il se produit une ulcération dont les bords minces et décollés, à contours irréguliers, restent livides et violacés; le fond est induré, bourgeonnant, et est formé par une véritable membrane pyogène tuberculeuse; cette ulcération a tendance à s'accroître par envahissement du tissu sain de voisinage; assez souvent, plusieurs gommes distantes les unes des autres se réunissent par extension périphérique; de petits ponts de peau saine peuvent persister entre plusieurs ulcérations. Les ganglions correspondants au territoire atteint sont augmentés de volume ; des granulations lupiques peuvent se développer au pourtour des ulcérations.

Le LUPUS TUBERCULEUX est une maladie fréquente chez l'enfant; dans ses formes très variées, il doit toujours être considéré comme contagieux et motiver l'éviction de l'écolier.

Le siège du lupus est souvent la face, et en particulier le voisinage de ses orifices : pourtour des narines, voisinage des lèvres, angles de l'œil; on le rencontre toutefois sur n'importe quelle partie du tégument et même sur les muqueuses.

Quelle que soit son évolution ultérieure, le lupus est toujours constitué au début par un élément semblable à lui-même : le *tubercule lupique*; celui-ci consiste en une petite tumeur intradermique, indolore, molle, et du volume d'un grain de chènevis ou de sagou; l'élevure épidermique qui se produit au niveau de cette nodosité est d'un blanc jaune ou rougeâtre que l'on compare habituellement à la couleur du sucre d'orge ou du jus d'abricot.

Ce tubercule primitif s'accroît, puis se ramollit bientôt, et finit par évacuer son contenu en s'ulcérant; une croûtelle recouvre ensuite ce petit ulcère et l'élément se cicatrise. Mais à ce moment il a pu se développer des tubercules analogues dans le voisinage, qui à leur tour évoluent suivant le même processus.

Suivant que les éléments primordiaux sont isolés ou agminés, suivant qu'ils s'ulcèrent ou qu'ils n'arrivent pas à ce stade évolutif, l'aspect clinique du lupus est assez variable.

Le *lupus non ulcéré*, ou *lupus érythémateux*, forme une surface rouge avec infiltration et résistance anormale des téguments; au milieu de cette surface infiltrée, on peut reconnaître l'existence de grains multiples, à différents stades, sauf à celui de la suppuration.

Le *lupus ulcéré* forme, par infection secondaire, des pustules parfois assez étendues, qui se recouvrent de croûtes et prennent un aspect impétigineux : la nature tuberculeuse de la lésion est affirmée par la présence de grains lupiques reconnus sur les bords de l'ulcération.

Le *lupus miliaire aigu* est formé par des nodules isolés, de volume variable, disséminés sur tout le corps.

Le *lupus verruqueux*, développé au niveau des pieds et des mains, présente l'aspect d'une masse cornée qui dissimule souvent la lésion primitive.

Le *lupus végétant* est mamelonné, d'aspect framboisé, et n'arrive pas à l'ulcération ; on observe quelquefois cette forme sur les ailes du nez.

Enfin le *lupus myxomateux* est constitué par une masse molasse et gélatiniforme : on le rencontre infiltrant les oreilles.

Comme caractères généraux d'évolution, nous rappellerons que le lupus est indolore, qu'il a une tendance habituelle à s'accroître, qu'il laisse des cicatrices indélébiles qui sont souvent l'origine de terribles difformités.

Il est parfois facile de confondre le lupus avec certaines formes d'eczéma impétiginisé, avec de simples verrues ou nævi ; dans les cas embarrassants, et avant de prononcer l'éviction de l'écolier, le médecin scolaire pourra prendre l'avis d'un spécialiste : l'inoculation au cobaye sera le seul moyen de diagnostic dans quelques cas particulièrement difficiles.

EXAMEN ET MALADIES DE L'APPAREIL RESPIRATOIRE.

— ***Nez et rhino-pharynx.*** — Les **érosions des narines** sont fréquentes chez les enfants ; elles peuvent être la conséquence de simples lésions de grattage, et aussi de vésicules d'impétigo ou d'herpès secondairement infectées. Les enfants porteurs de ces lésions bénignes seront cependant surveillés : ils devront éviter de porter les mains sur le point infecté.

L'**épistaxis** est un accident le plus souvent bénin, mais si fréquent à l'école que les maîtres doivent savoir quels sont les moyens capables d'enrayer cette hémorragie. Elle peut se produire à la suite d'une violence extérieure, au cours des récréations ou dans les batailles d'enfant. Elle est souvent aussi la suite d'une érosion produite par l'introduction dans le nez d'un corps étranger et plus simplement des doigts. Chez les enfants qui ont la manie de s'introduire les doigts dans les narines, il se forme souvent de petites plaies bientôt recouvertes d'une croûtelle ; quand celle-ci se détache, à l'occasion d'une nouvelle irritation digitale, il se produit une hémorragie qui peut être assez abondante.

Quelquefois l'épistaxis est due à un état pathologique de la pituitaire : celle-ci peut être le siège de varices ou de simple congestion ; elle est fréquente surtout chez les adénoïdiens, où la circulation en retour est considérablement gênée.

Signalons seulement les épistaxis dues à des ulcérations syphilitiques ou tuberculeuses et celles qui sont provoquées par des tumeurs. Notons encore les hémorragies nasales, qui compliquent certaines maladies chroniques (foie et rein) ou qui marquent le début de certaines infections aiguës (fièvre typhoïde ou fièvres éruptives).

D'une façon générale, quand le traumatisme ne sera pas nettement la cause de l'épistaxis, il appartiendra au médecin scolaire d'examiner l'enfant au point de vue local et général pour essayer de déterminer la cause de l'accident; s'il est lié à l'apparition d'une maladie infectieuse aiguë, il est utile au point de vue de la prophylaxie scolaire d'établir un diagnostic précoce. Si au contraire l'hémorragie est due à une lésion locale, il peut être important d'en déterminer la nature afin que l'enfant reçoive aussitôt que possible les soins nécessaires; citons, à titre d'exemple, les suintements sanguins ou les épistaxis franches qui peuvent survenir au moment de la fonte d'une gomme spécifique. Le diagnostic précoce peut, dans ce cas, permettre d'instituer le traitement et d'éviter les désastres parfois irréparables dus aux pertes de substance qui se produisent si on laisse la maladie évoluer.

Pour toutes les épistaxis traumatiques banales, on conseillera aux maîtres de faire un simple tamponnement ouaté de l'orifice antérieur des fosses nasales.

La **diphtérie nasale** mérite une mention spéciale : c'est une localisation qui n'est pas exceptionnelle à l'école; l'enfant présente un jetage constitué par du muco-pus et un suintement sanguin plus ou moins abondant; cet écoulement nasal peut durer des jours et des semaines sans s'accompagner de troubles généraux appréciables ou susceptibles d'empêcher l'enfant de venir à l'école. La persistance du jetage peut quelquefois déterminer des érosions de la lèvre supérieure. Le rejet des fausses membranes vient jeter la suspicion sur la nature de ce coryza, mais le diagnostic devrait être fait avant cette expulsion, qui souvent est tardive; en effet, dès le début de l'écoulement, l'enfant est contagieux et a pu semer la diphtérie autour de lui.

Cette rhinite diphtérique exige les mêmes mesures de prophylaxie et de désinfection que l'angine ou la laryngite de même nature.

La **rhinite atrophique fétide**, ou **ozène**, est facile à reconnaître par l'odeur spéciale répandue par l'enfant qui en est porteur. Cette véritable infirmité peut constituer une gêne pour toute la classe, et elle exige un traitement suivi. Quand la fétidité est très marquée, il deviendra nécessaire d'exclure l'enfant de l'école jusqu'au moment où le traitement local aura fait disparaître ce symptôme. Ce traitement, d'ailleurs, peut être long, et il est sûrement définitif.

Les **corps étrangers** introduits accidentellement dans les fosses nasales exigent parfois pour leur extraction l'intervention d'un spécialiste. Il est urgent de procéder à l'extraction le plus rapidement possible, surtout quand il s'agit de corps étrangers pouvant se dilater sous l'action de l'humidité, comme cela arrive pour les graines et en particulier les haricots que les enfants ont la fâcheuse manie de s'introduire dans le nez.

Les **végétations adénoïdes** sont une des affections les plus importantes à connaître pour le médecin scolaire : elles *entravent la respiration* et par là elles apportent une gêne très considérable au développement du thorax et de l'individu tout entier; l'obstruction, qui atteint presque toujours la trompe d'Eustache, peut provoquer une *diminution de l'acuité auditive*; la surdité peut même venir compliquer cette affection, c'est-à-dire qu'un examen du rhino-pharynx s'imposera toutes les fois que les enfants présenteront une diminution de l'audition; 9 fois sur 10 on constatera que les végétations adénoïdes sont la cause de cette anomalie.

Les poussées inflammatoires et les infections à répétition dont les végétations adénoïdes deviennent l'origine sont elles-mêmes la cause d'une autre série d'accidents : ce peuvent être des accidents infectieux banaux ; mais souvent ils se compliquent d'infection des ganglions de voisinage; fréquentes aussi sont les répercussions sur l'oreille moyenne par l'intermédiaire de la trompe d'Eustache; la majorité des otites surviennent chez des adénoïdiens ; en dehors de la gravité même de cette *infection de l'oreille moyenne*, il faut tenir compte de son influence sur la fonction auditive.

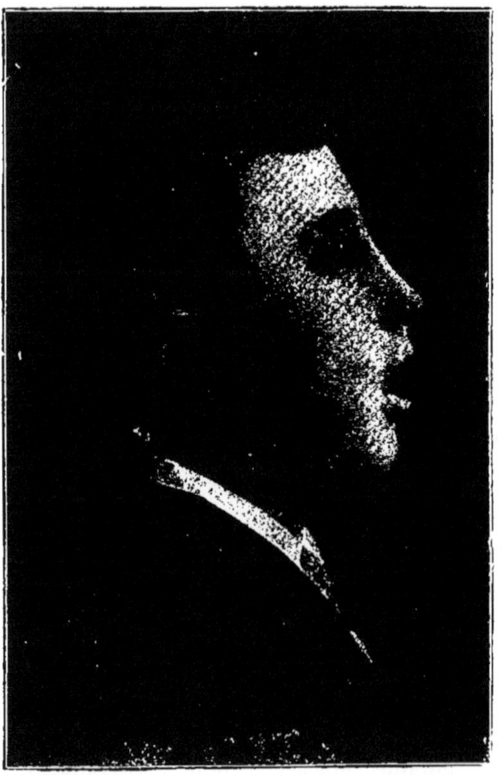

Fig. 234. — Facies adénoïdien (d'après Chatellier).

On a également insisté sur le danger qu'il y avait pour les enfants à déglutir les produits de sécrétion fournis par les végétations adénoïdes; Guinon a montré que beaucoup d'entéro-colites de l'enfant n'avaient pas d'autre cause que cet apport de mucosités riches en produits septiques dans le tube digestif.

Diminution de l'acuité auditive et même surdité totale, otites et ses complications, infection intestinale, entrave à la respiration et gêne du développement thoracique, telles sont les conséquences souvent imputables aux végétations adénoïdes; il faut y ajouter encore la possibilité de l'invasion tuberculeuse à leur niveau: Dieulafoy a rapporté des faits assez probants à l'appui de cette thèse.

L'enfant porteur de végétations adénoïdes est la plupart du temps facile à reconnaître à son simple aspect extérieur (fig. 234 et 235); son facies est caractéristique; l'obstruction nasale oblige l'enfant à respirer par la bouche; celle-ci reste ouverte, la lèvre inférieure pendante, pendant que la lèvre supérieure est relevée et découvre les incisives supérieures. Le nez est mince, effilé; les narines restent immobiles, et les ailes du nez paraissent affaissées. Si l'extrémité du nez paraît ainsi arrêtée dans son développement, la base au contraire est élargie et souvent aplatie dans le sens antéro-postérieur. Cet élargissement de la base du nez paraît écarter l'un de l'autre les deux angles internes des yeux; le massif du maxillaire supérieur subit en même temps une sorte d'atrophie qui extérieurement se traduit par un affaissement des pommettes et un effacement des plis naso-géniens et naso-malaires.

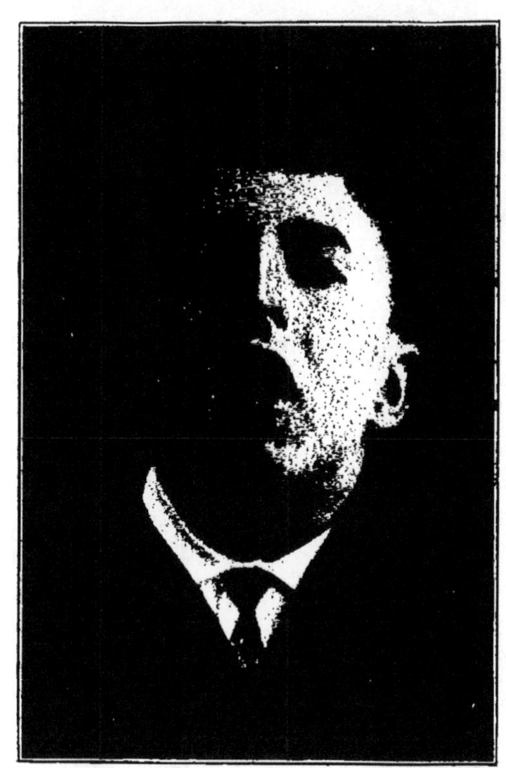

Fig. 235. — Facies adénoïdien (d'après Chatellier).

L'ensemble de ces déformations donne à l'enfant une expression hébétée; sa face paraît figée, et la mimique reste très peu expressive.

La voûte palatine est habituellement ogivale avec projection en avant des arcades dentaires supérieures.

Le thorax reste mince, aplati dans le sens antéro-postérieur: ce dernier diamètre est toujours très réduit. Les épaules sont tombantes. Fréquemment la partie inférieure du thorax s'évase en entonnoir, et sa partie moyenne est le siège d'une dépression quelquefois très considérable (fig. 236). L'ampliation thoracique mesurée au ruban métrique est très réduite.

Les *troubles fonctionnels* sont en rapport avec l'importance de l'obstruction nasale ; l'enfant est essoufflé après la moindre course; il tousse fréquemment, par irritation des voies respiratoires supérieures, qui ne sont plus protégées par le filtre nasal ; la toux peut être due aussi aux infections laryngées et trachéales dues à la propagation du catarrhe naso-pharyngien.

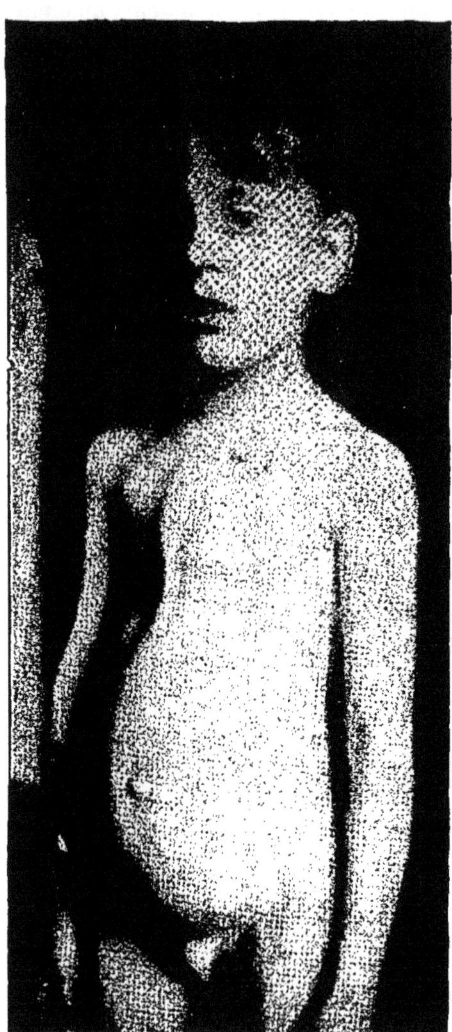

Fig. 236. — Déformations thoraciques dans l'hypertrophie de l'amygdale pharyngée (d'après Cruchet).

Le sommeil est rendu agité par la gêne respiratoire : un ronflement sonore se produit dès que l'enfant s'assoupit et que son voile du palais n'est plus maintenu contracté.

La parole est modifiée : les enfants parlent du nez, nasonnent, prennent la voix de polichinelle et modifient la prononciation des consonnes : en particulier ils prononcent M à la place de B, et N à la place de D : *mon Dez*, par exemple, à la place de *mon Nez*.

Les troubles de l'ouïe, les troubles de l'odorat et du goût viennent compléter cette symptomatologie, à laquelle on pourrait aussi ajouter des troubles nerveux fréquents.

L'auscultation du poumon révèle de l'insuffisance respiratoire ; on note souvent l'existence de ganglions trachéo-bronchiques : leur inflammation a sans doute pour origine une invasion microbienne par les végétations, la nature de cette infection ganglionnaire étant souvent tuberculeuse.

Le squelette se déforme quand l'obstruction est notable ; la colonne vertébrale se dévie latéralement ou dans le sens antéro-postérieur (scoliose ou cyphose) ; la cage thoracique est également déformée ; on peut voir des gibbosités costales, ou au contraire des dépressions ou des aplatissements de la paroi thoracique, plus spécialement dans sa région antérieure, au niveau ou au voisinage du sternum.

Ces symptômes à distance sont assez nombreux et assez caractéristiques pour qu'il ne soit pas besoin de pratiquer à l'école un examen local du naso-pharynx : par simple ouverture de la bouche, on pourra constater que les amygdales pharyngées ont un volume excessif; on pourra aussi apercevoir dans le fond du pharynx des saillies anormales, des bosselures, un état granuleux de l'amygdale pharyngée. Par le toucher digital, ou par l'examen au miroir, on obtiendra des précisions sur le volume et sur la situation exacts des végétations ; mais cet examen spécial n'a pas besoin d'être fait à l'école ; et ce que nous avons dit des symptômes fonctionnels et des modifications extérieures de l'aspect de l'enfant adénoïdien montre que le diagnostic de sa maladie peut être fait sans le secours d'une exploration de son rhino-pharynx.

Au point de vue de la prophylaxie individuelle, le diagnostic des végétations adénoïdes présente une importance capitale ; dès qu'un enfant en aura été reconnu porteur, le médecin scolaire signalera à sa famille les dangers que présente la maladie et l'urgence qu'il y a à la traiter.

Larynx. — Les *maladies chroniques* du larynx sont rares chez l'écolier ; elles sont au contraire fréquentes chez les maîtres : nous y reviendrons en étudiant l'hygiène des maîtres.

Le *croup*, l'*œdème aigu de la glotte*, les *spasmes laryngés* sont les accidents aigus qui ne comportent aucune mesure scolaire autre que la remise rapide de l'enfant entre les mains de ses parents et de son médecin. On pourra seulement, dans ces cas graves, recommander l'application immédiate, et à titre de soin provisoire, de compresses chaudes et humides au-devant du cou.

L'*hygiène du larynx* chez l'écolier est la même que chez le maître : on évitera aux enfants la fatigue de la voix et l'inhalation des poussières ; ces précautions d'hygiène sont sous la dépendance immédiate des locaux scolaires et de leur entretien. Nous reviendrons avec plus de détails sur cette hygiène de la voix en nous occupant de l'hygiène des maîtres, chez qui les affections du larynx peuvent être considérées comme de vraies maladies professionnelles.

Les *corps étrangers du larynx et de la trachée* ne sont pas rares chez les écoliers : les sous, les cailloux, les noyaux sont souvent introduits dans leurs voies respiratoires supérieures. Quand un tel accident s'est produit, l'enfant doit être conduit sans retard chez un spécialiste ou dans un hôpital où l'extraction pourra être opérée.

Examen des poumons. — *L'examen des poumons* de l'enfant doit être fait avec méthode ; et il faut connaître quelques particularités anatomiques et physiologiques particulières à cet âge.

L'enfant sera examiné nu jusqu'à la ceinture. L'inspection permettra de reconnaître le degré de développement de la cage thoracique, la valeur des muscles pectoraux et dorsaux, l'existence de circulation veineuse collatérale ou d'un système pileux exagérément développé. Si l'examen anthropométrique a comporté la recherche du périmètre thoracique, on tiendra compte de cette mensuration, ce qui n'empêchera pas de rechercher la valeur de l'ampliation thoracique, au cours de l'inspiration forte : on peut se rendre compte, d'une façon approximative, de l'étendue de l'ampliation thoracique en appliquant les deux mains de chaque côté du thorax et au-dessous des aisselles, les pouces en avant, vers la région pectorale, les autres doigts en arrière vers les omoplates. Les deux mains enserrant ainsi le thorax, permettent d'apprécier la façon approximative, la valeur de l'ampliation (fig. 237).

L'ampliation de la région des sommets peut être appréciée de façon également simple, par application des mains sur les deux épaules, comme l'indique la figure 238.

Le ruban métrique (voir plus loin au chapitre : *Inspection médicale, examen anthropométrique*) donne la valeur exacte de la différence du périmètre thoracique pendant l'inspiration et pendant l'expiration. Nous avons donné ailleurs (Voy. p. 177) les chiffres que doit atteindre l'ampliation thoracique chez un enfant normal ; entre sept et douze ans, elle doit être de 4 à 7 centimètres.

Pour la précision de nos examens, il importe que la désignation des différentes parties du thorax et des zones pulmonaires sous-jacentes soit exacte et uniforme. Nous devons donc rappeler brièvement les rapports du poumon de l'enfant avec la paroi.

En avant, le poumon descend jusqu'au niveau de la troisième côte à gauche et de la quatrième ou cinquième côte à droite ; en arrière, il descend jusqu'à la onzième côte et un peu plus bas à gauche.

Au point de vue de la nomenclature, nous proposons de diviser le *thorax en trois zones* aussi bien en avant qu'en arrière :

En avant, nous considérons d'abord une *zone sous-claviculaire* qui s'étend depuis la clavicule jusqu'au deuxième espace intercostal ou à la partie supérieure de la troisième côte ; puis une *zone mammaire* qui s'étend depuis ce niveau jusqu'à une ligne horizontale passant un peu au-dessus de l'appendice xiphoïde. Enfin une *zone thoracique inférieure* qui correspond à droite au foie et à gauche à l'espace de Traube, dont on connaît l'importance dans la recherche des épanchements pleuraux.

En arrière, la division en trois zones est plus importante encore ;

elles se limitent aisément par les reliefs anatomiques qui les séparent ; en effet ces zones d'exploration du poumon ne sont autres que la *fosse sous-épineuse*, la *fosse sus-épineuse* et enfin, s'étendant au-dessous de l'extrémité inférieure de l'omoplate, la zone plus étendue habituellement désignée sous le nom de *base pulmonaire*.

La *région axillaire* a été divisée en deux parties, l'une qui répond à la partie supérieure du creux de l'aisselle, l'autre à la région

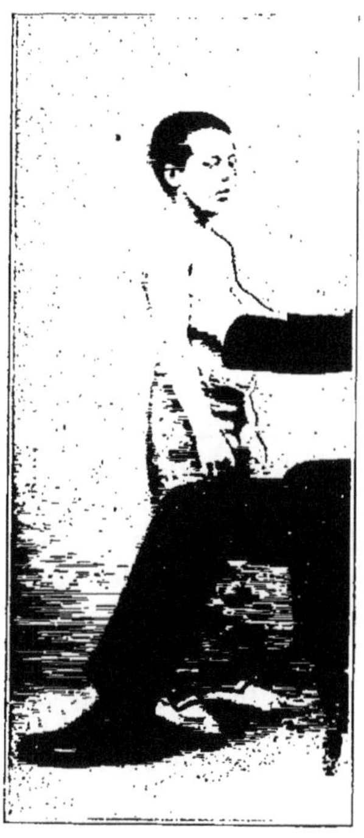

Fig. 237. — Recherche de l'ampliation thoracique.

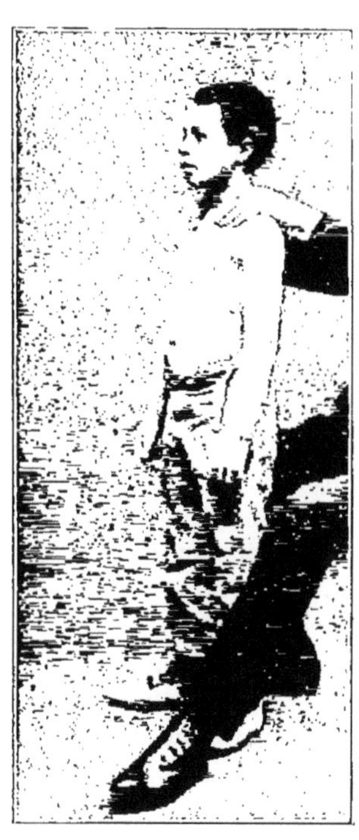

Fig. 238. — Recherche de l'ampliation au niveau des sommets.

axillaire inférieure, ces deux régions étant séparées par le sillon qui existe entre les muscles grand rond et grand dorsal.

Nous devons indiquer maintenant les *particularités stéthoscopiques* propres à plusieurs de ces régions.

Chez l'enfant, le *murmure respiratoire présente une intensité plus marquée que chez l'adulte*, à cause de la faible épaisseur des parois ; en même temps que l'augmentation de l'intensité respiratoire, on note toujours une rudesse un peu plus marquée de la respiration, moins douce et moins moelleuse que chez l'adulte : ces caractères constituent la *respiration puérile*, à laquelle il ne faut pas attribuer d'autres causes que la faible épaisseur des parois et le peu de distance qui sépare le poumon de l'oreille. Ces caractères sont d'autant plus marqués que l'auscultation porte sur une région de plus faible épaisseur, en particulier la région sous-claviculaire, la région de la base, et la partie supérieure de l'aisselle, où, étant donnée l'absence de muscles importants, le murmure vésiculaire est « très près de l'oreille ».

Dans des cas opposés, *l'inspiration est affaiblie* : nous verrons que de nombreuses causes pathologiques, et en tout premier lieu l'adénopathie trachéo-bronchique, réalisent cette anomalie. Mais on a prétendu aussi que ce type respiratoire pouvait se rencontrer chez des sujets absolument normaux. Le Dr Monteli (de Bordeaux) a consacré sa thèse à l'étude de ces inspirations affaiblies physiologiques. Il les attribue à la disposition anatomique de la bronche du lobe supérieur du poumon droit, bronche dite épartérielle, qui fait un angle presque droit avec la bronche souche. Il en résulterait une arrivée plus difficile de l'air dans le lobe supérieur du poumon droit. Mais, sur les cinq cents enfants examinés par le Dr Monteli, il n'y en a que 170 (34 p. 100) qui aient présenté une inspiration plus faible au sommet droit. Il semble bizarre qu'une disposition anatomique, qui doit être constante, ne produise pas constamment les mêmes effets sur l'intensité de l'inspiration. Monteli fait intervenir alors des considérations physiologiques tirées des modifications subies par l'hémithorax des droitiers, sous l'influence du travail plus intense de ce côté et du développement musculaire plus marqué : il se ferait secondairement une sorte de respiration supplémentaire qui viendrait masquer l'affaiblissement original ; et il invoque à cet égard les considérations exposées par le Dr Lemoine et le Dr Rouget à la Société médicale des hôpitaux. Ils tirent d'ailleurs des conclusions très différentes de leurs observations.

D'après Monteli, l'inspiration faible physiologique à droite ne devrait se rencontrer que chez les gauchers, puisque chez les droitiers elle est compensée. Or la fréquence des inspirations faibles à droite est certainement supérieure à la proportion des gauchers sur les droitiers, et il semble bien, comme cela a été d'ailleurs soutenu dans différents travaux, que la prédominance de l'inspiration faible à droite tient justement à la prédominance de l'adénopathie trachéobronchique de ce côté.

La *percussion* doit être pratiquée avec certaines précautions : il faut avoir soin d'appliquer les doigts dans des régions rigoureusement symétriques ; l'enfant doit être dans une attitude correcte ; si, par exemple, on pratique la percussion de la zone sous-claviculaire pendant que l'un des bras de l'enfant est levé et que l'autre est abaissé, on obtiendra des différences de sons très appréciables et uniquement dues à l'asymétrie des régions percutées. Il faut chez l'enfant une percussion légère exécutée avec un poignet souple et sans raideur de la main : avec une percussion forte, on fait vibrer les parties profondes, et les différences de sonorité, ainsi que les différences de résistance au doigt, deviennent inappréciables. A l'état normal, les régions sous-claviculaires symétriques et la région sternale médiane donnent exactement la même sonorité.

Pour la *recherche des vibrations*, il faut se souvenir, comme l'a montré Grancher, que chez l'enfant et chez la femme où la tonalité de la voix est élevée, les parties qui vibrent le plus sont les parties supérieures de la région sous-claviculaire, la fosse sus-épineuse, et même le creux sus-claviculaire; la recherche des vibrations dans les parties supérieures du poumon est d'autant plus intéressante pour nous que c'est dans cette région que surviendront des modifications dans les cas pathologiques qui doivent surtout nous occuper; il faut tenir compte que normalement il existe toujours une différence légère entre l'intensité des vibrations perçues à droite et à gauche, celles perçues à droite étant toujours plus intenses.

Étant donnée la fréquence chez les écoliers de la tuberculose ganglionnaire, il est fort important de préciser la *situation anatomique des ganglions trachéobronchiques.*

Ces ganglions forment plusieurs groupes :

Un premier groupe est situé entre la trachée et les bronches, groupe *prétrachéobronchique* droit et gauche.

Le groupe qui nous intéresse le plus est celui du côté *droit*, dont l'augmentation de volume est particulièrement fréquente. Ces ganglions prétrachéobronchiques droits entrent en rapport en avant avec la veine cave supérieure et un peu avec la crosse aortique, en arrière avec le nerf pneumogastrique droit; à droite, ils répondent en bas à la bronche droite et à l'artère pulmonaire droite, et en haut à l'artère sous-clavière.

Les ganglions prétrachéobronchiques *gauches* sont surtout en rapport avec l'aorte.

La *projection* sur la face antérieure de la cage thoracique des ganglions prétrachéobronchiques droits répond à la partie droite du sternum, depuis l'articulation sterno-claviculaire jusqu'au premier espace intercostal et parfois jusqu'à l'articulation chondrosternale droite ; ces ganglions sont logés dans le médiastin antérieur et, dans leur hypertrophie, ils comprimeront de préférence les organes qui traversent cet espace.

En arrière, les groupes ganglionnaires répondent à l'apophyse épineuse de la septième vertèbre cervicale, mais surtout aux première, deuxième et troisième vertèbres dorsales, c'est-à-dire à un niveau qui est à peu près celui de la partie inférieure de la fosse sus-épineuse. La matité postérieure, due à l'hypertrophie ganglionnaire, devra être cherchée sur le côté des apophyses épineuses dans l'espace interscapulaire. La bifurcation de la trachée se fait au niveau de la troisième vertèbre dorsale.

Le groupe ganglionnaire trachéobronchique est moins accessible; s'il est plus spécialement en rapport avec les nerfs, il peut exercer une influence sur l'innervation du poumon, et peut-être est-il une cause de la diminution de la respiration constatée dans toute l'étendue d'un poumon que nous décrirons comme un symptôme important de l'adénopathie trachéobronchique.

Enfin les ganglions bronchiques, qui accompagnent les bronches dans leur trajet intrapulmonaire, peuvent exercer une influence appréciable sur les plexus nerveux bronchiques et avoir, au cours de leur hypertrophie, une répercusion notable sur le fonctionnement des poumons.

Maladies des bronches et des poumons. — Nous dirons peu de chose des maladies aiguës ou chroniques du poumon autres que la tuberculose, cette dernière affection étant de beaucoup la plus fréquente à l'école, étant aussi celle qui peut présenter le plus de danger pour la collectivité, et étant surtout celle contre laquelle nous pouvons le plus efficacement lutter par les mesures de prophylaxie.

Les **bronchites aiguës**, accompagnées de fièvre, de toux, d'expectoration, ne permettent pas à l'enfant de fréquenter l'école; à leur période de début, les bronchites aiguës simples peuvent être suspectes de cacher une incubation de rougeole; en temps d'épidémie, cette simple bronchite suffira à faire prononcer l'éviction du malade.

La **bronchite chronique**, accompagnée ou non d'emphysème ou compliquée de dilatation des bronches, se voit quelquefois chez les jeunes enfants. On sait combien il est quelquefois difficile de faire le diagnostic entre ces maladies chroniques et la tuberculose pulmonaire ouverte : il importe cependant que les malades atteints de bronchites simples ne soient pas victimes des sévères mesures prescrites contre les tuberculoses ouvertes; si la vie scolaire habituelle est peu favorable à ces bronchitiques, les écoles en plein air leur conviennent admirablement.

L'**asthme infantile** est caractérisé, chez l'enfant comme chez l'adulte, par des crises de dyspnée avec catarrhe des bronches : c'est habituellement la nuit que surviennent les crises; dans la journée, l'enfant ne ressent plus que de la fatigue; à la longue cependant peuvent s'établir des lésions d'emphysème avec bronchite chronique. Nous devons rappeler que les accès d'asthme infantile nécessitent un examen soigneux du rhino-pharynx et du tube digestif, les affections de ces différents organes pouvant être en cause dans l'apparition des crises.

Les convalescents des maladies aiguës du poumon seront avec profit dirigés vers les écoles de plein air.

La ***TUBERCULOSE*** doit nous retenir beaucoup plus longtemps.

D'une façon pratique, nous n'aurons guère à considérer à l'école que deux formes de tuberculose : la tuberculose ouverte, d'une part, et, d'autre part, la tuberculose fermée, qui présente pour nous un intérêt capital et que nous devons étudier dans sa forme très habituelle de *tuberculose ganglionnaire*, et dans sa forme moins fréquente de *germination tuberculeuse*.

Avant d'entreprendre l'étude de ces formes de tuberculose, nous dirons quelques mots des **tuberculoses pulmonaires aiguës,** dont l'intérêt est bien moindre au point de vue scolaire.

La *granulie*, avec sa température élevée, son état général grave, sa dyspnée, ne permet pas à l'enfant de fréquenter l'école ; il en est de même de la *typho-bacillose* de Landouzy ; quant aux *formes pneumoniques* ou *bronchopneumoniques*, qui aboutissent d'ailleurs rarement chez l'enfant à la caséification, elles ne sont pas davantage des maladies scolaires ; seule, le convalescence de ces maladies, qui permet assez souvent un retour relatif à la santé, est intéressante au point de vue de l'hygiène scolaire : ces malades ont besoin de soins spéciaux, de suralimentation, de grand air, conditions qu'ils pourront trouver dans les écoles de plein air.

Nous avons laissé entrevoir qu'il y avait une grande différence de fréquence à l'école entre la tuberculose ouverte et la tuberculose fermée : il n'est pas inutile, avant d'entreprendre leur étude, de montrer la fréquence relative de ces deux formes de tuberculose chronique.

On pourra objecter que cette division de la tuberculose chronique en tuberculose ouverte et en tuberculose fermée est un peu simpliste : elle a pour nous l'avantage de répondre à des indications hygiéniques nettement opposées et à des mesures de prophylaxie complètement différentes.

Pour ce qui est de la **tuberculose ouverte**, d'après les chiffres apportés au Congrès d'hygiène de 1905, on ne rencontrerait pas, sur 1 500 écoliers, plus d'un enfant porteur de lésions susceptibles d'être contagieuses ; les chiffres donnés par le Pr Grancher, d'après les examens qu'il avait fait avec ses élèves dans les écoles de la Ville de Paris, indiquent une proportion un peu plus élevée, soit une tuberculose ouverte sur 500 enfants examinés dans certaines écoles, et un sur 1 000 dans certaines autres. On peut donc admettre, en moyenne, qu'il existe un cas de tuberculose ouverte pour 1 000 écoliers ; les dangers de contagion, du fait de l'expulsion du bacille tuberculeux, soit par les crachats, soit par la salive, sont encore réduits pour la raison que les enfants âgés de moins de sept ans ne crachent pas. La contagion, si l'on s'en tient à ces données, doit donc être exceptionnelle par la faute des écoliers porteurs de lésions avancées ; il faut remarquer cependant qu'un enfant qui répandrait dans une école des crachats bacillifères constituerait un réel danger, à cause des poussières soulevées en classe ou en récréation par les mouvements d'élèves.

La tuberculose ouverte est peut-être plus fréquente relativement chez les maîtres; nous manquons sur ce point de statistiques précises, difficiles à établir d'ailleurs, puisque le corps enseignant n'est pas astreint à une surveillance médicale régulière et obligatoire (Voy. p. 717, *Les maladies professionnelles des maîtres*).

Nous n'avons pas à insister sur les *signes de la tuberculose ouverte* chez l'enfant; on y retrouve les mêmes symptômes que chez l'adulte. Dès l'apparition des craquements, la tuberculose doit être considérée comme ouverte, que l'enfant expectore ou non.

Notons seulement que les *tuberculoses florides* sont relativement fréquentes chez l'enfant ; on voit des porteurs de larges cavernes conserver un excellent état général, avec un embonpoint très satisfaisant et une mine qui ne permet guère de penser à la gravité des lésions dont sont atteints leurs poumons.

L'un de nous a vu deux exemples de ces tuberculose florides, auxquelles, malgré les conseils donnés, il fut impossible d'interdire la fréquentation de l'école, et il s'agissait d'internats ! Ces deux enfants avaient une expectoration richement bacillifère ; il s'agissait dans le premier cas d'une fillette qui était dans un pensionnat des environs de Paris, et dans l'autre d'un garçon interne dans un pensionnat de province. Tous deux ont succombé vers quatorze ou quinze ans.

La **tuberculose fermée** se présente au contraire à l'école avec une fréquence extrême : elle est d'ailleurs exempte de danger de contagion, et les mesures de prophylaxie que nous devons prendre dans ces cas sont purement individuelles et destinées à sauvegarder la santé du malade, et non pas celle de ses condisciples ; que la tuberculose soit localisée aux ganglions, ou qu'elle ait dépassé cette première localisation pour essaimer dans le poumon et réaliser la tuberculose ganglio-pulmonaire fermée de Grancher, elle réclame les mêmes soins et nécessite les mêmes mesures de prophylaxie.

Si nous prenons les chiffres réunis par le Pr Grancher et ses élèves, nous voyons qu'il y a, dans les écoles de garçons de la Ville de Paris, 14 à 16 p. 100 d'enfants présentant cette tuberculose ganglio-pulmonaire fermée ; dans les écoles de filles, le chiffre est un peu plus considérable, 17 à 19 p. 100; dans une des écoles que l'un de nous a examinée avec le Dr Dufestel et où la critique a été sans doute plus serrée, nous avons trouvé une proportion de 24 p. 100; cette différence doit être attribuée à ce que, dans nos propres examens, nous avons considéré comme atteints de tuberculose fermée les enfants porteurs de pure adénopathie, tandis que, dans les examens faits par Grancher, ces cas étaient négligés.

A côté de ces statistiques françaises, il est intéressant de citer quelques chiffres empruntés à des auteurs étrangers :

Le Dr Newshelme a donné au Congrès d'hygiène scolaire de Londres les résultats d'examens faits en Angleterre en ce qui concerne la tuberculose des écoliers. Voici quelques-uns de ces résultats :

Les Dr Lecky et Horton, à Brighton, ont examiné 806 enfants et constaté trois cas de tuberculose pulmonaire.

A Dundee, le Dr Love n'a pas trouvé de tuberculose pulmonaire sur 517 enfants ; de même le Dr Ash, à Dunfermline, aucun cas sur 1 371 enfants ; à Édimbourg, le Dr Mackenzie en a trouvé 13 cas sur 600 enfants ; à Édimbourg encore, à l'école de Cannongate, 19 cas sur 1 318. Ce dernier auteur conclut à 1 cas de tuberculose avérée à l'école sur 300 écoliers ; mais il tient compte avec raison de la tuberculose latente, qui doit intéresser également le médecin scolaire et dont il dit toute l'importance au point de vue des mesures thérapeutiques qu'elle comporte. Il n'apporte malheureusement aucun chiffre en ce qui concerne la proportion de ces tuberculoses latentes dans les écoles anglaises.

Au IIIe Congrès d'hygiène scolaire, MM. Lundberg et Kjellin ont présenté un travail sur la fréquence de la tuberculose chez les élèves des écoles primaires de Stockholm. Ont été examinés :

		Cas nets de tuberculose pulmonaire.		Cas suspects.	
Garçons........	7 613	131	(1,78 p. 100)	200	(2,63 p. 100)
Filles...........	7 606	114	(1,50 —)	137	(1,80 —)
Total :.........	15 219	245	(1,61 p. 100)	337	(2,21 p. 100)

Mais ces auteurs n'ont admis que les cas de tuberculose avérée (coexistence de matité et de râles). Il semble n'avoir pas été question d'adénopathie tranchéobronchique. Signalons en passant qu'ils ont constaté une prédominance assez marquée de lésions siégeant du côté droit.

Des différences énormes existent, on le voit, entre les chiffres que nous avons obtenus et ceux que nous venons de rapporter. Cette différence est due à la façon opposée dont les auteurs ont compris la question. Les auteurs étrangers cités plus haut ne comptent que les cas de tuberculose avérée, alors qu'il nous paraît impossible, au point de vue de la prophylaxie individuelle à l'école, de ne pas retenir les cas de tuberculose latente : et il nous paraît impossible aussi de ne pas ranger aujourd'hui parmi les tuberculeux à lésions fermées les porteurs de ganglions trachéobronchiques ; il est certain, d'ailleurs, que, si nous pratiquions les procédés de diagnostic à la tuberculine, cuti ou intradermo-réaction, nous trouverions un chiffre plus considérable encore d'enfants porteurs de lésions latentes de tuberculose.

L'importance de la tuberculose ganglio-pulmonaire et la part prépondérante qui chez l'enfant revient à l'adénopathie nous obligent à donner de cette dernière affection une description clinique suffisante : comme nous l'avons dit ailleurs, *c'est autour de l'adénopathie que gravite toute la question de la tuberculose fermée à l'école*.

Adénopathie trachéobronchique. — On aura à rechercher,

dans l'adénopathie trachéobronchique des signes physiques et des signes fonctionnels.

Les *signes fonctionnels* manquent souvent; mais parfois ce sont eux qui attireront l'attention du maître ou du médecin.

Le plus habituel de ces troubles fonctionnels est la toux : elle revêt un caractère spécial, et presque pathognomonique; c'est une toux sèche, quinteuse, qui peut prendre une apparence nettement coqueluchoïde et entraîner des erreurs de diagnostic. Ces quintes de toux surviennent de préférence après un effort ou une marche rapide.

La tachycardie est également assez fréquente par compression du pneumogastrique. La dyspnée peut être observée après l'effort; mais elle est le plus souvent modérée, et ce n'est que très exceptionnellement qu'on observe le cornage ou le tirage. Il en est de même des autres troubles de compression des organes médiastinaux.

La toux et la tachycardie habituelles restent donc à peu près les seuls signes fonctionnels que l'on rencontre dans la pratique.

Les *signes physiques* sont beaucoup plus constants, mais c'est surtout par la constatation de plusieurs d'entre eux qu'on pourra assurer le diagnostic, l'*existence d'un symptôme isolé étant le plus souvent insuffisante pour affirmer l'existence de l'adénopathie.*

L'*inspection* montrera un thorax étroit et aplati. L'amplitude des mouvements respiratoires est réduite. Et, signe plus précis, on constate souvent l'existence d'un fin réseau de *circulation collatérale*, sur la paroi antérieure du thorax, en dessous des clavicules. Ce réseau peut remonter jusqu'en avant et au-dessus des épaules.

Les modifications de la *percussion* sont beaucoup plus rares; elles se rencontreront surtout au niveau de l'aire ganglionnaire antérieure (articulation sterno-claviculaire droite), plus rarement au niveau de l'aire ganglionnaire postérieure, dans l'espace interscapulaire, au niveau des deux premières vertèbres dorsales. On n'obtiendra jamais une matité franche, mais seulement une légère submatité accompagnée d'une sensation de résistance au doigt.

Les *signes stéthoscopiques* consistent en une modification du murmure vésiculaire, à l'inspiration et à l'expiration.

L'*expiration* est prolongée et soufflante au niveau de la région du hile. Ce souffle se propage surtout en bas, le long de la colonne vertébrale : tantôt c'est un souffle intense remplissant l'oreille, un souffle à timbre bronchique, la propagation de ce souffle se faisant plutôt transversalement vers la région interne des fosses sus et sous-épineuses; dans d'autres cas, on entend un souffle expiratoire beaucoup plus doux, humé, prolongé, rappelant plutôt le souffle pleurétique, se propageant beaucoup plus vers la base du poumon, le long de la colonne vertébrale. Le souffle expiratoire peut s'entendre sous la clavicule droite, réalisant ce qu'on appelle l'expiration prolongée. Cette propagation ne peut guère se produire que orsqu'il existe une poussée congestive du sommet du poumon. D'après le Pr Grancher, elle serait donc un signe de lésion dépassant les ganglions et atteignant déjà le poumon, correspondant à ce qu'il appelle la « troisième étape de la tuberculose pulmonaire ».

L'*inspiration* peut, dans la région du hile, participer aux caractères de l'expiration, être renforcée, rude, presque soufflante. Plus souvent, elle présente un caractère très opposé, et l'on trouve un affaiblissement plus ou moins important de l'inspiration généralisée à tout le poumon du côté atteint d'adénopathie.

La valeur de l'inspiration faible généralisée dans l'adénopathie a été signalée depuis longtemps par Rilliet et Barthez, Guéneau de Mussy et Grancher.

Fait assez particulier, cet affaiblissement ne paraît pas, à l'oreille qui ausculte, s'accompagner d'une diminution de l'ampliation thoracique.

On trouve également, dans l'adénopathie trachéobronchique, des modifications importantes dans la *transmission de la voix*.

Dans l'*auscultation de la voix haute*, le murmure trachéal et bronchique ne descend pas, chez l'enfant, beaucoup au-dessous de la septième cervicale. Dans le cas d'adénopathie, on l'entend jusqu'au niveau de la quatrième ou cinquième apophyse épineuse dorsale.

Cette bronchophonie ou plutôt broncho-égophonie peut être entendue dans une portion plus ou moins étendue de la partie interne des deux fosses sus et sous-épineuses.

Il existe des modifications parallèles du côté de la *voix chuchotée*. La transmission de la voix chuchotée se fait d'une façon très nette, ayant quelquefois le caractère dit de la « voie soufflée », et la topographie de transmission est à peu près la même que celle de la bronchophonie. Ce dernier signe a été décrit par le Pr d'Espine (de Genève). Sa constatation est aisée et sa valeur est indiscutable.

Mais, nous le répétons à dessein, aucun des signes énumérés n'est à lui seul pathognomonique; il faut, pour établir avec certitude le diagnostic d'adénopathie, constater l'existence de deux au moins de ces symptômes.

Le signe de Smith est rencontré rarement, mais il a une grande valeur, et il indique une adénopathie assez considérable. Il consiste en un souffle continu, sorte de « bruit de rouet », perçu au stéthoscope appliqué au niveau du deuxième espace intercostal droit, la tête étant placée dans l'extension forcée. Quand la tête est ramenée en attitude normale, le souffle disparaît, ce qui permet la facile identification de ce signe.

Tels sont les signes de la tuberculose ganglionnaire latente. Nous les résumons dans le tableau suivant :

Signes d'adénopathie trachéobronchique.

SIGNES FONCTIONNELS		Souvent absents.
SIGNES PHYSIQUES	*Inspection*	Réseau veineux sous-cutané des régions sous-claviculaire et de l'épaule.
	Percussion	Matité des régions ganglionnaires antérieures. Le plus souvent simple résistance au doigt.
	Auscultation	Expiration prolongée et soufflante au niveau du hile se prolongeant au loin, le long de la colonne vertébrale.
		Inspiration quelquefois rude et soufflante, le plus souvent notablement affaiblie dans tout le poumon correspondant.
		Propagation anormale de la voix haute, comme étendue et comme timbre (broncho-égophonie).
		Transmission nette de la voix chuchotée. Voix soufflée (signe de d'Espine).
		Souffle au niveau des gros vaisseaux du cou (signe de Smith).

Tuberculose pulmonaire au début. PÉRIODE DE GERMINATION. — Voyons maintenant quels sont les signes de la *tuberculose pulmonaire à son début*, à la *période dite de germination* (Grancher).

Cette période a été divisée par le Pr Grancher en trois étapes. Dans la première, il n'existe que des modifications de l'inspiration. Dans la seconde, en même temps que ces modifications de l'inspiration, il y a un second signe physique : l'augmentation des vibrations vocales perçues à la main ou à l'oreille. Dans une troisième étape qui correspond à la première période clinique, apparaissent de nouveaux signes : la submatité et l'expiration prolongée. Il ne s'agit plus alors de tuberculose latente.

Revenons aux *signes de la première étape.*

Il n'existe alors que des modifications de l'inspiration : inspiration affaiblie, ou inspiration rude et basse.

La valeur de l'*inspiration faible* a été, dans ces dernières années, extrêmement discutée; aussi sommes-nous obligés de nous arrêter pour examiner les critiques faites et leur valeur.

Nous avons déjà parlé de l'inspiration affaiblie de l'adénopathie trachéobronchique, et nous savons que l'immense majorité des inspirations faibles constatées chez les enfants relèvent de celle-ci.

On a signalé également l'influence des déviations rachidiennes, en particulier de la scoliose, sur la diminution de l'inspiration du côté correspondant à la concavité de la déviation. Bezançon et Faisans ont attiré l'attention sur les affaiblissements de l'inspiration dépendant de lésions du rhino-pharynx, en particulier des végétations adénoïdes.

Rénon a rappelé que, chez certains nerveux atteints d'hystérie, on trouvait quelquefois de la diminution de la respiration par spasme bronchique. Tout récemment le Dr Hutinel, après Rommo (de Palerme), a insisté sur la diminution de l'inspiration, avec expiration prolongée, constatée chez les petits malades atteints de ptose cardiaque.

Enfin on a parlé d'inspirations affaiblies physiologiques du sommet droit.

Nous avons insisté sur ce type respiratoire spécial, au début de ce chapitre, quand nous avons montré quelles étaient les particularités de la respiration infantile.

Il y a donc, d'après ce que nous venons d'exposer, un certain nombre d'inspirations affaiblies chez l'enfant, qui ne relèvent point de la tuberculose pulmonaire ; mais on doit admettre qu'elles sont presque toujours la conséquence de l'adénopathie et s'accompagnent généralement des autres signes de celle-ci.

En ce qui concerne l'inspiration affaiblie qu'on observe dans la tuberculose pulmonaire véritable, Bezançon a fait remarquer avec juste raison qu'elle s'observe habituellement plus tard que la véritable période de germination. Bezançon en fait un signe de tuberculose à évolution torpide, atténuée.

Il faut enfin tenir compte des observations de Lemoine et Rouget relatives à l'influence du travail musculaire chez les droitiers comme cause d'augmentation de la capacité respiratoire et du murmure vésiculaire de ce côté ; Lemoine admet que, chez le plus grand nombre des sujets, l'inspiration est plus forte à droite pour cette raison ; et il conclut qu'une diminution de l'inspiration au sommet droit, en mettant à part la catégorie des gauchers, entraîne une suspicion légitime relativement à l'état du poumon, sans qu'on puisse dire toutefois s'il s'agit d'une tuberculose pulmonaire au début, en évolution, ou guérie.

En effet, cette même inspiration affaiblie peut s'observer au décours de certaines tuberculoses comme signe de guérison.

Enfin, même si son apparition est relativement précoce, elle ne survient en général qu'après la respiration rude et s'accompagne souvent des premières modifications de la sonorité à la percussion.

A quelque période qu'elle se présente, l'inspiration affaiblie a des caractères spéciaux et constants : *elle est limitée à une région déterminée du poumon*, et nous soulignons cet autre caractère, qu'*on n'a plus sous l'oreille le sentiment de l'expansion normale* des vésicules pulmonaires ; il semble que celles-ci ne se distendent pas et que l'air n'y pénètre pas. Louis, en 1843, avait décrit de la façon la plus nette cette variété d'inspiration faible : « Le plus souvent, avant que la sonorité de la poitrine soit altérée, le murmure respiratoire subit des changements. Ce bruit est faible, sans développement, obscur sous l'une des clavicules. »

Pour tirer des conclusions de ce long exposé, nous dirons qu'il faut tout d'abord distinguer les cas où l'inspiration est *affaiblie dans tout un poumon* : il pourra s'agir alors de lésions du rhino-pharynx, de scoliose, d'insuffisance physiologique (si on veut l'admettre) et surtout d'adénopathie trachéobronchique. Dans ce dernier cas, on trouvera les autres signes de l'adénopathie, et, si ceux-ci manquent, nous pensons qu'on n'aura pas le droit de conclure à la tuberculose sur un signe unique pouvant d'ailleurs relever des diverses causes citées plus haut.

Si l'*affaiblissement est limité à un lobe ou à une partie de lobe*, sa valeur au point de vue de la tuberculose pulmonaire devient beaucoup plus considérable, surtout si on constate en même temps un défaut de l'expansion pulmonaire perceptible même à l'oreille. Ce sera alors la véritable inspiration affaiblie de la tuberculose pulmonaire, qui, nous l'avons dit, n'est pas généralement contemporaine du début.

Nous sommes convaincus que, si on a parlé aussi souvent d'inspiration affaiblie au début de la tuberculose pulmonaire, c'est en raison de la confusion avec l'inspiration faible de l'adénopathie qui précède en effet souvent de bien longtemps l'évolution du bacille de Koch dans le poumon. Et il faut rappeler ici que le Pr Grancher, dans son *Traité des maladies des voies respiratoires*, avait dit : « La respiration faible, par cela seul qu'elle est un symptôme banal et qu'elle se rencontre dans une foule d'états pathologiques divers, n'a pas une grande valeur de définition ; elle pose un problème, et voilà tout. »

Le tableau suivant permettra de résumer les différents cas où se rencontre l'inspiration affaiblie :

A. — Inspiration faible généralisée à un poumon.

Inspiration dite physiologique : Pour Monteli : bronche épartérielle. Pour Lemoine : inspiration plus faible à droite chez les gauchers. Inspiration affaiblie de la scoliose. Inspiration affaiblie des végétations adénoïdes. Inspiration affaiblie des nerveux. Inspiration affaiblie dans la ptose cardiaque.	Aucun signe en dehors de son affaiblissement.
Inspiration affaiblie de l'adénopathie trachéobronchique.	Autres signes physiques d'adénopathie.

(Dans tous ces cas, la sensation d'expansion du poumon paraît conservée.)

B. — Inspiration faible limitée.

A la base.....	Pleurésie, adhérences, etc. Sclérose pulmonaire. Pleurésie sèche. Emphysème (autres caractères).	
	Œdème du poumon.	Mal de Bright. Affections cardiaques.

Au sommet.... { Tuberculose pulmonaire au début (plutôt après la respiration rude). Tuberculose pulmonaire à la période de régression.

(Dans la tuberculose, inspiration affaiblie avec défaut d'expansion pulmonaire : *impression à la fois auditive et tactile.*)

Étant donnée l'incertitude de la valeur de l'inspiration affaiblie, nous laissons la première place, comme signe de germination bacillaire, à l'*inspiration rude et basse de Grancher* :

« Retenez, disait ce dernier, que la respiration *rude* a une valeur plus fixe et plus précise que la respiration faible, car elle implique presque toujours l'existence d'une lésion superficielle des petits conduits aériens, tandis que la respiration faible a une pathogénie très complexe. » Pour percevoir nettement la respiration rude, il ne faut tenir compte que de la seule inspiration, et pour bien percevoir les qualités physiques de cette dernière, il faut n'écouter qu'elle, et pour cela écarter légèrement l'oreille du thorax pendant l'opération pour l'appliquer de nouveau quand l'inspiration va recommencer. Quand le médecin, procédant ainsi, sous la clavicule gauche par exemple, a recueilli la sensation de l'inspiration du poumon gauche, que je suppose sain, il doit reporter rapidement son oreille sous la clavicule droite, en profitant, pour opérer ce petit mouvement de gauche à droite, du temps d'expiration et de repos. »

Pour avoir toute sa valeur, l'inspiration rude doit être *localisée* en un seul point de poumon, au sommet, et de plus être fixe, c'est-à-dire qu'elle doit être retrouvée à des examens répétés à plusieurs semaines d'intervalle, et résister à la toux provoquée, à l'expectoration, aux inspirations profondes et répétées.

Cette respiration anormale doit donc avoir ces caractères fondamentaux : *rudesse*, *localisation*, *fixité*.

La *respiration saccadée*, bien définie aussi pas Grancher, a moins de valeur ; les « saccades respiratoires » peuvent reconnaître des causes multiples ; quand elles sont fonction de tuberculose pulmonaire, le murmure vésiculaire est d'ordinaire modifié, il devient sec, rude, en même temps qu'il est discontinu.

L'*inspiration dissemblable* entre les deux sommets est fréquente : l'oreille a alors la sensation de deux inspirations pathologiques quoique diverses, l'une, par exemple, plus faible à droite, et l'autre plus rude à gauche que l'inspiration physiologique. Il est difficile, sinon impossible, de dire alors quel est le poumon atteint, ou lequel est le plus atteint des deux. Sans chercher à préciser davantage, quand l'inspiration était franchement dissemblable, Grancher n'hésitait pas à considérer l'enfant comme suspect.

En dehors des symptômes physiques tirés de l'examen de la poitrine, il ne faut point oublier la recherche des adénopathies cervicale ou maxillaire, les modifications possibles de la température, sur lesquelles le regretté Dr Krantz avait rapporté des documents très intéressants ; enfin on ne négligera pas l'examen de l'état général de l'enfant ; son aspect, ses variations pondérales, son maintien même, pourront servir à une première sélection pour l'examen médical.

Prophylaxie de la tuberculose à l'école. — La *tuberculose ouverte* est une cause d'éviction immédiate ; les sanatoriums-écoles sont les seules institutions qui conviennent à pareils malades.

Si les lésions se cicatrisent, l'enfant peut être de nouveau admis à l'école, avec toutes les précautions que comporte son état. Il sera alors, avec un grand avantage, dirigé vers une école de plein air, et il profitera, en tout cas, des mesures réservées aux enfants porteurs de tuberculoses fermées.

S'il s'agit d'un *maître* ou d'un membre quelconque du *personnel scolaire*, l'enseignement ou l'entrée de l'école doivent lui être complètement interdits ; la tuberculose ouverte est relativement plus fréquente dans le personnel enseignant que chez les élèves, comme nous le verrons en étudiant l'hygiène des maîtres. Malheureusement, le contrôle de la santé des maîtres, aussi bien dans l'enseignement primaire que dans l'enseignement secondaire, n'est pas réglementé, sauf au moment de l'admission et pendant le séjour dans les écoles normales ; et il arrive assez souvent que des professeurs continuent leur enseignement, tout en étant porteurs de lésions assez avancées ; il serait à souhaiter que des examens périodiques permettent de reconnaître chez eux des tuberculoses avérées et dangereuses.

La *prophylaxie des tuberculoses fermées* comprend un certain nombre de mesures, desquelles on est en droit d'attendre les meilleurs résultats ; toutes, en effet, ne sont pas encore entrées dans la pratique courante. Mais les améliorations obtenues chez les enfants qui ont pu être admis dans les quelques écoles de plein air actuellement existantes, ainsi que chez ceux qu'on a pu soumettre à des régimes alimentaires spéciaux, ont été assez démonstratives pour que ces institutions soient développées et multipliées comme devant rendre les plus réels services aux écoliers des grandes villes.

Les mesures de prophylaxie doivent tout d'abord être inspirées des conditions dans lesquelles se développe la tuberculose chez l'enfant, et plus spécialement des conditions dans lesquelles se fait la contagion. Il n'est donc pas superflu d'indiquer ici la *porte d'entrée* de la tuberculose chez l'enfant.

La fréquence de la tuberculose ganglio-pulmonaire nous amène à considérer d'abord les voies par lesquelles s'infectent ces ganglions.

Les *voies d'infection du bacille* qui arrivent aux ganglions sont de trois ordres principaux : la principale voie d'arrivée du bacille, c'est la voie aérienne, la voie pulmonaire, sur laquelle ont insisté tant d'auteurs. C'est là le cas le plus fréquent.

Le Pr Dieulafoy et le Pr Marfan ont insisté sur les cas où l'infection se faisait par la voie digestive supérieure, par la troisième amygdale, surtout quand elle est hypertrophiée sous forme de végétations adénoïdes ; il n'est pas douteux qu'un certain nombre de cas soient liés à la pénétration du bacille au niveau du pharynx, et la coexistence fréquente entre les végétations et l'adénopathie suffit à le prouver.

Dans ces dernières années, on a démontré que les ganglions du médiastin pouvaient être atteints de tuberculose à la suite de pénétration du bacille par voie digestive. Les travaux du Pr Calmette sont venus confirmer sur ce point la théorie de Behring sur la tuberculose d'alimentation.

Ces modes d'invasions multiples des ganglions trachéobronchiques montrent qu'ils constituent en quelque sorte un carrefour de l'organisme, dans lequel viennent se centraliser tous les bacilles, quelle que soit leur porte d'entrée.

Le bacille tuberculeux, arrivé dans les ganglions trachéobronchiques, est emprisonné par l'effort naturel de défense du système lymphatique ; il y réalise la tuberculose latente, qui, pendant la période scolaire, restera le plus souvent silencieuse ; mais sa connaissance nous permettra d'être mis en garde contre certaines manifestations méningées, osseuses, articulaires. Si ces tuberculoses restent complètement latentes pendant la période scolaire, elles peuvent, par contre, se réveiller au moment de l'adolescence, au moment de l'arrivée à l'atelier ou au moment de l'arrivée à la caserne.

Si, pendant sa vie scolaire, le porteur d'adénopathie a été surveillé et traité, si on a profité de ce passage pour augmenter ses capacités de résistance, il aura d'autant plus de chances d'éviter tous les accidents dus à la diffusion du bacille, à la faveur d'amoindrissement de la défense de l'organisme.

Certains faits ont permis d'établir que la *contagion de la tuberculose chez les écoliers* pouvait être due aux hôtes habituels de l'école, maîtres, employés ou élèves, ou même à certains hôtes passagers : l'un de nous a pu trouver récemment, dans le préau d'une école parisienne, des crachats bacillifères, laissés par les auditeurs d'une réunion électorale. Mais il est amplement démontré que la grande majorité des cas de tuberculose constatés à l'école n'y ont pas été contractés.

Le plus souvent, *c'est au foyer familial que la tuberculose est contractée* ; elle est apportée à l'école et souvent, nous l'avons dit, la traverse sans y évoluer.

« L'enfant échappe à la contagion familiale, et l'école devient son salut, a dit Grancher, car la contagion d'enfant à enfant y est fort rare. D'autre part, l'enfant est déjà vivace, et, s'il porte encore trop souvent une tuberculose ganglio-pulmonaire latente (14 à 15 p. 100

environ pour Paris), il porte aussi des énergies latentes de croissance, et c'est merveille de voir comment, avec ses propres forces, il résiste à l'ennemi qu'il héberge déjà. »

Cette notion très importante de l'origine extrascolaire de la tuberculose des écoliers montre quel intérêt il y aurait à connaître, pour les enfants suspects ou malades, les conditions de logement et de santé familiale. Le Pr Grancher avait essayé d'obtenir des renseignements de cet ordre, lors de son enquête dans les écoles de la ville de Paris : les Drs Lundberg et Kjellin ont fait des recherches analogues dans les écoles de Stockholm ; ils ont montré que, chez un quart des enfants atteints de tuberculose pulmonaire avérée, on constatait une hérédité tuberculeuse.

Ces notions indiquent assez dans quel sens doit être dirigée la prophylaxie scolaire.

La *prophylaxie générale* résulte de l'observation de toutes les mesures d'hygiène sur lesquelles nous avons eu déjà l'occasion d'insister : aération, ventilation, insolation, absence de poussières, surveillance de l'alimentation, pratique des exercices physiques.

La *prophylaxie individuelle* s'adresse surtout aux porteurs de ganglions trachéobronchiques et de tuberculose latente.

Chez ces enfants, on assurera d'abord une large perméabilité des voies respiratoires supérieures, en faisant pratiquer l'ablation des végétations adénoïdes; puis on les exercera spécialement à la gymnastique respiratoire ; cette gymnastique sera toujours faite à l'air libre.

Les essais de *suralimentation* pratiqués à l'école, et joints à la pratique journalière de la gymnastique respiratoire, ont donné les meilleurs résultats : le Dr Dufestel a donné, dans la *Médecine scolaire*, les résultats des expériences faites par lui à l'école de la rue du Télégraphe. La suralimentation avait consisté dans l'administration de 50 grammes de viande crue de cheval au repas de midi. En même temps, on faisait faire aux enfants chaque jour une demi-heure de gymnastique, en insistant surtout sur les mouvements respiratoires. Les résultats obtenus furent les suivants:

Sur 84 enfants, 25 sont considérés comme guéris (29,76 p. 100) ; 30 furent améliorés (35,71 p. 100) ; 28 restèrent stationnaires (33,33 p. 100) ; un seul vit son état s'aggraver.

Mais il reste un certain nombre d'enfants pour qui ces mesures sont insuffisantes; nous avons établi qu'à Paris il y avait une proportion de 4 à 5 p. 100 d'écoliers pour qui la vie complète au grand air était absolument indispensable.

Pour ceux-ci, c'est l'école de plein air, internat ou externat, qui constitue la seule mesure de prophylaxie efficace ; les résultats obtenus dans les écoles déjà existantes sont des plus encourageants; nous consacrerons à ces écoles un chapitre spécial.

EXAMEN ET MALADIES DE L'APPAREIL DIGESTIF.* — *Bouche et Dents. — On peut observer sur les lèvres des croûtes d'**impétigo** et aussi des vésicules d'**herpès**; ces dernières sont parfois la signature d'une infection aiguë à pneumocoques ou à microbes voisins : pneumonie ou méningite cérébro-spinale.

La **perlèche** est une maladie contagieuse particulière à l'enfance ; elle est caractérisée par un épaississement de la muqueuse de la commissure labiale; en ce point la muqueuse se fendille, prend un aspect irrégulier; il est rare que de petites érosions se produisent, amenant un léger suintement de sang. L'affection est entretenue par le passage incessant de la langue. Aucun trouble appréciable, ni local ni général, ne marque l'évolution de cette maladie essentiellement bénigne.

La contagiosité de la perlèche a été démontrée par le Dr Lemaistre (de Limoges), qui a pu isoler et cultiver une variété de streptocoque qui serait l'élément pathogène de la maladie. La transmision se fait surtout par l'usage commun des couverts ou des gobelets.

Quelques badigeonnages de teinture d'iode guérissent rapidement cette bénigne affection.

Les **stomatites**, ou inflammations de la muqueuse buccale, sont fréquentes dans l'enfance.

Les *stomatites aphteuses* sont d'origines diverses. L'affection spécifique qu'on devrait seule désigner sous ce nom est d'origine animale : elle est de même nature que la fièvre aphteuse des bovidés; on la rencontrerait surtout à la campagne, où les enfants sont plus exposés qu'à la ville à boire du lait contaminé et non bouilli. Dans cette maladie, les symptômes généraux sont assez marqués; après deux ou trois jours de fièvre, on aperçoit sur la muqueuse buccale de petites vésicules isolées, arrondies, de la grosseur d'une tête d'épingle ; ces aphtes apparaissent sur un fond de muqueuse rouge et turgescente. La guérison survient en cinq ou six jours.

Les enfants atteints doivent être exclus de l'école ; on prendra pour les autres des mesures de prophylaxie individuelle consistant surtout dans la surveillance des repas et des ustensiles de ménage qui, après usage, seront toujours stérilisés par ébullition.

L'usage veut que l'on décrive comme stomatite aphteuse non seulement la maladie spécifique dont nous venons de parler, mais aussi la localisation à la muqueuse buccale des vésicules d'herpès. On décrit parfois ces dernières sous le nom de stomatite herpétique.

La *stomatite herpétique* est précédée de phénomènes généraux assez marqués, fièvre quelquefois élevée, courbature, anorexie; après deux ou trois jours de ce violent malaise, l'enfant commence à se plaindre de la bouche; il éprouve de la difficulté à mastiquer et à avaler; on reconnaît alors l'existence de petites vésicules très vite transformées en une ulcération minuscule arrondie à fond jaune, et dont les bords forment un léger relief perceptible au toucher; les éléments sont quelquefois confluents; dans ce cas, les douleurs sont beaucoup plus vives, l'haleine fétide et l'état général plus sérieux.

L'isolement de ces malades est nécessaire; l'herpès buccal peut en effet se disséminer, surtout chez des enfants vivant dans de mauvaises conditions d'hygiène ou en état de mauvaise résistance physique.

L'*impétigo* étendu à la muqueuse buccale provoque une stomatite qui présente quelque analogie avec les précédentes.

La *stomatite ulcéro-membraneuse* est également contagieuse, surtout chez les enfants débilités ou mal tenus. Une fièvre assez élevée, accompagnée de fatigue générale, marque le début de la maladie. La muqueuse buccale est dès ce moment d'une rougeur et d'une sensibilité anormales. Des ulcérations recouvertes d'une fausse membrane jaunâtre ne tardent pas à apparaître. L'haleine est fétide; les ganglions sous-maxillaires sont engorgés. Faute de soins, les ulcérations augmentent vite de nombre et de dimension, et elles se propagent à tous les points de la muqueuse buccale.

Les enfants se contagionnent surtout par les objets qu'ils portent à la bouche. Les ustensiles de cuisine doivent être soigneusement désinfectés après l'apparition d'un cas de stomatite à l'école. Ces mesures de prophylaxie, jointes à l'isolement du malade, suffisent à éviter la propagation de la maladie, qui pourrait parfois se présenter sous forme de petites épidémies.

Dents. — La *première éruption dentaire* n'intéresse pas le médecin scolaire. La seconde éruption se fait au contraire presque en entier pendant le séjour de l'enfant à l'école. Il est important de connaître l'ordre dans lequel se fait l'apparition des dents, de savoir les incidents ou les accidents qui peuvent accompagner l'éruption, et enfin d'être au courant des affections qui peuvent atteindre les dents elles-mêmes.

La *seconde dentition* commence vers l'âge de cinq à six ans; ce sont d'abord les premières molaires inférieures et supérieures qui apparaissent; ces dents, appelées dents de sept ans, sont les premières dents définitives; ce sont celles aussi qui sont surtout exposées à la carie précoce et qui demandent à être surveillées le plus au cours de la deuxième enfance. Puis, après chute des dents temporaires, apparaissent successivement les incisives centrales, inférieures et supérieures; ensuite ce sont les incisives latérales et les premières et deuxièmes prémolaires qui apparaissent; enfin les canines et les deuxièmes molaires terminent cette éruption que vient compléter beaucoup plus tard la dent de sagesse.

Pour résumer les dates d'apparition des dents, nous empruntons le tableau suivant à Grenet et Fargin-Fayolle (1).

(1) GRENET et FARGIN-FAYOLLE, Maladies des dents, in *La pratique des maladies des enfants*, fasc. II (J.-B. Baillière et fils, édit.).

Éruption des dents permanentes.

	D'APRÈS SAPPEY.	D'APRÈS BOUCHUT.	D'APRÈS MAGITOT.
Première molaire inférieure et supérieure	5 ans.	5 à 7 ans.	7 ans.
Incisives centrales inférieures.	6 à 8 —	6 à 8 —	7 —
— — supérieures.	7 à 8 —	7 à 9 —	7 —
— latérales	8 à 9 —	7 à 9 —	8 ans 1/2.
Premières prémolaires	9 à 10 —	9 à 10 —	9 à 12 ans.
Deuxièmes —	12 à 13 —	10 à 11 —	11 —
Canines —	10 à 11 —	11 à 12 —	11 à 12 —
Deuxièmes molaires	12 à 14 —	12 à 13 —	12 à 13 —
Troisièmes molaires (dent de sagesse)	20 à 30 —	18 à 24 —	19 à 25 —

La figure schématique des éruptions dentaires que nous repro- isons ici (fig. 239) est également commode pour fixer dans la émoire les dates d'apparition des dents.

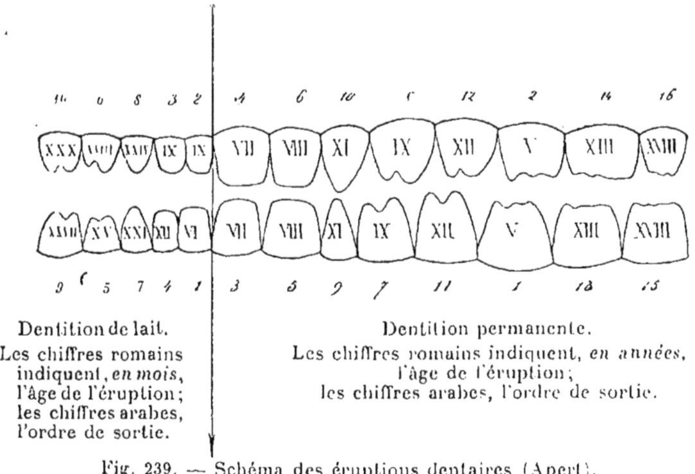

Fig. 239. — Schéma des éruptions dentaires (Apert).

Les *incidents de la dentition* sont assez souvent exagérés par les imilles, beaucoup plus d'ailleurs au cours de la première que de la econde éruption dentaire. Nous ne parlerons pas des anomalies 'éruption, telles que le retard de l'apparition des dents définitives ccompagné parfois de la persistance des dents temporaires; nous ignalerons seulement la plantation défectueuse des dents, due sou- 'ent à l'étroitesse des maxillaires.

Rarement la seconde dentition s'accompagne de phénomènes dou- oureux ou inflammatoires : ces derniers peuvent provoquer des ccidents fébriles et favoriser le développement d'infections secon- laires au niveau des érosions gingivales : la stomatite ulcéro-mem- raneuse ou le muguet peuvent apparaître dans ces conditions.

Parmi toutes les *dystrophies dentaires* qui peuvent déformer l dentsde seconde éruption, nousnous arrêterons seulement à la défo mation caractérisant la dent d'Hutchinson; on désigne souvent et tort sous ce nom les érosions dentaires, quelles que soient leur local sation ou leur apparence; en réalité, la dent caractéristique d l'hérédo-syphilis se présente sous une forme très particulière : c'e une incisive centrale su périeure permanente, pr sentant la forme en tou nevis (c'est-à-dire plu large au collet qu'au bor incisif), orientée suivan une direction oblique con vergente par rapport à l dent homologue et mar quée à son bord d'un *encoche semi-lunaire e coup d'ongle* (Grenet et Fargin-Fayolle). Cette déformation, s importante au point de vue diagnostic, n'existe pas au moment d l'apparition de la dent : à ce moment, on remarque seulemen une partie légèrement érodée; c'est en ce point que se produir une cassure produisant la déformation d'Hutchinson (fig. 240).

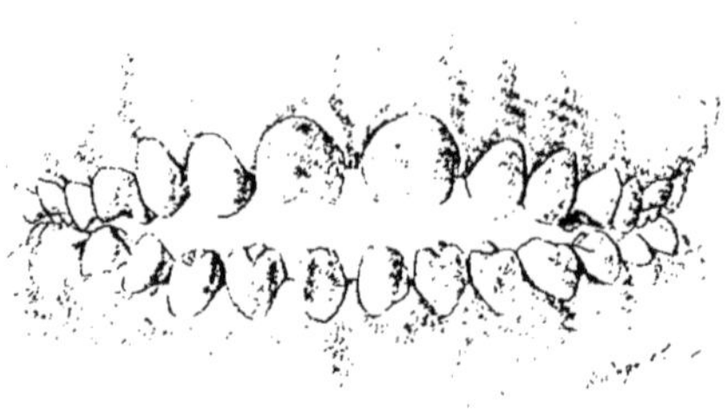

Fig. 240. — Dent d'Hutchinson (Cruchet).

Cette déformation n'a pas une valeur pathognomonique, mais ell est un signe de grand présomption en faveur d la syphilis héréditaire. De érosions analogues peu vent être constatées sur l première molaire (dent d sept ans) et sur la canine e les deux molaires tempo raires : leur valeur dia gnostique est comparabl à celle de la dent d'Hutchinson (fig. 241).

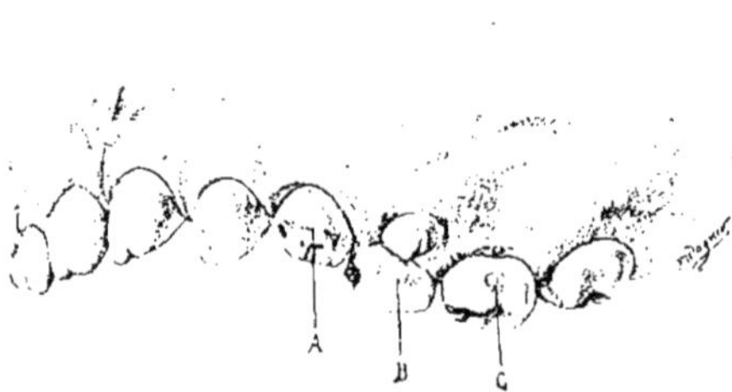

Fig. 241. — Érosions portant sur la canine et les deux molaires temporaires (Cruchet).

Les *accidents de la dentition* les plus ordinaires sont les poussées infectieuses banales auxquelles nous faisions allusion tout à l'heure, simple stomatite érythémateuse ou stomatite ulcéro-membraneuse ou aphteuse.

Les *caries dentaires* doivent préoccuper le médecin scolaire; la fréquence de cette maladie est extrême, et ses inconvénients et ses dangers sont assez considérables pour qu'on prenne tous les soins nécessaires pour en entraver le développement. En elles-même elles constituent des foyers permanents d'infection : dans les cavités dentaires séjournent des débris alimentaires qui sont des milieux culture pour tous les microbes habitant la cavité buccale. Les uleurs provoquées par la carie ont une influence fâcheuse sur la stication, et tous les médecins sont d'accord pour rapporter à mauvaise dentition l'origine de beaucoup de dyspepsies.

Les *complications septiques de la carie dentaire* sont nombreuses : flammation des ganglions correspondants (et le plus souvent il git des ganglions angulo-maxillaires) peut aboutir à la suppuration à la production d'adénophlegmons. De nombreux auteurs ont tendu que l'irritation habituelle des ganglions maxillaires par la ésence d'infections d'origine dentaire causait dans ces ganglions un t de moindre résistance vis-à-vis de l'*infection par le bacille de ch*; dans ce cas, une série d'infections banales favoriseraient le veloppement de l'infection tuberculeuse. Mais, de plus, la carie ntaire pourrait servir de porte d'entrée au bacille tuberculeux. apck a fait un examen minutieux de cent enfants porteurs d'adé-es sous-maxillaires de nature tuberculeuse : chez quarante et un ces enfants, il ne put trouver d'autre origine à l'infection tubercu-use que les lésions dentaires. Il est fréquent d'observer des adénites, ême fistulisées, guérir rapidement après ablation de dents cariées. danger seul suffirait à motiver la nécessité des soins à donner x dents des enfants.

Les *abcès dentaires*, les *poussées inflammatoires* au niveau des véoles et des gencives, sont des accidents relativement bé-ns.

Mais ils peuvent se compliquer de *nécrose partielle du maxillaire* férieur. Ces *ostéites* ne sont pas très exceptionnelles, et leur gravité t toujours grande.

L'hygiène dentaire réclame, d'une part, des soins que l'on pourrait peler *soins d'entretien*; elle réclame aussi des *soins spéciaux* dès pparition de la carie.

Dans certaines écoles, et cela a été réalisé en particulier à rasbourg dans les cliniques dentaires du Dr Jessen, et aussi à Londres à Cambridge, on a installé dans l'école même une salle d'opération où s enfants peuvent recevoir les soins exigés par l'état de leur denti-on. Au dernier Congrès international d'hygiène scolaire, une discus-on très animée a été engagée sur ce point spécial : comment les fants doivent-ils être examinés à l'école au point de vue dentaire? et examen doit-il être fait par le médecin scolaire ou par un spé-aliste? Doit-on enfin soigner à l'école les caries dentaires? La con-eption française de l'inspection des écoles n'admet guère que des oins soient donnés aux enfants dans l'école elle-même. Le médecin colaire, après avoir reconnu que l'enfant a besoin de soins spéciaux, n prévient la famille, qui reste libre de faire soigner son enfant par médecin ou dans la clinique de son choix. Dans ces conditions, il e paraît pas nécessaire de faire examiner les dents des enfants par un spécialiste qui n'aurait pas ensuite à intervenir. Le médecin scolaire suffit amplement à cette tâche.

Les mesures prises au point de vue de l'hygiène des dents par le service de l'inspection médicale des écoles de la ville du Havre nous paraissent répondre au but que nous devons poursuivre : indiquer aux familles que les soins de la bouche sont de première utilité et qu'il est urgent de faire soigner les dents dès l'apparition des signes de carie. Voici le prospectus qui est, dans cette ville, distribué aux enfants et à leurs parents (1) :

« *Hygiène des dents.* — L'hygiène des dents est une des questions les plus importantes à envisager.

« Dans notre région, les mauvaises dentitions sont fréquentes. Il est nécessaire d'avoir grand soin d'entretenir une propreté scrupuleuse des dents pour empêcher le tartre de s'accumuler, ce qui permet aux microbes de faire leur œuvre et d'attaquer l'émail dentaire.

« Les soins de la bouche doivent être inculqués aux enfants dès leur jeune âge ; ce sont des habitudes de propreté qu'il faut accoutumer ceux-ci à prendre de bonne heure. Dans certaines écoles d'Angleterre, on a créé l'œuvre de la brosse à dents. On distribue cet ustensile de toilette aux enfants qui ne peuvent l'acheter, et les maîtres des écoles s'assurent tous les jours que les enfants s'en servent avant de venir à l'école. Ils leur enseignent aussi la façon d'en faire usage.

« *Rôle de la mère de famille.* — La mère doit surveiller très attentivement la dentition de ses enfants et l'apparition des premières dents.

« Beaucoup de troubles digestifs des jeunes enfants sont la résultante du mauvais état de la dentition. Une grande partie des irrégularités de la seconde dentition proviennent du manque de soins apportés à la première dentition.

« En dehors des soins que le médecin spécialiste (dentiste) doit donner à la dentition des jeunes enfants, la mère doit nettoyer les dents de ses enfants au même titre que la figure et les mains.

« Ce nettoyage des dents *a une importance capitale*, car le premier agent de la carie sont les corps étrangers qui s'accumulent sur et entre les dents.

« *Comment brosser les dents.* — Se brosser les dents matin et soir, prendre une brosse à dents demi-dure et brosser sur toutes les faces, externes, internes (face de dedans de la bouche) et parties plates des grosses molaires ; brosser particulièrement bien ces dernières sur toutes leurs faces.

« Brosser non seulement par le mouvement horizontal habituel, mais

(1) Loir, Organisation et fonctionnement de l'inspection médicale, (*IIIe Congrès internat. d'hyg. scol.*, t. III).

aussi de haut en bas de manière à enlever tous les dépôts qui s'accumulent entre les dents.

« Ne pas craindre de faire saigner les gencives. Une gencive qui saigne trop facilement est une gencive malade, qu'il est nécessaire de traiter.

« *Dentifrice.* — Le meilleur dentifrice et le moins cher, à la portée de tous, est le savon (savon blanc ordinaire, dit savon de Marseille). Une fois la répugnance des premiers jours vaincue, le savonnage des dents deviendra un besoin. L'usage des autres dentifrices (élixirs, pâtes, poudres) devra venir s'ajouter à l'usage journalier du savon.

« Une simple et excellente formule de poudre dentifrice est la suivante :

Carbonate de magnésie...........................	25 grammes.
Carbonate de chaux............................	25 —
Essence de menthe.............................	XXV gouttes.

« *Il faut se faire soigner les dents.* — Dès qu'une dent paraît s'altérer, la faire soigner, car alors il est facile de la sauver. Ne pas attendre qu'une dent fasse mal pour aller la faire soigner chez le dentiste.

« Un des signes de l'altération d'une dent est la sensation de douleur, d'abord très faible, soit au contact des liquides chauds ou froids, soit des substances sucrées. C'est alors qu'il faut aller se faire examiner par un dentiste. »

Les **troubles de la phonation** peuvent être dus, nous l'avons vu, à la présence des végétations adénoïdes. Ils peuvent aussi être causés par des *lésions de la cavité bucco-pharyngée*, du *voile du palais*, de la *voûte palatine* ou de la langue, par des *paralysies* des muscles pharyngiens ou staphylins.

D'autres fois, il faut les attribuer à de simples troubles fonctionnels, à des habitudes vicieuses ou à des tics nerveux : tels sont le *bégaiement* et le *zézaiement*. Tous ces défauts de prononciation, quand ils sont assez marqués, constituent une gêne importante pour l'écolier, et ils peuvent quelquefois être fort incommodes pour le maître chargé d'enseigner à un tel enfant, qui sera souvent l'objet des risées de ses camarades. Des soins spéciaux et attentifs peuvent aider à la correction de ces défauts de prononciation. On a proposé de créer pour les bègues des cours spéciaux dans les *classes d'anormaux*. Nous reviendrons plus loin sur ce sujet.

Pharynx. — Les **angines aiguës** sont très fréquentes dans l'enfance ; l'intensité des symptômes généraux qui les accompagnent privent les enfants de venir à l'école ; d'ailleurs, ces angines ne sont pas contagieuses et, dès que l'enfant est guéri, il peut être de nouveau admis dans sa classe : telles sont tout au moins les angines pultacées, les angines lacunaires, les angines phlegmoneuses et l'angine ulcéreuse de Vincent.

L'**angine diphtérique**, dont les dangers sont beaucoup plus redoutables, est aussi plus insidieuse à son début ; c'est à la reconnaître de bonne heure que devront s'attacher les efforts du médecin scolaire (Voy. plus loin : *Diphtérie*).

Celui-ci ne devra pas oublier que l'**angine scarlatineuse** est souvent la seule manifestation de cette dernière maladie, l'éruption étant très discrète ou pouvant même être complètement absente.

Les **ulcérations spécifiques** du pharynx, syphilitiques ou tuberculeuses, constituent des lésions assez graves pour légitimer l'éviction de l'écolier.

Estomac et intestin. — Dans les écoles primaires et dans les externats, l'examen de ces organes a moins d'importance que dans les internats. On notera cependant sur la fiche scolaire les affections graves dont l'enfant souffrira, ou aura souffert, du côté de l'estomac ou de l'intestin : ces notions sont importantes à connaître au point de vue du développement général, et aussi pour les précautions dont ces enfants doivent être entourés.

Dans les internats, la **dilatation de l'estomac**, les **dyspepsies**, les **entérites** et les **colites** nécessiteront une surveillance spéciale de l'alimentation. Ces troubles digestifs seront, dans tous les cas, intéressants à connaître pour le pédagogue et pour le médecin scolaire : le D[r] Le Gendre a démontré quelle importance avaient ces troubles digestifs sur l'aptitude au travail de l'écolier ; il existe des **anormaux digestifs** chez qui l'attention devient nulle ; d'autres souffrent de la tête ou sont privés de sommeil, toutes conditions qui constituent une entrave au travail intellectuel. Ces faits sont surtout fréquents dans les classes supérieures, quand intervient le surmenage qui précède les périodes d'examen, et quand la fatigue ou la dépression nerveuses viennent compliquer le mauvais état fonctionnel du tube digestif.

La **constipation** est souvent acquise pendant la période scolaire chez les élèves des internats, et plus spécialement chez la jeune fille. Trousseau avait montré en une page très vivante comment cette habitude s'acquiert en pension par négligence et par paresse ; et il indiquait comment la vigilance des maîtresses pouvait obvier à cet inconvénient qui, dans la suite, pouvait provoquer de graves désordres de santé ; dans l'hygiène des internats, cette préoccupation ne doit pas être laissée de côté.

Les **maladies aiguës du tube digestif** nécessitent rarement des mesures scolaires spéciales ; les embarras gastriques aigus, les indigestions, les diarrhées banales n'ont d'autres conséquences qu'une absence momentanée de l'enfant.

Les **diarrhées estivales**, survenant dans les écoles maternelles, prennent un caractère parfois épidémique ; le *choléra infantile* exigera des mesures de prophylaxie très attentives ; on redoublera de précautions dans la préparation des biberons, dans la stérilisation du lait et dans le nettoyage de tous les ustensiles dont les enfants ont à se servir. Les linges souillés par les déjections ainsi que les vases seront soumis à la désinfection, soit par passage dans l'eau bouillante, soit par nettoyage dans une solution antiseptique.

Dans certains cas où le choléra infantile prendra un caractère franchement épidémique, on sera autorisé à fermer l'école maternelle.

EXAMEN ET MALADIES DE L'APPAREIL CARDIO-VASCULAIRE. — Les maladies organiques du cœur, congénitales ou acquises, imposent des précautions, surtout dans les jeux et les exercices gymnastiques.

Les **enfants anémiques** seront spécialement surveillés : l'anémie peut être l'indice d'une affection en évolution, d'une tuberculose latente, d'un trouble digestif ; elle peut aussi être primitive, ou être liée à une simple chlorose.

Dans tous les cas, les écoliers doivent être sérieusement traités ; les écoles de plein air leur rendront souvent service.

Parmi les accidents cardiaques spéciaux à l'enfance, il faut faire une place spéciale à ceux qui paraissent liés à la poussée de croissance: la ptose cardiaque, l'hypertrophie cardiaque de croissance, et les divers troubles fonctionnels spéciaux à l'adolescence.

L'**hypertrophie cardiaque de croissance**, sur laquelle Germain de Sée avait attiré l'attention, s'accompagne d'un certain nombre troubles fonctionnels, tels que la dyspnée, la céphalée, les vertiges, les palpitations. On constate en même temps des signes physiques, et en particulier un abaissement de la pointe du cœur avec une augmentation de l'intensité des battements cardiaques.

Aujourd'hui on ne considère plus guère cette affection que comme un ensemble de troubles survenant à l'occasion de la croissance et ne s'accompagnant pas en réalité d'augmentation de volume du cœur. Il s'agirait d'une *pseudo-hypertrophie cardiaque de croissance*. Le cœur en effet n'est pas hypertrophié, mais simplement abaissé, et en contact plus immédiat avec la paroi, ce qui explique l'apparence d'hypertrophie et l'augmentation de l'intensité des contractions cardiaques ; les enfants dont le thorax est étroit et déformé sont surtout exposés à ces déplacements du cœur et aux symptômes qu'ils provoquent ; quant au souffle systolique, qui, d'après Germain Sée, aurait accompagné l'hypertrophie cardiaque, Potain avait démontré depuis longtemps que ce n'était qu'un souffle extracardiaque.

La **ptose cardiaque**, récemment décrite par le Pr Hutinel et par Rummo (de Palerme), se rencontre chez les enfants à croissance rapide et « tumultueuse ». On remarque d'abord des troubles de la circulation périphérique, cyanose et refroidissement des extrémités, de la pâleur, de la dyspnée d'effort ; puis, à l'examen du cœur, on voit que la pointe abaissée bat dans le sixième espace intercostal, à 2 ou 3 centimètres au-dessous de son siège habituel, ce qui amène à croire à une véritable hypertrophie. Mais, dans la position couchée, en même temps que disparaissent les troubles fonctionnels, on constate le retour de la pointe à son niveau normal. Dans les décubitus latéraux droit ou gauche, la pointe se déplace dans le sens correspondant à celui de la pesanteur : c'est donc d'une véritable ptose cardiaque qu'il s'agit dans ces cas.

Les **troubles fonctionnels cardiaques** dans la croissance sont loin d'être rares, et ce sont eux que l'on aura, en somme, l'occasion de rencontrer le plus souvent. Ces troubles peuvent être provoqués par des causes diverses : on peut les rattacher à une adénopathie trachéo-bronchique, à des déformations scoliotiques, ou aux simples attitudes vicieuses habituelles à beaucoup d'enfants ; ils sont plus fréquents encore chez les dyspeptiques et chez les enfants atteints de dilatation d'estomac ; la puberté, l'établissement de la menstruation, le surmenage, la fatigue nerveuse peuvent provoquer les mêmes troubles ; ils seront souvent accompagnés de maux de tête, d'inaptitude au travail, d'indolence et d'insomnie.

Ces troubles, plus fréquents dans la seconde enfance, et par conséquent dans les internats ou parmi la population scolaire des lycées, nécessitent le repos, et aussi un régime alimentaire très strictement suivi. Un juste équilibre entre les exercices physiques et le travail intellectuel, un repos au lit suffisamment prolongé, une alimentation surveillée seront les mesures à prendre pour ces enfants auxquels la vie au grand air rendrait les plus grands services.

EXAMEN ET MALADIES DE L'APPAREIL URO-GÉNITAL. — Les *œdèmes transitoires des paupières*, ou les œdèmes plus durables des membres, éveilleront l'attention du médecin scolaire, qui sera ainsi parfois amené à reconnaître l'existence des affections du rein.

Dans la convalescence des maladies infectieuses, les enfants seront spécialement surveillés à ce point de vue.

L'**albuminurie orthostatique**, dont le traitement est tout hygiénique, n'interrompt pas la vie scolaire des enfants, auxquels on évitera seulement le surmenage physique ou intellectuel. Cette affection, dénuée le plus souvent de gravité, occasionne des troubles de la santé générale qui souvent sont attribués à une toute autre cause : ces enfants sont habituellement pâles et amaigris, fatigués et indolents, paresseux et inattentifs ; ces états doivent être rapportés à leur véritable cause ; ce serait une faute que de soumettre ces malades à une cure de suralimentation ou à un traitement médicamenteux actif dont le rein ne pourrait que souffrir : il serait également pour le moins inutile de les pousser au travail, ou de les punir pour leur indolence. L'examen de l'urine, pratiqué après une récréation, ou à l'arrivée à l'école, fera reconnaître l'affection en cause.

Les **mictions très fréquemment répétées** pourront être l'indice d'une irritation urétrale ou vésicale : l'existence d'un simple phimosis expliquera parfois ce trouble fonctionnel, qui, d'autres fois, fera songer à la possibilité d'un calcul vésical ou de tuberculose rénale.

L'**incontinence d'urine**, qui est le plus souvent nocturne, constitue une véritable infirmité chez les enfants déjà grands, et elle est un empêchement complet à leur admission dans les internats. Quand on s'est assuré que ces mictions involontaires ne sont pas symptomatiques de diabète sucré ou de tuberculose rénale, il faut admettre qu'elles sont dues à un trouble fonctionnel ou d'innervation du sphincter ou de la vessie. Les agents thérapeutiques multiples employés contre l'incontinence sont la meilleure preuve de leur inégalité ou de leur insuffisance d'action : le traitement belladoné de Trousseau, les injections épidurales d'eau salée, la circoncision, la faradisation n'ont peut-être guère plus d'action que la psychothérapie et la suggestion pratiquées avec persévérance et à propos.

Les **écoulements urétraux**, chez les garçons, sont exceptionnels à l'école : la blennorragie est une cause d'éviction immédiate et jusqu'à guérison.

La **vulvo-vaginite** est très fréquente, et elle est presque toujours due au gonocoque ; elle est très contagieuse et nécessite un traitement attentif et l'éviction de l'école. Les enfants se plaignent de brûlures, de démangeaisons entre les jambes, de cuisson en urinant ; les taches jaune verdâtre produites par l'écoulement sur le linge suffisent à affirmer l'affection.

EXAMEN ET MALADIES DES YEUX ET DE LA VISION. — L'examen des yeux des écoliers s'impose à deux points de vue différents : celui de la *prophylaxie des affections contagieuses* et celui de la *prophylaxie des troubles de la réfraction* ; ce dernier point de vue est d'une importance capitale en hygiène scolaire, puisque la myopie, comme la scoliose, a pu être classée comme maladie professionnelle de l'écolier.

Examen extérieur de l'œil. — Affections oculaires externes. — Cet examen doit porter sur les paupières, sur la conjonctive et sur les parties antérieures et découvertes du globe oculaire.

La plupart des affections externes déterminent des troubles subjectifs assez marqués pour que l'enfant accuse lui-même la gêne qu'il éprouve : c'est un sentiment de cuisson, de brûlure ou de picotement ; c'est aussi un larmoiement inusité et désagréable. Même si l'enfant ne se plaint pas, on remarque sans peine les modifications extérieures de ses yeux : rougeur, gonflement des paupières, écoulement sanieux ou purulent ; la simple rougeur de la conjonctive accompagnée du rétrécissement de la fente palpébrale sera souvent l'indice de début des affections externes de l'œil.

Pour reconnaître l'existence de ces affections et pour établir le diagnostic de la plupart d'entre elles, il n'est pas besoin de l'intervention d'un spécialiste; averti par le maître, qui aura remarqué le trouble dont souffre l'enfant, le médecin scolaire pourra prendre les mesures de prophylaxie nécessitées par l'affection reconnue.

Il en serait tout autrement si l'enfant devait recevoir à l'école les soins nécessaires à son état. Dans divers pays et dans quelques villes de France, un examen oculistique des écoles a été organisé ; dans ce cas l'intervention d'un spécialiste est évidemment nécessaire ; il en est ainsi, par exemple, à Montpellier, où le Pr Truc et ses élèves ont pu, depuis quelques années, organiser une inspection oculistique très régulière; les résultats obtenus sont d'ailleurs des plus intéressants (1).

Étant donnée la tendance régnant actuellement en France, ces inspections spéciales resteront sans doute isolées; c'est pourquoi, dans ce chapitre, nous nous placerons seulement au point de vue du médecin scolaire qui se trouve en présence d'affections externes des yeux à diagnostiquer, ou qui doit déterminer l'acuité visuelle des élèves d'une classe ou d'une école; c'est pourquoi nous indiquerons simplement les connaissances indispensables au médecin scolaire, sans entrer dans des détails qui seraient nécessaires pour établir certains diagnostics délicats, ou pour entreprendre une thérapeutique active.

La *fréquence des affections externes de l'œil est très grande à l'école.* Cependant les statistiques sont peu nombreuses qui relèvent uniquement ces affections; les hygiénistes se sont beaucoup plus préoccupés des maladies de la réfraction, et en particulier de la myopie, sur laquelle la documentation est très abondante. Truc et Chavernac estiment que les maladies externes et que les traumatismes oculaires sont fréquents à l'école; la proportion de ces malades spéciaux serait de 5 à 10 p. 100 de la population scolaire totale; les chiffres exacts cités par ces auteurs sont de 7,68 p. 100 pour les garçons et 8,93 p. 100 pour les filles. Schreiber, dans les écoles de Magdebourg, a trouvé que les affections externes de la cornée existaient chez 10,8 p. 100 des écoliers et celles de la conjonctivite chez 4,3 p. 100 d'entre eux. A Toulouse, les Drs Frenkel et Garipuy arrivent à peu près aux mêmes proportions.

Beaucoup de ces affections externes peuvent évoluer vers une aggravation telle que la vision n'est pas seulement compromise, comme dans les cas que nous signalerons en étudiant les troubles de l'acuité visuelle, mais qu'elle peut être aussi complètement perdue; dans la plupart de ces cas à évolution fatale, un diagnostic précoce et des soins donnés en temps voulu conjureraient de si graves com-

(1) Truc et Chavernac, Hygiène oculaire et inspection oculistique des écoles, Paris, 1908.

plications. La cécité, de l'avis de tous les spécialistes, pourrait être évitée dans plus de la moitié des cas ; Cohn et Seidelman, cités par Joland (1), ont trouvé sur 1 000 aveugles :

238 cas, soit	23,8	p. 100 de	cécité inévitable.
433 —	43,3	—	évitable.
329 —	32,9	—	absolument évitable.

Trousseau, à l'hospice des Quinze-Vingts, a trouvé une proportion comparable de cécités évitables :

196 cas, soit	31,4	p. 100 de	cécité inévitable.
185 —	29,5	—	évitable.
246 —	39,2	—	peut-être évitable.

Le même auteur, dans un autre travail, admet, d'après un résumé de statistiques portant sur près de 4 000 aveugles, que le chiffre des cécités évitables est d'environ 43 p. 100.

Nous n'avons cité ces chiffres que pour montrer l'urgence absolue qu'il y a à traiter les affections oculaires des enfants avec beaucoup de soins. L'instruction des maîtres et celle des parents sera des plus utile pour diminuer cette proportion vraiment impressionnante d'aveugles dont l'infirmité aurait pu être évitée.

Nous passerons une revue rapide des affections oculaires externes, que l'on rencontre le plus souvent à l'école. La plupart d'entre elles réclameront des mesures de prophylaxie que nous indiquerons à la fin du chapitre.

Les TRAUMATISMES OCULAIRES ne sont pas rares à l'école ; ils peuvent avoir les plus graves conséquences : perte immédiate de l'un ou des deux yeux, développement de taies ou de cataractes, complications infectieuses, ophtalmie sympathique. Les contusions aussi bien que les plaies peuvent aboutir à ces états graves. Le Dr Leprince estime que le tiers des traumatismes oculaires peuvent avoir des suites désastreuses pour la vision : à cause de la gravité et de la fréquence de ces accidents survenant à l'école, ou pendant les jeux des enfants, cet auteur souhaite que des mesures de prophylaxie soient prises, plus sérieuses que celles employées jusqu'ici ; la surveillance des écoliers doit être active et incessante, et à ce point de vue on doit exiger des maîtres une vision normale, ou suffisamment corrigée ; on proscrira l'usage de certains jouets dangereux : pétards, capsules, jouets détonants, flèches ; les pistolets et revolvers de pacotille sont depuis quelques années entre les mains de beaucoup d'écoliers ; sans envisager la valeur éducative plus que discutable de ces jeux spéciaux, nous pouvons regretter le nombre d'accidents qu'ils ont provoqués.

Le LARMOIEMENT, qui est un symptôme commun à la plupart des affections oculaires, peut être symptomatique d'une *obstruction des*

(1) G. JOLAND, Hygiène oculaire, Paris, 1907.

voies lacrymales ; il fera songer aussi au début des conjonctivites banales, et plus spécialement à la conjonctivite du *début de la rougeole*. Ce symptôme, qui a en lui-même peu d'importance, mérite cependant d'être noté, et sa signification devra être connue.

Les BLÉPHARITES sont fréquentes et le plus souvent de nature banale : telle est la blépharite glandulo-ciliaire, ou eczéma marginal des auteurs allemands.

Fréquente aussi est la *blépharite des petits scrofuleux*, dont nous aurons à reparler, car elle s'accompagne souvent de lésions de la conjonctive et de la cornée.

Mais, comme le simple larmoiement, la blépharite peut marquer le *début de la rougeole* : à ce titre, elle sera étroitement surveillée, et en cas d'épidémie morbilleuse il suffira qu'un enfant présente du larmoiement et de la rougeur du rebord palpébral pour qu'il soit considéré comme suspect.

L'ORGELET ne présente pas une pareille valeur pronostique ; c'est une affection bénigne, extrêmement fréquente chez les enfants : elle demande cependant des soins de propreté qui, négligés, pourraient laisser se développer quelques complications.

Les CONJONCTIVITES AIGUES sont de natures multiples ; elles présentent aussi la plus grande variété d'évolution, depuis la simple conjonctivite hyperémique jusqu'à l'ophtalmie purulente pouvant amener la fonte de l'œil.

La CONJONCTIVITE SIMPLE HYPERÉMIQUE est due à des irritations banales : corps étranger, froid, poussière, cil dévié. On remarque de la rougeur et un certain degré d'injection de la conjonctive, qui peut aussi être tuméfiée et former un léger chémosis.

Même les formes légères, et de gravité insignifiante, peuvent s'accompagner de signes fonctionnels assez intenses : douleurs, photophobie, gêne des mouvements, sécrétion anormale aqueuse ou séreuse.

Les CONJONCTIVITES CATARRHALES ne se distinguent des précédentes que par une plus grande intensité des signes objectifs : la sécrétion est plus abondante, le plus souvent bilatérale, la vascularisation et le gonflement de la conjonctive sont intenses ; le chémosis est plus perceptible, et il se forme souvent des ecchymoses. La sécrétion, qui d'abord n'était que séreuse, se charge bientôt de flocons de mucus qui s'accumulent dans le cul-de-sac inférieur.

Cette sécrétion, examinée au microscope, montre de nombreux leucocytes, des cellules épithéliales et des microbes.

La *contagiosité de ces conjonctivites catarrhales* est aujourd'hui bien démontrée : elle est liée à l'existence de microorganismes, qu'on reconnaît de façon à peu près constante dans l'examen de ces sécrétions. Le plus souvent, il s'agit du *bacille de Weeks* ; on rencontre aussi, dans des formes d'allures peut-être un peu plus torpides, une forme spéciale de *diplobacilles* décrite par Morax.

Ces conjonctivites catarrhales sont si contagieuses qu'elles peuvent revêtir le *caractère épidémique*; elles nécessitent l'*isolement immédiat* des enfants atteints; elles exigent, de plus, la surveillance des enfants sains, chez qui la moindre apparition de larmoiement ou de picotement des yeux suffira à établir la suspicion de la maladie en cause.

Les CONJONCTIVITES PURULENTES ne s'observent qu'exceptionnellement à l'école. Elles surviennent habituellement comme complications d'une maladie infectieuse, en particulier de la rougole, et elles atteignent de préférence les enfants débilités ou mal soignés.

Le *gonocoque* est souvent en cause dans cette redoutable affection; toutes les fois que l'on pourra soupçonner l'existence de cet agent microbien, et en particulier dans les cas de vulvo-vaginite, on prononcera l'éviction de l'enfant.

La période de début de la conjonctivite purulente, qui seule intéresse le médecin scolaire, ne diffère de celle des inflammations catarrhales que par un développement plus considérable des phénomènes inflammatoires et douloureux; l'apparition du pus, qu'accompagne d'habitude une tuméfaction énorme de la paupière supérieure, vient confirmer le diagnostic.

Les KÉRATO-CONJONCTIVITES PHLYCTÉNULAIRES (fig. 242) sont très banales à l'école ; elles surviennent chez les enfants scrofuleux, eczémateux, et plus spécialement chez ceux qui ont des suppurations cutanées, comme l'impétigo ou les furoncles multiples.

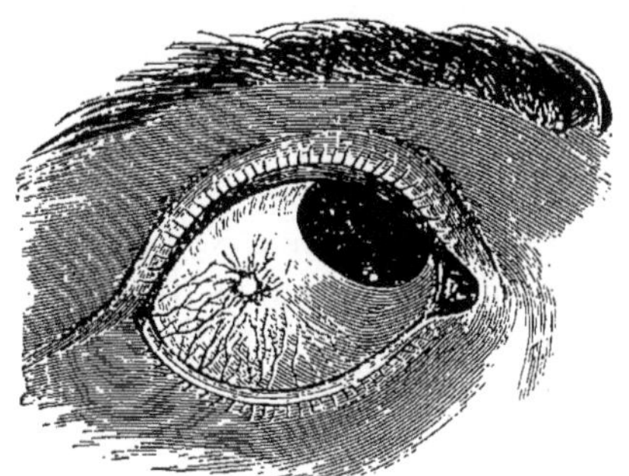

Fig. 242. — Conjonctivite phlycténulaire (d'après Terrien).

En réalité, cette affection touche toutes es parties externes de l'œil, et on peut observer en même temps de la blépharite, de la kératite et de la conjonctivite. La caractéristique de la maladie est l'apparition d'une *phlyctène*, d'abord petite comme une tête d'épingle, puis pouvant atteindre le diamètre d'une petite lentille ; cette phlyctène siège sur la cornée ou à son voisinage ; elle est entourée d'un pinceau de vaisseaux dilatés et saillants sur la conjonctive. Bientôt la phlyctène évacue son contenu séreux, et il reste une *ulcération*, nettement limitée, et bien visible à jour frisant. Les signes fonctionnels ne sont pas très marqués, si ce n'est la photophobie : la crainte de la lumière donne à ces petits malades une attitude de la tête, penchée en avant et comme rentrée dans le cou, des plus caractéristique.

Les enfants atteints de conjonctivite phlycténulaire *ne peuvent pas fréquenter l'école*, plus à cause de l'impuissance fonctionnelle dont ils sont atteints qu'à cause du danger qu'ils font courir à leurs camarades.

La guérison de la maladie survient habituellement en deux ou trois semaines, et le pronostic immédiat est bénin. Il n'en est pas de même du pronostic éloigné, qui est très important au point de vue de la *prophylaxie scolaire*: en effet, la cicatrisation de la phlyctène est souvent suivie de la formation d'une *taie cornéenne* dont l'influence sur la vision peut être grave; quand ces taies sont centrales ou paracentrales, elles déterminent souvent une myopie progressive qui peut prendre les allures d'une *myopie maligne*; dans ces cas surviennent des lésions du fond de l'œil qui assombrissent encore le pronostic. Quand les enfants porteurs de taies seront revenus à l'école, le médecin scolaire devra surveiller la valeur de leur acuité visuelle, et il sera urgent de corriger la myopie dès son apparition, si l'on veut éviter son aggravation rapide.

La CONJONCTIVITE DIPHTÉRIQUE est exceptionnelle à l'école. On pourrait la rencontrer chez des enfants convalescents de rougeole et réadmis à l'école, avec un mauvais état général; la localisation sur la conjonctive du bacille de Lœffler détermine une infiltration des tissus, avec gonflement considérable des paupières. Il y a peu de sécrétion. Les fausses membranes qui succèdent à la période d'infiltration ont l'aspect nettement diphtéroïde; elles se détachent en laissant à nu une surface bourgeonnante.

Dès leur apparition, ces conjonctivites seront une cause d'exclusion de l'enfant.

La TUBERCULOSE CONJONCTIVALE est plus exceptionnelle encore; elle produit sur la conjonctive une ulcération à bords irréguliers, à fond granuleux, avec réaction ganglionnaire de voisinage.

Les CONJONCTIVITES FOLLICULAIRES et GRANULEUSES sont beaucoup plus importantes à connaître : elles tendent, d'ailleurs, à devenir rares, tout au moins dans nos climats tempérés. Il n'en est pas de même dans les pays chauds, où elles sévissent avec une grande fréquence.

La *conjonctivite folliculaire*, caractérisée par l'infiltration lymphoïde des follicules clos, est très contagieuse, et elle se propage d'autant plus qu'elle survient dans des milieux misérables ou confinés. La maladie est constituée par des *granulations rosées ou jaunâtres*, localisées au cul-de-sac conjonctival inférieur, et plus spécialement à la face interne de la paupière; celle-ci étant retournée, on aperçoit les granulations disposées sous forme de deux ou trois séries linéaires. Les signes fonctionnels sont ceux de la conjonctivite catarrhale. Mais, dans la forme folliculaire, l'évolution est très lente et tend à la chronicité.

La conjonctivite folliculaire, dans les formes suintantes, est également *très contagieuse*; mais au contraire de ce que l'on croyait autrefois, elle n'est jamais capable de dégénérer en trachome, ni, par contagion, de donner naissance à celui-ci.

La *conjonctivite granuleuse*, ou *trachome*, est caractérisée par le développement sur toute la surface de la conjonctive de granulations de formes et d'aspect variables : tantôt la conjonctive est recouverte de *villosités tomenteuses ou framboisées*, en partie masquées par un catarrhe purulent ; tantôt on ne remarque que des *granulations grisâtres*, translucides, disposées en rangées serrées et ayant quelque analogie avec du frai de grenouille.

La gravité des conjonctivites granuleuses réside dans l'infiltration habituelle de la cornée et dans l'opacité qui en résulte ; souvent le processus aboutit à des ulcérations qui, cicatrisées, amènent des déformations cornéennes.

La contagiosité est d'autant plus considérable que la sécrétion muco-purulente est plus abondante ; quelques formes granuleuses restent sèches et sont moins contagieuses, sauf par contact direct et dans les cas où les précautions de propreté sont insuffisantes. Le trachome se développe surtout dans les établissements fermés et surpeuplés, comme certains internats ou orphelinats.

La PROPHYLAXIE *des diverses affections contagieuses* que nous venons de signaler consiste dans un certain nombre de mesures faciles à prendre, et grâce auxquelles ces affections devraient devenir de plus en plus rares.

La *propreté individuelle* est à la base de cette prophylaxie : le plus souvent ce sont les *mains sales* qui portent jusqu'à l'œil le germe des conjonctivites les plus graves. Les objets de toilette et les linges, serviettes ou mouchoirs, ne doivent jamais servir qu'à un seul enfant : la surveillance des maîtres doit être, à ce point de vue, très rigoureuse.

Les *poussières* jouent un rôle irritant, indiscutable, que l'on retrouve souvent à l'origine des conjonctivites ; le balayage humide, l'arrosage des préaux et des cours de récréation sont utiles à ce point de vue spécial aussi bien que pour l'hygiène des voies respiratoires.

L'*isolement des malades* n'est prévu de *façon obligatoire* par le règlement français que dans le cas de trachome ; dans cette affection, l'exclusion devra durer aussi longtemps que persistera la sécrétion muco-purulente; quand celle-ci sera complètement tarie, l'enfant pourra, sans inconvénient, être de nouveau admis.

Les *conjonctivites catarrhales à bacilles de Weeks* et la *conjonctivite phlycténulaire* commanderont aussi l'éviction de l'écolier. Il sera réadmis quand son œil aura repris son aspect normal et qu'il n'y aura plus de sécrétion.

Dans les cas d'*épidémie*, des mesures de désinfection devront être prises : elles s'imposent surtout dans les internats, où les lavabos et tous les objets de toilette devront être lavés avec des solutions antiseptiques ; les linges, les couvertures et tous les objets de literie seront passés à l'étuve.

Examen de l'acuité visuelle et des vices de réfraction. — L'insuffisance de l'acuité visuelle peut être supposée par le maître quand il s'aperçoit qu'un enfant s'approche trop de son livre ou de son cahier pour lire ou pour écrire, ou qu'il ne distingue pas suffisamment l'écriture au tableau noir ; c'est ainsi que le maître pourra nous signaler les enfants dont les défauts de réfraction se développent pendant la scolarité.

Quant aux insuffisances visuelles antérieures à l'entrée à l'école, elles seront reconnues au moment de l'établissement de la fiche scolaire, et les mesures de prophylaxie seront aussitôt prises.

Qu'il s'agisse d'un enfant dont l'acuité visuelle insuffisante a été présumée et signalée par le maître, ou d'un enfant nouveau venu à l'école, l'examen que nous aurons à pratiquer sera le même. En France, avec notre conception de l'inspection scolaire, un médecin spécialiste n'a pas besoin d'intervenir pour cet examen ; nous ne nous attachons pas, en effet, à déterminer le degré ni la nature précise de l'anomalie, mais surtout à reconnaître son existence ; nous ne soignons pas l'enfant à l'école, nous contentant de reconnaître qu'il a besoin de soins, et le dirigeant, pour qu'il les reçoive, vers un spécialiste ou une clinique du choix de sa famille.

Dans quelques villes, à Montpellier par exemple, grâce à l'initiative du Pr Truc, l'*inspection oculistique* est faite avec beaucoup de soin : la fiche scolaire porte alors en détail le résultat de l'examen, ou même une fiche spéciale est consacrée à la vision.

Voici le modèle de la fiche employée par le Pr Truc :

Modèle de fiche personnelle :

École des garçons. Rue des Soldats.

Années 1902-1903.

Noms : X....
Prénoms : Paul-Eugène.
Age : 9 ans.
Rue : Saint-Guilhem, n°

OD = 0,4 75° + 1 + 2.
OG = 1/50 105° + 2 + 3.

OG : Strabisme convergent ; amblyopie par anopsie.
Obs. : ODG. Conjonctivite folliculaire.

Pour l'examen habituel de l'acuité visuelle, le médecin scolaire, aidé au besoin par le directeur de l'école ou par un maître, procédera de la façon suivante :

L'enfant sera amené dans une pièce bien éclairée ; on pourra au besoin procéder à l'examen dans le préau ou dans la cour de récréation ;

il sera utile de connaître la valeur de l'éclairage de cette pièce, qui sera apprécié par le photomètre : une intensité de 10 à 15 bougies

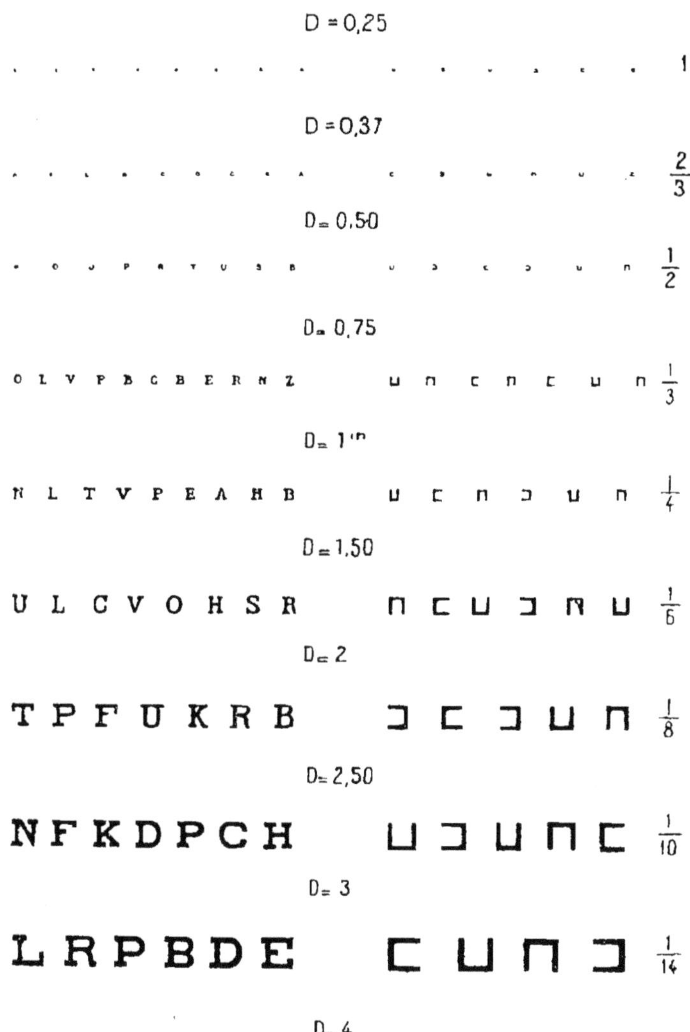

Fig. 243. — Échelle de caractères et figures géométriques. Le chiffre (D) placé au-dessus des lignes indique la distance à laquelle les lettres doivent être lues par un œil normal.

sera suffisante. Si l'examen doit avoir lieu dans une école mal éclairée, ou par une journée peu lumineuse, on éclairera les tableaux que doit lire l'enfant d'une façon artificielle ; l'intensité lumineuse devra toujours être égale à celle indiquée ci-dessus ; on aura soin que la

ÉCHELLE OPTOMÉTRIQUE SCOLAIRE

Donnant l'Acuité Visuelle (V) en dixièmes d'unité, et établie pour la distance de 5 mètres

Par le Dr LEPRINCE, Médecin-Oculiste à Bourges.

(D'après MONOYER)

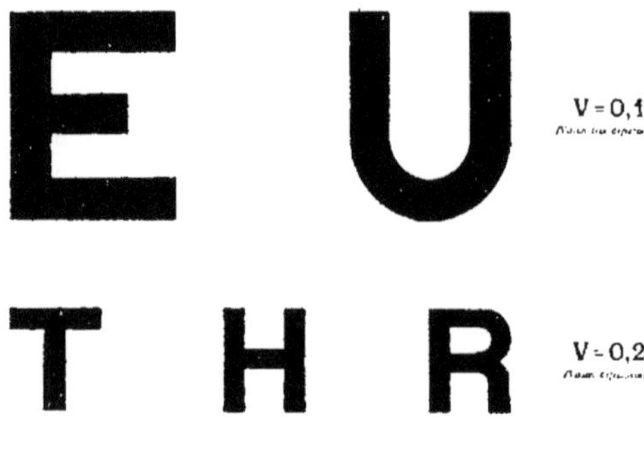

V U L B — V = 0,3

O T Z R N — V = 0,5

M L V C K E — V = 0,6

R U D T H P F — V = 0,8

B L C A V Z N R — V = 1

Détermination de l'Acuité visuelle :

1° Fixer le tableau au mur dans un endroit bien éclairé, à hauteur d'homme.

2° Placer l'élève à 5 mètres du tableau et lui montrer successivement les différentes lettres, en commençant par le haut. Examiner les deux yeux séparément, l'œil ne prenant pas part à la vision étant fermé avec la paume de la main.

La dernière ligne lue indique l'acuité visuelle de l'œil examiné.

Ex.

La dernière ligne lue est la 3e de l'œil droit, on notera : O. D. = 0,3

— — — 6e de l'œil gauche, on notera : O. G. = 0,8

— — — 7e des deux yeux, on notera. O. D. = 1 ; O. G = 1.

NOTA. — Si à 5 mètres l'enfant ne voit pas les deux premières lettres (E U), on le fera approcher du tableau jusqu'à ce qu'il les aperçoive. On mesurera alors approximativement la distance qui le sépare du tableau et on notera de la façon suivante :

Si l'enfant voit E U à 2 mètres, l'acuité sera $\frac{2}{50}$; à 1 mètre, elle sera $\frac{1}{50}$; à 0 m. 50 $\frac{1}{100}$

Les lettres E U devant être distinguées à 50 mètres par un œil normal.

Fig. 244. — Échelle optométrique scolaire.

lumière soit dirigée par un réflecteur vers le tableau, et que l'œil de l'enfant n'en reçoive pas directement les rayons.

L'enfant est placé à 5 mètres du tableau.

Les tableaux les plus souvent employés sont les *échelles de Snellen*, de *Monnoyer* ou celle de *Leprince* (de Bourges) que nous reproduisons ici (fig. 244); les chiffres placés en regard des lignes où sont imprimés les caractères de dimensions différentes indiquent la valeur de la vision de l'écolier.

Pour les enfants qui ne savent pas lire, on utilisera, à la place de ces échelles, des *figures géométriques* simples, comme celles que nous reproduisons p. 491 (fig. 243). D'autres tableaux portent des carrés, des cœurs, des triangles, ou toute autre figure facile à reconnaître par un jeune enfant.

Avec l'échelle de Leprince, tout enfant ayant une acuité visuelle normale doit lire la dernière ligne. On dira, dans ce cas, que son acuité visuelle ou V = 1. S'il ne lit pas cette dernière ligne, on lui fera lire les autres lignes, en commençant par la première et en notant celle à laquelle il s'arrêtera; le chiffre situé en regard de cette ligne indiquera que l'acuité visuelle ou V = 1/10, 1/6, 1/3, etc., de l'acuité normale.

Dans toute recherche relative à l'acuité visuelle, les deux yeux devront être examinés séparément, c'est-à-dire en pratiquant alternativement l'occlusion d'un œil, puis de l'autre ; cette occlusion peut être faite avec la main de l'enfant ou celle d'un aide ; un petit écran est préférable, dans ce sens qu'il ne provoque pas la pression gênante du globe oculaire, comme peut le faire l'occlusion avec les doigts.

Avec un peu d'habitude et avec des enfants assez disciplinés, cet examen peut être mené rapidement et fournir des renseignements assez précis, spécialement en vue de la prophylaxie scolaire de la myopie.

Nous verrons plus loin comment ces mesures de prophylaxie peuvent être appliquées à l'école.

La *diminution de l'acuité visuelle* peut être due à une altération des milieux transparents de l'œil (kératite interstitielle, taies, etc.); plus souvent elle sera la conséquence de la myopie. C'est donc entre ces deux groupes d'affections que le diagnostic de l'insuffisance visuelle devra d'abord être établi.

Pour savoir si la *myopie* doit être incriminée, il suffit de faire approcher l'enfant du tableau. Si, au fur et à mesure qu'il se rapproche, il lit distinctement des caractères qu'il ne lisait pas à 5 mètres, il est évident que la diminution de l'acuité est le fait de la myopie.

Nous devons donc passer en revue les *affections oculaires externes* qui peuvent amener une diminution de l'acuité visuelle et nous occuper ensuite de la *myopie scolaire*.

Diminution de l'acuité visuelle par lésions oculaires. — Les *lésions de la cornée* sont fréquentes chez les jeunes enfants : elles peuvent être la conséquence d'un traumatisme et beaucoup plus souvent d'une affection aiguë, ophtalmie ou kératite.

Les *taies* peuvent être peu étendues et, dans ce cas, malgré leur opacité, constituer une gêne minime; quelquefois, tout en étant plus étendues, elles restent à demi transparentes (néphélion ou albugo), et elles ne sont pas l'origine d'une gêne beaucoup plus considérable. Mais, quand les *taies sont centrales et opaques*, elles peuvent supprimer de façon à peu près complète la vision de l'œil malade ; quand elle revêt cet aspect, la taie prend le nom de *leucome* ; l'entrée des rayons lumineux est complètement supprimée, et la vision ne peut être récupérée que par une intervention chirurgicale.

Entre les taies insignifiantes et ces leucomes graves, tous les intermédiaires existent; la gêne fonctionnelle sera en rapport avec leur degré de développement.

La *kératite interstitielle* s'observe pendant la période scolaire, de six à quinze ans; elle peut se produire d'une façon insidieuse, sans symptômes appréciables. Dans certains cas, on peut voir de la photophobie, du larmoiement et quelques douleurs.

Il est important de surprendre l'évolution à son début: on constate alors une infiltration de la cornée sous forme de petites taches grises à contours diffus; ces taches paraissent le plus souvent réunies en un seul infiltrat, et c'est seulement à la loupe que l'on peut reconnaître la pluralité des centres d'infiltration.

L'heureuse influence du *traitement spécifique* sur la régression de la kératite interstitielle rend fort utile son diagnostic précoce; c'est souvent le médecin scolaire qui sera amené à faire ce diagnostic.

Les *cataractes* ne sont pas exceptionnelles chez les enfants. Certaines *cataractes congénitales* ne seront reconnues qu'au moment de l'examen pratiqué à l'entrée à l'école : en effet, les cataractes zonulaires ne commencent guère à gêner l'enfant que vers l'âge de quatre à cinq ans, l'opacité étant minime au début de l'évolution.

Les *cataractes acquises* peuvent survenir à la suite de maladies constitutionnelles, comme le diabète ou l'albuminurie ; ce sont alors des cataractes molles.

Plus intéressantes au point de vue scolaire sont les *cataractes traumatiques;* elles sont la conséquence fréquente des plaies du cristallin; elles peuvent aussi survenir à la suite d'une simple contusion du globe oculaire. Quand le cristallin a été lésé, son opacification peut être très rapide et devenir complète en quelques jours; après une période d'opacité complète, il n'est pas rare de voir la lésion régresser d'elle-même jusqu'à complète disparition.

Diminution de l'acuité visuelle par troubles de réfraction. — La cause la plus habituelle de la diminution de l'acuité visuelle est la myopie; celle-ci est extrêmement répandue à l'école : mais sa grande fréquence ne doit pas faire oublier les autres vices de réfraction que nous devons tout au moins signaler :

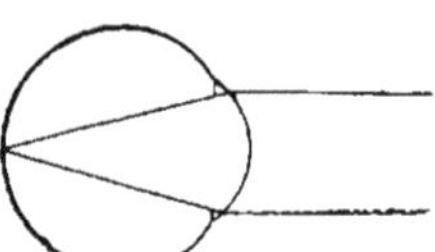

Fig. 245. — Œil normal.

L'*hypermétropie* (ou *hyperopie*), qui répond à la convergence trop accusée des rayon lumineux, avec foyer en arrière de la rétine (fig. 246), rend la vision des objets rapprochés impossible ou fatigante: les enfants hypermétropes sont atteints de cette anomalie dès le jeune âge, et il y a tout intérêt à leur faire porter le plus tôt possible les verres convexes dont ils ont besoin.

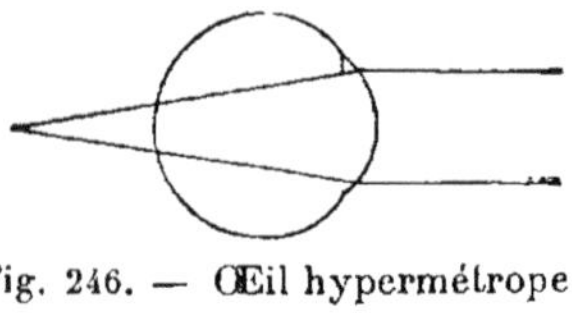

Fig. 246. — Œil hypermétrope.

L'*astigmatisme* (ou *astigmie*) est un « état oculaire à réfraction différente selon les divers méridiens, et dans lequel les rayons parallèles incidents ne forment jamais de foyer sur la rétine... Dans cette affection, la vision des lignes verticales et des lignes horizontales ne peut être simultanément nette; les unes sont vues nettes et les autres floues; il en est de même des lignes obliques. Les sujets alors inclinent instinctivement la tête pour les voir successivement nettes » (Truc). Pour reconnaître cette anomalie, on utilise un cadran horaire (fig. 248) dont les verticales ou les obliques apparaîtront plus ou moins nettes suivant l'axe et l'importance de l'astigmatisme. Les astigmatismes réguliers peuvent être corrigés par l'emploi de verres cylindriques. Cette correction est utile, au point de vue même de la prophylaxie de la myopie, dont l'astigmastisme est un important facteur.

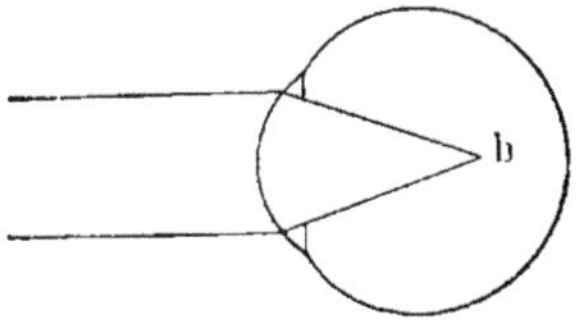

Fig. 247. — Œil myope.

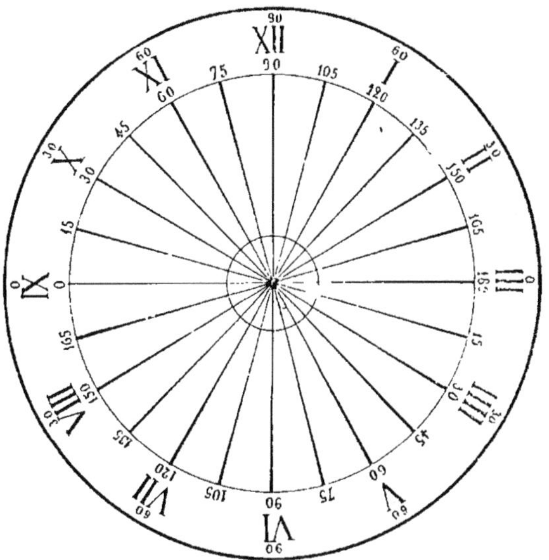

Fig. 248. — Cadran pour l'astigmatisme.

L'*anisométropie*, ou réfraction inégale des deux yeux, est très fréquente : elle est d'autant plus utile à reconnaître qu'elle entraîne facilement des attitudes défectueuses de la tête et, par conséquent, de la colonne vertébrale; par l'inclinaison de la tête, l'enfant cherche à placer l'œil qui jouit de l'acuité la plus voisine de la normale dans la meilleure condition de vision. Cette attitude vicieuse de la tête est corrigée par l'emploi de verres appropriés.

Myopie scolaire. — Cette maladie est si fréquente à l'école et ses conséquences sont si importantes que son diagnostic et sa pophylaxie doivent vivement nous préoccuper.

Si l'école joue un rôle primordial dans l'apparition de la myopie, elle peut d'autre part servir à l'amélioration de ce défaut de vision. Les résultats obtenus dans certains pays où l'hygiène oculaire est très en honneur montrent que cette proposition est réalisable.

La *fréquence de la myopie* augmente avec l'âge des écoliers et surtout avec l'importance des études auxquelles ils se livrent. Les classes supérieures des lycées fournissent une proportion de myopes beaucoup plus considérable que les classes élémentaires des écoles publiques; c'est pendant la scolarité que se développent la plupart des myopies, et il n'est pas exagéré d'affirmer que c'est l'école qui est le facteur principal de ce développement.

Parmi les *facteurs de la myopie*, il faut faire une place à l'hérédité; les statistiques montrent que 50 p. 100 environ des myopes ont des parents atteints de la même affection : cette notion permettra de prévenir les parents myopes du danger qui menace leurs enfants, vis-à-vis desquels ils devront prendre toutes les mesures de protection possibles.

Les maladies aiguës et aussi les affections chroniques, débilitantes, peuvent avoir une influence sur le développement de la myopie.

Les *taies cornéennes* et l'*astigmatisme* sont susceptibles de déterminer ou d'aggraver la myopie : les enfants porteurs de pareilles tares seront spécialement surveillés.

Mais la myopie reconnaît surtout pour causes les conditions elles-mêmes dans lesquelles les enfants sont placés à l'école : l'insuffisance de l'éclairage, l'emploi de caractères d'imprimerie trop petits, l'usage fréquent du tableau noir où le maître ne prend pas toujours soin de proportionner la taille des caractères qu'il trace à la distance d'où ils doivent être lus, sont autant de causes de fatigue oculaire; il semble bien que les efforts d'accommodation que l'écolier doit accomplir pour percevoir les caractères trop petits ou mal éclairés sont la cause principale de la fatigue oculaire. « L'acuité visuelle d'un œil donné, dit le Dr Leprince (1), décroît rapidement quand l'éclairage tombe au-dessous d'une certaine limite. L'élève travaillant à un éclairage insuffisant remédie à l'acuité défectueuse qu'il lui fournit en agrandissant l'angle visuel sous lequel lui apparaissent les détails de l'objet fixé, *c'est-à-dire en rapprochant celui-ci d'une façon démesurée.*

« A la limite de l'acuité visuelle, le temps nécessaire pour reconnaître une lettre donnée augmente fortement. L'éclairage insuffisant ralentira donc le travail, à moins que l'élève n'augmente l'acuité par le rapprochement.

« La myopie constitue ainsi une vraie adaptation aux conditions défectueuses du travail, en permettant de travailler plus rapidement. »

La *vision habituelle à courte distance* est donc aussi une raison du développement de la myopie : efforts d'accommodation et vision à courte distance sont les deux écueils que l'on doit s'efforcer d'éviter dans la prophylaxie de la myopie : nous aurons à revenir sur ces notions.

Des statistiques très nombreuses et dont les plus anciennes remontent à une centaine d'années témoignent de l'influence de l'école

(1) Dr LEPRINCE (Bourges), Myopie scolaire (*Congrès internat. d'hyg. scol.*, Paris, 1910).

sur le développement de la myopie. Dès 1840, Schurzmayer, cité par Joland, constatait que, dans les classes élémentaires, il existait 4,9 p. 100 de myopes, alors que leur nombre était de 18 p. 100 dans les classes moyennes et de 25 à 50 p. 100 dans les classes supérieures des gymnases ; Cohn, plus tard, avait trouvé dans ses examens, portant sur plus de 10 000 enfants, que le pourcentage des myopes était le suivant :

Écoles de villages	1,4
— élémentaires	6,7
— moyennes	19,3
Lycées	26,2
Universités	59,0

La même progression se retrouve naturellement quand on considère l'âge des écoliers ; dans le tableau suivant, que nous reproduisons également d'après Joland, Cohn a établi la proportion des myopes, en tenant compte et de l'âge et de la catégorie d'écoliers :

	7 A 8 ANS.	11 A 14 ANS.	15 A 20 ANS.
Écoles de campagne	0,8	2,4	»
— élémentaires	4,2	7,8	»
— supérieures de filles	4,2	9,8	10,8
— intermédiaires	6,0	7,6	25,0
Realschule et gymnase	7,5	20,4	49,0
Moyenne	4,5	9,6	28,6

Despagnet a examiné les élèves du collège Rollin, à Paris : il a trouvé les proportions suivantes entre les myopes et les enfants qui jouissent d'une vue normale :

Classes primaires	12,5 p. 100
Neuvième	10 —
Huitième	15 —
Septième	25 —
Sixième	17 —
Cinquième	37 —
Quatrième	40 —
Troisième	30 —
Seconde	52 —
Rhétorique	51,8 —
Mathématiques élémentaires	28,5 —
Philosophie	55,5 —

Au lycée de Lyon, Dor a trouvé des chiffres voisins : il a noté que la fréquence de la myopie était plus grande chez les internes que chez les externes, 18 p. 100 chez ces derniers et 33 p. 100 pour les premiers ; cette influence de l'internat n'est pas pour nous surprendre, étant donné l'éclairage insuffisant des salles d'études et le manque de surveillance des internes pendant leur travail.

Plus récemment, Espinouze, à Perpignan, trouve, suivant les classes, une proportion de myopes variant de 13 à 29 p. 100.

Le Pr Truc a examiné à Montpellier les élèves du lycée, des écoles communales et des écoles normales d'instituteurs et d'institutrices. Ces recherches très complètes montrent bien que la fréquence de la myopie augmente avec l'âge de l'écolier et avec son niveau d'études. Elles montrent aussi que l'hypermétropie s'y transforme vite en emmétropie, et celle-ci en myopie.

Les chiffres apportés par Erismann prouvent aussi que la myopie est d'autant plus fréquente que les heures consacrées au travail sédentaire et à l'étude sont plus nombreuses :

Heures de travail.	Pourcentage des myopes.
2	17,7 p. 100
4	22,3 —
6	40,1 —
Plus de 6 heures.	40,8 —

Toutes ces statistiques démontrent avec éloquence que l'influence de l'école est capitale dans la genèse de la myopie : cette influence est d'autant plus pernicieuse que les enfants augmentent en âge, que les heures de classe sont plus nombreuses, que les conditions de travail sont plus défectueuses, du fait surtout de l'éclairage et du mobilier; il faut ajouter à ces causes celles qui dépendent de l'hérédité et des conditions personnelles de l'écolier, telles que l'existence de taies ou d'astigmatisme.

Prophylaxie de la myopie. — A ces deux ordres de causes, scolaires et personnelles, nous devons opposer une double prophylaxie, générale et individuelle : nous allons voir comment nous pouvons réaliser à l'école cette prophylaxie.

La *prophylaxie générale* comporte un certain nombre de dispositions, que nous rappellerons seulement ici, car elles ont déjà été étudiées longuement dans d'autres chapitres de cet ouvrage.

L'*éclairage* de toutes les parties de la classe devra être suffisant : il ne suffit pas pour cela que les fenêtres soient de grandes dimensions; il faut que les proportions entre la hauteur et la largeur des classes soient telles que, à toutes les places, l'éclairement soit au moins égal au minimum de « bougies » réclamé par les spécialistes; Bertin-Sans a remarqué en effet que, dans une même classe, les myopes sont plus nombreux dans les parties les moins éclairées.

Le *mobilier* doit être adapté à la taille de l'enfant. Chaque classe contiendra des tables-bancs de différentes hauteurs, que les élèves occuperont suivant les résultats donnés par leur mensuration trimestrielle.

La *lecture* doit se faire à la distance habituelle de 30 centimètres, pour qu'elle ne soit pas fatigante; les caractères d'imprimerie doivent ressortir nettement, sur papier blanc ou à peine teinté, et avoir au moins 3mm,2 de hauteur (point 9).

L'*écriture droite* nous paraît préférable, au moins pour les jeunes enfants : au point de vue spécial de la vision, elle assure la position droite de la tête, l'égalité de distance et le parallélisme entre les deux yeux et la ligne tracée, et aussi un éloignement suffisant entre l'axe des yeux et le plan de la table.

La *durée des heures de classe* et la répartition du travail sont très importantes ; nous avons vu déjà que la myopie est favorisée par les séjours prolongés en classe. La lecture ou l'écriture longtemps ininterrompues sont une cause de fatigue qu'on évitera par une répartition judicieuse des différents exercices scolaires.

Le travail à la maison, tout au moins dans les milieux pauvres, se fait dans des conditions très défectueuses, aussi bien sous le rapport de l'éclairage que sous celui du mobilier : il y a donc grand intérêt à ce que l'enfant n'ait pas de devoirs à faire en dehors de l'école.

On peut, dès aujourd'hui, apporter les preuves convaincantes de l'*efficacité de ces mesures générales de prophylaxie scolaire de la myopie* ; les améliorations apportées dans certains établissements scolaires ont heureusement modifié la fréquence de la myopie; nous citerons les faits observés par Martin, à Giessem, en Allemagne ; en 1881, dans le collège de cette ville, le pourcentage des myopes était de 27,6 p. 100 ; en 1884 intervient un décret réduisant les heures de classe ; celles-ci ne devaient avoir lieu que dans la matinée, l'après-midi étant consacré aux exercices réclamant moins d'attention, aux jeux et aux arts d'agrément. Cinq années plus tard, en 1889, la proportion des myopes était tombée de 27,6 à 17,6 p. 100.

Le Dr F. Ask, de Lund (Suède), a apporté également au dernier Congrès d'hygiène scolaire les résultats très intéressants obtenus dans les lycées suédois grâce à l'application dans ces établissements de mesures très heureuses contre la myopie. Les résultats sont dus au bon éclairage des places, à l'impression soignée des lignes, à la disposition des pupitres toujours adaptés à la taille de l'enfant ; mais pour cet auteur l'importance des résultats obtenus est particulièrement due aux soins individuels et aux examens fréquents pratiqués sur les élèves. L'hygiène générale, la pratique des sports et de la gymnastique en plein air, sont aussi un facteur essentiel dans la lutte contre la myopie.

Le diagramme de la figure 249 résume les chiffres relevés par le Dr Ask :

La ligne A montre la diminution de la myopie pour l'ensemble des lycées ; la ligne B se rapporte aux examens faits, dans 10 lycées seulement, par Key, mais suivant des méthodes très exactes. La courbe II indique, d'après la statistique officielle, la diminution du pourcentage de la myopie dans la dernière classe (philosophie) des lycées ; ce pourcentage comportait, selon les calculs de Key en 1883, 42 p. 100, et il n'est plus que de 17 p. 100 en 1910.

De tels résultats sont le meilleur encouragement que nous puissions trouver dans la lutte à entreprendre chez nous contre la myopie.

La *prophylaxie individuelle* doit tenir une place également importante dans l'hygiène scolaire : mais les moyens de la réaliser sont assez délicats et difficiles d'exécution.

L'*examen des yeux*, pratiqué lors de l'entrée à l'école, et les examens ultérieurs annuels ou semestriels, suffisent à nous tenir au cou-

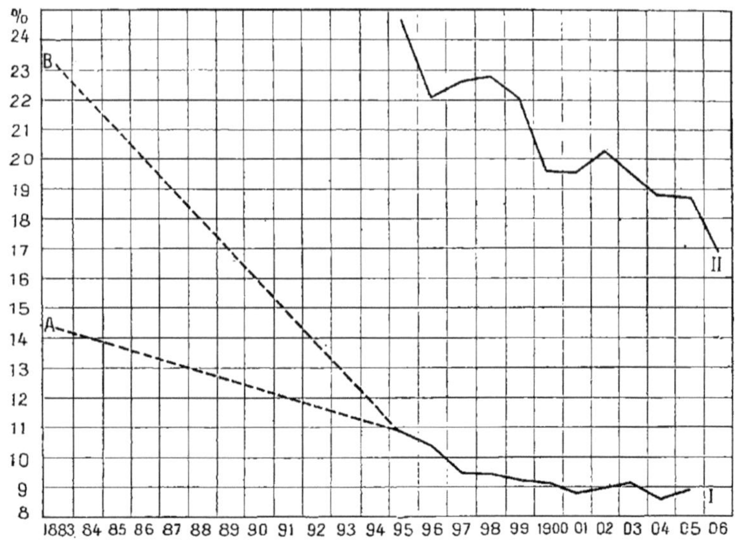

Fig. 249. — Graphique montrant la diminution de la myopie dans les lycées suédois (d'après Ask).

rant des défauts de vision existant ou se développant chez les écoliers ; mais une fois ces défauts reconnus, quels moyens avons-nous d'y porter remède ?

Si l'école possède une clinique spécialement outillée pour l'examen des yeux, l'enfant recevra les verres propres à corriger son anomalie de réfraction : cette organisation, existante dans plusieurs villes, a certes rendu de grands services ; elle ne paraît pas devoir se généraliser en France.

Le médecin scolaire, s'il n'a pas de clinique à sa disposition, ne peut que reconnaître l'existence de l'anomalie ; il la signale aux parents, auxquels il appartient de prendre les mesures nécessaires pour corriger le défaut de vision de l'enfant. Celui-ci doit être conduit à un spécialiste, ou à une clinique gratuite, suivant la situation sociale des parents ; en tout cas, il recevra les lunettes dont il a besoin. La fourniture gratuite des lunettes ne nous paraît pas plus difficile à réaliser que celle des objets de pansement ou des appareils d'orthopédie, couramment distribués dans les hôpitaux. L'inspection médicale aura à vérifier si les enfants portent réellement les verres dont ils ont besoin et qui leur ont été donnés.

L'*usage des verres correcteurs* constituant la meilleure, sinon la seule prophylaxie individuelle de la myopie, il y aurait un intérêt primordial à ce que tous les enfants myopes portent les lunettes dont ils ont besoin.

Dans la pratique, cette mesure rencontre les plus grandes difficultés; dans certains pays, fortement disciplinés, ou largement ouverts au progrès, comme les pays scandinaves, de telles mesures de prophylaxie sont accueillies sans difficultés. Chez nous, la mauvaise volonté des parents ou leur indifférence constituent un obstacle difficile à vaincre; d'autre part, les mesures que nous préconisons ne peuvent être acceptées que de plein gré, puisque nous ne possédons aucun moyen de protéger l'enfant contre l'ignorance ou les préjugés de ses parents. C'est pourquoi nous devons non seulement montrer aux parents l anomalie dont souffre leur enfant, mais aussi nous efforcer de faire leur éducation : dans ce but, plusieurs médecins scolaires ont organisé des conférences ou des causeries, ou ont fait distribuer des feuilles de vulgarisation : le Dr Leprince, en quelques lignes, résume les principes d'hygiène scolaire, et il les illustre d'une figure très simple qui permet de reconnaître l'existence des anomalies de réfraction ; nous reproduisons ci-dessous ce tableau (p. 502). La page 503 est occupée par le tableau que le Pr Truc remet aux élèves, à la fin de leur scolarité, pour leur faciliter le choix d'une profession en rapport avec la qualité de leur vision.

Malgré tous les soins pris pour avertir les parents de l'anomalie visuelle dont souffrent leurs enfants, beaucoup restent indifférents et ne tiennent aucun compte de nos avis.

Récemment, dans une école de Paris, fréquentée par les enfants de familles aisées, nous avons pris la peine d'écrire personnellement à vingt pères ou mères de familles, dont les enfants avaient besoin de soins ou de corrections oculaires, les invitant à les montrer à leur médecin ou à un spécialiste de leur choix : nous avons eu cinq réponses, et deux enfants seulement ont reçu les verres dont ils avaient besoin.

Le Dr Stackler n'a guère été plus heureux : il avertit les parents de vingt-sept élèves par lettre particulière ; deux de ces élèves viennent avec leurs parents solliciter, quelques jour après, un avis oral, mais ils ne sont allés consulter ni médecin ni spécialiste ; cinq mois plus tard, deux enfants seulement sont allés voir un oculiste ; l'un porte des verres, l'autre doit suivre un traitement qui n'est pas encore commencé ; pour tous les autres, les parents n'ont tenu aucun compte de l'avis du médecin scolaire.

Des résultats si peu encourageants permettent de douter de l'utilité des examens systématiques de la vision : il faut cependant espérer que peu à peu l'éducation des parents leur fera mieux comprendre l'intérêt de leurs enfants, comme cela est heureusement arrivé dans d'autres pays.

Tableau remis par le Pr Truc aux élèves, en fin de scolarité, pour les guider dans le choix d'une profession.

Hygiène oculaire de l'enfant

I. Les yeux peuvent, sans qu'il y paraisse, être malades ou mal conformés; il en résulte pour les enfants de réels dangers ou de sérieux inconvénients.

II. Certaines maladies de l'œil, surveillées et traitées, s'améliorent rapidement, tandis qu'elles s'aggravent si elles sont méconnues ou négligées.

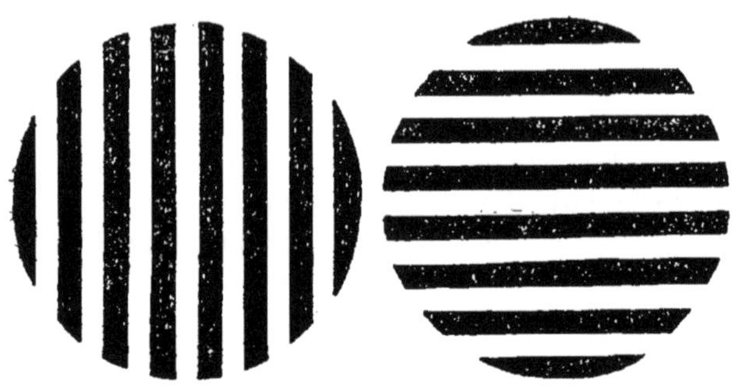

Fig. 250.

III. Tout enfant qui voit mal au tableau, qui se plaint de maux de tête, ou dont la vue se trouble après quelques instants de travail, lecture, écriture ou couture, doit être examiné, et sa vision sera corrigée, s'il y a lieu.

IV. Tout enfant qui louche doit être soigné et peut guérir sans opération, s'il porte des verres appropriés à sa vue.

V. La myopie et les déformations de la colonne vertébrale sont évitées en lisant et en écrivant à une distance minima de 30 centimètres.

VI. L'écriture droite, le corps droit, sur papier droit, empêchent le développement de la myopie et préviennent les déviations de la colonne vertébrale.

VII. Toute personne qui, à 5 mètres de distance, ne peut pas compter également les lignes verticales et les lignes horizontales de la figure ci-dessus (fig. 250) présente une vision anormale. L'expérience doit être faite successivement avec chaque œil, celui ne prenant pas part à la vision étant fermé avec la paume de la main.

Strabisme. — Daltonisme. — En terminant cet aperçu d'hygiène oculaire, nous signalerons deux anomalies, dont l'une est loin d'être rare à l'école et doit y être traitée, et dont l'autre mérite d'être reconnue à cause de ses conséquences professionnelles : le strabisme et les insuffisances de vision colorée.

Les différents *strabismes* sont susceptibles de guérison ou d'amélioration très marquée par le traitement optique (usage de lunettes) ou par le traitement chirurgical; les strabismes paralytiques sont

Tableau remis par le Pr Truc aux élèves, en fin de scolarité, pour les guider dans le choix d'une profession.

PROFESSIONS ORDINAIRES

classées d'après leurs exigences visuelles et l'acuité minima de chaque œil.

I VISION BONNE. Acuité minima 1 et 0,5.	II VISION MÉDIOCRE. Acuité minima 0,9 et 0,4.	III VISION MAUVAISE. Acuité minima 0,4 et 0,1.	IV VISION NULLE. OU CÉCITÉ. Acuité minima — 0,4.
HOMMES. Armée. Marine. Écoles spéciales. Écoles professionnelles. Administrations. Chemins de fer. Avocat. Avoué. Notaire. Médecin. Dentiste. Ingénieur. Architecte. Peintre. Statuaire. Ecclésiastique. Professeur. Typographe. Graveur. Sténographe. Photographe. Sculpteur. Opticien. Joaillier. Bijoutier. Horloger. Mécanicien. Armurier. Électricien. Cocher. Charretier. Chauffeur. Tailleur. Comptable. Dessinateur. FEMMES. Brodeuse. Couturière. Dentelière.	HOMMES. Maçon. Couvreur. Tailleur de pierre. Charpentier. Charron. Forgeron. Chaudronnier. Taillandier. Serrurier. Menuisier. Ferblantier. Tonnelier. Vitrier. Peintre. Cordonnier. Gantier. Tapissier. Teinturier. Tanneur. Chapelier. Barbier. Relieur. Commis de bureau. Commis de magasin. Domestique. Garçon de café. Garçon d'hôtel. FEMMES. Margeuse d'imprimerie. Gantière. Modiste. Femme de chambre. Commise.	HOMMES. Cuisinier. Pâtissier. Boulanger. Épicier. Boucher. Cordier. Charbonnier. Verrier. Potier. Afficheur. Cartonnier. Savonnier. Cultivateur. Journalier. Manœuvre. FEMMES. Cuisinière. Blanchisseuse. Repasseuse. Cigarière. Rempailleuse. Canneuse.	Brosserie. Vannerie. Chaiserie. Massage. Accords de pianos. Orgues. Enseignement des aveugles.

La vision de l'élève....... lui permet de choisir une profession dans la...... catégorie.

L'inspecteur oculiste des écoles.

d'un pronostic plus grave. La vision binoculaire étant supprimée, il en résulte pour l'œil actif une fatigue excessive et pour l'œil dévié un affaiblissement progressif ; le médecin scolaire devra donc veiller à ce que cette affection soit traitée de façon aussi précoce que possible, la guérison étant plus facilement obtenue chez les enfants jeunes.

La *perception des couleurs* (chromatopsie) devrait être vérifiée au moins vers la fin de la scolarité. On peut rencontrer une simple diminution de l'acuité chromatique, ou une absence complète de perception colorée ; le *daltonisme*, dans lequel la couleur rouge n'est pas reconnue, constitue une incapacité absolue pour certaines professions.

EXAMEN ET MALADIES DES OREILLES. — **Examen de l'audition.** — L'examen des oreilles doit être fait au point de vue des affections parfois contagieuses de cet organe, et ensuite au point de vue de sa valeur fonctionnelle. L'examen extérieur des oreilles n'est pas susceptible de fournir des renseignements bien précis sur la valeur de l'organe.

L'inspection du pavillon est importante à pratiquer régulièrement au point de vue de la propreté; on pourra y reconnaître la présence d'*eczéma* qui, dans sa forme suintante, se localise souvent dans le sillon rétro-auriculaire.

Les *corps étrangers du conduit auditif externe* sont assez fréquents chez les écoliers; comme pour ceux des fosses nasales, on devra se méfier des manœuvres intempestives d'extraction ; on pourra essayer d'abord de faire sortir le corps étranger en injectant à l'aide d'une petite seringue quelques centimètres cubes d'eau bouillie dans l'oreille : si le corps étranger ne sort pas par cette simple manœuvre, on n'insistera pas, et l'enfant sera conduit chez un spécialiste outillé pour procéder à l'extraction, qu'il fera au besoin par écrasement ou fractionnement du corps étranger.

Les *maladies inflammatoires du conduit auditif externe*, et en particulier les *furoncles*, exigent l'intervention du spécialiste.

Il en est de même pour les *otites moyennes* et pour les *mastoïdites* : il y aura souvent grand intérêt à surveiller l'enfant au point de vue de la possibilité de complications de mastoïdite au cours de lésions chroniques de l'oreille moyenne, qui ne sont pas toujours incompatibles avec la fréquentation scolaire.

En effet, tous les enfants porteurs d'*écoulement d'oreilles* ne doivent pas être systématiquement exclus de l'école ; si les otites dont le pus est de nature tuberculeux peuvent présenter les dangers de contagion offerts par toutes les tuberculoses ouvertes, les otites qui viennent compliquer les infections aiguës de la gorge ou du nez ne présentent pas le même danger ; quand le pansement est fait avec assez de soins, quand l'écoulement ne présente pas de fétidité gênante pour les voisins du malade, ce dernier peut être admis à l'école; mais les dangers de complications auxquels il est exposé, du fait de sa suppuration auriculaire, obligent à une surveillance spéciale : les moindres douleurs, l'œdème ou la rougeur douloureuse de l'apophyse mastoïde, feront renvoyer l'enfant chez ses parents, et ceux-ci seront prévenus du danger qui menace le malade.

Anomalies de l'ouïe. — Mesure de l'acuité auditive. — Les anomalies de l'ouïe sont des plus intéressantes pour le médecin scolaire; elles sont extrêmement fréquentes, et la plupart d'entre elles restent ignorées; bien des enfants réputés inattentifs ou paresseux sont en réalité des *demi-sourds*, et nombreux sont les *arriérés* dont le retard dans l'instruction ne reconnaît pas d'autre cause.

Les hygiénistes scolaires se sont dès longtemps préoccupés de trouver un moyen qui permette de façon pratique et rapide de mesurer la valeur auditive des écoliers.

Ces auteurs, au cours de leurs recherches, ont pu établir la forte proportion d'enfants atteints d'insuffisance de l'audition. Parmi les statistiques les plus récentes, nous citerons celles de Malherbe et Stackler, qui, sur 578 élèves de six à seize ans, ont trouvé 87 d'entre eux ayant une ouïe mauvaise, soit 36 p. 100; Eugène Félix, en Roumanie, trouve 327 élèves atteints d'affections de l'oreille sur 1 038 élèves examinés; Courtade, à Paris, trouve aussi environ un tiers des enfants anormaux d'audition; Gellé estime leur proportion à 22 ou 25 p. 100 ; Moure (de Bordeaux), à 17 p. 100, et Nager à 40 p. 100.

On n'est certainement pas au-dessous de la vérité en estimant le nombre des enfants atteints dans leur audition à un quart au moins des écoliers.

L'acuité auditive peut se mesurer de différentes manières : on peut essayer de l'apprécier par la *perception des bruits*, des *sons musicaux*, de la *voix humaine*.

Dans leur rapport au dernier Congrès d'hygiène scolaire, Gellé et Hennebert ont étudié avec soin ces différents procédés de mesure de l'audition appliqués aux écoliers.

Pour *mesurer l'audition au moyen des bruits*, on emploie généralement la *montre*.

C'est ce *procédé de la montre* qui vient d'être recommandé aux médecins-inspecteurs des Écoles de Paris. Son application exige quelques précautions, ainsi précisées par le Dr Stackler (1) :

La salle d'examen doit être spacieuse, vide, silencieuse (la pendule sera arrêtée).

Environ à la hauteur de la tête de l'élève, on fixe horizontalement,

(1) Stackler., Soc. des méd. inspect. de la Seine, in *Méd. scol.*, déc. 1912.

soit à un meuble, soit au mur, un *mètre* ou une simple bande de papier de même longueur sur laquelle on aura indiqué des divisions chiffrées de 5 en 5 centimètres; on peut encore tracer sur le tableau noir une ligne horizontale d'un mètre de longueur, avec les mêmes divisions tous les 5 centimètres.

Pour l'examen des élèves d'une classe, on commence par éliminer les enfants signalés par l'instituteur comme distraits, inattentifs, ou comme sourds, cette surdité étant manifeste par le défaut habituel d'audition de la parole.

Pour l'examen des autres élèves, nous supposerons adoptée, comme moyen de mesure, la ligne de 1 mètre tracée au tableau. Pour l'examen de l'oreille droite, l'écolier est placé au niveau de l'extrémité droite de la ligne, le dos tourné au tableau, face à l'examinateur, l'oreille droite à hauteur du 0 centimètre de la ligne. De la main droite on obture l'oreille gauche. De la main gauche on porte la montre directement à 100 centimètres, puis on la rapproche de l'oreille d'un mouvement lent, coupé de quelques arrêts momentanés; la montre doit être toujours maintenue dans l'axe auditif, c'est-à-dire sur une ligne non perpendiculaire au côté latéral de la face, mais dirigée légèrement d'arrière en avant; l'enfant, qui ne doit pas apercevoir les déplacements de la main, a les yeux fermés, au besoin par application d'un bandeau.

Dès que l'enfant perçoit le tic-tac de la montre, il doit en prévenir en levant la main, et non pas en parlant. On lui a bien expliqué le geste qu'il doit accomplir. Et l'on a soin de faire assister à l'examen quelques-uns des enfants qui y seront soumis, de façon à leur montrer en quoi consiste leur rôle.

Pour assurer le résultat, on recommence l'épreuve deux ou trois fois : on note alors la distance *maxima* à laquelle le tic-tac est entendu.

L'examen de l'ouïe du côté droit étant terminé, l'élève passe à l'autre bout du mètre, et on répète l'opération pour le côté gauche.

Après avoir apprécié la valeur de l'audition chez un certain nombre d'écoliers, cent, par exemple, on relève la distance à laquelle le montre est entendue par la *majorité* d'entre eux. Supposons que l'on trouve 40 centimètres : cela signifiera que, sur 100 sujets examinés, soit 200 oreilles, 101 oreilles au moins entendent la montre à 40 centimètres ou au delà. Ce chiffre de 40 centimètres représentera la valeur moyenne de *l'ouïe de la classe*.

On pourra alors diviser l'ouïe des différents élèves en *ouïe bonne*, avec audition de la montre à 40 centimètres et au delà; en *ouïe faible*, avec audition entre 20 et 40 centimètres, et en *ouïe mauvaise* avec audition entre 20 et 0.

Ces chiffres, bien entendu, ne sont vrais que pour la même

montre; et ils varieront d'un examinateur à l'autre. Mais les rapports entre les chiffres trouvés avec n'importe quelle montre conservent approximativement la même valeur; si, par exemple, on trouve 30 centimètres comme moyenne d'audition, l'ouie faible correspondra à l'audition entre 30 et 15 centimètres, l'ouïe mauvaise entre 15 et 0.

Une fois connus les résultats de cette première série d'examens, l'opération est très simplifiée : on sait que le bruit de la montre (toujours la même) est normalement entendu à 40 centimètres : il suffit dès lors d'examiner l'audition aux distances de 40 et 20 centimètres : et le plus souvent à 40 seulement. L'élève entend à 40 centimètres ouïe bonne; il n'entend pas à 40, mais il entend à 20 : ouïe simplement faible; il n'entend pas à 20, ouïe mauvaise ou très mauvaise.

Si ce procédé est assez pratique, il manque cependant de précision, et c'est pour éviter l'approximation qui résulte de l'emploi de la montre dans l'appréciation de l'acuité auditive que plusieurs spécialistes ont établi des appareils dits *acoumètres*, qui émettent des bruits toujours semblables à eux-mêmes, et qui portent, traduits en chiffre, les distances auxquelles le son est entendu; l'acoumètre de Politzer est composé d'un cylindre métallique sur lequel vient frapper un marteau tombant d'une hauteur donnée ; une oreille normale entend cet acoumètre à une distance de 15 mètres. Des appareils analogues ont été imaginés par Hugues, par Trétrôp, par Toulouse et Vaschide; ces appareils ont l'inconvénient de ne guère se prêter à un examen rapide comme celui que nous sommes obligés de pratiquer à l'école.

Les *sons musicaux* peuvent rendre de grands services dans l'appréciation de l'acuité auditive, mais les recherches faites à l'aide du diapason ou de divers instruments de musique sont plus délicates encore que celles pratiquées à l'aide des simples bruits.

Dans l'examen pratiqué à l'aide du diapason, l'appréciation du résultat repose en effet sur la comparaison entre l'audition de l'écolier et celle de l'examinateur; c'est le plus grave reproche qu'on puisse adresser à ce procédé, l'audition de l'examinateur étant sujette à des troubles qui fausseraient tous les résultats enregistrés par lui. De plus, la part d'attention réclamée de l'écolier est plus grande avec ce procédé qu'avec tout autre.

Voici, d'après le Dr A. Courtade (1), la technique de cet examen : « On a un diapason *la*, dont on a déterminé, une fois pour toutes, la durée des vibrations pour une oreille normale, durée qui varie de 40 secondes à 70 secondes, suivant la construction de l'instrument; on frappe l'une de ses branches sur le genou ou sur la table, et on

(1) A. Courtade, De l'examen de l'acuité auditive (*Méd. scol.*, déc. 1913).

applique son pied au-dessus de la racine du nez. On dit à l'enfant : « Le son ou le bruit est-il plus fort dans une oreille que dans l'autre, ou de quel côté entends-tu le bruit ? » Si l'enfant montre ou indique une oreille, on est fixé, c'est l'oreille sourde ou la plus sourde, sauf exceptions. On lui dit alors : « Tu me préviendras aussitôt que tu n'entendras plus le bruit de l'instrument. » Au signal qu'il n'entend plus l'instrument placé sur le front, on approche le diapason près de l'oreille sourde, sans le frapper à nouveau.

« Quand le sujet a annoncé qu'il n'entend plus le diapason ainsi placé, l'examinateur approche l'instrument de sa propre oreille, qui doit être normale, et compte le nombre de secondes qui s'écoulent jusqu'à extinction du son.

« On frappe à nouveau le diapason, plus ou moins fort, et on l'approche de l'autre oreille ; on juge ainsi s'il y a un reliquat de vibrations après cessation de toute audition de la part du sujet.

« Le rapport entre la durée normale des vibrations, 60 secondes, par exemple, et la durée de l'audition de la part du sujet, 40 secondes, par exemple, indique le degré d'audition 40/60 ou deux tiers. »

La *voix humaine*, malgré les difficultés qu'offre son emploi, permet de mesurer l'ouïe d'une façon rapide et pratique. Les spécialistes sont d'ailleurs loin d'être d'accord sur la valeur de cette méthode ; si Gellé en est volontiers partisan, Lubet-Barbon estime que la voix chuchotée ne donne qu'une mesure très imparfaite de l'acuité auditive ; c'est cependant à ce procédé que beaucoup de médecins scolaires ont recours. Son usage exige des précautions indispensables.

L'enfant examiné ne doit pas regarder le médecin, à cause de la facilité avec laquelle les sourds lisent sur les lèvres ; l'oreille examinée sera franchement tournée du côté de l'examinateur, tandis que l'oreille du côté opposé sera obstruée par le doigt de l'enfant examiné ou par le doigt d'un aide ; l'enfant doit répéter à voix haute tous les mots qu'il entend, même ceux qui n'ont pas de sens pour lui.

La *voix chuchotée* peut être perçue à une distance variable suivant qu'il s'agit de la voix chuchotée renforcée, c'est-à-dire avec vibration concomitante du bucco-pharynx ou de la voix chuchotée de réserve, complètement aphone. Gradenigo (de Turin) a établi les tableaux suivants, qui montrent les grandes variations données par ces deux variétés de voix chuchotées avec l'emploi des diverses voyelles.

Avec la voix chuchotée renforcée :

La voyelle A est perceptible	à	....	39	mètres.
— E —	à	....	42	—
— I —	à	....	33	—
— O —	à	....	27	—
— U —	à	....	19	—

Avec la voix chuchotée de réserve :

La voyelle A n'est plus perceptible qu'à		....	24 mètres.
—	E	—	....	38 —
—	I	—	....	34 —
—	O	—	....	25 —
—	U	—	....	11 —

Gellé, au point de vue de la perception, distingue une zone de silence absolue, une zone de murmure, une zone d'incertitude et une zone de certitude. La zone d'incertitude varie beaucoup avec l'intelligence du sujet, et aussi avec la composition des mots ou des phrases employés, les locutions usuelles étant reconnues avec une bien plus grande facilité. Il faut tenir compte aussi de la faculté d'accommodation de l'oreille, de la fatigue de l'attention et de l'épuisement plus ou moins rapide des facultés de perception de l'appareil auditif. Une grande variation dans la facilité de perception résultera aussi de la façon dont s'exprime ou articule l'examinateur; en recommande d'employer des mots de même nature pour unifier, dans une certaine mesure, la valeur de l'examen : on pourra, par exemple, n'utiliser que des chiffres, des prénoms ou des noms d'animaux.

Ces difficultés montrent que l'examen de l'audition par la voix chuchotée ne saurait avoir une rigueur scientifique. Pour atténuer dans une certaine mesure l'imperfection de la méthode, on s'efforcera d'observer ces prescriptions édictées par Gellé :

Opérer au milieu d'un silence complet; soustraire le corps sonore employé à la vue du sujet ;

Faire reposer l'enfant pendant quelques minutes avant l'examen;

Procéder à l'examen avec une grande douceur;

Examiner successivement chaque oreille;

L'*épreuve par la voix articulée* est peut-être de réalisation plus facile et moins approximative; Gellé et Hennebert proposent deux méthodes suivant l'âge des enfants à examiner :

Pour les petits, dont l'instruction est à peine commencée, on s'en tiendra à l'*épreuve des gestes au commandement.* L'enfant est placé au fond de la classe, le médecin étant près de lui et l'oreille sur laquelle porte l'examen étant obturée. Le maître, de sa place, continuera sa leçon sans forcer la voix, en articulant nettement. On fera répéter des chiffres ou des mots faciles; ou bien encore le maître commandera à l'enfant d'exécuter tel mouvement ou tel geste, en conservant, bien entendu, la même intonation de voix que pour la leçon.

Pour les enfants déjà instruits, on emploie le *procédé de la dictée*; l'élève peut écrire celle-ci au tableau, le maître se tenant dans le fond de la classe ; dans tous les cas, l'enfant devra tourner le dos à l'examinateur. La dictée sera composée de mots isolés;

dans un récit, le sens général peut en effet permettre à l'enfant de deviner le sens d'un mot mal entendu. Certains mots exposent à des fautes caractéristiques. L'enfant qui entend mal écrira volontiers « entière » pour « rentière », « connaissance » pour « reconnaissance », « noyé » pour « loyer », « cause » pour « clause », « l'indépendance » pour « la dépendance » ; on peut multiplier ces mots de consonance voisine, exposant à de pareilles fautes et en faire une liste dont on se servira pour l'examen par la dictée.

L'examen de l'audition doit être pratiqué au moment de l'entrée de l'enfant à l'école. Il sera renouvelé au cours de la scolarité; il sera particulièrement nécessaire quand l'enfant rentrera après une maladie infectieuse frappant avec prédilection les oreilles : la rougeole ou les poussées aiguës d'adénoïdite, par exemple.

L'examen dont nous venons d'indiquer la technique *peut-il être pratiqué par un médecin scolaire* ou exige-t-il l'*intervention du médecin spécialiste* ? Avec un peu d'habitude, tout médecin sera vite capable de déterminer l'acuité auditive d'un enfant, au moins de façon approximative. Point n'est besoin pour le médecin scolaire de connaître la cause de l'insuffisance auditive, puisqu'il ne lui appartient pas, au moins avec notre organisation actuelle, de la traiter. Il en est autrement dans certains pays étrangers où des cliniques spéciales sont annexées aux écoles.

Quelle que soit l'importance de l'anomalie constatée, le médecin inspecteur devra *informer les parents* du résultat de son examen. Cet avis pourrait être libellé dans la forme indiquée par Gellé :

VILLE DE PARIS.
Inspection médicale des écoles.

Paris, le 191 .

M....,

Votre enfant ne nous parait pas posséder actuellement une audition suffisante pour lui permettre de suivre avec fruit l'enseignement à l'école ; il est urgent de le faire examiner et soigner par un médecin.

Le médecin inspecteur.

Le directeur de l'école.

A l'école même, quelles seront les *mesures à prendre en faveur de cet anormal auditif?*

Les *plus atteints*, véritablement sourds, n'auront aucun intérêt à suivre la classe commune ; pour eux, un enseignement individuel est nécessaire ; ils ne peuvent le recevoir que dans la famille ou dans les écoles spéciales. Tous les enfants qui n'entendent pas la voix chuchotée à 2 mètres doivent être rangés dans cette catégorie.

Les *enfants moins atteints* seront placés aux places les plus voisines de la chaire du maître.

A un point de vue plus général, on devra s'efforcer d'avoir des classes silencieuses, éloignées des bruits de la rue et dont l'acoustique sera satisfaisante. On évitera aussi les classes de trop grande dimension, où la voix du maître risque de se perdre et peut être étouffée par les mouvements plus ou moins bruyants des enfants.

MALADIES INFECTIEUSES. — **Les fièvres éruptives.** — L'usage prévaut de réunir en un seul chapitre les fièvres éruptives. Nous commencerons par leur description l'étude des différentes maladies infectieuses que l'on peut rencontrer à l'école. En réalité, les fièvres éruptives tiennent une place considérable dans la morbidité scolaire, et leur connaissance aussi bien que leur prophylaxie sont en tête des préoccupations des hygiénistes.

Depuis longtemps on s'est efforcé de reconnaître à ces maladies des signes précoces permettant d'écarter les enfants de l'école avant qu'ils n'aient pu répandre autour d'eux la maladie ; malheureusement les fièvres éruptives sont toutes précédées d'une période d'incubation et d'une période d'invasion pendant lesquelles les symptômes sont nuls ou peu accentués ; même quand ces symptômes sont plus marqués, comme dans la période d'invasion de la rougeole, il est très difficile de leur assigner un caractère pathognomonique ; et, pendant cette période de début, les fièvres éruptives sont déjà contagieuses, quoique non reconnaissables; si bien que, malgré les précautions prises, les épidémies scolaires sont encore fréquentes.

Dans ce chapitre, nous aurons surtout en vue les *caractères précoces* des fièvres éruptives, laissant volontairement de côté ce qui a trait à leurs symptômes confirmés ou à leurs complications. Nous ne nous occuperons pas davantage du traitement : l'*hygiène scolaire n'a qu'à se préoccuper de la prophylaxie de ces maladies.*

Tableau résumant l'évolution des principales maladies contagieuses.

	Incubation.	Invasion.	Éruption ou période total.	Desquamation.	Durée d'éviction.
	Jours.	Jours.	Jours.	Jours.	Jours.
Rougeole	9 à 10	3 à 4	4 à 6	Variable.	16
Rubéole	12 à 14	1 à 2	2 à 4	Variable.	16
Scarlatine	3 à 7	1 à 2	5 à 7	10 à 25 (et plus).	40
Variole	8 à 14	4 à 5	Variable.	Variable.	40
Varicelle	15	1 (?)	3 à 6	Variable.	16
Oreillons	15 à 25		5 à 8	»	21
Coqueluche	5 à 12	Variable.	Variable.	»	30 jours après la disparition des quintes.

Rougeole. — La rougeole est la plus répandue des fièvres éruptives ; on peut dire que nul enfant n'échappe à cette maladie.

Il n'en faut pas conclure qu'elle ne mérite aucune attention ; en effet, les ravages qu'elle fait chez les nourrissons et au cours des deux premières années sont considérables ; et, dans la plupart des cas, les petits enfants sont contaminés par leurs aînés fréquentant l'école.

Dans les écoles de grande ville, la rougeole apparaît presque chaque année ; elle frappe alors un nombre d'enfants plus ou moins considérable ; elle s'installe surtout dans les petites classes, où elle atteint la plupart des enfants qui n'ont pas eu antérieurement la maladie ; quand des mesures sévères de prophylaxie sont prises dès l'apparition des premiers cas, on parvient quelquefois à enrayer les progrès de l'épidémie : le foyer s'éteint peu à peu, mais souvent malgré toutes les précautions prises, et après un ou deux cas isolés, on voit apparaître dans la quinzaine suivante un nombre de cas considérable.

Dans les écoles de campagne, et en particulier dans les villages retirés où les enfants sont peu en contact avec ceux des villes voisines, la rougeole frappe parfois la presque totalité de la population scolaire ; c'est en réduction ce qui s'est passé jadis dans certains pays qui n'avaient pas encore été visités par la rougeole, par exemple les îles Féroé, où, sur 7 700 habitants, 6 000 furent frappés dans la même épidémie.

L'immunité est acquise après une première atteinte. Cette règle permet de prendre à l'école des mesures spéciales de prophylaxie : il sera en effet inutile d'évincer d'une classe les enfants qui ont déjà eu la rougeole.

Il n'y a pas à tenir compte, dans la pratique, des cas de récidive qui sont exceptionnels, et qui, le plus souvent, ne sont que des atteintes de rougeole légitime survenant chez des enfants ayant eu auparavant des éruptions morbilliformes sans aucun caractère d'infection spécifique.

La contagion est considérable ; elle est tellement habituelle chez les enfants d'une même famille que bien des médecins considèrent comme inutile d'isoler les frères et sœurs du petit malade primitivement atteint : on considère comme à peu près impossible d'éviter chez eux l'éclosion de la maladie, après qu'ils ont vécu avec le malade en incubation de sa rougeole, c'est-à-dire pendant la période la plus contagieuse.

La contagion se fait surtout de façon directe ; le germe de la rougeole paraît en effet être très peu résistant ; on admettait jusqu'à ces dernières années la possibilité de la contagion indirecte ; mais il semble bien que celle-ci ne soit possible que par transport immédiat d'un enfant malade à un enfant sain de produits de sécrétion contenant les germes morbides : par exemple, le mouchoir qui servira à plusieurs enfants, ou encore la cuillère et le verre portés sans nettoyage de bouche en bouche. Le contact direct paraît être le mode de contagion de beaucoup le plus habituel : à l'école, les enfants se contaminent aisément pendant les récréations ou pendant les entrées et les sorties ; dans la classe même, la contagion se fera par l'échange des porte-plumes ou de cahiers, et par le contact des vêtements souvent souillés par les mucosités ou les produits de sécrétion.

Pendant la période d'incubation, la contagion paraît très rare ; au contraire, dans la période d'invasion, et dès qu'apparaissent les signes de catarrhe, la contagion devient très fréquente. Pendant l'éruption, la rougeole est encore contagieuse, mais à ce moment la contagion fait moins de victimes, car le petit malade est isolé à l'hôpital ou dans sa famille. A la période de desquamation, la rougeole est peu ou pas contagieuse.

Le point important à retenir est que la rougeole se dissémine avant qu'elle puisse être reconnue.

Classiquement, *la rougeole évolue en quatre périodes : incubation, invasion, éruption* et *desquamation.* Les deux premières périodes sont les plus intéressantes pour nous.

L'*incubation* est la période comprise entre la contamination et l'apparition des tous premiers symptômes de la maladie. Sa durée ne peut être établie que d'après les cas où la date du contage est certaine ; la plupart des auteurs admettent que cette période dure neuf ou dix jours. Quand un enfant est suspect de contagion, c'est donc dix jours au plus qu'il faudra attendre avant la déclaration de la maladie. On s'est efforcé de trouver quelques symptômes caractéristiques de cette première période : ces recherches sont restées négatives ; « la fièvre, dit Grancher, que nous supposions précéder de quelques heures au moins l'invasion, c'est-à-dire l'énanthème, arrive en même temps que lui ; et, lorsque, à la première élévation du thermomètre, l'enfant en prévision de la rougeole était isolé, il était déjà trop tard le plus souvent. L'incubation qui dure, de l'infection à l'invasion, huit à dix jours, se passe donc silencieusement ».

Cependant quelques auteurs admettent que, vers le sixième ou le septième jour de l'incubation, il peut se produire une poussée éphémère de température, à 38° ou 38°,5. Le Dr Martin, de l'Institut Pasteur, signale même pendant cette période la possibilité de deux ou trois poussées fébriles d'une durée de quelques heures chacune.

On pourrait encore, pendant la période d'incubation, constater une perte de poids atteignant 50 à 60 grammes par jour.

L'examen du sang, d'une façon générale, a montré à ce moment une hyperleucocytose portant spécialement sur les globules blancs polynucléaires : ces deux derniers signes ne présentent guère qu'un intérêt spéculatif, car on ne les vérifiera que par des recherches suivies qui ne sont guère possibles que dans le milieu hospitalier.

La *période d'invasion* est plus longue dans la rougeole que dans les autres fièvres éruptives; c'est à ce fait qu'est due la dissémination si rapide de la maladie, puisqu'elle reste longtemps contagieuse avant d'être reconnue. *la durée moyenne est de trois à quatre jours* ; dans les cas légers, l'invasion peut manquer ; au contraire, dans certains cas graves, l'invasion est marquée par des phénomènes plus intenses et plus prolongés. Dans la majorité des cas, l'invasion n'est pas très solennelle : l'enfant est mal à l'aise, il manque d'appétit, il présente quelques frissons, un sommeil agité ; il accuse de la lassitude ou des maux de tête ; il a parfois quelques vomissements ; mais tous ces incidents ne suffisent pas à l'arrêter, et il continue à fréquenter l'école.

Si l'on prend à ce moment la température, on constate une élévation assez considérable entre 38° et 39°.

Dans certains cas, l'invasion est beaucoup plus brutale ; elle peut être marquée par de grands frissons, de l'agitation, de la dyspnée et même par des convulsions ; il est alors habituel de constater une élévation brusque de la température au voisinage de 40°.

C'est au début de cette période d'invasion, dès le premier malaise, qu'il va être important de rechercher les signes de probabilité de la rougeole ; quelques-uns de ces signes ont même une quasi-valeur de certitude.

Le *catarrhe oculo-nasal* est le premier signe objectif qui attire l'attention ; Comby a décrit avec beaucoup de soins et d'exactitude les caractères de ce catarrhe : « L'enfant, dit-il, a dès les premiers jours les yeux larmoyants, les conjonctives injectées, les paupières gonflées ; une sécrétion muco-purulente se dépose au coin des yeux ; les bords palpébraux sont chassieux ; il se plaint de chatouillements, de picotements désagréables, de photophobie ; en même temps les narines sont gênées, obstruées, enchifrenées ; des *éternuements* répétés se montrent, et quelquefois des épistaxis. Le coryza est des plus manifeste et se traduit par un écoulement séreux et muqueux qui irrite le pourtour des narines et la lèvre supérieure. L'enfant se plaint de chatouillement désagréable dans les fosses nasales et quelquefois de douleurs et de tension au niveau de la racine du nez et des sinus frontaux. Il *tousse* péniblement, incessamment, car la congestion s'étend au pharynx, au larynx, aux bronches ; *la toux est rauque*, creuse, férine. »

Apert a insisté sur un caractère spécial de la *conjonctivite* morbilleuse : elle se localise avec prédilection au niveau de la fente palpébrale, d'où le nom proposé par l'auteur de *conjonctivite ptérygiale.*

L'*examen des poumons* révèle à ce moment l'existence de nombreux râles de bronchite ronflants ou sibilants : de même, l'*examen du larynx* a pu montrer que la muqueuse glottique et épiglottique était congestionnée. On a voulu voir dans ces symptômes étendus à toutes les premières voies respiratoires la manifestation d'un véritable *énanthème* précédant l'éruption cutanée morbilleuse.

Du côté du *tube digestif*, on constate des phénomènes inflammatoires analogues, mais la plupart du temps moins marqués; la muqueuse buccale est rouge, légèrement tuméfiée, et les enfants accusent parfois un léger degré de dysphagie. Il suffit d'écarter les lèvres des enfants, dit Comby, pour voir que les gencives sont gonflées, rouges, parfois violacées, sans être ni fongueuses ni saignantes. Dans la plupart des cas, elles sont revêtues d'un enduit épithélial, opalin ou blanchâtre, très mince, très facile à détacher avec l'ongle et ne rappelant que de loin les fausses membranes. Cette *stomatite érythémato-pultacée*, commune à divers états infectieux, en particulier à la grippe et à la scarlatine, peut rendre service dans le diagnostic de certains cas douteux; elle manque en effet dans les éruptions morbilliformes non spécifiques.

L'inflammation bucco-pharyngée peut envahir les *trompes d'Eustache*, l'*oreille moyenne*, les *cavités mastoïdiennes* : c'est là l'origine de complications fréquentes dans ces régions.

Le *voile du palais* présente souvent un *énanthème* très net caractérisé par un pointillé formant un semis assez régulier de petits points rouges sur une muqueuse qui a conservé sa coloration à peu près normale; ces caractères diffèrent donc assez de ceux que nous avons remarqués sur les autres parties de la muqueuse, où l'énanthème prend une teinte régulièrement érythémateuse, parfois voilée du léger exsudat pultacé dont nous venons de parler.

Le péritoine lui-même pourait être atteint par l'énanthème, et Bolognini a décrit des *froissements péritonéaux* très superficiels et très fins, rappelant un peu la sensation de la neige écrasée et que l'on obtiendrait par la palpation profonde de l'abdomen.

Un caractère spécial de l'énanthème buccal a été précisé par Koplik : l'élément éruptif décrit par le médecin américain paraît être, au contraire de ceux que nous avons étudiés jusqu'ici, pathognomonique de la rougeole.

Ce *signe de Koplik* a donc une véritable valeur diagnostique, et sa présence doit être régulièrement cherchée chez tous les suspects. Il consiste dans la présence à la face interne des joues, au niveau des premières molaires, de petites taches rouges de 2 à 4 millimètres de diamètre et plus ou moins rapprochées les unes des autres; ces taches peuvent être arrondies, mais elles sont aussi souvent de contours irréguliers; parfois elles se réunissent et forment une sorte de placard assez étendu, irrégulier de contour, et d'une teinte rouge uniforme; chacune de ces petites macules rouges *est centrée par un point grisâtre* ou blanc bleuâtre; c'est ce fin piqueté gris qui est l'élément pathognomonique. Beaucoup d'auteurs ont douté de son existence et de sa valeur; ces hésitations sont dues sans doute aux précautions qu'il faut prendre pour constater l'existence du signe de Koplik; en effet, les points centraux ne mesurent que deux à six dixièmes de millimètre; pour les distinguer, un éclairage intense est nécessaire; il faut que l'enfant soit porté auprès d'une fenêtre, et que les rayons lumineux tombent d'aplomb sur la muqueuse jugale pour éviter les reflets gênants; l'éclairage artificiel ne permet pas, dans la plupart des cas, d'apercevoir les points gris caractéristiques; suivant l'expression de Koplik lui-même, ce pointillé est à l' « extrême limite de la visibilité ». Ajoutons que ces très petits éléments paraissent faire une légère saillie, imperceptible au toucher, et qu'ils sont assez difficiles à détacher par le frottement.

Quelquefois les éléments de cet énanthème si spécial sont étendus à la face muqueuse des lèvres; on ne les voit jamais sur les gencives ni sur le palais.

Le signe de Koplik est relativement précoce, et c'est ce qui en fait la valeur; on peut le reconnaître dès le début de l'invasion, quelquefois même quelques heures avant; le plus souvent il apparaît un jour ou deux avant l'éruption et se continue le premier ou le second jour de celle-ci, parfois un peu plus longtemps; sa durée totale est donc de trois à six jours.

Les *rashes* sont peu fréquents pendant la période d'invasion et n'ont aucun caractère pathognomonique.

L'*éruption* s'accompagne d'une recrudescence de tous les symptômes, et en particulier de la fièvre, qui atteint 40° à ce moment. Le catarrhe oculaire et celui des voies respiratoires s'exagèrent encore; la toux est plus fréquente et plus pénible; toute la face paraît tuméfiée.

C'est *derrière les oreilles*, au niveau de l'*angle postérieur de la mâchoire* et à la *racine du cou*, qu'il faut chercher les premiers éléments éruptifs; puis ils apparaissent sur le front, autour des narines, de la bouche et des yeux; à la fin du premier jour, toute la face est prise. Le lendemain, le tronc est envahi à son tour, puis enfin les membres.

Chaque élément éruptif se présente sous la forme de petites macules isolées d'abord, d'un rouge plus ou moins vif; au bout de quelques heures, ces macules sont légèrement saillantes; quand elles ont pris cet aspect papuleux, elles forment un relief appréciable au toucher et dont le contact est très doux et comme velouté.

Chacun des éléments est séparé de l'élément voisin par un intervalle de peau saine; peu à peu l'adjonction d'éléments nouveaux et l'accroissement des éléments primitifs tendent à réduire l'étendue de ces intervalles de peau saine; les taches présentent alors des contours polycycliques, mais il reste toujours dans leur intervalle des étendues de peau conservant complètement leur aspect normal.

Sur la figure, les éléments restent volontiers isolés et peu étendus; sur la poitrine et sur les membres, ils sont au contraire plus nombreux et forment des taches qui atteignent parfois la grandeur de la main. C'est sur la poitrine ou sur le ventre que l'éruption est le plus colorée; elle devient parfois d'un rouge vif presque violacé.

Quand la papule est très saillante, on dit que *la rougeole est boutonneuse* : les éléments ressemblent alors à ceux qui marquent le début de la variole.

La *rougeole hémorragique* est constituée par de petites suffusions sanguines se produisant au niveau des macules; cette forme ne présente pas toujours le caractère grave que lui attribuaient les anciens auteurs; le raptus hémorragique pourrait n'être dû qu'à la tension exagérée au niveau des capillaires dans les efforts de toux violente.

Certaines *éruptions sont très discrètes* : cela arrive souvent chez les nourrissons et chez les enfants débilités par une maladie antérieure. Quelquefois la macule est à peine perceptible; sa teinte reste très pâle et on observe un petit pointillé, légèrement saillant, qui n'a qu'une ressemblance assez lointaine avec l'éruption franche; ce sont surtout alors les notions d'épidémie qui permettront d'affirmer le diagnostic ainsi que les signes de catarrhe et de congestion des muqueuses.

L'éruption progresse, nous l'avons vu, pendant deux jours pour gagner toute l'étendue du corps. L'envahissement peut être plus rapide ou au contraire se faire en plusieurs poussées. Normalement elle pâlit et disparaît vers le quatrième et le cinquième jour; à ce moment, les macules prennent une teinte rose clair et lilas qui, sous certains éclairages, se voit encore avec assez de netteté sur la peau saine pour qu'on puisse affirmer la nature de l'éruption.

En même temps que l'éruption atteint son maximum, la température commence habituellement à tomber; et dans la majorité des cas la fièvre marque sa défervescence en même temps que l'éruption pâlit; la chute complète de la température précède même assez souvent la disparition complète de l'éruption.

La *desquamation* commence cinq à huit jours après le début de l'éruption; elle débute par les régions où sont apparues les premières macules pour s'étendre à la totalité du corps. Cette desquamation passe souvent inaperçue : pour la révéler, il suffit de gratter légèrement l'épiderme avec l'ongle; on voit alors apparaître de *petites squames blanches très fines, furfuracées*; il est exceptionnel que l'épiderme desquame en plaques plus larges. La desquamation furfuracée peut suffire à établir un diagnostic rétrospectif de rougeole.

Nous serons très bref sur les *formes anormales* de la rougeole : forme maligne caractérisée par la gravité de l'infection; rougeole à forme nerveuse avec convulsions ou au contraire avec état ataxo-adynamique; rappelons aussi les formes où les symptômes pulmonaires ou intestinaux prennent d'emblée un caractère prédominant.

Les *complications* de la rougeole portent surtout sur l'appareil bronchopulmonaire; les cavités de la face, l'oreille moyenne sont souvent atteintes de lésions secondaires; la peau et les muqueuses sont également le siège fréquent de lésions suppuratives dont la gravité est surtout grande dans les milieux hospitaliers.

Le *diagnostic* nous intéresse surtout à la période de début; ce que nous avons dit des signes survenant dans la période d'invasion nous dispense d'entrer dans de longs détails; le plus souvent le début de la rougeole sera pris pour un simple rhume, une conjonctivite banale, ou un malaise digestif. Suivant l'expression habituelle, on dira de ces enfants qu'ils « couvent quelque chose », et, à part la constatation du signe de Koplik, il sera aussi difficile au médecin qu'aux parents de préciser la nature du mal qui se prépare.

L'éruption une fois apparue, l'erreur est difficile tout au moins dans les cas normaux; mais, quand l'exanthème est très pâle, quand il n'est constitué que par des éléments assez rares, le diagnostic est souvent délicat : il peut s'agir d'une éruption d'origine digestive, de roséole saisonnière, ou de l'un de ces érythèmes infectieux qui apparaissent au début de certaines maladies telles que la fièvre typhoïde ou les angines aiguës; mais ces derniers érythèmes revêtent le plus souvent un aspect polymorphe, et ils siègent de préférence au niveau des membres et des articulations.

Les éruptions sériques revêtent le plus souvent le type ortié; elles s'accompagnent de démangeaisons et de douleurs articulaires, tandis que le catarrhe, l'énanthème et la desquamation manquent.

Les éruptions médicamenteuses ont quelques analogies avec les précédentes et présentent les mêmes caractères distinctifs.

La rubéole, la suette miliaire, la scarlatine et les papules du début de la variole seront assez différenciées par les descriptions que nous aurons à en donner.

La *durée d'éviction* est de seize jours. Les frères et sœurs du malade, qui n'ont pas eu la rougeole, ne doivent pas être admis à l'école pendant une période de dix-huit jours. En Angleterre, les voisins de classe, n'ayant pas encore eu la maladie, sont également évincés.

Rubéole. — La rubéole est assez fréquente à l'école. La rapidité relative de son évolution doit faire qu'elle y passe volontiers inaperçue. On en observe cependant des épidémies où les cas sont d'autant plus nombreux que le nombre des enfants préalablement atteints a été moindre.

Cette affection paraît frapper de préférence la *seconde enfance* :

c'est pourquoi on la rencontre plus souvent peut-être dans les *internats* et les établissements d'enseignement secondaire.

L'*incubation* est de longue durée, le plus souvent quatorze jours; elle est cependant quelquefois moindre et peut également atteindre une période de dix-huit à vingt jours. Cette incubation est absolument silencieuse et ne s'accompagne d'aucun malaise.

L'*invasion* est elle-même extrêmement discrète. Dans quelques cas seulement, on note une fièvre légère accompagnée de quelques frissons, de courbature, d'un catarrhe oculo-nasal. D'ailleurs cette invasion est de très courte durée : une ou deux journées, ou parfois quelques heures seulement.

L'*éruption* est donc souvent le premier symptôme qui attire l'attention; mais il paraît bien démontré qu'à la fin de l'incubation et pendant l'invasion la maladie est contagieuse.

La figure est d'abord envahie par l'éruption; celle-ci gagne de là le tronc et les membres; cet envahissement progressif se fait en trente-six ou quarante-huit heures, chacune des régions successivement prise ne restant atteinte que six à huit heures.

L'aspect de la face est caractéristique : l'éruption est habituellement abondante; elle est formée de macules dont la dimension varie de celle d'un grain de mil à celle d'une lentille. Ces macules sont arrondies et quelquefois à contours irrégulièrement découpés. Entre chacun des éléments reste un intervalle de peau saine; mais quelquefois les éléments peuvent devenir confluents et simuler alors une éruption scarlatineuse.

D'une façon générale, l'aspect de l'éruption est plus *floride* que celui de la rougeole et de la scarlatine, bien que les éléments pris individuellement soient plus petits et même assez peu nombreux dans quelques cas; cet aspect est dû à un certain degré de surélévation des macules, qui deviennent perceptibles au toucher et méritent parfois la désignation de papules. Cet aspect floride est confirmé par un certain état de *bouffissure de la face*, mais surtout par la présence d'*adénopathies* qui constituent un des signes les plus nets de la rubéole.

La *tuméfaction ganglionnaire* atteint tous les ganglions de la tête : pré et rétro-auriculaires, sous-maxillaires, carotidiens et cervicaux; tous les autres ganglions du corps peuvent être également pris. Cette adénopathie n'est pas douloureuse; elle gêne un peu seulement les mouvements de la face et en particulier la mastication.

Peu de *phénomènes généraux* accompagnent l'éruption. Il existe un peu de rougeur de la bouche et de la gorge, la langue est saburrale; il existe à un moindre degré que dans la rougeole du catarrhe des voies respiratoires supérieures.

L'éruption dure deux à quatre jours, quelquefois six ou sept; les taches disparaissent peu à peu.

Une *desquamation* légère et furfuracée existe dans les cas où l'éruption a été très marquée. Il est plus habituel de constater, au niveau des taches, la persistance d'une coloration un peu foncée qui persiste quelques jours et est surtout visible après les bains.

Dans l'ensemble, la maladie est bénigne, n'a pas de complications et ne mérite guère d'autres soins que quelques précautions d'hygiène.

La *durée d'éviction* doit être la même que pour la rougeole.

Fourth disease (quatrième maladie). — Sous ce nom, Clément Dukes a décrit une fièvre éruptive bénigne dont l'éruption présente les caractères de celle de la scarlatine. Quelques cas ont été signalés en France et ont été étudiés à la Société de pédiatrie.

L'*incubation* serait longue, neuf à vingt jours. Comme dans la rubéole, l'éruption apparaît d'emblée, sans symptômes prémonitoires.

L'*éruption* est généralisée et abondante ; elle est formée de larges macules présentant un piqueté très fin d'un rouge plus foncé.

La gorge n'est pas douloureuse, bien que légèrement érythémateuse ; les amygdales sont tuméfiées ; la langue est saburrale, mais ne présente pas la desquamation caractéristique de la scarlatine.

En dehors de la fièvre qui atteint 39° pendant deux ou trois jours, il y a peu de phénomènes généraux ; les vomissements sont exceptionnels.

La desquamation ressemble à celle de la scarlatine et persiste fort longtemps.

Scarlatine. — La scarlatine ne se propage pas à l'école avec autant de rapidité que la rougeole ; il est rare que la maladie frappe toute la population d'une classe ; les épidémies se circonscrivent assez vite. Cependant le virus de la maladie paraît être assez résistant, et tous les auteurs s'accordent à assumer à ce germe inconnu une plus longue activité conservée en dehors de l'organisme. On s'est basé sur cette propriété pour affirmer des contagions indirectes même à grande distance par les squames desséchées ou par les objets souillés par le malade.

Le *mode de contage habituel* est cependant le contact direct, et le mucus nasal et surtout pharyngé paraît être le véhicule du germe morbide. Ces produits de sécrétion pharyngée sont d'ailleurs contagieux avant l'apparition de l'éruption, et il en est de la scarlatine comme des autres fièvres éruptives : le plus grand danger de contagion existe au moment où la maladie ne peut pas encore être reconnue.

Une attaque antérieure de scarlatine confère l'immunité ; il n'est pas rare cependant d'entendre des parents affirmer que leurs enfants atteints à nouveau de scarlatine ont présenté, quelques mois ou quelques années auparavant, des symptômes de tous points identiques et traités comme une scarlatine légitime ; il est plus que probable que ces cas de récidive sont en réalité des cas de scarlatine vraie survenant chez des enfants ayant présenté au préalable des éruptions scarlatiniformes.

Ces *érythèmes scarlatiniformes* sont très fréquents, et le médecin scolaire doit être mis en garde contre leur existence pour ne pas avoir à imposer des mesures de prophylaxie qui sont toujours sévères dans les cas de scarlatine avérée.

L'*incubation* a une durée irrégulière variable de trois à sept jours; on a cité des extrêmes variant de sept heures à dix-sept jours. Cette période n'est marquée par aucun symptôme morbide.

L'*invasion* est de courte durée, en moyenne vingt-quatre heures; dans quelques cas rares, l'éruption est le premier symptôme de la maladie; quelquefois, au contraire, la période d'invasion se prolonge de deux à trois jours.

On peut dire que, dans la scarlatine, l'invasion marque le début de la maladie; en effet à ce moment apparaissent brusquement des symptômes généraux très marqués et des signes locaux faciles à reconnaître.

L'*angine scarlatineuse* existe presque toujours dès l'apparition des symptômes généraux; elle peut se présenter sous forme d'une amygdalite banale : rougeur plus ou moins vive des amygdales, tuméfaction, dépôt pultacé au niveau des cryptes amygdaliennes, isolé sous forme de points blancs ou au contraire étendu sous forme de plaques irrégulières : jamais cet exsudat n'est adhérent; il s'accompagne de gonflement des ganglions sous-maxillaires.

Il arrive que l'angine scarlatineuse se présente sous l'aspect banal que nous venons de décrire ; mais plus souvent *l'exsudat apparaît sur un fond d'une coloration rouge carminé très intense* ; les piliers, le fond du pharynx, le voile du palais paraissent comme vernissés. Quelquefois cette couleur rouge carminé ne s'accompagne d'aucun symptôme amygdalien, ni gonflement, ni dépôt pultacé. On pourra aussi voir l'angine se confirmer après l'apparition de l'éruption, et les points blancs n'apparaître qu'à ce moment, alors que le pharynx était rouge et verni depuis les premiers instants de l'invasion.

La *fièvre* est de suite assez élevée : elle atteint en quelques heures 40°; le pouls suit cette ascension thermique; souvent même sa rapidité est plus considérable que ne le laissait supposer la température, et il n'est pas rare de compter jusqu'à 140 ou 150 pulsations.

Des *vomissements*, de la *céphalée*, du *délire*, des *convulsions* chez les jeunes enfants marquent assez souvent ce début.

Dès ce moment, la *langue* présente des caractères spéciaux; elle est largement recouverte d'un enduit saburral, mais les bords et la pointe sont respectés et paraissent d'un rouge vif. Un examen attentif permet de reconnaître dès ce moment de l'hypertrophie des papilles.

En dehors des vomissements, les troubles digestifs sont exceptionnels; il n'y a ni diarrhée ni constipation.

Notons aussi l'absence de toux, l'absence de signes oculaires : ces signes négatifs, joints à l'apparition brusque de vomissements, de fièvre et d'angine, feront redouter en temps d'épidémie l'apparition de la scarlatine.

Des *cas frustes* peuvent ne pas présenter d'autres symptômes que ceux qui appartiennent à la période d'invasion. Il est certain que beaucoup d'angines d'apparence banale sont en réalité des angines scarlatineuses : de telles angines peuvent par contagion donner lieu à des scarlatines légitimes, et elles peuvent, chez ceux qui en sont porteurs, donner lieu à des complications d'autant plus redoutables que la cause en reste ignorée. Au point de vue de la prophylaxie scolaire, ces cas frustes sont importants à connaître, à cause des mesures qu'ils nécessitent au point de vue de la préservation de l'école.

L'*éruption* apparaît dans les quarante-huit heures qui suivent l'invasion; on l'a vu quelquefois retardée, surtout dans les cas où les phénomènes d'invasion sont peu brutaux.

Le tronc est pris le premier; soit à la partie supérieure du dos, soit en avant sur la poitrine, soit à la racine des membres; le siège du début de l'éruption, dissimulé par les vêtements, retarde le diagnostic, qui souvent n'est fait qu'au moment où l'éruption gagne le visage. Les membres sont pris en dernier, et l'éruption n'atteint les pieds et les mains qu'au troisième ou au quatrième jour.

Les éléments caractéritisques de l'éruption sont des petits points formant une saillie très légère et ne dépassant pas le volume d'une tête d'épingle; ce pointillé de très fines papules repose d'abord sur une peau saine, mais très vite la peau devient d'un rouge diffus, d'abord assez pâle puis écarlate; le pointillé primitif tend à disparaître dans cette rougeur généralisée. Dans les cas graves, le corps tout entier est envahi par cette rougeur intense qui rappelle la couleur de l'écrevisse cuite (rouge ostracoïde), de la lie de vin, et qui parfois même se rapproche de la teinte ecchymotique (Hutinel).

Dans des cas opposés, et à la vérité plus fréquents, l'éruption est discrète : il faut chercher sur la poitrine ou sur le ventre un pointillé formé d'éléments assez éloignés les uns des autres et reposant sur un fond à peine rosé; alors l'éruption est passagère, et, faute d'avoir été surprise au moment opportun, elle reste méconnue.

Qu'elle soit confluente ou discrète, l'éruption présente pour caractère de *pouvoir être effacée d'une façon passagère* par une pression modérée. Borsieri, puis Bouchut ont décrit une *raie scarlatineuse :* le doigt promené sur la peau y laisse une raie blanche, assez persistante, au centre de laquelle apparaît une ligne rose. Plus communément, on peut *imprimer la trace de la main* et des doigts écartés sur la peau scarlatineuse : le dessin de la main apparaît en blanc sur un fond écarlate, et ce dessin persiste quelques instants.

De petits éléments miliaires accompagnent parfois l'éruption scarlatineuse; ces vésicules miliaires évoluent pour leur propre compte, souvent après quelques heures, et donnent lieu à une petite desquamation qu'il ne faut pas confondre avec celle de la scarlatine.

Assez exceptionnellement, l'éruption prend le caractère hémorragique.

Un *prurit*, souvent insupportable, est plus habituel; il est accompagné d'une sensation de rugosité et de sécheresse de la peau, fréquente dans la scarlatine.

Le *signe de Filatow* est peu connu en France : il consiste dans le contraste très tranché entre la pâleur des lèvres et le menton d'une part, et la rougeur intense des joues d'autre part. Cette particularité tient, d'après l'auteur, à ce que la scarlatine atteint la face de façon très spéciale, contrairement à l'opinion classique. Ce signe seul a permis, comme en témoignent plusieurs observations, de diagnostiquer la scarlatine qui fut vérifiée quelques jours plus tard par la desquamation sans qu'il y ait eu à vrai dire d'éruption véritable sur le corps.

La *langue*, dans la scarlatine, a des caractères spéciaux dont la valeur diagnostique est de première importance : nous l'avons vue au début recouverte d'un enduit saburral respectant la pointe et les bords; dès que l'éruption apparaît, cette zone restée rouge et brillante gagne peu à peu toute la surface de la langue par disparition progressive de l'enduit blanchâtre; il s'agit d'une véritable *desquamation épithéliale* qui, à partir du deuxième jour, va en s'étendant pour être complète le quatrième ou le cinquième. A ce moment, la langue dépouillée est d'un rouge vif, vernie; les papilles forment des saillies relativement volumineuses, d'où l'apparence de *langue framboisée*. Cet aspect caractéristique n'est quelquefois pas étendu à toute la surface de la langue; d'autres fois, au contraire, la muqueuse de toute la cavité bucco-pharyngée présente une desquamation analogue avec aspect vernissé et rougeur très vive.

Pendant l'éruption, la fièvre reste élevée, les phénomènes généraux accentués; les urines sont rares, souvent albumineuses.

La *desquamation* commence à se faire vers le dixième jour, quelquefois plus tard; elle débute par le cou, par les plis de flexion, par la poitrine et le ventre; il se forme d'abord de petites squames isolées laissant à nu des surfaces de peau saine entourées de lambeaux épidermiques à moitié détachés. Au fur et à mesure que la desquamation progresse, les lambeaux épidermiques sont plus étendus; aux pieds et aux mains ils forment de longues bandes tout à fait caractéristiques.

Dans certaines scarlatines légères ou dans celles où l'éruption est restée méconnue, la desquamation peut être le symptôme qui mène sur la voie du diagnostic : il arrive que des enfants absents de l'école pour une cause inconnue y rentrent après huit ou dix jours avec une desquamation qui ne peut pas laisser de doute sur la nature de la maladie dont ils avaient été atteints. Dans les milieux ouvriers, il arrive souvent que, pour une maladie de courte durée, le médecin n'ait pas été dérangé, et c'est seulement quand le petit malade reviendra à l'école avec sa desquamation scarlatineuse que les précautions nécessaires pourront être prises, d'une façon trop tardive d'ailleurs.

Parmi les *complications* de la scarlatine, rappelons que celles qui frappent le rein sont souvent tardives; elles apparaissent avec prédilection dans les cas frustes pour lesquels aucun traitement hygiénique ou diététique n'a été institué. Le cœur devra aussi être surveillé.

Le *diagnostic*, à la période d'invasion, ne sera guère fait que dans les cas où la notion d'épidémicité met en garde contre l'apparition de la scarlatine. Dans le cas d'angine banale ou suspecte, accompagnée d'adénopathie, on prêtera attention à la rougeur diffuse de la bouche et du pharynx ainsi qu'à l'aspect spécial des bords et de la pointe de la langue. On cherchera enfin sur le haut de la poitrine ou du dos, en écartant les vêtements de l'enfant, les premières traces de l'éruption.

L'éruption elle-même doit être distinguée de celle de la rougeole ou de la rubéole, diagnostic le plus souvent facile, surtout si on tient compte des phénomènes concomitants. Les rashes de la variole précédant l'apparition des pustules varioliques sont localisés aux plis de flexion et en particulier aux aines; ils ne se généralisent que dans les cas très graves; leur teinte est plus accentuée, plus ecchymotique que celle de la scarlatine.

Mais ce sont surtout les *érythèmes scarlatiniformes d'origine infectieuse ou toxique* qui peuvent simuler la scarlatine. Nous signalerons seulement les *érythèmes médicamentaux* ou *sériques*. Tous ces érythèmes accompagnés de phénomènes généraux peuvent être la cause d'erreurs faciles de diagnostic; il n'est pas rare de voir à l'hôpital des enfants contracter la scarlatine dans les pavillons spéciaux après y avoir été admis par erreur et soignés pendant cinq ou six jours pour une prétendue scarlatine qui n'était qu'un érythème banal. Il est probable que bien des récidives de scarlatine n'ont pas d'autre origine qu'une semblable erreur de diagnostic.

Les difficultés du diagnostic de la scarlatine tiennent donc, d'une part, à l'existence de scarlatines frustes et, d'autre part, à la fréquence des érythèmes scarlatiniformes. Dans les écoles et dans les collèges, on a vu des épidémies de scarlatine durer des mois et même des années, procédant par petites poussées successives; il faut accuser les cas frustes d'entretenir ainsi la maladie; quand un enfant se présente avec une angine d'apparence banale, même en temps d'épidémie, il est difficile, sans signes de certitude, de le condamner à une quarantaine de cinq ou six semaines contre laquelle ne manqueraient pas de protester maîtres et parents. Ces mêmes enfants, examinés vingt ou trente jours après leur angine, sont trouvés porteurs de longues squames sous la plante des pieds, à moins qu'ils n'arrivent à l'infirmerie avec un bubon, ou avec une péricardite ou une néphrite. A ceux-ci, qui auraient été mis à l'abri de ces accidents, et à leurs camarades qui n'auraient pas été exposés à la contagion, le diagnostic exact de scarlatine aurait rendu un signalé service : faute de diagnostic bactériologique possible et faute de signes pathognomoniques, il faudra prêter la plus grande attention à l'état de la langue et à l'apparition, si discrète soit-elle, d'une desquamation suivant d'une dizaine de jours la rougeur de la gorge et la légère adénopathie qui l'accompagne.

La *durée d'éviction* est fixée à quarante jours : cette longue durée dépasse dans bien des cas le danger de contagion ; mais, pour la prophylaxie scolaire, et en l'absence de renseignements précis sur la gravité et l'intensité des cas particuliers, on est obligé d'imposer une règle uniforme.

Variole. — La variole ne devrait plus exister dans les écoles ; cependant elle y fait encore quelques apparitions heureusement de plus en plus rares et de plus en plus discrètes. Il importe de la connaître d'autant mieux qu'on aura moins souvent l'occasion de l'observer, et que les mesures à prendre contre sa propagation seront plus urgentes et plus nécessaires.

L'*aspect clinique* de la variole s'est beaucoup modifié depuis la généralisation de la vaccine ; on observe plus souvent des varioles atténuées (*varioloïdes*) que des varioles confluentes. Mais que ces manifestations soient graves ou légères, la variole nécessite les mêmes mesures de prophylaxie, car les cas les plus bénins peuvent produire chez des individus non vaccinés les cas les plus graves.

L'*incubation* de la variole est de huit à quatorze jours ; aucun symptôme ne marque cette période.

L'*invasion*, au contraire, est le moment de la maladie où les symptômes sont le plus marqués ; ils consistent en un *violent frisson*, des maux de tête et une *rachialgie* très intenses, des *vomissements* et une température rapidement élevée. Les maux de reins surtout sont très vifs, soit localisés à la région lombaire, soit irradiés dans le dos ou l'abdomen ; cette douleur domine parfois tous les autres symptômes, et elle suffit souvent à prévoir l'apparition de la variole.

Cette période dure quatre ou cinq jours.

Vers le milieu de sa durée apparaissent souvent des *rashes* ; leur fréquence varie avec les épidémies, portant parfois sur la moitié des cas, d'autres fois sur un quart seulement. Le rash variolique est habituellement scarlatiniforme; il peut être morbilliforme ou hémorragique. Il s'étend sur tout le corps après avoir débuté par les plis de flexion et en particulier par les régions inguinales, où il reste volontiers limité quand les cas doivent être bénins. Si l'évolution doit être grave, le rash est ecchymotique: c'est la variole noire si redoutée autrefois.

L'*éruption* coïncide avec une *atténuation de tous les symptômes.* L'apparition des premières macules s'accompagne même parfois d'une telle sensation de bien-être que les malades croient déjà être guéris.

L'éruption a pour caractère principal de se faire d'une *façon à peu près uniforme* sur toutes les parties du corps; ce sont d'abord des *macules* isolées, disparaissant sous la pression, plus nombreuses sur la face, où elles précèdent de quelques heures celles qui surviennent sur le tronc ou sur les membres.

Les macules se transforment assez vite en *papules* légèrement saillantes et d'un rouge assez vif. Suivant la gravité de la maladie, l'évolution se fait alors d'une façon plus ou moins rapide : la papule se centre d'une élevure non acuminée, mais plutôt légèrement arrondie en dôme; cette élevure est remplie d'un liquide d'abord séreux et clair (*vésicule*) ; mais, très vite, le contenu de cette vésicule se trouble, et l'élément éruptif se transforme en *vésico-pustule,* puis en *pustule à contenu nettement purulent.* Du troisième au cinquième jour, l'éruption est complète; les pustules couvrent d'une façon plus ou moins cohérente la face, le tronc et les membres, chaque élément étant d'autant plus développé qu'il siège dans une région où la peau est plus épaisse.

Vers le cinquième jour, les pustules peuvent commencer à *s'ombiliquer*; quelques-unes *se rompent,* laissant écouler leur contenu purulent; mais c'est du huitième au dixième jour que se produit le plus habituellement la *dessiccation* des pustules; à ce moment il se forme des *croûtes* épaisses, inégales, qui tombent au bout de deux à quatre jours sans que la suppuration soit pour cela tarie; il se forme une nouvelle croûte qui, elle-même, n'est pas toujours définitive: chaque pustule peut ainsi mettre une quinzaine de jours à se cicatriser complètement.

Cette période de dessiccation répond, dans la variole, à la période de desquamation des autres fièvres éruptives. Tant que dure le renouvellement et la chute des croûtes, la maladie reste contagieuse: il n'est pas rare que cette période se prolonge au delà de trois semaines.

L'*évolution* de la maladie est *extrêmement variable* suivant qu'il s'agit de formes où l'éruption est très abondante (variole confluente) ou de formes où l'éruption est discrète et atténuée.

La VARIOLOÏDE est une forme de variole atténuée, survenant chez des sujets en état d'immunisation relative ou incomplète. La plupart des varioles observées à l'école doivent être rangées dans cette variété. En effet, les enfants ne sont pas admis à fréquenter l'école s'ils n'ont pas été revaccinés, ou s'ils ne portent pas des cicatrices de vaccine légitime. De plus, la revaccination est obligatoire dans le cours de la dixième année, chez tous les écoliers. Dans ces conditions, la variole ne se présente guère que sous une forme discrète et bénigne; mais ces varioloïdes sont de même nature que la variole, et elles commandent les mêmes mesures de prophylaxie. Elles peuvent provoquer chez des individus non vaccinés depuis longtemps et surtout chez les jeunes enfants qui n'ont pas encore été vaccinés des varioles confirmées et graves.

Le *diagnostic* de la maladie est difficile avant l'apparition de l'éruption, surtout dans les formes atténuées où les phénomènes généraux et douloureux de l'invasion sont moins caractéristiques que ceux que nous avons décrits ; ils pourront en imposer pour des débuts de grippe ou pour des troubles digestifs banaux.

La *durée d'éviction*, pour la variole aussi bien que pour la varioloïde, est de quarante jours.

Vaccine et vaccination. — La vaccination mérite une place à part parmi les mesures de prophylaxie scolaire.

La loi du 15 février 1902 rend en France la vaccination obligatoire au cours de la première année et aussi au cours des onzième et vingt et unième années. « La vaccination, dit l'article 6 de cette loi, est obligatoire au cours de la première année de la vie ainsi que la revaccination au cours de la onzième et de la vingt et unième année ; les parents et tuteurs sont tenus personnellement de l'exécution de ladite mesure. »

L'obligation dictée par cette loi n'est peut-être pas suivie d'une façon rigoureuse ; si la vaccination et les revaccinations étaient exactement pratiquées, la variole ne devrait pour ainsi dire être jamais constatée chez nous ; il n'est pas rare, au contraire, de voir de loin en loin de petites épidémies se produire, et il ne se passe guère d'années sans qu'il soit enregistré quelques cas dans nos écoles.

Dans beaucoup de pays étrangers et en particulier dans les pays du Nord, Allemagne, Danemark, Suède, Norvège, la vaccination est pratiquée d'une façon beaucoup plus rigoureuse, et la variole y est maintenant à peu près inconnue.

Dans nos écoles parisiennes, les enfants ne sont pas admis sans un certificat de vaccination : il arrive parfois que les enfants munis de ce certificat ne présentent pas de trace de vaccine légitime ; c'est au médecin scolaire de veiller à ce que les certificats produits ne soient pas de simple complaisance. Au cours de leur dixième année, nos écoliers sont soumis à une revaccination ; tous ceux qui ne peuvent pas présenter un certificat de leur médecin attestant qu'ils ont été revaccinés depuis peu sont vaccinés par les soins du médecin scolaire ; avec cette nouvelle réglementation, il est permis d'espérer que peu d'écoliers échapperont à la revaccination.

Le *vaccin* employé aujourd'hui est toujours d'origine animale; la vaccination de bras à bras a donné lieu à des accidents rares, il est vrai, mais trop graves pour que cette pratique ait été continuée.

Le *vaccin de génisse* peut être recueilli directement sur l'animal au moment même de la vaccination; cette pratique était celle usitée dans les écoles parisiennes au cours des dernières années, alors que les médecins inspecteurs n'étaient pas chargés de cette opération confiée à un institut de vaccine.

La méthode la plus simple et la plus recommandable consiste à utiliser le *vaccin conservé dans de petits tubes de verre* après qu'il a été mélangé et trituré avec un poids égal de glycérine. Le vaccin ainsi préparé conserve ses propriétés trois mois au moins; après six mois, le vaccin a habituellement perdu son activité.

Ce dernier procédé présente l'avantage de permettre la vérification de la virulence du vaccin ; il permet encore de sacrifier la génisse d'où provient le vaccin avant que ce vaccin ne soit livré à la consommation : les animaux atteints de tuberculose sont ainsi reconnus, et le vaccin est détruit.

Il paraît établi que la glycérine joue un rôle conservateur vis-à-vis du vaccin, en même temps qu'elle atténue la virulence ou qu'elle détruit les germes pyogènes qui pourraient se trouver entraînés par le vaccin au moment où il a été recueilli.

Les PROCÉDÉS DE VACCINATION employés à l'école doivent être simples; il est nécessaire cependant de prendre toutes précautions utiles pour que l'opération de la vaccine ne se complique d'aucun accident. La façon dont il est procédé à cette opération dans les écoles parisiennes nous paraît recommandable.

Les enfants ayant atteint leur dixième année sont prévenus quelques jours à l'avance qu'ils auront à subir la revaccination ; ceux dont les parents préfèrent avoir recours à leur médecin habituel ont soin de demander un certificat attestant que la revaccination a été faite.

Au jour dit, les enfants sont amenés classe par classe et appelés suivant l'ordre dans lequel l'instituteur a pris leur nom : le maître de chaque classe assiste à l'opération ; c'est lui qui surveille le classement des élèves et qui note le nom de tous ceux qui sont vaccinés; les élèves qui auraient été absents le jour de l'opération ou qui s'y seraient dérobés sont ainsi connus et revaccinés l'un des jours suivants.

Avant de passer devant le médecin, les enfants qui ont conservé leur chemise relèvent complètement la manche du côté gauche; la femme de service ou un maître frotte énergiquement la région où doit être pratiquée la vaccination avec un tampon d'ouate stérilisée imbibé d'alcool à 90°. L'élève passe alors devant le médecin, qui pratique la vaccination suivant le procédé de son choix.

Il est d'usage de pratiquer la vaccination à la racine du membre supérieur gauche, en trois points disposés en triangle et distants de 3 ou 4 centimètres les uns des autres.

L'administration met, à Paris, à la disposition du médecin inspecteur, pour chaque séance de vaccination, un nécessaire dont le dispositif est très bien compris : on y trouve un paquet de coton stérilisé, un flacon d'alcool, des verres de montre, des tubes de vaccin et des vaccinostyles métalliques ; la quantité de ces diverses fournitures est proportionnée au nombre d'enfants à revacciner.

On peut procéder à la vaccination suivant trois procédés : piqûre, scarification ou grattage.

La *piqûre*, qui était le procédé presque universellement employé au début de la vaccination jennérienne, se faisait à l'aide de la lancette; ce petit instrument à lame triangulaire portait sur l'une de ses faces une rainure longitudinale destinée à insinuer le vaccin jusque sous l'épiderme ou dans l'épaisseur du derme; le procédé de la piqûre peut également être employé avec les vaccinostyles qui ne portent pas de rainures; comme la lame de ces derniers est plus épaisse que celle de la lancette, la piqûre produite forme une plaie un peu plus ouverte dans laquelle le vaccin pénètre aisément : il suffit d'avoir soin, après la piqûre, de déposer à sa surface une petite quantité de vaccin qu'on laissera sécher pendant quelques instants.

La *scarification* se fait avec la pointe du vaccinostyle, qui, au lieu de faire une piqûre dans une direction oblique sous l'épiderme, comme dans le procédé précédent, entaille l'épiderme par une petite coupure répétée deux ou trois fois à 2 ou 3 millimètres d'intervalle ; à la surface de ces scarifications, on dépose une goutte de vaccin. On peut aussi déposer préalablement la goutte de vaccin sur la région à scarifier : le vaccinostyle traverse ainsi la pulpe vaccinale, qu'il entraîne directement sous l'épiderme.

Les vaccinostyles couramment employés ont la forme générale de nos plumes métalliques, mais ils portent une seule pointe, taillée en fer de lance (fig. 251, A).

Le *grattage* se fait en frottant l'épiderme avec un des côtés du vaccinostyle ; on peut aussi employer des vaccinostyles de forme spéciale, dont l'extrémité est taillée en forme de ciseau de menuisier (fig. 251, B) ; au moment où le derme est à peu près mis à nu, on dépose sur cette surface un peu de pus vaccinal.

La *scarification* nous paraît très recommandable dans la pratique ; elle n'est pas douloureuse, et elle est mieux adaptée à l'usage aujourd'hui répandu des vaccinostyles : avec ce dernier instrument, la piqûre des peaux un peu dures est quelquefois assez malaisée. Le grattage est peu employé : il demande un temps plus long et nécessite plus de patience de la part des enfants.

Le Dr Toledano a utilisé, dans les Écoles de Paris, un appareil fort

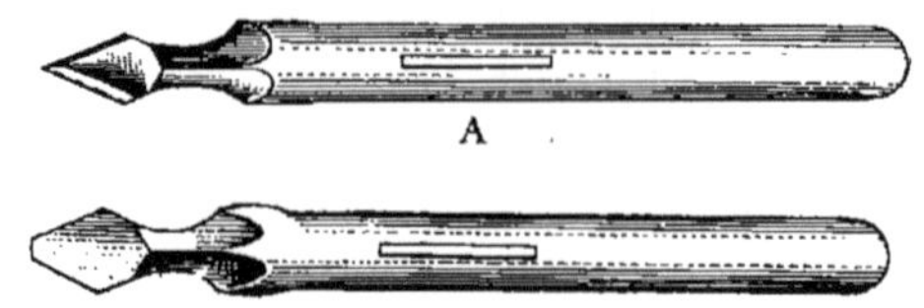

Fig. 251. — A, vaccinostyle individuel du Dr Mareschal ; B, vaccinogratt du Dr Mareschal.

ingénieux (fig. 252) dû au Dr Fasquelle ; cet appareil est d'un maniement facile et rapide, qui simplifierait beaucoup la technique vaccinale. Voici la description qu'en fait l'auteur : « Il consiste en un tube de métal présentant, à sa partie antérieure, un conduit rétréci par où sortira la lancette individuelle, et, à sa partie postérieure, un

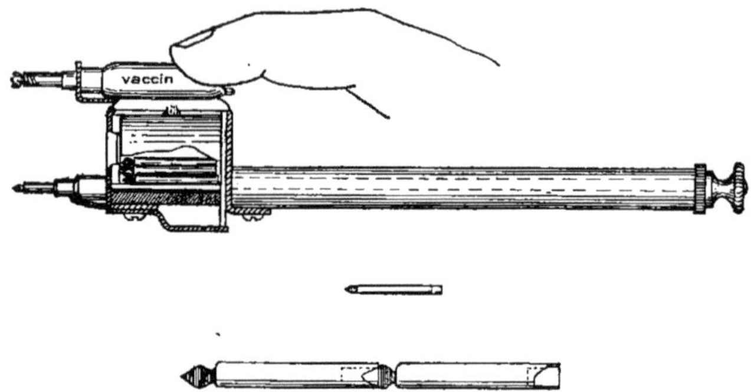

Fig. 252. — A, chargement de l'appareil ; B, lancettes grossies, vue du moyen de protection des pointes pendant le fonctionnement ; C, lancette venant d'être éjectée automatiquement.

bouton molleté fixé à une tige glissant dans le tube. Un ressort intérieur maintient cette tige au repos.

« Sur la partie supérieure du tube, et près de son extrémité antérieure, se trouve fixé un magasin métallique de la contenance de cinquante lancettes aseptiques, inoxydables.

« Pour charger l'appareil, il suffit de prendre un étui et d'en sectionner la bague, puis d'enlever le couvercle et d'introduire la partie pleine de l'étui, son côté en avant, dans l'ouverture du magasin dont la porte aura été basculée.

« En inclinant la pointe de l'appareil vers la terre, les lancettes glissent d'elles-mêmes dans le magasin. On retire l'étui vide ; on referme la porte, et l'appareil est prêt pour servir pour une série de cinquante vaccinations.

« Pour faire fonctionner l'appareil, il suffit de tirer à fond en arrière le bouton molleté, puis de le repousser en avant ; une lancette apparaît aussitôt à l'extrémité antérieure du tube.

« La vaccination faite, on répète le même mouvement; la lancette qui a servi est éjectée automatiquement et remplacée de même par une nouvelle lancette stérile. »

Quel que soit le procédé employé, *après l'opération*, les enfants doivent garder le bras nu pendant quelques instants.

La VÉRIFICATION DES RÉSULTATS demande à être faite avec beaucoup de soins. Malheureusement, les auteurs ne sont pas tous d'accord sur la valeur qu'il faut attribuer aux *différentes réactions vaccinales*.

Dans l'*évolution normale*, c'est une semaine après la vaccination que le résultat peut être observé ; à ce moment, la pustule vaccinale doit avoir atteint son complet développement; elle se présente sous forme d'un gros bouton pustuleux, ombiliqué à son centre, et présentant sur son pourtour une zone inflammatoire d'étendue variable; cette zone forme une sorte d'auréole rouge, bien limitée, à laquelle correspond une induration du derme sous-jacent.

Après le huitième jour, la pustule vaccinale tend à se dessécher. Au dixième jour, la croûte se forme, dure et épaisse; sa chute se fait d'une façon assez tardive, du vingtième au vingt-cinquième jour, laissant à sa place une cicatrice rosée, à fond gaufré, qui dans la suite restera blanche et indélébile.

A côté de cette pustule vaccinale normale, on voit quelquefois évoluer des *formes atténuées de vaccine* : pour surprendre l'évolution de ces formes discrètes, ce n'est pas au huitième jour qu'il faut pratiquer le contrôle, mais à une date bien antérieure. Le Dr Henri Gillet admet comme légitimes ces éléments éruptifs modifiés n'ayant qu'une lointaine ressemblance avec la pustule vaccinale; Dufestel partage la même opinion; il suffit, pour ces auteurs, que l'élément éruptif survienne au point exact d'inoculation pour que son origine vaccinale soit affirmée; il s'agit le plus souvent dans ces cas de *papules légèrement acuminées* ne présentant parfois que 2 ou 3 millimètres de diamètre; elles reposent sur une base inflammatoire à peine indurée. C'est vers le troisième ou le quatrième jour qu'apparaissent ces éléments.

Une réaction vaccinale un peu plus intense donne lieu à un élément mieux différencié, mais encore très dissemblable de la vaccine pustuleuse : il s'agit d'une papule plus large et plus élevée, pouvant atteindre 5 millimètres, et surmontée d'un soulèvement épidermique contenant de la sérosité : il s'agit alors d'une *papulo-vésicule*.

« Malgré la modification profonde apportée au type vaccinal, dit le Dr Gillet, cette vaccine modifiée possède toute sa valeur immunisanté. » Cette affirmation a reçu une confirmation expérimentale, depuis les recherches de MM. Kelsch, L. Camus et Tanon ; ces auteurs ont pu reproduire expérimentalement la vaccine par de la sérosité provenant de ces éléments très modifiés.

Ces notions nouvelles *obligent à pratiquer le contrôle de la vaccination au troisième et au huitième jour*, et il faut tenir pour positives toutes les vaccinations n'ayant produit que des éléments modifiés. Dans les statistiques de ces dernières années, les résultats étaient complètement faussés suivant que les médecins considéraient comme positives les pustules vaccinales seules, ou suivant qu'ils admettaient la légitimité des éléments éruptifs modifiés.

C'est avec raison que l'administration a demandé aux médecins inspecteurs des écoles de Paris de compter comme légitimes les vaccines modifiées, en classant, dans leurs statistiques, les résultats heureux sous ces trois rubriques : *papules*, *papulo-vésicules*, *pustules*.

Les *accidents de la vaccine* sont aujourd'hui exceptionnels. Nous signalerons seulement les éruptions vaccinales dans lesquelles, par suite de lésions cutanées ou de lésions de grattage, on voit, par auto-inoculation, le nombre des pustules se multiplier et gagner une étendue plus ou moins considérable des téguments.

Les *vaccines généralisées* ont pu être parfois attribuées à une virulence exagérée de la pulpe vaccinale. Elles peuvent s'accompagner de phénomènes généraux assez marqués, et laisser à leur suite, en particulier sur le visage, des cicatrices fort disgracieuses.

Les accidents infectieux sont exceptionnels ; le phlegmon, l'érysipèle, les ulcérations vaccinales, la syphilis, ne doivent plus se produire avec les méthodes vaccinales employées aujourd'hui.

Varicelle. — La « petite vérole volante » est très fréquente parmi les écoliers, surtout ceux des écoles maternelles ou élémentaires. La maladie est, en effet, très contagieuse : elle l'est d'autant plus que le contage est possible avant que la maladie ne soit confirmée, et que, même après l'apparition de l'éruption, les phénomènes généraux sont le plus souvent tellement atténués que les enfants continuent à fréquenter l'école.

L'*incubation* est d'une quinzaine de jours.

L'*invasion* est presque toujours complètement silencieuse ; chez les enfants bien surveillés, on note parfois un peu de température ; il est rare que la fièvre atteigne 39° à 40°, auquel cas on peut observer de la céphalée, des troubles convulsifs et des vomissements.

L'*éruption* est en réalité le premier symptôme de la varicelle, et encore est-elle parfois si discrète que c'est après plusieurs jours seulement qu'on s'aperçoit de son existence. La poitrine, le dos, la racine des membres sont pris en premier. La face est atteinte ensuite.

On n'observe aucun trouble du côté des muqueuses oculo-nasales; il peut, par contre, exister des vésicules dans la cavité bucco-pharyngée.

Le *caractère distinctif* de l'éruption varicelleuse est son *apparition par poussées successives*; il est habituel de rencontrer chez le même enfant des éléments à toutes leurs phases évolutives. Chacun de ces éléments évolue de la façon suivante : il se présente d'abord sous forme d'une petite *macule rouge* qui devient dans la suite *à peine papuleuse*; en six ou huit heures, la macule fait place à une *vésicule* remplie de sérosité translucide et brillante. La zone sous-jacente à la vésicule est souvent à peine enflammée, et, dans la région où la peau est fine, on peut voir se détacher « sur la peau saine une bulle cristalline comme une goutte de rosée » (Hutinel).

La vésicule peut durer trente-six ou quarante-huit heures avant de commencer à se dessécher; bien souvent elle s'affaisse avant ce laps de temps, et il faut quelquefois chercher sur toute la surface du corps de l'enfant avant de rencontrer une vésicule en état de complet développement.

La *dessiccation* se fait, d'après Trousseau, au troisième jour; suivant le volume de la vésicule, la croûtelle formée est plus ou moins épaisse; sa chute a lieu du sixième au dixième jour.

Normalement il ne reste *pas de cicatrice*; mais il est assez fréquent que les vésicules soient infectées secondairement, surtout dans les régions exposées au grattage : il peut, dans ces cas, rester des cicatrices indélébiles, mais toujours plus limitées et beaucoup plus rares que dans la variole.

La *contagion* peut se produire tant que toutes les croûtes ne sont pas complètement tombées; cette limite doit régler l'*exclusion de l'enfant* de l'école; en France, l'éloignement exigé est de seize jours après le début de la maladie ; une période de dix-huit jours est réclamée en Angleterre.

Si la varicelle a presque toujours une évolution très bénigne, il arrive de temps à autre d'observer des *cas aggravés*, surtout chez les sujets vivant dans de mauvaises conditions d'hygiène; on peut voir alors chacun des éléments s'infecter, suppurer et donner lieu à de graves complications cutanées accompagnées d'état général fort grave : toutes les *complications secondaires* peuvent alors survenir.

Le *diagnostic* de la varicelle sera d'autant plus important à faire d'une façon précoce que la maladie évolue d'une façon habituellement silencieuse : elle n'en est pas moins contagieuse, et il n'est pas rare de voir les épidémies de varicelle se prolonger pendant très longtemps dans les écoles parce que quelques cas échappent à nos investigations et continuent à répandre la maladie.

L'éruption est quelquefois accompagnée d'un *rash* de teinte rosée assez discrète qui pourrait en imposer pour une éruption scarlatineuse.

La vésicule de la varicelle peut donner lieu à confusion avec certaines formes d'urticaire bulleux, avec le prurigo varicelliforme, dans lequel le prurit est très intense et s'accompagne de lésions de grattage, avec certains impétigo auxquels peuvent ressembler les vésicules infectées, comme elles ressemblent dans d'autres cas à des bulles de pemphigus.

La *durée d'éviction* est fixée à seize jours.

Oreillons. — Cette affection, spécifique, contagieuse, épidémique, est une des maladies scolaires les plus répandues ; elle ne procède pas, comme la rougeole, par foyers très étendus ; mais l'*épidémie scolaire* se prolonge de plus souvent sous forme de quelques cas apparaissant à distance les uns des autres. On pourrait, d'une façon plus habituelle, désigner cette maladie sous le nom de *fièvre ourlienne* : cette dernière désignation a l'avantage d'indiquer qu'il s'agit d'une infection générale à manifestation plus spécialement salivaire, mais pouvant atteindre tous les autres systèmes glandulaires de l'organisme et même le cœur, les articulations et le système nerveux.

Les oreillons sont *contagieux* par contact direct et aussi de façon indirecte dans des cas tout à fait exceptionnels.

La *période d'incubation* est très longue, trois semaines environ, très rarement réduite à dix ou quinze jours, et plus souvent prolongée de quinze à vingt-cinq jours.

L'*invasion*, marquée par des phénomènes généraux avant l'apparition des signes locaux, est mal caractérisée dans les oreillons ; on note quelquefois comme *signe prodromique* une température élevée (40°) et des phénomènes nerveux, délire ou convulsions.

Mais beaucoup plus souvent *on note d'emblée la tuméfaction des parotides*. Ce début est accompagné de quelques signes généraux assez atténués d'ailleurs : fatigue, courbature, inappétence, vomissements, fièvre légère. Mais ces symptômes sont si peu graves que presque toujours *l'enfant arrive à l'école porteur de son gonflement* parotidien, et c'est à ce moment, ainsi que dans les deux ou trois jours qui précèdent, que la maladie présente les plus grands dangers de contagion ; il en est des oreillons comme de la rougeole ; au moment où nous prenons nos mesures de prophylaxie, la contagion s'est déjà produite chez les écoliers voisins du malade.

Pour reconnaître les oreillons au début, on peut demander aux enfants d'une classe d'ouvrir une large bouche ; on considérera comme suspects ceux chez qui ce mouvement est incomplet ou douloureux. Il est rare que la douleur produise de véritables paroxysmes à caractères névralgiques.

La *période d'état* est essentiellement caractérisée par le gonflement des parotides; cette tuméfaction est d'abord unilatérale; elle gagne le côté opposé dans les deux ou trois jours qui suivent le début. Quand la tuméfaction augmente, la région parotidienne devient le siège d'une douleur assez sourde, exagérée par la mastication et par l'articulation des mots.

Quand le gonflement parotidien a atteint son maximum, la région postérieure de la joue et la racine du cou paraissent comme déformées, la peau étant lisse et luisante, mais sans prendre de caractère nettement inflammatoire; quand le côté opposé a été envahi, au bout de deux ou trois jours, ce qui est la règle, la physionomie de l'enfant prend un aspect tout à fait particulier un peu ridicule; dans les cas où le gonflement est très considérable, la tête et le cou deviennent piriformes; « l'enfant est grotesque et méconnaissable » (Hutinel).

En médecine scolaire, les *cas légers sont plus intéressants à connaître.* En même temps que la tuméfaction parotidienne, on constate toujours une tuméfaction des glandes sous-maxillaires et sublinguales : dans les formes légères, cette participation demande à être recherchée.

Peu de modifications sont notées du côté de la salivation et dans l'aspect de la muqueuse buccale ou pharyngée; on observe parfois un peu de rougeur de cette muqueuse, surtout dans les formes très accentuées ; mais ce fait n'a pas de valeur diagnostique.

Il y a à cette période d'état *peu de phénomènes généraux*; la fièvre dépasse rarement 39°.

L'*évolution* de la maladie se fait en cinq à sept jours : à ce moment toute trace de déformation a habituellement disparu. La maladie est en elle-même très bénigne : c'est plutôt pour les complications qu'un traitement assez rigoureux sera nécessaire.

La *durée d'éviction* pour les oreillons était jadis de dix jours. Elle a été portée à vingt et un jours par les règlements récents.

Diphtérie. — Depuis la mise en pratique de la sérothérapie, la diphtérie est infiniment plus rare à l'école; il n'était pas exceptionnel de voir, il y a dix ou quinze ans, des épidémies faire dans une classe de nombreuses victimes, surtout dans les écoles maternelles ou élémentaires; même après le début de la médication sérique, alors que cette méthode n'était pas entrée dans la pratique courante, on a pu voir des épidémies scolaires assez importantes, et nous nous rappelons avoir vu arriver en 1900, à l'hôpital des enfants malades, dans le même après-midi, douze enfants fréquentant la même école. La rareté relative de la diphtérie à l'heure actuelle tient non seulement à l'usage du sérum en tant que moyen thérapeutique, mais aussi comme moyen préventif.

Il importe cependant que cette maladie, dont l'évolution peut être encore aujourd'hui si redoutable, soit diagnostiquée de bonne heure et que l'enfant qui en est porteur soit aussitôt évincé de l'école, pendant que ses voisins, ou les enfants avec qui il a été plus particulièrement en contact, subissent une injection préventive de sérum antidiphtérique. Nous devons, à ce propos, mettre en garde contre la crainte exagérée des accidents d'*anaphylaxie*, qui ont parfois incités des médecins à différer l'emploi du sérum et à laisser évoluer des diphtéries dont l'évolution a été aggravée du fait de ce retard.

La diphtérie est *insidieuse à son début* : ce qui explique la facile propagation de la maladie, les enfants continuant à sortir même au moment où ils sont porteurs des fausses membranes.

C'est par *contact direct* que la maladie se propage le plus souvent; mais le germe pathogène étant très résistant, il se peut que le contage s'effectue par l'intermédiaire d'un enfant resté sain ou par un objet quelconque souillé par le malade.

La *grande résistance du bacille diphtérique* explique aussi sa persistance prolongée dans la gorge des enfants après leur guérison apparente : ces *porteurs de germes* sont susceptibles de contagionner les autres enfants.

Les signes du début de la diphtérie sont peu bruyants : phénomènes généraux peu marqués ; pas de vomissements, fièvre peu élevée, céphalée légère, gorge peu douloureuse. La fatigue et l'abattement sont les symptômes habituellement constatés au début la diphtérie : leur banalité n'est pas pour faciliter le diagnostic précoce.

Le *gonflement des ganglions sous-maxillaires* est un des signes sur lesquels peut reposer le diagnostic : ils sont perceptibles dès le début de la maladie, avec cette particularité que leur palpation n'est pas douloureuse.

L'*examen de la gorge,* dans les formes communes, montrera l'existence d'un enduit blanc grisâtre, ou opalin, si l'on surprend l'angine à un stade précoce; ce dépôt opalescent ou pseudo-membraneux siège d'abord et habituellement sur l'une des amygdales en une plaque limitée et légèrement saillante. Cependant cet exsudat ne coïncide pas dans son apparition avec les premiers symptômes généraux : si la gorge est examinée dès le début de la fièvre, on peut trouver les amygdales simplement rouges et un peu gonflées : d'où la nécessité, après ce premier examen négatif, d'en pratiquer un nouveau douze ou vingt-quatre heures plus tard; on surprendra alors la fausse membrane tout au début de sa formation, au moment où elle n'est pas encore constituée en plaques épaisses, mais où elle consiste seulement en un léger exsudat opalescent.

Quand le premier examen est tardif, deux jours par exemple après le début de la maladie, on trouve le pharynx complètement tapissé de fausses membranes ; les deux amygdales, le fond du pharynx, le voile du palais et la luette sont presque totalement recouverts ; à ce moment le larynx peut facilement être envahi.

Ces *formes généralisées* tendent à devenir rares; il arrive cependant que d'emblée la diphtérie envahit une grande surface de muqueuse, et ceci est surtout l'apanage des formes graves.

A côté de la forme angineuse, commune de la diphtérie, il existe des cas où la maladie survient d'une façon *anormale*.

Le *croup d'emblée* se voit encore quelquefois ; on le reconnaîtra à la voix étouffée de l'enfant, à sa toux spéciale et aux troubles généraux qui accompagnent ces symptômes.

Quelquefois encore l'angine *ne revêt pas le type pseudo-membraneux*: une simple angine rouge peut être de nature diphtérique; cela se voit surtout dans les milieux épidémiques. La diphtérie peut encore se présenter sous forme de simple amygdalite pultacée ou cryptique.

La *diphtérie nasale* est relativement fréquente à l'école, et elle y est particulièrement redoutable à cause de sa longue durée et de son diagnostic difficile. Le *coryza diphtérique*, qui reste longtemps purulent et sanguinolent, avant que ne soient expulsées des fausses membranes, est très contagieux. Nous avons indiqué les caractères de cette rhinite en étudiant les affections du nez.

Signalons seulement les localisations exceptionnelles de la diphtérie au niveau des plaies, des conjonctives et des muqueuses.

Malgré sa nature infectieuse, la diphtérie n'évolue pas suivant un cycle nettement défini.

La durée d'*incubation* de la maladie paraît extrêmement réduite.

Sa *période d'état* est sujette à de grandes variations: l'intervention précoce du traitement sérique peut réduire sa durée à tel point qu'elle est presque limitée à la période d'invasion et que les fausses membranes ont à peine le temps de se constituer.

Dès qu'un cas de diphtérie est connu dans une classe, on doit en *pratiquer la désinfection complète*. L'enfant atteint recevra naturellement une injection de sérum. Les *voisins du petit malade* seront aussitôt examinés, et l'on pratiquera l'ensemencement de leurs secrétions pharyngées; si cet examen révèle l'existence du bacille de Lœffler, ces enfants *recevront une injection préventive*. Si la contagion paraissait faire des progrès dans une classe, on pratiquerait l'examen bactériologique de toutes les gorges, et on injecterait tous les enfants porteurs de germes. Cette pratique a évité plusieurs fois, au cours de ces dernières années, la diffusion de la diphtérie.

La *durée d'éviction* est actuellement fixée à trente jours après guérison clinique constatée par certificat médical. Ce délai peut être abaissé si, après deux ensemencements opérés à huit jours d'intervalle, l'examen bactériologique est négatif. On avait, dans un règlement antérieur, proposé de prolonger cette éviction jusqu'au moment où le convalescent ne présenterait plus de bacilles dans ses sécrétions bucco-pharyngées : un arrêté du préfet de la Seine avait prescrit cette mesure en avril 1896.

Coqueluche. — Cette maladie est extrêmement contagieuse, et ses épidémies sont fréquentes à l'école, surtout dans les classes élémentaires. La propagation de la coqueluche est d'autant plus aisée qu'elle peut se produire avant que la maladie ne se révèle par des signes pathognomoniques.

La *contagion* se fait par contact direct. Le microbe décrit récemment par Bordet et Gengou est peu résistant, et sa virulence est légère. Il est peu probable que la contagion de la coqueluche puisse se faire à distance par l'intermédiaire d'une personne saine ou d'un objet souillé. Le microbe existerait dans les mucosités et dans les crachats expulsés par le malade.

Une *période d'incubation*, dont la durée moyenne est de huit jours, mais qui peut se réduire à deux ou trois jours ou se prolonger à dix ou douze, précède l'apparition des premiers symptômes. Un enfant sain ayant été en contact avec un coquelucheux doit donc être considéré comme suspect pendant une quinzaine de jours.

On peut considérer comme *période d'invasion* le début de la période catarrhale ; à ce moment, peuvent survenir des phénomènes généraux peu marqués avec température de 38° ou 38°,5, un peu de fatigue générale et des signes de bronchite plus ou moins marqués.

La *période catarrhale* peut se prolonger plusieurs semaines sans que les quintes caractéristiques n'apparaissent ; l'enfant tousse, mouche, a les yeux larmoyants, la figure un peu bouffie. Ces signes sont ceux d'une bronchite légère avec coryza.

Mais bientôt la *toux* devient plus sèche ; elle prend un caractère saccadé où une oreille habituée distinguera déjà le rythme de la toux spasmodique. Ces accès de toux peuvent s'accompagner d'un peu de suffocation avec cyanose de la face ; ils peuvent aussi amener des vomissements.

Enfin, et c'est là un signe qui ne laissera plus de doutes sur l'apparition prochaine de la coqueluche confirmée, cette toux sera suivie de l'expulsion de quelques *glaires muqueuses* ou *muco-purulentes*, mais surtout *filantes*, à la façon du blanc d'œuf ; ces mucosités, dans la violence de la toux, s'échappent par les narines aussi bien que par la bouche ; on peut mettre en principe que leur apparition chez des enfants âgés de moins de sept ans est caractéristique de la coqueluche : c'est la seule maladie en effet dans laquelle des enfants de cet âge sont susceptibles de cracher.

Il est possible, comme l'a montré Variot, de provoquer pendant cette période catarrhale l'apparition d'une quinte par le titillement de la luette après abaissement de la langue : ce signe n'est pas toujours facile à rechercher chez les jeunes enfants.

Les *quintes* surviennent à une période variable ; elles sont caractérisées par une toux saccadée, uniquement expiratrice, au cours de laquelle l'enfant perd haleine, se cyanose, jusqu'au moment où survient une inspiration profonde dont la violence et la tonalité sont tout à fait spéciales. Cette *reprise* sifflante et bruyante, comparée au chant du coq, est le seul signe de certitude de la coqueluche.

La quinte compte en moyenne cinq saccades de toux expiratrice (d'où le nom anciennement donné de quinte); mais on désigne aujourd'hui sous le nom de quinte la série de reprises qui constitue chaque accès de toux convulsive; entre chaque reprise se passe un intervalle de quelques secondes; l'ensemble de cinq ou six reprises constitue ce qu'on appelle maintenant la quinte, dont la durée totale peut être d'une minute ou d'une minute et demie.

Autant que possible, il faudra *s'efforcer de reconnaître la coqueluche avant la période de quintes*; quand un enfant toussera d'une façon irritante, un peu sèche ou saccadée, on le tiendra pour suspect; il sera exclus de l'école si on s'aperçoit que cette toux est suivie d'expectoration glaireuse et si l'enfant n'a pas plus de six ans.

L'*éloignement de l'école* doit être continué jusqu'après le moment où les quintes ont disparu; c'est au moins la ligne de conduite suivie en France où le règlement prescrit l'éviction jusqu'au trentième jour après la disparition absolue des quintes, constatée par certificat médical; certains auteurs ont prétendu qu'à la période des quintes la coqueluche n'était que peu ou pas contagieuse. Nous croyons, en effet, que la période catarrhale est de beaucoup la plus dangereuse au point de vue de la contagion, mais nous considérons comme très imprudent de mettre des enfants sains au contact de coquelucheux arrivés à la période de quintes. Nous avons vu dans le service du Pr Czerny, à Strasbourg, des coquelucheux soignés dans la salle commune; nous ne croyons pas cette pratique à recommander.

On tiendra pour particulièrement suspects les frères et sœurs de l'enfant coquelucheux : ils seront évincés vingt et un jours.

La fermeture de l'école ne sera jamais nécessitée par la coqueluche; on procédera par *évictions successives*. On pourra plusieurs fois au cours de la maladie pratiquer la désinfection des locaux où ont séjourné les malades.

Grippe. — On a vu ces dernières années de véritables épidémies de grippe apparaître dans les écoles. La nature infectieuse de la maladie est démontrée, et si ses caractères de contagion et d'épidémicité sont encore mal définis, on sait cependant que le contage est extrêmement facile et que la diffusion est très rapide. Kolipiski (de Washington), cité par Dufestel, décrit un signe précurseur, qui serait un signe pathognomonique et constant : « C'est une éruption particulière de la muqueuse du voile du palais, précédant de quelques jours les frissons et la fièvre. Cette éruption serait caractérisée par de petites élevures convexes, transparentes ou blanc nacré, reposant sur un fond de coloration variable, modérément rouge chez les sujets normaux. »

La grippe chez l'enfant peut frapper le poumon, le tube digestif ou le système nerveux; dans l'une ou l'autre de ces formes, l'invasion est toujours marquée par des phénomènes généraux intenses : fièvre, frissons, courbature.

Dufestel pense que, dans les épidémies de grippe, on peut arriver à enrayer la diffusion de la maladie en isolant dès le moindre malaise les écoliers suspects.

Fièvre typhoïde. — On a pu voir se développer dans certaines écoles des épidémies de fièvre typhoïde : c'est l'eau qu'il faut alors incriminer, et nous ne pouvons que rappeler les mesures de précautions indiquées dans notre chapitre de l' « eau à l'école ».

Pendant la *période d'incubation*, qui dure de huit à quinze jours, l'enfant présente des signes de fatigue insolite, des maux de tête intenses, de la fièvre avec perte d'appétit et du sommeil : il est rare que des enfants ainsi atteints continuent à fréquenter l'école.

La contagion scolaire n'est donc guère à redouter que dans les internats, où les enfants seraient soignés et où les précautions de désinfection des déjections ou du linge ne seraient pas suffisantes.

Un danger véritable pourrait résulter de l'admission trop hâtive des enfants à l'école après une fièvre typhoïde : il est établi que ces enfants peuvent rester pendant longtemps *porteurs de germes* : en théorie, ces convalescents ne devraient être réadmis à l'école qu'après examen bactériologique démontrant l'absence du bacille d'Eberth. Dans la pratique, cet examen est difficile à réaliser. D'ailleurs, la longueur de la convalescence de la fièvre typhoïde fait que les enfants ne se présentent le plus souvent à l'école qu'un temps assez long après la guérison de la maladie.

Les règlements en vigueur demandent vingt-huit jours d'*éviction* à la suite de la fièvre typhoïde. On doit de plus s'assurer qu'il a été procédé à la désinfection du logement, de la literie et des vêtements.

La *vaccination préventive antityphique* a donné, ces dernières années, de merveilleux résultats; la prophylaxie scolaire doit largement profiter de cette méthode; mais son application, au moins dans l'état actuel, ne peut et ne doit pas être faite par le médecin scolaire; ce soin doit être laissé au service des épidémies de la ville ou de la localité où règne la fièvre typhoïde.

Érysipèle. — Cette maladie infectieuse est assez rare dans l'enfance. On peut cependant la voir se développer autour d'une ulcération d'origine impétigineuse ou d'une plaie insuffisamment protégée. Le début de la maladie est marqué par des phénomènes généraux assez intenses pour empêcher l'enfant de venir à l'école;

certaines formes plus torpides peuvent laisser l'enfant fréquenter l'école : l'aspect de la peau au niveau de la lésion, les douleurs locales, l'œdème des paupières, des oreilles ou du nez, attirent assez l'attention pour que le mal soit reconnu et l'enfant isolé.

EXAMEN ET MALADIES DU SYSTÈME NERVEUX. — Nous étudierons très rapidement les *maladies aiguës du système nerveux* au point de vue de la prophylaxie scolaire ; nous insisterons beaucoup plus sur les *maladies chroniques*, dont les conséquences au point de vue intellectuel et moral sont considérables, et qui ont une si grande importance au point de vue pédagogique.

Maladies aiguës du système nerveux. — Parmi les ***maladies aiguës du système nerveux***, nous ne signalerons que celles qui peuvent revêtir un caractère contagieux ou épidémique : la *maladie de Heine-Medin*, ou *paralysie infantile aiguë épidémique*, sur laquelle l'attention a été attirée ces dernières années, et la *méningite cérébro-spinale épidémique*.

Maladie de Heine-Medin ou ***poliomyélite aiguë épidémique***. — Elle constituerait une variété de paralysie infantile, dont les caractères cliniques seraient empruntés à la fois à la poliomyélite simple et à la méningite cérébro-spinale. Les deux traits caractéristiques de cette affection sont en effet, d'une part, son analogie avec la poliomyélite aiguë classique et, d'autre part, son épidémicité ; de semblables épidémies ont été observées en différentes contrées durant les dernières années ; et, à la suite de cas observés en France, en particulier par le Dr Netter, une enquête a été ordonnée pour étudier les conditions de contagion et de propagation de la maladie ; jusqu'ici les foyers observés n'ont compté qu'un petit nombre de cas ; cette poliomyélite épidémique frappe non seulement les plus jeunes enfants, mais aussi la seconde enfance, l'adolescence et même l'âge mûr : ces différentes raisons obligent le médecin scolaire à s'intéresser à une affection qui doit prendre droit de cité dans nos descriptions classiques.

Comme dans la paralysie infantile, la *première période* de la maladie est surtout marquée par des signes généraux d'infection : fièvre, parfois très élevée, vomissements, diarrhée ; pendant cette première période apparaissent déjà des troubles du système nerveux, consistant en un certain état de torpeur, en crampes douloureuses dans les membres, en céphalée surtout localisée à la nuque : ce sont ces deux ordres de symptômes qui pourront parfois être surpris à l'école.

Dans la *deuxième période* apparaissent les paralysies localisées à un groupe musculaire ou au contraire étendues à tout un membre ou même à plusieurs membres.

Dans la *troisième période*, la paralysie régresse, et le plus souvent pour disparaître complètement, alors même qu'elle avait été très marquée. La guérison est souvent complète, sans séquelles; cette régression et ce retour *ad integrum* sont des caractères spéciaux à la paralysie épidémique. Dans les formes graves, la mort survient parfois très rapidement en trente-six ou quarante-huit heures.

L'évolution est donc assez spéciale, et l'on peut résumer ainsi ses traits essentiels : brusquerie et gravité de l'invasion, extension fréquente des phénomènes paralytiques à des territoires musculaires considérables; existence fréquente de symptômes méningés; enfin évolution très spéciale, puisqu'elle aboutit soit à la mort dans les cas graves, soit à un retour complet de la motilité, sans amyotrophie; on voit que ces symptômes se rapprochent par bien des points de ceux de la méningite cérébro-spinale.

Nous n'avons pas à insister sur la pathogénie de cette affection : il nous suffit de savoir qu'elle peut se présenter, comme la méningite cérébro-spinale, sous une forme épidémique, pour que nous prenions à son égard les mêmes mesures d'isolement et de prophylaxie.

La durée d'*éviction* est fixée (pour la *polyomyélite*) à trente jours après le début de la maladie. Le règlement en vigueur ne fait pas mention de la maladie de Heine-Medin.

Méningite cérébro-spinale. — Elle paraît augmenter de fréquence au fur et à mesure qu'elle est mieux connue : il est probable qu'un certain nombre de méningites étiquetées tuberculeuses auraient été reconnues pour des méningites à méningocoques si l'on avait pratiqué l'examen du liquide céphalo-rachidien.

Le *début* de la méningite cérébro-spinale est souvent assez brusque : ce caractère est un signe distinctif important. Un enfant souffrant depuis quelques jours d'un léger coryza ou d'une angine insignifiante est pris subitement d'une fièvre intense, de maux de tête violents, de douleurs étendues à toute la colonne vertébrale, parfois même de convulsions : ces symptômes d'invasion sont ceux d'une maladie infectieuse, telle la pneumonie ou la variole. Une vésicule d'herpès apparaît parfois sur les lèvres ou sur les narines.

Ces symptômes initiaux peuvent être reconnus à l'école; mais, dans des formes moins aiguës, on observe quelques jours avant l'apparition de la fièvre des *signes précurseurs* : maux de tête, nausées avec ou sans vomissements, fatigue, troubles de la vision, ou douleurs dans les membres. Parfois, dit Debré, le début seul de l'affection présente une allure traînante; un long malaise qu'accompagne une céphalée intense et qu'entrecoupent des crises convulsives, des poussées fébriles avec vomissements, marquent pendant plusieurs jours, parfois une ou deux semaines, l'envahissement insidieux d'une méningite cérébro-spinale, qui peut prendre au bout de ce temps l'allure aiguë, grave et conduire à la mort.

Dans la période d'épidémie, on observe des formes à début foudroyant. Devé rapporte le cas d'un écolier qui, pendant son repas, se renverse sur sa chaise en criant, se raidit et tombe en proie à une violente crise convulsive ; le coma succéda à cette crise initiale, puis apparurent ensuite la raideur de la nuque et la fièvre, qui permit de songer à la méningite cérébro-spinale. On pratiqua la ponction lombaire, et l'enfant guérit normalement au bout de quelques jours. Netter et Debré rapportent l'histoire d'un écolier de onze ans qui fut pris en classe de vertige avec pâleurs au moment où il récitait sa leçon; des convulsions apparaissaient quelques instants plus tard, et comme dans le cas précédent le coma survenait d'emblée.

Quel que soit le mode de début de la méningite cérébro-spinale, et quel que soit le temps qu'a pu séjourner l'enfant à l'école après l'apparition des premiers symptômes, des *mesures sévères de prophylaxie* doivent être prises.

La classe et son mobilier seront immédiatement désinfectés.

En présence d'un cas unique, il ne sera pas nécesssaire de licencier l'école ni même la classe de l'enfant atteint ; ces graves mesures ne seront prises que dans le cas où la maladie prendrait un caractère épidémique et frapperait un nombre plus ou moins considérable d'écoliers.

Il sera prudent cependant de tenir pour suspects et de surveiller attentivement les enfants présentant du catarrhe nasal ou naso-pharyngien. On pourra ensemencer les mucosités prélevées chez ces enfants, et, si l'on reconnaît parmi eux des porteurs de germes, ils seront immédiatement évincés de l'école.

La *durée d'éviction* de l'enfant malade est en principe de quarante jours. Dans la pratique, *ces enfants ne devraient être admis qu'après ensemencement négatif de leur mucus naso-pharyngien.*

Pour le *prélèvement* ou l'*ensemencement de ce mucus*, quelques précautions spéciales doivent être prises : le méningocoque qui existe souvent dans le nez des individus suspects est trouvé beaucoup plus souvent dans le rhino-pharynx. D'autre part, la partie antérieure des fosses nasales est infectée de bactéries très diverses qui rendent l'isolement du méningocoque plus délicat. On va donc avec un écouvillon coudé rechercher derrière le voile du palais la goutte de muco-pus à examiner ou à ensemencer (Besançon).

L'ensemencement doit être fait dans des milieux spéciaux : la gélose au sang et la gélose-ascite sont surtout à recommander ; le méningocoque pousse également très bien sur le sérum de lapin.

Affections chroniques du système nerveux. — Les anormaux. — Ces affections, au point de vue pédagogique, ont une grande importance ; en effet, elles déterminent souvent des *infirmités physiques* dont l'éducateur doit tenir compte, et surtout des *anomalies psychiques* et les *troubles intellectuels et moraux*, dont l'étude doit retenir un certain temps notre attention.

Au cours de ces dernières années, on s'est vivement préoccupé de donner aux *anormaux intellectuels et moraux* une éducation en rapport avec leur développement et avec leur état intellectuel ; la connaissance des anomalies mentales est donc une nécessité absolue pour le médecin scolaire.

La compréhension de ces états intellectuels exige l'*étude préalable des maladies chroniques du système nerveux*, dont ils dépendent le plus souvent ; et il nous paraît indispensable de donner ici un aperçu de ces diverses maladies : notre but n'est pas d'en faire une étude didactique, qu'on trouvera dans les traités de pathologie spéciale ; nous voudrions seulement montrer les rapports qui existent entre les lésions cérébrales permanentes et les troubles physiques qui en dépendent ; puis établir les relations existant entre ces symptômes physiques et les troubles intellectuels ou moraux qui en dérivent. Et, si nous plaçons en tête de ce chapitre quelques considérations anatomo-pathologiques, c'est que nous les jugeons indispensables à la compréhension des faits complexes que nous étudierons ensuite.

Mais les affections organiques du système nerveux ne sont pas les seules qui soient capables de modifier le psychisme de l'écolier ; et nous aurons à étudier d'autres maladies chroniques dans lesquelles on ne rencontre que des *troubles fonctionnels* ; on les range sous le nom général de *névroses* : ces maladies, elles aussi, sont susceptibles de retentir sur les facultés psychiques, et nous aurons à ce titre à étudier l'*hystérie*, l'*épilepsie*, les diverses *chorées* et les *tics*.

Rapport entre les lésions permanentes du système nerveux et les troubles physiques ou fonctionnels. — Réactions spéciales à l'enfance. — Un fait important à retenir, c'est qu'il n'y a pas de parallélisme entre les diverses lésions organiques et les troubles physiques qui en dépendent ; il n'y a pas non plus de rapport direct entre les troubles physiques et les manifestations intellectuelles, morales ou de l'activité volontaire.

Ce défaut de concordance entre les lésions organiques et leurs conséquences physiques et psychiques rend toute description d'ensemble ou toute classification de ces affections cérébrales extrêmement complexes et difficiles.

Cette difficulté s'exagère encore chez l'enfant pour cette raison que les localisations cérébrales sont beaucoup moins affirmées chez lui que chez l'adulte ; quand, par exemple, on essaie de porter un diagnostic de siège d'une tumeur cérébrale, on est surpris des erreurs grossières que l'on est amené à commettre, et que démontrent les constatations nécropsiques.

Il est cependant possible d'établir certains rapports entre quelques lésions définies et les symptômes qui en découlent : on sait, par exemple, qu'aux lésions des lobes frontaux correspondent, de façon habituelle, des troubles psychiques ; c'est ainsi encore que les lésions de la zone de Rolando s'accompagnent de symptômes moteurs caractéristiques.

Mais, chez l'enfant, il s'établit très vite des suppléances fonctionnelles : c'est pourquoi, dans l'hémiplégie infantile, l'aphasie reste exceptionnelle ; on explique ce fait en supposant que, dans le jeune cerveau en voie de développement, les localisations ne sont pas encore définitivement fixées, et que les zones voisines peuvent s'adapter à la fonction de la zone détruite.

Ces quelques notions expliquent assez la difficulté qu'il y aurait à régler une description des maladies organiques du système nerveux d'après leurs seules lésions, ou d'après leurs signes physiques ; dans leur étude, il faut se placer tantôt au point de vue anatomo-physiologique, tantôt au point de vue physique, suivant la prédominance de l'un ou de l'autre de ces ordres de faits.

Il est donc absolument nécessaire, avant d'entreprendre l'étude des troubles nerveux physiques ou intellectuels, de rappeler brièvement en quoi consistent les lésions dont ils dépendent. Nous pouvons d'ailleurs indiquer dès maintenant les troubles physiques que ces lésions détermineront et que nous aurons à étudier plus loin : ce sont ceux qui consistent en des phénomènes paralytiques permanents (*hémiplégie infantile*), en des phénomènes spasmodiques permanents (*maladies de Little*) ou en des mouvements involontaires (*athétose*, *chorée*).

Lésions permanentes du système nerveux. — Elles peuvent porter sur le *cerveau lui-même* ou sur ses *enveloppes*.

D'une façon générale, on peut dire que les lésions qui portent sur les enveloppes déterminent de préférence des symptômes psychiques, intellectuels ou moraux, et que les lésions qui portent sur le cerveau lui-même ont plutôt comme conséquences des symptômes physiques.

Il existe de plus un groupe de lésions qu'on peut attribuer à un *vice* ou à un *arrêt de développement*.

Lésions des enveloppes. — Nous n'avons à envisager ici que les lésions chroniques, parmi lesquelles une place spéciale doit être faite à la *méningite chronique* et à la *méningo-encéphalite chronique* : ces lésions, d'ailleurs, sont précédées d'une période aiguë ou subaiguë au cours de laquelle elles se constituent et qui, le plus souvent, passent inaperçues.

La méningite chronique est une lésion que l'on rencontre très souvent chez les idiots et chez les arriérés profonds ; elle s'accompagne quelquefois de lésions cérébrales ; mais celles-ci sont loin d'avoir l'importance de la méningite et de la méningo-encéphalite, qui, elles, sont à peu près constantes dans cette catégorie d'anormaux.

Dans la méningite chronique, les méninges sont souvent adhérentes à la substance cérébrale sous-jacente ; il s'établit une sorte de *symphyse* entre les diverses méninges et la surface des circonvolutions.

La date d'apparition de ces lésions est le plus souvent difficile à préciser ; il est probable qu'il s'agit fréquemment de méningite fœtale qui entraîne un retard ou même un arrêt dans le développement du cerveau sous-jacent; la *microgyrie*, ou atrophie des circonvolutions, reconnaît une pareille étiologie. On peut comparer ce qui se passe au niveau du cerveau avec ce que l'on sait des affections congénitales du cœur : dans ces dernières, on peut se trouver en présence de simples malformations par arrêt de développement, ou, au contraire, en présence de lésions consécutives à de l'endocardite fœtale, sans que l'on puisse déterminer avec précision à la quelle de ces deux pathogénies il faut attribuer les lésions constatées. Il en est de même pour le cerveau : les lésions profondes rencontrées chez les grands arriérés peuvent être dues à un simple arrêt de développement (agenésie pure) ou au contraire à de la méningite fœtale, dont une des conséquences peut être l'arrêt de développement du cerveau sous-jacent.

Dans la méningo-encéphalite, les lésions rappellent beaucoup celles que l'on constate dans la paralysie générale : en plus des lésions mémingées analogues à celles de la méningite chronique, on constate que, dans les circonvolutions sous-jacentes, la substance grise est elle-même le siège d'altérations profondes ; elle s'arrache sous forme d'ulcérations en coups d'ongle, lorsqu'on vient à enlever les méninges. On peut retrouver la syphilis à l'origine de ces lésions ; mais, dans la véritable syphilis cérébrale, les lésions artérielles sont beaucoup plus marquées.

Lésions cérébrales. — Elles peuvent porter plus spécialement sur les circonvolutions, sur les tractus blancs sous-jacents, ou sur les noyaux gris.

La *sclérose* est la plus importante des lésions cérébrales chez l'enfant. Cette lésion est souvent précédée d'une réaction inflammatoire caractérisant l'encéphalite aiguë, cette dernière étant pour le cerveau ce qu'est la polyomyélite pour la moelle. Au cours de cette encéphalite, les circonvolutions peuvent présenter de la congestion sous forme de piqueté rouge, cependant qu'au point de vue clinique on observe des phénomènes aigus avec fièvre, des convulsions suivies de paralysie flasque ; plus tard s'installe la paralysie permanente, à laquelle vient s'ajouter de la contracture.

Au point de vue anatomique, la sclérose cérébrale détermine des lésions secondaires du côté de la substance blanche et des voies conductrices, peut-être plus marquées dans l'enfance que chez l'adulte.

La sclérose cérébrale peut se présenter sous deux formes : *sclérose atrophique* ou *sclérose tubéreuse.*

Dans la *sclérose atrophique*, la névroglie prolifère et étouffe peu à peu les éléments nobles, cellules cérébrales et fibres conductrices qui en émanent.

Cette sclérose cérébrale atrophique présente quelques caractères importants qu'il nous suffira de citer ; d'abord l'*atrophie*, qui détermine la diminution de volume des circonvolutions, à tel point qu'elles peuvent être parfois réduites à l'épaisseur d'une feuille de parchemin. Ensuite on constate un changement important de *coloration*, la teinte grise des circonvolutions faisant place à une teinte plus claire, blanchâtre. Enfin la *consistance* de la substance cérébrale devient plus ferme : le cerveau semble congelé.

La localisation de la lésion joue un rôle important dans les phénomènes cliniques consécutifs ; en effet, la lésion peut être localisée sur un hémisphère ou sur une partie d'hémisphère ; on aura, dans ce cas, le tableau de l'hémiplégie cérébrale infantile. D'autres fois, la sclérose envahit les deux hémisphères : on aura le tableau clinique des diplégies.

Notons, enfin, qu'au cours de ces lésions de sclérose les lésions méningées sont, le plus souvent, extrêmement réduites ou même tout à fait nulles.

La *sclérose tubéreuse* est constituée par des lésions complètement différentes. Au lieu d'une lésion diffuse, plus ou moins étendue, on trouve des foyers disséminés en divers points de la substance cérébrale : à la surface des circonvolutions, au milieu de substance d'apparence normale, on constate l'existence de noyaux plus ou moins indurés, enchâssés en pleine substance saine, et donnant l'impression de parties qui auraient été congelées au milieu d'un cerveau normal. Ces noyaux indurés forment des saillies d'aspect blanchâtre, très résistantes au doigt, mais ne s'accompagnant d'aucune rétraction : en effet, si l'induration et la blancheur caractérisent la sclérose tubéreuse comme la sclérose atrophique, l'atrophie elle-même n'existe que dans cette dernière forme. On trouve d'autres foyers dans le centre ovale ; on a signalé la coexistence de tumeurs dans le cœur et les reins.

Une des caractéristiques les plus curieuses de cette lésion, c'est que, même quand elle est très développée, elle peut très bien ne donner lieu à aucun symptôme, ni physique, ni intellectuel ; dans un cas, publié avec le Dr Armand Delille, nous avions trouvé chez une enfant de onze ans, morte de méningite tuberculeuse, d'importantes lésions de sclérose tubéreuse, sans que cette enfant n'ait jamais présenté le moindre trouble physique ou intellectuel. On a considéré cette lésion comme un neurogliome.

Les *lésions secondaires à la sclérose*, et plus spécialement à la sclérose atrophique, consistent en des dégénérescences secondaires étendues aux noyaux gris et à tout le faisceau pyramidal, à travers la protubérance, le bulbe et la moelle.

Quand ces lésions surviennent chez un jeune enfant chez qui le faisceau pyramidal n'a pas atteint son complet développement, il en résulte, non pas une simple dégénérescence, mais une véritable *agenésie*; c'est pour cela que les contractures se développent si rapidement au cours des hémiplégies infantiles, et que même dans certains cas où les symptômes de paralysie motrice ne sont pas très développés, les phénomènes de contracture et de spasme existent pour ainsi dire à l'état isolé, comme dans la maladie de Little.

En pratique, il y a donc surtout à retenir parmi les lésions inflammatoires frappant le système nerveux chez l'enfant, d'une part, les méningites chroniques avec les troubles de développement du cerveau sous-jacent et, d'autre part, la sclérose cérébrale avec son retentissement sur le développement du faisceau pyramidal.

LÉSIONS PAR VICE OU PAR ARRÊT DE DÉVELOPPEMENT. — Certaines de ces lésions peuvent être la conséquence d'une méningite ou d'une encéphalite fœtales. Il en est d'autres dont l'origine ne peut pas être attribuée à une affection de la vie intra-utérine; dans ce dernier cas, on est obligé d'attribuer la malformation à un simple arrêt de développement.

Parmi les lésions que l'on peut attribuer à un *vice de développement*, il nous faut citer la *porencéphalie* et la *pseudo-porencéphalie*.

Dans la *porencéphalie* on constate, au milieu de la substance cérébrale, une perte de substance en forme d'entonnoir à base répondant à la face externe des hémisphères, région sylvienne, à sommet s'ouvrant souvent au niveau du ventricule latéral, et réalisant dans cette forme l'aspect général des infarctus; les circonvolutions sont régulièrement disposées tout autour de la perte de substance; on a incriminé un trouble de la circulation artérielle; on a fait également intervenir l'arrêt de développement du corps calleux dans la pathogénie de cette lésion.

La *pseudo-porencéphalie* est constituée par des kystes disposés d'une façon beaucoup moins régulière. La forme en entonnoir est moins nette; il est probable que cette dernière lésion s'établit à une période assez tardive du développement, alors que les circonvolutions ont déjà acquis leur morphologie définitive.

Dans les cas où l'on ne peut plus invoquer un arrêt de la circulation artérielle, on peut admettre qu'il s'agit d'une agenésie simple.

Cet *arrêt de développement* peut être général ou local; quand il est général, on a les lésions qui caractérisent la *microcéphalie*.

Quand l'arrêt de développement est local, on peut constater l'absence du corps calleux, de la commissure, du septum.

L'arrêt de développement peut porter sur un groupe plus ou

moins important de circonvolutions (microgyrie); on ne compte plus, à la surface du cerveau, que sept ou huit circonvolutions (lissencéphalie); d'autres parties du cerveau peuvent subir, au contraire, une exagération de leur développement normal : c'est ainsi que, chez certains microcéphales, le lobe frontal est très diminué, alors que les lobes occipitaux ont subi une sorte d'hypertrophie. On a signalé des cas d'hypertrophie totale du cerveau; ces faits paraissent tout à fait exceptionnels, et ils doivent être rapportés à l'hydrocéphalie.

On a pu attribuer la microcéphalie à un arrêt de développement de la boîte cranienne, par synostose prématurée des sutures sagittale ou coronale; par un autre mécanisme, l'hydrocéphalie, qui siège surtout dans les ventricules latéraux, et qui peut communiquer avec le confluent sous-arachnoïdien, peut comprimer les lobes cérébraux et aboutir à une véritable atrophie de ces derniers.

Symptômes physiques. — Les lésions dont nous venons de donner un rapide aperçu servent de substratum aux symptômes physiques, intellectuels et moraux, que nous allons maintenant passer en revue.

Les symptômes physiques peuvent être répartis en quatre principaux groupes :

1° Les *convulsions* qui se retrouvent dans l'épilepsie vraie, dans l'épilepsie jacksonienne liée à l'hémiplégie, et d'une façon transitoire dans un certain nombre d'états où la substance corticale se trouve irritée; on réunit ces différentes variétés de convulsions sous le nom générique de *clonie*.

Nous aurons à nous occuper spécialement de cet important syndrome en étudiant l'*épilepsie*;

2° Les *phénomènes paralytiques*, dont le type principal est l'hémiplégie infantile;

3° Les *phénomènes de spasmes et de contractures*, dont nous trouverons le type le plus complet en étudiant la maladie de Little, dans laquelle les phénomènes paralytiques sont extrêmement peu marqués, alors que les contractures tiennent une place prédominante;

4° Enfin, les *mouvements involontaires*, comme dans l'*athétose* et la *chorée*.

Tels sont les symptômes physiques correspondant aux lésions cérébrales chroniques de l'enfant; cette division est évidemment quelque peu arbitraire, et bien souvent on verra ces différents groupes de symptômes se superposer dans un même cas clinique.

Nous reviendrons plus loin sur le syndrome convulsif, à propos de l'épilepsie, pour étudier immédiatement les syndromes paralytiques, les syndromes spasmodiques et aussi l'athétose et la chorée.

Paralysie. — Le type le mieux isolé des paralysies pouvant frapper l'enfance, avec lésions cérébrales chroniques, c'est l'hémiplégie infantile. Nous aurons aussi à parler des différentes formes de diplégie à localisations variables, et de la paralysie pseudo-bulbaire.

L'*hémiplégie infantile* a un début assez variable : il se produit généralement au cours de la première année, rarement après l'âge de trois ans. Le plus souvent, c'est à l'âge de deux ou trois mois que le nourrisson est pris brusquement de phénomènes généraux, de fièvre, de vomissements et aussi de convulsions. Ces dernières peuvent persister plusieurs jours, plusieurs semaines et disparaître ensuite ; dans d'autres cas, elles persisteront à l'état chronique; cependant il faut les considérer comme spéciales à la période de début.

Peu de temps après ces symptômes initiaux, on s'aperçoit que l'enfant ne peut plus se servir des membres d'un côté du corps; dans certains cas, ce n'est que plus tard, quand apparaissent les premiers mouvements volontaires, qu'on s'aperçoit de l'imperfection des mouvements accomplis par l'un ou l'autre membre.

Le début peut n'être marqué que par des troubles légers et passagers, dont la véritable signification est méconnue à ce moment; et c'est seulement plus tard qu'on s'aperçoit de l'impotence plus ou moins complète de l'un des membres. Ce début, atténué dans ses symptômes, empêche souvent d'assigner à la maladie une date précise d'origine.

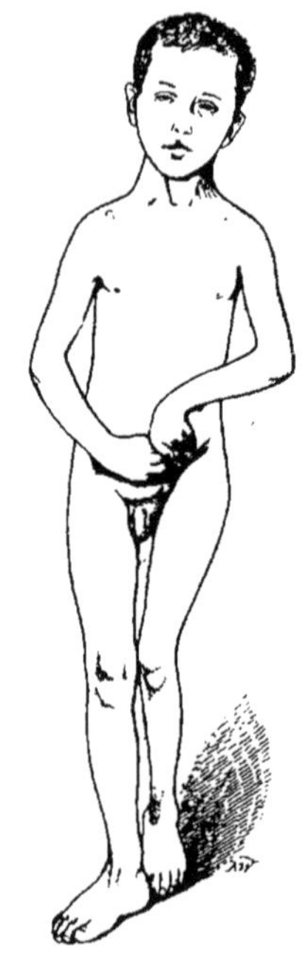

Fig. 253. — Hémiplégie infantile à la période de contracture (d'après Cruchet).

Quand le médecin est appelé à constater la maladie, elle est, dans la plupart des cas, parfaitement constituée : il reconnaît l'existence d'une paralysie portant surtout sur les membres *supérieurs* : rarement il existe des troubles paralytiques du facial ; de même l'aphasie est très rarement observée ; ceci s'explique par ce fait qu'au moment où survient l'hémiplégie infantile la fonction du langage n'est pas encore développée, et qu'il peut s'établir une suppléance de cette fonction par les circonvolutions voisines ou plutôt par celles du côté opposé.

Un caractère important de l'hémiplégie infantile, c'est l'apparition rapide de *contractures* assez intenses pour déterminer bientôt des rétractions et des déformations permanentes telles que le pied bot ou la main botte (fig. 253).

Ces contractures portant sur le membre supérieur le fixent dans l'attitude suivante : flexion de l'avant-bras sur le bras, flexion du poignet sur l'avant-bras, flexion des doigts sur la paume de la main, adduction forcée du pouce; quand ces déformations sont complètes, on croirait que la main a subi une sorte d'enroulement sur elle-même.

Du côté des membres inférieurs, la contracture détermine du pied bot varus équin ; l'enfant dans la marche conserve le talon levé et ne porte que sur la face plantaire des orteils : c'est la *démarche digitigrade.*

Quand la paralysie infantile est survenue à un moment très précoce, il en résulte un arrêt de développement du côté atteint avec atrophie musculaire et osseuse : les membres paralysés restent parfois à un degré extrêmement réduit de développement.

L'asymétrie faciale avec contracture des muscles du côté paralysé se voit assez fréquemment; quand on la recherche avec attention, on arrive à la reconnaître dans presque tous les cas.

Il peut arriver que l'atrophie soit marquée par un développement anormal du tissu adipeux : ces pseudo-hypertrophies n'ont qu'une importance secondaire.

La paralysie, d'une part, et la contracture, d'autre part, contribuent à apporter une gêne souvent considérable à l'exécution des mouvements volontaires. Dans cette gêne, il faut distinguer la part qui revient à la paralysie de celle qu'il faut attribuer à la contracture. De cette dernière dépendent la raideur et la maladresse des mouvements ; la paralysie, de son coté, cause une lenteur spéciale dans l'exécution de tous les actes volontaires, lenteur qui se manifeste d'une façon évidente à l'occasion de certains mouvements, la préhension et la supination par exemple.

Nous ne pouvons pas passer ici en revue tous les symptômes ni l'évolution de l'hémiplégie infantile ; nous nous bornons à en indiquer les grands traits, et nous signalerons seulement maintenant la fréquence des mouvements associés ; on rencontre beaucoup plus souvent cette *syncinésie* dans l'hémiplégie infantile que dans l'hémiplégie de l'adulte ; on distingue les *mouvements associés symétriques* (répétition par le côté malade d'un mouvement musculaire identique à celui exécuté par le côté sain) et les *mouvements associés asymétriques* (association d'un mouvement exécuté du côté sain à un mouvement exécuté du côté malade par un groupe musculaire tout différent). Tous les réflexes sont exagérés du côté malade, et on peut provoquer la trépidation épileptoïde du pied, le signe de Babinski, etc... Signalons encore le signe de Pierre Marie et Foy : flexion de la jambe sur la cuisse provoquée par l'hyperflexion de la plante du pied.

A ces symptômes principaux de l'hémiplégie infantile peuvent venir s'ajouter des phénomènes convulsifs, des mouvements d'athétose, de la chorée.

Les *troubles intellectuels* ne sont pas exceptionnels : un quart seulement des malades en sont complètement indemnes, et ce dernier fait est pour nous d'une importance toute capitale.

La *diplégie* est constituée par la paralysie infantile portant sur les deux moitiés symétriques du corps : les phénomènes de contracture et de paralysie sont également associés ; ce sont des formes graves où les troubles intellectuels sont habituellement très marqués et déterminent de l'arriération mentale, presque toujours complète.

La *paralysie pseudo-bulbaire* n'est qu'une forme de diplégie infantile dans laquelle les phénomènes paralytiques portent surtout sur les muscles de la face, des lèvres et de la langue.

SYNDROMES SPASMODIQUES ; MALADIE DE LITTLE. — Après avoir étudié les affections qui se caractérisent par des troubles paralytiques, nous devons faire une place assez importante aux cas de diplégie cérébrale dans lesquels la paralysie est réduite à un minimum qui permet de ne pas en tenir compte dans la pratique ; au contraire, les phénomènes de contracture prédominent à tel point qu'ils attirent d'emblée l'attention.

La maladie de Little se caractérise par une *rigidité* considérable portant surtout sur les membres inférieurs : quand l'enfant est debout, on remarque d'abord l'exiguïté de sa taille due au défaut de développement de ses membres inférieurs. Les cuisses sont rapprochées, serrées l'une contre l'autre, tandis que les jambes sont écartées par la rotation de la pointe des pieds en dedans ; cette attitude en *genu valgum* s'accompagne d'un pied bot varus équin extrêmement marqué. Les pieds sont en contact par leur extrémité, et entre la pointe du pied et le genou se dessine une sorte d'arc régulier avec écartement maximum au niveau des malléoles. Les jambes sont en légère flexion sur les cuisses ; celles-ci sont fléchies sur le bassin ; le tronc et la tête sont également fléchis en avant.

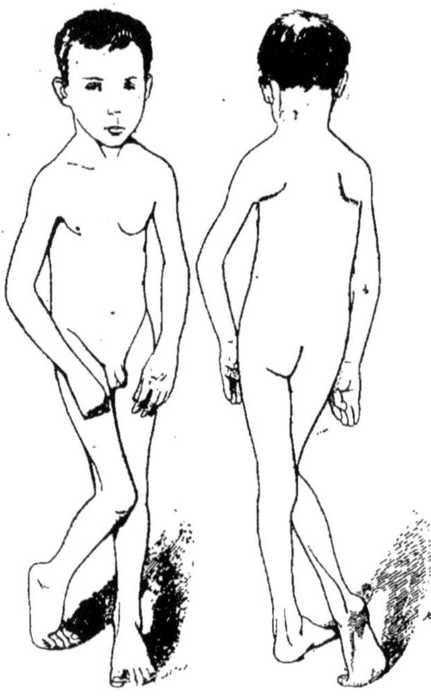

Fig. 254. — Marche dans la maladie de Little (d'après Cruchet).

Pendant la *marche*, les contractures s'exagèrent, le malade fait effort pour diriger ses pieds, qui ne lui obéissent qu'avec difficulté (fig. 254) ; à chaque pas la pointe du pied frotte sur le sol en décrivant un arc de cercle autour du pied qui reste immobile. D'autre part, le pied ne peut quitter le sol que par élévation de la hanche, puisque tout le membre est contracté à ce point que tout mouvement en est impossible ; il en résulte un *dandinement* tout à fait spécial.

L'adduction forcée des cuisses constitue une entrave sérieuse à la marche : les genoux frottent fortement l'un contre l'autre, et à chaque instant les enfants gênés dans leur progression par ces multiples entraves manquent de tomber.

Quand l'enfant est assis (fig. 255), la rigidité des membres inférieurs les empêche parfois de toucher le sol ; il est des cas où la rigidité est même si considérable que la situation assise est longtemps impossible par défaut de flexion des cuisses sur le bassin.

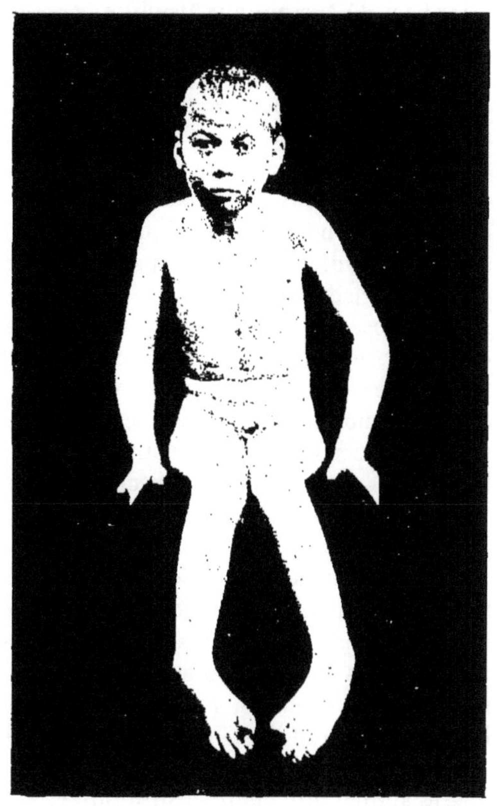

Fig. 255. — Station assise dans le mal de Little (Dejerine et Thomas).

A côté de ces cas de contraction extrême, il en est de plus légers, qui sont compatibles avec l'exécution de presque tous les mouvements.

La contracture n'est pas toujours limitée aux membres inférieurs ; elle peut s'étendre aux membres supérieurs, qui, cependant, sont moins frappés en général que les membres inférieurs ; les bras restent accolés au tronc, en adduction, les avant-bras légèrement fléchis et en pronation.

Les *muscles de la face* peuvent être atteints, donnant à la physionomie un aspect de rictus spécial.

Il est assez fréquent d'observer du *nystagmus* et du strabisme externe, ainsi que de la gène et de la lenteur de la parole (*dysarthrie*).

Les *réflexes tendineux* sont très exagérés.

La maladie de Little ne s'accompagne pas d'athétose ni de chorée.

Les *troubles intellectuels sont extrêmement rares dans cette affection*; cependant, ces petits malades éprouvent un certain retard à parler et, d'une façon générale, à manifester leurs fonctions de relation. Ce retard est dû surtout aux troubles rapportés à la motilité volontaire. Comme le fait remarquer le professeur P. Marie, ces enfants ne manquent nullement d'intelligence et apprennent bien au collège; ce qui est défectueux en eux, ce n'est pas l'intelligence, c'est plutôt un état spasmodique qui fait obstacle au jeu des muscles dont l'intelligence se sert pour s'exprimer.

Mouvements involontaires : athétose et chorée. — Ces deux importants syndromes physiques sont les derniers de ceux que nous aurons à étudier, après les paralysies et les contractures, comme conséquence des lésions organiques chroniques du système nerveux.

L'*athétose* est constituée par des mouvements involontaires, incoordonnés, ayant pour caractère essentiel leur lenteur, leur continuité et leur étendue anormale. Ce dernier caractère est en relation avec une mobilité excessive des articulations, qui est parfois tellement marquée qu'on a pu donner aux membres qui en sont atteints le nom de « membres de caoutchouc ». On compare parfois les mouvements lents et sinueux de l'athétose à ceux des tentacules de la poulpe.

Dans l'athétose, les mouvements conservent une certaine apparence intentionnelle, au contraire de ceux de la chorée, qui sont complètement fantaisistes ; à noter aussi la prédominance des mouvements d'extension sur ceux de flexion; enfin c'est surtout au niveau des extrémités, sur les lèvres, la langue et les muscles de la face, que se produisent les mouvements d'athétose.

L'athétose peut exister en même temps que le syndrome de l'hémiplégie auquel elle vient se surajouter.

Mais sa forme la plus intéressante est celle où elle existe des deux côtés du corps (*athétose double*) sans phénomènes de paralysie, mais au contraire avec rigidité musculaire plus ou moins marquée, comme dans la maladie de Little, avec cette différence toutefois que dans cette forme spéciale de diplégie cérébrale les *troubles intellectuels sont assez prononcés*.

Cette athétose double a donc pour caractères fondamentaux la *coexistence de contracture et de troubles intellectuels.*

Entre l'athétose et la chorée, il existe certaines formes de passage très difficiles à préciser auxquelles le Pr Brissaud avait assigné le terme de *formes athétoso-choréiques*.

Dans la *chorée variable des dégénérés*, non seulement les contractures n'existent pas, mais on observe au contraire une laxité anormale des articulations ; en même temps on constate l'existence de troubles intellectuels : retard de la parole, instabilité de l'attention, faiblesse de la mémoire.

La *chorée* s'associe également à l'hémiplégie infantile ; elle survient dans les cas où les contractures n'existent pas, mais où au contraire la laxité articulaire est manifeste ; les caractères généraux de ces chorées, liées à une lésion organique, ne sont pas différents de ceux de la chorée simple.

Après avoir étudié les *lésions* en cause dans les affections chroniques du système nerveux, après avoir énuméré les *symptômes physiques* qui se superposent habituellement à ces lésions, il nous reste à caractériser les *troubles spéciaux*, *organiques* ou *fonctionnels*, qui s'observent chez les *anormaux*.

La recherche des tares organiques, ou *stigmates*, doit être le premier temps de l'examen d'un anormal ; on procédera ensuite à l'examen de son système nerveux, aux points de vue sensitif, sensoriel et moteur, et il sera habituel de constater un certain *déficit* dans ces différents domaines.

Examen clinique des anormaux. — ***Stigmates de dégénérescence.*** — Sous ce nom, on désigne des anomalies physiques, présentant un caractère permanent, et se différenciant en cela du symptôme qui, lui, est passager et transitoire.

Du côté de la *face* on peut observer de l'*asymétrie* plus ou moins marquée ; cette déformation, répondant à un arrêt de développement de la tête, analogue à celui qui atteint tout le côté paralysé, est caractérisée par une sorte d'aplatissement de la face, par de l'atrophie des muscles le plus souvent frappés de contractures, par des déviations de la bouche et de la fente palpébrale, enfin par un effacement plus ou moins complet du sillon naso-génien et des autres reliefs de la face.

Le *crâne* peut être déformé par des *arrêts* ou par des *vices de développement* : dans certains cas, il se produit une soudure prématurée des sutures (*synostose précoce interpariétale*) ; dans d'autres cas, il y a au contraire un écartement exagéré des sutures et retard considérable de leur solidification (*dysostose*).

Ces anomalies de développement, portant sur l'ossification, aboutissent à des déformations assez variables, mais dont plusieurs sont assez caractéristiques pour mériter une désignation spéciale : nous citerons : la *scaphocéphalie*, ou crâne en forme de carène de bateau, avec dimensions antéro-postérieures extrêmement développées ; la *trigonocéphalie*, avec crâne en forme de triangle. La *microcéphalie* et la *macrocéphalie* sont des anomalies qui portent sur l'ensemble des dimensions craniennes, réduites ou exagérées.

Mais, dans toutes les déformations que nous venons de citer, il est un caractère à peu près constant : c'est le développement excessif de la partie correspondante aux bosses occipitales, avec, au contraire, une réduction souvent considérable de la région frontale, très rétrécie, avec disparition presque complète des bosses frontales.

L'aplatissement latéral du crâne (ou *plagiocéphalie*), sa déformation en pointe, en forme de chapeau de gendarme (ou *oxycéphalie*), l'élévation de la voûte cranienne en forme de dôme surélevé (ou *acrocéphalie*) sont des déformations plus rares.

Plus fréquemment que toutes ces déformations, on observe chez les anormaux le *crâne oblique ovalaire* : le grand diamètre, au lieu d'être antéro-postérieur, croise en diagonale la ligne sagittale de façon que l'une des bosses frontales et que la bosse pariétale du côté opposé forment des saillies très nettes, par lesquelles passe le grand diamètre.

Bien que ces déformations soient fréquentes chez les anormaux, il est impossible d'établir un rapport entre leur existence et l'anomalie mentale : beaucoup de porteurs de déformations craniennes ont une intelligence normale, et un certain nombre d'anormaux ont une conformation cranienne régulière; ces stigmates de dégénérescence n'ont donc pas une valeur absolue.

A côté des déformations portant sur l'ensemble de la voûte cranienne, il faut citer celles qui portent *sur des régions limitées du massif osseux de la face.*

Le *front* est souvent déformé chez les anormaux, soit que son diamètre transversal présente une réduction plus ou moins considérable, soit encore qu'il présente une obliquité en arrière exagérément marquée : ce *front fuyant* se voit souvent chez les anormaux; l'aspect de la physionomie prend par ces déformations un caractère tout spécial, que vient encore exagérer l'implantation très basse de la racine des cheveux.

Les *os malaires* forment souvent une saillie anormale; il en est de même du *maxillaire supérieur* : l'arcade dentaire, projetée en avant, vient largement déborder l'arcade dentaire inférieure; le *maxillaire inférieur* peut également subir cette projection en avant : cette déformation du massif inférieur de la face est bien connue sous le nom de *prognathisme.*

Les *dents* peuvent présenter une série de malformations qui ne sont pas sans valeur. L'évolution dentaire se fait souvent avec un *très grand retard*, en dehors même des cas où l'arriération est due à de l'insuffisance thyroïdienne; la *vulnérabilité des dents* est considérable, aussi bien dans la seconde que dans la première dentition; l'*arrêt* ou les *vices de développement* aboutissent à des déformations qu'il nous suffira de désigner : microdontisme ou macrodontisme, amorphisme, érosions transversales, cannelures, et surtout implantations vicieuses, irrégulières, ou même tout à fait anormales, qui se rencontrent si souvent chez les anormaux. Nous rappellerons seulement ici les déformations spéciales à la syphilis héréditaire.

Les malformations de la *voûte palatine* sont également très fréquentes, en particulier chez les épileptiques : la concavité de la voûte s'élève en *ogive* souvent très élancée, surtout à la région antérieure, dessinant une sorte de V à pointe dirigée en avant.

Les *parties molles de la face* sont sujettes à des malformations aussi nombreuses.

La *langue*, hypertrophiée, peut être augmentée de volume à tel point qu'elle est difficilement logée dans la cavité buccale et qu'elle tend à faire continuellement saillie en dehors des arcades dentaires et des lèvres.

Les *lèvres* elles-mêmes peuvent prendre un volume excessif, à la façon des lèvres des nègres ; la lèvre inférieure est parfois éversée ou pendante, et elle peut être tellement abaissée qu'elle laisse écouler la salive d'une façon continue, comme cela se voit chez certains idiots profonds.

Dans l'*idiotie mongolienne*, la langue est creusée de plis profonds qui ont permis de désigner cette anomalie sous le nom de *langue scrotale*.

Le *bec-de-lièvre* peut être observé chez les anormaux ; mais cette anomalie de développement, de même que le *spina bifida*, n'a en réalité aucun rapport avec l'apparition des anomalies mentales.

L'*œil* présente des stigmates anatomiques qu'il faut distinguer des stigmates sensoriels que nous étudierons plus loin à propos de la vision. L'anomalie la plus habituelle consiste en une simple différence entre le degré d'ouverture des paupières des deux côtés : il s'agit d'une sorte d'asymétrie de l'ouverture de la fente palpébrale. On a signalé assez fréquemment l'existence d'une troisième paupière purement membraneuse et analogue à la troisième paupière des oiseaux; ce repli, qui siège au niveau de l'angle interne de l'œil, est désigné sous le nom de *coloboma palpébral*.

L'*œil mongolien*, observé dans la forme d'idiotie du même nom, consiste dans une direction oblique des paupières, qui en même temps paraissent comme bridées ; les sourcils sont peu développés. L'*iris* peut subir un arrêt de développement portant sur un de ces segments (coloboma irien); on peut observer aussi la cataracte congénitale, la rétinite pigmentaire, la persistance de l'artère centrale de la rétine ; mais ce sont là des coïncidences de valeur secondaire. Le nystagmus et le strabisme, fréquents chez les anormaux, sont plus intéressants à noter.

L'*oreille* est le siège fréquent de déformations auxquelles on a d'ailleurs attaché une trop grande importance. Dans leur ensemble, ces déformations tendent à reproduire un type atavique : ainsi les oreilles peuvent être écartées et implantées presque perpendiculairement à la surface du crâne (oreilles en anse). On peut observer des déformations du pavillon, l'hélix étant exagéré ou au contraire absent, le tragus étant double ou conique, le lobule étant adhérent, allongé, ou au contraire très réduit; dans d'autres cas, il existe des saillies supplémentaires amenant des déformations auxquelles les anthropologistes ont accordé une importance exagérée : citons les déformations désignées sous le nom de tubercule de Darwin, d'oreilles de Morel, ou d'oreilles de Wildernuth.

Le *nez* peut être aplati (type mongolien), ou simplement dévié, ce dernier caractère n'ayant d'importance que s'il coexiste de l'asymétrie faciale.

Le *thorax* présente des déformations fréquentes: thorax en entonnoir, thorax en carène, qui n'ont aucun rapport avec les anomalies mentales. L'*absence du grand pectoral*, signalée de façon exceptionnelle, est plus intéressante.

Les *malformations des organes génitaux* sont fréquentes chez les anormaux : hypospadias, hermaphrodisme, hypertrophie du gland, cryptorchidie, monorchidie, ou atrophie testiculaire ; chez la fille, on peut observer l'atrésie du vagin et des variations de développement des lèvres et du clitoris.

Les *membres* peuvent présenter certaines modifications anatomiques : ce sont, suivant les cas, des malformations congénitales (polydactylie, syndactylie), ou au contraire des malformations acquises que l'on peut attribuer à une viciation de la sécrétion de certaines glandes à sécrétion interne (gigantisme, acromégalie).

Parmi les déformations des membres, il faut faire une place spéciale à la déformation décrite par Bourneville sous le nom de *main des idiots* : il s'agit d'une main courte, trapue, avec l'extrémité des doigts épaisse et carrée; la peau est en même temps rugueuse, violacée, ichtyosique, et cet aspect légitime pleinement la comparaison avec la peau de crapaud.

Cet état spécial de la peau peut être observé sur toute l'étendue du tégument.

Le *système pileux* subit chez les arriérés de grandes variations de développement : parfois exagéré, il est beaucoup plus souvent retardé; les poils peuvent être rares et fins, ou au contraire épais et rudes ; les ongles subissent des modifications analogues de leur constitution. Ces variations, observées dans l'évolution du système pileux, sont retenues par certains médecins, et en particulier par le Dr Paul-Boncour, dans leur classification des anormaux.

Nous n'insisterons pas sur les *anomalies viscérales* : les malformations du cœur sont assez fréquentes; et même en leur absence le microsphygmisme est asez souvent observé.

Les troubles psychiques chez les anormaux : déficit sensitif, sensoriel, moteur, intellectel et moral. — Dans ce chapitre, comme dans les précédents, nous étudierons l'ensemble des symptômes qu'on doit rechercher chez un anormal, mais sans faire l'étude didactique des différents groupes d'anormaux ni des symptômes spéciaux à chacun de ces groupes. Cependant nous serons amenés à employer les termes par lesquels on désigne certains anormaux, et ceci nous oblige à indiquer brièvement à quels types cliniques répondent ces désignations.

La classification des anormaux est assez arbitraire, et la démarcation entre chaque catégorie n'a rien d'absolu. Il nous paraît logique de baser, après Bourneville, la classification d'après l'importance de l'anomalie ou du déficit mental. Binet s'est inspiré du même principe, et voici, en termes très généraux, comment il classe les grandes catégories d'anormaux :

Les *idiots*, complètement inéducables, privés de toute activité volontaire, n'ont pas l'usage de la parole, qui est parfois remplacée par des cris ou des grognements inarticulés.

Les *imbéciles* sont éducables dans une certaine mesure, surtout au point de vue sensoriel; ils savent parler, mais ne peuvent pas apprendre à écrire : ils sont parfois capables de signer leur nom et de copier un texte.

Les *arriérés* enfin peuvent apprendre à écrire, et leur éducation, poursuivie suivant des méthodes spéciales, leur permet, dans les cas les plus favorables, de prendre une place à peu près normale dans la vie sociale.

Ceci dit, nous pouvons entreprendre l'étude des troubles existant dans les différents domaines de l'activité mentale.

Déficit sensitif, sensoriel et moteur. — La sensibilité est plus ou moins atteinte : elle peut l'être dans ses différents modes, au *contact*, à la *douleur*, à la *température*; son altération est parallèle à l'intensité des troubles intellectuels; chez les idiots, la sensibilité est très atténuée, nulle parfois.

La *sensibilité spéciale aux organes internes*, ou *cœnesthésie*, est également troublée chez les anormaux : ils semblent moins souffrir dans leurs maladies que les sujets normaux. On peut rapprocher de ces derniers troubles ceux qui se produisent dans la sensibilité à la faim ou à la soif ; certains anormaux n'éprouvent jamais le besoin de manger et doivent être nourris de façon artificielle; d'autres, au contraire, sont gloutons, jamais rassasiés, et sont capables d'avaler les substances les plus hétéroclites ou les plus répugnantes.

Le déficit sensoriel peut atteindre les divers organes des sens.

La *vision* peut être diminuée dans son acuité; la vision des couleurs peut être incomplète ou même abolie, comme cela arrive chez les grands anormaux ; ces derniers sont souvent incapables de distinguer la distance ou l'étendue des objets qui les environnent : ils n'ont pas la notion de la « troisième dimension » ; et, comme cela arrive pour les jeunes enfants, tous les objets placés devant eux leur apparaissent sur un seul plan; pour cette raison, ils ont la plus grande difficulté à saisir les objets qu'on leur présente.

L'*odorat* et le *goût* sont habituellement diminués; on a cependant signalé chez certains idiots le développement exceptionnel de l'odorat (idiots flaireurs).

L'*audition* varie dans de grandes proportions : toutefois la surdité complète est rare; il existe plutôt de la pseudo-surdité, par impossibilité de fixer l'attention; l'exemple du « sauvage de l'Aveyron » est classique : il ne paraissait pas entendre un coup de pistolet tiré à ses oreilles, alors qu'il percevait le bruit d'une noix qu'on laissait tomber derrière lui; le premier bruit, sans intérêt pour lui, n'éveillait pas son attention, tandis que la chute de la noix l'intéressait en excitant sa gourmandise (Seguin).

Chez les anormaux moins profonds peuvent exister des troubles de l'audition qui demandent à être recherchés : ces troubles peuvent porter sur l'intensité des sons, sur leur qualité ou sur leur direction; ces différentes notions sont parfois totalement absentes chez les arriérés; il leur est en particulier souvent impossible d'indiquer de quel endroit provient le son, et le Dr Paul-Boncour a institué pour cette recherche d'intéressantes expériences. Comme la notion de la distance des objets, la notion de la direction du son paraît être difficile à inculquer à ces anormaux.

A côté de ces insuffisances de l'audition, il est curieux d'observer chez un certain nombre d'anormaux une très vive impression nabilitéà la musique. Cette faculté doit être utilisée pour l'éducation des anormaux, en particulier par les exercices de gymnastique rythmique.

Ce déficit sensitif ou sensoriel varie beaucoup avec l'importance de l'anomalie mentale : il est énorme chez l'idiot, moins marqué chez l'imbécile, et il n'existe que peu ou pas chez l'arriéré.

Les TROUBLES DE LA MOTILITÉ ne peuvent pas être séparés des troubles observés dans le domaine sensoriel : tout d'abord le sens musculaire n'existe pour ainsi dire pas chez les idiots, et l'on conçoit l'entrave apportée par l'absence de ce sens musculaire à l'éducation la plus élémentaire; d'autre part, on sait que l'acquisition des mouvements volontaires est due principalement à la faculté d'imitation qui exige elle-même l'intégrité des organes des sens; quand cette intégrité est complète, le rôle de l'imitation devient des plus importants au point de vue de l'éducation motrice; et, chez les arriérés, il existe une *sympathie motrice* d'autant plus marquée que les facultés supérieures de contrôle sont moins développées; les arriérés sont à ce point de vue comparables aux singes; et cette sympathie motrice, purement imitative, est d'autant plus curieuse à noter qu'elle contraste avec l'absence de sympathie au point de vue affectif.

Chez les idiots complets, la motilité peut être nulle : absence de marche, impossibilité de la station debout, impossibilité de la préhension, impossibilité même de tenir la tête droite.

Les idiots profonds jouissent de quelques mouvements à l'exécution desquels la volonté paraît ne prendre aucune part ; et tous les intermédiaires existent jusqu'aux mouvements simplement maladroits ou lents que peuvent exécuter les imbéciles.

Chez les imbéciles, il y a à la fois lenteur des mouvements, difficulté de la préhension, hésitation de la marche ; la maladresse de ces anormaux apparaît quand on essaie de les faire écrire : ils ne peuvent pas opposer le pouce aux autres doigts, et s'ils arrivent à rapprocher le pouce de l'index ; ils le font dans un plan horizontal, en même temps qu'ils écartent les autres doigts.

Les arriérés peuvent présenter des troubles moteurs analogues, mais moins marqués, sans qu'il soit possible, d'ailleurs, d'apporter une délimitation nette entre les troubles qui apparaissent chez ces différents anormaux. Ces troubles de motilité ont été étudiés par le Dr Dupré sous le nom de *débilité motrice* ; on constate, plus ou moins marqués, un léger état spasmodique avec exagération des réflexes et signe de Babinski, de la syncynésie (mouvements associés), de la paratonie (les muscles restent souvent en état de contracture avec impossibilité d'obtenir une résolution musculaire complète). Le Dr Armand-Delille a signalé également une diminution ou une gêne de l'extension : certains arriérés laissent en effet tomber leurs mains en flexion et n'arrivent que très péniblement à les redresser et à les placer en extension.

D'autres troubles moteurs sont fréquemment observés chez les anormaux : *tics convulsifs* ou *tics rythmiques* : balancement de la tête d'avant en arrière, ou balancement dans le même sens de tout le tronc (tic de Salaam). Nous aurons d'ailleurs à revenir sur ces troubles moteurs en étudiant la chorée et les diverses variétés de tics.

Déficit intellectuel. — Les stigmates intellectuels varient avec l'intensité de l'anomalie et avec la gravité des lésions : chez les idiots complets, le déficit intellectuel sera total ; les perceptions sensorielles étant elles-mêmes complètement absentes, le développement de l'intelligence, qui a, à sa base, des aquisitions d'origine sensorielle, ne peut même pas être ébauché.

Les facultés intellectuelles peuvent être atteintes dans leurs différentes manifestations, ce sont d'abord les *facultés de réception* qui peuvent être troublées : l'attention, la mémoire, l'imagination ; puis les *facultés intellectuelles supérieures*, qui résultent de la coordination des idées accumulées grâce aux facultés d'acquisition, peuvent être atteintes à leur tour : ce sont les facultés de raisonnement, de jugement, d'association des idées.

Parmi les facultés de réception, l'*attention* est le plus fréquemment atteinte : l'insuffisance de l'attention est le principal obstacle à l'éducation des anormaux. On profite, toutefois, dans cette éducation, de l'aptitude plus grande qu'ont les anormaux de fixer leur attention sur les objets perçus par les organes des sens, en particulier par le toucher et par la vue ; on utilise cette disposition en faisant leur éducation d'après des méthodes objectives et en ayant recours aux leçons de choses beaucoup plus qu'aux leçons théoriques ; autrement dit, on a recours à l'éducation sensorielle.

La *mémoire* est habituellement diminuée chez les anormaux, mais sans parallélisme avec la diminution des autres facultés intellectuelles, qui peuvent être atteintes de façon plus profonde ; on a cité, chez certains anormaux, une hypertrophie partielle de la mémoire ; la mémoire des chiffres, par exemple, ou la faculté de calculer, peuvent être développées chez certains sujets dont les autres facultés intellectuelles sont plus ou moins retardées. Dans ces cas, il s'agit d'un développement anormal de la mémoire verbale, aux dépens parfois des autres facultés. On trouvera de nombreuses obervations de ces faits dans l'ouvrage de Ribot sur les maladies de la mémoire. Nous citerons seulement l'exemple de ce médecin qui pouvait répéter, sans en manquer un mot, tout un long chapitre, et qui était incapable de rappeler une des idées contenues dans ce chapitre sans se répéter à lui-même, en commençant par la première ligne, tout ce qu'il venait de réciter une première fois.

L'*imagination*, chez les anormaux, a un développement habituellement parallèle à celui des premières facultés de réception, attention et mémoire. Cependant, chez certains anormaux dont les facultés de réception ne sont pas atteintes, l'imagination prend un développement tout à fait anormal pour cette raison que les facultés supérieures de contrôle n'exercent plus leur action sur l'association des idées : c'est en particulier chez les hystériques que l'on voit la faculté d'imagination devenir exagérément développée. La « fabulation » et la « mythomanie » sont des déviations de même ordre de la faculté d'imagination.

Le *langage*, considéré comme moyen d'expression des facultés intellectuelles, présente des troubles variables avec le degré de l'arriération : il peut faire défaut complètement, ou consister en quelques sons à peine articulés, ou se composer d'un vocabulaire extrêmement réduit ou à peine compréhensible ; il peut aussi être retardé dans son apparition, ou être arrêté à un certain degré de son développement. Le bégaiement, le bredouillement, le langage saccadé peuvent n'être que des troubles de la prononciation, des tics, qui n'impliquent pas une diminution de la valeur intellectuelle. L'aphasie est exceptionnelle.

L'*écriture* subit un développement à peu près parallèle à celui du langage, mais certains arriérés, qui sont incapables d'exprimer leurs idées par l'écriture, sont assez *habiles à dessiner* : cette aptitude spéciale leur permet d'exécuter des copies, exercice dans lequel il ne s'agit, en somme, pour eux, que de répéter des signes dépourvus de sens. Il y a là une manifestation de la faculté d'imitation motrice sur laquelle nous insistions précédemment.

Les *facultés intellectuelles supérieures* ne se développent que si les facultés d'acquisition sont suffisantes : c'est dire que les fonctions supérieures de jugement, de comparaison, d'association des idées, sont plus souvent encore atteintes dans leur développement que les facultés de réception ou d'acquisition ; à plus forte raison, les facultés de délibérer et de vouloir (*délibération* et *volonté*) sont très souvent atteintes dans les formes les plus simples et les plus légères de l'arriération mentale.

L'*activité volontaire*, qu'elle s'exerce dans le domaine physique ou dans le domaine moral, doit être distinguée de l'*activité d'instinct* : l' « acte instinctif », en effet, est fonction d'une excitation, d'une émotion, d'une passion passagère ; l' « acte volontaire », au contraire, résulte d'une « délibération », qui implique l'intervention des facultés intellectuelles supérieures.

La volonté peut se manifester sous différentes modalités : nous devons au moins indiquer la nature de ces manifestations volontaires, car leurs modifications constituent un trait fondamental du caractère des anormaux.

La *volonté d'inhibition* peut être considérée comme l'acte le plus élémentaire de la volonté réfléchie : c'est elle qui permet d'arrêter les actes instinctifs, passionnels ou émotionnels. Chez les anormaux profonds, chez les imbéciles, cette volonté inhibitoire, frénatrice, est très souvent abolie, ou très diminuée : c'est dire que, chez ces individus, les actes instinctifs peuvent se donner libre cours. Chez les arriérés, la volonté d'inhibition est susceptible d'être développée, grâce à une rééducation spéciale dont le Dr Paul-Boncour a bien précisé les méthodes. Cette absence ou cette insuffisance de volonté d'inhibition reste un des caractères les plus habituels du déficit intellectuel des diverses catégories d'anormaux.

La *volonté d'action* suppose d'abord le choix de l'acte à accomplir après délibération réfléchie : ce choix, chez les anormaux, est souvent défectueux.

L'acte volontaire une fois décidé, il reste à l'accomplir ; l'anormal s'arrête souvent à un début d'exécution ; il n'est pas capable de fournir l'effort nécessaire à une *action maintenue* ou *continue* ; cette *instabilité d'action* est un autre caractère important de l'arriération mentale, même légère : elle est susceptible de correction par les méthodes spéciales d'éducation.

L'affaiblissement de la volonté d'inhibition, l'instabilité de la volonté d'action, sont donc des tares intellectuelles qu'il faudra saisir, rechercher et découvrir chez les arriérés les moins atteints.

Le *caractère* de l'anormal sera profondément modifié suivant le degré de développement de sa volonté, et plus spécialement de la volonté d'inhibition; l'ensemble de ses autres qualités, morales ou affectives, tiendra parfois une place moindre dans la constitution de son caractère.

Les modifications de l'activité volontaire impriment aux caractères des anormaux deux tendances opposées, et dont la distinction est de la plus grande importance pour le diagnostic et pour le traitement des différentes formes d'anomalie mentale.

Tantôt il y a *absence de volonté*: il en résulte de l'aboulie, qui se manifeste chez l'enfant par de l'apathie, de l'indifférence, de la paresse.

Tantôt c'est la *volonté d'inhibition qui fait défaut* : il y a dès lors prédominance exclusive des actes instinctifs; et à cette catégorie appartiennent les impulsifs, les instables, les excitables, les violents.

L'alternance de ces deux formes peut d'ailleur se produire chez un même individu (cyclothymiques).

Dans cet exposé rapide des troubles intellectuels observés chez les différentes variétés d'anormaux, nous avons été forcément très incomplets : nous n'avons voulu donner qu'un « schéma », nous réservant d'apporter plus de développement à l'étude de ces troubles quand nous passerons en revue les divers types d'arriération mentale.

Déficit moral. — Un premier caractère domine la constitution morale des anormaux, c'est l'*absence de sympathie et d'affectivité*. Nous avons vu qu'au point de vue moteur la sympathie musculaire et la faculté d'imitation motrice étaient au contraire très développées. L'éducation des anormaux sera d'autant plus difficile que l'affectivité sera plus réduite.

Le Dr Dupré a classé les *instincts moraux* en instinct de conservation de l'individu, en instinct de conservation de l'espèce et en instinct d'association : cette classification permet de suivre les modifications ou les perversions des facultés morales chez les anormaux.

L'*instinct de conservation de l'individu*, ou *instinct égoïste*, comprend les moyens de défense naturels ou de défense vitale. L'instinct de propriété est une forme d'instinct de la conservation. Chez les anormaux, cet instinct peut s'exercer en dehors du contrôle des facultés supérieures: l'instinct de propriété, par exemple, peut s'exercer aux dépens des biens d'autrui; la *kleptomanie* est fréquente. L'instinct de conservation vitale peut s'exercer de façon brutale, comme cela se voit chez l'animal : ce sont des réactions de défense non en rapport avec le danger couru; les anormaux sont parfois méchants et peuvent mordre ou griffer quand ils se croient en danger.

Une autre forme de perversion des instincts égoïstes consiste dans une sorte d'hypertrophie du moi ou *orgueil mégalomanique*; la fabulation, la hablerie, peuvent être considérées comme des formes de cette perversion ; nous avons vu tout à l'heure qu'on pouvait aussi bien les attribuer à un développement anormal de la faculté d'imagination non contrôlée par les facultés supérieures de raisonnement ou de volonté.

L'étude de l'enfant hystérique nous fournira l'occasion d'étudier plus complètement le *mensonge* : chez ce malade, le mensonge comporte, le plus souvent, une mise en scène remarquable, des auto-accusations, ou au contraire des inventions perverses mettant en cause, avec force détails, des individus parfaitement innocents. Chez les imbéciles ou les arriérés, le mensonge ne revêt pas une forme aussi raffinée : c'est un mensonge grossier.

L'*instinct de conservation de l'espèce* (instinct de reproduction, instinct sexuel) peut être fortement dévié chez les anormaux ; l'onanisme y est fréquent ; l'impudeur et l'immoralité existent plus souvent que la pudeur excessive ou l'absence d'appétits sexuels.

L'*instinct d'association*, ou *instinct altruiste*, est très atténué chez les anormaux : la sympathie et l'affectivité, qui sont à la base de ces instincts, sont en effet plus ou moins réduites; l'altruisme, familial ou social, n'existe pour ainsi dire pas chez l'anormal; au contraire, on voit se développer chez lui des instincts pervers : besoin de destruction, portant sur les objets et parfois sur les personnes, accusations calomnieuses, préparation d'attentats, etc.

Les troubles moraux, dont nous venons de donner un aperçu rapide, ne sont pas toujours en parallélisme avec les troubles sensoriels ou intellectuels : beaucoup de pervers moraux sont des individus dont l'intelligence est parfaitement développée. Bon nombre d'anormaux sont d'autant plus dangereux qu'ils sont plus intelligents ; l'anarchisme est une tare mentale où l'absence de sens moral coexiste avec des facultés intellectuelles parfaitement normales.

Ces considérations présentent un grand intérêt pour l'étude de la criminalité infantile; elles entraînent également des conséquences fort intéressantes pour la direction de l'éducation à donner à ces anormaux amoraux : ce sont habituellement des enfants désobéissants, insoumis, sournois, sur lesquels les moyens d'action sont extrêmement réduits; leur éducation est très difficile quand elle n'est pas impossible. Le redressement de ces perversités morales est la partie la plus délicate de la tâche des pédagogues qui s'occupent de l'éducation des anormaux ; ils préfèrent réaliser le perfectionnement des arriérés mentaux simples, plutôt que celui d'un pervers moral intelligent, qui reste le plus souvent incorrigible.

Aux troubles moraux doivent être rattachées certaines modifications de l'*émotivité* : quelques déviations ou perversions morales n'ont pas d'autre cause que l'état psychique spécial défini sous l'appellation de « constitution émotive anxieuse ».

Classification des anormaux. — Après avoir étudié dans leur ensemble les symptômes que l'on rencontre chez les anormaux, il nous faut considérer les différents types de ces malades et nous efforcer d'attribuer à chacun d'eux des caractères assez nettement distinctifs pour établir une classification nécessaire à l'étude didactique de ces états spéciaux.

Malheureusement, une telle classification reste quelque peu arbitraire, car la délimitation entre chaque catégorie d'anormaux est loin d'être tranchée ; et s'il existe des cas où l'ensemble des symptômes permet d'établir un type défini, il en est d'autres, fort nombreux, où les symptômes diffèrent peu de ceux que l'on peut rencontrer dans une catégorie voisine de malades ; il suffit de savoir que ces formes de transition existent pour ne pas s'attendre à rencontrer en pratique des types aussi tranchés que ceux que nous devrons prendre comme base de notre description.

La classification des anormaux est rendue plus difficile encore par la différence des points de vue où se sont placés les différents auteurs : tantôt ils ont basé leurs distinctions d'après le déficit mental ; tantôt ils se sont appuyés sur le déficit physique, ou plus simplement sur les stigmates de dégénérescence qui sont loin d'être constants chez les anormaux.

Une autre complication provient de la multiplicité des termes dont se servent les auteurs pour désigner une même anomalie mentale : par exemple, quand il s'agit de l'*arriération*, certains auteurs expriment cette insuffisance intellectuelle par les termes d'« imbécillité légère » ou par ceux de « faiblesse d'esprit » ; le Dr Apert a proposé pour la même catégorie de malades l'expression de « retardataires » : comme le fait observer le Dr Paul Boncour, cette dernière expression se trouve limitée par l'emploi qu'en fait son auteur au cas où l'arriération est d'origine glandulaire ; c'est bien là une cause d'arriération, mais il y en a beaucoup d'autres dont il faut tenir compte.

Ces réserves une fois faites sur la valeur de la classification que nous adopterons, nous pouvons indiquer les types d'anormaux que nous envisagerons.

Avec de nombreux auteurs, nous ferons d'abord une première distinction entre l'idiotie, l'imbécillité et l'arriération mentale.

Nous avons déjà brièvement rapporté les caractères de ces trois classes d'anormaux : l'idiot n'étant capable d'aucune sorte d'éducation, l'imbécile étant légèrement éducable, l'arriéré enfin pouvant, par des méthodes spéciales, recevoir une éducation à peu près normale.

Au point de vue spécial de l'hygiène scolaire, les deux premières classes d'anormaux, idiots et imbéciles, sont peu intéressantes : en effet ces enfants ont une mentalité trop profondément altérée pour que l'on songe même à les envoyer à l'école ; si, par hasard, certains imbéciles s'y fourvoyaient, il ne faudrait pas longtemps pour reconnaître qu'ils sont complètement inaptes à se plier à la plus élémentaire des disciplines scolaires : ils relèvent de l'assistance et non de l'école.

C'est donc à la troisième classe d'anormaux, c'est-à-dire aux enfants mentalement arriérés, que nous aurons surtout à nous intéresser.

Idiotie. — On peut considérer, dans cette anomalie, deux groupes différents : l'*idiotie absolue* et l'*idiotie profonde.*

Dans l'*idiotie absolue,* l'enfant est pour ainsi dire réduit à la vie végétative la plus simple ; il y a à la fois déficit sensoriel, moteur et intellectuel complet. Ces enfants conservent à peine l'instinct de nutrition ; ils ne savent ni marcher, ni saisir un objet, ni parler. L'expression du visage est complètement atone ; les yeux sont privés de regard ; les lèvres, épaisses et pendantes, laissent continuellement s'écouler la salive. Ces malades sont atteints d'incontinence, et ils restent plongés dans le plus complet gâtisme. Privés de parole, ils poussent des cris inarticulés. Ils peuvent enfin être atteints de tics multiples, balancement de la tête ou du corps, mouvements spasmodiques ou convulsifs.

Nous empruntons à Bourneville ce résumé, qui caractérise l'idiot profond : « Bien que les organes des sens puissent être intacts au point de vue anatomique, l'ouïe, la vue, l'odorat, le goût, le toucher, semblent absents. Sensibilité générale très obtuse, d'où indifférence à la douleur, au froid et à la chaleur. Aucune connaissance de leurs parents, ni des personnes qui les soignent. Sans idées, sans parole, sans mouvements, les idiots de cette catégorie sont des êtres en quelque sorte végétatifs. »

Dans l'*idiotie profonde*, certains instincts peuvent persister, en particulier celui de la nutrition : parfois même, l'appétit est exagéré sans qu'existe la sensation de satiété ; la marche et la préhension sont possibles ; la parole est limitée à quelques monosyllabes pouvant exprimer les sensations élémentaires de douleur ou de joie. Ces malades peuvent être poussés à des mouvements instinctifs et irrésistibles qui les rendent dangereux « pour eux et pour les autres, puisque le mouvement les expose à des accidents par suite de leur inconscience du danger, et expose les autres à subir les conséquences de leurs *impulsions* ». Ces idiots peuvent avoir une certaine mémoire musicale, et ils éprouvent souvent une satisfaction manifeste à entendre la musique.

C'est dans l'idiotie que les *stigmates physiques* et que les *lésions cérébrales* que nous avons précédemment étudiés se retrouvent le plus souvent.

Suivant la nature ou la localisation de la lésion, l'idiotie peut être associée à certains des symptômes physiques que nous avons déjà étudiés : stigmates de dégénérescence, hémiplégie, athétose, etc.

Il existe une *forme d'idiotie combinée avec des lésions méningées*, avec ou sans hémiplégie. Bourneville a insisté sur l'analogie qu'il y avait entre l'évolution de cette forme d'idiotie et l'évolution de la paralysie générale.

Toutes les *lésions cérébrales* que nous avons décrites, porencéphalie, sclérose, pseudo-porencéphalie, peuvent servir de substratum anatomique à l'idiotie.

Une forme plus intéressante est celle qui est liée aux troubles profonds de sécrétion ou même à l'absence du *corps thyroïde*.

Quand cette insuffisance thyroïdienne est absolue, on a le tableau de l'*idiotie myxœdémateuse*; vers l'âge de six mois en apparaissent les premiers symptômes ; la peau prend un aspect spécial ; elle est épaisse, sèche, squameuse, sans élasticité ni souplesse; les traits du visage ne se dessinent pas (facies lunaire). Avec la croissance, les symptômes s'accentuent : les mouvements sont lents, sans but déterminé ; les yeux ne suivent pas; il n'apparaît aucune manifestation d'activité, ni même d'imitation. Aux caractères de l'idiotie viennent s'ajouter ces symptômes spéciaux, dus à l'hypothyroïdie : épaississement des extrémités, gonflement de la langue et des lèvres, œdème des paupières, épaisseur et rareté des cheveux.

Le traitement opothérapique est à peu près sans action sur ces myxœdémateux idiots, dont l'existence d'ailleurs dépasse rarement la quinzième ou la vingtième année.

A côté de l'*idiotie myxœdémateuse*, il existe des anomalies mentales plus atténuées, imbécillité et simple arriération répondant soit au *myxœdème simple*, soit à l'*insuffisance thyroïdienne* de de Rothschild et Léopold Lévy. Nous en parlerons plus loin.

L'*idiotie mongolienne* présente des caractères spéciaux assez intéressants pour que nous les résumions brièvement : l'aspect extérieur de ces enfants est celui qui caractérise le type de la race jaune : les yeux sont plus petits qu'à l'état normal, fendus en amande, à grand axe oblique de haut en bas et de dehors en dedans; les paupières paraissent minces, à peine suffisantes pour recouvrir le globe oculaire; les cils sont parfois très développés. Le visage est souvent rouge, bouffi ; les lèvres sont grosses comme dans le myxœdème, mais plus éversées en dehors; la langue est épaisse et sillonnée de plis (langue scrotale).

La taille est petite, la peau sèche ; dans le tissu cellulaire, existent quelquefois des pseudo-lipomes, comme dans le myxœdème ; les cheveux sont fins et très développés.

Le déficit mental est à peu près complet ; dans une statistique portant sur 26 malades, on a noté 14 idiots profonds, 7 idiots moyens et 5 atteints d'idiotie légère. C'est donc une forme grave d'anomalie mentale : de plus, la résistance physique de ces malades est le plus souvent peu développée, et la plupart du temps ils succombent jeunes.

Certains caractères de l'idiotie mongolienne la rapprochent de l'idiotie myxœdémateuse. On note en particulier un retard analogue dans l'évolution et dans le développement : les fontanelles restent longtemps largement ouvertes, et les sutures craniennes ne se ferment que très tardivement. Mais, ce qui permet de différencier ces deux états, c'est que l'idiotie mongolienne existe dès la naissance, tandis que le myxœdème n'apparaît que plus tard ; d'autre part, les mongoliens possèdent un corps thyroïde normal, et l'opothérapie thyroïdienne reste sans action ou à peu près dans cette variété d'idiotie.

La *cause anatomique de l'idiotie mongolienne* n'est pas nettement établie : on a noté, dans la plupart des cas, un arrêt de développement du cerveau avec simplification des circonvolutions (lissencéphalie) ; il n'existe que peu ou pas de lésions méningées ; on a supposé que l'arrêt de développement du cerveau pouvait être dû à l'insuffisance des glandes à sécrétion interne pendant la vie fœtale ; mais cette hypothèse n'est pas démontrée.

L'*idiotie amaurotique*, ou *idiotie familiale*, est très exceptionnelle et entraîne la mort rapide des enfants qui en sont atteints.

Chez les *hydrocéphales*, l'idiotie s'accompagne des symptômes que nous avons déjà décrits : tête volumineuse, yeux saillants, regard dirigé en bas avec disparition de la plus grande partie de l'iris sous la paupière inférieure ; en même temps, on note l'exagération des réflexes, la tendance aux spasmes et aux contractures.

Imbécillité. — L'intelligence a, chez ces malades, un développement relatif : l'attention, la mémoire, la volonté, peuvent se manifester, mais toujours d'une façon transitoire et fugace. On peut apprendre à l'imbécile à signer son nom ; au point de vue sensoriel, malgré un déficit parfois assez marqué, ces malades sont relativement assez développés. Ce qui les caractérise surtout, ce sont leurs *déterminations instinctives*, auxquelles ils obéissent sans frein ni retenue. M. Sollier a pu dire avec raison que l'idiot était un « être extra-social », tandis que l'imbécile était un « être antisocial ».

Ces instincts pervers sont de tous ordres : tendance au vol (kleptomanie), tendance à l'incendie (pyromanie) ; dans ces actions délictueuses, on peut dire que les imbéciles font le mal pour le mal. D'autres traits de leurs caractères sont ainsi résumés par Bourneville : « Ils sont menteurs, querelleurs, paresseux, poltrons, entêtés, mobiles, incapables d'un effort soutenu. Ils ont des besoins sexuels auxquels ils cèdent sans retenue. Ils ne peuvent remplir que des occupations simples, uniformes, toujours les mêmes. »

La parole existe avec une prononciation souvent très défectueuse; les sentiments affectifs sont très superficiels.

Le *mensonge*, chez les imbéciles, est très différent de celui que nous rencontrerons chez les anormaux hystériques : chez les premiers, c'est un mensonge grossier, maladroit, aucunement préparé, une sorte de « négativisme » ; nous verrons que, chez les hystériques, le mensonge est toujours savamment apprêté et qu'il fait preuve d'une véritable richesse d'invention.

En résumé, on peut dire que, chez l'imbécile, le développement sensoriel est *presque complet*, le développement intellectuel très peu marqué, le déficit mental considérable; au point de vue moral, cet anormal se caractérise par l'absence de volonté et la perversion des instincts.

L'état mental des imbéciles peut se superposer à certains des *symptômes physiques* ou à certaines des *lésions* que nous avons passées en revue précédemment : c'est ainsi qu'on peut voir l'hémiplégie infantile, l'athétose, servir de substratum aux troubles mentaux des imbéciles.

Arriération mentale. — CLASSIFICATION DES ARRIÉRÉS. — Cette catégorie d'anormaux est la plus intéressante au point de vue scolaire; nous rencontrerons souvent ces malades dans les écoles, et la connaissance de leur anomalie est d'autant plus nécessaire que le diagnostic en est souvent fort délicat.

On a pu diviser cette classe nombreuse des enfants mentalement arriérés en divers groupes : évidemment, cette division est un peu arbitraire et schématique, mais elle est nécessaire pour la compréhension d'états souvent complexes et délicats à définir.

On peut, pour classer les arriérés, tenir compte seulement des troubles qu'ils présentent au point de vue mental ou intellectuel; mais il nous paraît plus intéressant, tout en laissant aux troubles mentaux la place prépondérante, de faire une place aux symptômes morbides que l'on peut constater en même temps : nous pensons spécialement ici aux faits d'arriération mentale qui se combinent avec certaines névroses, hystérie ou épilepsie, et à ceux où coexistent des troubles moteurs dont nous n'avons pas encore parlé, tics et chorée variable des dégénérés (de Brissaud).

Dans un premier groupe d'arriérés, on doit placer les enfants qui présentent un *simple retard de leur développement intellectuel*; l'ensemble des facultés accuse une insuffisance manifeste, sans que l'on constate un trouble prédominant dans l'une quelconque des facultés intellectuelles. Ces enfants, à l'âge de dix ou douze ans, ont l'intelligence et la mentalité d'enfants de cinq à six ans : ceux-là sont de vrais arriérés. Cette arriération pure et simple est d'ailleurs assez rare.

Dans un second groupe, qui comprend un nombre de cas beaucoup plus nombreux, le retard intellectuel s'accompagne d'un état plus ou moins marqué de *déséquilibre mental* ; à côté de l'arriération, du retard par défaut de développement de l'ensemble des facultés intellectuelles, on note une nouvelle cause d'arriération due au défaut d'équilibre entre les facultés : ce déséquilibre peut porter aussi bien sur l'état physique et sensoriel que sur l'état intellectuel et moral ; il peut s'agir, suivant les cas, d'un déséquilibre moteur, intellectuel, moral ou affectif.

Le défaut d'équilibre peut se manifester en deux sens différents : tantôt c'est un *déséquilibre par insuffisance*, tantôt c'est un *déséquilibre par excès* : dans le premier cas, il s'agit d'*asthéniques*, chez qui tout effort physique ou intellectuel paraît impossible ; ce sont des paresseux, des déprimés. Dans la catégorie opposée, se placent les enfants qui, au contraire, présentent une *excitation anormale*, aussi bien au point de vue moteur qu'au point de vue intellectuel ou moral : ce sont des *instables* chez qui non seulement le mouvement désordonné est nécessaire, mais qui, de plus, passent sans cesse d'une idée ou d'un acte à une idée nouvelle ou à un acte différent.

Arriération simple, arriération avec déséquilibre, asthénie ou instabilité, sont des formes de l'arriération mentale qu'il est parfois difficile de distinguer entre elles; il est, dans d'autres cas, également malaisé de différencier l'arriération simple des troubles intellectuels plus profonds ou, au contraire, d'apercevoir une différence entre un état légèrement anormal et l'état normal des facultés intellectuelles chez un enfant du même âge.

D'une façon générale, ce qui distingue les enfants mentalement arriérés de ceux qui sont atteints d'imbécillité, c'est que le développement sensoriel chez les premiers est relativement normal ; cependant, chez les simples arriérés, on peut, par un examen attentif, *trouver un léger déficit sensoriel*, et, au point de vue moteur, il est possible de constater quelques-uns des troubles que nous avons précédemment décrits sous le nom de débilité motrice.

D'autre part, entre l'enfant normal et celui qui présente un léger degré d'arriération mentale, la distinction est parfois difficile, et bien des enfants, qui sont considérés comme de simples paresseux ou comme mauvais sujets, sont en réalité des enfants mentalement anormaux qu'il faudrait songer à soigner avant de les punir.

Il est également très délicat d'établir une démarcation nette entre l'arriération simple et l'arriération accompagnée de déséquilibre : par exemple, il ne serait pas aisé de distinguer d'une façon absolue les caractères présentés par l'enfant paresseux pour cause d'asthénie et l'enfant paresseux par arriération simple : est-ce par défaut de volonté ou simplement à cause de son arriération que l'enfant n'arrive pas à exécuter le travail qu'on lui demande ? Pour résoudre le problème, force sera de rechercher dans d'autres domaines s'il existe des signes d'asthénie qui, là encore, ne seront pas toujours commodes à déceler.

Nous devions faire ces quelques réserves sur la difficulté que l'on rencontre à établir une classification précise des différentes formes d'arriération mentale ; nous pouvons maintement entreprendre l'étude de chacune de ces formes.

Arriération simple. — L'arriéré simple, avons-nous dit, est un enfant qui présente un retard de deux, trois, quatre ans et plus sur le développement normal des enfants du même âge; ce retard porte sur le développement intellectuel ; il n'existe pas, ou à peine, au point de vue sensoriel.

Cette arriération porte sur les différentes facultés intellectuelles : attention, mémoire, association des idées, délibération, volition. Ces diverses facultés, bien que toutes atteintes, peuvent l'être à des degrés différents.

Tout travail, tout effort intellectuel, sont lents et pénibles ; par périodes cependant, ces enfants sont capables de fournir un certain effort à la condition qu'il soit peu prolongé ; il ne s'agit pas d'ailleurs de mauvaise volonté, mais simplement d'incapacité. « L'attention de l'arriéré, dit Bourneville, laisse toujours beaucoup à désirer. On peut la fixer, mais seulement pendant un temps assez court. Pour augmenter ce temps, il faut varier les occupations intellectuelles. La conception est lente, la mémoire paresseuse ; la réflexion, la prévoyance, n'existent qu'à un faible degré.

« Ce sont des enfants qui n'apprennent que par périodes. »

A côté de cette insuffisance générale des facultés intellectuelles, les arriérés peuvent posséder des aptitudes ou des penchants spéciaux qu'il faut savoir utiliser dans leur éducation : ils sont souvent capable de vraie affectivité ; ils ont le sens moral parfois assez développé, ainsi que l'instinct de l'ordre et de la propreté : on conçoit de quelle importance sont ces qualités au point de vue de l'éducation : il ne faudra pas chercher à donner à ces enfants une instruction que leur intelligence ne permet pas ; mais on pourra leur choisir des occupations en rapport avec les goûts qui paraissent prédominer chez eux.

A côté de ces qualités, les arriérés peuvent présenter des défauts que l'éducation pourra s'efforcer de redresser : « Certains sont irritables, hargneux, rageurs, violents, cruels, entêtés, vindicatifs, moroses, défiants ; quelques-uns sont désordonnés, turbulents ou apathiques ; d'autres ont l'amour du vin et des liqueurs poussé jusqu'à l'ivrognerie » (Paul-Boncour).

Des *signes de dégénérescence* et des *stigmates* plus ou moins marqués existent souvent chez ces arriérés.

C'est dans ce groupe de l'arriération mentale simple qu'il faut ranger les anormaux définis par Thulié sous le nom de « diminués » ; l'expression de « puérilisme » convient également à ces malades ; certaines formes d'insuffisance thyroïdienne peuvent aboutir au même degré d'anomalie mentale.

Arriération avec déséquilibre. — Les asthéniques. — Le déséquilibre mental, nous l'avons déjà dit, se traduit par de l'insuffisance ou par de l'excès de l'activité volontaire ; nous aurons à étudier surtout ces deux grands types de déséquilibrés, les asthéniques et les instables.

Chez les *asthéniques*, l'anomalie mentale se traduit par la diminution de l'activité volontaire, par de la dépression, par une apathie invincible ; en classe, cet enfant est considéré comme un paresseux qui somnole sans s'intéresser à quoi que ce soit : c'est en quelque sorte le « cancre inerte ».

Chez ces enfants, la paresse paraît régner en maîtresse sur toutes les facultés : mémoire, imagination, volonté. L'attention ne peut ni se concentrer, ni se maintenir sur un objet quelconque, non pas qu'elle soit distraite par un nouvel objet, mais parce qu'elle s'accompagne très vite d'une fatigue à laquelle l'enfant paraît succomber d'une façon invincible.

L'asthénique ne peut pas sortir de l'état de dépression où il se trouve : ceci le différencie du paresseux simple qui n'aurait qu'à vouloir pour pouvoir et serait capable d'un effort.

Cette impuissance, vis-à-vis du travail, existe dans les autres domaines de l'activité : ces enfants ne savent pas plus jouer ou s'amuser qu'ils ne savent travailler ; ils restent indifférents à toute cause d'émulation, aux punitions comme aux récompenses. A l'école, l'enfant asthénique ne constitue pas une gêne ni un embarras : il reste somnolent, indifférent à ce qui se passe autour de lui ; il ne s'occupe ni de ses camarades ni de ses maîtres, et ceux-ci le laissent volontiers s'endormir dans sa torpeur ; c'est l'élève qu'on catalogue cancre ou crétin et dont personne ne se soucie.

Le Dr Maurice de Fleury a voulu voir, dans cette asthénie intellectuelle, le *résultat d'une asthénie physique* analogue caractérisée par de l'*atonie organique* : ces enfants seraient souvent porteurs de dilatation de l'estomac, de laxité ligamentaire, d'hypotension, de refroidissement des extrémités : c'est là une notion intéressante, mais qui ne paraît pas pleinement confirmée par les faits.

L'enfant asthénique ne doit pas être confondu avec l'enfant neurasthénique. D'abord, les symptômes de la neurasthénie ne sont pas des symptômes permanents. L'enfant neurasthénique est, ensuite, un enfant dont l'intelligence a le plus souvent son développement normal ; et c'est seulement sous l'influence de causes déterminantes qu'apparaît l'état pathologique, en particulier à la suite du surmenage ; après les concours ou les examens de fin d'études, apparaît cet état spécial d'anxiété ou d'aboulie accompagné d'insomnie, de céphalée, de fatigue, qui caractérise la neurasthénie. Cette dépression nerveuse momentanée survenant chez un sujet qui a fourni un effort cérébral excessif est donc complètement différente de ce que nous observons chez l'arriéré asthénique.

Enfin la neurasthénie infantile, de par son étiologie, ne survient guère que chez des enfants déjà grands, soumis au surmenage intellectuel ; l'asthénie, au contraire, apparaît dès que l'on demande au jeune enfant d'accomplir le moindre effort mettant en jeu son activité volontaire.

Cette distinction a été nettement formulée par le Dr Paul-Boncour : « Le neurasthénique adulte et l'écolier asthénique sont donc tous deux fatigués pour des raisons bien différentes ; l'adulte neurasthénique souffre d'une exagération d'efforts voulue : il a abusé de sa force ; l'enfant asthénique est, au contraire, incapable de volonté et par conséquent d'effort. »

Les instables. — En opposition avec les asthéniques, dont l'état se caractérise par une diminution de l'activité, se place un groupe d'enfants dont l'état anormal se manifeste par une excitation excessive, une suractivité morbide, de l'instabilité. Les premiers sont naturellement considérés à l'école comme des paresseux, les seconds comme des indisciplinés.

« L'écolier instable est un enfant mentalement anormal, qui ne peut fixer son attention, soit pour écouter, soit pour répondre, soit pour comprendre. C'est en vain qu'on le ramène au sujet : perpétuellement et malgré lui, son esprit se tourne ailleurs, et il est à noter que souvent son instabilité physique n'est pas moins prononcée que l'instabilité mentale » (Paul-Boncour).

Suivant l'expression de Demoor (de Bruxelles), on pourrait dire de ces enfants qu'ils sont atteints d'une véritable « chorée mentale » ; aucun terme de comparaison ne pouvait être mieux choisi pour indiquer la diversité et l'imprévu que ces enfants impriment à leurs actes intellectuels.

L'instabilité se manifeste dans l'exercice des diverses facultés de l'intelligence.

C'est d'abord, et surtout, l'attention qui est incapable de toute application : le moindre objet, le moindre mouvement, suffisent à distraire ces écoliers de la besogne qu'ils paraissaient avoir entreprise avec une certaine assiduité.

La mobilité extrême de l'attention est souvent compatible avec une mémoire suffisamment développée ; chez certains instables, il y a une sorte d'hypertrophie de quelque partie de la mémoire, mémoire des chiffres ou des dates par exemple.

Les facultés supérieures, jugement et volonté, souffrent plus que les premières encore de cet état d'instabilité. La réflexion, le raisonnement, l'acte délibéré et exécuté par une volonté continue, sont à peu près inconnus des instables.

Dans l'éducation de ces anormaux, il faudra tenir compte des aptitudes qu'ils peuvent présenter, celle au calcul par exemple ; il faudra surtout savoir diversifier l'enseignement de manière à exiger le minimum d'effort d'attention sur un même objet ; le maître chargé de cet enseignement devra savoir reconnaître le moment où la faculté d'attention va être épuisée, et l'on sait que cet épuisement peut se produire très vite.

L'instabilité intellectuelle s'accompagne d'une instabilité analogue dans le domaine moral ou dans le domaine de l'activité physique.

Les *sentiments affectifs* sont profondément déséquilibrés. Ces enfants sont alternativement bons et méchants, aimants et haineux, dévoués et égoïstes ; il en résulte des irrégularités de caractère déconcertantes pour l'entourage.

Les instables sont, de plus, extrêmement émotifs : les impressions plus ou moins fortes qu'ils éprouvent dans le domaine sensoriel se traduisent par des réactions exagérées et en disproportion avec leurs causes : ces réactions brusques et intenses prennent le caractère d'*impulsions* : en l'absence de contrôle exercé par les facultés supérieures, en l'absence de volonté et de raisonnement, ces impulsions peuvent devenir dangereuses, aussi bien pour le malade lui-même que pour son entourage : le caractère nocif de ces impulsions est toutefois moins développé chez l'arriéré que chez l'imbécile, et une éducation bien dirigée peut atténuer et corriger ces réactions violentes et cette émotivité excessive.

Le caractère de l'instable présente assez souvent une tendance marquée à la vantardise, à l'orgueil, à la fabulation : cet enfant, doué de mémoire et par là même d'imagination, est capable d'inventer sur son propre compte ou sur celui de ses camarades des histoires empreintes d'exagération ; à ce point de vue, l'instable se rapproche du petit hystérique : ce dernier, toutefois, fait preuve dans ses inventions de plus de suite dans les idées ; ses mensonges se tiennent mieux parce qu'il est plus intelligent.

L'*éducation intellectuelle de l'instable*, malgré le développement partiel de quelques-unes de ses facultés, est le plus souvent très difficile à réaliser. Comme l'ont dit Magnan et Legrain, « ces prodiges partiels » sont capables d'étonner par un savoir de façade ; ils peuvent briller sur un point très limité du programme. Leur verbiage peut en imposer pendant quelques instants pour une connaissance suffisante des objets dont ils parlent, mais il ne faut pas longtemps pour s'apercevoir que derrière leur aplomb se masque une insuffisance de la plupart des matières enseignées ; « un observateur avisé ou prévenu a vite fait de reconnaître que, chez ces enfants, l'hypertrophie de certaines facultés est chèrement payée par l'atrophie d'aptitudes essentielles, et que cette inégalité déséquilibre fatalement leur mentalité. Alors il discerne et reconnaît derrière toute cette façade des caractères de névropathie : instabilité des impressions et des désirs, irrégularité de l'attention, versatilité perpétuelle des sentiments, dérèglement ou perversion de la volonté, incoordination et imprécision du langage, amitiés ridicules et passagères, etc. Quelquefois d'autres tares morales s'ajoutent encore à tout cela, et l'on voit ces écoliers cruels, menteurs, indifférents envers leurs proches... sans parler de leurs impulsions graves et dangereuses : kleptomanie, pyromanie, etc. »

L'instabilité peut se rencontrer chez des sujets dont le système nerveux, au point de vue organique, paraît ne présenter aucune tare ; mais, parfois aussi, on trouve chez ces malades la *coexistence de lésions du système nerveux* se caractérisant par des signes physiques comme l'athétose double par exemple.

D'autres fois, on ne trouve pas à l'instabilité le substratum d'une lésion nerveuse organique, mais on constate des *troubles nerveux fonctionnels* dont le rôle dans l'apparition de l'instabilité mentale paraît indiscutable.

L'étude rapide de ces maladies, organiques ou fonctionnelles, du système nerveux, doit donc compléter ce que nous avons dit de l'instabilité intellectuelle et mentale : elle nous permet d'attribuer à cette tare mentale une cause nettement définie.

L'*athétose double* accompagnée ou non d'hémiplégie peut coïncider avec une instabilité très marquée ; dans ce dernier cas, il s'agit d'une lésion cérébrale véritable servant de substratum à l'instabilité mentale. Nous avons observé un pareil cas chez le fils d'un médecin.

La *chorée de Sydenham* peut donner lieu également à des troubles d'instabilité.

La *chorée variable des dégénérés*, décrite par Brissaud, peut se retrouver chez les instables : on observe alors certains signes d'infantilisme, avec débilité mentale et affective ; ces accidents débutent vers l'âge de trois ou quatre ans ; au point de vue moteur, il existe des mouvements irréguliers, analogues à ceux de la chorée ordinaire, et des gestes répétés à intervalles plus ou moins rapprochés analogues aux tics ; cette chorée variable des dégénérés, au point de vue symptomatique, pourrait être placée entre la chorée ordinaire et les tics.

Les *tics* sont des troubles moteurs purement fonctionnels dont la parenté avec l'instabilité mentale paraît très nettement établie. Ils consistent en des mouvements convulsifs, fonctionnellement systématisés, se reproduisant à intervalles assez rapprochés, et rappelant soit un geste anormal, soit une grimace. Les tics se produisent d'une façon intempestive et involontaire ; ils sont précédés d'une sensation d'angoisse spéciale, et ils s'exagèrent dans les moments d'émotion.

C'est entre l'âge de six et quinze ans que les tics apparaissent ; ils sont souvent provoqués par l'imitation d'un tic analogue existant chez un autre enfant : on a désigné cette imitation sous le nom d'*échomimie* ou d'*écholalie*, suivant qu'elle porte sur un geste ou sur une parole.

Les tiqueurs présentent souvent les tares de débilité motrice sur lesquelles Dupré a insisté : phénomènes de *catatonie* ou de *paratonie*. On observe également chez eux le phénomène décrit par Meige sous le nom de « chute des bras » : chez un sujet normal, lorsque, après avoir maintenu les bras horizontalement étendus, on vient à les laisser tomber, leur chute subit normalement les lois de la pesanteur et se fait avec une certaine rapidité ; chez les sujets dont nous nous occupons, la chute, au contraire, se fait avec lenteur, parce que le relâchement musculaire reste incomplet pendant un certain temps ; la désignation de paratonie convient parfaitement à ce phénomène.

L'enfant porteur de tics a une faculté spéciale, c'est de traduire les sensations qu'il éprouve sous forme de mouvements ; on a désigné cette faculté sous le nom de *pouvoir moteur des images* ; les instables, eux aussi, sont très fréquemment amenés à exprimer par des gestes les changements incessants qui surviennent dans leur domaine intellectuel ou imaginatif.

Les tics les plus fréquemment observés portent sur la face, les paupières, les lèvres, les ailes du nez. Certains mouvements d'élévation de l'épaule ou de balancement de la tête sont également fréquents.

Il faut rapprocher des tics certains mouvements qui se produisent pendant le sommeil : balancements de la tête, mouvements pendulaires, *jactatio capitis nocturna* de Jappert.

Les troubles mentaux dans l'épilepsie, l'hystérie, l'insuffisance thyroïdienne. — Au cours de ces différents états peuvent survenir des troubles mentaux dont l'apparition est facilitée par le *terrain névropathique* que l'on rencontre chez les individus atteints d'épilepsie ou d'hystérie ; cette distinction doit être faite tout d'abord entre les troubles qu'il faut imputer à la névrose et ceux que l'on doit attribuer à la constitution nerveuse, souvent héréditaire, de ces malades.

Épilepsie. — Dans cette affection, il faut distinguer la forme grave, la forme commune et la forme larvée.

Les *formes graves*, justiciables des asiles, s'accompagnent d'un affaiblissement progressif des facultés mentales aboutissant plus ou moins vite à la « démence » ou « idiotie épileptique » ; on observe chez ces malades tous les caractères de l'idiotie, avec, en plus, des crises convulsives souvent rapprochées.

La *forme commune* est caractérisée par des attaques convulsives précédées ou non d'*aura*, et comprenant une première *période tonique*, avec contractures localisées à un membre ou généralisées à tout le corps : une *période clonique*, ou convulsive ; et enfin une troisième *période dite stertoreuse*, au cours de laquelle l'enfant est plongé dans un profond sommeil, avec privation de tout sentiment et de toute sensibilité.

Au point de vue scolaire, la question importante à résoudre est de savoir si les enfants atteints de temps en temps de pareilles crises convulsives doivent être ou non évincés de l'école d'une façon définitive. Il est certain qu'une crise d'épilepsie survenant en pleine classe est une cause de trouble profond et d'émotion violente pour tous les élèves. D'autre part, il est impossible de priver de la fréquentation scolaire un enfant dont les crises sont très espacées, dont l'état est améliorable, et à qui le manque d'instruction porterait un profond préjudice. Par conséquent, si l'épilepsie ne s'accompagne pas de troubles mentaux ni d'arriération, l'enfant pourra être admis à l'école ; dans le cas contraire, il sera dirigé vers une école d'anormaux.

Si la crise d'épilepsie s'accompagne de troubles plus importants ou si la crise est remplacée par un équivalent psychique ou moteur, qui porte l'enfant à des actes impulsifs dangereux, l'exclusion devra être immédiatement prononcée. Nous avons examiné un écolier qui, au cours de son impulsion, se jetait sur un de ses camarades armé d'un canif, ou, d'autres fois, cherchait à mordre ou à griffer ; il est désirable que dans un pareil cas l'enfant ne soit pas admis à l'école.

La *forme larvée* est la plus intéressante à connaître pour nous ; dans cette forme, le diagnostic est parfois très délicat à établir : les crises convulsives font défaut ; elles sont remplacées soit par des *équivalents psychiques ou moteurs*, auxquels nous ferons allusion tout à l'heure, soit par des *vertiges* ou des *absences* dont la véritable cause peut rester longtemps méconnue ; la nature exacte de ces malaises n'apparaît souvent qu'au moment où survient une crise caractérisée ; et encore, il n'est pas rare que des parents cachent l'accident qui est survenu à leur enfant et laissent le maître aussi bien que le médecin ignorants de l'attaque survenue à la maison.

Le malaise qui, dans ces formes atténuées, remplace la crise, peut être réduit à une convulsion tellement localisée et tellement faible qu'elle reste inaperçue : il ne se produit qu'un battement passager des paupières, une légère contracture des traits ; l'enfant reste un peu pâle, puis tout rentre dans l'ordre ; l'incident n'a duré que quelques secondes, au plus une minute.

D'autres fois, c'est une tendance aux vertiges : l'enfant debout est obligé de s'asseoir, le regard voilé ou fixe, puis il semble se réveiller comme s'il sortait d'un rêve ; il hésite pour reconnaître l'endroit et les figures qui l'environnent ; puis, pendant quelques instants, il persiste de la lenteur des idées, un peu d'hésitation de la parole ; le malaise a été si fugace qu'il faut être prévenu de sa signification pour lui attribuer toute sa valeur.

Si de semblables malaises se reproduisent à plusieurs reprises dans la même journée, l'enfant conservera dans leur intervalle un aspect de fatigue, avec une inaptitude plus ou moins marquée au travail ; le maître traitera volontiers cet écolier comme un paresseux ou comme un inattentif : en effet, les progrès sont extrêmement lents, et bientôt l'enfant ne sera plus capable de suivre sa classe ; il sera devenu un arriéré. On conçoit tout l'intérêt qu'il y aurait à porter un diagnostic exact dès l'apparition des premiers symptômes ; car on peut espérer qu'un traitement approprié espacera d'abord, puis fera disparaître ces crises larvées ; l'état mental, après cette disparition, reviendra à la normale.

Ces simples malaises, crises convulsives si légères qu'elles passent inaperçues, absences ou vertiges, sont parfois accompagnés ou remplacés par des *troubles psychiques paroxystiques*. On considère ces troubles comme des *équivalents psychiques de l'attaque spasmodique*.

Au cours de ces impulsions, qui surviennent avec une brusquerie surprenante et en dehors de toute cause provocatrice, l'enfant prononce des paroles incohérentes, des cris sans suite, des mots obscènes ; on croirait être en présence d'un délire aigu.

L'impulsion peut aussi revêtir le *type moteur* : dans ce cas, l'enfant cherche tout d'un coup à s'échapper de la classe, à moins qu'il ne se jette brutalement sur ses voisins, ou encore qu'il ne brise le premier objet qui lui tombe sous la main.

Mais, quelle que soit la forme de l'impulsion, psychique ou motrice, elle surprendra toujours par la soudaineté de son apparition, par son absurdité et par l'absence de cause déterminante.

Ces actes impulsifs sont tellement étranges qu'ils surprennent même les personnes qui ne sont pas au courant des manifestations psychiques anormales des enfants. Le Dr Paul-Boncour rapporte un exemple très caractéristique de l'un de ces cas : une écolière de onze ans se levait spontanément au milieu de la classe, allait toucher la fenêtre et revenait à sa place. « L'étrangeté de cette attitude décida la directrice de l'école à nous envoyer examiner l'enfant avec ces remarques précises : « Cette enfant se montre absolument anor-« male à l'école ; elle a en classe des mouvements brusques et désor-« donnés que rien n'explique. Tout à coup, sans raison, elle pousse « l'une de ses compagnes, elle mord l'autre, circule en frappant du « pied et sait rarement ses leçons. D'ailleurs M... a onze ans passés ; « elle devrait être en première ou du moins en deuxième classe, et

« elle suit mal la sixième à cause de la singularité et de la bizarrerie « de son caractère. »

« A l'examen médical, cette enfant s'est montrée instable, ayant de l'insuffisance intellectuelle et des impulsions ; de plus, c'était une épileptique sur l'état de laquelle des accès de somnambulisme ainsi que d'autres symptômes non moins démonstratifs ne laissent aucun doute. »

Jusqu'ici nous n'avons eu en vue que les troubles survenant au moment de la crise ou la remplaçant.

Nous devons maintenant nous occuper de l'*état mental qui s'établit chez les malades dont les crises larvées sont assez rapprochées* ; il existe alors une sorte d'état d'obnubilation, qui n'est pas sans analogie avec les caractères observés chez l'arriéré mental asthénique : ce sont des enfants peu intelligents, engourdis, paresseux, inattentifs. L'inaptitude au travail intellectuel est très marquée ; tant que la cause de cet état n'est pas découverte, on a tendance à considérer ces enfants comme des indolents ou des paresseux ; on les accuse volontiers d'habitudes mauvaises, et on recherche chez eux la cause de cette torpeur dans des accès d'onanisme. Si on laisse ces malades privés de soins, si on ne découvre pas la cause de leur trouble mental, celui-ci ne fera que s'accroître ; l'arriération ira en s'aggravant. Tant que l'enfant reste sous le contrôle de l'école ou de sa famille, il n'y a que demi-mal ; mais, livré à lui-même, ce malade risque de devenir la victime de ses impulsions : les épileptiques méconnus et non soignés sont souvent des coupables ou même des criminels que l'on ne peut pas juger comme responsables.

L'ensemble des troubles et des symptômes que nous venons de résumer a été réuni par certains auteurs qui ont cherché à définir un *caractère épileptique* qui résulterait de la juxtaposition de ces différents symptômes : « L'épileptique serait instable, facilement irritable, impulsif et sujet à de brusques explosions de colère. Querelleur et rancunier, égoïste et vindicatif, etc., il serait entêté, capricieux, sans suite dans les idées, etc., toutes choses expliquant pourquoi le petit épileptique est, suivant l'expression de Falret, « difficile à vivre ». »

Le Dr Paul-Boncour, à qui nous empruntons cette description, fait remarquer que les troubles permanents qui constituent cette mentalité spéciale n'appartiennent pas en propre à l'épilepsie ; ces troubles se retrouvent chez tout névropathe ou déséquilibré ; il faut les considérer comme « l'expression de la névropathie dont souffre l'écolier et qui est, elle, le fond primitif de la nature de l'enfant ».

Hystérie. — L'écolier hystérique a une mentalité toute différente de celle qui caractérise l'enfant atteint d'épilepsie larvée. L'hystérique, tout d'abord, ne produit pas l'impression d'un arriéré ; bien au contraire, c'est un enfant à la mine éveillée, à figure expressive et intelligente, curieux, apprenant vite ; mais cet enfant, d'apparence intelligente, est en réalité tellement étourdi, si inconstant d'humeur, si versatile et si irritable que ses acquisitions sont fragiles et peu durables. Mais, s'il retient peu de ce qu'il apprend, il sait en tirer un parti extraordinaire.

Les hystériques, en effet, font montre de leur savoir avec un amour-propre naïf et excessif, avec une vantardise et une coquetterie dont les excès ne tardent pas à se faire sentir ; ils sont bientôt amenés à inventer ce qu'ils ne savent pas, à combiner des aventures imaginaires dont ils sont toujours les héros, à faire des récits dont la mise en scène fait preuve d'une extraordinaire imagination. Ainsi ces enfants deviennent menteurs et mythomanes : pour se rendre intéressants et pour attirer l'attention, ils mentent sur tout et à tout propos ; ils ne calculent aucunement la portée ou la conséquence de leurs inventions mensongères, et ils n'hésitent pas à accuser de fautes les plus graves les personnes qu'ils devraient en apparence le mieux aimer ou le plus respecter.

Nous citerons seulement l'exemple de ce lycéen qui racontait à ses parents une histoire de révolte dans un réfectoire avec bris de tous les objets de vaisselle; quelques jours plus tard, il rapportait qu'un de ses camarades avait volé une montre, et que le maître, au courant de ce vol, n'était pas intervenu; ces histoires étaient bâties de façon si naturelle que les parents jugèrent bon d'aller trouver le professeur : les mensonges de l'enfant étaient présentés avec de tels caractères de véracité que les parents furent stupéfiés d'avoir été si complètement induits en erreur.

Il arrive que les magistrats soient parfois encore dupés par certains enfants hystériques; les juges sont prévenus cependant de la facilité avec laquelle ces sujets mettent en cause les personnes de leur entourage. Combien de professeurs et d'institutrices n'ont-ils pas été accusés des pires forfaits par leurs élèves!

L'habileté du mensonge des hystériques le différencie donc d'une façon complète du mensonge des arriérés et des imbéciles. Ces derniers mentent d'une façon grossière, malhabile et d'ailleurs infiniment moins dangereuse.

Nous ne pouvons pas établir ici le *diagnostic* de l'*hystérie infantile* : cela nous amènerait à sortir du cadre de cet ouvrage. Il nous suffira de rappeler que le diagnostic d'hystérie repose principalement sur la constatation de stigmates nets, qui malheureusement manquent assez souvent chez l'enfant. Il est évident que l'on a abusé de la désignation d'« hystérique », en l'appliquant à bien des sujets qui n'étaient en réalité que des névropathes plus ou moins instables.

Le point important, en hygiène scolaire, c'est de ne pas laisser inaperçu un des caractères psychiques morbides que nous venons d'indiquer; il faut que le maître sache que ces écoliers dont l'amour propre, la vantardise, et d'une façon générale les réflexes psychiques, sont si exagérés, ne doivent pas être considérés comme de simples enfants nerveux; il faut qu'il sache que ces enfants sont porteurs de véritables tares mentales qui demandent à être soignées.

En dépistant de bonne heure ces états nerveux, on peut éviter l'apparition de l'hystérie confirmée, « à grand spectacle », qui, surtout chez les jeunes filles, vers l'âge de la puberté, peut prendre un caractère d'exceptionnelle gravité. En évitant à ces enfants nerveux le contact d'autres névropathes, en leur enlevant l'occasion de se livrer à leurs excentricités d'imagination, on peut atténuer le dérèglement de leurs facultés intellectuelles. Suivant l'expression de Charcot, « l'hystérie chez l'enfant ne tient pas ». L'école peut avoir une influence favorable sur le développement psychique de ces anormaux hystériques : il faut pour cela que les méthodes employées à leur égard s'inspirent du caractère de leur névrose; leur éducation doit être conduite d'une façon extrêmement positive.

L'éducation en commun rend le plus souvent difficile l'application de ces principes; elle présente pour les hystériques un autre danger : elle les expose, en effet, à rencontrer à l'école d'autres nerveux; en se fréquentant les uns les autres, ces malades ou ces prédisposés risquent surtout de voir leur état s'aggraver. Il nous suffira de citer l'épidémie bien connue de tremblement hystérique décrite par Leuch, à Zurich : une petite hystérique de neuf ans, atteinte de tremblement, inspira trois de ses voisines qui furent prises des mêmes symptômes; malgré l'avis du médecin, ces malades furent conservées à l'école et finalement, sur 133 élèves, 26 présentèrent du tremblement hystérique. Ces faits de contagion ou d'aggravation ne sont pas exceptionnels; ils indiquent assez quelles précautions prophylactiques doivent être prises à l'égard de ces enfants.

Les enfants hystériques ont une tendance marquée à la *perversion* : comme ils sont intelligents, ils savent fort bien dissimuler cette perversion morale, et la contagion de cette dernière est encore plus à craindre que celle des désordres physiques hystériques.

Dans ces cas, l'isolement de l'écolier hystérique s'impose; il n'est pas impossible, d'ailleurs, de réaliser cet isolement dans l'intérieur même de l'école, à la condition que le maître ait soin de veiller attentivement à ce que l'enfant malade n'ait jamais de conversations particulières avec ses camarades; il ne doit pour ainsi dire pas le quitter des yeux pendant les récréations, et en classe il doit le placer tout près de lui pour pouvoir exercer une surveillance constante. Le rôle du maître devient alors aussi important que celui du médecin; il pourra avoir sur l'hystérique une influence des plus salutaires en appliquant à ses facultés mal équilibrées un redressement patient et continu.

Insuffisance thyroïdienne. — Nous avons vu que quelques idiots ou imbéciles devaient leur profonde anomalie mentale à une altération fonctionnelle des glandes vasculaires sanguines. Nous avons décrit déjà l'idiotie myxœdémateuse.

Beaucoup plus fréquents sont les cas où l'*insuffisance glandulaire détermine des anomalies mentales légères.*

Dans l'*hypothyroïdie*, l'enfant présente un certain degré de torpeur intellectuelle qui rappelle assez bien l'arriération mentale simple, ou l'arriération mentale avec asthénie. On note parfois la coïncidence des autres troubles somatiques dus au défaut de fonctionnement de la glande thyroïde : épaississement de la peau, cheveux gros et rares, figure bouffie.

Le traitement opothérapique est susceptible d'amener l'amélioration de l'état physique et de l'état mental. Nous ne croyons pas toutefois que ces cas soient aussi fréquents que paraît le supposer le Dr R. Dupuy. Nous aurons, d'ailleurs, à revenir sur le traitement applicable à ces anormaux dans le prochain chapitre.

Subnormaux et anormaux transitoires. — Nous avons dit, au début de ce chapitre, quand nous avons établi la classification des différentes variétés d'arriération mentale, qu'il était fort difficile d'établir une limite précise, d'une part, entre les formes graves d'arriération et les formes légères d'imbécillité, et d'autre part entre les formes légères de l'arriération et l'intelligence normale : c'est entre les formes d'arriération mentale peu marquée et l'intelligence normale elle-même que certains auteurs, et en particulier M. Paul-Boncour, ont établi une catégorie spéciale de *subnormaux*.

Ces enfants, à peu près normaux, peuvent présenter un simple retard de l'ensemble de leurs facultés intellectuelles; ils peuvent également être lents dans leurs conceptions, ou au contraire présenter une certaine variabilité de caractère. On reconnaît dans ces types peu accusés les symptômes atténués que nous avons trouvés dans les différentes formes d'anomalie mentale ; il ne nous paraît pas très utile de compliquer la classification en y ajoutant cette nouvelle catégorie de malades subnormaux : il est plus simple de dire que, dans l'arriération mentale, il existe des formes si atténuées qu'il est presque impossible de les différencier de l'état intellectuel normal.

A l'école, ces enfants, très légèrement anormaux, sont traités d'excentriques ou d'originaux (Thulié). Si leur déviation mentale se rapproche de l'instabilité, on leur appliquera les « sobriquets de fous, toqués, cerveaux brûlés, hurluberlus » (Paul-Boncour) ; il est possible, d'ailleurs, que plus tard ces enfants deviennent de véritables déséquilibrés. Si, au contraire, ils présentent quelque analogie avec le type de l'asthénique, on les considérera comme des paresseux, des indolents, des « molassons ». Enfin, s'ils sont simplement des arriérés « en réduction », ils fourniront ce type bien connu de l'écolier naïf et benêt, qui sera le « pâtira » de la classe, souvent persécuté par ses petits camarades, éternelle victime des « bateaux » ou des brimades.

Anormaux transitoires. — Ce qualificatif convient aux enfants qui, à la suite d'une maladie aiguë ou chronique, présentent un certain déficit de leurs facultés intellectuelles ; à proprement parler, ce ne sont pas des anormaux, puisqu'ils ne présentent pas le caractère fondamental que nous avons assigné à ces malades, c'est-à-dire la permanence des troubles. Ces anomalies transitoires peuvent apparaître à la suite de la plupart des maladies aiguës; citons seulement la *fièvre typhoïde* ou la *scarlatine*, à la suite desquelles le trouble mental peut être si considérable qu'il mérite d'être classé parmi les *vésanies*. Entre cet état de déséquilibre complet et les formes les plus atténuées, tous les intermédiaires peuvent exister.

Parmi les affections chroniques, les *végétations adénoïdes*, l'*albuminurie*, peuvent déterminer des troubles mentaux souvent prolongés.

Dans tous ces états, le traitement de la cause est le premier remède à apporter à l'anomalie mentale.

Arriérés pédagogiques. — Nous ne plaçons ici cette catégorie d'arriérés que pour protester contre le mauvais qualificatif employé pour des enfants qui ne présentent aucune tare mentale; *le mot d'arriération devrait être uniquement employé pour désigner les anormaux qui présentent une tare mentale définitive et permanente.*

L'arriéré pédagogique est simplement un enfant qui, pour une cause quelconque, pathologique ou sociale, n'a pas fréquenté l'école : un enfant de douze ans, un conscrit même — et ce dernier cas n'est pas rare — peuvent n'avoir aucun rudiment d'instruction, bien que leur intelligence soit normale et complète.

Il faut comprendre aussi, parmi les arriérés pédagogiques, les enfants qui n'ont pas profité de l'enseignement de l'école parce qu'ils étaient *porteurs d'une tare physique*, visuelle ou auditive, qui les empêchaient de voir ou d'entendre : ces enfants sont dans de mauvaises conditions pour profiter de l'enseignement en commun, mais il n'en faut pas conclure qu'ils présentent un déficit intellectuel.

A ces arriérés, il n'est pas besoin d'appliquer de méthode pédagogique spéciale; la meilleure preuve de l'intégrité de leurs fonctions intellectuelles est que souvent ils sont capables d'acquérir une instruction élémentaire par leurs propres moyens et en dehors de toute direction.

Bien des classes d'anormaux, qui ne devraient recevoir que des malades, comptent parmi leurs élèves une forte proportion d'arriérés pédagogiques ; ces enfants, simplement retardés par leurs études, font des progrès rapides qui constituent pour la classe d'anormaux un facile succès : rien n'est moins justifié que cet emploi de la asse d'anormaux à l'éducation d'enfants parfaitement normaux, ɩais simplement retardés dans leurs études, parce qu'ils n'ont pas u, pendant plusieurs mois ou plusieurs années, fréquenter l'école.

Anormaux moraux. — Nous ne faisons que signaler la perversité ɩorale qui peut exister, associée aux diverses anomalies mentales, ɩais qui peut également exister à l'état isolé, sans anomalie mentale .lle est alors congénitale. Ce serait toute l'étude de la criminalité ɩfantile qu'il faudrait entreprendre à ce propos, et ce serait sortir e notre sujet.

L'examen de l'anormal, au point de vue pédagogique, et l'établis- ɜment de la *fiche médico-pédagogique* seront étudiés dans un cha- ɩitre prochain : *Les écoles d'anormaux*.

TROISIÈME PARTIE

LES GROUPEMENTS D'ÉCOLIERS

I. — *ÉCOLES PRIMAIRES.*

Dans la première partie de cet ouvrage, nous avons étudié le *bâtiment scolaire*, avec son chauffage, sa ventilation, ses salles de classe, ses annexes, son alimentation en eau, son mobilier : nous avons eu particulièrement en vue, dans cette étude, l'aménagement de l'école primaire. Il ne nous reste donc ici qu'à indiquer la façon dont sont distribués les locaux scolaires dans les écoles d'importance diverse, à la campagne et dans les petites et les grandes villes.

Plan d'ensemble des écoles primaires. — Les différents locaux scolaires sont répartis de façon variable suivant l'importance de l'école et suivant son emplacement. Le plan d'ensemble varie encore suivant la contrée et le climat, qui imposent des conditions spéciales aux architectes.

En France, et quoi qu'on ait dit des « palais scolaires », la conception qui a présidé à la construction de presque toutes les écoles modernes est à la fois simple et pratique; le prix de revient est relativement peu élevé, et les nécessités de l'hygiène sont assez bien observées. Nous ne voulons pas dire qu'il n'y ait pas de progrès à accomplir : si les locaux sont le plus souvent bien disposés, suffisamment éclairés, il ne manquerait certes pas d'observations à faire sur le mobilier, sur le chauffage et la ventilation, sur l'éclairage artificiel... Il est possible, d'ailleurs, que ces fautes d'hygiène soient en grande partie évitables, même avec les constructions et le matériel existant aujourd'hui. Le corps enseignant, malgré toute sa bonne volonté, n'est pas toujours assez instruit des choses de l'hygiène, et il pourrait sans doute tirer un meilleur parti des locaux et du mobilier scolaires si on lui fournissait les connaissances que nous jugeons indispensables.

Nos écoles de campagne françaises, surtout les plus récentes, sont parfaitement adaptées à leur destination ; les gros efforts fournis par les communes et par l'État ont permis d'élever des constructions scolaires dont peu de pays, en Europe, possèdent l'équivalent. Presque tous nos villages ont des écoles bien construites et bien aménagées : en certains pays étrangers, la publicité faite en faveur de quelques installations somptueuses permet de masquer a médiocrité de la majorité des écoles ; nous ne devons pas méconnaître notre supériorité à ce point de vue.

Dans les grandes villes, nos écoles sont également simples d'architecture et de dispositions; les quelques photographies d'écoles étrangères que nous donnons plus loin montrent que le souci de faire grand et monumental est au contraire très développé dans certains pays. On ne comprend pas très bien quel intérêt il y a à superposer les étages dans des villes comme Stockholm ou Munich, où la population est moins dense et moins nombreuse qu'à Paris, et où la valeur des terrains est moins élevée. L'aspect de l'école est certes plus monumental, mais il est aussi plus massif ; les classes, les cours, les préaux, y gagnent-ils en étendue ? En tout cas, une telle agglomération d'enfants n'est pas sans inconvénient au point de vue de la prophylaxie des maladies contagieuses, et cette seule raison nous ferait opter pour des écoles moins vastes, moins peuplées, et pour des locaux moins tassés.

Les plans et les élévations d'écoles françaises que nous reproduisons ici sont tirés du récent ouvrage de MM. F. Leray et P. Labeyrie (1) ; nous leur empruntons également la description sommaire de ces constructions, et nous ne pouvons que renvoyer à ce volume très documenté les lecteurs qui souhaiteraient avoir sur l'architecture scolaire des renseignements précis et complets.

Nous avons choisi, parmi les écoles modernes, celles qui nous paraissent particulièrement bien adaptées aux besoins de la population à laquelle elles sont destinées.

École de filles de La Haye-Fouassière (Loire-Inférieure) (fig. 256) (architecte : M. *Leray*, à Nantes). — Cette école a été construite en 1907 ; elle comprend une classe qui peut recevoir cinquante élèves ; l'emplacement occupe une superficie de 900 mètres.

La cour de récréation sépare la maison de l'institutrice de la salle de classe. La classe est éclairée bilatéralement. Dans le prolongement de la classe se trouve le préau couvert, qui, par la suite, pourrait être transformé en classe si le besoin s'en faisait sentir.

Le bâtiment destiné au logement de l'institutrice est situé en bordure de la route ; il se compose du rez-de-chaussée, d'une cuisine, salle à manger et de trois pièces à feu, dont une au premier étage.

En prévision de la construction d'une classe, le logement de l'adjointe pourra être installé au premier étage. Contigus au logement, se trouvent situés un bûcher et un cellier.

Derrière la classe, il y a un jardin potager pour la directrice.

(1) F. Leray et P. Labeyrie, Guide pratique pour la construction des écoles, 2e édition, Paris, Librairie de la Construction moderne, édit.

La dépense, non compris l'acquisition du terrain, s'est élevée à la somme de 18000 francs, soit environ 310 francs par élève.

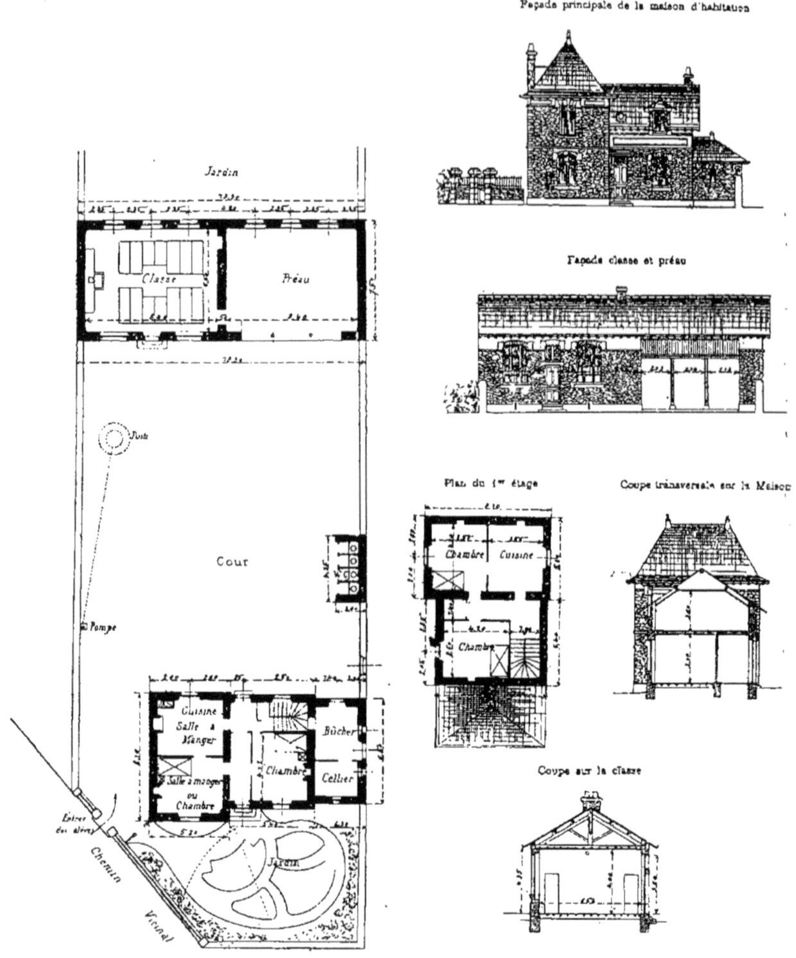

Fig. 256. — École de La Haye-Fouassière (Loire-Inférieure) (d'après Leray et Labeyrie).

École d'Itancourt (fig. 257) (architecte : M. *Berlin*, à Chambéry). — L'école d'Itancourt, pouvant recevoir quarante-huit élèves, a été construite en 1907.

La classe, éclairée bilatéralement, a 7m,70 sur 8 mètres. Le logement occupe une surface de 62 mètres carrés.

Il se compose, au rez-de-chaussée, d'une cuisine et d'une salle à manger, et à l'étage de deux chambres à coucher; il a comme dépendances une buanderie, un bûcher, une cave et enfin un grenier au-dessus de la classe.

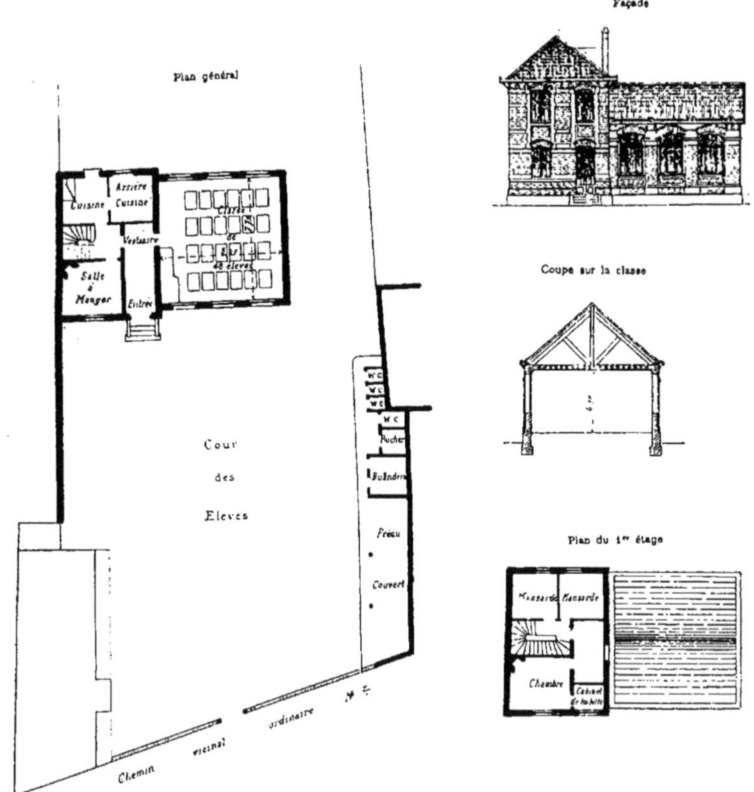

Fig. 257. — École d'Itancourt (Aisne) (d'après Leray et Labeyrie.)

Ecole de Dury (fig. 258 et 259) (architecte : M. *Berlin*, à Chambéry). — L'école de Dury, pouvant recevoir cinquante-neuf élèves, a été construite en 1906. Le même bâtiment, à la fois simple et élégant, abrite la mairie et l'école ; c'est un arrangement que l'on retrouve dans de nombreuses communes.

La classe, éclairée bilatéralement, a $7^{m},50$ sur 8 mètres.

Le logement occupe une surface de 105 mètres carrés. Il se compose, au rez-de-chaussée, de quatre pièces et au premier étage de deux mansardes, une buanderie, un bûcher, une cave et un grenier.

La construction est tout en briques du pays ; la couverture est en ardoise, et les dépendances sont couvertes en tuiles.

La dépense, non compris le terrain, a été de 28000 francs, soit 530 francs par élève.

Groupe scolaire de Bellegarde (Loiret) (fig. 260, 261, 262 et 263) (architecte : M. *Guillermonet*, à Orléans). — Le groupe scolaire de Bellegarde, d'une superficie totale de 3100 mètres, se compose d'une école de garçons et d'une école de filles, avec

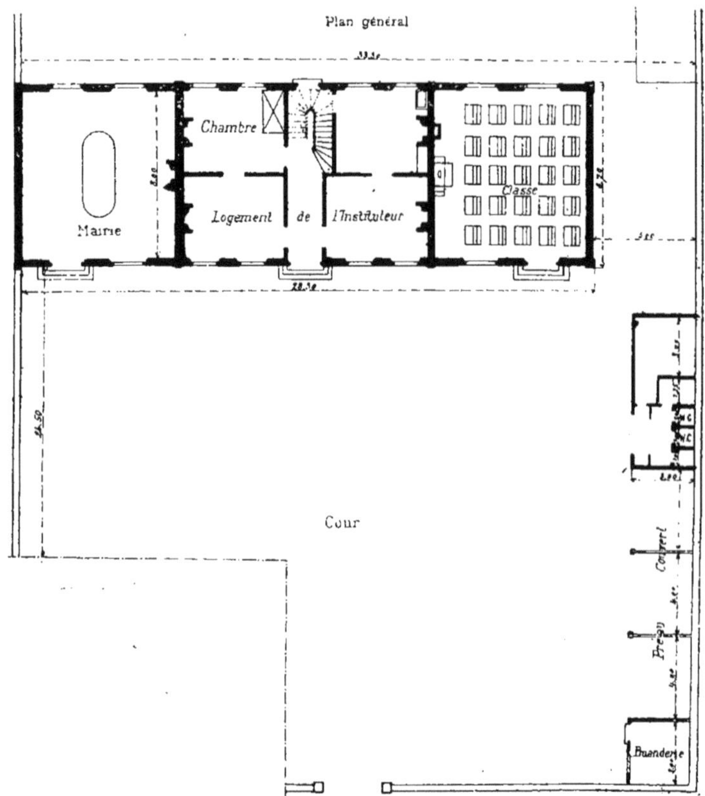

Fig. 258. — École et mairie de Dury (Aisne); plan (d'après Leray et Labeyrie).

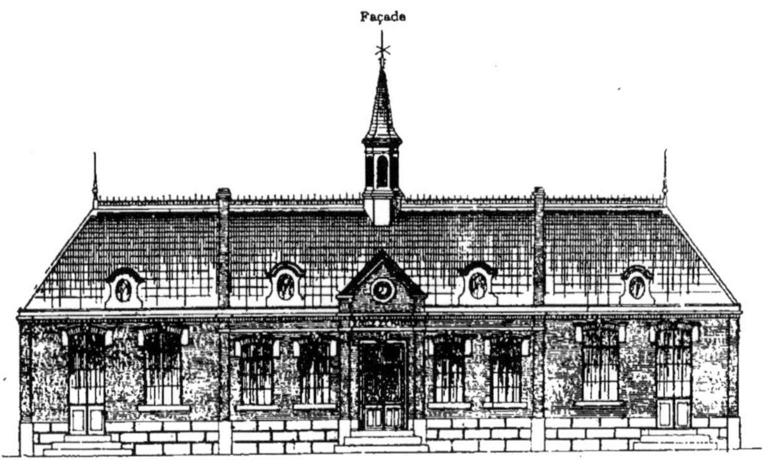

Fig. 259. — École et mairie de Dury (Aisne); façade (d'après Leray et Labeyrie).

classe maternelle. Chaque école comprend une cour spacieuse avec son préau couvert et ses water-closets.

Le bâtiment d'habitation pour l'instituteur et l'institutrice et pour

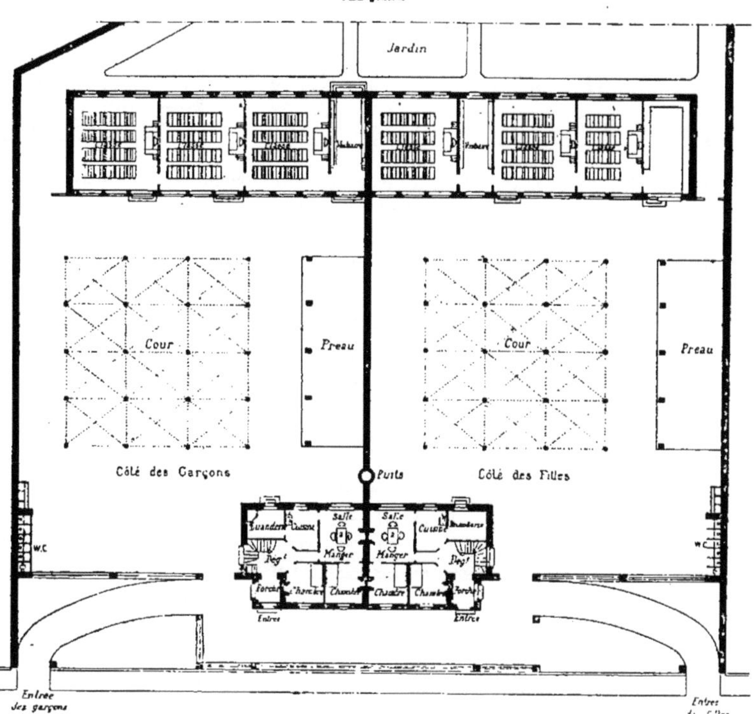

Fig. 260. — Groupe scolaire de Bellegarde (Loiret); plan d'ensemble (d'après Leray et Labeyrie).

l'adjoint et l'adjointe est complètement indépendant des bâtiments scolaires proprement dits ; il se trouve en façade sur la rue et est

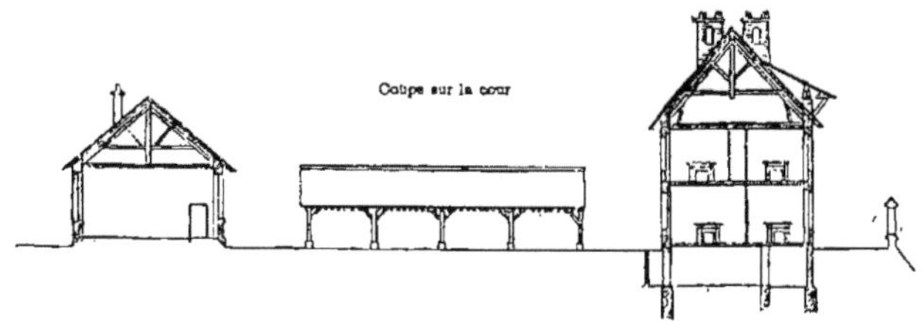

Fig. 261. — Groupe scolaire de Bellegarde (Loiret ; coupe de l'ensemble des bâtiments (d'après Leray et Labeyrie).

séparé par les cours des salles de classe. Cette disposition présente le grand avantage de mettre la population scolaire à l'abri des maladies épidémiques pouvant survenir dans les familles du personnel enseignant.

Le grand bâtiment des classes s'étend sur une surface de 500 mètres. Trois parties bien distinctes sont réservées aux garçons, aux filles et à l'école maternelle, avec leurs vestiaires particuliers.

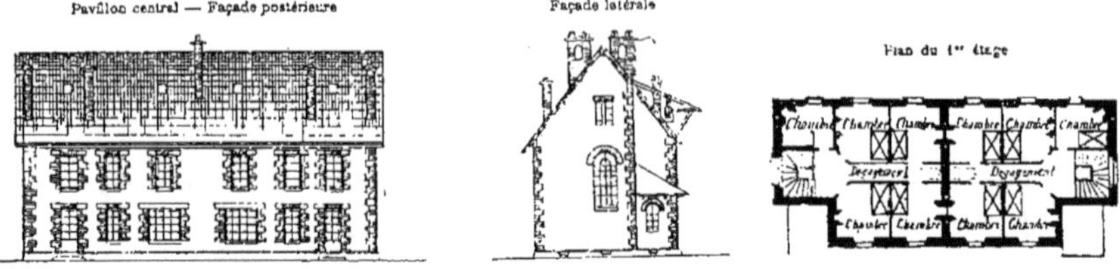

Fig. 262. — Groupe scolaire de Bellegarde (Loiret) ; logement des maîtres (d'après Leray et Labeyrie).

Les trois classes de garçons sont séparées par des cloisons mobiles qui peuvent être enlevées les jours de fête, de façon à les réunir en une seule salle de $22^{m},50$ sur 8 mètres.

Le bâtiment d'habitation, en avant des cours, est à rez-de-chaussée, premier étage, cave et grenier sous les combles.

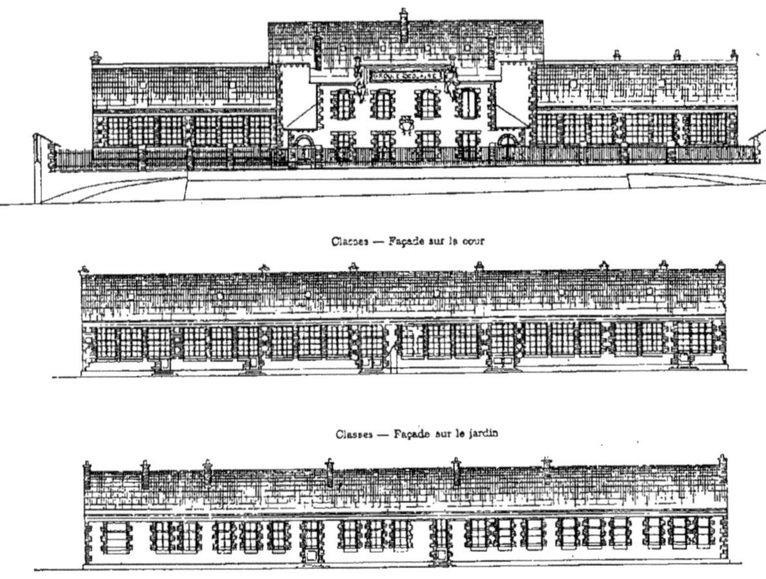

Fig. 263. — Groupe scolaire de Bellegarde (Loiret) ; façades (d'après Leray et Labeyrie).

Une enceinte de grilles élégantes en bordure sur la voie publique concourt à l'harmonie générale de l'ensemble.

La construction des murs est faite en moellons recouverts de crépi ; les encadrements des ouvertures en brique ; les appuis en pierre ; les planchers et charpente sont en bois, la couverture en ardoises.

Le montant de la dépense, mobilier scolaire compris, s'est élevé à la somme de 97 000 francs, soit environ 300 francs par élève.

École des filles à Yvetot (fig. 264 et 265) (Seine-Inférieure) (architecte : M. *Lefort*, à Rouen). — L'école communale de filles de la ville d'Yvetot a été construite en 1907, sur un terrain de 6 825 mètres, prélevé sur une partie du champ de foire. Elle comprend huit classes de 48 élèves, en rez-de-chaussée, avec quatre lavabos, et avec ves-

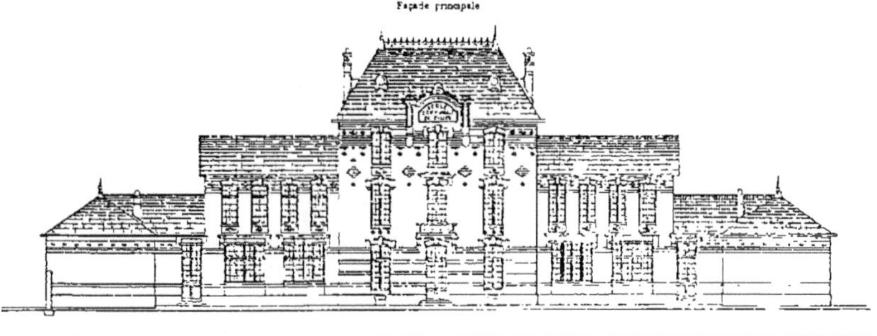

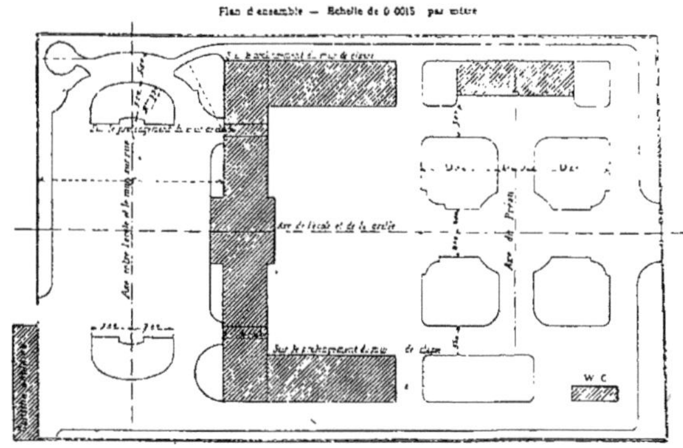

Fig. 264. — École de filles à Yvetot (Seine-Inférieure) ; plan d'ensemble des bâtiments, cours, jardins et façade (d'après Leray et Labeyrie).

tiaires formant vestibule d'entrée et desservant chacun deux classes. Une classe de couture existe en outre au premier étage.

L'ensemble des locaux scolaires se développe en forme d'équerre double à l'extrémité d'une vaste cour avec carrés de jardins ; dans cette cour sont situés le préau couvert et les privés.

La partie centrale des bâtiments est occupée par les logements de la directrice et des adjointes.

Une seconde cour se trouve au delà des bâtiments ; elle est garnie de verdure ; un tennis et une cantine scolaire y ont été installés.

La dépense totale s'est élevée à la somme de 127 000 francs compris les honoraires de l'architecte, soit environ 320 francs par élève.

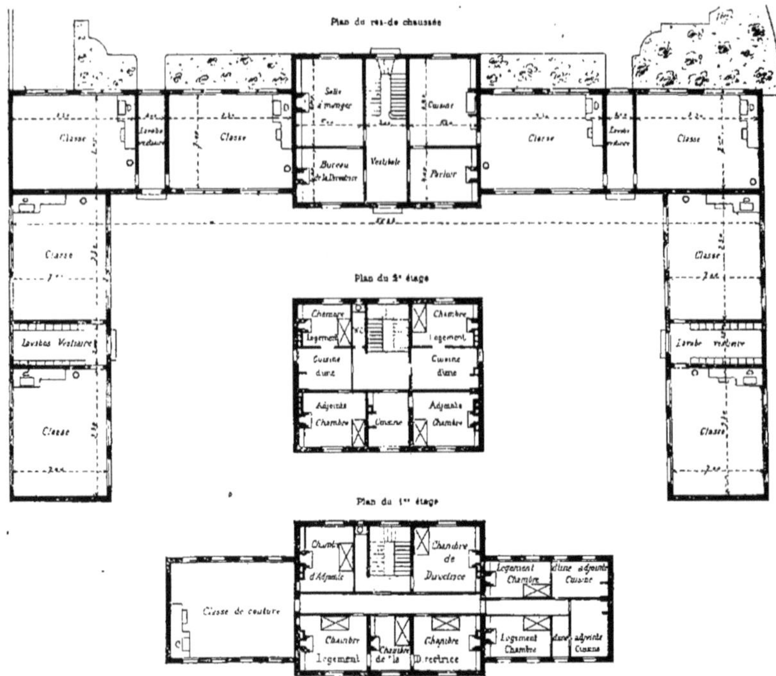

Fig. 265. — École de filles à Yvetot (Seine-Inférieure) ; plan (d'après Leray et Labeyrie).

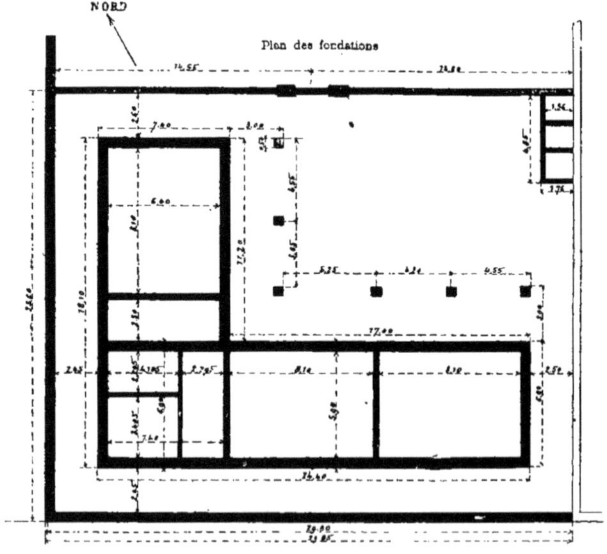

Fig. 266. — École de filles de Rufisque ; plan des fondations (d'après Leray et Labeyrie).

Écoles dans les colonies françaises. — Il nous a paru intéressant de donner ici les plans et la description de deux écoles

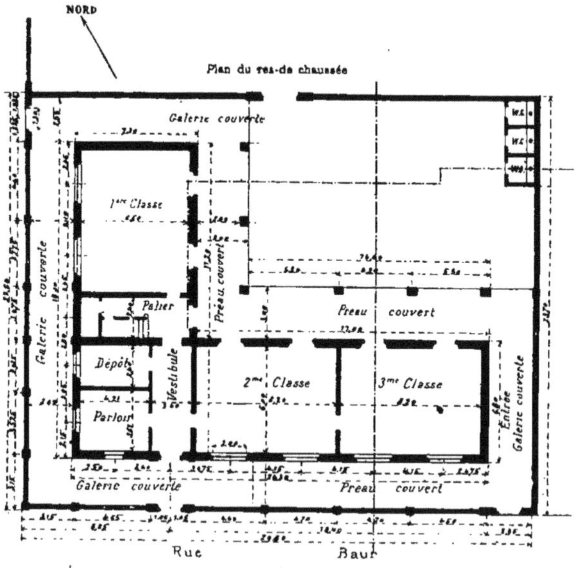

Fig. 267. — École de Rufisque; plan du rez-de-chaussée (d'après Leray et Labeyrie).

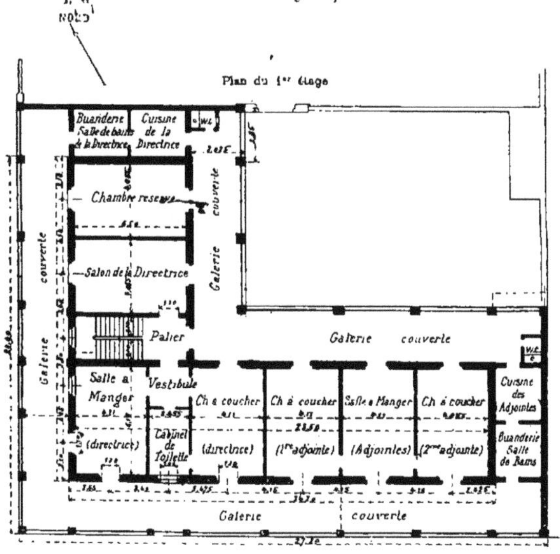

Fig. 268. — École de Rufisque; plan du premier étage (d'après Leray et Labeyrie).

de nos colonies. Nous les empruntons encore à l'ouvrage de MM. Leray et Labeyrie.

École de filles de la ville de Rufisque (Sénégal) (fig. 268 à 272) (architecte : M. *Abadie*, à Rufisque). — Cette école se compose d'un grand bâtiment comprenant un rez-de-chaussée et un premier étage. Les classes, au nombre de trois, sont situées au rez-de-chaussée, et les logements sont entourés de galeries couvertes qui les préservent de la chaleur et servent en même temps de préau et de galeries de communication.

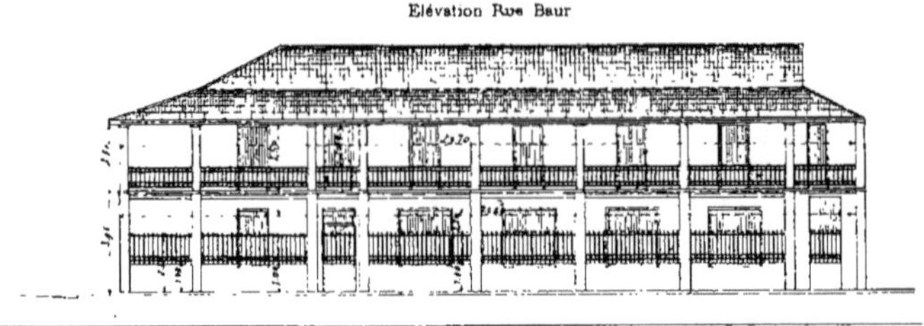

Fig. 269. — École de filles de Rufisque (d'après Leray et Labeyrie).

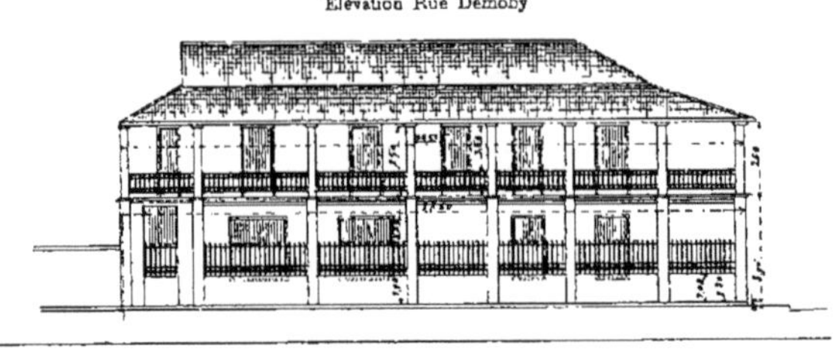

Fig. 270. — École de Rufisque ; élévation (d'après Leray et Labeyrie).

Le logement de la directrice comprend cinq pièces et un cabinet, une salle de bains et water-closets.

Les deux adjointes ont chacune leur chambre avec une cuisine, salle à manger et salle de bains communes.

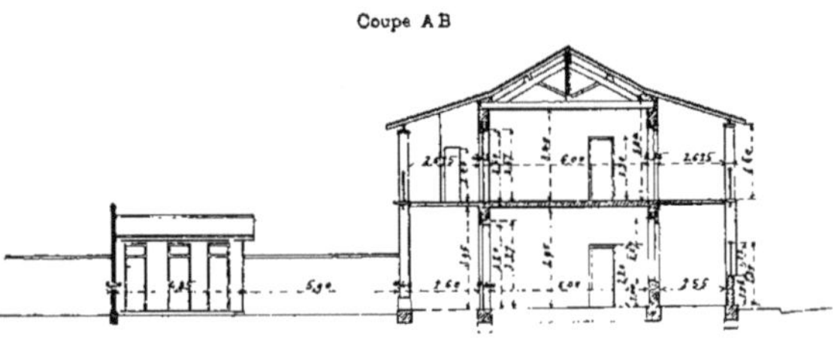

Fig. 271. — École de filles de Rufisque (Sénégal). (d'après Leray et Labeyrie).

La cour est entourée de murs de clôture, et les water-closets sont placés dans l'angle sud-est.

Les matériaux employés sont la pierre et surtout la brique creuse ;

les planchers sont en fer avec voûtages en briques creuses. La charpente est en bois de sapin du Nord et la couverture en tuiles plates de Marseille; toutes les pièces sont cimentées et toutes les croisées munies de persiennes.

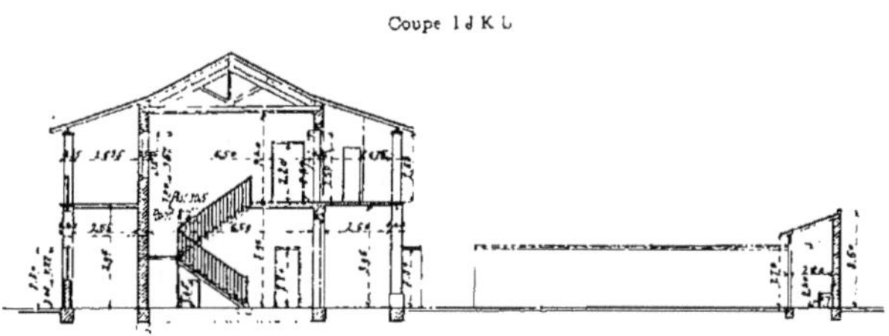

Fig. 272. — École de Rufisque (d'après Leray et Labeyrie).

La dépense pour la construction a été de 52800 francs, soit environ 340 francs par élève.

Poste-école (Régence de Tunis) (fig. 273). — Dans différentes localités de la Tunisie, M. Guy a construit des postes-écoles dont le prix, suivant l'importance, varie de 18000 à 20000 francs.

Le poste-école dont le type est reproduit ici se compose d'un bâtiment à rez-de-chaussée seulement, comprenant deux classes et le logement du personnel; sur sa façade sud se trouve placé un petit préau destiné à protéger les classes de la chaleur du soleil.

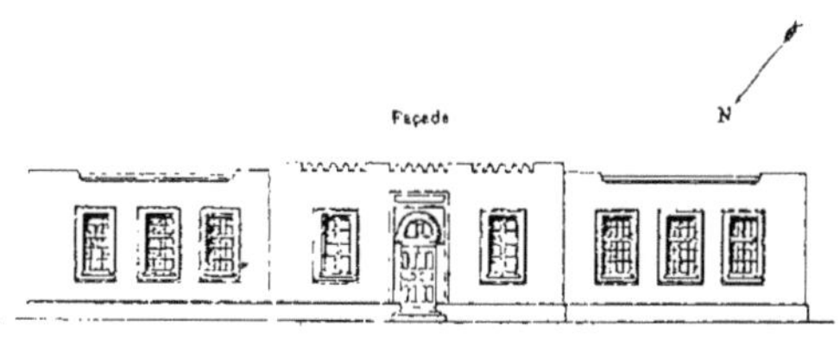

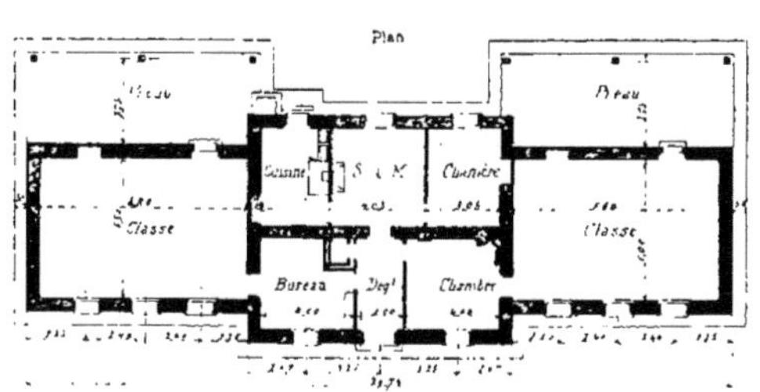

Fig. 273. — Poste-école de la Régence de Tunis (d'après Leray et Labeyrie).

Dans toutes les écoles de la Régence de Tunis, on se conforme pour la construction aux mêmes règlements que pour les écoles de France, sauf quelques modifications appropriées au pays à cause du climat et de la chaleur.

Dans toutes les façades, M. Guy a réussi, en s'inspirant de l'architecture arabe, à donner un caractère local.

Les portes ont des encadrements en pierre de taille calcaire d'un joli gris très foncé qui se prête parfaitement aux décorations mauresques. Les encadrements sont souvent entourés de carreaux de faïence arabe fabriqués dans le pays, et les couronnements de portes et les corniches sont formés au moyen de tuiles vertes d'un très joli effet. Les portes en bois sont décorées de clous comme celles des maisons indigènes, et aux fenêtres sont placées des grilles composées suivant la mode du pays.

Il serait à désirer que, suivant ce qui a été fait en Tunisie, on adopte en France l'architecture locale dans les constructions des écoles rurales et que l'on fasse emploi des matériaux du pays.

Écoles de Paris et des grandes villes françaises. — Les nécessités d'emplacement imposent aux architectes des constructions plus resserrées; ce sont surtout les cours et les préaux qui souffrent de ce manque d'espace; il est exceptionnel que leur surface réponde aux exigences des règlements; les récréations ne peuvent être prises que par classes ou groupes de classes, et encore arrive-t-il souvent que le tiers ou même le cinquième des élèves de l'école sont tellement à l'étroit dans la cour de récréation qu'ils ne peuvent s'y livrer à aucun jeu ou à aucun exercice utile à leur développement physique. De plus, les conditions d'aération et d'insolation de ces cours, souvent entourées de hautes bâtisses, sont tout à fait insuffisantes.

Pour les mêmes raisons, et à cause du voisinage trop fréquent et de la hauteur des immeubles voisins, l'éclairage des classes laisse à désirer ; pendant les mois d'hiver, où les brouillards sont fréquents, il existe un bon nombre d'écoles où l'on doit recourir presque toute la journée à l'éclairage artificiel.

Les écoles modernes sont habituellement pourvues d'un chauffage central, à vapeur d'eau ou à eau chaude; mais la ventilation y est insuffisante ou nulle.

Ces critiques une fois faites, il faut reconnaître que nos écoles sont établies sur des plans satisfaisants; le plus souvent elles sont réunies en *groupes scolaires*, comprenant une école de garçons, une école de filles, et quelquefois une école maternelle.

Dans la plupart de ces groupes scolaires, la partie centrale est occupée par les logements du concierge, au rez-de-chaussée et aux étages supérieurs par ceux des directeurs et directrices. Dans les bâtiments latéraux sont logées d'un côté l'école des garçons, de l'autre côté les filles; leur disposition est le plus souvent symétrique (fig. 274).

Le rez-de-chaussée est occupé tout entier par le préau; les étages supérieurs, qui sont rarement plus de deux, sont occupés par les salles de classe. Celles-ci sont généralement disposés des deux côtés d'un couloir central, qui est éclairé indirectement par la cloison à demi vitrée, faisant face dans chaque classe au mur extérieur et aux fenêtres. Cette disposition existe dans les groupes scolaires, qui comptent à chaque étage une double rangée de classes; avec ce plan, l'orientation et l'éclairage d'une partie des classes sont forcément défectueux ; les unes prennent jour en façade, et les autres sur la cour.

Une disposition plus heureuse, mais moins économique au point de vue de la construction et surtout de la surface bâtie, consiste à ne loger, à chaque étage, qu'une seule rangée de classes ; celles-ci prennent jour sur une façade convenablement orientée; le couloir qui les dessert est éclairé directement sur la façade opposée.

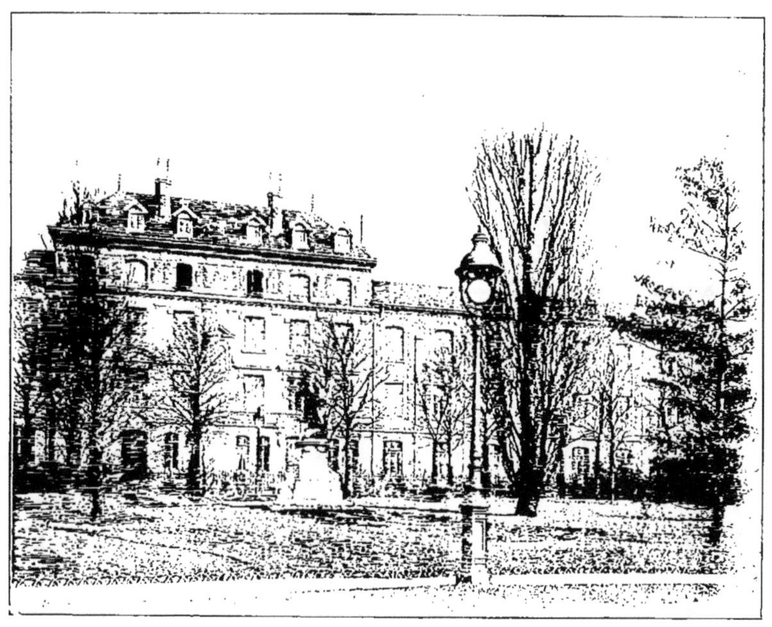

Fig. 274. — Groupe scolaire de la rue Petiet (square des Épinettes) à Paris.

Quand le terrain s'étend en profondeur, les bâtiments sont disposés en retour d'équerre, comme dans l'école de la rue de la Providence (M. Legros, architecte). Les plans du rez-de-chaussée et du premier étage, que nous reproduisons (fig. 275 et 276), indiquent avec assez de clarté la disposition de cette école pour nous dispenser de détails explicatifs.

L'école récemment édifiée par M. L. Bonnier, dans le quartier de Grenelle, est d'une conception architecturale plus moderne (fig. 277) : on remarquera l'étendue des baies d'éclairage ; la figure 278 donne l'aspect du préau intérieur; les détails de décoration ont été traités avec beaucoup de soin, et l'ensemble de l'édifice donne un impression de gaîté, qu'on pourra apprécier par les belles aquarelles reproduites par le journal *l'Architecte* (1).

(1) *L'Architecte*, Librairie centrale des Beaux-Arts, Paris, décembre 1912.

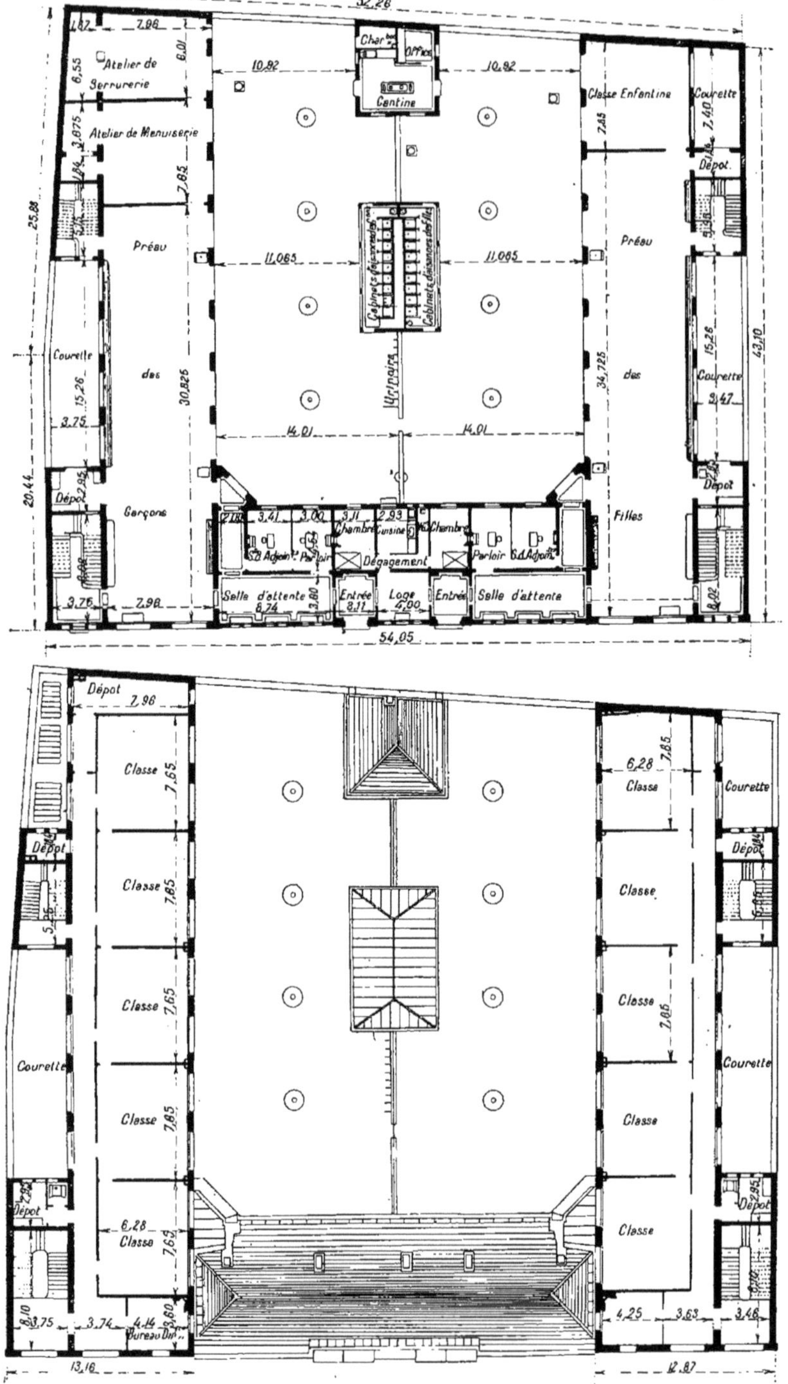

Fig. 275. — École de la rue de la Providence ; rez-de-chaussée et premier étage (M. Legros, architecte).

Les groupes scolaires parisiens sont destinés à une population qui varie de 700 élèves à 1 000 élèves; avec ce nombre d'élèves, l'emplacement de l'école devrait occuper une surface totale de 4000 à 5 000 mètres au moins : il s'en faut de beaucoup qu'une belle étendue de terrain puisse être consacrée à une école, ne serait-ce que par raison budgétaire.

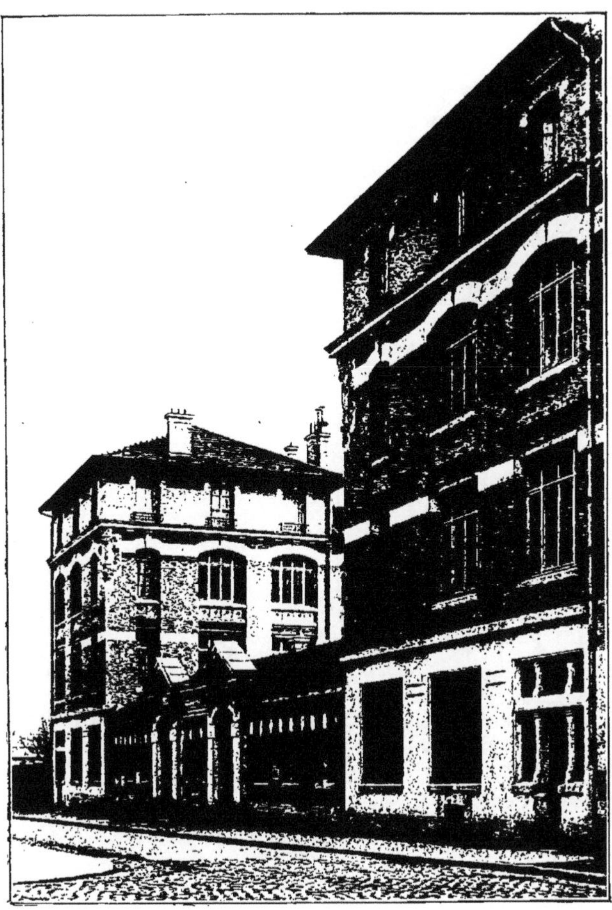

Fig. 276. — École de la rue de la Providence ; façade (M. Legros, architecte).

Dans leur ensemble, ces groupes scolaires conservent un aspect de grande simplicité; la distribution intérieure correspond exactement aux lignes de la façade. Et étant données les nécessités imposées par les emplacements restreints dont disposent les architectes, on ne voit pas la façon dont ils pourraient en tirer un meilleur parti. En tout cas, nous devons nous féliciter de ne pas voir s'élever dans nos villes des monuments scolaires à quatre ou cinq étages, où seraient entassées plusieurs milliers d'enfants. L'état sanitaire a beaucoup à perdre dans une pareille agglomération.

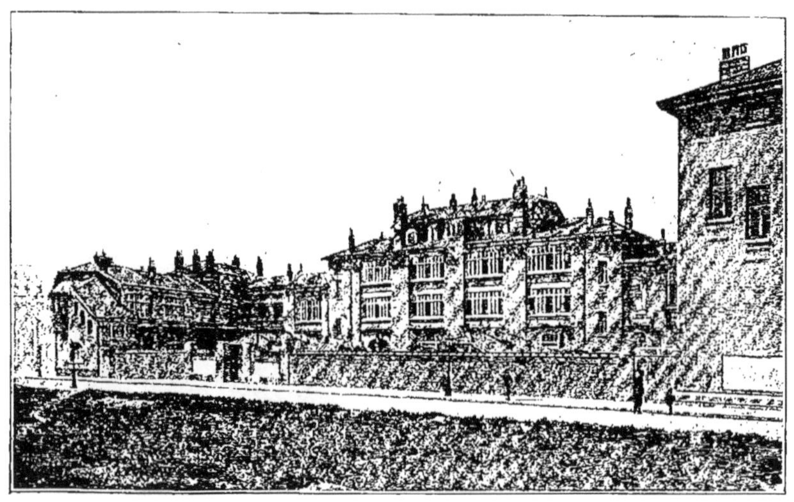

Fig. 277. — École du quartier de Grenelle, façade (d'après *l'Architecte*) (M. L. Bonnier, architecte).

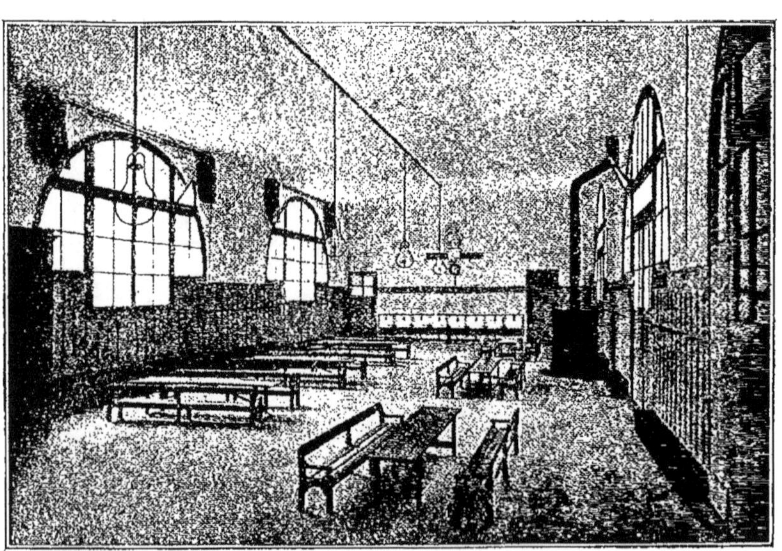

Fig. 278. — École du quartier de Grenelle ; le préau (d'après *l'Architecte*) (M. L. Bonnier, architecte).

Écoles primaires étrangères. — A l'*étranger*, les *écoles de campagne* sont, comme chez nous, bâties d'après les nécessités

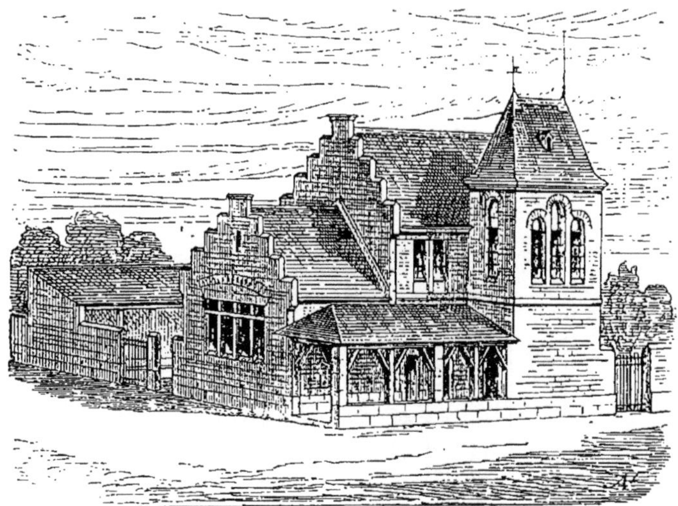

Fig. 279. — École et mairie rurales belges : élévation (d'après Narjoux).

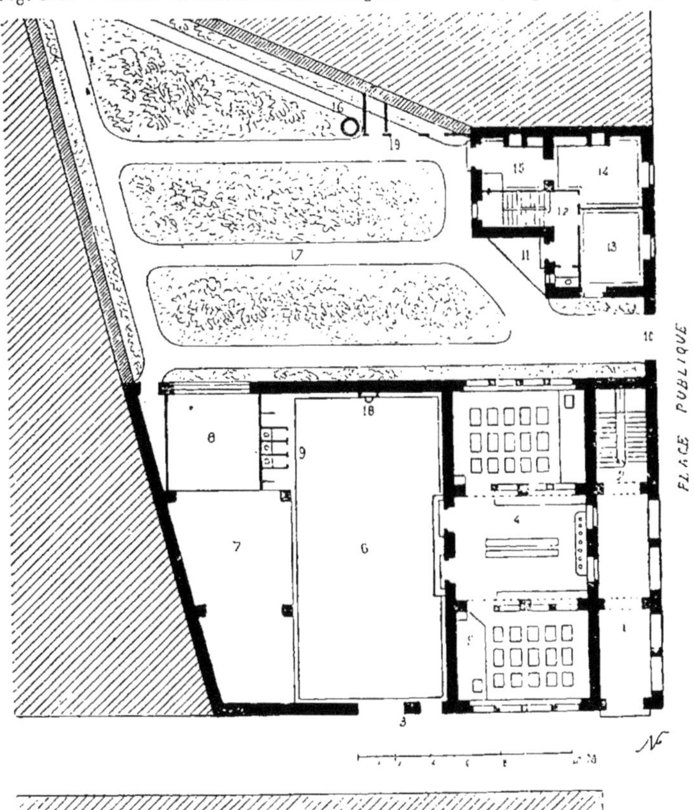

Fig. 280. — École et mairie rurales belges ; plan (d'après Narjoux).

Plan : 1 et 2, accès à la mairie (1er étage) ; 3, entrée de l'école ; 4, vestiaire, 5, classes ; 6 et 7, préaux découvert et couvert ; 8, gymnase ; 9, privés ; 18 à 15 ; logement du maître (en annexe) ; 16, puits ; 17, jardin ; 18, fontaine ; 19, dépendanec.

locales d'emplacement et de climat; leur architecture s'inspire des traditions, ou obéit à la nature des matériaux de chaque pays.

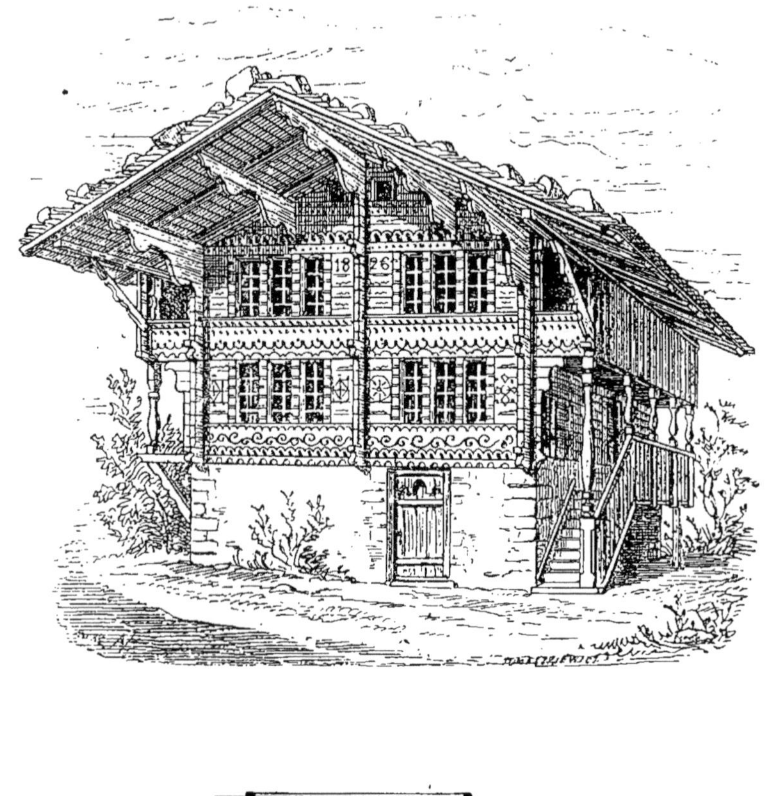

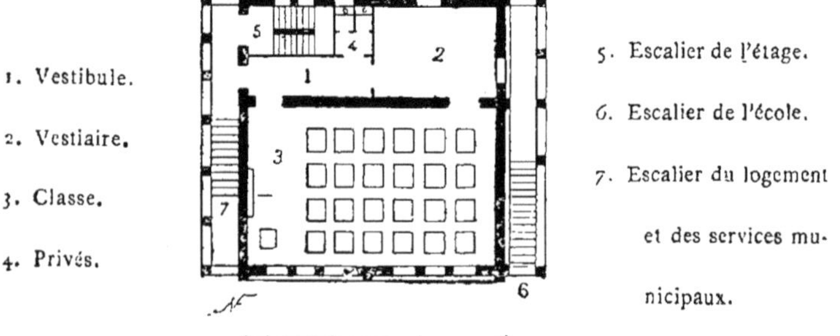

Fig. 281. — Élévation et plan d'une école de hameau dans l'Oberland (d'après Narjoux).

Aujourd'hui les mêmes principes d'hygiène guident tous les constructeurs, et, si l'on fait abstraction des détails du plan et de l'aspect extérieur du bâtiment, les écoles de campagne sont fort comparables.

Nous donnons, d'après l'ouvrage de Narjoux, les plans et les élévations d'une école belge et d'une école suisse (fig. 279, 280 et 281),

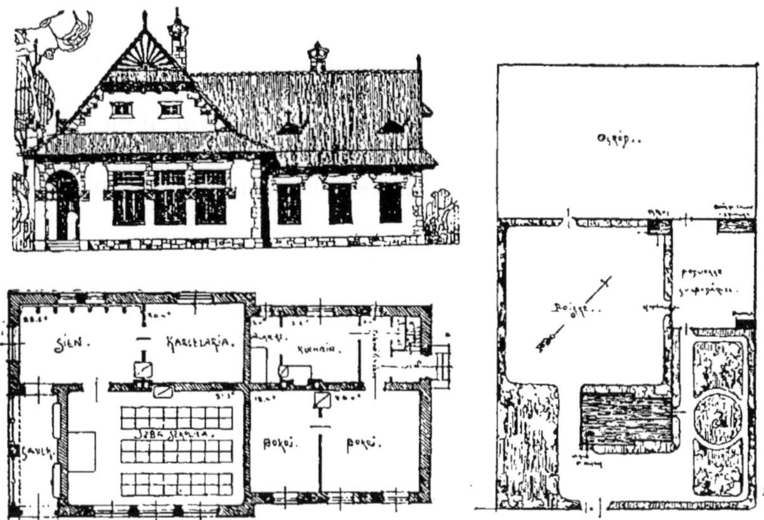

Fig. 282. — Élévation et plan d'une école primaire rurale à une classe (type de la Société « Macierz Szkolna », Varsovie).

les caractères architecturaux de ces bâtiments déjà anciens sont très spéciaux, mais la disposition des salles de classe et des autres locaux

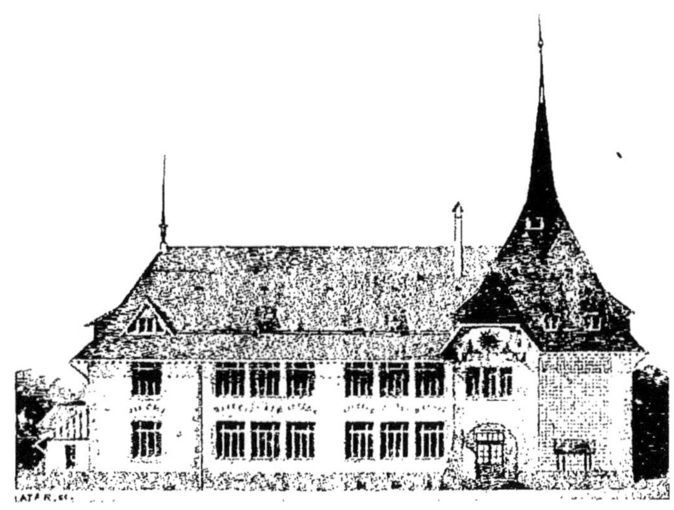

Fig. 283. — École primaire à Chêne-Bourg (Suisse) (d'après H. Baudin).

scolaires est assez semblable à celle des écoles françaises. Dans les écoles plus modernes, le souci de l'élégance se joint souvent à une grande simplicité de ligne : il en est ainsi pour l'école rurale polonaise à une classe (fig. 282), et pour l'école suisse de Chêne-Bourg (fig. 283), reproduite d'après le bel ouvrage de M. Henry Baudin (1).

Les *écoles de grandes villes étrangères* diffèrent plus volontiers de notre conception française, et elles sont souvent monumentales, comptent un plus grand nombre d'étages et logent une quantité d'enfants qu'on peut juger exagérée.

Il en est ainsi dans les deux très belles écoles de Munich, dont nous reproduisons les façades et les plans, dus à l'architecte Hans Gräffel. Mais, si l'on peut reprocher à ces écoles leur surpeuplement, on doit admirer leur installation presque luxueuse et la multiplicité des ressources qu'elles présentent pour l'éducation et l'instruction des enfants.

Dans l'école de la Ridlerstrasse, le sous-sol est utilisé pour

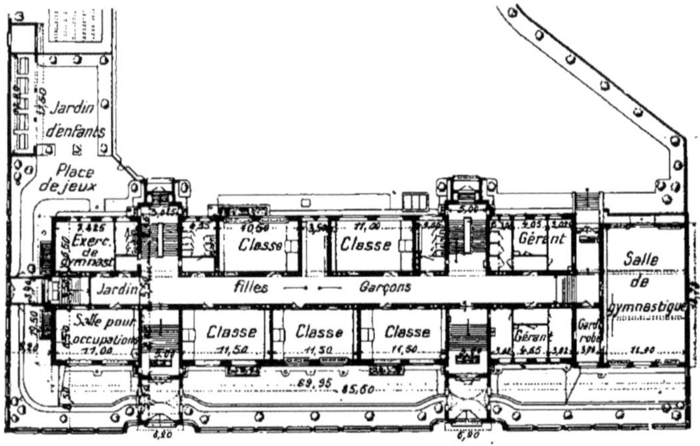

Fig. 2 . — École de la Ridlerstrasse à Munich ; plan du rez-de-chaussée (M. Hans Gräffel, architecte).

loger certaines classes spéciales; cette utilisation, dans une école nous paraît d'ailleurs peu opportune; sont ainsi logées les salles de bains et de douches, les chaudières, les classes de cuisine et des travaux manuels pour le bois et les métaux. Au rez-de-chaussée (fig. 284) se trouvent des salles de classe et de récréation, des salles réservées aux maîtres et une splendide salle dont la hauteur occupe deux étages. Les trois étages supérieurs comptent chacun neuf classes, disposées de chaque côté d'un couloir central. La longueur de ces classes est de 11 mètres, et même 11^{m},50 sur 6^{m},50 de largeur : la grande longueur de ces classes doit présenter de grands inconvénients au point de vue de la surveillance et des difficultés de l'enseignement.

(1) Henry Baudin, Les constructions scolaires en Suisse, Genève, Kündig, 1907.

La figure 285 donne l'aspect monumental et massif de la façade de cette école.

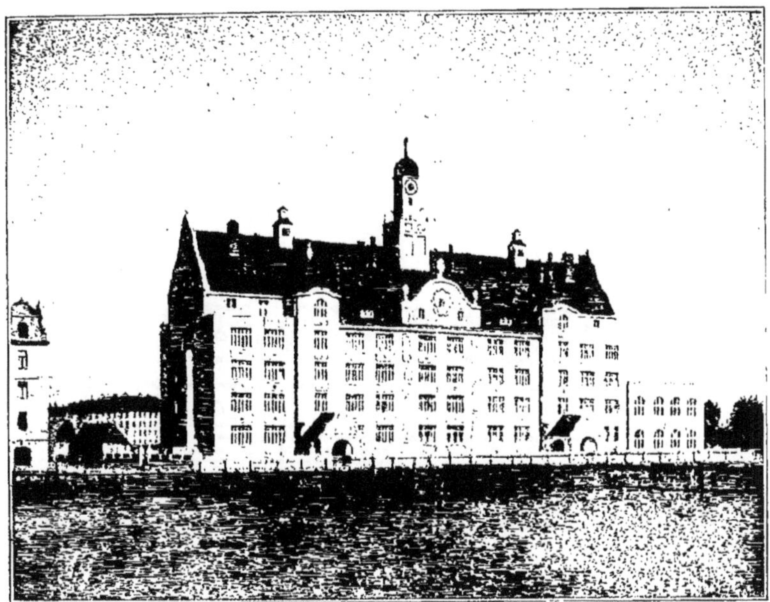

Fig. 285. — École de la Ridlerstrasse, à Munich (M. Hans Gräffel, architecte).

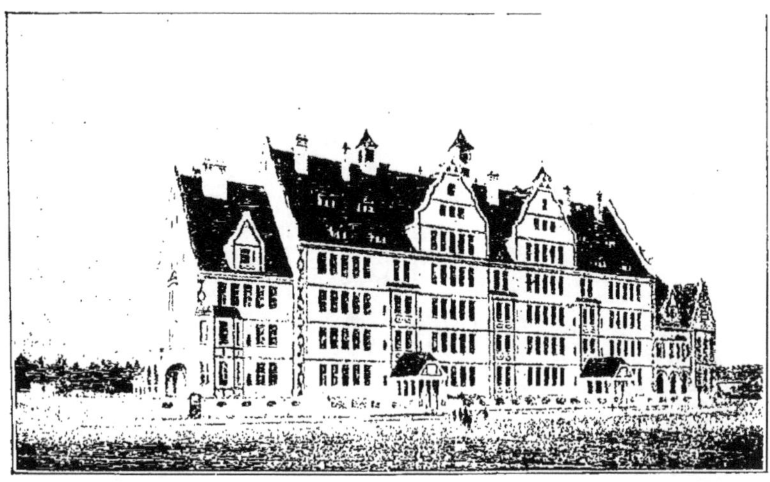

Fig. 286. — École de l'Agilolsingerplatz, à Munich (M. Hans Gräffel, architecte).

Tout aussi monumentale est l'école de l'Agilolsingerplatz (fig. 286), due au même architecte ; on y trouve, réunis en un seul bâtiment, tous les locaux nécessaires à toutes les branches de l'enseignement, depuis

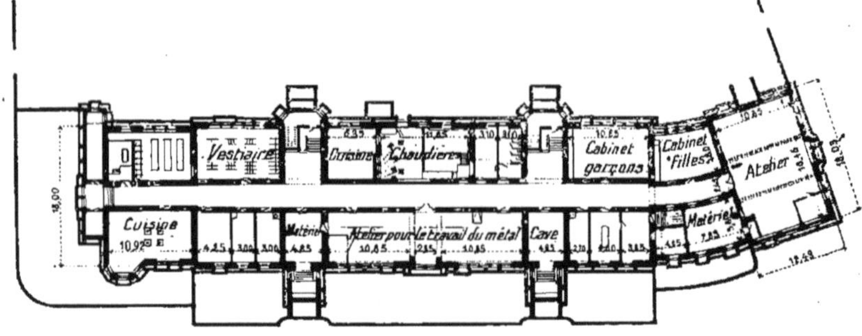

Fig. 287. — Plan du sous-sol de l'école de l'Agilolsingerplatz, à **Munich** (**M. H. Gräffel**, architecte).

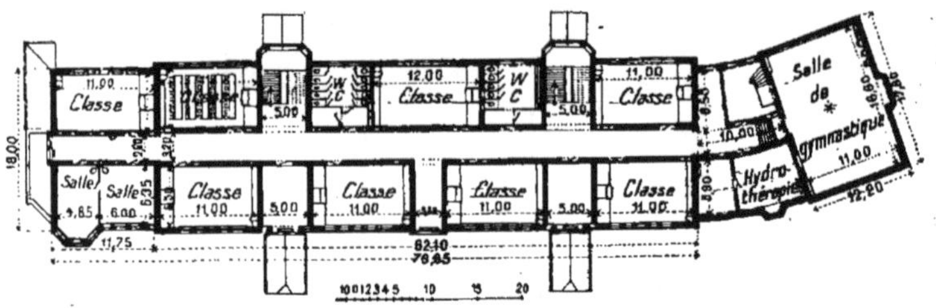

Fig. 288. — Plan du rez-de-chaussée de l'école de l'Agilolsingerplatz, à Munich.

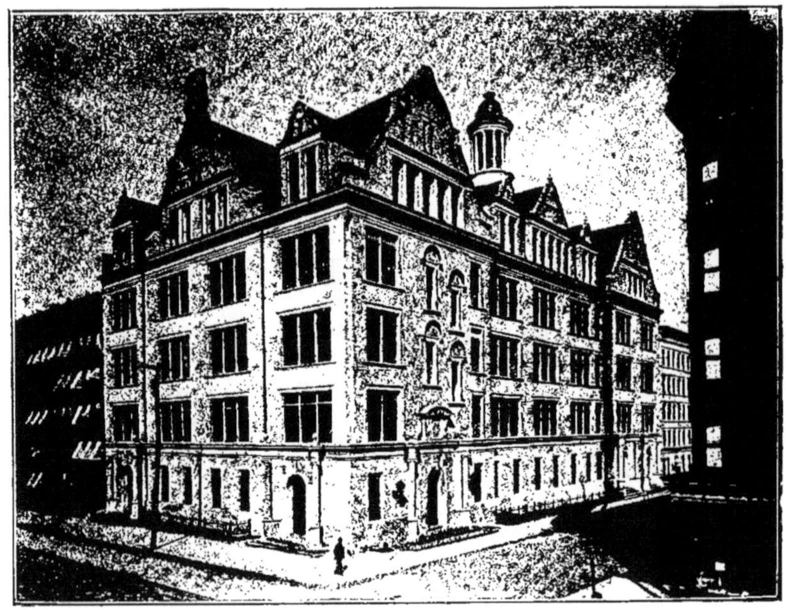

Fig. 289. — École primaire de Manhattan (New-York City).

les salles réservées au « Kindergarten » (école maternelle) jusqu'aux

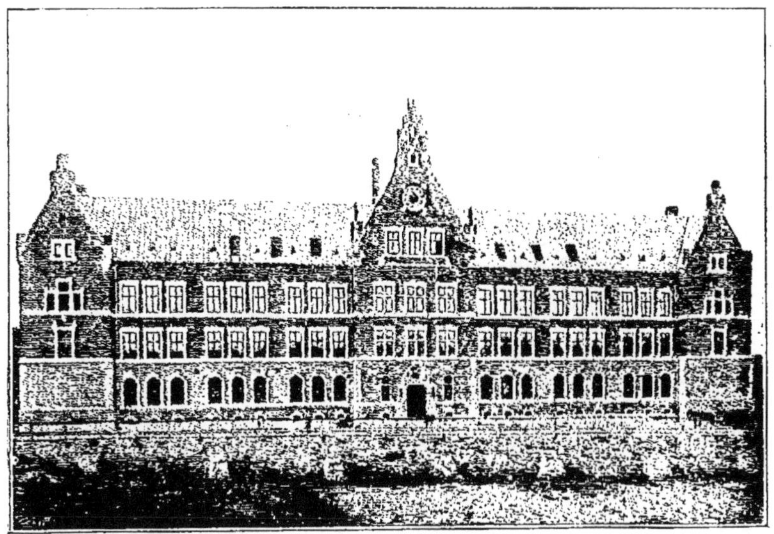

Fig. 290. — École laïque primaire de la paroisse Saint-Jean, à Stockholm.

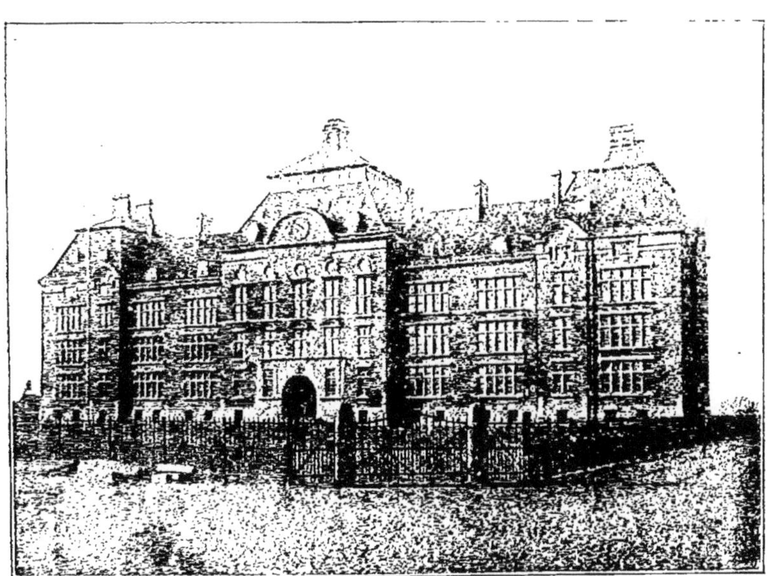

Fig. 291. — École moderne de Malmö (façade)

salle de gymnastique, de travaux manuels et de cuisine; comme dans la précédente école, le sous-sol est utilisé pour les locaux scolaires, en particulier pour les ateliers et les bains. Nous donnons le plan du sous-sol et celui du premier étage (fig. 287 et 288).

Les photographies des écoles élémentaires de New-York (fig. 289) et de Stockholm (fig. 290) montrent des édifices plus simples, dont le second surtout présente une certaine analogie avec les façades des grandes écoles françaises.

L'école de Malmö (Suède) (fig. 291) rappelle davantage l'aspect des grandes écoles allemandes ; l'importance massive de cette construc-

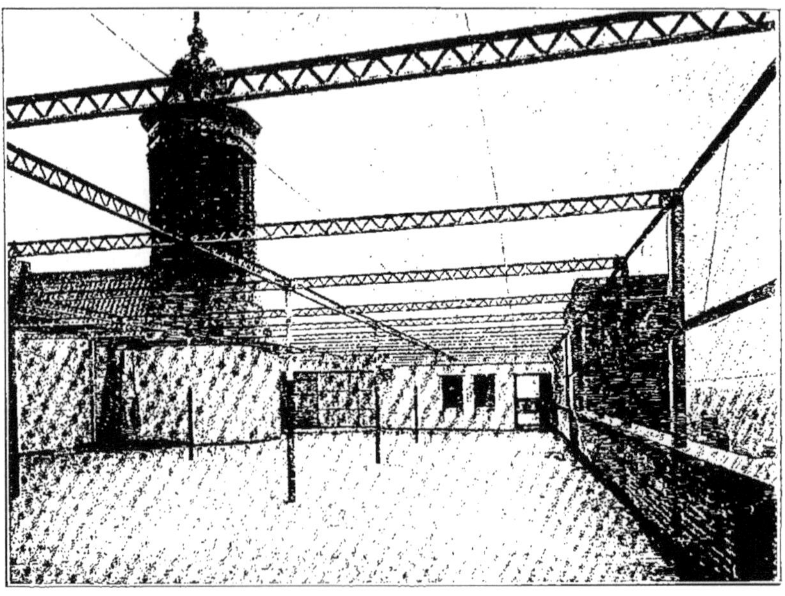

Fig. 292. — Toit-terrasse d'une école de New-York.

tion s'explique d'autant moins qu'elle est située dans une ville d'importance moyenne et à population peu dense.

Il nous paraît intéressant de reproduire ici l'aspect spécial et la disposition d'un *toit-terrasse* d'une école de New-York, où le défaut de place a amené les architectes à créer ainsi des espaces découverts utilisés pour les récréations (fig. 292).

Les internats et les écoles spéciales comportent d'autres locaux que ceux déjà étudiés ; nous ferons une étude d'ensemble de ces établissements : pour éviter des répétitions inutiles, nous réunirons dans un même chapitre les particularités relatives à leur construction, leur installation et leur fonctionnement (Voy. *Internats*, p. 627).

II. — ÉCOLES MATERNELLES.

Ces écoles, très fréquentées dans les grandes villes, à tel point que leur population atteint à peu près le tiers de la population scolaire totale, n'ont d'existence autonome que depuis la loi d'octobre 1886. Avant cette date, les classes élémentaires étaient appelées *Salles d'asile*. Un décret de janvier 1887 expliquait que les écoles maternelles sont des établissements de première éducation, où les enfants des deux sexes reçoivent en commun les soins que réclament leur développement physique, moral et intellectuel.

Cette idée de faire des classes enfantines un lieu d'éducation et d enseignement est relativement récente : en effet, avant 1848, les salles d'asile, au lieu d'être dirigées par l'instruction publique, n'étaient que des fondations d'assistance infantile.

Si l'idée a été très généreuse de vouloir donner aux enfants, avant l'âge de la fréquentation scolaire, un début d'éducation morale et intellectuelle, nous devons avouer que le but de l'école maternelle a souvent été dépassé; on n'a pas toujours compris que les jeunes enfants auxquels on s'adressait avaient des besoins qui primaient ceux de l'instruction; et à vouloir trop tôt et trop vite meubler leur intelligence, on a négligé de cultiver chez ces êtres, en voie de développement rapide, les qualités physiques indispensables à leur développement intellectuel lui-même; on a fait des écoles maternelles des établissements d'instruction où les règles de la puériculture ou de l'homoculture ont été trop souvent méconnues.

En Allemagne, à la suite des travaux de Frœbel et la création de ses *jardins d'enfants*, on a pris un grand soin de développer les jeunes enfants dans un sens naturel ou physiologique; par une longue étude du développement psychique de l'enfant, Frœbel avait pu établir un certain nombre de principes sur lesquels reposait tout son système d'éducation ; il était sans doute arrivé à une sorte de dogmatisme un peu étroit, et ses conclusions ont souvent dépassé les observations d'après lesquelles il les établissait; il reste néanmoins acquis que l'éducation naturelle, intuitive ou objective, doit avoir la préférence des pédagogues dans la première enfance ; c'est en faisant *l'éducation de leurs sens* que leur intelligence acquiert son développement. Nous reviendrons sur ce point en étudiant la méthode de Frœbel, et nous y avons insisté déjà en exposant les méthodes de pédagogie expérimentale.

Les particularités de l'enseignement des jeunes enfants ont été comprises depuis longtemps et, dès 1847, on sentit la nécessité d'avoir un personnel spécialement éduqué pour diriger les salles d'asile ; sous le nom de « Maison d'études pour les salles d'asile », une femme dont le nom doit rester étroitement attaché à l'éducation des jeunes enfants, Mme Pape-Carpentier, dirigea une maison où furent formées plusieurs générations de directrices et d'institutrices destinées aux asiles; cette école, transférée à Fontenay-aux-Roses, est actuellement l'École Normale du personnel des écoles maternelles.

Les institutrices qui y sont formées possèdent certainement toutes les connaissances et toutes les aptitudes nécessaires à l'instruction des jeunes enfants; nous ferons seulement une réserve sur l'enseignement de l'hygiène; il serait bon que ces femmes, destinées à vivre en contact permanent avec de jeunes enfants, connussent les besoins physiques de cet âge, aient quelques notions sur le développement physique, sur la valeur de l'alimentation et sur celle des exercices corporels ; il faudrait aussi que la prophylaxie des maladies contagieuses y soit enseignée.

A l'étranger, et en particulier en Angleterre, chaque école maternelle ou jardin d'enfants possède une *nurse* qui est chargée de donner aux enfants les soins hygiéniques, et aussi ceux que nécessitent les accidents qui peuvent arriver à l'école ou les malaises qui marquent souvent le début des maladies contagieuses. Dans nos écoles, les directrices ont le plus souvent une expérience suffisante pour parer à ces incidents journaliers, mais les femmes de service qui sont spécialement chargées des soins hygiéniques manquent actuellement de compétence.

Nous avons déjà, en étudiant la prophylaxie des maladies contagieuses, parlé de ces *school-nurses* et des grands services qu'elles peuvent rendre. L'essai fait à Paris, sur l'initiative de M. André Mesureur, avec les infirmières de l'école de la Salpêtrière, avait donné les meilleurs résultats ; il est fâcheux que des raisons budgétaires aient empêché cette organisation de se poursuivre.

Installation de l'école maternelle (1). — Nous dirons peu de choses des bâtiments des écoles maternelles après les développements dans lesquels nous sommes entrés dans la première partie de cet ouvrage.

L'emplacement et l'orientation seront choisis d'après les données habituelles.

Autant que possible, le bâtiment ne comprendra qu'un *rez-de-chaussée* pour éviter aux enfants trop jeunes la montée ou la descente des escaliers; ce rez-de-chaussée devra être établi sur un sous-sol régnant sur toute son étendue, et ce sous-sol sera aéré et assaini par les moyens dont nous avons déjà parlé. Pour faciliter l'accès du perron, on pourra remplacer les quelques marches par un *plan incliné*; au besoin, ce plan incliné pourra être construit en bois avec une rampe à chacun de ses côtés.

Dans les grandes villes d'Amérique, l'usage s'est établi d'installer

(1) Mlle Brès, Construction et aménagement des écoles maternelles, Delagrave, édit. — Dr L. Dufestel, L'hygiène à l'école maternelle, Delagrave, édit.

des terrasses au niveau des toits ou au lieu et place de ceux-ci; les écoles maternelles elles-mêmes voient leur cour ou jardin remplacés par ces terrasses. Nos écoles, établies dans un simple rez-de-chaussée et jouissant d'une cour plantée et d'un préau couvert, nous paraissent infiniment préférables.

La *cour de récréation* aura une surface « calculée à raison de 3 mètres carrés par enfant; elle ne pourra avoir moins de 250 mètres carrés. Le sol sera sablé; le bitume, le pavage ou le ciment ne pourront être employés que pour les passages ou les trottoirs. Ces derniers ne feront jamais saillie.

« La cour sera plantée d'arbres placés à distances convenables des bâtiments et disposés de façon à ménager l'espace nécessaire aux exercices et aux jeux des enfants. Une petit jardin y sera annexé » (Règlement français).

Nous demanderons de plus quelques *tas de sable*, assez souvent renouvelés, sur lesquels les enfants pourront se livrer à leurs jeux favoris.

Le *vestiaire* des écoles maternelles mérite d'être mieux étudié et mieux disposé qu'il ne l'est d'une façon habituelle. Les jeunes enfants égarent facilement leurs coiffures ou leurs manteaux; aussi les institutrices leur laissent souvent prendre la mauvaise habitude d'emporter ces vêtements dans les classes, où ils les posent sur les tables libres ou même sur les dossiers des tables-bancs; étant donnés les nombreux germes de maladie que peuvent véhiculer ces vêtements d'enfants et les cas de contagion certaine qu'ils entraînent, ces pratiques doivent être absolument condamnées. L'installation du vestiaire, formé de cases individuelles, nous paraît nécessaire, plus encore dans les écoles maternelles que dans les écoles primaires.

Le *cabinet médical*, la *chambre d'isolement* avec quelques sommiers facilement désinfectables, sont également plus utiles à l'école maternelle qu'à l'école primaire.

Préau couvert. — Il doit être assez vaste pour que tous les enfants y trouvent place les jours de mauvais temps; les jeux tiennent une place importante dans l'éducation des enfants, et rien ne doit être négligé pour qu'ils puissent trouver dans leur pratique les bienfaits physiques qu'on en doit attendre. Une surface de $0^{mq},98$ par élève est demandée par le règlement : ce chiffre est insuffisant ; la hauteur sera de 4 mètres.

La lumière entrera à flots dans le préau ; le plancher devra être facilement lavable; il ne devra pas recéler de poussières qui s'envoleront sous les pas des enfants; à cet égard, le linoléum nous paraît très recommandable. Mme Girard voudrait que « cette salle de jeu soit garnie d'une frise qui contera à l'enfant, en couleurs vives, l'histoire du petit Chaperon Rouge ou de Cendrillon, ou celle de ses grands amis les animaux ».

Salle de classe ou salle d'exercice. — Elle doit avoir des dimensions relativement un peu moindres que celles des écoles primaires ; le nombre des élèves ne doit pas excéder 40, ce nombre étant déjà très considérable, eu égard à la difficulté de la surveillance des jeunes enfants et aussi à la facilité de la propagation des maladies contagieuses dans des classes trop peuplées.

Le règlement français calcule la surface de la classe à raison de $0^{mq},80$ par élève ; la hauteur doit être de 4 mètres ; le cube par enfant est donc de $3^{m},20$. Ce chiffre serait déjà peu élevé avec un système de ventilation assurant trois ou quatre changes d'air par heure ; mais on sait qu'il n'existe pour ainsi dire nulle part de ventilation effective de nos salles de classe, et dans ces conditions nous estimons qu'un cube d'air de 5 mètres par élève serait loin d'être exagéré.

Le linoléum présente les multiples avantages d'être facilement lavable, de ne pas recéler de poussière, et même de ne pas être froid aux pieds à l'encontre de ce que l'on a affirmé chez nous.

Les *parois du mur*, au moins jusqu'à hauteur d'appui, doivent être en peinture émaillée ou mieux encore recouverte de carreaux de grès ou de faïence de façon à pouvoir être facilement lavés ; les enfants ont coutume d'essuyer leurs mains sur les murs, d'y griffonner, et l'hygiène et la propreté gagneraient à ce que ces traces malpropres ou malsaines puissent être facilement enlevées.

Une *salle de repos* n'est pas prévue par le règlement ; mais le Dr Dufestel fait remarquer que les enfants de deux à quatre ans, en particulier pendant les chaleurs de l'été, ont besoin de dormir à l'école. La salle de repos sera, de préférence, contiguë à la salle d'exercice pour que l'institutrice puisse surveiller à la fois les enfants qui jouent et ceux qui dorment. L'orientation de cette salle doit être telle que la chaleur n'y soit pas excessive pendant l'été ; l'exposition au levant sera la meilleure. Signalons enfin l'opinion de Mlle Brès, qui voudrait que les vitrages de cette salle de repos soient en verre bleuté dépoli ; les peintures murales seraient de même couleur : cette teinte aurait l'avantage d'écarter les mouches ; elle procurerait en même temps aux yeux une lumière très douce, reposante, et incitant les enfants au sommeil.

Lavabos. — Ils doivent être installés à l'école maternelle avec un soin tout particulier ; leur disposition générale sera la même que dans les écoles primaires, mais les robinets seront placés très bas afin que les enfants n'aient pas besoin de lever les bras pour se laver les mains et pour éviter que l'eau ne coule dans leurs manches. Pour la saison d'hiver, les lavabos devraient être fournis d'eau chaude. Les serviettes qui servent à laver ou à essuyer les enfants devraient être strictement individuelles. Que dire de l'éponge commune, avec laquelle toutes les figures sont successivement rincées ?

C'est à l'école maternelle que les enfants auront à prendre les habitudes de propreté qu'ils continueront à pratiquer à l'école primaire ; la présence de *nurses* et la surveillance étroite qu'elles pourraient exercer sur la propreté des enfants serait, à ce point de vue, d'une réelle utilité.

Bains-douches. — Jusqu'ici, ils n'existent pas dans nos écoles maternelles : ils ne devraient jamais y manquer. Il est vrai que ce lavage complet demanderait avec de jeunes enfants certaines précautions, et surtout un personnel actif pour que tous les enfants puissent assez rapidement être déshabillés, savonnés, rincés, essuyés et de nouveau habillés; mais quelle valeur éducative aurait cette mesure de propreté !

Ce déshabillage, pratiqué à l'école, serait la seule manière efficace de faire une visite de propreté complète du corps et des vêtements de l'enfant; et bien des mères de famille, sachant qu'une toilette complète aura lieu à l'école, n'oseraient sans doute plus y envoyer leurs enfants crasseux ou déguenillés : « L'enfant, dit Mme Kergomard, doit venir propre à l'école maternelle, parce que c'est une nécessité d'hygiène physique, et puis parce que c'est une nécessité d'hygiène morale. »

Le *réfectoire* et la *cuisine* seront installés dans les conditions déjà étudiées.

Les *water-closets* posséderont toujours un siège et une cuvette adaptés à la taille des jeunes enfants : nous en avons déjà donné les modèles.

La *cour* sera spacieuse, aérée et ombragée ; sa surface sera calculée à raison de 3 mètres carrés par élève.

Le *mobilier* sera établi d'après les mêmes types généraux que le mobilier des écoles primaires.

Pour les plus jeunes enfants, nous avons figuré dans un chapitre précédent le modèle de banc-couchette de Pezzarossa ; on a proposé également de petits fauteuils en bois courbé dont les différentes dimensions s'adaptent exactement à la taille de l'enfant; quel que soit le modèle adopté, il y aurait avantage à ce que ces sièges puissent être facilement transportés de la salle de classe dans la cour pour les jours où le temps permettrait d'y garder les enfants; à ce point de vue, de petits fauteuils pliants, garnis de toile, du type dit « transatlantique », nous paraissent à la fois économiques et pratiques; ils peuvent prendre toutes les positions, depuis la position assise jusqu'à la position couchée; ils sont facilement lavables, et leur prix de revient est très minime.

Pour les enfants plus grands, de quatre à six ans, la table-banc sera d'un modèle analogue à celui des écoles primaires. Le règlement prescrit deux types différents de tables avec les dimensions suivantes :

	N° 1.	N° 2.
Hauteur de la tablette prise du sol....	45 centim.	50 centim.
Longueur par place..................	40 —	45 —
Largeur de la tablette...............	35 —	37 —
Hauteur du siège au-dessus du sol....	25 —	30 —

Jouets et matériel d'enseignement. — Les jouets et le matériel d'enseignement qui sont distribués aux enfants ont été le plus souvent jusqu'ici ramassés pêle-mêle après chaque classe pour être distribués au hasard à la classe suivante. Les enfants qui sont en incubation de maladies contagieuses peuvent de la sorte contaminer leurs camarades par l'intermédiaire des objets qu'ils ont pu facilement souiller, par la mauvaise habitude qu'ont tous les enfants de porter leurs jouets à la bouche.

Une heureuse initiative, qui constitue un grand progrès, consiste à fournir à chaque enfant un sac de toile lavable, portant un signe particulier, et dans lequel sont rangés tous les objets usuels : cubes de bois, règle, ardoise et crayons. Ces sacs sont accrochés autour de la classe et facilement reconnus par chacun des élèves grâce au signe distinctif qu'il porte.

Nous avons parlé ailleurs des jeux ou objets qui constituent les « dons de Frœbel ». Nous reproduisons ici une photographie (fig. 293) que nous devons, comme celles qui suivent, à l'obligeance de Mlle Fanta (de Versailles), qui a créé dans cette ville un fort intéressant « jardin d'enfants ».

En dehors des particularités que nous venons de résumer, tout ce qui concerne l'hygiène du bâtiment et du mobilier scolaire est comparable à ce que nous avons dit pour l'école primaire.

Admission à l'école maternelle. — On reçoit à l'école maternelle les enfants de deux à six ans. Avant d'être admis, l'enfant doit subir une visite médicale dans le but d'éloigner les suspects de maladies contagieuses ; on ne recevra que les enfants déjà vaccinés et ceux dont la propreté ne laisse pas à désirer ; nous voudrions, en particulier, que les enfants porteurs de poux soient sévèrement éloignés de l'école maternelle.

Hygiène physique des enfants à l'école maternelle. — En dehors des conditions matérielles dans lesquelles nous souhaitons voir les enfants placés à l'école maternelle, nous devons prévoir la façon dont nous pouvons être utiles à leur développement physique.

Nous avons dit quelques mots déjà des soins de propreté, des ablutions et des bains-douches ; le vêtement doit être surveillé, et il est désirable que les vestiaires et les œuvres qui les approvisionnent soient assez riches pour fournir des vêtements convenables aux enfants particulièrement miséreux.

Nous avons encore à nous occuper de la question de l'*alimentation à l'école maternelle* et de la question des *exercices physiques*.

Dans quelques grandes villes, les *cantines scolaires* fonctionnent à l'école maternelle. L'administration de ces cantines ne diffère pas de celle des écoles primaires, dont nous avons déjà parlé, mais l'alimentation des enfants doit y être tout autrement réglée.

Alimentation des enfants. — L'alimentation des enfants qui fréquentent l'école maternelle doit être surveillée avec beaucoup de soins. Dans beaucoup d'écoles de campagne, et aussi dans les villes quand il n'existe pas de cantine scolaire, les enfants ont l'habitude d'apporter leurs repas dans un panier : on trouve dans ces repas improvisés par les mères de famille les aliments les plus invraisem-

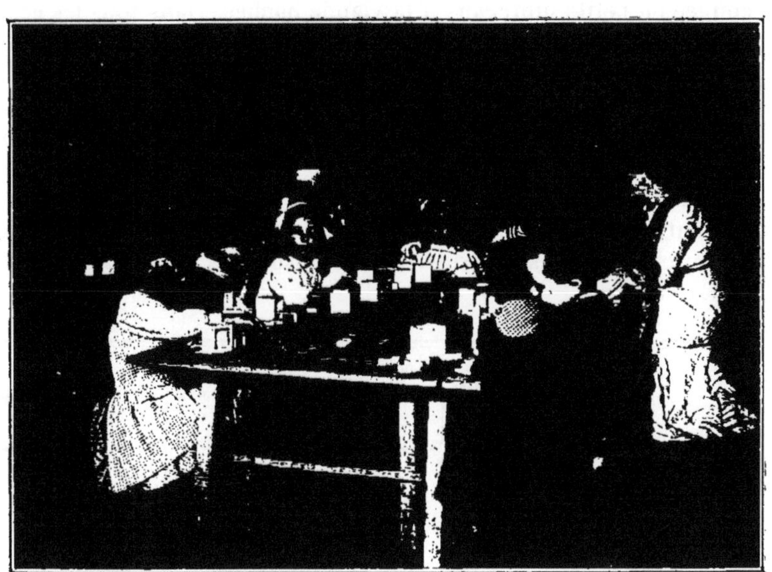

Fig. 293. — Quatrième « don de Frœbel » (cliché de Mlle Fanta).

blables, du lard, des oignons, des salades, etc. ; on y trouve aussi les boissons les plus nocives, depuis le café noir jusqu'à l'eau-de-vie à peine étendue d'eau, qui constitue un breuvage presque habituel en Normandie. Les maîtresses d'école devraient avoir suffisante autorité pour défendre la santé des jeunes enfants contre des habitudes aussi néfastes.

Quels sont les *aliments de choix* pour ces jeunes enfants ? Le lait serait évidemment une des bases de leur alimentation s'il était facilement transportable sans risquer de fermenter ; en dehors du danger auquel expose le lait ainsi aigri, il faut signaler aussi l'inconvénient que présente l'emploi en trop grande quantité du lait chez des enfants déjà grands ; une alimentation trop lactée ne fournit pas à l'enfant les différents sels minéraux dont il a besoin pendant cette période de croissance active, et elle peut aussi être la cause de certains troubles dyspeptiques. On voit des enfants pâles et anémiés dont le seul besoin est celui d'aliments plus variés que ceux qu'ils reçoivent. Il ne faut donc pas tomber dans cet excès qui consisterait à donner presque exclusivement du lait liquide. Au contraire, le lait mélangé à d'autres aliments, ou employé pour la préparation des potages ou des entremets, constitue une excellente alimentation.

Les œufs, à la condition d'être frais, sont un aliment parfait.

La viande a été souvent proscrite de l'alimentation des jeunes enfants; dans les milieux pauvres et qui envoient à l'école des enfants émaciés et anémiés, une ration de viande est loin d'être nuisible. Nous conseillerons volontiers l'emploi de la viande à l'école maternelle deux fois ou au moins une fois par semaine : autant que possible, la viande sera finement divisée ou hachée; toutefois les directrices d'école ont remarqué que les enfants préféraient la viande coupée en petits morceaux à la viande hachée. Dans tous les cas, la viande devra être absolument fraîche, tendre et choisie parmi les morceaux de bonne qualité. Le mouton et le bœuf présentent les meilleures qualités alimentaires.

Le poisson n'est pas à recommander pour les menus d'écoles maternelles.

Nous rappellerons seulement le nombre de calories nécessaires à l'enfant, et la proportion des diverses substances fondamentales qui doivent fournir ces calories; nous empruntons le tableau suivant à de Camerer :

AGE.		QUANTITÉ TOTALE.	EAU.	ALBUMINE.	GRAISSES.	HYDRATES DE CARBONE.	CALORIES.
		gr.					
2 à 4 ans..........		93,1	75,3	3,6	3,1	9,2	75,3
5 à 7 ans	garçons.	84,4	67,4	3,0	1,9	10,7	69,0
	filles ...	84,3	66,6	3,5	2,5	10,9	76,6

A côté de ces aliments riches en albumine, les féculents doivent tenir une large place dans les menus, en particulier sous forme de purée ou de pâtes alimentaires.

Les légumes verts ont leur intérêt parce qu'ils fournissent des aliments plus frais et riches en sels minéraux : les épinards sont surtout recommandables. Il en est de même des compotes de fruits, pendant la belle saison. Les fruits crus ne sont pas sans danger; ils ne seront donnés qu'à la condition d'être très mûrs et après que les parties exclusivement formées de cellulose auront été enlevées, comme les peaux ou les pépins.

Dans la pratique, il est difficile de tenir un compte exact des données théoriques, sur lesquelles nous avons insisté davantage dans un précédent chapitre ; aussi croyons-nous utile de reproduire quelques menus qui nous paraissent assez bien compris et dont on pourra s'inspirer.

Une des écoles maternelles du XXe arrondissement, à Paris, fournit à ses enfants les aliments suivants, dont les quantités sont calculées *pour cent enfants* :

Lundi et vendredi. — Riz au lait avec œufs :

Lait	10 litres.
Riz	1^{kg},750
Œufs	24
Sucre	1 kilo.

Mardi. — Pommes de terre ou macaroni avec mouton :

Pommes de terre	25 kilos.
Mouton (viande désossée)	4^{kg},500

ou :

Macaroni	7^{kg},500
Mouton (viande désossée)	4^{kg},500

Mercredi. — Purée de lentilles ou de haricots avec saucisses.

Lentilles ou haricots	11 litres.
Saucisses	3 kilos.

Jeudi. — Macaroni au gratin :

Macaroni	7^{kg},500
Fromage	1 kilo.

Samedi. — Purée de pois cassés avec mouton :

Pois cassés	8 litres.
Mouton	4^{kg},500

La viande est servie coupée en petits morceaux, mais non hachée.

Exercices physiques. — A l'école maternelle, ils sont d'autant plus indispensables que les jeunes enfants ont un besoin inné de mouvement : il y a là en quelque sorte une nécessité de leur développement.

Il faut donc que dans les écoles maternelles soient prévus des espaces suffisants pour que les enfants y prennent tous les ébats dont ils ont besoin ; la cour doit être assez vaste pour que tous les élèves puissent y jouer, sans y être entassés, et en toute liberté de mouvement. Avec Dufestel, nous aimerions que dans chaque école une large pelouse ombragée soit réservée aux enfants les plus jeunes pour qu'ils y puissent courir, gambader, se bousculer et tomber sans qu'ils ne risquent aucun mal. En différents points de la cour seront placés des tas de sable où les enfants pourront se livrer à leurs jeux favoris ; on leur donnera les quelques outils avec lesquels ils ont l'habitude de se livrer à leurs travaux de terrassement.

Dans quelques écoles belges, on a disposé dans les cours des grands jouets qui exercent une grande attraction sur les enfants (fig. 294). Quand l'espace disponible sera suffisant, on attribuera aux enfants des jardinets auxquels ils savent fort bien s'intéresser (fig. 295).

Pour les mauvais jours, le préau largement éclairé et ventilé servira de salle de jeux et de récréation.

Les jeunes enfants, jusqu'à quatre ou cinq ans, ne peuvent guère

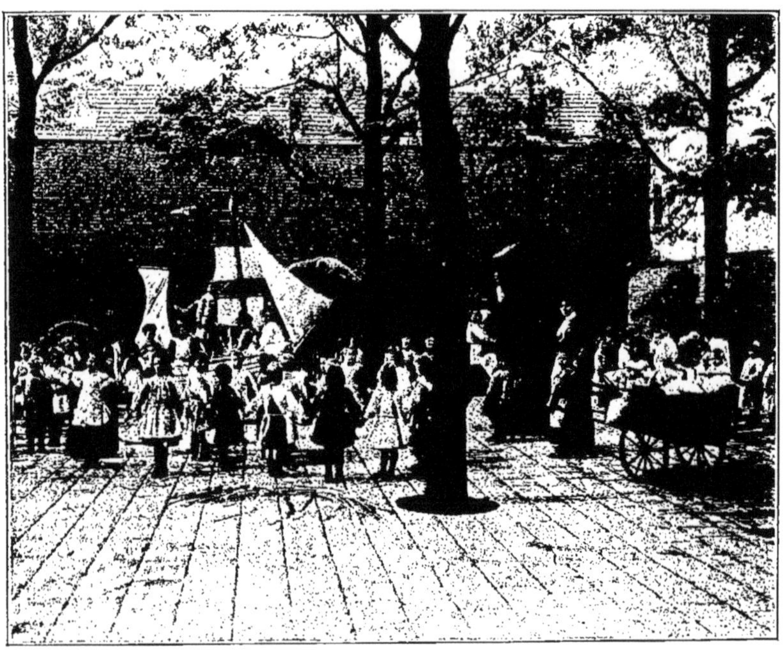

Fig. 294. — Cour de récréation, avec jeux, dans une école maternelle d'Anvers.

être soumis à la discipline d'exercices réglés ni même de jeux rythmés; les jeux libres sont les seuls qui leur conviennent; on les laissera courir ou gesticuler à leur gré. Le Dr Dufestel, qui s'est vivement intéressé aux tout petits écoliers, nous avoue tout le plaisir qu'il prend à assister à ces récréations de l'école maternelle: « C'est extrêmement intéressant de voir tous ces petits agir selon leur tempérament. Les uns courent en tous sens en pleine liberté et éprouvent le besoin de faire du bruit; les autres jouent dans un coin, à des jeux calmes et tranquilles; d'autres enfin, assis sur un banc, ne se laissent pas séduire par les propositions de leurs camarades et évitent tout mouvement. »

Souvent ces enfants immobiles sont des malades, ou tout au moins des faibles et des débiles que le moindre effort fatigue et qui préfèrent rester dans leur coin. Les maîtresses doivent s'en occuper et les signaler au médecin, qui, lui, devra les examiner et rechercher les causes de leur apathie.

Les *jeux libres* auxquels peuvent se livrer les jeunes enfants sont très nombreux. On peut citer les rondes, le cerceau, le saut à la corde, les quatre coins : certains jeux sont surtout *récréatifs*, dans ce sens qu'ils exigent peu de force et constituent surtout une dis-

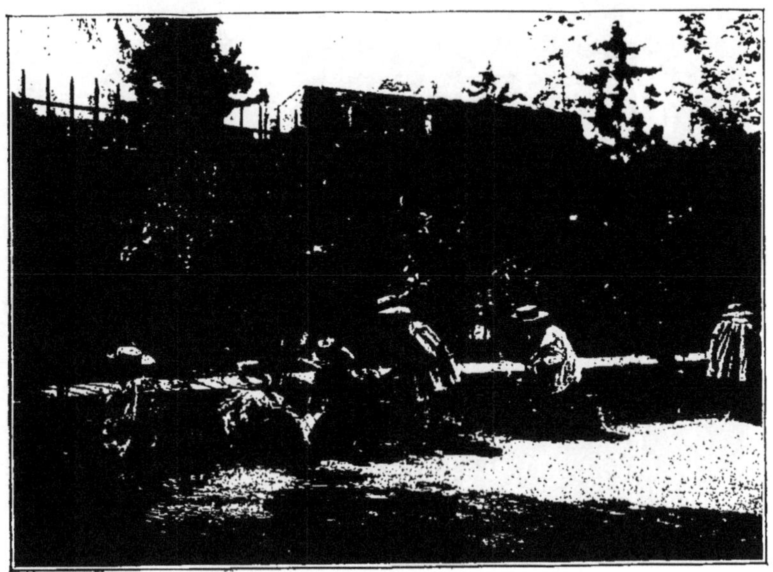

Fig. 295. — Jardinage (cliché de Mlle Fanta).

traction; d'autres jeux, au contraire, exigent des efforts musculaires assez intenses pour qu'on puisse les appeler des jeux *gymnastiques*. On aura soin de graduer l'usage de ces différents jeux suivant la force et suivant l'âge des enfants; on tiendra compte aussi de la température, les jeux les plus mouvementés devant être réservés à la saison froide.

Pour les enfants de quatre à six ans des écoles maternelles, dit le dernier *Manuel d'exercices physiques de l'Instruction publique*, « on se contentera des évolutions enfantines, rondes et marches accompagnées souvent de chant; quelques attitudes correctives; jeux libres; jeux réglés; mouvements d'imitation; exercices sur le mobilier scolaire; exercices respiratoires » (fig. 296 et 297).

Quant à la gymnastique proprement dite, elle est extrêmement difficile à faire exécuter aux enfants âgés de moins de six ans;

même avec un professeur individuel, on éprouve la plus grande peine à faire exécuter correctement, et de façon utile, les mouvements simples de la gymnastique respiratoire. Mme Pape-Carpentier l'avait fort bien compris, et elle adaptait d'une façon très intéressante les sentiments du jeune enfant à son besoin de mouvements en réglant les uns sur les autres : « La gymnastique régulière, théorique, disait-elle, a peu de charme pour les petits enfants ; malgré les chants dont on a la bonne coutume de l'accompagner, ils ne peuvent encore en comprendre le principe et la valeur. Au contraire, s'imaginer qu'on laboure la terre, qu'on fait la cuisine, le

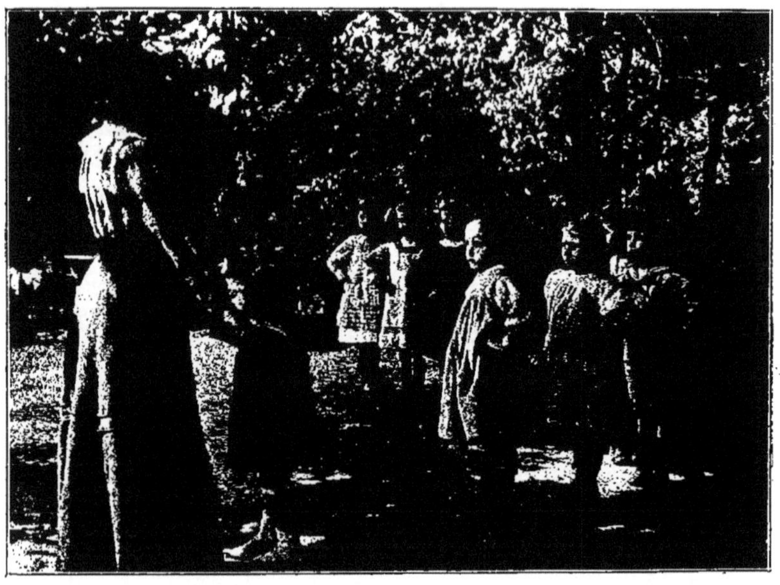

Fig. 296. — Mouvements et marche rythmés (cliché de Mlle Fanta).

ménage, qu'on cueille les fleurs, qu'on joue de petits drames, cela charme tous les enfants, et leurs divers mouvements, stimulés par l'élan de chaque pensée, prennent d'eux-mêmes la franchise et l'attitude indispensables pour produire sur l'appareil musculaire tout entier les bons résultats qu'on doit avoir en vue. »

Mais, quel que soit l'exercice auquel le jeune enfant va se livrer, il est indispensable que la maîtresse joue un véritable rôle d'enseignement : les jeux exigent un apprentissage méthodique sans lequel ils risquent de ne pas présenter d'intérêt et de manquer d'efficacité. « Il faut qu'un maître les enseigne, les dirige et les surveille, au même titre que les autres exercices collectifs ; avec cette différence toutefois que, dans les exercices d'ensemble, tous les mouvements s'exécutent au commandement, tandis que dans les autres jeux l'écolier conserve une certaine part d'initiative individuelle et de responsabilité dont la sanction sera le gain ou la perte de la partie » (*Manuel d'exercices physiques*).

Ces jeux et exercices, si utiles au développement musculaire du jeune enfant, ont aussi chez lui une grande importance éducative : ils développent ses qualités de décision, d'initiative et d'adresse ; les jeux de balle, par exemple, exercent à la fois la sûreté du coup d'œil et la force musculaire. Une véritable émulation s'établit entre les enfants plus ou moins adroits ; la volonté elle-même intervient dans la persévérance que mettent certains enfants à accomplir cor-

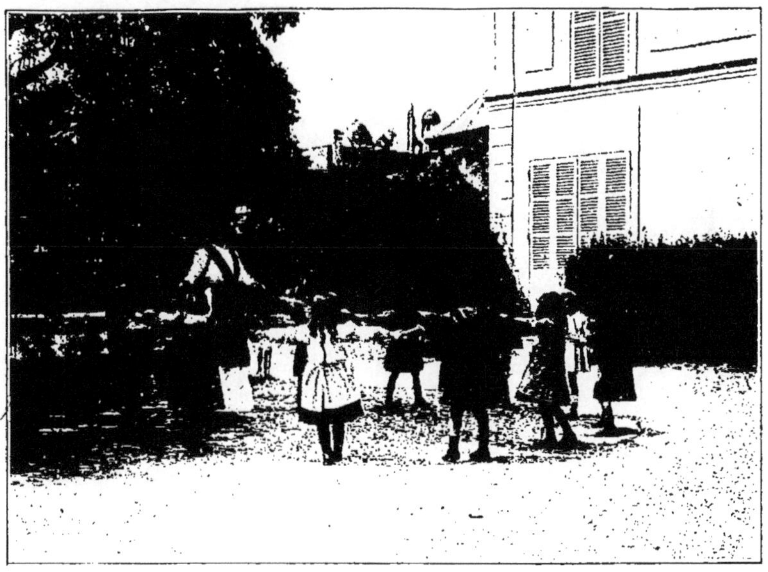

Fig. 297. — Ronde enfantine (cliché de Mlle Fanta).

rectement certains exercices qui les amusent ; la valeur éducative du jeu est aussi bien morale que physique chez les tout petits.

Les *travaux manuels*, qui occupent maintenant une large place dans les programmes des écoles maternelles, doivent aider à réaliser l'éducation des différents sens ; il ne faut pas croire qu'il s'agit là d'une simple question d'éducation physique ; le développement psychique de l'enfant est intimement lié à ses acquisitions sensitives et sensorielles (fig. 298 et 299) ; c'est sur cette donnée que repose la méthode de Frœbel, dont nous nous sommes occupés déjà en étudiant les « programmes et les méthodes d'enseignement ».

Hygiène intellectuelle. — L'hygiène intellectuelle du jeune enfant exige que les exercices physiques ou le jeu tiennent la plus grande place dans son emploi du temps ; « l'enfant qui joue se porte mieux et s'instruit plus que celui qui s'ennuie, disait Mme Pape-Carpentier » ; nous dirions volontiers que le jeu chez le jeune enfant doit être le moyen principal d'enseignement.

Le décret de 1848, qui a fait des écoles maternelles des établissements d'instruction publique, a amené la fâcheuse tendance de vouloir faire de ces écoles des lieux d'enseignement ; les notions abstraites devraient être à peu près complètement exclues des programmes ; chercher à faire un enseignement théorique et raisonné nous semble du temps perdu, et cela aux dépens de l'hygiène physique.

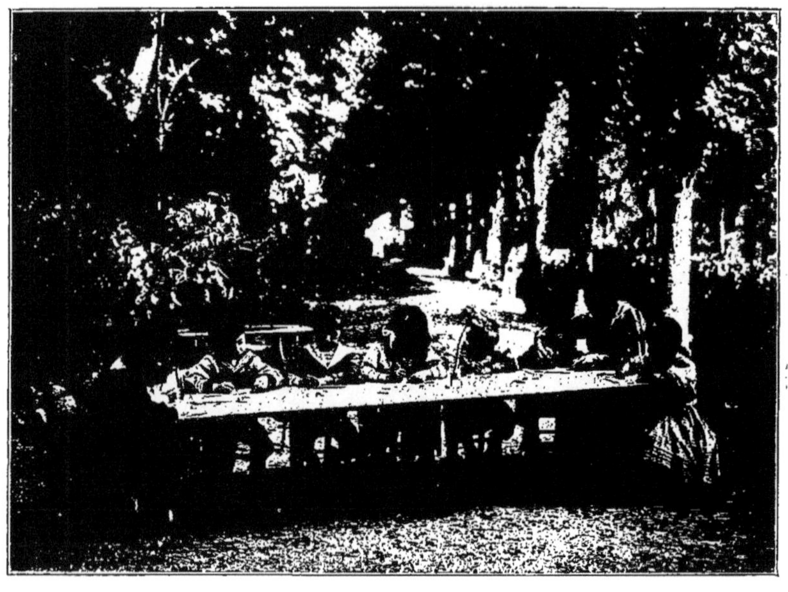

Fig. 298. — Dessin d'après nature (cliché de Mlle Fanta).

En effet, la première conséquence fâcheuse de cet enseignement, c'est d'obliger l'enfant à une sédentarité qui va à l'encontre de ses besoins primordiaux.

Il faudrait aussi faire une distinction entre les enfants tout jeunes et ceux qui sont âgés de cinq ou six ans : aux tout petits, âgés de deux à quatre ans, on ne doit imposer aucun exercice de classe ; les jeux, le mouvement et le grand air sont les besoins qu'on doit chez eux satisfaire tout d'abord. Chez les enfants un peu plus grands, l'horaire devra être coupé de temps très nombreux réservés aux récréations : c'est ce qu'on a tâché de réaliser dans les écoles maternelles de la Ville de Paris ; toutefois nous verrions sans aucun regret le temps des classes encore raccourci au profit des récréations en plein air. Nous donnons ci-dessous, d'après Dufestel, l'emploi du temps dans une École maternelle de Paris; il faut remarquer que cet établissement reçoit des enfants de deux à sept ans, et que les tout petits y sont astreints à une même durée de séjour dans les classes que les plus grands, qui forment des classes enfantines : il y a là un fait tout à fait anormal et qui appelle une réforme urgente.

Dans cette école, les enfants sont reçus dès 7 heures du matin en été, et à 8 heures en hiver. Jusqu'à 9 heures, l'élève reste dans la cour ou dans le préau, selon la saison.

« De 9 heures à 9 h. 15, visite de propreté et passage aux water-

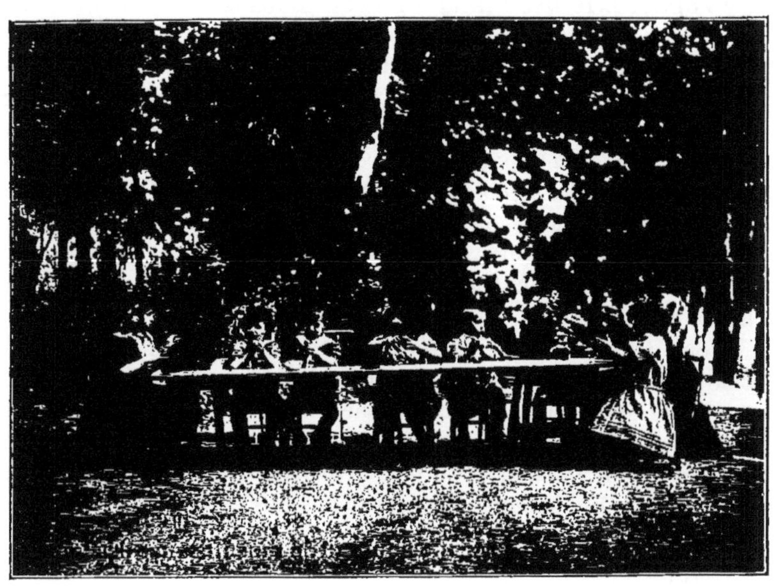

Fig. 299. — Modelage (cliché de Mlle Fanta).

closets; 9 h. 15 à 9 h. 35, classe; 9 h. 35 à 9 h. 45, évolution dans la classe; 9 h. 45 à 10 h. 15, classe; 10 h. 15 à 10 h. 45, récréation dans la cour; 10 h. 45 à 11 heures, classe; 11 heures à 11 h. 5, mouvements dans la classe; 11 h. 5 à 11 h. 25, travail. Sortie de l'école.

« Déjeuner pour les enfants nourris à la cantine de 11 heures et demie à midi 20, puis récréation jusqu'à 1 heure.

« De 1 heure à 1 h. 30, water-closets et lavabo; 1 h. 30 à 2 heures, classe; 2 h. à 2 h. 10, évolutions dans la classe; 2 h. 10 à 2 h. 30, classe; 2 h. 30 à 3 heures, récréation et water-closets : 3 heures à 3 h. 20, classe; 3 h. 20 à 3 h. 25, mouvements dans la classe; 3 h. 25 à 3 h. 55, travail; 3 h. 55, sortie.

« Les enfants qui restent jusqu'à 6 heures en hiver et à 7 heures en été jouent dans le préau ou dans la cour, selon la saison. Cet horaire compte deux classes le matin et deux classes l'après-midi, coupées par une récréation d'une demi-heure.

« La durée du séjour de l'enfant dans la salle d'exercices est de une heure pour la classe qui précède la récréation et de quarante à cinquante minutes pour celle qui suit. Le séjour d'une heure, qui serait beaucoup trop long pour des enfants si jeunes, est atténué par dix minutes d'évolutions. Les classes qui suivent les récréations, et qui sont respectivement de quarante à cinquante-cinq minutes, ne comprennent des évolutions que pendant une durée de cinq minutes.

« Les évolutions consistent en promenades avec chants autour de la classe ou en chants rythmés, l'enfant debout exécutant des gestes et des mouvements appropriés aux paroles (1) » (Dufestel).

Prophylaxie des maladies contagieuses. — Elle doit être à l'école maternelle d'une activité toute spéciale. Les élèves sont en effet pour la plupart vierges de toute fièvre éruptive; ils sont aptes à recevoir toutes les contagions. Quand la rougeole ou la coqueluche éclatent dans une école maternelle, les ravages y sont considérables.

Il en est de même pour la tuberculose : le nombre total des décès par tuberculose à l'école maternelle est supérieur à celui des décès par tuberculose à l'école primaire. Le danger étant plus grand, les précautions doivent être d'autant plus minutieuses.

Les règlements ne diffèrent pas de ceux qui sont en vigueur pour les écoles primaires : nous n'y reviendrons pas ici.

Nous voudrions que le programme d'instruction des personnes chargées de diriger les écoles maternelles comporte une étude assez complète des questions d'hygiène; la prophylaxie des maladies contagieuses tiendrait une place assez importante dans ce programme.

Et ceci nous amène à parler de nouveau de l'insuffisance des femmes de service actuellement employées dans nos écoles maternelles pour donner aux enfants les premiers soins en cas d'indisposition ou pour leur appliquer les soins hygiéniques dont ils ont besoin. Si ces femmes sont remplies de bonne volonté, force est d'admettre qu'elles manquent de l'éducation spéciale qui donne aux *nurses*, dans les écoles anglaises, tant d'autorité sur les enfants et même sur leur famille.

Cette question du personnel chargé des soins de propreté et d'hygiène dans les écoles maternelles n'est pas seulement une question d'hygiène : c'est à proprement parler une question d'éducation familiale et sociale.

(1) On lira avec grand intérêt les ouvrages suivants où sont indiquées les méthodes d'éducation et d'enseignement qui conviennent aux tout petits
Mlle Brandt, Manuel du « Jardin d'enfants » ;
Félix Klein, Mon Filleul au « Jardin d'enfants » ;
Mme J. Girard, L'éducation de la petite enfance.

III. — INTERNATS.

La plupart des établissements secondaires, lycées ou collèges, reçoivent à la fois des externes et des internes.

Dans les grandes villes, quelques lycées sont uniquement des externats; pour ces derniers, il est indispensable d'être situé dans un endroit central; cette obligation imposera le plus souvent des constructions assez resserrées à cause de l'exiguïté du terrain dont le prix est très élevé.

Mais, pour les internats, il serait à souhaiter que les emplacements soient choisis dans les quartiers périphériques et aérés; il serait

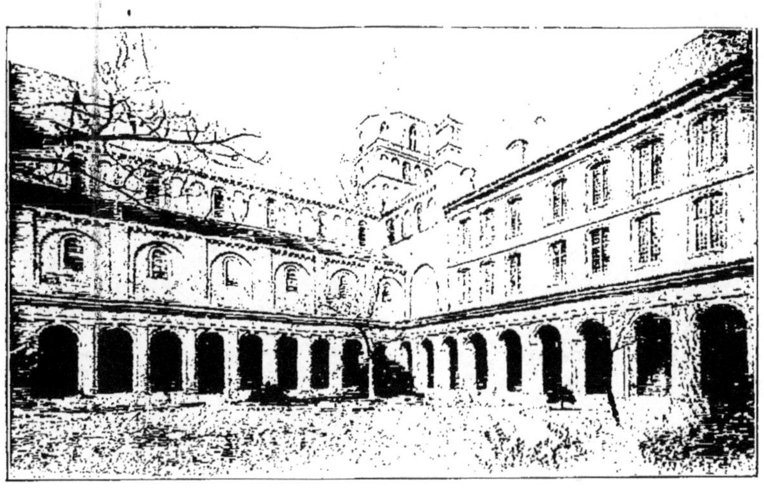

Fig. 300. — Lycée de Caen (ancienne Abbaye-aux-Hommes).

préférable encore que ces établissements soient installés complètement en dehors de la ville, sinon en pleine campagne. C'est ce qui a été réalisé à Paris, par exemple, pour les lycées Michelet et Lakanal. C'est aussi dans ce but qu'ont été établies quelques écoles modèles dont l'une des premières, en France, fut l'école des Roches, due à l'initiative de Demolins.

Malheureusement on a dû, dans bien des cas, utiliser des locaux anciens situés au centre des villes; cependant, parmi les plus vieux de ces établissements, on peut en citer quelques-uns dont l'appropriation ne laisse guère à désirer, comme à Caen, par exemple, où les bâtiments du lycée sont en grande partie ceux d'une abbaye reconstruite au XVIIIe siècle (fig. 300), et comme à Toulouse, où l'on a pu utiliser un cloître et une salle datant du XIIIe siècle (fig. 301 et 316).

Tout ce qui concerne l'emplacement, la nature du sol, le drainage, la construction, la disposition des classes, l'éclairage et le chauffage, la ventilation, ne prête guère à d'autres considérations que celles exposées dans la première partie de cet ouvrage à propos de la construction et de l'aménagement des écoles en général.

Jusqu'à ces dernières années, les bâtiments des lycées ont été réunis dans un groupe assez dense; le plan du lycée Buffon, de Paris (fig. 302), montre comment sont le plus habituellement disposés les locaux; le rez-de-chaussée est occupé par des salles de classe et par les services généraux; parfois les salles de bains et

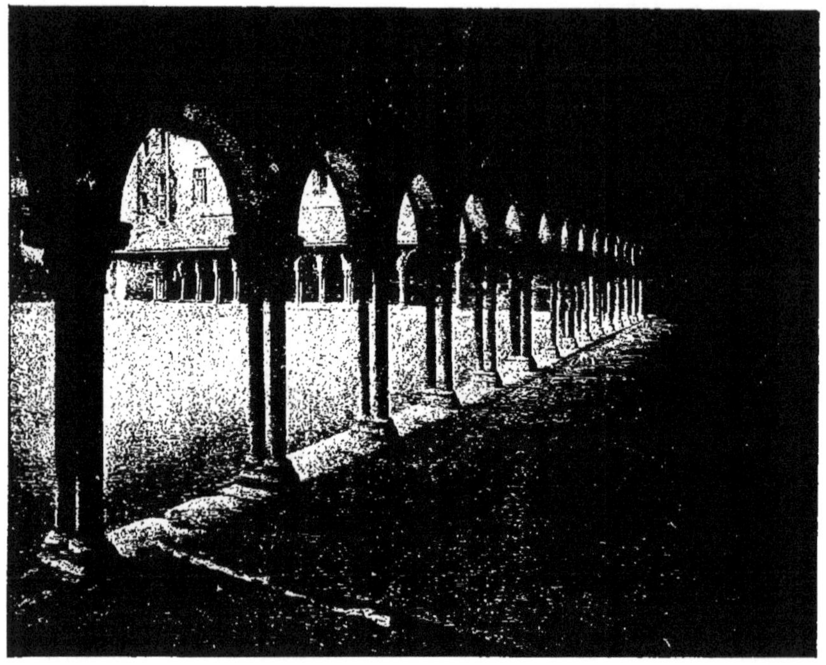

Fig. 301. — Cour et préaux du lycée de Toulouse (ancien cloître des Jacobins).

même le réfectoire sont relégués au sous-sol; les dortoirs occupent les étages supérieurs; cette sorte de tassement des constructions est à peu près inévitable dans les grandes agglomérations, et les façades de quelques lycées que nous reproduisons (fig 303, 304, 305) indiquent bien la nécessité imposée à l'architecte d'utiliser le terrain de la façon la plus économique.

On peut voir dans les pays où l'hygiène est cependant fort en honneur, en Danemark ou en Suède, par exemple, des lycées disposer d'un terrain très réduit et être obligés de multiplier les étages jusqu'au nombre de cinq ou six.

En dehors des cas où des raisons inévitables et malheureusement trop fréquentes imposent des bâtiments aussi resserrés, il faut au contraire se rapprocher le plus possible de la conception moderne, qui tend à disperser les locaux d'internat sur un plus grand espace de terrain ; au lieu d'une sorte de caserne où les enfants sont entassés avec tous les dangers physiques ou moraux que créent la promiscuité, nous souhaiterions voir se généraliser les établissements conçus

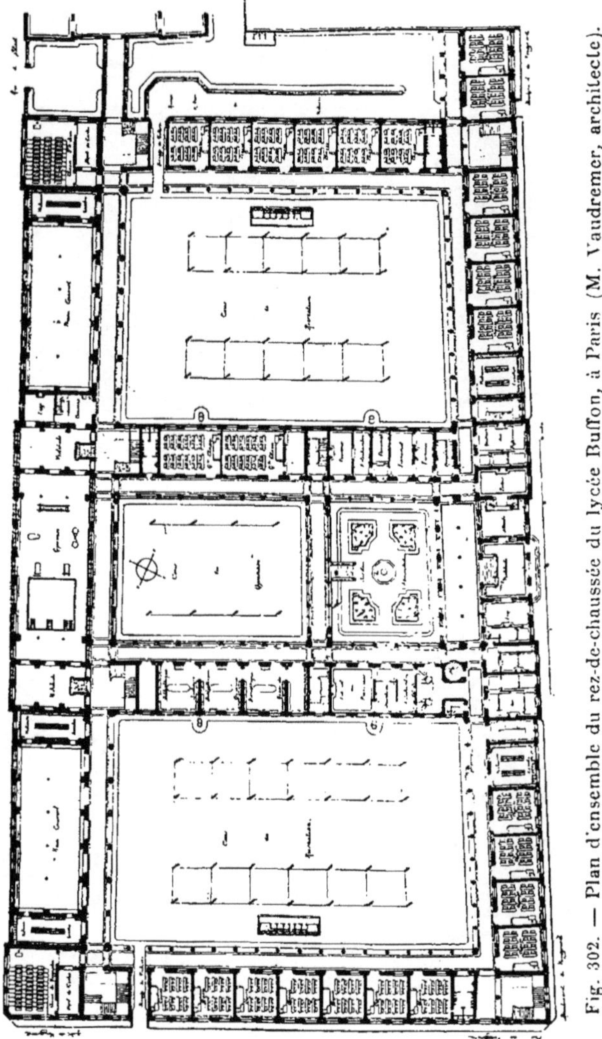

Fig. 302. — Plan d'ensemble du rez-de-chaussée du lycée Buffon, à Paris (M. Vaudremer, architecte).

sur le type de l'école des Roches; là les enfants sont réunis par groupe de quinze à trente dans une maison où ils retrouvent la vie de famille, où ils restent sous la surveillance d'un maître qui vit complètement avec eux, et où enfin ils jouissent d'une liberté capable de développer chez eux l'initiative et le sentiment de la responsabilité.

Tout récemment, au lycée de jeune filles de Versailles, une Société

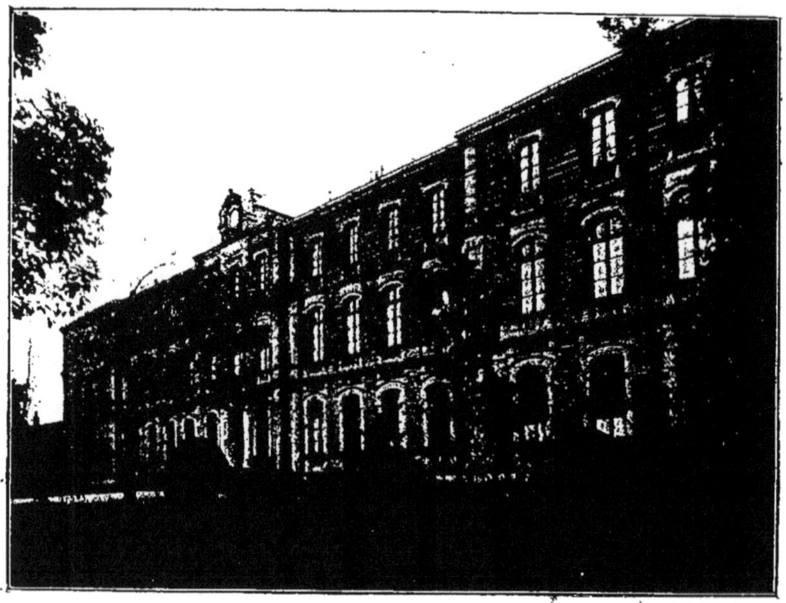

Fig. 303. — Lycée Ingres, à Montauban

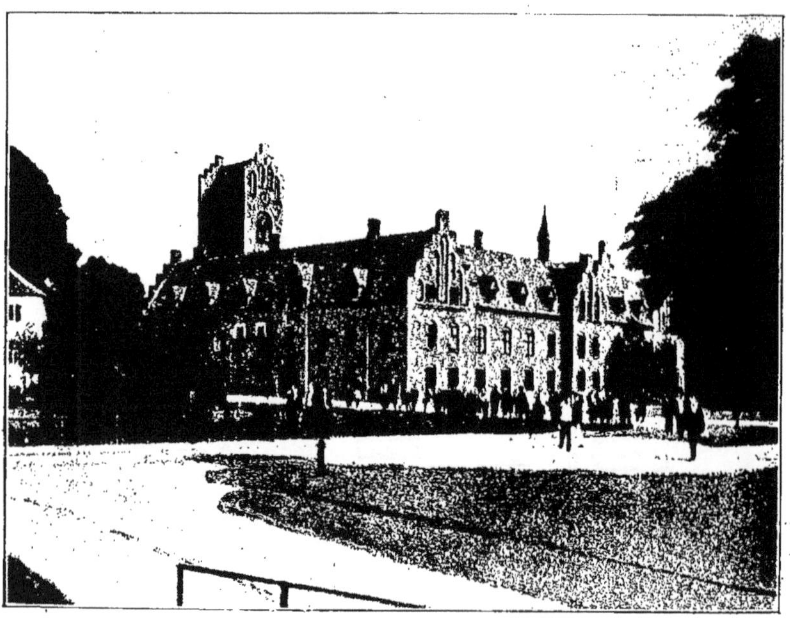

Fig. 304. — Lycée de Herlufsholm (Danemark).

d'*Amis de l'Université* a réalisé une tentative analogue dont le succès est des plus encourageant : « On a fait construire (1), dans un parc de 2 hectares des pavillons séparés (fig. 306) pour trente-deux à trente-cinq élèves. Ce nombre pourrait être avantageusement réduit de moitié si l'on voulait faire l'expérience pour des élèves plus fortunées pouvant payer une pension supérieure au chiffre de 1 100 ou 1 200 francs.

« Chaque pavillon est administré par une surintendante. C'est une

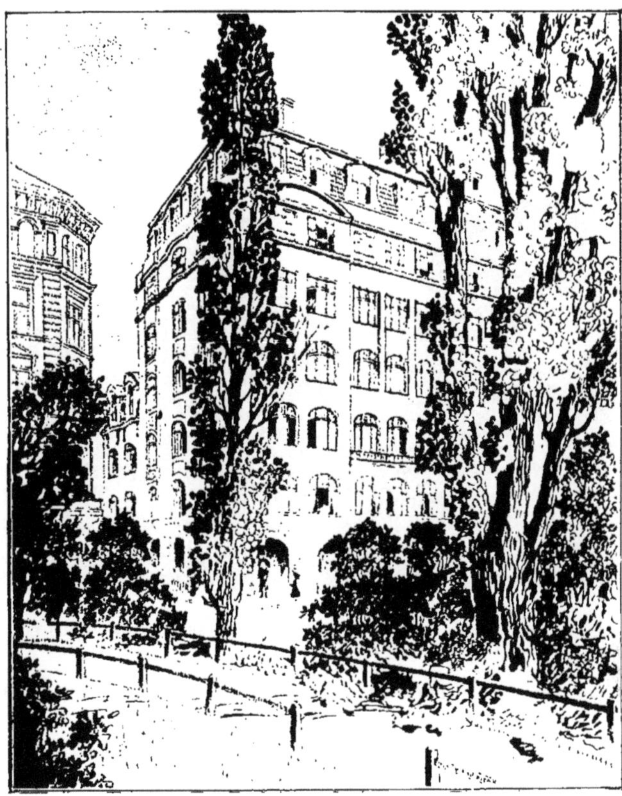

Fig. 305. — Ateneum för flickor (Stockholm).

mère de famille, veuve sans enfant, ou ancienne institutrice déjà expérimentée, qui groupe autour d'elle ses enfants d'adoption, prend ses repas avec elles, partage leur vie dans ses plus petits détails, puisque sa chambre s'ouvre à droite et à gauche sur celles de ses élèves.

« Elle est aidée par une institutrice diplômée, capable de diriger le travail du petit groupe, et par deux auxiliaires plus jeunes, fran-

(1) Rapport de Mlle ALLÉGRET et du Dr BROUSSIN, *IIIe Congrès d'hygiène scolaire*, Paris, 1910.

çaises ou étrangères, qui ont leurs chambres entre deux chambres d'élèves.

« Les pavillons ont deux étages. Les fenêtres des deux façades ont des balcons garnis de fleurs.

« Au rez-de-chaussée se trouvent le grand salon, le cabinet de la surintendante, la salle d'études, les lavabos et water-closets et quelques chambres pour des élèves étrangères.

« Tous les murs sont peints; le mobilier, simple, clair, est en harmonie avec l'ensemble.

« C'est au grand salon que se tiennent les réunions du soir; les

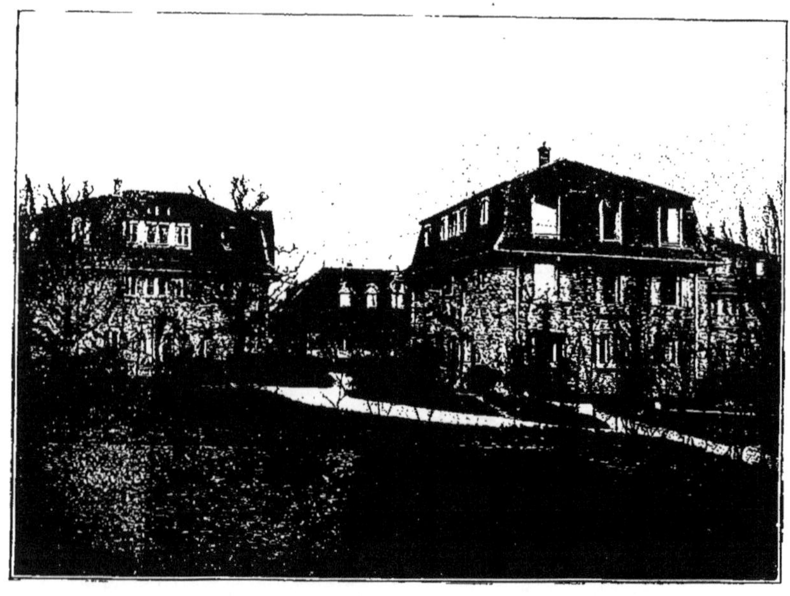

Fig. 306. — Lycée de jeunes filles de Versailles; pavillons isolés.

élèves y viennent librement, aux heures de repos, lire ou travailler, faire de la musique.

« La salle d'études ($12^{m},25$ sur $4^{m},35$) est divisée en deux parties pour que les jeunes filles qui ont besoin de se promener en travaillant ou d'étudier à haute voix puissent le faire sans déranger leurs voisines. Le mobilier adopté est celui du Dr Rolland (de Toulouse). L'aération de cette salle est assurée par la disposition des vitres, qui permet un courant d'air constant et par la règle suivie qui oblige les élèves à suspendre, toutes les heures, leur travail pour ouvrir les fenêtres. D'ailleurs, toutes les fois que le temps le permet, une partie de l'étude se fait en plein air, dans les terrains libres réservés autour des pavillons au jeu et au travail. Nous avons expérimenté que les études au grand air peuvent se généraliser, et l'on autorise les grandes élèves à emporter leur travail quand elles prennent part aux longues excursions du jeudi. En outre l'étude ne sert pas à toutes les élèves. Celles qui ont quelque bénéfice à se retirer seules dans leur chambre peuvent être autorisées à le faire.

« Au-dessus du salon et de la salle d'études se trouvent les chambres à coucher. Elles ont 6 mètres de long sur $4^{m},60$ de large et sont disposées deux à deux de chaque côté du couloir central. Chaque chambre contient quatre lits à sommiers métalliques et quatre cabinets de toilette séparés de la chambre elle-même par une cloison à mi-hauteur. Les élèves font donc séparément leur toilette soir et matin, et elles disposent pour cela de tout le matériel nécessaire : cuvette, bidet, broc, carafe pour l'eau bouillie, etc. Elles ont, à côté de leur chambre, une prise d'eau avec deux robinets (eau chaude et eau froide). Dans le cabinet de toilette se trouvent la robe de chambre et le peignoir de bain de l'élève. Dehors, dans le couloir, sont les armoires où elles rangent leurs vêtements et leur linge. A l'intérieur de la chambre sont les lits, les chaises, les petits bahuts pour les menus objets de toilette, la bibliothèque pour celles qui travaillent chez elles, la table de milieu.

« A chaque étage, au bout du couloir, les water-closets, une chambre de douches, une chambre de bains, un cabinet pour les sacs à linge.

« Les chambres sont éclairées par une lampe électrique à poulie disposée au milieu et par quatre petites ampoules placées dans chaque cabinet de toilette. Le chauffage du pavillon se fait à l'eau chaude où à la vapeur à basse pression et l'appareil à douches, qui est alimenté l'hiver par la même chaudière que les radiateurs, est, pour l'été, indépendant du chauffage central. L'aération de la chambre est constante, comme dans les études, grâce à la même disposition des vitres. Mais comme chaque chambre est pourvue de trois fenêtres, avec les expositions les plus variées, on peut habituer les élèves à laisser une de ces fenêtres ouverte pendant la nuit.

« Les chambres s'ouvrent toutes, d'un côté, sur le couloir central, de l'autre sur la chambre de la surintendante ou de ses adjointes, placées toutes les quatre au centre de la maison entre deux chambres d'élèves.

« Les cuisines et les salles à manger sont placées dans un bâtiment spécial, en dehors des pavillons. Deux ou trois pavillons peuvent avoir la même cuisine, mais les salles à manger sont toujours distinctes. Elles sont vastes, éclairées par de larges baies, et des portes-fenêtres qui s'ouvrent sur un parloir garni de fleurs. »

Tous ceux, architectes ou pédagogues, qui se sont intéressés à l'hygiène des internats sont d'accord pour reconnaître les grands avantages de cette division des bâtiments et de cette répartition des élèves dans les pavillons où ils retrouvent la vie matérielle et morale de la famille.

En plus des avantages hygiéniques, il faut reconnaître que ce système présente une valeur éducative supérieure, en laissant aux jeunes gens et aux jeunes filles une certaine liberté d'action et une large part d'initiative.

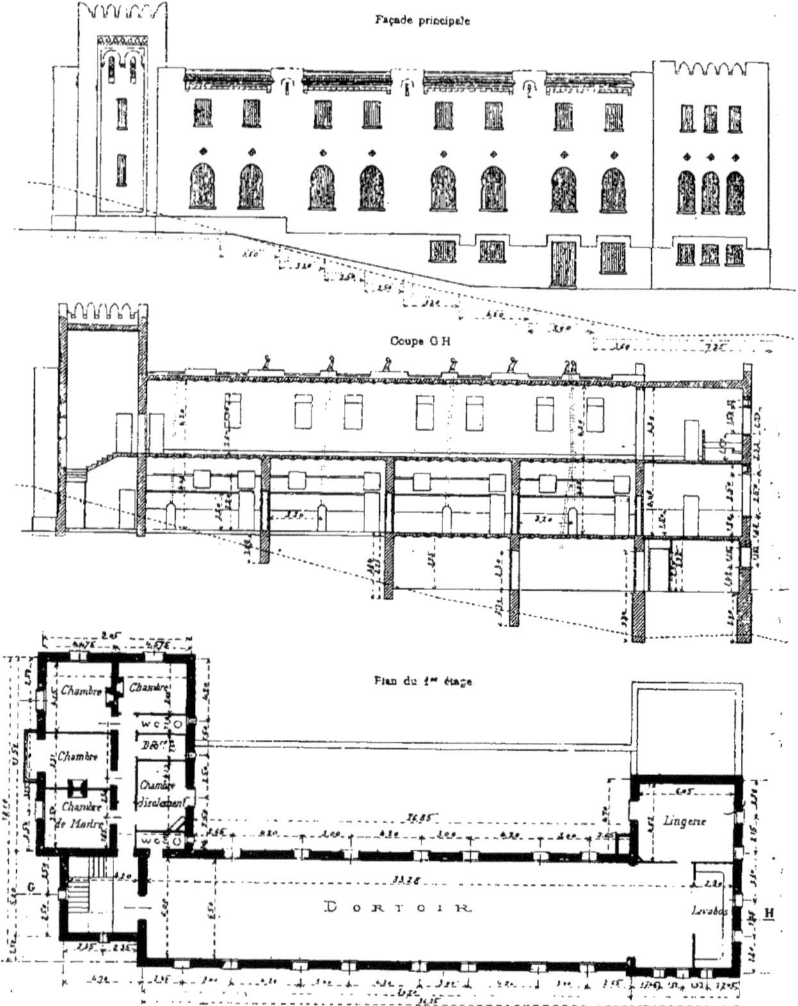

Fig. 307. — Internat pour garçons de Béja (Tunisie) (D'après Leray et Labeyrie).

Mais des établissements conçus sur ce type et qui iront sans doute en se multipliant sont malheureusement trop peu nombreux encore.

Nous reproduisons enfin le plan et la façade (fig. 307 et 308) d'un internat construit dans une colonie; il s'agit de l'internat pour garçons de la ville de Béja (Tunisie), dont nous empruntons les plans et la description à MM. Leray et Labeyrie (*loc. cit.*).

Cet établissement a été construit en 1909 par M. Guy.

Il se compose d'un corps de bâtiment à rez-de-chaussée surmonté d'un étage. Les classes, au nombre de quatre, sont situées au rez-de-chaussée; un vaste préau les protège de la chaleur du côté du sud.

Le réfectoire et la cuisine sont situés à l'extrémité du préau.

Les logements du directeur et des maîtres sont disposés dans l'aile gauche du bâtiment, au rez-de-chaussée et au premier étage.

Le dortoir, auquel sont annexés water-closets, lavabos et lingeries, se trouve au premier étage; on y accède par un grand escalier.

La dépense pour cet établissement à été de 90 000 francs.

Le dessin et le plan montreront quelle heureuse association a été

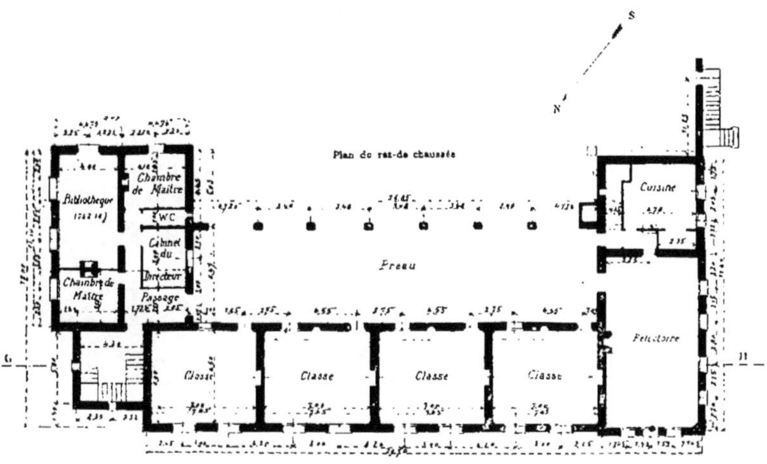

Fig. 308. — Internat pour garçons de Béja (Tunisie) (D'après Leray et Labeyrie).

établie, par l'architecte, entre les nécessités d'une installation scolaire moderne et le caractère architectural particulier au pays, et imposé par le climat.

Il nous faut étudier maintenant les locaux et les installations dans les internats construits suivant le type habituel.

Parmi ces locaux, nous devons spécialement citer les *salles d'études*, les *dortoirs*, les *salles de bains*, le *réfectoire* et l'*infirmerie*.

Salles d'études. — Les élèves étant appelés à séjourner longtemps dans ces locaux, les conditions de chauffage, d'aération, de ventilation, d'ameublement, étudiées précédemment, doivent y être appliquées avec un soin particulier. L'éclairage artificiel, auquel les élèves travaillent de longues heures, demande à être installé d'une façon hygiénique. On peut recommander l'éclairage indirect, réfléchi sur le plafond, dont nous avons donné la description dans un précédent chapitre. L'éclairage par lampes individuelles, pouvant être montées ou abaissées à volonté, tel qu'il est installé au lycée de Tours (fig. 58), est également très recommandable.

Dortoir. — Le dortoir (fig. 309), situé aux étages supérieurs du bâtiment, doit présenter des conditions d'aération parfaite; la hauteur du plafond doit être de 4 mètres au moins; de hautes et larges fenêtres doivent être percées des deux côtés des parois principales; elles sont munies à leur partie supérieure de panneaux mobiles ou de l'un des dispositifs dont nous avons parlé en traitant de l'aération; l'idéal serait que les dortoirs puissent être ventilés d'une façon effective par un système de ventilation mécanique; on sait, en effet, que ce moyen

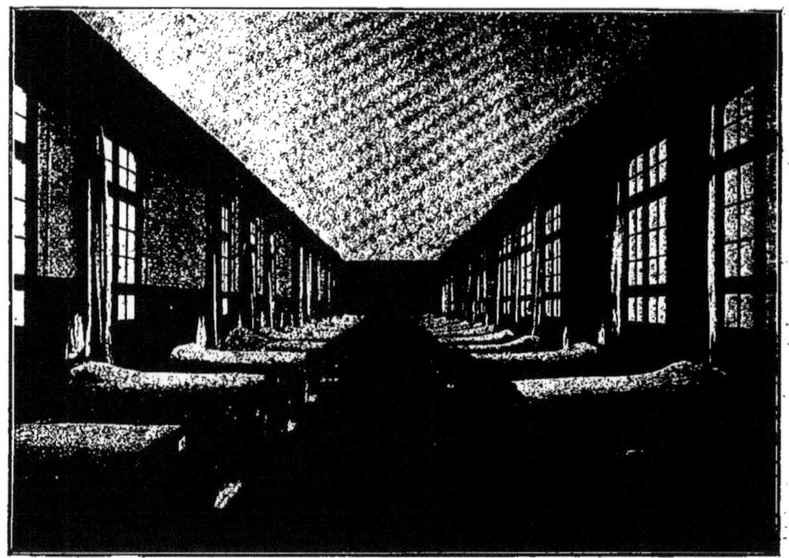

Fig. 309. — Dortoir du lycée Lakanal.

est le seul capable d'assurer un renouvellement d'air régulier et complet.

Les *dimensions du dortoir* doivent être calculées de telle façon que chaque élève dispose de 40 mètres cubes d'air environ. Comme le séjour dans le dortoir est de huit à neuf heures en moyenne, il est absolument nécessaire que pendant cette longue période de temps les moyens d'aération ou de ventilation assurent au moins un ou deux changes d'air par heure. A défaut de système de ventilation, le renouvellement de l'air est assuré par l'ouverture permanente des panneaux des fenêtres.

Les dortoirs ne doivent être que *peu ou pas chauffés*; l'avantage du chauffage réside surtout dans ce qu'il permet une ventilation effective; s'il s'agit d'un chauffage central, on profitera de l'élévation de la température pour ouvrir plus largement les fenêtres.

La *distance entre chaque lit* doit être de 1^m,50 au moins; les lits trop rapprochés ne sont pas sans inconvénient au point de vue de l'hygiène physique et aussi de l'hygiène morale; à côté de chaque lit est placée une table de nuit, à simple planchette, facilement lavable; jamais ces tables ne doivent présenter la forme de meubles fermés; l'usage des vases de nuit est inutile et condamnable.

Les dortoirs, pour la facilité de la surveillance, ne doivent pas loger plus d'une quarantaine d'élèves; un surveillant couche dans chaque dortoir; on lui ménage habituellement une sorte d'alcôve.

Dans quelques établissements, on a installé des *boxes* (fig. 310),

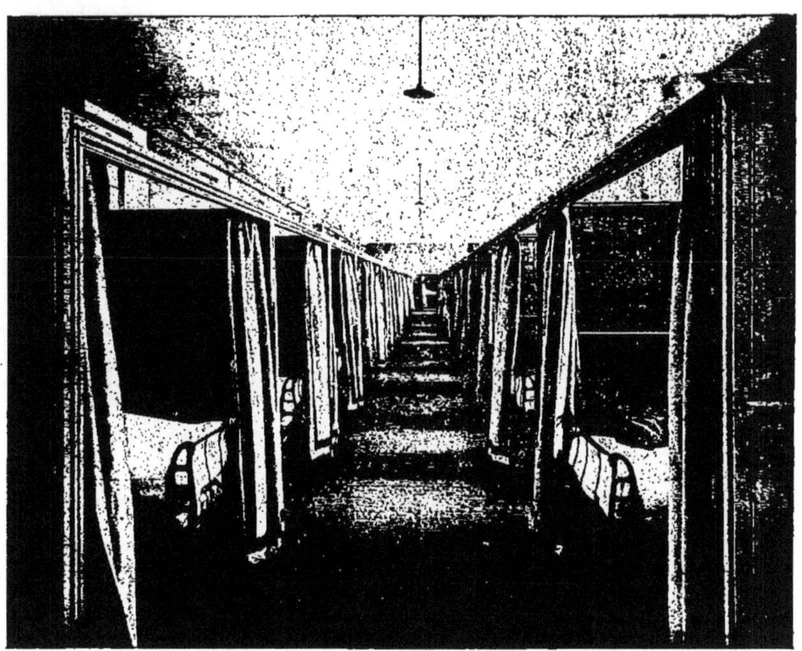

Fig. 310. — Dortoir avec boxes (lycée de Toulouse).

séparant chacun des lits; une légère cloison monte jusqu'à 2 mètres ou 2^m,50 au-dessus du sol; des rideaux mobiles séparent les boxes de l'allée centrale; chacun d'eux doit être éclairé par une fenêtre, ou tout au moins par une demi-fenêtre; l'enfant y dispose d'une table, d'une table de toilette et d'une armoire.

Dans beaucoup de lycées modernes, on a installé des *chambres individuelles* (fig. 311), comportant un ameublement complet : certains lycées de jeunes filles, comme celui de Tours fig. 312), ont dans chacune des chambres d'élèves une installation de toilette complète, avec lavabo et bidet de fonte émaillée, pourvus d'eau chaude et d'eau froide.

On peut aussi, au lieu du vaste dortoir en commun, utiliser des chambres de dimensions plus restreintes, à quatre ou six lits, comme cela existe au nouveau lycée de Versailles ; dans cet établissement, chaque jeune fille dispose d'un petit cabinet de toilette individuel.

Quelle que soit la disposition du dortoir, son *ameublement* devra être très simple : lit de fer à sommier métallique, avec un seul matelas, assez dur ; table de nuit et chaise en bois verni ou en peinture

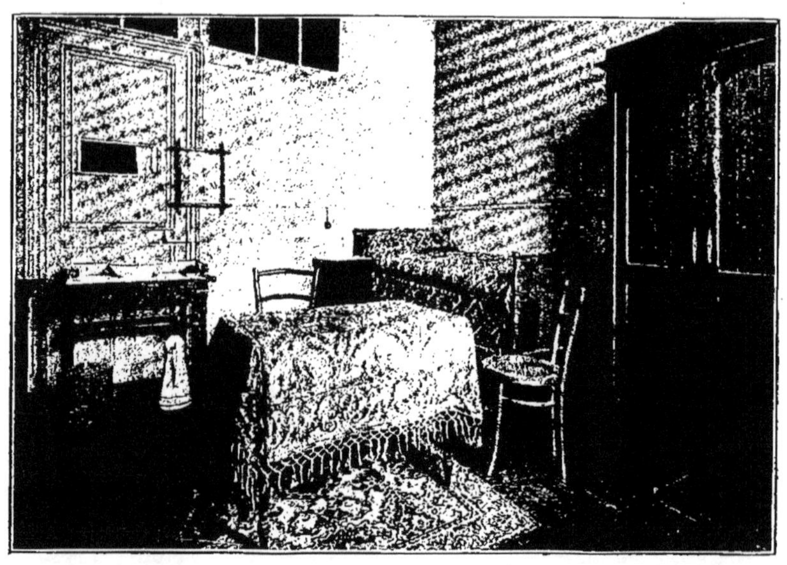

Fig. 311. — Lycée Lakanal ; chambre particulière d'élèves.

laquée. Les murs peints de couleurs claires seront facilement lavables.

On proscrira tapis et rideaux.

Les fenêtres doivent rester ouvertes toute la journée, sauf pendant l'hiver ou les trop fortes chaleurs ; pendant l'hiver, on les fermera une ou deux heures avant le coucher ; pendant l'été, au contraire, elles seront ouvertes à la fin de la journée.

Un *éclairage* discret doit être maintenu pendant la nuit ; il consistera de préférence en deux ou trois lampes électriques à verre bleu.

Les *lavabos* et les *water-closets* doivent se trouver à proximité de chaque dortoir : ces installations doivent être faites d'après les principes exposés dans la première partie de cet ouvrage.

A côté de chaque dortoir doivent encore se trouver un local pour placer les chaussures et un *vestiaire* où chaque élève disposera d'un meuble, placard ou armoire, à plusieurs compartiments, où seront placés ses vêtements, son linge et ses ustensiles de toilette.

Bains. — Tous les internats doivent être munis d'installations de bains ; les *bains-douches* sont à la fois pratiques et économiques, et il est inconcevable que tous les internats n'en soient pas dès maintenant munis (Voir l'*Eau de lavage*, p. 61).

Nous reproduisons un tableau (p. 640) dressé par M. Cazalet et présenté au Congrès d'hygiène scolaire de 1910, où l'on peut constater tous les progrès qui restent à faire à ce point de vue.

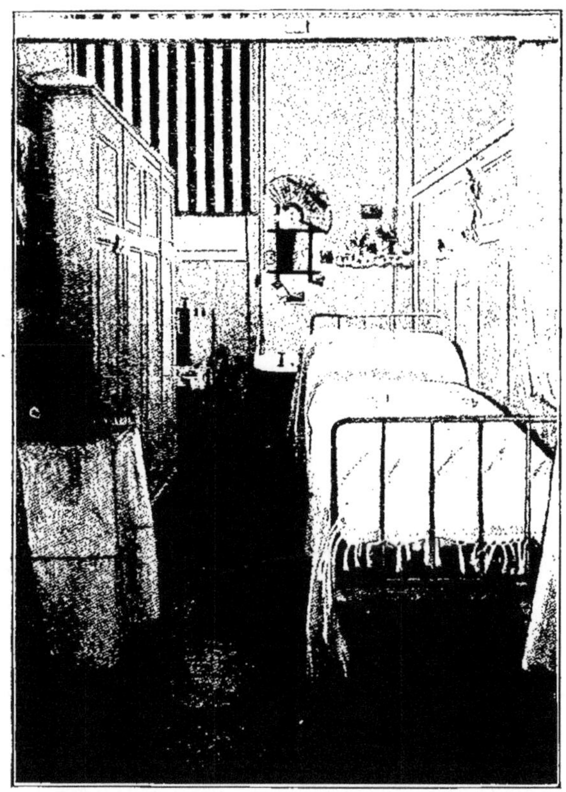

Fig. 312. — Lycée de jeunes filles de Tours ; chambre individuelle, avec toilette.

Le *bain en baignoire*, plus long et plus dispendieux, est cependant utile dans les internats pour les enfants à qui les bains-douches seraient nuisibles.

Des *piscines en plein air* existent dans plusieurs établissements, en particulier au lycée Michelet (fig. 37, p. 62); elles servent d'ailleurs plus aux exercices de natation qu'aux soins de propreté.

Signalons aussi l'utilité des *bains de pieds* installés suivant le type adopté à l'école normale de Saint-Cloud.

Réfectoires. — Les réfectoires doivent avant tout être vastes et

Tableau indiquant les lycées et collèges pourvus ou non de bains-douches (d'après M. Cazalet).

ACADÉMIES.	LYCÉES				COLLÈGES			
	GARÇONS.		FILLES.		GARÇONS.		FILLES.	
	Bains-D.	Pas de B-D.	Bains-D.	Pas de B-D.	Bains-D.	Pas de B-D.	Bain -D.	Pas de B-D.
Paris	11	7	1	5	5	19	»	7
Aix	5	2	»	2	2	15	»	3
Besançon	2	2	»	2	»	11	»	»
Bordeaux	7	1	»	2	1	6	»	»
Caen	5	3	»	2	2	16	»	4
Chambéry	»	2	»	2	»	2	»	»
Clermont	3	4	1	3	»	11	»	»
Dijon	4	1	»	2	»	15	»	3
Grenoble	3	»	»	2	1	10	»	»
Lille	8	1	»	4	2	19	3	8
Lyon	4	1	1	4	1	6	»	2
Montpellier	2	2	»	1	1	12	»	5
Nancy	2	»	»	1	»	14	»	2
Poitiers	6	2	1	1	»	20	»	5
Rennes	8	2	»	2	2	12	»	4
Toulouse	8	»	»	2	»	15	»	5
Alger	2	1	»	»	»	7	»	1
	80	31	4	37	17	210	3	49

	NOMBRE en France et Algérie.	AYANT DES BAINS-DOUCHES.	N'EN AYANT PAS.
Lycées de garçons	111	80	31
Lycées de jeunes filles	41	4	37
Collèges de garçons	227	17	210
Collèges de jeunes filles	52	3	49
	431	104	327

En ayant	104
N'en ayant pas	327
Total	431

aérés ; dans de vieux collèges, il existe encore des réfectoires placés en sous-sols. Les odeurs de cuisine ne doivent pas y pénétrer.

Une propreté absolue doit régner non seulement sur les murs et les planchers, mais les tables et les bancs ou les chaises doivent pouvoir être lavés fréquemment ; les tables de marbre ou de grès-cérame sont beaucoup plus faciles à entretenir que les tables de bois qui s'encrassent vite, ou que les toiles cirées qui se fendillent ou se déchirent.

Le sol sera de préférence en mosaïque ou en carrelage de couleur ; les murs seront ornés de motifs de décoration, qui doivent concourir, selon l'expression de M. Ferté, à donner au réfectoire « un air engageant et appétissant ».

Le réfectoire ne comporte habituellement que quelques longues tables; on a essayé dans quelques établissements de servir les repas par petites tables, placées chacune sous la surveillance d'un professeur ou d'un maître (Voir fig. 134 et 135).

Les *couverts* et les différentes pièces du service de table doivent être soigneusement lavés après chaque repas : il est inimaginable que l'usage ait persisté dans quelques internats, rares, il faut l'espérer, de ne jamais laver les gobelets, non plus que les fourchettes ou les cuillers; ces ustensiles, après chaque repas, sont roulés dans la ser-

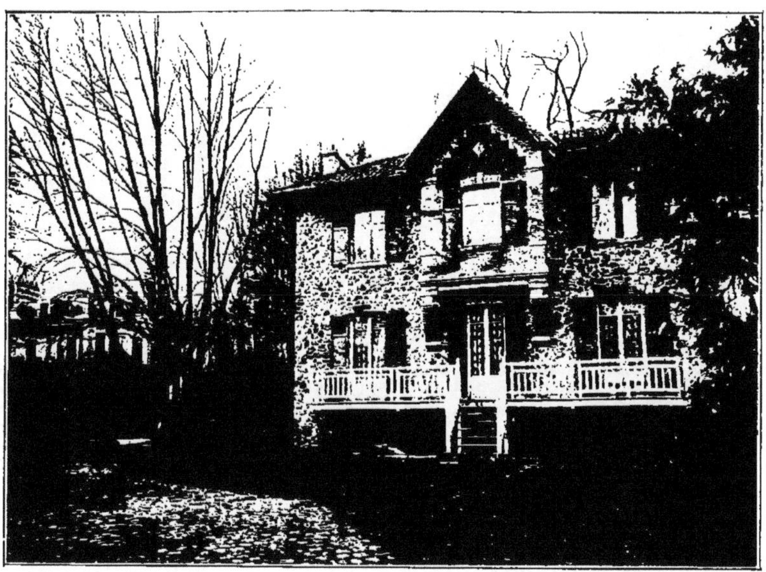

Fig. 313. — Lycée de jeunes filles de Versailles; Infirmerie.

viette coiffée elle-même de la timbale, et le tout reste exposé sur la table ou logé dans un casier poussiéreux.

La *cuisine* sera disposée de telle façon que les odeurs n'envahissent ni le réfectoire ni aucune autre partie de l'établissement.

Infirmerie. — L'infirmerie doit toujours être logée dans un pavillon isolé, condition nécessaire à la prophylaxie des maladies contagieuses et aussi à la tranquillité des enfants malades (fig. 313 et 314).

Ce pavillon doit comprendre des services communs : salles de consultations, salles de pansements, cabinet de dentiste, pharmacie; il faut prévoir aussi une salle de réunion ou de jeux pour les convalescents, un réfectoire, une cuisine permettant de préparer les régimes spéciaux, une salle de bains et d'hydrothérapie.

Les chambres devront être en nombre suffisant, les unes à pluplusieurs lits pour les affections banales et peu graves, d'autres à un seul lit pour les maladies fébriles.

Les *chambres réservées aux contagieux* seront complètement isolées; le personnel qui y sera affecté ne devra avoir aucun rapport avec les autres infirmiers ou les autres malades.

A proximité des chambres d'isolement, des salles de bains seront utiles; nous n'insisterons pas davantage sur toutes les conditions hygiéniques qui doivent être observées dans l'organisation et le fonctionnement d'une infirmerie. Nous rappellerons seulement la nécessité d'*infirmières* attentives et habituées aux enfants.

La présence d'un *interne* est également nécessaire dans des établissements importants.

Dans les internats, encore plus que dans les écoles primaires, la

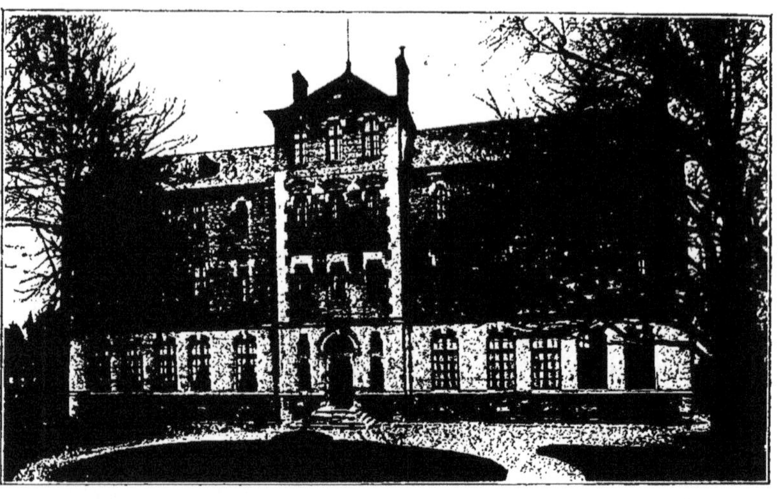

Fig. 314. — Infirmerie du lycée Lakanal.

fiche sanitaire est utile aussi bien pour la prophylaxie des maladies contagieuses que pour l'hygiène générale de chaque enfant ; le modèle de ces fiches ne différera pas de ceux que nous reproduisons dans un prochain chapitre. Le médecin de la famille sera avec avantage consulté pour la rédaction de la fiche.

Dans les *internats mixtes*, les maladies contagieuses sont plus fréquentes que dans les internats simples ; cela s'explique aisément par la difficulté qu'il y a à contrôler la santé des externes qui sont exposés à des causes de contagion plus fréquentes que les internes.

Il est donc nécessaire qu'internes et externes soient également examinés par le médecin du lycée et soient pourvus de fiches sanitaires.

Nous devons ajouter que l'*inspection médicale* n'existe pas officiellement dans les lycées, et que la loi actuellement en préparation prévoit seulement l'inspection pour les écoles primaires. Ce n'est pas sans difficultés que dans quelques lycées furent tentés des essais d'inspection effective avec établissement de fiches sanitaires; nous pourrions citer tel lycée où l'initiative prise par les médecins fut arrêtée par l'autorité administrative.

Le *service médical* des lycées est actuellement régi par un vieux règlement datant de 1821, où il est dit que « le médecin et le chirurgien sont tenus de faire tous les jours au moins une visite à l'infirmerie et d'en rendre compte au proviseur »; cette prescription ne vise donc que les enfants malades.

Un règlement récent de 1909 prescrit au médecin et au chirurgien d'examiner tous les trois mois les élèves du lycée; mais cette prescription, qui ne comporte aucune précision ni aucune sanction, n'est appliquée que d'une façon très approximative. Comment pourrait-il d'ailleurs en être autrement dans des lycées comptant, comme à Paris, un millier d'élèves environ, et à plus forte raison dans les lycées de certaines grandes villes comme Grenoble, Lyon ou Marseille, qui comptent 1 200, 1 400 et 1 600 élèves, et où un seul médecin est chargé du service médical ?

Le médecin du lycée n'a, de plus, aucune autorité pour surveiller l'installation matérielle des locaux scolaires : il n'a à s'occuper ni du mobilier, ni du chauffage, ni de la ventilation, ni de l'alimentation ; il peut officieusement être consulté sur ces divers sujets par le proviseur, mais aucun règlement ne précise ces fonctions.

A l'heure actuelle, en France, l'inspection sanitaire et hygiénique des lycées peut donc être considérée comme inexistante, et le médecin du lycée n'est que le médecin traitant des élèves malades.

L'internat oblige à donner aux enfants une existence se rapprochant le plus possible des exigences de l'hygiène physique et intellectuelle des écoliers; c'est aux internes qu'elles doivent avant tout être appliquées.

Il faut aussi donner aux internes certaines distractions suppléant dans une certaine mesures aux fêtes familiales. Des *salles de fêtes* ou des *salles de jeux* sont installées dans ce but (fig. 315, 316).

Nous rappelons la nécessité d'une *vie physique* suffisamment active ; dans les internats situés au centre des grandes villes, où il est matériellement impossible de procurer aux élèves des espaces suffisants pour qu'ils puissent se livrer aux jeux de plein air, on doit multiplier les exercices qui exigent peu de place et ont cependant une certaine valeur hygiénique : exercices de gymnase, escrime, boxe, et aussi travaux manuels de toute sorte.

Dans les lycées situés au voisinage des grandes villes, les élèves disposent de parcs où tous les jeux de plein air peuvent être pratiqués (fig. 317) : il y a là un avantage considérable.

Beaucoup d'internats de grandes villes possèdent aujourd'hui, dans les environs immédiats, des *domaines* assez vastes où tous les

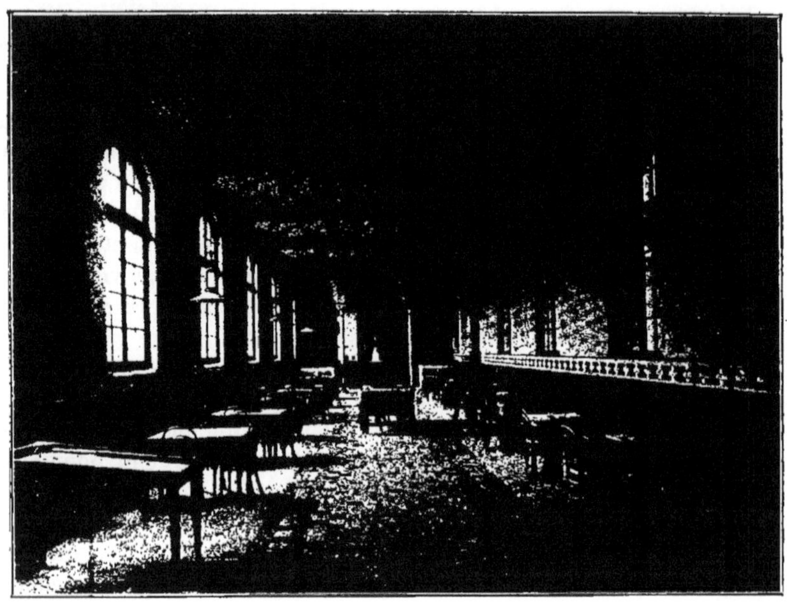

Fig. 315. — Lycée Lakanal; salon des jeux et théâtre.

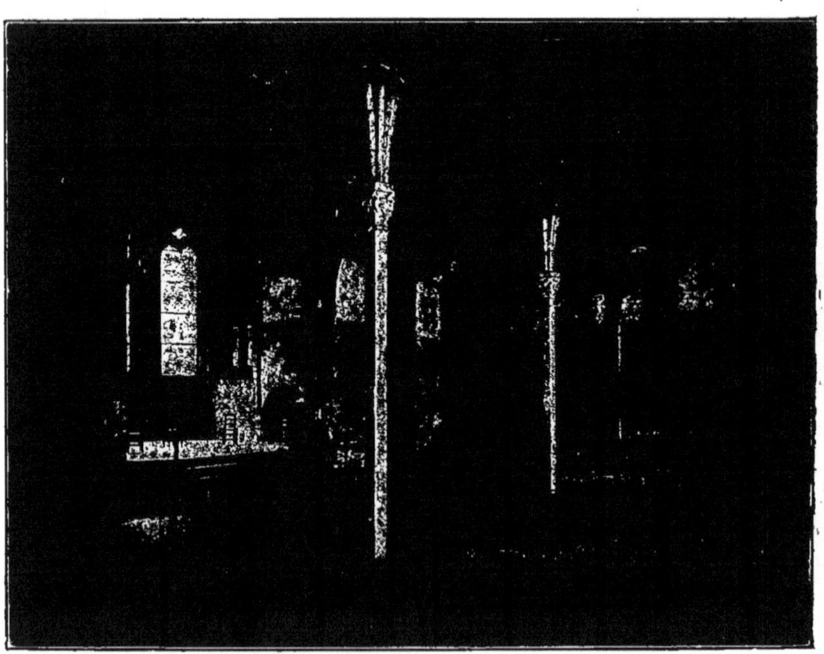

Fig. 316. — Lycée de Toulouse; salle des fêtes.

jeux de plein air peuvent être exécutés (fig. 318); les élèves sont con-

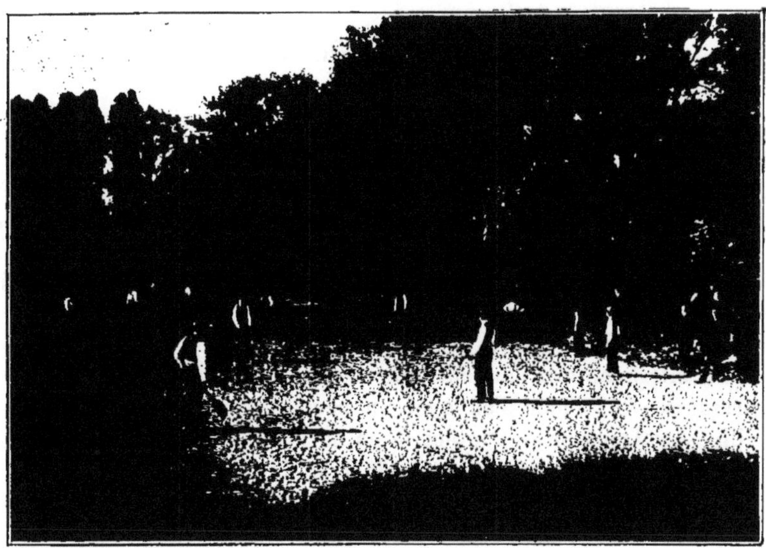

Fig. 317. — Lycée Lakanal ; le tennis dans le parc.

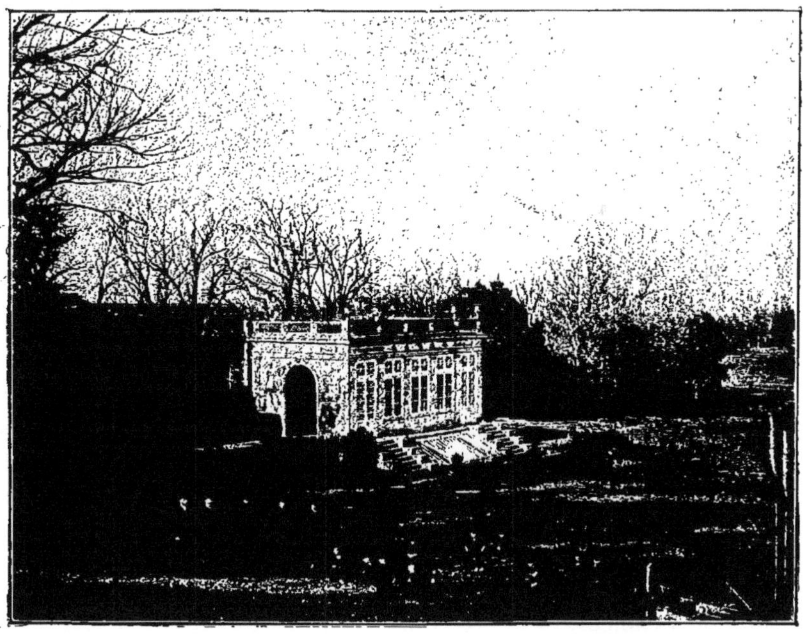

Fig. 318. — Parc de Bellevue, appartenant au lycée de Toulouse.

duits les jeudis et dimanches dans ces propriétés; quelques-unes sont installées de façon à pouvoir recevoir les enfants pendant la journée entière, le repas de midi étant pris dans un réfectoire ou même en plein air. Ces deux journées passées au grand air chaque semaine sont des plus favorables aux internes, et cet usage devrait être encouragé.

IV. — COLONIES DE VACANCES.

Ces œuvres, de développement assez récent, ont pris ces dernières années une très grande extension; à Paris en particulier, le nombre des enfants envoyés à la campagne pendant les mois d'été par l'intermédiaire de ces œuvres est de plus en plus considérable. De nombreuses initiatives privées ont pris intérêt à ces colonies de vacances, et l'on peut espérer qu'un jour prochain presque tous les petits Parisiens, à qui un séjour de quelques semaines à la campagne est si utile, pourront en profiter.

On cite le nom du conventionnel Portiez, qui, en 1795, émit, pour la première fois l'idée d'envoyer un certain nombre d'écoliers de la ville se retremper au contact de la nature; il faut voir sans doute dans ce précurseur un disciple de Jean-Jacques.

En réalité, c'est un Pasteur de Zurich, Bion, qui, pendant l'été de 1866, eut le premier l'idée d'envoyer un groupe d'une soixantaine d'enfants à la montagne. Il fut frappé, ainsi que tous ceux qui s'intéressèrent à son entreprise, des heureux résultats obtenus. Plusieurs villes de France suivirent cet exemple; et, depuis, la plupart des grandes villes d'Europe peuvent, pendant l'été, envoyer un grand nombre de leurs écoliers à la campagne; les derniers congrès d'hygiène scolaire ont été l'occasion de nombreux rapports sur ce sujet.

A Paris, en 1881, grâce aux efforts du pasteur et de Mme Lorriaux, fut instituée la première colonie de vacances, sous le nom d'Œuvre des Trois Semaines.

L'année suivante, les colonies de vacances de la Chaussée-du-Maine furent créées par Mmes de Pressensé, Louis d'Eichthal, et Mlle Vieux, qui fut la directrice de l'œuvre; les premiers écoliers envoyés en vacances furent reçus par Mme d'Eichhtal, dans une de ses fermes du Loiret.

Les Caisses des écoles des divers arrondissements de Paris s'intéressèrent bientôt à ce mouvement; en 1883, M. Cottinet, administrateur de la caisse des écoles du Xe arrondissement, pouvait envoyer 100 enfants à la campagne. Depuis, non seulement les caisses des écoles, mais divers patronages ou œuvres de charité privée ont suivi cet exemple, et il n'est pas exagéré de dire que chaque été plus de 10 000 petits Parisiens jouissent des bienfaits des colonies de vacances.

En province, l'exemple a été suivi depuis longtemps; les villes de

Saint-Étienne, de Nantes, de Lyon, de Troyes, ont, entre autres, des colonies scolaires très prospères.

Recrutement. — Les enfants amenés dans les colonies scolaires doivent être soumis préalablement à un examen médical. Tous ceux qui sont suspects de maladies contagieuses doivent d'abord être proscrits; on sera particulièrement sévère pour ceux qui pourraient présenter des lésions de tuberculose ouverte. On éliminera aussi les malades exigeant des soins spéciaux. Les colonies scolaires devant rester des organisations économiques, il faut que les enfants puissent se soumettre à une règle commune. On éliminera aussi les enfants nerveux ou trop indisciplinés, qui pourraient compromettre la bonne tenue de la colonie et même devenir un danger pour leurs condisciples.

Ces restrictions faites, nous ne voyons aucun inconvénient à envoyer dans les colonies les enfants convalescents ou débiles, voire même les anémiques et les porteurs de tuberculose latente ou fermée. Nous ne croyons pas que « l'enfant sain doive avoir le pas sur l'enfant malade », si toutefois on entend par enfant malade un enfant simplement chétif ou délicat et non pas un enfant porteur d'une maladie en cours d'évolution; l'expérience, en effet, a appris que ce sont les enfants les plus délicats qui ont tiré des colonies de vacances le bénéfice le plus appréciable; quand on procède à l'examen de retour, on constate que les augmentations de poids et de taille les plus considérables ont été acquises par les enfants qui étaient le plus en retard.

La première raison déterminante dans le choix de l'écolier à envoyer aux colonies de vacances sera donc son état de santé; vers le mois de juin ou juillet, le médecin scolaire passera une sorte d'inspection de toute la population de son école, et c'est lui-même qui présentera les enfants qui lui paraîtront avoir le plus grand besoin du séjour à la campagne. C'est ainsi, d'ailleurs, que les choses se passent à Paris. Malheureusement, dans les quartiers pauvres, les colonies de vacances ne peuvent pas encore, à l'heure actuelle, disposer d'assez de places pour tous les candidats; force est alors de faire une sélection parmi les enfants qui sont susceptibles de profiter de l'œuvre; on choisira dans ce cas ceux dont les conditions familiales sont les plus déplorables ou les plus miséreuses.

Dans aucun cas on ne s'inspirera du classement des écoliers; en effet, ce sont souvent ceux qui ont eu les moins bonnes notes pendant l'année scolaire qui pourront, à la suite de leur séjour à la campagne, éprouver, en même temps qu'une amélioration de leur état physique, une véritable transformation de leurs aptitudes intellectuelles et en particulier de leurs facultés d'attention.

Nous adoptons donc les conclusions présentées par Noir et Gourichon au Congrès de la tuberculose de 1905 :

Les colonies scolaires seront de préférence réservées :

1° Aux enfants faibles, mal développés, peu musclés;

2° Aux enfants au thorax rétréci, à dos voûté, à épaules tombantes, aux omoplates saillantes;

3° Aux enfants du type Lorain, à hérédité syphilitique, tuberculeuse, alcoolique, et qui, quoique bien conformés, sont petits et faibles;

4° Aux enfants à poils roux, type vénitien de Landouzy;

5° Aux anémiés et aux convalescents de maladies aiguës.

Nous ajouterons à cette liste, avec Dufestel, les prétuberculeux et les porteurs d'adénopathie trachéobronchique.

L'*âge des enfants* envoyés dans les colonies scolaires doit être assez élevé pour que les soins ne soient pas trop compliqués à donner; il faut que les enfants sachent s'habiller, se laver et manger seuls. Pour cette raison, les colonies scolaires des écoles parisiennes n'admettent guère d'enfants au-dessous de dix ans; ce sont donc, en réalité, des enfants de dix, onze et douze ans qui profitent seuls de l'œuvre. Cette marge nous paraît insuffisante, car il serait profitable à la plupart des enfants débiles de pouvoir fréquenter plusieurs années de suite les colonies scolaires; il y aurait gros avantage à pouvoir les y envoyer dès l'âge de six à sept ans et de continuer tant que leur développement ne serait pas devenu normal, jusque vers l'âge de quatorze ou quinze ans; il va de soi que les enfants des différents âges seront autant que possible groupés dans des colonies distinctes.

Organisation des colonies scolaires. — Il existe deux modes d'organisation, très différents, des colonies scolaires; ou bien les enfants forment un groupe plus ou moins important, variant de vingt à cent enfants, réunis dans un établissement appartenant à l'œuvre ou loué pendant les vacances; ou bien on use du placement familial, quelques enfants, quatre ou cinq au plus, étant confiés à une famille d'honorabilité reconnue.

A Paris, les colonies de vacances organisées par les Caisses des écoles utilisent toutes le *placement collectif*. Plusieurs de ces œuvres possèdent des propriétés importantes; c'est ainsi que le IIIe arrondissement loge ses colons dans sa villa scolaire de Vert-le-Grand (Seine-et-Oise); le VIIe possède au Vésinet une très belle propriété; le XIe, un domaine dans les Vosges, à Mandres; le XVIIIe, un château à Luzancy (Seine-et-Marne). La plupart de ces propriétés ont été léguées aux œuvres. Les Caisses des écoles qui ne sont pas aussi favorisées louent des immeubles qu'on arrive assez facilement à approprier à leur nouvelle destination; des bâtiments de ferme ou des propriétés assez vastes sont le plus souvent utilisés.

Dans ces colonies à placement collectif, la surveillance est confiée à des instituteurs ou institutrices qui, outre le logement et la nourriture, reçoivent une légère subvention.

Dans le *placement familial* qui est adopté par la plupart des œuvres privées, les enfants, placés par petits groupes chez des paysans, ont évidemment une vie beaucoup plus agréable ; ils peuvent profiter davantage des agréments et des enseignements de la vie à la campagne ; de plus, il s'établit entre les hôtes et leurs pensionnaires des liens d'amitié qui ont l'influence la plus heureuse sur les jeunes habitants des villes, souvent habitués à toutes les promiscuités.

Quelques colonies sont installées *au bord de la mer* ou *à la montagne*. En dehors des inconvénients qui résultent de l'éloignement de ces colonies, il faut signaler aussi la nécessité d'une surveillance beaucoup plus active, ainsi que l'influence parfois pernicieuse d'un climat trop rude sur les enfants aux systèmes nerveux ou pulmonaire facilement excitable.

La *durée du séjour* dans les colonies doit être d'au moins un mois; le séjour de trois semaines que beaucoup d'œuvres peuvent seulement offrir à leurs pensionnaires paraît bien insuffisant, et la tendance actuelle paraît être d'en prolonger le plus possible la durée. En effet, l'observation a montré que, pendant la première semaine, il se fait une sorte d'adaptation pendant laquelle beaucoup d'enfants ne tirent presque aucun profit physique de leur nouvelle existence; on constate même assez souvent de l'amaigrissement pendant cette période, ce qu'il faut sans doute attribuer à l'excès d'exercice ou d'activité auquel les enfants se livrent dans la joie d'une liberté qu'ils ne connaissaient guère.

Il est utile que les enfants placés dans les familles ne soient pas trop dispersés, pour qu'une surveillance puisse être exercée sur eux d'une façon à peu près régulière.

Une surveillance médicale est même nécessaire dans le cas où se produiraient quelques maladies contagieuses ou même quelques accidents.

Au moment du départ, les enfants doivent recevoir un *trousseau* simple, mais solide et pratique ; on pourra s'inspirer à ce point de vue de l'œuvre de Mme Frank-Puaux, qui demande que ses colons soient munis de trois chemises, trois tabliers, plusieurs paires de bas, mouchoirs, un vêtement de rechange un peu chaud et une bonne paire de chaussures; le tout doit être contenu dans un sac de toile sur lequel est inscrit le nom du colon : ce simple bagage est infiniment préférable aux valises ou aux caisses encombrantes et difficiles à transporter.

Emploi du temps. — Nourriture. — Les enfants doivent rester aussi libres que possible : avec le placement famillial, l'emploi du temps des petits colons est tout trouvé; ils prennent part aux occupations de la famille dans laquelle ils sont placés : travaux de fenaison, de moisson, de cueillette de fruits; les fillettes s'intéressent aux soins du ménage ou de la basse-cour ; c'est un véritable enseignement que les enfants de la ville reçoivent de cette façon.

Dans le placement collectif, l'occupation à donner aux enfants est plus difficile : il faut pour ainsi dire qu'ils soient en état d'occupation permanente si l'on ne veut pas que la flânerie les amène vite à faire quelque sottise ; c'est pour cette raison que Dufestel réclame, pour chaque colonie scolaire, un professeur de gymnastique qui organiserait les jeux des enfants et leur ferait exécuter, chaque jour, quelques courtes séances de gymnastique respiratoire. Les promenades, les jeux en plein air, les visites aux principales curiosités du pays règleront l'emploi du temps des colonies scolaires.

Nous reproduisons, à titre d'exemple, quelques lignes extraites du rapport annuel présenté à la caisse des écoles du VIIe arrondissement de Paris, au sujet de sa villa scolaire de Saint-Germain-en-Laye.

Du 1er mai au 30 septembre, la villa reçoit six séries de chacune trente et un enfants ; soit en tout cent quatre-vingt-six enfants qui séjournent à la campagne pendant vingt et un jours, pour leur grand bien au triple point de vue physique, intellectuel et moral.

Leurs excursions dans la forêt et dans la région environnante ont donné lieu à de véritables leçons de choses en plein air. « Point de leçon fixée d'avance, écrit un des instituteurs chargés de la surveillance d'une des colonies de 1911. Nous allons tous les jours au bonheur des circonstances, au hasard des trouvailles et des sujets, certains que la matière ne nous fera jamais défaut. Notre livre unique est la nature ; notre mobilier scolaire, le sol ; notre matériel, la terre avec ses pierres, ses plantes, ses animaux. En observant, en classant, en raisonnant, soit individuellement, soit en commun, les enfants acquièrent de nouvelles connaissances, développent leur instruction. Ce jeu complet des sens et de toutes les facultés intellectuelles leur procure des sensations multiples et variées, donne naissance aux idées et aux sentiments. Et ainsi se fait naturellement l'éducation combinée de l'esprit et du cœur, l'éducation intellectuelle et morale de nos jeunes colons. »

La *nourriture* saine et abondante sera à peu près celle que nous indiquerons pour les écoles de plein air. La nourriture donnée dans les cantines scolaires, dont nous avons ailleurs donné la ration, ne serait pas suffisante pour des enfants vivant au grand air et dont l'appétit est exalté.

Frais de séjour. — Il nous reste à parler de la question budgétaire. Les différentes œuvres de colonies de vacances ont des budgets assez différents les uns des autres ; c'est ainsi que l'Œuvre des Trois Semaines ne demande que 40 francs pour le voyage et pour le séjour des enfants pendant vingt et un jours à la campagne ; les colonies de vacances de la Chaussée-du-Maine demandent 35 francs pour les enfants de cinq à douze ans et 40 francs pour ceux de douze à quinze ans pour un mois de séjour à la campagne. Les colonies de la ville de Paris reviennent beaucoup plus cher, de 3 à 3 fr. 85 par jour, pour une durée de vingt et un jours. Nous empruntons ces chiffres à Mme Frank-Puaux, qui les résume ainsi :

« En 1890, pour 1088 enfants envoyés en colonies scolaires, la ville de Paris a dépensé 102000 francs, tandis qu'en 1904 l'œuvre de la Chaussée-du-Maine a procuré des vacances à 1995 enfants en leur accordant 2262 mois de séjour pour une somme presque équivalente de 105000 francs, réalisant ainsi une économie de plus de moitié sur le prix de revient de chaque petit voyageur. »

Dans la plupart des œuvres privées, on demande une participation des familles, si faible soit-elle ; on considère avec juste raison que cette contribution produit un effet moralisateur sur les familles qui ne reçoivent plus une charité.

Résultats. — Les résultats du séjour aux colonies de vacances, pour les enfants de la ville, sont merveilleux. Les Drs Zuber et Armand-Delille (1), qui ont examiné les enfants avant le départ et à leur retour, écrivent :

« Les bons résultats de cette cure de campagne se traduisent à la fois par la belle apparence extérieure des enfants, par leur teint coloré, leur entrain, leur vigueur et par une augmentation de poids qui est de 1450 grammes en moyenne et dont le maximum atteint parfois 3 kilogrammes, en même temps que la taille s'accroît de 12 millimètres en moyenne et le périmètre thoracique de 20 millimètres. En étudiant les poids d'enfants pesés deux ans de suite parmi ces petits colons, il est intéressant de constater, en comparant leur poids avant et après le séjour à la campagne, que ces enfants ont fait en ce seul mois plus de la moitié de leur augmentation annuelle ; il est de même à remarquer que l'accroissement de la taille représente pour ce mois le quart de l'accroissement annuel normal pour des enfants de cet âge. »

Voici, d'autre part, les résultats obtenus par l'œuvre de la Chaussée-du-Maine ; chaque lettre désigne une colonie de vacances différente :

		Augmentation.	Maximum.	Moyenne.
A.	42 Garçons....	Poids.	2kg,500	1kg,177
		Taille.	14 millim.	6mm,9
		Thorax.	84 —	18 millim.
	34 Filles.......	Poids.	4 kilos.	1kg,144
		Taille.	58 millim.	9mm,7
		Thorax.	60 —	19 millim.
B.	52 Garçons....	Poids.	4kg,300	1kg,784
		Taille.	30 millim.	7mm,2
		Thorax.	80 —	35 millim.
	53 Filles.......	Poids.	4kg,500	2kg,390
		Taille.	35 millim.	14 millim.
		Thorax (4 fillettes).	85 —	49mm,7

(1) Zuber et Armand-Delille, *IIIe Congrès d'hyg. scol*, Paris, 1910.

C.	73 Garçons....	Poids.	3kg,700	1kg,520
		Thorax.	40 millim.	19 millim.
	74 Filles.......	Poids.	5 kilos.	2kg,160
		Taille.	1 à 5 millim.	
		Thorax.	45 millim.	18 millim.
D.	28 Enfants.....	Poids.	3kg,500	1kg,732
		Taille.	30 millim.	15 millim.
		Thorax.	60 —	30 —
E.	24 Enfants....	Poids.	3kg,500	1kg,416
		Taille.	25 millim.	6mm,8
		Thorax.	45 —	17 millim.

En dehors de ces résultats matériellement constatables, tous ceux qui voient revenir les enfants des colonies des vacances sont d'accord pour affirmer la transformation qui s'est opérée chez eux, aussi bien au point de vue moral qu'au point de vue physique; la plupart de ces petits malheureux n'avaient aucune notion de ce qu'est la nature et la vie de plein air; ils reviennent avec des idées beaucoup plus larges et avec une nouvelle aptitude au travail.

CAMPS DE VACANCES ET « BOYS-SCOUTS ».

Quelques pays ont organisé pendant la belle saison des camps de vacances. Les enfants sont amenés en groupes de quinze à trente, avec un véritable matériel de campement assez analogue au matériel militaire; une ou plusieurs grandes tentes abritant des couchettes réduites à leur plus simple expression, quelques ustensiles de cuisine suffisent à l'installation de ces camps, où les enfants jouissent pleinement de la vie au grand air. En Suisse et en Italie, où ont déjà fonctionné pareilles installations, on a cherché à initier les enfants aux qualités de débrouillage qui permettent de se tirer d'affaire dans toute circonstance avec le moins de ressources possibles; en même temps ces jeunes gens sont initiés aux choses de la campagne : le temps est partagé entre les promenades, le dessin, le travail des champs et le repos. Les enfants un peu grands, âgés de douze à quinze ans, sont seuls susceptibles de tirer bénéfice de ces camps scolaires.

Les « Boys-Scouts », ou éclaireurs, sont une institution qui peut se développer dans de plus vastes proportions. En Angleterre, une grande partie des jeunes gens de douze à dix-huit ans sont enrôlés dans des bataillons de « Boys-Scouts »; sous l'impulsion du général Baden-Powell, ces bataillons sont devenus extrêmement populaires et très nombreux : en quatre ans, le nombre des jeunes éclaireurs s'est élevé au chiffre de 500000. L'an dernier, le roi donna une sorte de consécration officielle à l'existence de ces groupements, en passant en revue à Windsor 30000 « Boys-Scouts ».

Non seulement ces jeunes gens s'entraînent à la vie physique, mais ils sont astreints à un code d'honneur auquel ils s'engagent à ne jamais faillir ; ils se jurent un mutuel appui, en tout lieu et en toute circonstance; ils s'efforcent de développer leurs qualités morales et en particulier leur volonté en même temps que leur vigueur intellectuelle.

Voici d'ailleurs l'engagement des Scouts :

I. Sur mon honneur, je veux faire mon devoir envers Dieu, mon roi et mon pays.

II. Sur mon honneur, je veux sans châtiment ni récompense protéger les faibles, défendre ceux qui sont dans le besoin et aider mon prochain.

III. Sur mon honneur, je veux observer la loi des Scouts.

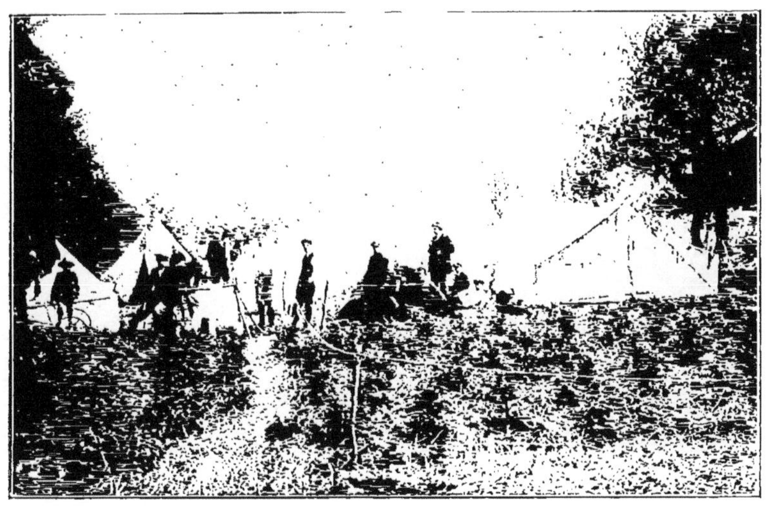

Fig. 319. — Boy-Scouts et « camping » (cliché du Touring-Club de France).

La loi des Scouts se traduit par les préceptes suivants :

I. On peut compter sur la parole d'un Scout, et lui-même doit avoir confiance en son frère Scout et l'aider.

II. Un Scout est l'ami de toute créature vivante, homme ou animal, et il est un frère pour les autres Scouts, heureux ou malheureux, riches ou pauvres.

III. Un Scout est loyal envers ses parents, ses officiers et ses camarades, quel que soit leur rang. Il obéit aux ordres immédiatement avec intelligence ; cette obéissance n'est pas machinale, mais elle découle de la sympathie qu'il a pour celui qui commande et de la connaissance qu'il a de sa responsabilité.

IV. Un Scout est poli envers tous, parce qu'il est fort et sûr de sa position, par conséquent il respecte celle des autres.

V. Un Scout est gai et il va au travail et à la fatigue avec une figure souriante.

VI. Un Scout est économe sans jamais être mesquin (1).

Dans leurs randonnées, en pleine campagne, les « Boys-Scouts » apprennent à subvenir à tous leurs besoins; ils transportent leur campement (fig. 319 et 320), préparent leurs repas et leur coucher; chemin faisant, ils s'instruisent au contact de la nature et apprennent

(1) P. Petit, *Revue du Touring-Club de France*, nov. 1911.

à se servir de leurs yeux et de leurs oreilles aussi bien que de leurs mains et que de leurs jambes.

Tout récemment, et devant le succès remporté par les éclaireurs anglais, quelques éducateurs français, avec quelques amis de la jeunesse, ont essayé de créer en France de semblables bataillons ; ainsi se sont formés les « Éclaireurs français » et aussi les groupes de l'« Éducation nationale ». Le Touring-Club de France, quelques établissements d'enseignement et en particulier l'École Alsacienne, ont fait une propagande active en faveur de ces œuvres ; on peut voir dès maintenant, le jeudi et le dimanche, dans les environs de Paris,

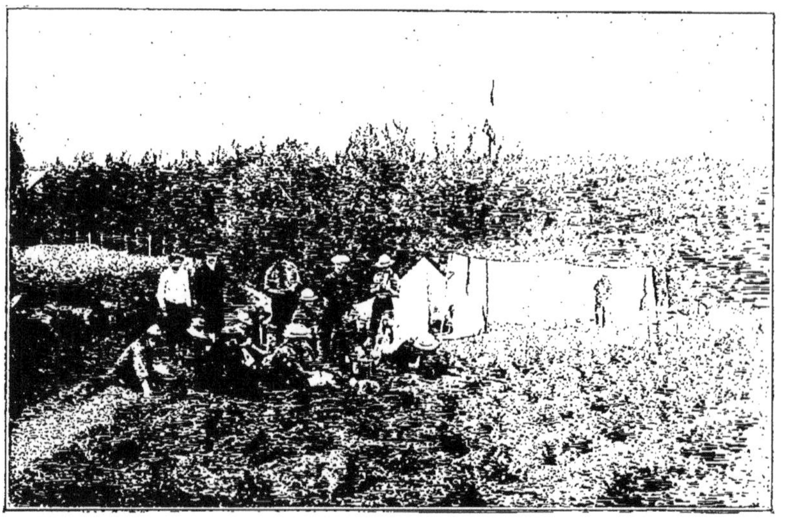

Fig. 320. — Boy-Scouts s'exerçant au « camping » (cliché du Touring-Club de France).

quelques groupes d'éclaireurs crânement équipés qui s'en vont excursionner à travers bois, accompagnés parfois seulement de leurs professeurs, mais aussi de savants tels que M. Becquerel, qui n'a pas craint d'aller donner sur place des leçons de botanique aux jeunes éclaireurs.

V. — ÉCOLES DE PLEIN AIR.

C'est à Baginsky que revient l'honneur d'avoir eu le premier l'idée de la création d'écoles de plein air. Il réclamait, dès 1881, à la ville de Berlin, la fondation d'une semblable école ; mais à ce moment le Conseil municipal de cette ville n'avait pas donné son approbation au projet, et c'est seulement en 1904 que fut installée à Charlottenbourg, à 3 kilomètres de Berlin, la première école de plein air.

Tous ceux qui ont plaidé en faveur de cette institution se sont inspirés des mêmes motifs : ils font valoir la vie sédentaire à laquelle on oblige les écoliers, le défaut d'aération et d'exercice dont ils souffrent, surtout dans les grandes villes, et enfin ils font prévoir le bénéfice que doivent tirer les enfants convalescents ou délicats de santé d'un séjour en plein air.

Il est certain que tous les écoliers, même ceux qui sont parfaitement sains, souffrent dans les grandes villes de la réclusion à laquelle ils sont condamnés ; pour ces enfants sains, les mois de vacances passés à la campagne sont déjà la source d'un bénéfice considérable ; ils peuvent le trouver dans la fréquentation des colonies scolaires de vacances.

Mais aux enfants appartenant aux catégories que nous aurons à définir tout à l'heure, la colonie scolaire n'est plus suffisante, et c'est à l'école de plein air qu'il appartiendra de rétablir leur santé compromise.

Quant à ceux dont la santé est altérée au point de devenir un danger pour leurs camarades (et nous pensons surtout ici aux cas de tuberculose ouverte et contagieuse), les écoles de plein air elles-mêmes ne conviennent plus : ce sont des sanatoriums-écoles qui devront leur être destinés ; nous aurons à parler de ces dernières institutions, qui n'existent encore qu'à l'état de projet ou d'ébauche.

Historique. — A côté du nom de Baginsky, qui conçut l'école de plein air, telle qu'elle a été réalisée, il faut placer le nom de Grancher, qui, par ses recherches sur la tuberculose chez les écoliers, et par les moyens de lutte qu'il s'efforça de mettre en vigueur contre cette affection, fut un véritable promoteur des écoles de plein air. En effet, c'est lui qui, en France, montra le premier que les moyens jusqu'ici employés étaient insuffisants ou même inutiles ; soigner la tuberculose ouverte de l'enfant est trop souvent illusoire ; au contraire, séparer l'enfant du milieu contaminé pour le placer dans un milieu sain, l'arracher à l'atmosphère confinée des villes pour le transplanter au plein air de la campagne, c'est le véritable moyen de « sauver la graine ». C'est Grancher encore qui disait : « Les enfants reconnus malades seront placés à la campagne dans un sanatorium-école, où ils continueront leurs études sous la surveillance étroite du médecin ». Ses conceptions étaient sans doute un peu différentes de celles qui aboutirent à la création des écoles de plein air, mais la croisade qu'il mena en France a été la première indication utile sur le remède à apporter à la tuberculose confirmée ou prévue, chez les jeunes enfants.

A Charlottenbourg, sous le nom de « Waldschüle » ou « école de la forêt », fut fondée, en 1904, la première école de plein air qui servit de modèle à toutes celles créées depuis lors. Elle est située dans une forêt de pins, sur une hauteur, à 3 kilomètres environ de la ville, dans les meilleures conditions possibles d'aération et d'altitude. Cette école abrite 240 enfants, pendant la belle saison seulement; c'est un externat où les enfants viennent chaque matin pour rentrer chaque soir dans leurs familles.

La ville de Mulhouse créa à son tour une école de plein air en 1906; elle est faite pour 100 enfants qu'amène chaque jour le tramway; l'école est installée dans une propriété de 3 hectares appelée « l'Ermitage »; le rez-de-chaussée seul est utilisé pour les locaux de l'école de plein air; les étages supérieurs servent aux enfants assistés ou aux enfants convalescents.

A Elberfeld, à München-Gladbach, des écoles analogues ont été créées.

En Angleterre, en mai 1907, la commission scolaire du « London County Council » émet le vœu d'aménager des écoles de plein air sur le modèle de celle de Charlottenbourg; ainsi fut créée l'école de Bostall-Wood, qui possède un enclos boisé de 8 hectares avec des pelouses et des hangars pouvant servir en temps de pluie aux classes et aux repas. Deux tentes, fournies par l'armée, servent aux instituteurs; dans cette installation de fortune fonctionne une école de plein air qui donne les résultats les plus satisfaisants. Nous reviendrons plus loin sur quelques détails de son installation.

Les résultats furent jugés si encourageants que trois nouvelles écoles furent créées dans les environs de Londres, chacune pouvant recevoir soixante-quinze enfants répartis en trois classes de vingt-cinq enfants.

En Italie, des écoles de plein air ont été installées ces dernières années à Rome; elles ont comme particularité de rester ouvertes toute l'année, ce que permet le climat de l'Italie. Elles sont installées dans Rome même, au nombre de huit, dans les espaces libres qui existent au centre ou dans les environs immédiats de la ville. Les bâtiments se composent de simples baraques en bois, chacun d'eux abritant une classe de trente-six élèves.

En France, la ville de Lyon a créé une école de plein air internat en 1907, dans une propriété située à 8 kilomètres environ de la ville (fig. 321). Il y a un parc de 7 hectares avec bois et vastes pelouses. Le bâtiment principal est un château qu'il a été très facile d'aménager en vue de sa nouvelle destination. Les pièces principales, les escaliers, les vestibules y sont largement aérés par des ouvertures nombreuses et de dimension suffisante. Nous emprunterons de nombreux détails à l'organisation vraiment très intéressante de cette école du Vernay.

Recrutement des élèves des écoles de plein air. — Les enfants qui sont justiciables de l'école de plein air doivent être divisés en deux catégories principales.

1° Les enfants qui présentent un trouble passager de leur santé, consécutif le plus souvent à une maladie aiguë. Ce sont des convalescents qui n'auraient généralement pas besoin d'un séjour très prolongé et qui seraient peut-être plutôt justiciables d'une colonie scolaire ou d'un dépôt de convalescents que d'une école de plein air proprement dite.

2° Les enfants présentant un trouble permanent de leur santé : ce trouble peut tenir soit à une altération permanente de leur santé générale (trouble « diathésique », tel que les manifestations atténuées de la scrofule, du lymphatisme ou les états anémiques), soit être consécutif à une maladie chronique. Parmi ces maladies, il faut citer les affections du cœur, les diverses lésions du squelette,

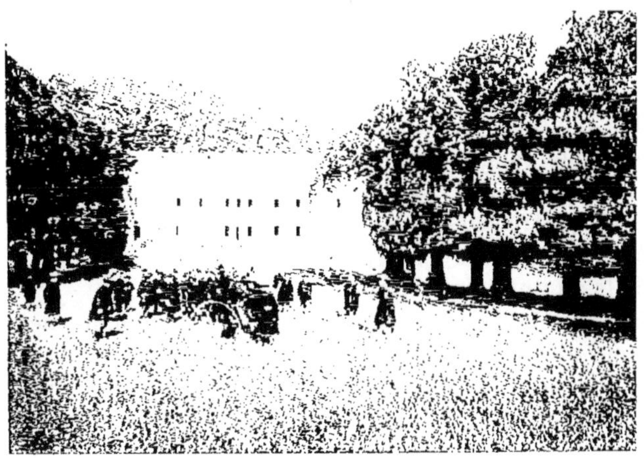

Fig. 321. — École du Vernay ; Récréation (cliché du Dr Vigne).

en dehors de l'état aigu relevant d'un traitement médical véritable, enfin et surtout, la tuberculose sous sa forme latente, fermée, et en particulier la tuberculose ganglio-pulmonaire.

C'est d'ailleurs sous ces différents titres qu'ont été groupés à Charlottenbourg et ailleurs les enfants justiciables des écoles de plein air.

On exclut bien entendu toutes les maladies contagieuses et les affections ayant besoin d'un traitement médical régulier et suivi.

C'est surtout la *tuberculose ganglio-pulmonaire* qui fournira la partie de beaucoup la plus importante de la population des écoles de plein air. Aussi son diagnostic précis devra-t-il être établi par ceux qui seront chargés de la sélection des enfants à envoyer dans ces écoles. Rappelons que les signes sur lesquels ce diagnostic est basé sont fournis surtout par les symptômes de l'adénopathie trachéobronchique et par ceux des lésions pulmonaires à la période de germination de Grancher. A l'heure actuelle, les procédés de laboratoire, la cuti ou l'intradermo-réaction, la radioscopie, ne permettraient pas, à notre avis, une sélection suffisamment éclairée et facile de la tuberculose ganglio-pulmonaire (Voir plus haut : *Examen de l'appareil pulmonaire*).

Il est désirable qu'il soit établi une *fiche médicale* qui accompagnera l'enfant à son entrée à l'école de plein air et sera tenue à jour pendant le séjour dans cette école.

Un certain nombre d'enfants doivent être *systématiquement exclus de l'école de plein air* : ce sont ceux qui présentent des lésions de tuberculose ouverte, que l'affection siège au niveau des poumons ou qu'elle siège au niveau de ganglions ou d'articulations sous forme de tuberculose ganglionnaire ou ostéo-articulaire.

Certains d'entre eux présentent un danger d'un autre ordre : tels sont les choréiques, les épileptiques et certains hystériques. On peut craindre les impulsions, la contagion par imitation, ou même la contagion morale, surtout chez les fillettes. Devront encore être exclus les enfants dont le caractère indiscipliné serait une cause de perturbation.

A Lyon, le Dr Vigne s'est inspiré des idées de Grancher pour accepter de préférence dans ces écoles les enfants atteints de tuberculose latente ganglio-pulmonaire.

A Charlottenbourg, les enfants reçus à l'école de plein air sont divisés en quatre catégories :

Enfants atteints d'anémie;

Enfants atteints d'affections cardiaques ;

Enfants atteints de lésions de scrofule, de lymphatisme;

Enfants atteints de tuberculose ganglio-pulmonaire.

A Mulhouse, on a été un peu plus sévère en éliminant les formes latentes ou fermées de tuberculose, et en ne prenant que les enfants pour lesquels on était à peu près certain d'avoir un succès facile et brillant ; à notre sens, cette exclusion est une erreur, en privant du bénéfice de l'école de plein air les enfants qui en ont le plus grand besoin.

Ces procédés de sélection s'appliquent aussi bien à l'école de plein air externat qu'à l'école de plein air internat.

Établissement de l'école de plein air. — Le choix de l'emplacement est des plus important. Il n'est pas nécessaire que l'école soit placée au milieu de la forêt, comme à Charlottenbourg ou à Shrewsbury (fig. 322). Il nous paraît préférable d'avoir quelques bouquets d'arbres permettant de mettre les enfants à l'ombre, pendant les heures chaudes de la journée, au milieu d'espaces découverts et largement aérés et ensoleillés. Dans nos climats tempérés, il règne souvent, dans les régions boisées, un certain degré d'humidité qui ne serait pas des plus favorable. L'école doit, en effet, être installée dans un endroit sec, non exposé au brouillard de la matinée ou de la fin de la journée; elle sera de préférence à flanc de coteau, à l'abri du vent régnant; il faut encore que l'école soit assez rapprochée de la grande ville pour que les enfants accomplissent sans fatigue leurs allées et venues; il ne faut pas que l'éloignement excède 6 à 7 kilomètres.

Dans la plupart des écoles existantes, on s'est servi des locaux trouvés dans la propriété transformée en école de plein air pour y

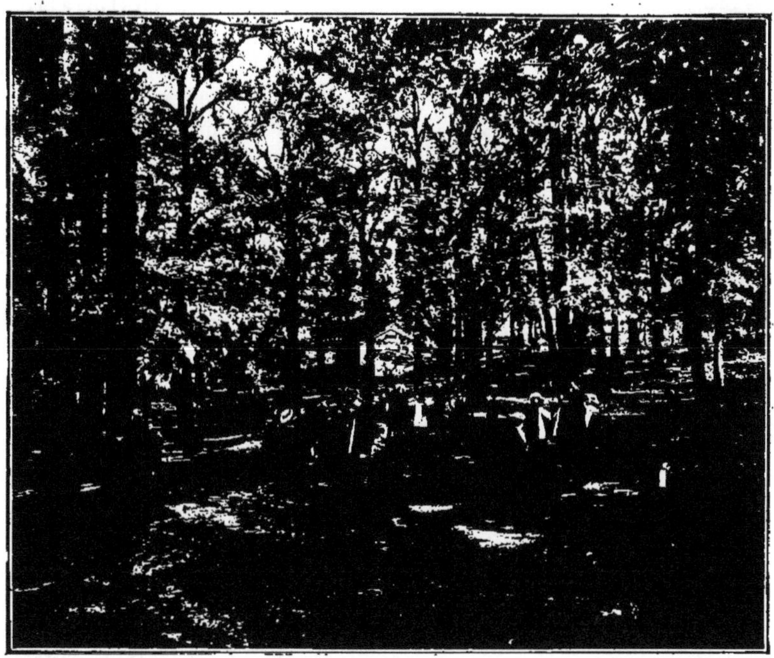

Fig. 322. — Ecole de Shrewsbury-House; récréation sous bois (cliché communiqué par M. Friedel).

installer les différents services nécessaires. En effet, les enfants devront, autant que possible, vivre au dehors.

Pour les écoles de plein air externat, il n'y a à prévoir, comme bâtiments couverts, que des locaux suffisants pour loger les enfants les jours de pluie.

De simples barraquements, d'étendue et de hauteur assez vastes pour réaliser les meilleures conditions d'aération, et très largement ouverts de manière à ce que la lumière y pénètre à flots, seront l'installation la plus économique et la plus saine à la fois. Un de ces barraquements servira de classe; on en prévoira un autre pour le réfectoire, les enfants pourraient jouer dans ce dernier, à défaut de préau couvert, les jours de pluie ou de mauvais temps.

Un hangar pouvant être clos les jours de mauvais temps sera

réservé pour la sieste; son orientation sera celle de la galerie de cure des sanatoriums. Le soleil devra y pénétrer suffisamment sans que, toutefois, il devienne une gêne pendant les jours d'été; d'ailleurs, aussi souvent que possible, cette sieste se fera en plein air, à l'ombre du bois ou des bâtiments.

Des annexes seront installées pour la cuisine, le logement des maîtres, les bains-douches, les water-closets.

La question de l'eau est fort importante. Autant que possible l'école sera construite à proximité d'une canalisation et d'un système d'égouts. Si ces installations n'existaient pas, on pourrait à la rigueur les remplacer par des moyens de fortune, tels que de vastes réservoirs d'eau filtrée, et pour les privés, un système diviseur ou de fosse septique mettant l'école à l'abri de tout danger d'infection.

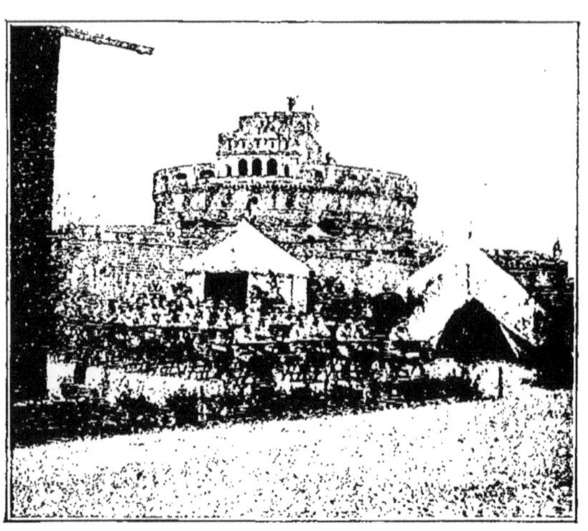

Fig. 323. — École de plein air de Rome, dans les jardins du château Saint-Ange (cliché du Dr Cayla).

A gauche, on voit l'angle du pavillon scolaire; au fond, une tente-cuisine et une tente pour la sieste.

La plupart des écoles établies jusqu'à ce jour ont été installées, disions-nous, dans des locaux déjà existants dont on est arrivé à tirer un excellent parti. Pour les écoles à construire de toutes pièces, nous croyons qu'on peut le faire dans des conditions très économiques. Nous citerons à titre de modèle les ecoles de plein air de la ville de Rome.

Ces écoles se composent de simples baraquements en bois, formant des pavillons isolés, dont chacun constitue une école indépendante. Le plan en est dû à l'ingénieur Saffi. Chaque pavillon mesure $13^{m},50$ sur $6^{m},50$ et une hauteur de $4^{m},30$ (fig. 323, 324, 325 et 326).

La construction est formée d'une charpente de bois de sapin facilement démontable; elle comprend un cadre reposant sur le sol et légèrement surélevé; sur ce cadre se fixent des montants dans l'intervalle desquels vient se placer un remplissage en bois de pitchpin.

La disposition des parois est telle qu'à l'intérieur il n'y a presque pas de relief apparent; les parois sont lisses et facilement nettoyables.

Ce pavillon se compose d'une salle de classe et d'annexes.

La salle de classe mesure 6 mètres sur 8 ; elle est éclairée par neuf ouvertures ; les six ouvertures latérales forment de larges fenêtres,

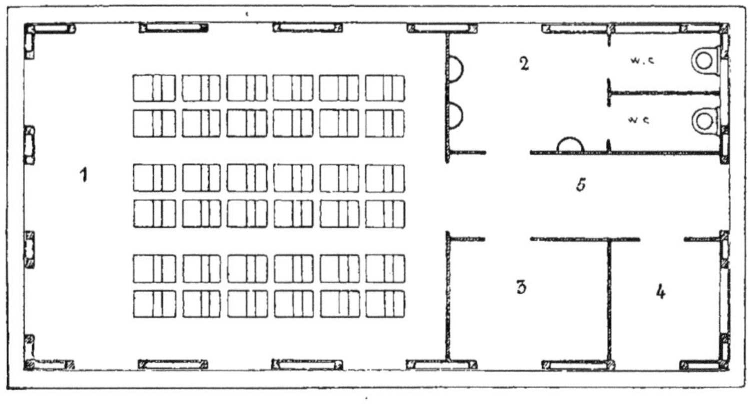

Fig. 324. — Plan du pavillon Saffi.

1, salle de classe ; 2, lavabo ; 3, cuisine ; 4, cabinet du maître ; 5, vestibule.

tandis que celles qui occupent le devant du pavillon sont trois portes-fenêtres qui font communiquer l'école avec la campagne avoisinante.

Il existe donc un éclairage diffus et extrêmement intense.

La surface des baies éclairantes est d'environ la moitié de la surface totale des quatre parois de la classe. Cette classe peut loger trente-six élèves.

La salle de classe est séparée des annexes par une cloison en bois.

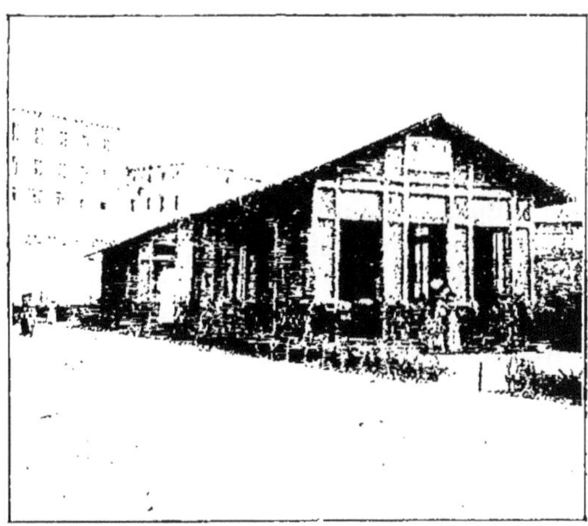

Fig. 325. — Pavillon Saffi (cliché du Dr Cayla).

Une porte médiane conduit à un large vestibule qui sert de vestiaire. A droite et à gauche de ce vestiaire s'ouvrent des lavabos et des water-closets d'un côté et, de l'autre, une cuisine et un cabinet pour le directeur.

L'eau potable est fournie par des fontaines auxquelles les enfants vont boire directement à un petit jet d'eau vertical, sans qu'il soit besoin d'user de gobelet commun et sans que les lèvres des enfants puissent toucher le bec du jet d'eau grâce à ce dispositif très ingénieux.

Les water-closets sont munis de chasses d'eau automatiques et sont en relation avec l'égout. Dans les écoles où l'eau n'a pas pu être amenée et où n'existe pas d'égout dans le sous-sol, on a installé des réservoirs, et le tout à l'égout a été remplacé par un système diviseur situé assez loin du pavillon.

Le *mobilier* des écoles de plein air est composé de tables et de chaises légères que l'on peut facilement transporter d'un endroit à l'autre, suivant que la classe se fait à l'intérieur ou à l'extérieur, dans tel ou tel emplacement qui paraîtra le mieux convenir, étant donnée la température ou la direction du vent. On peut aussi laisser à demeure, dans certains endroits bien abrités, des mobiliers rustiques que les enfants utiliseront à certaines heures de la journée.

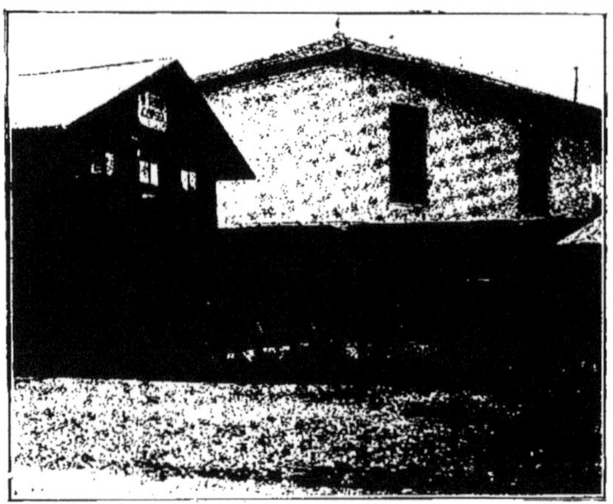

Fig. 326. — Les enfants sortent du pavillon, chargés de leur table-banc (cliché du Dr Cayla).

A Rome, le mobilier scolaire dont sont garnies ces écoles est extrêmement intéressant. Il se compose d'un banc portatif (fig. 327 et 328) imaginé par Armaroli; cette table-banc consiste en deux pliants accouplés et dont l'un sert de siège et l'autre de pupitre. Ce banc est très léger, et une fois replié, grâce à des bretelles analogues à celles des havresacs, il peut être porté à dos d'enfant : une petite sacoche est appendue sous le pupitre ; les enfants y rangent leurs crayons et leurs livres, qui sont transportés du même coup. Chaque écolier est muni d'un porte-plume-réservoir qui évite le transport des encriers.

Ce banc, qui est très léger, ne présente évidemment pas une extrême solidité, mais son prix de revient est très modeste, et il peut être aisément remplacé. Ce mobilier se fait en trois tailles différentes, ce qui permet de l'adapter d'une façon suffisante aux tailles des différents écoliers.

Le pupitre présente une inclinaison normale sur l'horizontale; le banc et le pupitre sont à une distance légèrement négative. Le dossier monte jusqu'à la région lombaire, si bien que, dans sa simplicité, cette table-banc répond à toutes les exigences des hygiénistes.

Ce mobilier portatif permet aux enfants d'entrer ou de sortir de classe à chaque instant de la journée, suivant les conditions atmosphériques (fig. 326). Au moindre changement de temps, coup de vent ou averse, la classe qui se faisait à l'extérieur peut en quelques secondes être transportée à l'intérieur du pavillon. Nous avons vu les écoliers exercer cette manœuvre en ordre parfait; il ne leur faut pas plus

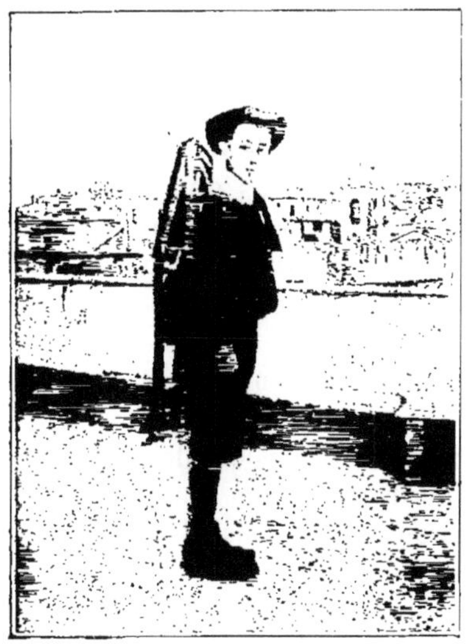

Fig. 327. — Table-banc Armaroli repliée et chargée sur les épaules de l'écolier.

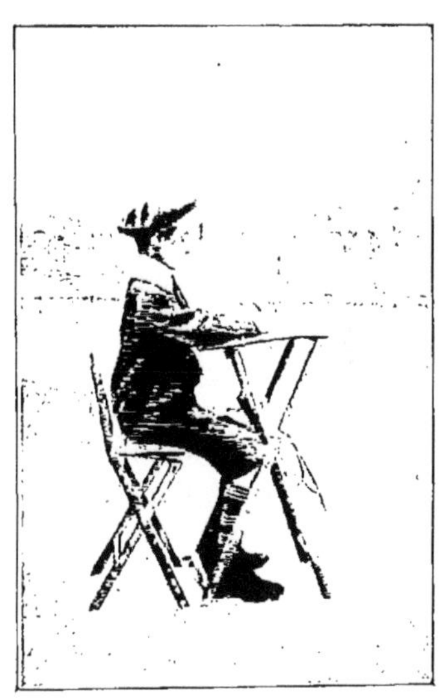

Fig. 328. — Table-banc dépliée.

d'une demi-minute pour charger leurs épaules de leur table pliante : le poids de celle-ci, qui ne dépasse pas 1kg,500, permet d'aller à une certaine distance du pavillon, là où l'on se trouvera à l'ombre ou à l'abri du vent.

Les instituteurs ont signalé les difficultés qu'il y a à faire écrire ou lire les enfants en plein air, où la moindre brise suffit pour déplacer les papiers; la difficulté de transporter les encriers a été également objectée; on obvie en partie à ces inconvénients en munissant les enfants d'ardoises sur lesquelles ils peuvent tracer les exercices courants ou en leur fournissant, comme à Rome, des porte-plumes à réservoir dont il existe maintenant des modèles très peu coûteux.

Fonctionnement des écoles de plein air. — Les écoles-internats et les écoles-externats peuvent avoir des organisations analogues. Dans l'une comme dans l'autre, les enfants doivent faire un séjour de deux ou trois mois au moins pour tirer un bénéfice suffisant.

On a reproché aux écoles-internats leur prix de revient assez élevé (1); en réalité, les frais de première installation présentent une différence appréciable ; quand, comme au Vernay, la propriété où est installée l'école est due à une libéralité, les dépenses sont en réalité minimes ; c'est ainsi que, en 1910, pour 100 enfants réparti en deux séries du 1er mai au 30 septembre, l'école du Vernay n'a pas eu un budget supérieur à 14 000 francs ; l'école anglaise de Bostall, qui est un externat et qui reçoit 100 enfants de mai à octobre, a un budget d'environ 16 000 francs. On voit que les deux systèmes ne présentent pas un prix de revient très différent, si l'on ne considère que le prix d'entretien.

Une tentative intéressante vient d'être faite à Paris, en faveur des enfants du XXe arrondissement ; une école de plein air a été installée dans un ancien séminaire, au voisinage de Mortain (fig. 329), dans les meilleures conditions d'hygiène et d'aération ; elle fonctionne « en régie », et le prix de revient par jour et par enfant est d'environ 1 fr. 50. Le premier groupe d'enfants, qui a profité de cette école, et que nous avons examiné avec le Dr Dufestel, a tiré un bénéfice considérable de ce séjour. Ajoutons que cette école de plein air est la première qui ait été créée pour les enfants parisiens.

A Mulhouse, où l'école est ouverte six mois, du 7 mai au 7 novembre, on reçoit deux séries de 100 enfants séjournant chacune trois mois; les dépenses courantes sont de 17 000 francs.

En Angleterre, le prix de revient pour chaque enfant serait d'environ 1 fr. 50 par jour.

On voit que, dans tous les pays où les écoles de plein air ont été organisées, elles l'ont été à peu de frais, et que leur entretien lui-même n'est pas une lourde charge pour les budgets des municipalités.

Nous parlions tout à l'heure des écoles de plein air de Rome, dont l'installation peut être réalisée à peu de frais et en quelques semaines ; chacun des pavillons dont nous avons donné la description ne coûte guère plus de 6 000 francs, y compris les annexes qui en dépendent.

Ces écoles de plein air dans leur simplicité ne sont sans doute pas destinées aux pays où les mois froids et pluvieux sont en majorité, mais, dans les pays tempérés et chauds, elles sont appelées à rendre les plus grands services. A Rome, elles restent ouvertes toute l'année; il pourrait en être de même dans le Sud de la France ; et, dans certains de nos départements moins privilégiés, elles pourraient cependant recevoir leurs élèves pendant cinq ou six mois de l'année ; nos écoles de plein air externats ne peuvent pas espérer d'ailleurs retenir plus longtemps les enfants. Elles ne peuvent guère être fréquentées que de mai à septembre.

(1) Nous n'entendons parler ici que des écoles destinées aux enfants de l'enseignement primaire. Il existe en France, — et l'école des Roches a été un des premiers établissements de ce genre, — quelques écoles installées en pleine campagne, dans les meilleures conditions d'hygiène ; mais ces établissements s'adressent à une clientèle riche.

Dans une ville comme Paris, il n'y a que de rares quartiers où les enfants pourraient se rendre à pied, sans aide d'un moyen de locomotion quelconque, de leurs domiciles à l'école de plein air.

La disposition de Rome a permis au contraire d'installer en pleine ville des écoles de plein air : avec un peu de bonne volonté, il y a bien des grandes villes françaises où des installations analogues pourraient être de suite réalisées.

La question des *transports* a été résolue de différentes façons ; le plus souvent ce sont des tramways qui, partant le matin d'un quartier central de la Ville, amènent les enfants à l'école ; le retour se fait

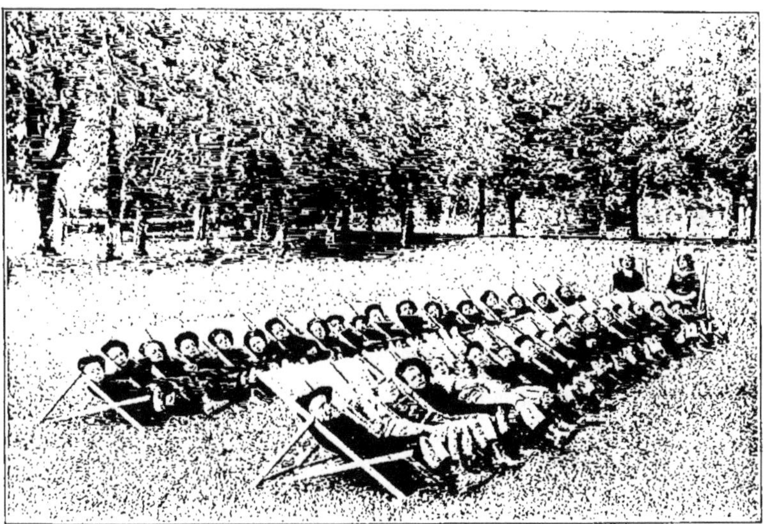

Fig. 329. — La sieste à l'École de plein air de Normandie (écoliers du XXe arrondissement de Paris).

dans les mêmes conditions; ces tramways, consacrés uniquement à la population de l'école de plein air, peuvent, en cours de route, s'arrêter en différents points où les enfants sont pris au passage. Ce moyen de transport est à la fois pratique et économique ; dans les villes où il est adopté, le prix de revient n'est que de quelques centimes par jour et par enfant.

On a objecté que ce voyage, répété deux fois par jour, était une cause de fatigue considérable pour les élèves de l'école de plein air; en réalité, les quelques minutes passées en tramways, sont bien peu de chose, eu égard aux longues heures que l'enfant passera à la campagne dans les meilleures conditions possibles d'hygiène, et l'on ne doit pas s'arrêter à cette objection.

L'*emploi du temps* dans les différentes écoles actuellement existantes, présente beaucoup de ressemblance. A l'école du Vernay (internat), l'emploi du temps est le suivant :

7 heures. — Réveil.
7 h. 1/4. — Lavabo et water-closet.
7 h. 3/4. — Premier repas.
8 à 9 heures. — Jardinage.
9 à 10 heures. — Étude en plein air.
10 heures. — Deuxième repas.
10 h. 1/2 à 11 heures. — Étude en plein air.
11 heures à midi. — Récréation.
Midi à 1 heure. — Troisième repas.
1 h. 1/4 à 2 heures. — Sieste.
3 à 4 heures. — Étude en plein air.
4 à 5 heures. — Quatrième repas. Récréation.
5 à 6 heures. — Étude en plein air.
6 à 7 heures. — Jardinage.
7 heures. — Cinquième repas.
8 heures. — Dortoir.

Voici l'emploi du temps dans les écoles de Rome :

7 h. 30. — Réunion des enfants dans un emplacement central de leur quartier et assez voisin de l'École.
7 h. 45. — Départ pour l'école.
8 heures. — Arrivée et court repos.
8 h. 15 à 8 h. 45. — Première leçon.
8 h. 45 à 9 h. 30. — Collation et récréation.
9 h. 30 à 10 heures. — Seconde leçon.
10 heures à 10 h 30. — Repos, récréation.
10 h. 30 à 11 heures. — Troisième leçon.
10 heures à 11 h. 30. — Récréation, jardinage, travail manuel, gymnastique respiratoire, dessin, chant.
10 h. 30 à 12 heures. — Quatrième leçon.
12 heures à 12 h. 15. — Propreté individuelle.
12 h. 15 à 13 heures. — Repos.
13 à 15 heures. — Sieste ; repos dans le bois ou sous la tente.
15 à 16 heures. — Lecture, leçon de choses, promenade, goûter.
10 h. 30 à 18 heures. — Récréation, travail manuel, jardinage, dessin, gymnastique sportive, promenade, excursion, visite des monuments.
18 heures à 18 h. 30. — Repos.
18 h. 30 à 19 ou 20 heures. — Retour à la maison.

Ce programme est extrêmement coupé, il laisse une large place aux leçons de choses, au repos et aux récréations.

Voici, d'après Delpérier, l'emploi du temps de l'école de Charlottenbourg :

7 h. 45. — Départ des petits voyageurs. Quelques-uns n'habitant pas loin de l'école viennent à pied. Le prix du billet pour le transport par tramway est de 3 marks par mois. La ville ou la compagnie des tramways offrent le transport aux enfants très miséreux.
A l'arrivée, déjeuner.
De 8 heures à 10 heures, classe avec repos toutes les demi-heures.
De 10 heures à midi et demi, jeux, gymnastique, travaux manuels ou lecture.
A midi et demi, dîner. Après le repas, sieste.
De 3 heures à 4 heures, classe.
4 heures. — Collation.
De 4 à 6 h. 45, jeux.
6 h. 45. — Dernier repas.
7 heures et 7 h. 30. — Retour à la maison.

Le tableau ci-contre résume l'emploi du temps de l'école de plein air de *Bostall Wood* :

Emploi du temps (École de Bostall Wood).

<table>
<tr><th></th><th>9 heures à 9 h. 30.</th><th>9 h. 30 à 10 h.</th><th>10 heures à 10 h. 45.</th><th>10 h. 45 à 11 h.</th><th>11 heures à 11 h. 45.</th><th>11 h. 45 à 12 h. 30.</th><th>12 h. 30 à 1 heure.</th><th>1 heure à 3 heures.</th><th>3 heures à 3 h. 15.</th><th>3 h. 15 à 3 h. 45.</th><th>3 h. 45 à 4 h. 45.</th><th>4 h. 45 à 5 h. 15.</th><th>5 h. 15 à 5 h. 30.</th><th>5 h. 30 à 6 heures.</th></tr>
<tr><td>Lundi........</td><td rowspan="5">Déjeuner.</td><td rowspan="5">Contrôle.</td><td rowspan="5">Arithmétique pratique, mesures.</td><td rowspan="5">Jeux.</td><td>Histoire naturelle.</td><td>Dessin.
Narration.</td><td rowspan="5">Diner.</td><td rowspan="5">Sieste.</td><td rowspan="5">Gymnastique.</td><td>Lecture.</td><td>Travaux manuels.
Filles. — Couture. Tricot.
Garçons. — Modelage.</td><td rowspan="5">Thé.</td><td rowspan="5">Prière.</td><td rowspan="5">Jeux.</td></tr>
<tr><td>Mardi.........</td><td>Lecture.</td><td>Exercices respiratoires et chant.</td><td>Histoire et géographie.</td><td>Travaux manuels.
Filles. — Lessive.
Garçons. — Lavage à la brosse.</td></tr>
<tr><td>Mercredi.....</td><td>Histoire naturelle.</td><td>Dessin et peinture.</td><td>Histoire.</td><td>Travaux manuels.
—
Confection de paniers.</td></tr>
<tr><td>Jeudi.........</td><td>Lecture.</td><td>Exercices respiratoires et chant.</td><td>Récitation
—
Élocution.</td><td>Travaux manuels.
Filles. — Couture. Tricot.
Garçons. — Modelage.</td></tr>
<tr><td>Vendredi.....</td><td>Lecture.</td><td>Histoire naturelle.</td><td>Composition d'histoire et géographie.</td><td>Travaux manuels.
—
Jardinage.</td></tr>
<tr><td>Samedi.......</td><td></td><td></td><td></td><td></td><td>Nettoyage.</td><td>Récitation
Tableaux.</td><td>Depart.</td><td>»</td><td>»</td><td>»</td><td>»</td><td>»</td><td>»</td><td>»</td></tr>
</table>

Travail scolaire : trois heures quarante-cinq minutes.

Ces emplois du temps méritent quelques réflexions :

Tout d'abord, quelle doit être la part réservée au travail intellectuel à l'école de plein air ? Celui-ci doit être très modéré et ne guère dépasser deux heures de durée ; les classes auront surtout lieu le matin, c'est ce qui se fait à Charlottenbourg. Dans l'école de Lyon, on a réservé deux heures l'après-midi pour le travail intellectuel, et ces classes un peu prolongées pour des enfants débilités seraient avec avantage supprimées ou au moins diminuées.

L'*enseignement* doit être inspiré des conditions spéciales où sont placés ces enfants dans ces écoles. Chaque classe ne devra pas compter plus de vingt-cinq à trente écoliers ; l'enseignement sera surtout objectif. Les maîtres s'attacheront à développer chez leurs élèves les sens de la vision, de l'audition et du toucher ; cette méthode, nous l'avons dit déjà, est infiniment supérieure à l'éducation trop théorique donnée dans les écoles urbaines.

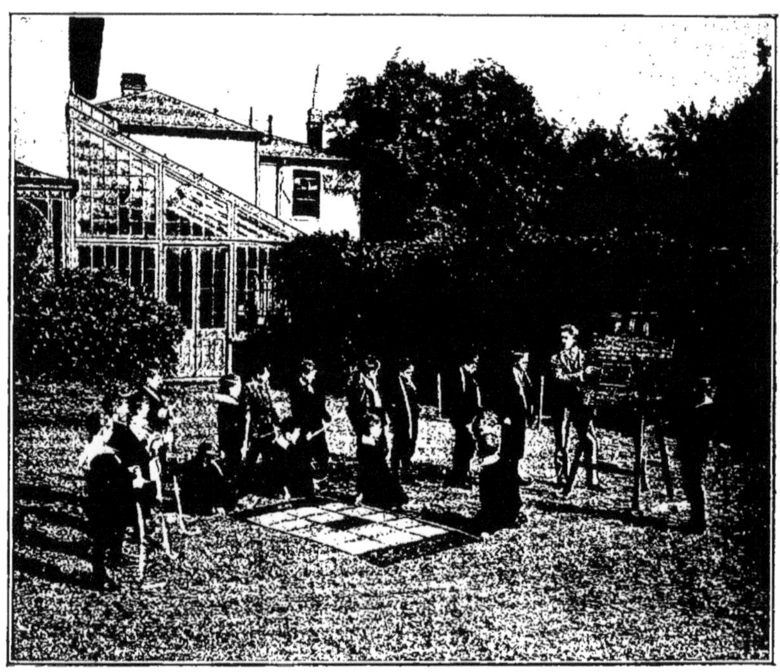

Fig. 330. — École de Montpelier-House ; leçons d'arithmétique pratique (phot. communiquée par M. Friedel).

La discipline sera toujours très douce ; comme il s'agit d'enfants malades, les punitions seront autant que possible laissées de côté.

Au contraire les jeux, les travaux manuels, les exercices d'application sur le terrain doivent avoir une part prépondérante dans les écoles de plein air. Les Anglais paraissent avoir réalisé d'une façon fort intelligente la question de l'instruction en plein air ; ils ont multiplié les leçons pratiques de botanique, de géologie, de métrage ou d'arpentage (fig. 330) ; la géographie elle-même est enseignée par des dessins pratiqués sur le terrain, avec reliefs et cours d'eau figurés par des tas de sable ou des rigoles; cette manière d'instruire les enfants est particulièrement attrayante, et elle donne au point de vue pédagogique les meilleurs résultats.

Il faut éviter les jeux fatigants, trop mouvementés ou trop bruyants, qui, loin de favoriser la reprise du poids, la retardent plutôt.

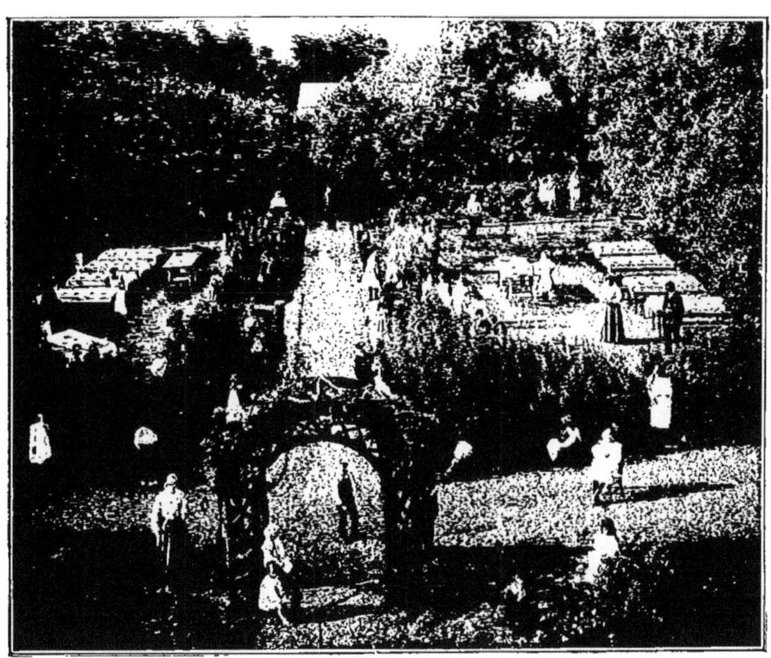

Fig. 331. — École de Bisley-House; travaux de jardinage et réfectoire en plein air (phot. communiquée par M. Friedel).

Parmi les travaux manuels, le jardinage (fig. 331) tient naturellement la première place ; certains exercices de modelage, de terrassement, peuvent également être très profitables ; pour les fillettes, on recommande la couture, la coupe et les soins ménagers, y compris la cuisine, qui, en Angleterre, est également enseignée dans les écoles de plein air.

La *sieste* doit être considérée comme un des éléments de succès de l'école de plein air : elle doit être faite après le repas de midi, sur des chaises longues (fig. 329), tout à fait en plein air, ou sous un hangar à l'abri du vent, mais largement aéré ; la durée de la sieste doit être de deux heures.

Alimentation. — Il faut s'efforcer de réaliser dans les écoles de plein air une sorte de suralimentation qui sera justifiée par ces raisons que l'enfant y aura plus d'appétit et y assimilera mieux ; le nombre des repas doit être multiplié.

En Allemagne même, la nourriture distribuée aux enfants nous paraît un peu substantielle ; il y a là, sans doute, une question de milieu et d'habitudes locales.

A Charlottenbourg, les enfants reçoivent :

A leur arrivée à l'école, vers 8 heures, un bol de soupe avec une tranche de pain beurré.

A 10 heures, collation composée d'un ou deux bols de lait avec pain noir.

A midi et demi, dîner avec 100 grammes de viande, soupe et légumes.

A 4 heures, lait, pain noir et compote.

A 6 heures trois quarts, souper : tisane d'avoine, cacao, pain noir et beurre.

A l'école de Vernay, l'alimentation est très choisie et très variée ; nous reproduisons, d'après le Dr Vigne, les indications suivantes relatives à la nature, à la quantité et à la distribution des aliments :

Viandes.

Lundi	Veau.
Mardi	Bœuf.
Mercredi	Mouton.
Jeudi	Bœuf ou volaille.
Vendredi	Veau.
Samedi	Mouton.
Dimanche	Bœuf, ou volaille ou lapin.

Poisson frais une fois par semaine.

Poids journalier approximatif des principaux aliments pour chaque enfant.

Pain	400 grammes.
Viande (pesée crue)	150 à 200 grammes.
Légumes secs	14 centilitres.
— verts	25 —
Vin	25 —
Lait	90 —
Fromage	15 grammes.
Confiture	25 —
Pâtes alimentaires ou riz	50 —

Indications générales du régime.

Premier repas. — 7 heures.

Au choix.
- 300 grammes de lait cru non sucré, ou chaud et sucré, avec pain, rôti ou non, à discrétion.
- Ou :
- 300 grammes de café au lait avec pain à discrétion.
- Ou :
- 300 grammes chocolat au lait avec pain rôti.
- Ou :
- 100 grammes de pain avec chocolat, beurre, confiture ou fromage.

Deuxième repas. — 10 heures :

Un œuf, lait, pain à volonté (pain bis).

Ou lait cru, 300 grammes.

Troisième repas. — Midi :

Viande.

Légumes verts.

Fromage.

12 centilitres de vin.

(Le jeudi et le dimanche, une sardine à l'huile en plus.)

Quatrième repas. — 4 heures.

Au choix.

Lait beurre, 300 grammes.

Ou :

100 à 150 grammes de pain avec fromage, beurre, chocolat confitures ou fruits.

Ou :

200 grammes de lait avec deux biscuits secs.

Ou :

Bouillie avec 200 grammes de lait et une cuillerée à soupe de farine d'avoine ou de froment.

Ou :

Cacao au lait.

Cinquième repas. — 7 heures :

Soupe.

Légumes secs ou verts.

Œufs.

Fruits, confiture ou fromage.

12 centilitres de vin.

Les menus sont établis par semaine et contresignés par le médecin de l'école.

Lorsque le temps le permet, les repas eux-mêmes sont effectués au dehors.

L'alimentation fournie aux écoliers du Vernay est très satisfaisante par la variété et le choix des aliments ; nous y ajouterions volontiers une ration de viande crue donnée soit au repas de midi, soit dès le matin à l'arrivée à l'école ; dans la prétuberculose, il y a dans cet aliment de facile digestion un élément de succès qu'il ne faut pas négliger.

Résultats. — Les séjours dans les écoles en plein air sont d'une façon générale un peu trop réduits ; il y aurait grand avantage à ce que les enfants puissent y rester tout un été. Nous avons vu que, dans l'école lyonnaise, aussi bien que dans les écoles allemandes, la durée du séjour n'excédait pas le plus souvent deux à trois mois.

Malgré la brièveté relative de cette vie au grand air, les résultats ont été partout remarquables, aussi bien au point de vue physique qu'au point de vue intellectuel ; on a régulièrement noté, en effet, qu'après le séjour à l'école de plein air les enfants avaient une attention plus soutenue et un esprit plus éveillé.

D'après les observations des enfants suivis à l'école du Vernay par le Dr Vigne, les résultats physiques sont des plus importants : durant la première semaine, malgré le changement de milieu et des soins très attentifs, on observe une augmentation insignifiante de l'embonpoint ; il faut une période d'adaptation pour que les enfants retirent du nouveau régime un bénéfice apparent ; notons que les écoliers admis à l'école du Vernay se composent uniquement de prétuberculeux et même de tuberculeux à la première et à la seconde étape de Grancher.

« Dans le premier groupe, composé uniquement de *prétuberculeux*, dit le Dr Vigne, au sens de Grancher, c'est-à-dire de simples suspects, sans lésions apparentes, nous trouvons des augmentations de poids qui varient de 3 kilogrammes à 4kg,900.

« Dans un second groupe, composé d'enfants à la *première étape*, c'est-à-dire de véritables malades, nous n'enregistrons plus qu'une augmentation moyenne de 2kg,200.

« Dans un troisième groupe enfin, composé d'enfants plus gravement atteints encore, d'enfants arrivés à la *deuxième étape* de Grancher, nous atteignons à peine une moyenne de 1kg,500.

« Tels quels, ces résultats en poids sont très encourageants dans leur ensemble. Ils le sont bien davantage encore si l'on envisage maintenant les modifications dont ils s'accompagnent dans les symptômes pulmonaires, modifications perceptibles par l'auscultation principalement et aussi par la mensuration thoracique. Et c'est ici vraiment qu'apparaît toute l'importance et la supériorité de l'œuvre nouvelle. Toujours, chez tous les enfants, à quelque catégorie qu'ils appartiennent, on a pu constater, après une période de séjour de quelques semaines, une amplification notable du jeu thoracique. Le poumon se développe mieux et plus largement, la respiration devient plus franche et plus profonde. Ce phénomène, surtout apparent chez les sujets absolument indemnes de lésion à leur arrivée, est également manifeste chez ceux d'entre eux déjà atteints des troubles pathognomoniques de la première ou de la seconde étape de Grancher.

« Les asymétries respiratoires, indices des lésions de la première étape, deviennent le plus souvent imperceptibles après une période de trois mois. Même chez des enfants ayant atteint la deuxième étape, les signes physiques pathognomoniques s'atténuent la plupart du temps de façon très sensible.

« Chose particulièrement intéressante, les améliorations ainsi obtenues paraissent durables et définitives pour la majorité. Dans le courant de l'année 1908, ont été revus à peu près tous les pensionnaires de 1907 ; or, en dépit des conditions défectueuses d'existence que, pour la plupart, ces enfants ont retrouvées dans leurs familles, on a pu constater chez eux non seulement le maintien des améliorations pulmonaires, mais aussi celui de l'état général ; huit enfants faisant seuls exception à cette règle et présentant encore des signes pulmonaires suspects ont été admis à une seconde période de cure, conformément aux indications du Pr Grancher. Cinq d'entre eux, sous l'influence de cette cure supplémentaire, ont pu revenir (à peu près intégralement, cette fois) à la santé.

« L'heureuse influence du séjour et de l'exercice au plein air et à la grande lumière, sur les organes respiratoires, ne se traduit pas seulement d'ailleurs par des signes stéthoscopiques.

« Elle est très nettement décelable aussi par un système rationnel de mensurations thoraciques, régulièrement mis en pratique à l'école lyonnaise de plein air.

« Le périmètre thoracique en inspiration et en expiration forcées est repéré sur chaque élève, au moment de l'arrivée et au moment du départ. La différence entre les deux positions respiratoires peut être considérée comme représentant le degré de l'ampliation pulmonaire. Or, tandis que cette différence entre l'inspiration et l'expiration forcées est, en moyenne, de 4cm,30 à l'arrivée, elle est de 6cm,55 au moment du départ, soit une augmentation moyenne de 2cm,25 par élève. Tel enfant, qui n'a qu'un écart de 5 centimètres entre ses deux mouvements respiratoires extrêmes à l'arrivée, peut donner jusqu'à 9 centimètres au bout de trois mois, ayant donc amélioré dans des proportions appréciables sa ventilation pulmonaire. »

Ces résultats sont consignés, au Vernay, sur des *fiches* dont nous donnons ici un spécimen :

Enfant R..., onze ans. — **A l'entrée.** — Poumon droit suspect.

DIAGRAMME THORACIQUE (1).

Ampliation thoracique totale.	Inspiration	63cm,5
	Expiration	60cm,5
	Différence	3cm,0

Le cyrtomètre indique une infériorité notable d'ampliation sur le côté suspect marqué d'une + (Voy. les chiffres ci-après).

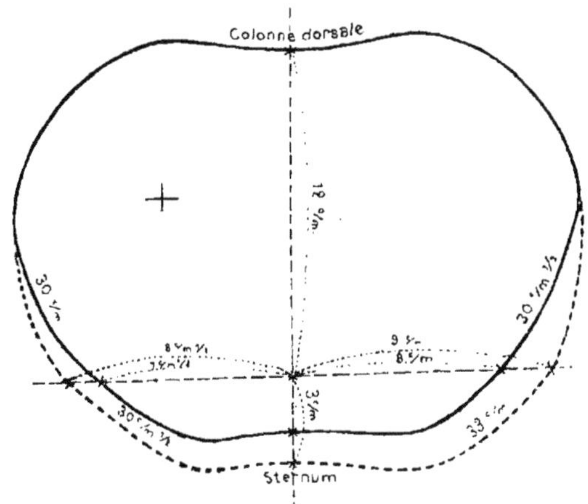

Fig. 332. — Tracé pris à l'arrivée.

(1) Les tracés reproduits ici sont la réduction au tiers environ des diagrammes

Ampliation thoracique à droite :		*Ampliation thoracique à gauche :*	
Inspiration	30cm,5	Inspiration	33cm,0
Expiration	30cm,0	Expiration	30cm,5
Différence	0cm,5	Différence	2cm,5

Enfant R..., onze ans. — **Au départ.**

DIAGRAMME THORACIQUE.

Ampliation thoracique totale.		
	Inspiration	67cm
	Expiration	60cm
	Différence	7cm

Le tracé cyrtométrique montre les progrès accomplis au point de vue respiratoire par le côté suspect (+), dont l'ampliation est devenue à peu près égale à celle de l'autre côté (Voy. les chiffres ci-dessous).

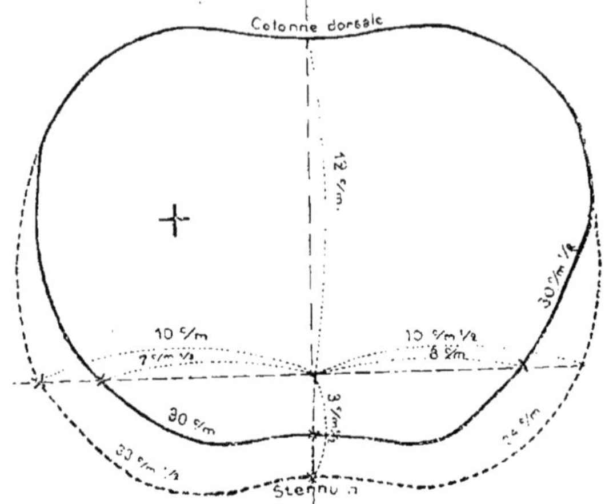

Fig. 333. — Tracé pris au départ.

Ampliation thoracique à droite :		*Ampliation thoracique à gauche :*	
Inspiration	33cm,5	Inspiration	34cm,5
Expiration	30cm,0	Expiration	30cm,0
Différence	3cm,5	Différence	3cm,5

Il faut noter aussi la transformation survenue dans l'aspect extérieur des enfants, qui, émaciés et pâles, deviennent joufflus et colorés; on voit en même temps la gaîté s'aviver et la vie devenir plus exubérante.

Ces résultats sont d'autant plus intéressants que les enfants pris à l'école lyonnaise sont des enfants malades, la plupart suspects de tuberculose, avec hérédité chargée dans ce sens. Nous rappelons

grandeur naturelle. Les chiffres mentionnés correspondent toutefois aux dimensions exactes repérées sur ces graphiques.

toutefois qu'il s'agit au Vernay d'une école-internat, où l'existence des enfants est complètement modifiée et où ils ont perdu tout contact avec le milieu confiné et souvent contaminé du foyer familial.

Il en est de même à l'école de Bradford (Angleterre) : à cette école ne sont pas seulement admis les enfants convalescents ou anémiés, mais aussi ceux qui sont suspects de tuberculose, ou qui sont atteints de tuberculose osseuse ou ganglionnaire torpide ; ce large recrutement donne une valeur d'autant plus grande aux résultats rapportés par le Dr Lewis Williams, résumés dans le tableau suivant :

Tableau indiquant l'accroissement en poids, en taille, en périmètre thoracique et en hémoglobine après huit semaines de séjour.

	POIDS MOYEN.	TAILLE MOYENNE.	THORAX pendant la pleine inspiration.	HÉMOGLOBINE.
	Kilos.			
A l'arrivée.......	22,0	119,9	24,5	65,5
Au départ.......	23,6	121,2	25,5	78
Accroissement...	1,6	1,3	1,0	12,05

Les écoles allemandes, où les résultats sont également brillants, ne prennent que des enfants malingres ou convalescents ; à Mulhouse, on n'admet à l'école de plein air que des anémiques ; dans ces conditions, une même durée de séjour peut fournir des résultats relativement plus satisfaisants, mais qu'il est difficile de comparer à ceux que l'on obtient chez des enfants tuberculeux ou prétuberculeux.

Comme conclusion à cette étude, nous ne pouvons mieux faire que de citer les paroles pleines de confiance par lesquelles le Dr Vigne termine l'exposé de l'œuvre modèle à laquelle il s'est consacré à l'école de plein air du Vernay : c'est à l'école de plein air seulement que les médecins scolaires « pourront espérer arracher au redoutable fléau quelques-unes des victimes déjà marquées des premiers signes du mal. Là seulement il leur sera possible d'assurer à l'écolier véritablement atteint dans ses organes respiratoires un retour intégral à la santé, sans aucune interruption dans le cours normal de ses études. Avec sa grande expérience de ce sujet, le Pr Grancher affirmait que, par ce moyen, il ne faudrait pas plus d'une génération pour voir diminuer de moitié la tuberculose dans les pays qui consentiraient à entrer dans la voie indiquée par lui. Les résultats fournis par l'expérience de la municipalité lyonnaise ont pleinement confirmé ces prévisions. Ils montrent que l'école-sanatorium est capable de donner la guérison définitive après une saison de cure de trois mois, dans

50 p. 100 des cas, et après deux saisons, dans 25 p. 100 environ des autres cas.

« Si l'on songe que, abandonnés à leur sort normal, la plupart des jeunes sujets relevant de ce traitement sont non seulement voués à une mort précoce certaine, mais encore appelés à devenir au préalable, dans les ateliers où ils essaieront de gagner leur vie et dans les misérables taudis qu'ils fréquenteront, des agents actifs de contamination, on concevra que, comme les municipalités, la société tout entière ait un intérêt majeur à consentir de bonne heure les sacrifices nécessaires à leur salut. »

VI. — ÉCOLES-SANATORIA ET COLLÈGES CLIMATIQUES.

Pour les enfants trop malades pour être envoyés dans les écoles de plein air, pour ceux qui ont besoin de soins spéciaux aussi bien que pour ceux qui présentent quelque danger de contagion, il y aurait grand intérêt à installer des écoles-sanatoria où les enfants recevraient à la fois les soins médicaux et l'instruction indispensables. Ces écoles sont d'autant plus nécessaires que la maladie en cause est de plus longue durée.

Des établissements de ce genre existent déjà, il est vrai, mais il y aurait avantage à les voir se multiplier ; parmi ceux qui existent, il en est qui, comme la vieille école de teigneux de l'hôpital Saint-Louis, à Paris, devraient être transportés à la campagne dans des conditions d'hygiène plus favorables.

Des classes sont aussi annexées à l'hôpital maritime de Berck-sur-Mer et au Sanatoriun d'Hendaye ; ces deux établissement dépendent de l'Assistance publique de Paris.

Ces exemples nous amènent à conclure que ces écoles spéciales doivent être créées après entente entre l'assistance publique et l'administration scolaire. Le Dr Le Gendre avait déjà signalé cette nécessité il y a une dizaine d'années ; il avait surtout en vue les enfants convalescents et débiles, qui ne sauraient recouvrer leur santé dans les conditions habituelles de vie scolaire et à qui un long séjour à la campagne est nécessaire.

D'après les examens pratiqués dans les écoles de la ville de Paris avec le Dr Dufestel, nous avons calculé que le nombre des enfants parisiens susceptibles d'être améliorés dans ces établissements spéciaux ne dépassait pas 2 000 à 3000 ; il ne s'agit donc pas d'un effort très considérable, et il pourrait être assez facilement réalisé si l'entente dont nous parlions tout à l'heure arrivait à se faire.

VII. — ÉCOLES D'ANORMAUX

Le premier soin, en présence d'un écolier proposé pour une école d'anormaux, est de pratiquer un examen complet de cet enfant ; cet examen doit aboutir à l'établissement de la *fiche médico-pédagogique*.

Ceci implique une collaboration étroite entre le médecin et l'instituteur; il est impossible, en effet, que, dans ces écoles spéciales, l'éducation des enfants soit confiée à l'instituteur en dehors de tout contrôle médical; ce serait s'exposer à des fautes énormes que de se priver de cette nécessaire collaboration ; c'est au médecin, par exemple, qu'il appartient de dépister des insuffisances sensorielles dont peut être atteint l'enfant; et c'est seulement en se basant sur ces tares, qui ont retenti sur le développement psychique de l'écolier, que son éducation pourra être dirigée d'une façon efficace : il est évident, en effet, que *l'éducation sensorielle devra toujours être la base d'une éducation plus complète, intellectuelle et morale.*

Observation médico-pédagogique. — Cette observation doit être établie suivant un ordre logique et constant. Elle doit noter successivement les anomalies constatées dans *l'état physique*, dans *l'état sensoriel* et dans *l'état psychique de l'écolier*. Nous croyons utile de préciser sur ce point la tâche du médecin scolaire; car, jusqu'ici, tout au moins en France et en particulier à Paris, aucune instruction n'a été fournie aux médecins sur ce sujet si important de la médecine scolaire.

L'*examen physique* portera sur les lésions ou les stigmates dont nous avons parlé en étudiant les anormaux au point de vue pathologique : déformations du crâne, asymétrie faciale, etc.; l'état du développement anthropométrique, taille, poids, périmètre thoracique, sera également important à noter. Enfin cet examen physique sera complété par l'examen des viscères, aussi bien au point de vue de leur topographie que de leur fonctionnement physiologique; l'examen des urines, la recherche du volume du corps thyroïde, ne seront jamais négligés.

Le *développement de l'activité motrice*, sous ses différentes formes, sera très utile à connaître. On notera le moment auquel l'enfant a marché, le moment auquel il a exécuté les premiers mouvements de préhension; on mesurera la valeur de sa force musculaire, la rapidité d'exécution de certains mouvements; on vérifiera le degré de son adresse ou de son agilité, son habileté à la course, au saut, ou au lancer de la balle ; ces différents exercices permettront de reconnaître les troubles légers de la motricité : troubles spasmodiques, comme la maladie de Little à l'état d'ébauche, ou, au contraire, parésie et faiblesse des mouvements comme dans certaines formes localisées de paralysie infantile.

Chez les arriérés, la lenteur de la préhension et l'inhabileté motrice existent presque toujours; dans les formes plus marquées, on rencontrera de la paratonie, de la catatonie, ou le signe de Meige (ralentissement de la chute des bras).

Cet examen de la motricité peut permettre d'établir des *tests moteurs.* Nous retrouverons plus loin des exemples de quelques-uns de ces tests; il suffit, d'ailleurs, de connaître quelle est l'agilité ou l'adresse normales d'un enfant d'un âge donné pour se rendre compte de l'inhabileté plus ou moins marquée existant chez un arriéré du même âge.

L'*examen des organes sensoriels* demande à être pratiqué avec beaucoup de soin (1).

La *sensibilité tactile* peut être plus ou moins émoussée; il en est de même de la sensibilité à la douleur.

La sensibilité au chaud et au froid, la distinction entre les corps durs et les corps mous, râpeux ou lisses, rudes ou doux, sont souvent insuffisantes chez les anormaux : là encore l'éducation spéciale peut donner de bons résultats.

Le *sens musculaire* et le *sens stéréognostique* peuvent être très atténués; la forme aussi bien que le poids des objets ne sont appréciés qu'avec de notables erreurs; l'éducation sensorielle permet de corriger ces défauts considérables.

La *vision* peut présenter un égal déficit : nous n'entendons pas parler ici des simples défauts d'acuité visuelle qu'il sera possible de corriger par des verres appropriés; mais souvent aussi, avec une acuité visuelle normale, la vision sera insuffisante par défaut d'appréciation de distance, de forme ou de couleur. Il en est chez certains anormaux comme chez les tout jeunes enfants, à qui la vision ne donne que des renseignements très imparfaits sur l'aspect extérieur des objets.

Au point de vue de l'*audition*, la même remarque peut être faite, bien que l'acuité auditive des anormaux soit souvent plus développée que leur acuité visuelle. Mais, chez eux, comme chez les petits enfants, l'intensité du son, sa direction, sa distance ne sont parfois appréciées que d'une façon insuffisante. Là encore, l'éducation spécialement dirigée pourra remédier à ces retards ou à ces défauts de développement sensoriel.

Le *développement du goût et de l'odorat* est plus difficile à apprécier. On sait que les arriérés sont volontiers gloutons et font preuve de peu de discernement dans le choix des aliments qu'ils avalent; pour

(1) L'étude que nous avons faite, dans un chapitre précédent, du développement psychique de l'écolier et de la fatigue intellectuelle, nous dispense d'entrer ici dans des détails qui nous exposeraient à des redites. Nous renvoyons à ces chapitres pour tout ce qui concerne l'examen détaillé des méthodes esthésiométriques, algésimétriques, etc., et pour les moyens d'apprécier la valeur de la mémoire, de l'attention et des autres facultés intellectuelles chez les jeunes enfants.

ces sens spéciaux encore, nous verrons que l' « éducateur n'est pas dépourvu de moyens de perfectionnement ».

L'*examen intellectuel* doit porter non seulement sur l'ensemble des facultés, mais autant que possible il doit analyser chacune d'entre elles, de façon à renseigner le maître sur les facultés spéciales qu'il devra s'efforcer de cultiver et de développer.

Le *langage*, qui n'est, en somme, que le moyen d'exprimer les idées, a une valeur primordiale quand on veut apprécier l'état des facultés : on notera l'âge auquel l'enfant a commencé à parler, la rapidité avec laquelle il a appris à s'exprimer; puis on recherchera quels sont, au moment de l'examen, la richesse du vocabulaire dont il dispose, la facilité d'élocution, la compréhension des différents mots ou expressions. Nous ne parlons ici que du langage compris comme moyen d'expression de la pensée. Les troubles de la prononciation ont une autre valeur ; ils peuvent gêner l'enfant dans ses acquisitions, mais ils ne signifient pas qu'il a un retard dans son développement intellectuel.

Parmi les facultés intellectuelles, il faut distinguer les *facultés de réception* et les *facultés intellectuelles supérieures* qui résultent de la mise en valeur des acquisitions faites grâce à la première catégorie de facultés.

La *mémoire*, que l'on peut placer en tête des facultés de réception, peut être appréciée dans sa valeur par de multiples procédés; nous les avons indiqués en étudiant le développement psychique de l'enfant, nous n'y reviendrons pas ici. Rappelons seulement les diverses façons dont la mémoire peut être altérée dans sa valeur.

Certains enfants sont capables de retenir très vite, mais pour un très court espace de temps : chez eux, la mémoire est rapide, mais elle est sans durée. D'autres sont incapables de retenir par insuffisance de l'attention ; l'image ne peut pas être retenue parce qu'elle n'a pas été fixée.

En dehors des troubles de la mémoire résultant d'un défaut de capacité ou de durée, il existe parfois des troubles dus à une *hypertrophie partielle* de la mémoire ; on voit en particulier des enfants qui n'ont d'aptitudes que pour retenir les chiffres.

Dans d'autres cas, la mémoire s'exerce avec une intensité égale sur des faits de valeur très différente ; l'enfant emmagasine une quantité de notions futiles ou inutiles en leur accordant la même place qu'à des objets très importants.

Citons enfin ces défauts spéciaux de la mémoire : dans certains cas, il y a impossibilité de retrouver, au moment voulu, l'image recherchée ; dans d'autres cas, l'image ou le fait sont bien retenus, mais au moment où ils sont remémorés, ils ne peuvent pas être repérés ni au point de vue du temps, ni au point de vue du lieu : autrement dit, ce fait reste comme isolé dans la mémoire sans pouvoir être rapporté à la date ni au lieu où il s'est produit.

Pour que les acquisitions enregistrées par la mémoire puissent être retrouvées, il est, en effet, nécessaire qu'elles soient classées suivant un ordre logique d'importance ; les faits inutiles, qui encombreraient le cerveau, doivent être les premiers oubliés : comme l'a dit Ribot, « une des conditions d'une bonne mémoire, c'est l'oubli ». Il faut, toutefois, que cet oubli ne porte que sur les faits non importants à retenir ; et il faut qu'il intervienne ici des facultés supérieures de jugement pour déterminer ce choix entre ce que la mémoire doit conserver et ce qu'elle doit négliger.

Ces rapides indications montrent à quelles investigations spéciales peut donner lieu la recherche de la valeur de la mémoire chez les enfants anormaux.

Nous devons ajouter que, chez ces sujets, la mémoire se développe souvent suivant l'aptitude plus ou moins grande à la perception de tel ou tel organe sensitif ou sensoriel : on sait qu'il y a une *mémoire visuelle*, une *mémoire auditive* et, dans une certaine mesure, une *mémoire tactile* et *musculaire*. Ces différentes formes de mémoire sont évidemment en rapport de développement direct avec l'intégrité de l'appareil sensoriel dont elles dépendent.

Enfin, nous devons signaler cette forme spéciale de mémoire que l'on a appelée *mémoire cellulaire* ; sous ce nom, ou sous celui de *mémoire héréditaire*, on désigne l'ensemble des facultés instinctives dont l'enfant paraît avoir hérité de ses parents ; mais cette mémoire se confond avec les premiers instincts, puisque c'est à elle que l'on attribue les premiers actes que l'enfant est susceptible d'accomplir dès sa naissance (en tout premier lieu l'action de téter).

L'*imagination* est la faculté qui procède le plus directement de la mémoire ; c'est elle qui, réunissant les sensations ou les images accumulées grâce à la mémoire, permet de les évoquer, de les comparer, et d'en tirer des idées générales. L'*imagination évocatrice* consiste simplement à rappeler des faits enregistrés depuis un temps plus ou moins considérable. A un degré plus élevé, l'imagination réunit plusieurs images enregistrées dans des circonstances diverses de temps ou de lieu, pour les comparer entre elles. Cette *imagination comparatrice* groupe ensemble des souvenirs de façon à en tirer des caractères généraux : c'est la faculté de généralisation ; chez l'enfant, ces généralisations se font d'une façon souvent imparfaite, car elles ne sont pas suffisamment contrôlées par les facultés supérieures de jugement ou de délibération, ces dernières facultés ne se développant qu'à une période plus tardive.

Enfin, dans son rôle le plus élevé, l'*imagination devient créatrice*, c'est-à-dire qu'elle combine des souvenirs en les associant de telle façon qu'elle crée des choses qui n'ont jamais existé. Cette imagination créatrice est à la base de la plupart des manifestations artistiques. Elle peut aussi devenir pathologique : c'est ce que l'on observe dans certaines formes de délire.

L'*imagination créatrice* ne s'observe guère avant l'âge de quatre ans; en effet, les images enregistrées ne sont conservées d'une façon durable qu'à partir de l'âge de sept ans; jusqu'à ce moment, la mémoire est, en quelque sorte, inconsciente; l'enfant se souvient à peine de quelques faits qui l'ont particulièrement frappé avant cet âge.

Cette notion est très importante au point de vue pratique; en effet, si un jeune enfant perd pour une raison pathologique quelconque l'usage de l'un de ses organes de perception, les images accumulées jusqu'au moment où survient cet accident seront trop superficielles pour être conservées; un enfant qui devient aveugle à l'âge de trois ou quatre ans perd complètement les notions de couleur des objets; et, s'il récupère la vue à l'âge de quinze ou seize ans, son éducation visuelle sera complètement à refaire. Il en est de même pour les enfants qui deviennent sourds avant l'âge de cinq à sept ans : ils oublient complètement ce qu'ils avaient acquis relativement à la valeur des sons; et même s'ils savaient parler d'une façon à peu près correcte, la mémoire des mots était chez eux trop nouvelle et trop superficielle pour être durable, et ils deviennent sourds-muets. Si, au contraire, la surdité survient chez des sujets plus âgés, le souvenir de la parole persiste, et ils continuent à user du langage articulé aussi bien que de l'écriture et que de la lecture à haute voix.

L'*attention* est d'autant plus importante à étudier chez les anormaux qu'elle est plus souvent atteinte chez eux, et que cette atteinte a une répercussion des plus marquées sur les autres facultés de réception, mémoire ou imagination. Nous avons insisté déjà sur la manière de mesurer et d'apprécier la valeur de l'attention : les méthodes des dictées, des chiffres, de la correction d'épreuves, etc., ont été décrites à l'occasion de l'étude du développement psychique.

Nous citerons ici seulement le procédé employé par M. Lapie (de Bordeaux). Cet auteur a recours, dans ses examens, au *change-cartes* de Ach; il présente à l'enfant huit objets, durant une seconde chacun; puis l'enfant doit énumérer chacun des objets qu'il a ainsi regardés; la même expérience peut se pratiquer avec des séries de chiffres : on donne une seconde pour permettre la perception de chacun de ces chiffres, qui doivent ensuite être répétés. Ces expériences intéressent surtout la mémoire visuelle. Pour apprécier la mémoire auditive, on fait la même expérience en énumérant à haute voix une série analogue d'objets ou de chiffres, que l'enfant doit ensuite répéter.

L'attention ne se manifeste pas seulement à l'occasion des acquisitions intellectuelles : cette faculté est encore nécessaire pour l'exécution des actes physiques qui ne revêtent pas le caractère de l'« automatisme ». Pour apprécier cette forme spéciale d'attention, les tests habituels ne sont pas valables, et il faut combiner des *tests moteurs*, dont on peut imaginer un grand nombre ; en voici un exemple, dans lequel on commande à l'enfant une série d'actes physiques plus ou moins compliqués ; on dit à l'enfant : « Va prendre dans ta chambre ton livre de lecture, porte-le à ta maman, et ensuite dépose-le sur la table du salon ; » si l'attention est insuffisante, une partie seulement de cette série d'actes sera exécutée correctement.

Les *facultés supérieures* se prêtent moins aisément à l'analyse, et la recherche de leur valeur est plus délicate. C'est en faisant passer à l'enfant des sortes d'examens et en comparant les résultats obtenus dans les réponses des enfants normaux et des enfants supposés anormaux que l'on pourra seulement se rendre compte de l'insuffisance de l'intelligence.

L'association des idées peut être, dans une certaine mesure, appréciée par quelques exercices : par exemple celui qui consiste à bâtir une phrase logique avec quelques mots donnés au hasard. L'exercice dit des « bouts rimés » serait encore un moyen de se rendre compte de la valeur de l'association des idées. La recherche, à l'occasion d'un mot, ou d'un groupe de mots, de toutes les idées qui peuvent être évoquées, constitue un exercice d'association d'idées.

Le *jugement* peut être apprécié au cours de quelques exercices, parmi lesquels nous retiendrons les tests donnés par M. Toulouse : critique d'une image ou d'une phrase absurde (l'enfant devra s'apercevoir que, dans une figure, une partie n'a pas été dessinée, que dans un dessin représentant un homme il manque un bras, que dans une phrase un mot n'est pas à sa place ou ne répond pas au sens général du texte).

Le *caractère moral* occupera la dernière partie de l'observation médico-pédagogique. On notera l'existence des *perversions instinctives*, des *instincts passionnels* ou des *instincts altruistes*.

Les TESTS seront un moyen de vérifier l'état général du développement intellectuel de l'écolier ; malheureusement, ceux qui sont employés par les psychologues ou par les médecins ne sont pas classés suivant l'ordre logique dans lequel nous venons d'énumérer les diverses facultés. Il est vrai de dire que, dans l'examen d'un enfant, il est extrêmement délicat de faire le point de départ entre les diverses facultés auxquelles on s'adresse : à propos d'un test donné, est-ce la mémoire, est-ce l'attention, est-ce le jugement qui se trouve en défaut ? Il est le plus souvent bien difficile de déterminer à laquelle de ces difficultés doit être attribué le trouble observé.

Nous ne rapporterons ici que les tests utilisés par Blin ; les tests de Binet, qui établissent surtout une graduation dans la valeur intellectuelle et qui négligent la recherche de la vapeur sensorielle, ont été cités à propos de la « croissance psychique » (Voy. p. 224).

Les tests de Blin sont les suivants :

1° Habitus extérieur.
2° Langage.
3° Nom.
4° Parents.
5° Notions sur l'âge.
6° Connaissance du corps.
7° Mouvement.
8° Notion sur les objets.
9° Sensations internes.
10° Notion du temps.
11° — du lieu.
12° — de patrie.
13° Service militaire.
14° Lecture.
15° Écriture.
16° Calcul.
17° Dessin.
18° Métier.
19° Religion.
20° Compréhension, attention.

Ces tests se préoccupent peu de déterminer sur quelle faculté spéciale porte le défaut intellectuel de l'arriéré ; il serait à souhaiter qu'une méthode plus précise et en quelque sorte plus objective nous soit fournie pour nous aider dans cette tâche délicate d'un diagnostic précis de la forme de l'arriération mentale.

Fiche médico-pédagogique. — Les renseignements recueillis au cours de cet examen seront transcrits sur une fiche medico-pédagogique. Nous reproduisons (p. 684-685) le modèle d'une de ces fiches, en usage dans les écoles d'Anvers.

L'éducation des anormaux. — L'éducation intellectuelle des anormaux ne doit être entreprise qu'après l'application d'un ensemble de *mesures d'hygiène physique* et même, au besoin, de *moyens thérapeutiques*.

Il importe surtout *que l'éducation physique et que l'éducation sensorielle aient atteint un certain degré de perfection pour que l'éducation intellectuelle puisse être entreprise avec profit.*

L'application des mesures d'hygiène nécessaires aux anormaux demande une surveillance presque continue, et à ceux d'entre eux qui ne peuvent pas trouver ces soins dans leur famille, l'internat est à peu près le seul genre d'établissement d'éducation qui convienne.

Les *écoles-internats pour anormaux* n'existent pas en France au titre d'établissements publics, bien que la loi du 25 avril 1909 ait prévu la « création d'écoles autonomes de perfectionnement *avec système de l'internat* »; des écoles privées ont cependant été créées, et elles ont pu fournir d'excellents résultats au point de vue pédagogique, sans

VILLE D'ANVERS

ÉCOLE COMMUNALE N° 21, D'ENSEIGNEMENT SPÉCIAL, RUE DES SOEURS-NOIRES, 23.

Examen concernant :

X..né le..à..

Domicile : ....

1. Père (nom et lieu de naissance).

2. Mère (*Id.*).

3. Parents (père et mère).

Ivrognerie.

Maladies mentales.

Suicide.

Criminalité.

Maladies nerveuses.

Tuberculose.

Syphilis.

Misère.

4. En ligne ascendante (grands-parents, mêmes renseignements).

5. Lignes collatérales (*Id.*).

6. Combien de frères et sœurs en vie ?

7. Combien d'enfants sont morts ?

De quoi ?

8. Le quantième enfant est celui-ci ?

9. Santé de la mère pendant la grossesse.

10. Accouchement.

11. Quelles écoles a-t-il fréquentées ?

12. Nom et adresse du tuteur (s'il existe).

13. Premières années de la vie.

a. Convulsions.

b. A quel âge a-t-il eu des dents ?

c. A quel âge a-t-il su marcher ?

d. A quel âge a-t-il su parler ?

e. A-t-il eu :

Rougeole.

Scarlatine.

Diphtérie.

Méningite.

Rachitisme.

Maladie nerveuse.

Autres maladies.

f. A quel âge a-t-il cessé d'uriner au lit.

14. État actuel.

a. **Impression générale.**

b. **Examen anthropologique.**

Taille :

1° Debout.

2° Assis.

Poids.

Périmètre thoracique.

Envergure.

Capacité thoracique.

Diamètre biacromial.

Peau (couleur, rudesse).

Cheveux.

Yeux :

Couleur.

Fente palpébrale.

Mouvements.

Pupilles.

Oreilles :

Forme.

Implantation.

Tête :

Circonférence.

1° Préauriculaire.

2° Postauriculaire.

Diamètres :

Triangle facial.

Nez.

Bouche (amygdales, pharynx).

Lèvres.

Dents.

Palais.

Colonne vertébrale.

Cœur.

Poumons.

Ventre : hernies.

Organes génitaux.

c. **Examen psycho-physiologique.**

1. Sens de la vue.

2. Ouïe.

3. Toucher.

4. Odorat.

5. Goût.

6. Sens musculaire.

a. Sait-il tenir les mains étendues tranquilles ?

b. Tremblement intentionnel ?

c. Tremblement héréditaire ?

d. Signe de Romberg?

e. Marche en avant et en arrière ; et aussi les yeux fermés.

f. Arrê andement.

g. Épreuves d'équilibre.

La main.

Fermer le poing.

Mettre une clef dans une serrure.

Faire un nœud.

Couper du papier suivant une ligne déterminée.

Dessiner d'après modèle une figure simple.

Dynamométrie.

Illusion de poids (Demoor).

Perceptions de poids.

7. Troubles de la parole.

Calcul.

Lecture.

Écriture.

Mémoire ?

Attention ?

Tests mentaux.

compter qu'elles sont, au point de vue de l'observation scientifique d'excellents centres d'études.

Dans ces internats, les enfants sont groupés suivant leurs aptitudes, plus que suivant leur âge; si certains de ces écoliers présentent une tendance ou un goût spécial, on dirige leur éducation dans le sens ainsi favorisé ; le séjour continu dans l'établissement permet de transformer chacun des actes de la vie journalière en un moyen éducatif : repas, récréations, séances de gymnastique, promenades, tout est occasion à redressement des mauvaises tendances ou à perfectionnement des connaissances intellectuelles.

Les *externats pour anormaux* existent en nombre considérable, surtout à l'étranger. Ils sont désignés en France sous le nom de *classes de perfectionnement* : on trouvera dans les documents reproduits à la fin de cet ouvrage la réglementation de ces classes spéciales.

Les écoles d'anormaux, en Allemagne, sont extrêmement nombreuses; l'organisation de Mannheim est particulièrement à citer ; elles sont fréquentées par tous les écoliers qui présentent un retard quelconque dans leur éducation. Quelques classes sont spécialement éservées aux épileptiques ou aux hystériques.

Les RÉSULTATS obtenus dans les classes d'anormaux sont extrêmement variables suivant la forme d'anomalie à laquelle on s'adresse.

Il faut d'abord ne pas considérer comme des anormaux les enfants qui sont simplement des *arriérés pédagogiques*; nous avons insisté déjà sur cette primordiale distinction : l'arriéré pédagogique est, en effet, un enfant intelligent dont le retard tient à la non-fréquentation de la classe pendant un temps plus ou moins long ; quelquefois aussi c'est un enfant qui a fréquenté l'école, mais qui n'en a pas tiré profit à cause d'une *incapacité sensorielle*, auditive ou visuelle, sans coïncidence de déficit intellectuel ; pour ces enfants, il n'est pas besoin de méthodes spéciales d'enseignement ; ils peuvent, par les méthodes habituelles, rattraper un retard qu'on pourrait qualifier d'*accidentel* ; il arrive même, et ceci est la preuve de l'intégrité de leurs facultés mentales, qu'ils soient à peu près capables de s'instruire par leurs propres moyens.

Ce serait donc une faute que de considérer comme un succès pour les écoles d'anormaux les heureux résultats obtenus chez les arriérés pédagogiques ou sensoriels : pour ces enfants, l'enseignement banal suffit ; tout au plus serait-il utile de les réunir dans une classe pour éviter à de grands enfants, encore à peu près ignorants, le contact d'enfants beaucoup moins âgés qu'eux.

Pour les anormaux véritables, arriérés intellectuels simples ou déséquilibrés, *l'éducation spéciale donne des résultats fort variables suivant la forme ou la variété de l'anomalie.* Ce ne sont pas toujours les plus intelligents parmi les anormaux qui fourniront les meilleurs résultats pédagogiques : l'instable, en particulier, qui est capable de retenir vite ce qu'on lui apprend, ne peut pas conserver longtemps les notions qu'il vient d'acquérir ; si cet instable est en même temps un pervers, comme cela se rencontre souvent, les tentatives les plus assidues d'éducation n'auront qu'un résultat très aléatoire ; l'éducation d'un arriéré simple peu intelligent donne souvent de meilleurs résultats que l'éducation d'un instable intelligent (Paul-Boncour).

Chez le premier, les notions acquises le sont avec une certaine solidité ; chez lui, l'attention et la mémoire sont susceptibles de se cultiver et de se développer.

Chez le second, au contraire, instable et inattentif, les mêmes facultés ne sont susceptibles que d'un développement minime ; la preuve de ces faits se trouve facilement dans la manière dont ces deux catégories d'anormaux exécutent certains mouvements de gymnastique orthophrénique, méthode sur laquelle nous aurons à revenir tout à l'heure ; tant que les exercices sont simples et courts, l'instable les exécute avec une évidente facilité ; l'arriéré, pour ne pas commettre de fautes, déploie déjà une attention soutenue ; quand les exercices se compliquent, on voit l'arriéré redoubler d'attention et parvenir à exécuter à peu près correctement les mouvements commandés ; à côté de lui, l'instable commet dès lors des fautes multiples : son attention a été incapable de résister à cette épreuve.

Cette démonstration objective illustre très bien la façon dont pourront se comporter dans la vie ces deux variétés d'anormaux. Le premier, peu intelligent, mais sans autre tare mentale, suivra à peu près directement la voie qu'on lui aura tracée, à la condition, bien entendu, qu'elle réponde à ses faibles aptitudes ; l'instable, au contraire, quelle que soit la façon dont il sera guidé, apportera dans la vie la même fantaisie et la même incapacité ; de sa part, il faudra s'attendre à toutes les sottises et à toutes les fautes.

L'éducateur qui se contenterait d'apprécier les résultats de l'école d'anormaux par la valeur purement scolaire des élèves risquerait donc d'être grossièrement induit en erreur : il ne suffit pas qu'un écolier anormal ait appris à lire, à écrire, à compter ; il ne suffit pas qu'il fasse preuve d'une certaine intelligence au cours des examens qu'on lui fera passer : il faut *que son caractère et que son tempérament soient adaptés à la vie en société* ; un ignorant peut être apte à faire figure honorable dans la vie ; un déséquilibré, au contraire, si intelligent qu'il puisse paraître, risquera toujours d'être un incapable, parfois nuisible ou même dangereux.

Ceci revient à dire que le *redressement moral* dans l'école d'anormaux tient une place au moins aussi grande que le *redressement intellectuel* ; et nous devons malheureusement ajouter que, si l'éducation intellectuelle peut assez souvent être notablement améliorée, il n'en est pas de même pour l'éducation morale : pour celle-ci nous manquons de moyens d'action, et les méthodes que nous employons n'aboutissent qu'à des résultats bien incertains.

Pour ces *anormaux de caractère*, aussi bien que pour les *arriérés amoraux ou pervers*, les moyens de persuasion ou de répression restent à peu près sans effet ; ils ne sont pas davantage accessibles aux raisons d'ordre sentimental ou affectif, pour ce motif que l'affectivité est chez eux à peu près inexistante. Les sentiments religieux nont pas d'influence sur ces anormaux auxquels convient malheureusement, et malgré leur apparence, le qualificatif d'*inéducables*. Leur vie en société demanderait une surveillance constante ; et pour eux ce ne sont pas des écoles d'anormaux qu'il faudrait instituer, mais bien des *maisons d'anormaux*, où ils pourraient passer toute leur existence.

Les résultats définitifs fournis par les écoles d'anormaux ne peuvent, en somme, être appréciables que pour un nombre assez restreint d'enfants ; il faut que les arriérés appartiennent à la catégorie des arriérés non déséquilibrés ou au moins peu déséquilibrés ; il faut, de plus, que leur arriération ne soit pas trop profonde ; il faut, enfin, que leur éducation spéciale puisse être continuée pendant de longues années. Pour ces multiples raisons, les classes d'anormaux annexés aux écoles primaires ne nous paraissent pas appelées à rendre les services que beaucoup en ont attendu ; elles reçoivent indistinctement une trop grande variété d'anormaux pour que leur éducation puisse être assurée d'une façon suffisante ; elles reçoivent aussi des anormaux qui sont complètement imperfectibles, soit que leur arriération mentale soit trop profonde, soit qu'ils appartiennent à la catégorie des anormaux instables pervers inéducables, soit enfin que leur anomalie soit due à une affection organique sur laquelle les moyens thérapeutiques n'ont qu'une action insuffisante.

Même en admettant que la plupart des enfants qui fréquentent les classes d'anormaux en retirent un profit certain, il faudrait prouver qu'à l'âge auquel on les rend à la vie courante ils sont capables de « se débrouiller » dans l'existence et de former ce que nous appellerions volontiers des « unités sociales utilisables ». En Allemagne, où les écoles d'anormaux sont très développées, les résultats ne paraissent pas être particulièrement encourageants ; dans les divers congrès on a pu apporter des statistiques relatives au nombre d'anormaux fréquentant ces écoles, mais on a trop peu insisté sur la vie de ces enfants après leur sortie de l'école. Et c'est précisément ce qui serait intéressant à connaître.

On est en droit de se demander si, pour la plupart des anormaux qui restent peu éducables, il ne serait pas préférable d'instituer des sortes d'établissements où on pourrait continuer à les faire travailler dans le sens qui convient à leur tempérament, et où ils seraient l'objet d'une surveillance constante ; il s'agirait de sortes d'ateliers où les anormaux, tout en devenant des producteurs et des « unités sociales utilisables », ne risqueraient pas de se transformer en dévoyés et en candidats à la mendicité et au vagabondage. La question d'*éducation*, pour ces anormaux, se juxtapose à une question d'*assistance*.

Il était nécessaire qu'au début de ce chapitre sur l'éducation des anormaux nous fassions ces importantes réserves : on a peut-être trop répété que, grâce aux classes d'anormaux, cette catégorie de malades était assurée de recouvrer une santé intellectuelle parfaite. Nous pensons que ce serait s'exposer aux pires déboires que de créer une vaste organisation en faveur des anormaux dans l'espoir de les ramener tous et complètement à la vie normale ; les résultats obtenus seraient loin de compenser les sacrifices que cette organisation exigerait. Pour beaucoup d'anormaux, *la question d'assistance prime la question d'éducation* : et c'est ainsi que le problème, malgré toute la bonne volonté et tout le dévouement des éducateurs, doit être envisagé pour un nombre malheureusement trop élevé d'anormaux.

Si l'on considère les heureux résultats donnés chez les débiles et chez les prétuberculeux par les écoles de plein air, combien ne doit-on pas souhaiter voir ces institutions tenir une plus large place dans les préoccupations des milieux dirigeants ! Là au moins, ce sont des unités sociales utilisables que l'on ramène à la santé.

Le TRAITEMENT MÉDICAL ET HYGIÉNIQUE DES ANORMAUX doit, dans bien des cas, précéder toute tentative d'éducation ; l'établissement de la fiche médico-pédagogique aura parfois révélé l'existence d'un déficit sensoriel ou organique qu'il faudra tout d'abord s'efforcer de corriger : rappelons seulement les cas fréquents d'insuffisance de la vue, de l'audition, de la respiration.

La *pathologie glandulaire* a pris, ces dernières années, une place prédominante ; le traitement opothérapique sera donc tenté toutes les fois que l'on pourra seulement supposer l'existence d'une insuffisance de quelque glande à sécrétion interne, qu'il s'agisse d'une insuffisance isolée ou, au contraire, d'une insuffisance associée. Si, dans la plupart des formes de myxœdème, le traitement thyroïdien n'apporte que des modifications à peu près nulles, dans quelques cas l'amélioration pourra être surprenante : il en fut ainsi dans le fait rapporté par le Dr Zuber en février 1913, à la Société de pédiatrie de Paris (fig. 334 et 335) : à l'âge de huit ans, l'enfant avait l'aspect typique du myxœdémateux congénital ; il pèse alors 12 kilogrammes et mesure 80 centimètres ; il ne marche qu'en se tenant à la main, ne parle pas, ne dit que « maman » d'une voix rauque et forte ; son développement physique et intellectuel est celui d'un enfant de dix-huit mois. Soumis à partir de ce moment au traitement thyroïdien, les progrès sont continus ; et aujourd'hui ce garçon, âgé de vingt ans, mesure

1m,59, pèse 48hg,500; il a encore un grand embarras de la parole, mais son développement intellectuel est celui d'un enfant de quinze à seize ans; il était, il y a deux ans, de force suffisante pour passer son certificat d'études; il écrit très correctement, lit avec plaisir, sait bien sa grammaire, sa géométrie, etc.; il fait des problèmes, extrait des racines carrées, calcule des surfaces. Le Dr Zuber estime que ce garçon sera parfaitement apte à être employé dans un bureau

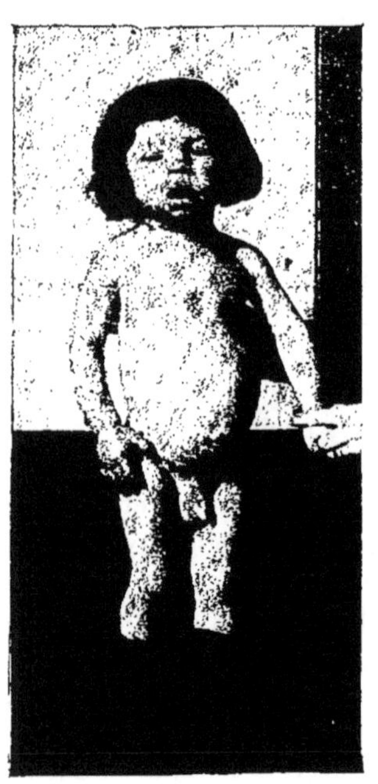

Fig. 334. — Malade myxœdémateux à l'âge de sept ans dix mois, avant le début du traitement thyroïdien. Taille : 80 centimètres. Poids : 12 kilos (Zuber).

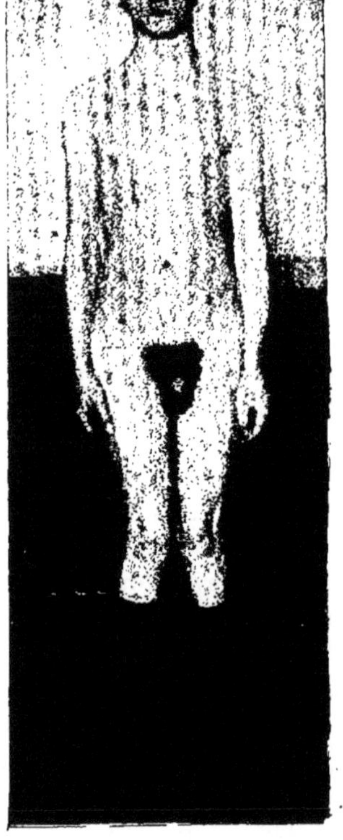

Fig. 335. — Le malade même à l'âge de vingt ans, après treize ans de traitement. Taille : 1m,59. Poids : 48kg,500 (Zuber).

comme expéditionnaire, à la condition que le traitement thyroïdien soit continué d'une façon régulière et quotidienne.

L'*hygiène physique* sera strictement réglée; il faut éviter à ces enfants toute cause d'excitation; ils ont besoin de beaucoup de calme, d'un sommeil prolongé; leur alimentation doit être calculée d'après leurs besoins, car nous savons que, chez les anormaux, l'appétit est souvent déréglé; les excitants de toute nature sont sévèrement proscrits; le régime lacto-végétarien est indispensable au repas du soir.

On fera une large place à l'*aération*, voire même à l'insolation.

L'*hydrothérapie* sera également un adjuvant précieux dont il faudra savoir discerner les indications : la balnéation chaude et prolongée convenant dans certains cas, les douches froides s'appliquant à certains autres.

L'ÉDUCATION proprement dite devra être réglée aux trois points de vue *physique*, *sensoriel* et *intellectuel*.

L'ÉDUCATION PHYSIQUE des anormaux a une très grande importance ; la *gymnastique*, sous forme de mouvements réglés et rythmés, a une influence certaine sur le développement cérébral ; la coordination des mouvements, leur précision, leur adaptation à un but défini, peuvent servir à perfectionner certaines facultés sensorielles ou mentales ; la gymnastique peut ainsi contribuer à développer le sens musculaire, le sens stéréognostique, les qualités d'agilité et d'adresse qui jouent un rôle évident dans l'appréciation et la connaissance des objets qui constituent le monde extérieur. Nous ne parlons pas ici, bien entendu, des avantages généraux de l'éducation physique sur le développement en général, bien que les arriérés soient très souvent porteurs de tares physiques ou organiques que la gymnastique contribue largement à corriger ou à améliorer.

Nous avons vu déjà que beaucoup d'arriérés étaient, *au point de vue moteur*, *des débiles* ; très souvent, même dans les cas d'arriération mentale peu marquée, un examen attentif montre une certaine lenteur, une certaine maladresse, une sorte d'inadaptation des mouvements volontaires. Dans ces cas, la discipline qui préside à l'exécution des mouvements commandés joue un rôle éducateur de premier ordre.

L'éducation physique ne comporte pas seulement l'ensemble des exercices gymnastiques. Il faut que cette éducation cherche à *développer les qualités d'habileté motrice* qui manquent chez les anormaux ; cette habileté est développée en faisant exécuter des travaux manuels simples : pliage du papier, découpage d'images. On peut faire exécuter aussi des mouvements qui demandent l'entrée en jeu d'un plus grand nombre de muscles ou de groupes musculaires ; on peut exercer l'agilité des membres, en même temps que la justesse du coup d'œil, en habituant les enfants à viser un but avec une balle, etc. L'éducation du sens musculaire et du sens stéréognostique peut se faire en demandant à l'enfant de reconnaître la forme, le volume ou le poids de différents objets contenus dans un sac. Ces exercices peuvent être variés à l'infini ; nous n'insisterons pas davantage.

L'ÉDUCATION SENSORIELLE tient une place primordiale dans les méthodes applicables aux anormaux. Là encore, les moyens sont multiples, et l'ingéniosité des maîtres peut se donner libre cours. Nous ne pourrons pas donner ici les détails complets des procédés employés par les éducateurs ; il nous suffira d'indiquer, à titre d'exemple, quelques-uns de ces procédés.

Le professeur ne doit pas perdre de vue que les organes des sens demandent chez l'anormal à être perfectionnés et à être maintenus dans un état d'activité continuelle. Ces organes, en effet, sont indispensables à l'anormal pour enregistrer le plus grand nombre possible d'impressions : et comme ses facultés d'enregistrement, mémoire et attention, sont habituellement en état de déficit marqué, il faut que les impressions reçues de l'extérieur par les organes des sens se renouvellent et se multiplient sans cesse pour être, à la longue, retenues. L'arriéré, nous l'avons dit plus haut, est comparable, pour son développement intellectuel, à un enfant moins âgé que lui de plusieurs années ; or, nous savons que, si le jeune enfant vient à perdre par accident, avant l'âge de cinq à sept ans, l'usage de la vue, ou celui de l'ouïe, il ne gardera aucune notion relative aux couleurs ou aux sons ; chez l'arriéré, il en est de même pour l'ensemble de toutes les acquisitions sensorielles ; dès qu'elles ne sont plus renouvelées et entretenues, ces acquisitions disparaissent peu à peu, pour bientôt être complètement effacées.

Le *sens du toucher* paraît être le premier en date dans son apparition ; c'est peut-être celui dont le développement importe le plus : ce sens n'est-il pas capable, dans une certaine mesure, de suppléer à tous les autres ? On sait que des enfants sourds, muets et aveugles, ont pu arriver à avoir une notion suffisante du monde extérieur, grâce au seul toucher.

Les moyens propres à éduquer ce sens peuvent être multipliés à l'infini ; l'enfant, au cours d'exercices variés, apprendra à distinguer le contact du papier et de l'étoffe, du chaud et du froid, du sec et de l'humide, etc. Après avoir reconnu des corps simples, on donnera au cours de ces exercices à apprécier des pièces de monnaie ou de menus objets placés dans un sac, et qui demanderont, pour être reconnus, un certain effort d'attention.

L'*éducation de la vue* donne lieu à un nombre d'exercices également considérable ; elle comporte la désignation de la forme des objets, de leur distance, de leur couleur. On peut donner à l'enfant des échantillons d'étoffes ou de papiers diversement colorés qu'il s'agit d'appareiller par nuances exactes, ou de graduer suivant une gamme régulière. On peut aussi lui donner à reproduire, avec des morceaux de bois ou d'étoffe coloriés, divers dessins ou diverses formes géométriques. Les moyens indiqués dans la méthode de Frœbel, dans celle de Mlle de Montessori ou de Mlle Brandt, sont en somme applicables à l'éducation sensorielle des anormaux.

L'*éducation de l'oreille* est poursuivie avec un soin analogue ; l'enfant est amené progressivement à reconnaître l'intensité, la direction et la valeur des sons ; chez certains anormaux, l'ouïe est très développée, et il faut utiliser chez eux le goût musical, dans le sens spécial où il paraît s'affirmer soit au point de vue du rythme, soit au point de vue de la mélodie.

Le *sens du goût* et *celui de l'odorat* sont exercés d'une façon analogue, bien que leur influence sur le développement des facultés intellectuelles ait une importance moindre.

L'*éducation du langage* comporte la répétition de toute une série de mouvements : cette *gymnastique linguale*, qui ne diffère pas, en somme, de celle que Molière faisait pratiquer à M. Jourdain, facilite l'expression de la pensée par le langage; chez les anormaux qui présentent un trouble du langage, l'insuffisance de la fonction peut entraver le développement des idées, auquel le langage devrait normalement servir de moyen d'expression. En facilitant son moyen d'expression, on favorise en même temps la faculté d'idéation.

L'ÉDUCATION INTELLECTUELLE doit s'attacher d'abord à cultiver les *facultés de réception* : mémoire et attention.

Un principe général doit régler l'effort du maître, c'est de maintenir le moins de temps possible l'attention de l'enfant sur un même objet ; l'anormal sera susceptible d'acquérir d'autant plus que les acquisitions seront plus variées : la difficulté est dès lors de réaliser une instruction à peu près complète, en étant dans l'obligation de passer sans cesse d'un objet à un autre.

La mémoire ne peut entrer en jeu que si l'attention est suffisante pour enregistrer les objets perçus par des organes des sens suffisamment exercés. C'est ainsi que le développement des facultés intellectuelles supérieures reste sous la dépendance des facultés de réception, alors que celles-ci n'ont pu se perfectionner que grâce à l'intégrité des fonctions d'acquisition sensorielle. Sous une forme nouvelle, c'est l'affirmation de ce principe que l'éducation sensorielle doit précéder toute tentative d'éducation intellectuelle.

Ce sont ces principes que nous avons vu appliquer à l'école d'anormaux de la rue des Poissonniers, à Paris, où les résultats obtenus dans le développement de l'attention et de la mémoire sont des plus satisfaisants ; cette méthode utilise directement les facultés sensorielles dans leurs rapports avec les facultés intellectuelles : c'est par l'intermédiaire des organes des sens que l'attention et la mémoire sont développées.

Voici quelques exemples des exercices employés à cette école, tels que M. Berthonneau, inspecteur primaire, les a établis, et qu'il a bien voulu nous communiquer :

I. *Culture de l'attention et de la mémoire par la vision.* — Sept objets parfaitement connus des enfants sont placés sur le bureau du maître et dissimulés par un rideau mobile. Les élèves sont prévenus qu'ils auront à *reconnaître* et à *dessiner* ces sept objets sur une feuille de papier qui leur a été préalablement remise et qui est divisée en compartiments destinés à recevoir, dans l'ordre où ils sont placés, les sept objets. Le rideau est ouvert pendant cinq secondes comptées au métronome. Les élèves dessinent ensuite les objets reconnus. La moyenne de ces reconnaissances est de six objets sur sept objets présentés (fig. 336).

On remarquera que ce nombre d'objets est très élevé pour un temps si court de *reconnaissance* (cinq secondes). Ce n'est qu'à la suite d'un long entraînement et d'une longue progression (d'un à sept objets)

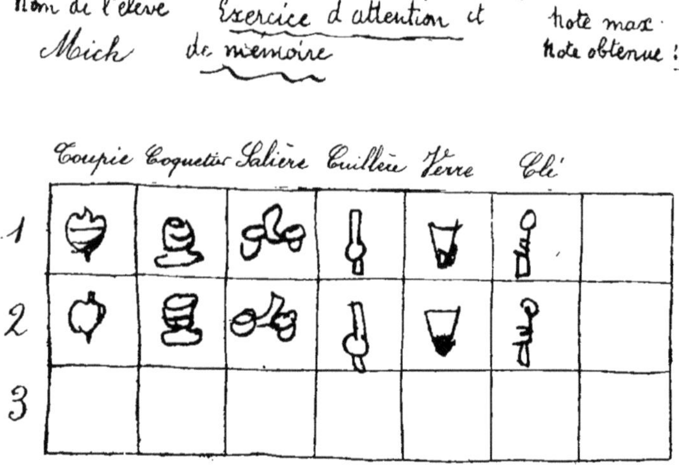

Fig. 336. — Culture de l'attention et de la mémoire par la vision (l'écolier a dessiné six des objets sur sept qui lui avaient été présentés pendant cinq secondes : toupie, coquetier, salière, cuiller, verre, clé).

que l'on a pu obtenir cette moyenne, que n'atteindraient pas des normaux sans entraînement.

II. *Culture de l'attention et de la mémoire par l'audition.* — Trois verres sont placés sur le même bureau. L'un est vide, l'autre est rempli à moitié, le troisième est plein d'eau. Le rideau est ouvert. Le maître frappe plusieurs coups sur chaque verre en demandant aux enfants de *regarder* et *écouter*. Puis il ferme le rideau qui leur cache les verres. Il frappe sur l'un des verres, que les élèves doivent représenter sur leur feuille préparée, vide, à moitié rempli, ou tout à fait plein, selon le verre frappé et le son entendu (fig. 337).

Est-il besoin d'ajouter qu'on n'arrive à faire exécuter cet exercice qu'après avoir exercé l'oreille des élèves à entendre des sons très différents d'abord, de plus en plus rapprochés ensuite ?

La moyenne des dessins justes est de sept sur huit verres vides ou différemment remplis (l'exercice a été exécuté sur des verres au quart plein, moitié plein, aux trois quarts pleins, pleins).

III. *Culture de l'attention et de la mémoire par le toucher.* — Les élèves ont les yeux bandés. Ils reconnaissent au toucher :

1° Les poids de la série du système métrique placés sur une table et dans un ordre quelconque ;

Classe de Perfectionnement
Nom de l'élève Mich Note Bon
Epreuve Auditive
Marquer par des hachures jusqu'à quelle hauteur l'eau arrive dans le verre.

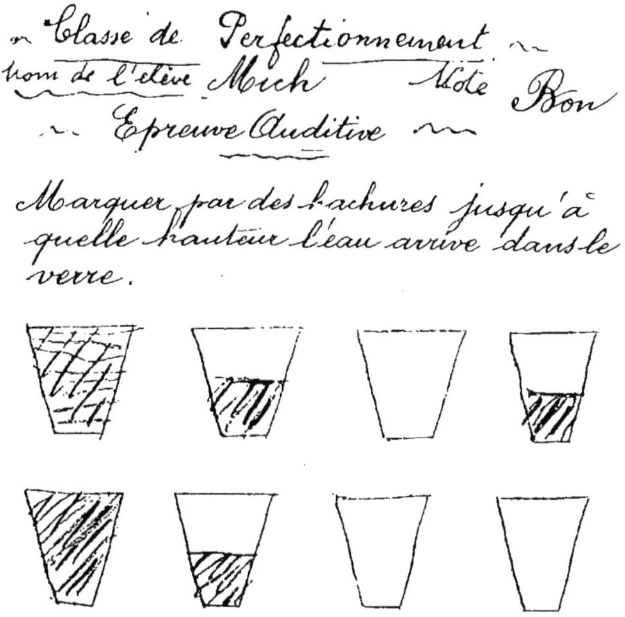

Fig. 337. — Culture de l'attention et de la mémoire par l'audition (l'écolier a indiqué par des hachures le niveau atteint par l'eau dans la série des verres successivement frappés, en dehors de sa vue).

2° Toutes les pièces de monnaie françaises ;

3° La nature de graines différentes placées les unes à côté des autres et dans un ordre quelconque ;

4° Ces mêmes graines mélangées deux par deux, trois par trois.

La moyenne des reconnaissances est de neuf sur dix.

IV. *Culture de l'attention et de la mémoire par le goût.* — Les élèves ont les yeux bandés. Ils reconnaissent en dégustant :

Du cacao, du chocolat, du café, de la chicorée, du vin, du vinaigre, du lait, de la bière, de l'eau, de l'eau salée, etc.

La moyenne des reconnaissances est de huit sur dix.

V. *Culture de l'attention et de la mémoire par l'odorat.* — Les élèves ont les yeux bandés. Ils reconnaissent à l'odeur : du pétrole, de l'alcool à brûler, de l'alcool camphré, de la benzine, du vinaigre, de la teinture d'iode, de l'arnica, etc.

La moyenne des reconnaissances exactes est de neuf sur dix.

« Tous ces exercices peuvent être variés jusqu'à la limite de l'ingéniosité des maîtres qui les appliquent. Il est bien évident qu'ils ne peuvent être exécutés sous cette forme complexe que lorsqu'ils ont été précédés d'une longue série d'exercices simples, qui sont capables de former l'appareil nerveux à l'enregistrement de la sensation simple. La culture de l'attention ne saurait être que la résultante de la culture longue, patiente, constante, des sens.

« En d'autres termes, la culture des sens, dans ces classes de perfectionnement comme partout où l'on s'occupe de pédagogie, n'est qu'un *moyen*. Le *but* est le développement intellectuel. Et l'on pourrait se demander si cette préoccupation de la culture des sens n'est pas un peu exclusive. La facilité avec laquelle les élèves accomplissent, après un pareil entraînement, de petits *exercices scolaires* fournit une réponse péremptoire. Tel élève, à qui l'on n'a pu apprendre à lire en *deux ans* dans une classe normale, lit couramment en *six mois* dans une classe de perfectionnement.

« Ne pourrait-on conclure, après cela, que les classes de perfectionnement devraient servir au « perfectionnement » de la pédagogie tout autant qu'à celui des arriérés (1)? »

Les *facultés supérieures d'association des idées*, *de jugement*, *de délibération* ou *de volition*, ne peuvent être développées que par un effort continu et une méthode rigoureusement adaptée à l'état de développement des facultés des enfants auxquels on s'adresse : pour ces facultés supérieures, l'éducation individuelle devient presque une nécessité.

L'*association des idées* s'exerce en donnant à l'enseignement un caractère d'enchaînement facile à suivre par l'enfant; nous avons vu, par exemple, chez le Dr Paul-Boncour, un maître profiter des commentaires sur une promenade faite la veille pour fournir à un groupe d'élèves un enseignement auquel ils s'intéressaient vivement et qui exerçait tout spécialement leurs facultés d'association d'idées : la leçon se faisait par interrogations, dont chacune était une suite logique à la précédente ; en même temps, chacune de ces interrogations portait sur un point complètement différent de celui auquel se rapportait la question précédente : « On était passé sous le pont du chemin de fer; qu'est-ce que le chemin de fer? C'est un moyen de communication. Quels sont les autres moyens de communication? La Seine et les bateaux, les ballons, la bicyclette, l'automobile. Qu'y a-t-il autour des roues des automobiles? Du caoutchouc. Qu'est-ce que le caoutchouc? D'où vient-il? etc., etc. » Dans une heure de classe les sujets les plus divers ont été abordés sans que l'attention,

(1) Ces réflexions de M. Berthonneau corroborent ce que nous disions à propos des méthodes d'enseignement (pour les enfants normaux) : pourquoi les méthodes capables de rendre les arriérés *moins inintelligents* ne sont-elles pas utilisées pour rendre les normaux *plus intelligents*?

des enfants ait faibli un seul instant et sans qu'ils manifestent la moindre fatigue.

Les *qualités de jugement* sont développées par des combinaisons d'exercices spéciaux : on demande aux élèves, parmi des séries d'exemples constamment renouvelés, quelles sont les actions bonnes et recommandables et quelles sont les mauvaises et les répréhensibles ; ce qui est beau et ce qui est laid, ce qui est juste et ce qui est injuste, est appris de la même façon. Dans d'autres exercices, les enfants apprennent à corriger des phrases absurdes ou à reconnaître les fautes commises dans un texte.

La *volonté* enfin demande à être cultivée d'une façon toute spéciale; cette faculté ne peut pas être exercée isolément, sans participation de l'attention et du jugement. Mais elle doit être développée dans ses différents domaines, aussi bien dans celui de l'activité volontaire que dans celui de la volonté appliquée à des actes purement moraux ou intellectuels.

La *gymnastique orthophrénique*, telle que l'a conçue le Dr Paul-Boncour, peut jouer un rôle très important dans l'éducation de la volonté. Elle consiste à faire exécuter à un groupe peu nombreux d'enfants des mouvements variés, dans l'exécution desquels sont placées des difficultés graduées.

Cette méthode est extrêmement intéressante par les heureux résultats qu'elle peut donner, et nous résumerons brièvement ses principes et leur application.

Nous rappellerons d'abord que la gymnastique ordinaire, et plus particulièrement la gymnastique rythmique, ont une influence très heureuse sur le développement général du corps, et indirectement sur celui de l'esprit ; la gymnastique rythmique en particulier sera utile dans la cure de l'instabilité physique et mentale; mais à elles seules ces méthodes ne joueront qu'un rôle insuffisant dans la cure physique des anomalies mentales. Nous avons dit, en effet, dans un précédent chapitre, comment les exercices physiques aidaient certaines qualités intellectuelles ou morales à s'affirmer : décision, courage, sang-froid, volonté, etc Mais, chez l'anormal, il ne s'agit pas de perfectionner des facultés déjà existantes; chez cet enfant, l'éducateur doit s'occuper de développer des facultés rudimentaires ou insuffisantes, ou de corriger des tares mentales plus ou moins profondes. Ce *rôle orthophrénique* n'appartient nullement à la gymnastique ordinaire; cette dernière aboutit vite à de l'*automatisme*, c'est-à-dire que, dans l'exécution des mouvements qui composent ses divers exercices, la réflexion et la volonté deviennent vite d'une complète inutilité.

Dans la méthode de Paul-Boncour, les organes sensoriels aussi bien que les facultés intellectuelles sont constamment maintenus en éveil, et leur intervention reste indispensable à l'exécution des divers mouvements ; ceux-ci sont combinés de telle façon que jamais *ils ne peuvent être exécutés par simple automatisme.*

La désignation de quelques-uns de ces exercices montrera qu'ils exigent d'abord l'application des divers sens, musculaire, visuel et auditif, et que, d'autre part, ils demandent une participation active des facultés intellectuelles d'attention, de mémoire, et surtout de volonté.

La *volonté*, au cours de ces exercices, est développée dans ses deux ordres principaux de manifestations : *volonté d'action* et *volonté d'arrêt* ; tantôt c'est la difficulté ou la complication des mouvements qui exigent l'entrée en jeu de la volonté d'action ; tantôt c'est un mouvement brusquement interrompu, alors que logiquement il devait être continué, qui exerce la volonté d'inhibition. Nous avons dit déjà qu'au point de vue moral cette volonté d'arrêt jouait un rôle au moins équivalent à celui de la volonté d'action. Au point de vue du développement intellectuel, l'influence n'est pas moins favorable, et l'heureuse formule de Paul-Boncour mérite d'être retenue : « L'augmentation des possibilités musculaires marche parallèlement au perfectionnement mental. »

Dans les formes d'anomalie où l'instabilité mentale s'accompagne d'instabilité motrice, ou d' « infantilisme moteur », la gymnastique orthophrénique a une influence particulièrement favorable ; dans ces cas, les acquisitions motrices, ou en autres termes la « cinétogenèse », s'accompagnent le plus souvent d'un développement simultané des facultés intellectuelles.

Nous donnons ci-dessous un résumé des divers mouvements utilisés par la gymnastique orthophrénique ; ces mouvements sont toujours exécutés avec accompagnement de musique :

I. — Mouvements collectifs a types et a rythmes changeants.

Rythme tantôt lent, tantôt accéléré.

Les divers mouvements sont *coupés d'arrêts* pendant lesquels on réclame des enfants une immobilité absolue.

A certains moments les exercices sont exécutés de *mémoire*, ou sans commandement, par simple *imitation* des mouvements exécutés par le moniteur.

II. — Mouvements collectifs opposés ou contrariés.

Mouvements différents suivant que les enfants occupent un rang pair ou impair.

Mouvements différents exécutés par deux groupes d'enfants placés vis-à-vis l'un de l'autre.

III. — Mouvements asymétriques et dissociés.

Le bras droit, par exemple, exécute un mouvement de flexion pendant que le bras gauche exécute un mouvement d'extension ; ou bien exécution, par le premier, d'un mouvement à deux temps, et, par le second, d'un mouvement à quatre temps.

Ces mouvements asymétriques peuvent être collectifs ou individuels.

Tous ces exercices sont combinés de façon à développer les facultés d'attention et de volonté (surtout dans sa forme inhibitrice).

Des mouvements de gymnastique ordinaire alternent avec les mouvements de gymnastique orthophrénique. Voici d'ailleurs le type d'une de ces séances :

I. — Exercices de respiration :

Durée.	
60 secondes.	1° Par effacement des épaules, avec élévation sur la pointe des pieds.
20 —	... *repos.*
60 —	2° Par élévation et écartement des bras.
20 —	... *repos.*
60 —	3° Par flexion des jarrets.
40 —	... *repos.*

II. — Exercices de gymnastique orthophrénique (*1re série*).

160 secondes.	1° Mouvements asymétriques contrariés en décomposant (rythme lent = *rondes*).
50 —	... *repos.*
40 —	2° Même mouvement (rythme accéléré = *croches*).
50 —	... *repos.*

III. — Exercices de gymnastique orthophrénique (*2e série*).

220 secondes.	1° Mouvement vertical des bras avec barres d'entraînement (rythme lent = *rondes*).
60 —	... *repos.*
40 —	2° Même mouvement (rythme accéléré = *croches*).
60 —	... *repos.*
220 —	3° Mouvement vertical des bras sans barres d'entraînement (rythme lent = *rondes*).
60 —	... *repos.*
40 —	4° Même mouvement (rythme accéléré = *croches*).
60 —	... *repos.*
160 —	5° Mouvement latéral des bras (les mains libres) alternant avec la flexion des jarrets (rythme lent = *blanches*).
60 —	... *repos.*
160 —	6° Marche sur place, les mains sur les hanches (rythme accéléré = *croches*).
60 —	... *repos.*

IV. — Exercices de respiration.

60 secondes.	Marche cadencée.

VIII. — ÉCOLES POUR AVEUGLES.

L'éducation des aveugles a été réalisée, au début du siècle dernier, par Valentin Haüy ; c'est à lui que sont dues les premières méthodes d'enseignement, perfectionnées depuis par Barbier, inventeur de la *cryptographie* (ou écriture par points), et par Braille, qui rendit cette découverte pratique par l'invention de son alphabet.

Les méthodes employées aujourd'hui ont tiré un grand parti des découvertes mécaniques plus récentes, en particulier de la dactylographie.

Nous résumerons rapidement les procédés employés pour l'éducation et pour l'instruction des aveugles. On trouvera tous les détails sur ce sujet, et une riche bibliographie, dans les ouvrages de Javal (1), de Couetoux (2) et dans l'article de Truc, Valude et Frenkel (3), auquel nous ferons ici de nombreux emprunts.

L'*éducation physique* des aveugles doit s'inspirer du besoin de mouvement inné chez l'enfant, et dont ces infirmes sont malheureusement privés ; on les voit, en effet, s'agiter sur place, sauter, marcher avec précautions ; mais ils ne peuvent se livrer à aucun des jeux mouvementés de l'enfance. C'est en partie à leur vie sédentaire qu'il faut attribuer la fréquence, chez les aveugles, de leur insuffisant développement physique et d'une sorte de déchéance organique due au ralentissement de la nutrition.

On suppléera d'abord à ce manque d'exercice en faisant exécuter aux aveugles des mouvements de gymnastique éducative et respiratoire ; puis on combinera des mouvements d'ensemble, des rondes, des danses, des jeux variés, dirigés par les maîtres. Il faut rendre ces exercices attrayants pour que les enfants s'y livrent avec plaisir et en tirent le plus grand profit possible. Nous pouvions assister, des fenêtres de l'hôpital des Enfants-Malades, aux récréations des filles de l'Institution des Jeunes-Aveugles, et nous restions étonnés de l'ardeur et de la joie apparente avec lesquelles ces enfants prenaient leurs ébats ; leur adresse et leur agilité étaient si grandes qu'on en venait à douter de la réalité de leur infirmité.

L'*éducation morale* est assez facile chez les jeunes aveugles, qui sont volontiers dociles et soumis. La cécité n'est certes pas sans influencer le développement de leur caractère : ils sont d'apparence réfléchie, calmes, et assez souvent même taciturnes. Leurs sentiments affectifs se développent de bonne heure, et ils savent témoigner beaucoup d'amitié aux personnes de leur entourage qui s'intéressent

(1) Javal, Entre aveugles, Paris, 1904.

(2) Couetoux, Manuel pratique des méthodes d'enseignement spéciales aux enfants anormaux, Paris, 1896.

(3) Truc, Valude et Frenkel, Nouveaux éléments d'ophtalmologie, Paris 1908.

à eux. Il y a tout intérêt à faire vivre le jeune aveugle en commun avec d'autres enfants ; avant qu'il ne puisse être placé dans des écoles spéciales qui n'existent que dans quelques grandes villes, il faudrait donc l'envoyer à l'école communale, où il pourrait déjà profiter de l'enseignement oral, et où il s'habituerait à partager la vie de ses camarades.

L'*éducation intellectuelle* doit être dirigée dans un sens tout spécial: les acquisitions sensorielles ne peuvent être réalisées que par l'ouïe et par le toucher. L'enfant qui a perdu la vue avant l'âge de cinq ou six ans perd la mémoire de tout ce qu'il a acquis avant cet âge, au point de vue de la forme et de la couleur. C'est surtout par l'*éducation du toucher* que l'on suppléera à ce déficit.

L'ouïe, qui est le sens par lequel l'aveugle reste surtout en communication avec le monde extérieur, se développe d'une façon remarquable ; les facultés musicales apparaissent de bonne heure et atteignent souvent un haut degré de perfection. Les sciences abstraites, qui exigent l'intervention de la mémoire, de la réflexion, du raisonnement, sont assez facilement accessibles aux aveugles. Les œuvres de pure imagination, la poésie ou le roman descriptif, ne peuvent les intéresser à un même degré : aucune « image » n'est réveillée dans leur intelligence par ces œuvres, dont la compréhension leur reste très imparfaite.

L'*instruction* des aveugles peut être réalisée de façon complète. L'enseignement oral y tient naturellement la première place, bien que la lecture et l'écriture soient rendues possibles et même assez faciles grâce à l'alphabet Braille (fig. 338).

« Cet alphabet comprend des points groupés de 1 à 6 et correspondant aux lettres, aux chiffres, aux notes, à la sténographie, aux signes divers de chaque langue écrite.

« On obtient ces caractères par la pression d'un poinçon mousse sur une feuille de papier posée à plat et maintenue par un châssis dans une tablette métallique munie de rainures et de trous équidistants le long desquels glisse une lame métallique appelée guide, pourvue de cases rectangulaires verticales dans lesquelles on trace ces divers caractères.

« On poinçonne verticalement et latéralement le long des petits rectangles du guide. On écrit sur le recto du papier, de droite à gauche, et on lit en touchant sur le verso, de gauche à droite. La lecture et l'écriture sont très rapides, presque aussi courantes que pour les voyants ; la lecture doit précéder l'écriture pour l'aveugle, tandis que l'écriture peut être enseignée avant la lecture pour le clairvoyant.

« L'écriture Braille est facile à apprendre et servira non seulement entre les aveugles, mais aussi entre aveugles et clairvoyants. Entre ces derniers, on pourra faire usage de machines à écrire diplographiques, donnant à volonté, en relief, le point saillant pour l'aveugle et la lettre pour le clairvoyant.

« Les aveugles tracent aussi, avec leur guide, des lettres ordinaires saillantes qu'ils peuvent relire et des lettres colorées par un procédé ingénieux de Mlle Mulot, qui sont lisibles par les voyants.

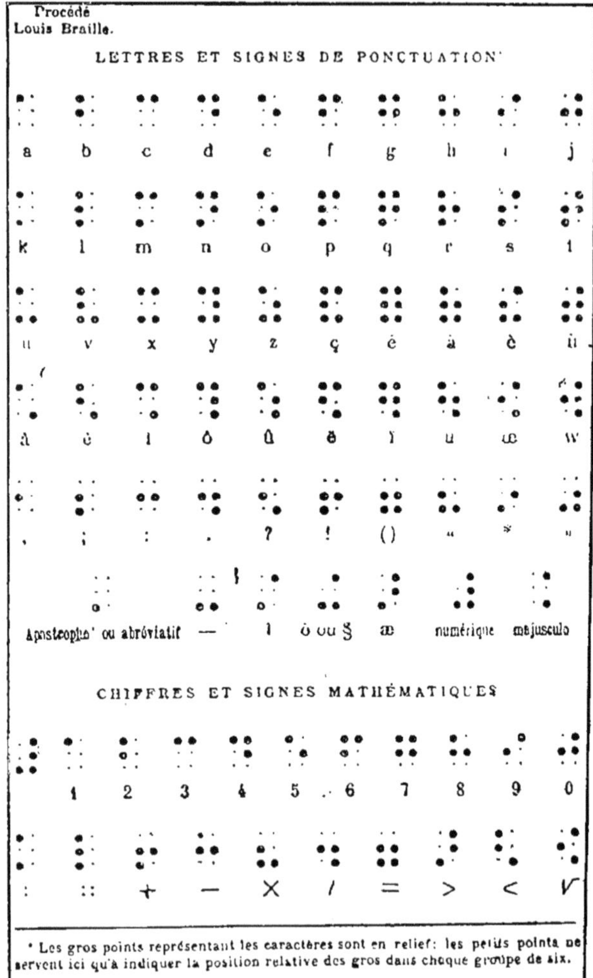

Fig. 338. — Alphabet Braille.

Plusieurs aveugles ont ainsi subi avec succès, devant les juges ordinaires, les examens du brevet élémentaire, du brevet supérieur, même du baccalauréat. Les procédés stylographiques sont, en outre, personnels et possèdent une valeur judiciaire absolue » (Truc, Valude et Frenkel, *loc. cit.*).

Pour l'enseignement des diverses matières on utilise, autant que possible, des procédés dérivés du même principe: la géographie, la géométrie, etc., sont étudiées à l'aide de cartes ou de lignes en relief; pour l'histoire naturelle ou la physique, on fait palper aux enfants les objets de démonstration; l'enseignement purement oral, secondé par la lecture, est réservé aux connaissances abstraites.

L'instruction ainsi fournie aux aveugles permet aux plus intelligents d'entre eux l'accès de quelques carrières libérales ; beaucoup peuvent être professeurs dans les écoles spéciales; le développement de leurs aptitudes musicales est utilisé par un grand nombre, qui deviennent professeurs de musique, organistes, accordeurs, etc.

Une *instruction professionnelle* pratique doit être donnée aux enfants moins intelligents, qu'il faut mettre en mesure de gagner leur vie. Un certain nombre de métiers leur sont accessibles ; des ateliers spéciaux existent pour l'apprentissage de ces métiers. M. Laurent, directeur des ateliers qui existent à Paris, rue Jacquier, a établi en 1891 la statistique suivante, qui indique le gain moyen des aveugles pratiquant divers métiers :

	Francs.	Moyenne. Francs.
Brossiers	1,25 à 4	2,60
Rempailleurs	0,30 à 2,5	1,40
Canneurs-rempailleurs	0,80 à 1,5	1,10
Vanniers	0,50 à 3	1,60
Filetiers	0,15 à 1,25	0,75
Paillassonniers	1 à 2,50	1,75
Tricoteurs	0,10 à 0,60	0,25

IX. — ÉCOLES POUR SOURDS-MUETS.

Longtemps considérée comme incurable, la surdi-mutité n'a été rapportée à sa véritable cause qu'à une époque relativement récente; c'est seulement après qu'on eut reconnu que cette infirmité n'est pas due à une malformation des organes phonateurs que des tentatives d'enseignement furent faites.

Les acquisitions auditives, réalisées avant l'âge de six ou sept ans, sont, comme les acquisitions visuelles, trop superficielles pour être durables; les enfants qui deviennent sourds avant cet âge perdent peu à peu l'usage de la parole, ou leur langage se déforme à tel point qu'il devient méconnaissable : le qualificatif de *demi-sourds-muets* convient à ces enfants.

D'autres *demi-sourds-muets* sont ceux dont l'audition, extrêmement réduite, ne permet que la perception de quelques sons isolés; ceux-là aussi ont un langage très rudimentaire et à peu près incompréhensible.

Aux *sourds-muets absolus*, atteints de surdité congénitale ou acquise dans les premiers mois de la vie, et aux *demi-sourds-muets*, les mêmes méthodes d'enseignement sont applicables. Nous ne pourrons que les résumer brièvement ici, renvoyant pour plus de détails aux nombreuses publications consacrées à cet intéressant sujet (1).

Les premières tentatives d'éducation des sourds-muets furent purement individuelles; on cite les noms d'un moine espagnol, de Ponce de Léon, et d'un autre de ses compatriotes, Juan Pablo Bonet, qui réussirent à éduquer au XVIe et au XVIIe siècle les enfants du connétable de Castille. D'autres essais plus ou moins heureux se poursuivirent au XVIIIe siècle, mais jusqu'à cette époque la presque totalité des sourds-muets restaient livrés à l'ignorance et à la misère.

Le Suisse Amman inventa alors la *méthode orale*, qui devait permettre aux sourds-muets d'entrer en relations avec les « parlants » normaux sans le secours d'un langage spécial et conventionnel. Mais cette intéressante méthode, qui devait plus tard rendre de si grands services, fut d'abord très peu utilisée.

Il appartenait à l'abbé de l'Épée de faire entrer l'éducation des sourds-muets dans une voie pratique, en mettant à leur disposition une méthode d'enseignement plus simple que la méthode orale, et

(1) *Revue générale de l'enseignement des sourds-muets* (publiée par le corps enseignant de l'Institution nationale des Sourds-Muets de Paris depuis 1898), Paris, Impr. de l'Instit. nat. des Sourds-Muets, 254, rue Saint-Jacques. — E. BOUDIN, La surdité et les moyens d'y remédier par la lecture sur les lèvres, Paris. — Voy. également le Traité d'orthophonie publié par le Dr CASTEX et les professeurs de l'Institution nationale des sourds-muets de Paris, 1914.

surtout en se dévouant totalement à ces malheureux infirmes, à qui il consacra sa fortune, et à qui il sut intéresser les pouvoirs publics; après avoir recueilli chez lui ses premiers élèves, sa maison en abrita bientôt soixante; le couvent des Célestins, puis le séminaire Saint-Magloire, furent mis ensuite à sa disposition, et c'est ce dernier établissement, situé rue Saint-Jacques, qui est aujourd'hui encore occupé par notre Institution des Sourds-Muets. L'Assemblée Nationale, qui avait su seconder les efforts de l'abbé de l'Épée, décréta que son nom serait « placé au nombre de ceux des citoyens qui ont le mieux mérité de l'Humanité et de la Patrie ».

De nombreuses écoles furent créées sur le modèle de celle de Paris, et la *méthode des gestes*, ou *dactylologie*, acquit bien vite une renommée universelle. L'abbé Sicard, élève de l'abbé de l'Épée, prit une grande part à cette vulgarisation.

Peu à peu on s'aperçut que les ressources offertes par la dactylologie étaient très limitées; elle ne permettait la conversation qu'entre sourds-muets, ou entre sourds-muets et quelques rares initiés à la méthode. Ces infirmes étaient obligés de rester en dehors de la vie sociale normale.

Au Congrès de Milan, en 1880, et après les travaux de Tarra et de Balestra, le système d'Amman fut considéré comme le meilleur, et c'est aujourd'hui la *méthode orale* qui est à peu près universellement employée.

L'*éducation des sourds-muets*, à l'aide de cette méthode, a pour double but d'apprendre aux enfants à émettre des sons articulés, à parler, puis de leur apprendre à lire sur les lèvres, à lire et

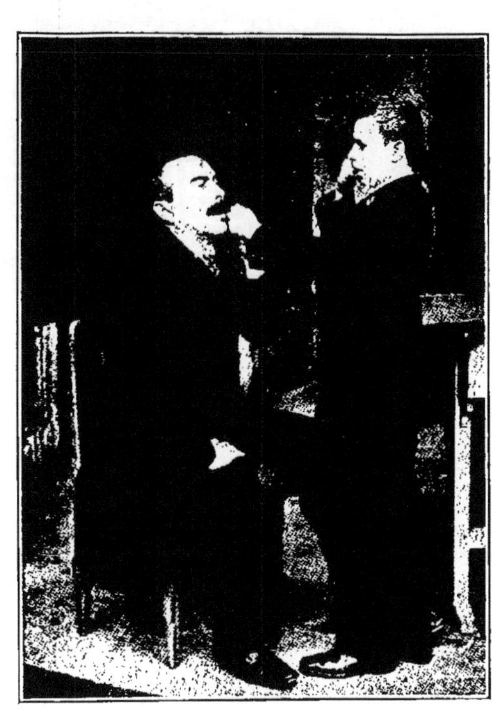

Fig. 339. — Leçon individuelle d'articulation (1).

(1) Cette figure, ainsi que les suivantes, sont la reproduction de photographies que M. Collignon, directeur de l'Institution des Sourds-Muets, a très obligeamment mises à notre disposition. Ces photographies ont été éditées sous forme de cartes postales à l'imprimerie de l'Institution.

à écrire. L'instinct d'imitation est la base sur laquelle repose tout cet enseignement. Le sourd-muet cherche à reproduire les mouvements qu'il a perçus chez son professeur, à l'aide de ses seuls sens de la vision et du toucher : tandis que normalement la parole est perçue quand elle *arrive* à l'oreille, le sourd doit la percevoir quand elle *part* de la bouche.

Les premiers éléments relatifs à l'émission des sons articulés sont enseignés de la façon suivante : tout d'abord le maître ouvre la bouche, mouvement que l'élève imite. Puis, le maître émettant la voix chuchotée, l'élève se rend compte, par sa main placée devant la

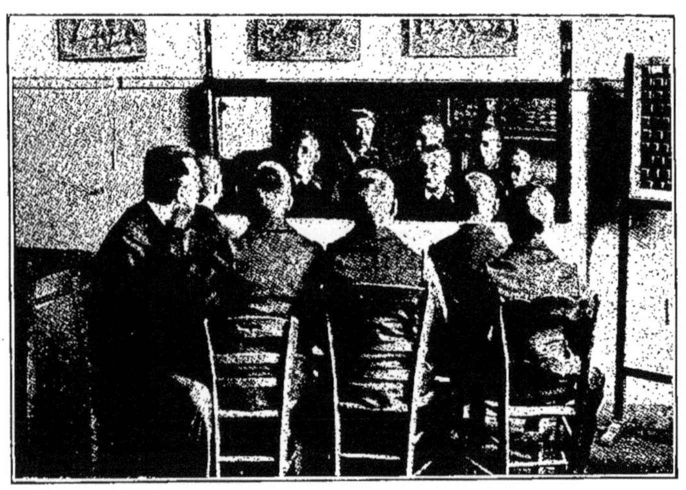

Fig. 340. — Une leçon d'articulation. Exercice d'ensemble devant la glace.

bouche du maître, de la sortie de l'air expiré : il s'exerce à reproduire ce courant d'air diversement interrompu. Enfin le maître émet la voix sonore ; l'élève apprécie les vibrations qui se produisent en appliquant sa main sur la gorge du maître, pendant que sa propre main, appliquée sur sa gorge, vérifie si les mêmes vibrations s'y produisent pendant qu'il essaie d'imiter son professeur (fig. 339).

Après que l'élève a appris à fournir quelques sons fondamentaux, on l'entraîne à articuler les diverses voyelles et consonnes. L'étude de la physiologie de la voix, les travaux de Marey et de Marage, la chronophotographie et la cinémaphotographie, ont donné à cet enseignement des bases rationnelles et scientifiques ; l'enseignement de chaque syllabe articulée s'accompagne de démonstrations qui rendent plus aisée la tâche du professeur.

Les exercices d'ensemble se font devant une glace (fig. 340).

En même temps qu'une syllabe, ou qu'un mot est ainsi répété, on apprend à l'élève à le lire et à l'écrire : ces diverses acquisitions se font donc de façon parallèle. Un élève d'intelligence moyenne, après trois années d'enseignement, peut lire sur les lèvres une dictée facile, l'écrire sans fautes d'orthographe et en répéter à voix haute le sens général.

Les autres matières de l'enseignement sont surtout l'objet de leçons de choses (fig. 341).

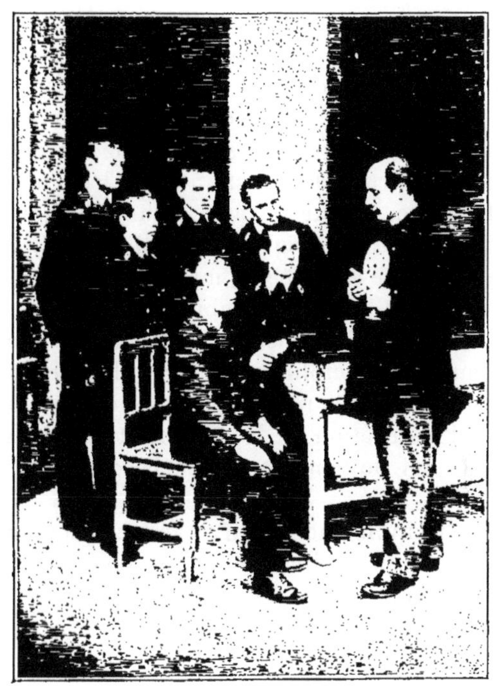

Fig. 341. — Une leçon de choses.

L'*enseignement manuel* tient une large place dans l'éducation des sourds-muets. Suivant leurs aptitudes, les enfants sont exercés au jardinage, au travail du bois, à la couture, à l'imprimerie, à la cordonnerie : à l'Institution des Sourds-Muets de Paris, ces divers enseignements donnent de remarquables résultats. L'imprimerie, en particulier, est organisée de façon si pratique qu'elle permet aux infirmes la publication de maints travaux, parmi lesquels la *Revue générale de l'enseignement des Sourds-Muets*.

Comme le fait remarquer M. Collignon, directeur de l'Institution nationale des Sourds-Muets, on ne peut prétendre donner à la généralité des sourds-muets une instruction calquée sur celle des enfants normaux. On doit s'attacher à leur fournir le moyen de gagner leur vie, en leur donnant les éléments d'instruction indispensable. Le but à poursuivre est en somme de leur permettre de vivre, par leurs propres moyens, dans la société dont ils ont été trop longtemps exclus.

L'*éducation morale* des sourds-muets donne lieu à d'intéressantes observations. « Le sourd-muet pris à son entrée à l'Institution, dit M. Marcel Bourneville (1), est très docile ; n'ayant qu'une vie purement végétative, il ne cherche jamais à discuter les ordres que lui donnent ses maîtres. Cette période de l'éducation de l'élève est facile.

(1) MARCEL BOURNEVILLE, L'assistance des enfants anormaux à Paris, in *Revue philantrophique*, 1906-1907, Paris, Masson et Cie, édit.

Il n'en est pas de même dès que son esprit s'ouvre et se meuble. Ce qu'ils ont appris par rapport à ce qu'ils savaient est énorme; ils le savent et veulent user de ce nouveau savoir pour s'émanciper et se libérer de toute contrainte, mais ce qu'ils savent à côté de ce qu'ils devraient savoir est immense : ils l'ignorent, et pour enrayer ces dangereuses tendances à la liberté anarchique, il faut souvent se montrer d'une sévère fermeté pour les maintenir. Généralement le sourd-muet se trouve en face d'une révélation à ce moment: la loi, l'ordre, autrui, se révèlent à lui, il les ignorait. On sent combien la délicatesse, le tour de main, l'habitude doivent aider le maître dans cette éducation sociale du sourd-muet. Certes la tâche est difficile, certes l'élève est rebelle, mais que de satisfactions après le succès! Et l'on peut dire que nombre de maîtres de la rue Saint-Jacques les ont, ces satisfactions, et à juste titre. Alors que dans l'éducation normale la discipline peut être reléguée au second plan, dans celle du sourd-muet la révélation de la règle et du devoir doit aller de pair avec l'instruction et la démutisation ; ce sont là les trois grands points qui doivent servir de base à tout plan d'études du sourd-muet. »

La discipline morale qu'on arrive à inculquer au sourd-muet, jointe à l'éducation intellectuelle et professionnelle qu'il peut recevoir, lui permet d'être rendu à la société, où il peut vivre la vie commune et normale.

QUATRIÈME PARTIE

HYGIÈNE DES MAITRES

De par leur profession, les maîtres sont exposés à certaines maladies ou à certains troubles de santé dont la prophylaxie intéresse l'hygiène scolaire; cette prophylaxie est double : elle comporte d'abord les mesures propres à protéger le maître contre les affections qu'il pourrait contracter soit par le fait du contact des élèves, soit par le fait du défaut d'hygiène des locaux scolaires; d'autre part, la prophylaxie des maîtres doit les mettre en état d'éviter les maladies que l'on peut considérer comme « professionnelles » à cause de la grande fréquence avec laquelle elles frappent le corps enseignant; ces maladies particulièrement redoutables pour les maîtres sont : la tuberculose, les affections laryngées et les troubles du système nerveux.

LA MORBIDITÉ ET LA MORTALITÉ DANS LE CORPS ENSEIGNANT. — Si les fatigues imposées aux maîtres sont réelles et considérables, il n'en faut pas conclure que leur profession se classe parmi les plus malsaines et les plus meurtrières. Les statistiques apportées aux divers Congrès d'hygiène scolaire montrent que les maîtres occupent une place moyenne sur les tables de mortalité. Voici par exemple les chiffres fournis par Mme Cath. van Tussembrœk (*Ier Congrès d'hygiène scolaire de Nuremberg*).

En Hollande, la moyenne de la mortalité pour 1 000 individus de sexe maculin est de 8,20. Les professeurs fournissent une moyenne inférieure à ce chiffre, tandis que les médecins le dépassent de beaucoup :

Professeurs	5,61
Ecclésiastiques	6,70
Fonctionnaires	6,18
Médecins	10,34

Les chiffres utilisés par la Banque d'assurance sur la vie de Gotha montrent une proportion analogue : la mortalité moyenne des assurés est rapportée au chiffre 100; les diverses catégories de professeurs restent bien au-dessous de ce chiffre largement dépassé au contraire par les médecins :

Ecclésiastiques	85,9
Professeurs (enseignement secondaire)	83,5
— (— primaire)	87,5
— (— supérieur)	71,2
Avocats	73,8
Médecins	111,0

En Angleterre, d'après Williamson (*IIIe Congrès d'hygiène scolaire de Paris*), la mortalité des maîtres est également assez peu élevée. Cet auteur a pu établir le relevé des affections auxquelles ont succombé les maîtres; nous rapportons ses chiffres :

Mortalité rapportée aux diverses maladies.

	En activité de service.	En activité et en retraite.
Influenza	33	45
Alcoolisme	12	13
Rhumatisme	10	10
Goutte	1	1
Cancer	91	121
Phtisie	244	280
Diabète	19	28
Maladies du système nerveux	120	245
Affections valvulaires du cœur	45	59
Anévrysme	9	10
Autres maladies du système circulatoire	126	211
Bronchite	38	78
Pneumonie	91	105
Pleurésie	5	7
Autres affections de l'appareil respiratoire	24	43
Hernie	1	3
Maladies du foie	25	36
Autres maladies du tube digestif	45	56
Mal de Bright	33	47
Autres maladies de l'appareil urinaire	29	58
Accidents	41	54
Suicides	37	41
Autres causes	115	230

Le chiffre le plus considérable, de beaucoup, dans ce tableau, est celui des décès par phtisie : 244.

Puis viennent les maladies du système nerveux et les affections cardio-vasculaires.

Nous n'insisterons pas davantage sur ces statistiques, dont la valeur est toujours discutable; nous en retiendrons seulement que la mortalité des maîtres est loin d'être très élevée et que, dans cette mortalité, la tuberculose occupe une place prépondérante.

LES APTITUDES PHYSIQUES NÉCESSAIRES AUX CANDIDATS A L'ENSEIGNEMENT. — La meilleure manière de protéger les maîtres contre les dangers auxquels les expose leur profession, c'est d'abord de s'assurer qu'ils ont un état de santé satisfaisant et une vigueur suffisante au moment où ils entrent dans la profession.

Nous étudierons donc les moyens propres à éviter l'admission dans les écoles normales des jeunes gens qui ne présenteraient pas toutes les garanties de vigueur et de robusticité que l'on doit exiger de tout candidat à l'enseignement.

Les aptitudes physiques nécessaires au candidat à l'enseignement sont définies, en France, dans un règlement qui malheureusement manque de précision et laisse trop de place à l'appréciation personnelle des médecins chargés de l'examen.

Cet examen de santé est nécessaire pour l'entrée dans les écoles normales d'instituteurs, pour l'admission à l'école normale supérieure, et aussi pour l'examen des bourses de licence.

Toutefois, dans l'enseignement primaire, cet examen n'est pas subi par le personnel suppléant; si bien que le cas peut se présenter de suppléants ayant enseigné pendant plusieurs années à titre provisoire et qui sont éliminés pour raison de santé au moment de la titularisation. Il y a là une mesure très injuste.

Nous disions que le règlement en vigueur pour cet examen laissait trop de place à l'appréciation du médecin : le Dr Breton, au *IIIe Congrès d'hygiène scolaire*, a signalé, en effet, la variabilité des chiffres d'élimination de candidats suivant la commission par laquelle ils sont examinés; ces chiffres varient de 56 p. 100 à 12 p. 100. Cet auteur insiste sur la difficulté présentée en particulier par la recherche et l'appréciation des « prédispositions »; il voudrait que chaque candidat puisse présenter un carnet de santé établi pendant tout le cours de sa vie scolaire; ce carnet de santé, ou fiche sanitaire, nous paraît également très désirable.

Les conditions dans lesquelles doit être passé l'examen d'aptitudes physiques sont définies à l'article 88 de l arrêté du 18 janvier 1887: « Les candidats aux écoles normales primaires sont soumis avant l'examen à la visite du médecin de l'école assisté d'un médecin assermenté. Ils ne peuvent prendre part aux épreuves que s'il est constaté qu'ils ont été vaccinés ou qu'ils ont eu la petite vérole, qu'ils ont été revaccinés et qu'ils ne sont atteints d'aucune infirmité, maladie ou vice de constitution qui les rendent impropres aux fonctions de l'enseignement. »

Un rapport explicatif, en date du 31 juillet 1898, dû au Dr Launois, donne une liste des maladies devant empêcher l'entrée dans l'enseignement. Nous préférons commenter cette liste de maladies, plutôt que d'en reproduire la simple énumération.

Les candidats doivent être examinés à un triple point de vue : infirmités, maladies, prédispositions morbides.

Les *infirmités* constituent un état anormal permanent de la santé qui peut s'opposer à l'entrée dans l'enseignement lorsque la lésion atteint un organe particulièrement mis en jeu au point de vue professionnel, par exemple les *yeux*, les *oreilles* ou la *voix*.

On trouvera dans le tableau dressé par la « commission de l'examen médical dans les écoles normales » la nomenclature d'une série d'affections graves intéressant la vision et ne pouvant être améliorées par l'emploi de verres correcteurs. Au contraire, les troubles de la réfraction (myopie, astigmatisme) ne seront point un obstacle quand ils peuvent être modifiés par l'emploi de verres.

La *surdité*, quand elle n'est pas attribuable à une cause transitoire, est évidemment une cause de non-admission.

Les *affections du nez*, de la *bouche* et de la *gorge* peuvent surtout être un obstacle à la profession de l'enseignement quand elles provoquent une *gêne de la phonation* : perforation du voile du palais, bec-de-lièvre, division du voile du palais et de la voûte palatine.

Le *bégaiement*, prononcé et permanent, qui n'a pu être modifié par les traitements spéciaux, doit également être une cause d'exclusion.

Certaines déformations des lèvres, les diverses formes de goitre, ont également paru devoir être une cause d'exclusion. Il en est de même de certaines déformations excessives du thorax ou de toute autre partie du squelette.

Le tableau de la commission signale en dernier lieu la maigreur exagérée ou l'obésité trop prononcée.

Parmi les *maladies*, il faut faire une place spéciale à la *tuberculose* : elle est une cause absolue d'exclusion toutes les fois qu'elle se présente sous la forme de *tuberculose ouverte*, quel que soit son siège ou sa forme : *lupus*, *otite chronique*, *adénites*, *ostéite*, *arthrite*, *mal de Pott*, etc. ; les tuberculoses externes, si elles sont fistuleuses et suppurées, présentent en effet tous les dangers des tuberculoses ouvertes. Après leur guérison et leur cicatrisation parfaite, ces tuberculoses ne présentent plus de danger de contagion et ne sont plus une cause d'exclusion : il n'en reste pas moins évident qu'elles témoignent d'un état de moindre résistance, ou de prédisposition, dont il faudrait tenir compte.

Les *tuberculoses viscérales*, et en particulier la *tuberculose pulmonaire*, sont une cause d'exclusion, même quand elles ne sont pas ouvertes : il doit en être ainsi pour la tuberculose pulmonaire à la *période de germination*, telle que nous l'avons définie en étudiant les maladies de l'écolier (Voy. p. 460). Quand l'*adénopathie trachéo-bronchique* coïncide avec un état général excellent, on peut n'en pas tenir compte ; mais, chez les sujets maigres, peu musclés, pâles, nous la considérons comme une cause d'exclusion.

Les laryngites chroniques, ou les troubles laryngés permanents, même s'ils ne sont pas dus à la tuberculose, doivent être une cause d'élimination à cause du surmenage auquel est soumis le larynx des maîtres.

Certaines affections chroniques des voies respiratoires (sclérose avec dilatation des bronches, emphysème et bronchite chronique, asthme prononcé), les lésions rénales, le diabète, les affections cardio-vasculaires, tout au moins quand elles ne sont pas bien compensées, sont des causes d'exclusion.

Très importantes sont les *maladies du système nerveux*. Nous verrons l'influence qu'elles peuvent avoir et sur l'état du maître et, indirectement, sur celui des élèves. La profession de l'enseignement peut les provoquer quand elles n'existent pas, et elle les aggravera à coup sûr si elles existent déjà.

L'*épilepsie*, même dans ses formes larvées, doit être, quand elle est dépistée, une cause formelle d'exclusion ; cette maladie peut s'aggraver, et même dans les formes légères ou latentes, les épileptiques sont sujets à des impulsions parfois dangereuses ou immorales. Il faut donc savoir reconnaître les petits signes de la maladie, les absences, les vertiges, les ecchymoses sous-conjonctivales périodiques, etc.

L'*hystérie* devrait entraîner une égale sévérité, non seulement pour les formes convulsives, à « grand spectacle », mais aussi pour les formes légères : les jeunes filles hystériques, ou simplement névropathes, ne seront jamais que de déplorables pédagogues, et nous verrons plus loin que leurs tares mentales ne sont pas toujours exemptes de danger pour les enfants confiés à ces maîtresses.

La *neurasthénie* et les états de *dépression mentale* ou d'*anxiété* sont évidemment difficiles à reconnaître chez les jeunes gens ; et, à défaut du diagnostic précis, il est impossible d'éliminer certains candidats dont le système nerveux manquera cependant de la résistance nécessaire aux fatigues de l'enseignement. Si l'on pouvait exercer, au point de vue de l'équilibre mental, une sévère sélection dès l'entrée à l'école normale, on éviterait à bien des maîtres les accidents névropathiques dont ils souffrent au cours de leur carrière.

La Commission des écoles normales exclut enfin certaines *affections généralisées de la peau* (eczéma, etc.) et les *maladies cutanées contagieuses* (lèpre, teignes). Il en est de même de la syphilis, au moins dans sa période contagieuse.

Dans cet examen médical des candidats à l'enseignement, il existe donc deux diagnostics particulièrement importants à établir : celui de la tuberculose pulmonaire au début et celui des diverses affections du système nerveux. Tant qu'il s'agit d'états confirmés, le diagnostic est aisé, et l'exclusion s'impose ; mais quand il s'agit de simples cas suspects, le médecin peut souvent hésiter à arrêter un jeune homme au début de sa carrière.

C'est alors que l'examen des *antécédents* et l'analyse des *prédispositions* prennent une certaine importance.

Pour que ces éléments d'appréciation aient quelque valeur, un seul examen n'est pas suffisant : il faudrait que le candidat puisse présenter un *carnet sanitaire* où seraient consignés tous les incidents pathologiques de sa vie scolaire.

Il serait désirable enfin que si, durant son passage à l'école normale, le futur maître présente quelques manifestations qui permettent de douter de sa santé future, il puisse être exclu de l'école : ce serait lui rendre un vrai service que de ne pas le laisser entrer plus avant dans une carrière où sa santé risquerait d'être complètement compromise.

LA PRÉSERVATION DU MAITRE CONTRE LES MALADIES AUXQUELLES L'EXPOSE SA PROFESSION. — **Règles générales d'hygiène des maîtres.** — Nous indiquerons rapidement ici les dangers auxquels leur profession expose particulièrement les instituteurs ou les professeurs. L'étude de ces risques ou dangers professionnels a été complètement exposée par le Dr Dufestel dans une conférence faite au Musée social (1912), à laquelle nous ferons ici de nombreux emprunts.

Les maîtres sont exposés aux *troubles de la santé générale* qui frappent tous les individus à existence trop *sédentaire*. Ils paient un lourd tribut à toutes les manifestations de l'arthritisme et présentent souvent des troubles dus à l'insuffisance des fonctions de nutrition.

Les *maladies contagieuses* frappent rarement les maîtres qui, la plupart du temps, sont en état d'immunité pour avoir eu ces diverses maladies dans leur jeune âge. Ceci ne veut pas dire qu'ils ne doivent pas prendre à l'égard de ces maladies toutes les précautions nécessaires de prophylaxie. Ces précautions n'intéressent pas seulement le maître personnellement; il doit songer aussi que, par son intermédiaire, les maladies peuvent être communiquées d'un enfant à un autre et qu'il peut les transporter dans sa propre famille; ceci est vrai surtout dans les petites classes et dans les écoles maternelles, où les enfants sont plus spécialement en contact avec leurs maîtresses; nous n'avons pas besoin d'insister sur le danger que peut représenter, au point de vue de la contagion, l'habitude répréhensible de certaines maîtresses qui embrassent successivement les enfants de leur classe; comme le remarque Dufestel, ces manifestations de tendresse prouvent le rôle d'affectueux dévoûment que la maîtresse sait remplir vis-à-vis des enfants qui lui sont confiés, mais il suffit de savoir que ces marques d'amitié sont parfois dangereuses pour les faire supprimer.

Il serait désirable qu'à leur entrée en classe les maîtres et les maîtresses puissent revêtir un vêtement de travail qu'ils retireraient au moment de quitter l'école. Une *blouse* d'infirmier remplirait parfaitement ce rôle, à la condition d'être changée deux fois au moins par semaine.

Dans beaucoup de grandes écoles étrangères, et particulièrement en Suisse et en Allemagne, les maîtres possèdent des *vestiaires* confortables, généralement vastes et bien éclairés; chaque maître a à sa disposition une armoire dans laquelle il peut laisser ses vêtements pendant la classe ; cette installation comporte aussi un lavabo qui permet au maître de prendre des soins de toilette avant de rentrer chez lui.

En classe, où le maître séjourne un temps prolongé, six heures environ pour les écoles primaires, le maître souffre de toutes les *fautes d'hygiène* que nous avons signalées ailleurs : le défaut de lumière, le défaut de ventilation, la poussière, l'excès de chauffage, sont autant de causes nocives, qui peuvent grandement influer sur la santé du maître.

Nous ne reviendrons pas ici sur les détails que nous avons fournis dans la première partie de ce traité sur l'éclairage, sur le chauffage et sur la ventilation des salles de classes; mais nous remarquerons que le maître qui vivra des années dans les locaux scolaires pourra souffrir plus que les enfants des mauvaises conditions d'installation hygiénique de ces locaux. Rappelons seulement la rapidité avec laquelle l'atmosphère des salles de classe devient confinée par excès de proportion d'acide carbonique et même d'oxyde de carbone; rappelons aussi l'absence à peu près complète de moyen de ventilation dans nos écoles les plus modernes : cette privation d'air frais et cette lente intoxication par l'absorption en quantité exagérée d'acide carbonique et de produits toxiques provenant de l'expiration pulmonaire jouent un rôle important dans la pathologie professionnelle des maîtres; il faut lui attribuer une grande part dans l'apparition des accidents pulmonaires et nerveux.

Les mauvaises conditions d'éclairage sont évidemment une cause de fatigue pour la vision des maîtres : l'effort qu'ils ont à accomplir pour voir distinctement leurs élèves, surtout quand les classes doivent être éclairées d'une façon artificielle, est une nouvelle cause de fatigue nerveuse qui vient s'ajouter aux causes du surmenage.

Les classes trop nombreuses, dans lesquelles, en dépit des règlements, sont accumulés jusqu'à soixante-dix ou soixante-quinze élèves, sont, pour le maître, une cause de surmenage et de fatigue : non seulement la surveillance et les efforts de toutes sortes sont augmentés en proportion du nombre des élèves, mais encore les conditions d'existence dans un milieu aussi surpeuplé sont complètement en opposition avec les règles élémentaires de l'hygiène; dans ces classes encombrées, l'air est rapidement vicié et chargé de poussières ; le bruit est inévitable, et le maître, pour se faire entendre, ou pour surveiller tous les enfants, doit fournir un effort constant de l'attention, de la vue et de l'audition.

Le maître, nous l'avons vu, se trouve rarement dans des conditions telles qu'il puisse contracter les maladies contagieuses apportées à l'école par les élèves. Mais on peut admettre que le maître sert, dans quelques cas, de véhicule aux germes morbides qu'il peut transporter soit chez un autre élève, soit dans sa propre famille. D'autre part, le maître peut apporter à l'école la contagion d'une maladie existant dans sa famille. S'il agit d'une école de ville, dans laquelle le maître n'est pas logé, la contagion ne pourrait guère se produire à l'école que si le maître n'observait aucune précaution d'hygiène; mais, s'il s'agit d'une école de campagne où l'enfant malade loge dans l'école elle-même, il faudra redoubler de précautions pour éviter la propagation de la maladie : le petit malade devra être sévèrement isolé; son linge et les objets usuels resteront dans sa chambre ou seront stérilisés avant d'en sortir; il ne sera approché que par une seule personne; et, s'il ne peut être soigné que par son père ou par sa mère, obligés en même temps de continuer leur enseignement, ceux-ci devront changer de vêtements et prendre toutes les précautions nécessaires pour éviter d'apporter la contagion dans la classe.

Pendant les récréations, le maître reste la plupart du temps inactif; dans les grandes écoles, un seul maître s'occupe de la surveillance des enfants; pendant ce temps, ses collègues restent dans leur classe ou se réunissent dans quelque partie de l'école pour travailler ou pour causer. Il y aurait pour les maîtres une habitude extrêmement avantageuse à prendre : ce serait de participer de façon effective aux ébats de leurs élèves : en consacrant le moment de la récréation aux exercices corporels, les maîtres activeraient leurs échanges nutritifs et, en particulier, leur respiration : ils se débarrasseraient en quelque sorte, en activant leurs échanges respiratoires et leur circulation, des produits nocifs qu'ils ont accumulés dans leur organisme pendant leur heure de classe.

A ces causes multiples de surmenage physique et intellectuel rencontrées par le maître à l'école, viennent s'ajouter les fautes d'hygiène qu'il commet habituellement *dans sa vie privée.* Dans les grandes villes, les conditions de logement sont souvent défectueuses; les appartements sont mal aérés et mal éclairés; dans une atmosphère souvent plus confinée encore que celle de la classe, le maître aura à corriger les devoirs des élèves ou à travailler pour son propre compte : préparation d'examens ou travaux extraprofessionnels qu'il est souvent obligé d'entreprendre pour compléter l'insuffisance de son traitement, surtout s'il se trouve chargé de famille.

L'*alimentation* est souvent trop hâtive au repas de midi, à cause du peu de temps dont dispose le maître à cette heure de la journée, surtout s'il habite loin de l'école. Comme tous les sédentaires, les professeurs devront avoir soin de faire une large place dans leur alimentation aux hydrocarbonés, aux légumes verts et aux fruits : le ralentissement de leurs échanges nutritifs les amène vite, s'ils ont une ration azotée trop abondante, aux diverses manifestations de l'arthritisme.

Les *jours de repos* et les *vacances* doivent être employés à développer l'activité physique, qui fait à peu près complètement défaut pendant les jours de la semaine. La vie en pleine campagne, la marche, le canotage, la natation, seront recommandés, et il est certain que ce changement dans les habitudes de vie physique serait une des meilleures garanties pour le maître de conserver la santé dont il a besoin.

LES MALADIES PROFESSIONNELLES DES MAITRES. — Nous limiterons volontairement cette étude aux maladies que les statistiques nous montrent particulièrement fréquentes dans le corps enseignant : la *tuberculose*, les *affections laryngées*, les *troubles nerveux*. A propos de chacune de ces maladies, nous indiquerons les esures prophylactiques qu'il convient d'employer en faveur du corps enseignant.

Tuberculose. — La *fréquence de la tuberculose* chez les maîtres est considérable, bien qu'elle n'atteigne pas la proportion indiquée jadis par Brouardel ; pour ce dernier, le nombre des maîtres tuberculeux atteindrait le cinquième de leur total, tout au moins à Paris et dans les grandes villes; d'après le même auteur, dans certains départements, la situation ne serait pas meilleure, et il cite un département de Bretagne où il aurait été impossible de rencontrer un instituteur âgé de plus de quarante ans! A côté de ces chiffres évidemment exagérés, il faut placer ceux apportés au IIe Congrès d'hygiène scolaire, en particulier par M. Delobel : certains auteurs affirmaient que la proportion de la tuberculose chez les maîtres ne dépassait pas 2 p. 100. D'après M. Leune, sous-directeur de l'enseignement du département de la Seine, qui s'est vivement intéressé à la lutte antituberculeuse dans le corps enseignant, il y aurait 4 p. 100 de tuberculose chez les instituteurs. Ce dernier chiffre nous paraît répondre à la réalité des faits.

Dans l'enseignement secondaire, nous manquons de statistiques nous permettant d'évaluer la fréquence de la tuberculose chez les maîtres; le Dr Nobécourt a rapporté au IIIe Congrès d'hygiène scolaire la statistique de la tuberculose à l'école normale supérieure ; le nombre des cas serait de 5,77 p. 100.

En Angleterre, d'après le rapport de Williamson, au IIe Congrès d'hygiène scolaire, il y eut, sur 1 194 décès, 244 cas attribuables à la tuberculose, ce qui représente environ 20 p. 100 de mortalité par tuberculose.

Dans toutes ces évaluations, il règne une cause de grande incertitude à cause de la *différence des méthodes d'examen* employées par les divers auteurs; les uns ne considèrent que les cas de tuberculose confirmée, tandis que les autres font rentrer dans leurs statistiques les cas de tuberculose à la période de germination.

Une autre grave cause d'erreurs réside dans ce fait que beaucoup d'instituteurs et d'institutrices ont intérêt à *cacher leur maladie*. Il est vrai que, chez beaucoup d'entre eux, la tuberculose peut évoluer sans amener de troubles considérables de la santé générale et en permettant un exercice à peu près normal de la profession : nous pourrions citer les cas d'un instituteur atteint d'hémoptysie en pleine classe, celui d'un professeur de lycée continuant à enseigner jusqu'à la période ultime de sa tuberculose, celui aussi d'un professeur de travaux manuels mort cachectique tuberculeux deux mois seulement après avoir cessé son enseignement; quels dangers ont pu faire courir tous ces maîtres à leurs élèves pendant la longue période de temps où ils ont fait leurs classes porteurs de lésions contagieuses!

Pour éviter ce grave danger, il faudrait que les maîtres puissent être soumis régulièrement, deux fois par an par exemple, à un *examen de santé obligatoire* : cette manière de procéder est la seule qui permette de dépister le début d'évolution d'une tuberculose.

Il faudrait, d'autre part, que le maître retiré de l'enseignement puisse avoir le moyen de se soigner grâce à des secours beaucoup plus prolongés que ceux qui lui sont alloués à l'heure actuelle. Nous reviendrons sur ce sujet un peu plus loin en étudiant les mesures de prophylaxie antituberculeuses en faveur du corps enseignant.

La fréquence de la tuberculose chez les maîtres est donc indiscutable, bien que les chiffres qu'on puisse apporter comme preuves soient, comme toutes les statistiques, sujets à controverse.

Quelles sont donc les causes qui déterminent si fréquemment la tuberculose chez les maîtres? On peut les ranger en trois catégories différentes :

1° Les *causes extérieures*, tenant au défaut d'hygiène des locaux dans lesquels les maîtres exercent leur profession;

2° Les *causes purement professionnelles* et, en particulier, la fatigue de la voix;

3° Les *causes personnelles*, c'est-à-dire les prédispositions que trop de maîtres apportent avec eux avant même d'avoir débuté dans leur carrière; c'est souvent au moment de la seconde enfance et au moment de la puberté, quand les jeunes gens sont soumis au surmenage qui accompagne la préparation aux examens, que se fait l'ensemencement bacillaire.

Parmi les *causes extérieures prédisposantes*, nous avons déjà cité les conditions de confinement qui se retrouvent trop souvent dans les classes surpeuplées : la respiration s'y fait mal, l'hématose y est défectueuse. L'inhalation des poussières dont est chargé l'air de la classe est une cause de fatigue pour l'appareil respiratoire; de plus, ces poussières peuvent être bacillifères, si quelque porteur de tuberculose ouverte a séjourné dans l'école; nous savons déjà que les écoliers eux-mêmes sont très rarement atteints de tuberculose ouverte; malheureusement l'école, dans nos grandes villes surtout, est fréquentée par bien d'autres personnes que les écoliers eux-mêmes; elle sert de lieu de réunion aux œuvres post-scolaires; elle est utilisée pour des cours d'adultes, pour des conférences populaires, pour des réunions publiques, pour des cantonnements de troupes. Nous avons pu trouver, dans un préau d'école parisienne au lendemain d'une réunion électorale, de nombreux crachats bacillifères : il y a là un danger sur lequel il n'est pas besoin d'insister davantage.

La seconde catégorie de causes prédisposantes, que nous avons appelées *causes professionnelles*, comprend surtout le surmenage général auquel est soumis l'instituteur, et la fatigue de la voix qui prédispose le larynx aux localisations bacillaires.

Le surmenage général résulte de la préparation des concours, des examens, et de l'accumulation des besognes accessoires dont se charge souvent l'instituteur : leçons particulières, secrétariat de mairie, œuvres post-scolaires, conférences, etc.

Quant à la fatigue de la voix, nous l'étudierons spécialement dans un prochain chapitre.

Les *causes prédisposantes personnelles* seraient en grande partie évitées si l'examen à l'entrée des écoles normales était plus sévère, et si l'on y tenait un compte plus grand de l'hérédité ou des affections antérieures des candidats; il importe que la carrière de l'enseignement *ne soit pas le refuge des débiles*; il faut, au contraire, que les jeunes gens qui s'y destinent sachent qu'ils entreprennent une carrière fatigante pour laquelle une excellente santé est nécessaire. C'est souvent à la fin de la période de croissance, pendant le séjour à l'école normale, que la tuberculose se développe chez les jeunes gens : ces adolescents sont fréquemment porteurs d'adénopathies trachéobronchiques, datant de l'enfance, et qui restent latentes tant que n'interviennent pas de causes de surmenage amenant une dépression générale de l'organisme. Nous citerons ici le cas de cette école normale où, sur 264 élèves, entre 1886 et 1896, on a observé 35 décès par tuberculose. On est obligé d'admettre que les mesures de désinfection ne furent pas suffisamment prises après le départ des élèves malades. C'est ainsi que, dans la même chambre d'une autre école normale de province, trois élèves purent successivement être frappés de tuberculose.

Pour éviter des résultats aussi lamentables, il serait également désirable que les candidats aux écoles normales, porteurs d'adénopathies trachéobronchiques évidentes et présentant en même temps certaines tares physiques (thorax étroit, dos rond, poids insuffisant), ne soient pas admis à la carrière de l'enseignement, où ils rencontreraient de trop grands risques d'aggraver leur tuberculose latente.

Le diagnostic et la prophylaxie de la tuberculose chez les

maîtres. — Ce sont deux des points qui intéressent le plus la médecine scolaire.

La première des mesures de prophylaxie consiste à dépister la tuberculose chez le candidat à l'enseignement.

Il serait important de donner aux médecins chargés de l'examen de ces candidats des indications très précises sur le diagnostic de la tuberculose au début, et même de la tuberculose latente. L'appréciation personnelle joue un rôle trop important encore dans les décisions prises, quelques médecins laissant passer des cas manifestement douteux et certains autres étant d'une sévérité évidemment exagérée.

Pendant leur vie active d'enseignement, les maîtres ne sont soumis à aucun examen sanitaire régulier : un maître supposé tuberculeux ne peut être examiné que s'il le demande; ce maître, il est vrai, pourrait être dénoncé comme suspect par un de ses collègues ou de ses supérieurs hiérarchiques; cette dénonciation répugnera toujours à notre caractère et aux habitudes de camaraderie du corps enseignant : elle serait d'autant plus inique qu'elle risquerait souvent de porter à faux. Une mesure autrement efficace serait l'*examen semestriel obligatoire de tous les maîtres*; cet examen serait également profitable à la santé des enfants et à celle des maîtres eux-mêmes; il pourrait d'ailleurs être fait à la fois par le médecin scolaire ou tel autre médecin désigné par l'administration, et par le médecin traitant habituel de l'instituteur.

Cet examen régulier nous apparaît d'autant plus urgent que certains maîtres peuvent être porteurs de lésions contagieuses et se croire parfaitement sains. Combien de fois n'avons-nous pas vu, dans les familles, des institutrices ou même des proches parentes apporter à des enfants les germes tuberculeux qu'on n'aurait jamais supposé pouvoir exister chez des sujets aussi sains d'apparence! Il en est de même chez les professeurs; ils peuvent, avec un état général excellent, en dehors de toute maladie grave antérieure, présenter une sorte de catarrhe bronchique qui dissimule des lésions de tuberculose ouverte : M. Hirtz a insisté récemment encore sur le danger présenté par certains emphysémateux dont les lésions bronchitiques banales dissimulaient des lésions tuberculeuses au plus haut point contagieuses. Pour préserver les écoliers de ces maîtres tuberculeux sans le savoir et, en quelque sorte, insoupçonnables, il n'y a pas d'autres moyens qu'un examen sanitaire régulier et obligatoire.

Le maître reconnu atteint de tuberculose doit être mis en possession de moyens suffisants pour se soigner. Jusqu'ici, les secours apportés au maître atteint de tuberculose ont été tout à fait insuffisants : en effet, la loi n'accorde au maître malade que trois mois de traitement complet, puis trois mois de traitement aux deux tiers (quelquefois portés à six mois); dans quelques cas exceptionnels, dans le département de la Seine, le traitement complet des instituteurs avait pu être maintenu pendant deux ou trois ans, sous forme de secours répétés. Quand la maladie était contractée dans l'excercice des fontions, preuve difficile à faire pour la tuberculose, la loi accordait la retraite proportionnelle.

Un projet de loi a été récemment déposé par M. Klotz en vue de l'amélioration de la condition des fonctionnaires de l'État atteints de tuberculose; cette nouvelle loi donnerait aux maîtres la facilité de se soigner un temps suffisant, et nous devons vivement souhaiter la voir aboutir; elle reproduit d'ailleurs, dans ses lignes générales, les propositions de la « Commission permanente de la tuberculose »; mais elle n'impose pas l'« obligation générale et absolue d'un examen médical périodique. Elle s'en est remise, à cet égard, aux règlements d'administration publique qui fixeront les conditions d'application de la loi ». A défaut d'examen obligatoire et périodique, il est bien certain, nous l'avons dit déjà, que de nombreux cas de tuberculose resteront ignorés, avec tous les risques que comporte la vie en commun de porteurs de tuberculoses ouvertes.

Voici l'article de ce projet de loi, où sont précisées les conditions spéciales dont jouiraient les maîtres tuberculeux :

« Art. 2. — Les fonctionnaires et agents rétribués par l'État reconnus atteints, pendant le cours de leurs fonctions, de tuberculose des voies respiratoires peuvent être mis en congé spécial avec l'intégralité de leur traitement pendant une durée de *six mois*.

« Si, passé ce délai, ils ne sont pas reconnus en état de reprendre leur service, ils peuvent être maintenus en congé pendant *quatre ans et demi* au plus. Au cours de cette période, ils reçoivent les deux tiers du traitement d'activité sans que cette allocation puisse excéder 200 francs par mois, ni être inférieure à 100 francs, à moins cependant que le traitement d'activité n'atteigne pas ce dernier chiffre, auquel cas il n'est fait aucune réduction.

« Les agents mis en congé en vertu des dispositions précédentes continuent à acquérir les droits à pension.

« A l'expiration des cinq années de congé spécial rétribué, les agents qui ne sont pas reconnus en état de reprendre leur service sont placés dans la position de congé sans traitement.

« Les dispositions du présent article peuvent être appliquées d'office. »

C'est donc pendant un *total de cinq années* que cette loi permettrait aux maîtres de soigner leur tuberculose. On peut admettre que ce délai est suffisant pour permettre la guérison complète des cas curables.

Des *œuvres privées*, dues à l'initiative de divers groupements d'instituteurs, ont pour but de venir en aide à ceux d'entre eux qui sont touchés par la tuberculose. Ces *sociétés antituberculeuses* ont créé, dans plusieurs départements, et particulièrement dans la Seine, des *dispensaires antituberculeux* : dans le département de la Seine, les deux tiers environ des instituteurs et institutrices ont adhéré à cette œuvre de prophylaxie.

Ces divers groupements n'ont pas seulement pour but de mettre à la disposition des maîtres tuberculeux quelques moyens de se soigner; elles s'efforcent également de répandre les notions d'hygiène et de lutter par tous les moyens possibles contre la propagation de la tuberculose.

Une mention spéciale doit être faite du sanatorium de Sainte-Feyre (Creuse). Sa fondation est due à l'Union nationale des Sociétés de secours mutuels et Associations locales d'instituteurs et institutrices; M. Leune, sous-directeur de l'enseignement primaire de la Seine, a pris une part très active à la fondation de ce sanatorium, qui, ouvert depuis septembre 1906, a déjà donné les résultats les plus encourageants : cet établissement comprend 102 chambres; le prix de pension est de 4 francs à 4 fr. 50 par jour; 600 malades ont été reçus depuis la fondation; sur ce nombre, 300 ont retrouvé une santé suffisante pour reprendre leurs fonctions.

Une statistique portant sur les 213 premiers pensionnaires indique qu'à l'heure actuelle 162 sont encore aussi bien portants qu'à leur sortie du sanatorium, 42 ont vu leur état s'aggraver et, sur ces 42, 33 sont décédés; enfin 4,22 p. 100 n'ont pas donné de leurs nouvelles. Ces statistiques donnent donc une proportion de décès assez faible, à peu près 15 p. 100. Le nombre des maîtres ayant pu reprendre leurs fonctions a été de 70 p. 100 environ : il est malheureusement à craindre que, dans ce dernier chiffre, figurent un certain nombre de maîtres dont la guérison était imparfaite et qui ont pu présenter pour leur entourage un vrai danger de contagion, malgré l'apparence excellente de leur état général.

Affections du système nerveux. — ***Affections organiques.*** — Les affections organiques du système nerveux sont peut-être plus fréquentes chez les maîtres que dans l'ensemble des autres professions; leur vie sédentaire et surtout leur surmenage intellectuel sont sans doute une cause de prédisposition aux lésions cérébrales ou médullaires (hémorragies, paralysie générale, tabes). Mais cette pathologie ne présente aucun caractère spécial dans le corps enseignant, et nous ne nous y arrêterons pas.

Névroses et troubles fonctionnels. — Les ***névroses***, au contraire, et les divers ***troubles fonctionnels*** du système nerveux, sont extrêmement répandus parmi les maîtres; et leur étude mérite une attention spéciale. Le Dr Le Gendre a traité ce sujet avec une compétence toute particulière au Congrès de Nuremberg : nous nous inspirerons ici de cet intéressant travail (1).

(1) Dr P. Le Gendre, Les névroses dans le milieu scolaire (*Ier Congrès d'hygiène scolaire*, Nuremberg, 1904, et *L'hygiène scolaire*, juillet 1904).

Les *causes de ces troubles nerveux* sont complexes, mais leur analyse permet de reconnaître que, parmi elles, les *causes professionnelles* se placent au premier rang.

Les *causes personnelles* sont cependant à retenir : l'hérédité, les maladies antérieures, le défaut d'hygiène dans l'enfance, l'insuffisance du développement physique, créent des prédispositions qui, à la première occasion, favorisent l'apparition des troubles caractérisés. Il est difficile d'admettre, comme cause d'exclusion des écoles normales, ces simples prédispositions, ou cet état de « constitution nerveuse », qui, au surplus, ne sont pas très aisés à reconnaître où à affirmer : et cependant quel service ne rendrait-on pas aux futurs maîtres en leur évitant l'entrée d'une carrière où ils ne rencontreront que des causes d'aggravation de leur état pathologique latent !

« Il y a peu de jeunes gens, dit à ce propos le Dr Le Gendre, qui ne traversent, au cours de leurs études, des périodes d'asthénie, conséquence d'une croissance trop rapide, d'un travail disproportionné à leurs forces. Ces troubles, s'ils sont peu durables et ne récidivent pas, ne sont pas de nature à écarter un candidat au professorat. Mais, quand il s'agit de jeunes gens issus de familles névropathiques, précocement atteints de neurasthénie à rechutes fréquentes et prolongées, il n'y a aucun fond à faire sur leur valeur comme éducateurs. Ou bien ils seront incapables, malgré leurs efforts, de donner la somme d'énergie nécessaire à l'enseignement, ou bien, toujours enclins à se plaindre et à se faire plaindre, ils se laisseront aller à prendre pour confidents de leurs innombrables malaises les jeunes gens confiés à leurs soins ; aux uns ils paraîtront ridicules, et près de ceux-là perdront toute autorité morale ; aux autres ils suggéreront l'habitude fâcheuse d'analyser incessamment toutes leurs sensations physiques, et les achemineront à leur tour vers la nosomanie et l'hypocondrie. »

Les *causes prédisposantes* résultent des conditions mêmes dans lesquelles vivent les maîtres : ce que nous avons dit à propos de la tuberculose trouverait encore sa place ici.

On connaît le rôle important que jouent les diverses *intoxications* dans la genèse des troubles nerveux ; comme tous les sédentaires, les maîtres sont exposés à une désassimilation insuffisante, et les intoxications d'origine alimentaire sont favorisées encore par les conditions défectueuses où ils prennent leurs repas ; la vie en milieu confiné, l'absorption d'oxyde de carbone ou de quantité exagérée d'acide carbonique, sont également nocives. Citons seulement le tabac et l'alcool, qui sont de vrais poisons du système nerveux.

C'est le *travail fourni en classe* par le maître qu'il faut surtout incriminer comme cause de surmenage ; à la fatigue normale, due à l'enseignement, vient s'ajouter la tension nerveuse nécessitée par la surveillance d'enfants indisciplinés ; dès lors, le maître doit fournir un double effort cérébral, d'abord pour accomplir sa tâche d'enseignement, puis pour maintenir l'ordre dans une classe nombreuse, où quelques agités suffisent à semer l'indiscipline ; ces enfants turbulents ou inattentifs, paresseux ou instables, sont presque toujours des malades du système nerveux. La peine supportée par le maître en ces circonstances n'est pas sans influence sur sa santé, et son système nerveux à besoin d'être solidement trempé pour résister à cette incessante tension d'esprit.

Le Dr Le Gendre a résumé en quelques mots ces importantes notions d'hygiène pédagogique : « Si les maîtres ne reçoivent qu'exceptionnellement de leurs élèves des contagions morbifiques, ils leur doivent incessamment des impressions d'ordre nerveux, plus souvent, par malheur, pénibles qu'agréables. La connaissance de ces impressions doit être l'objet des préoccupations des pédagogistes. Car les aspirants au professorat seront utilement avertis, dans les écoles normales, du soin avec lequel ils devront se défendre contre les réactions fâcheuses qu'ils pourraient involontairement opposer aux agressions morales conscientes et aux influences nerveuses inconscientes exercées par leurs élèves sur eux. »

Des *causes occasionnelles* viennent souvent faire éclater la crise préparée par ce surmenage. C'est parfois à la suite d'une maladie aiguë, au cours d'une convalescence, que la dépression nerveuse apparaît, ou que les caractères de la névrose se précisent.

Dans certains cas ce sont des chagrins de famille, la perte d'un enfant, un brusque déplacement, qui viennent rompre l'équilibre psychique à peu près maintenu jusque-là.

Chez la plupart de ces maîtres névrosés, ce sont encore les causes professionnelles qu'il faut incriminer : « disproportion entre les ambitions, secrètement caressées, et la lenteur, l'insignifiance des résultats acquis, les difficultés de l'avancement, la mesquinerie d'une existence où les privations sont incessantes.

« Chez d'autres, c'est la profession même qui engendre la perturbation nerveuse, soit qu'il s'agisse d'une désillusion professionnelle, le jeune maître ayant rencontré, dans la mise en pratique des notions pédagogiques théoriques apprises à l'école normale, des difficultés qu'il ne soupçonnait pas aussi grandes, soit qu'il y ait un excès de travail intellectuel et physique.

« A un degré variable, tous les maîtres connaissent ces périodes de fatigue, qui leur font trouver, à certains moments, le fardeau de la classe trop lourd. C'est surtout à l'approche des examens, quand ils ont dû fournir une somme d'efforts exceptionnelle pour entraîner des élèves fatigués eux-mêmes, que la fatigue se traduit par une irritabilité plus grande, par une vision moins claire du caractère de chaque élève ; la discipline paraît plus difficile à obtenir ; les explications sont moins lucides.

« Ce qui produit cette fatigue, ce sont les classes trop nombreuses, les programmes trop chargés. La fatigue du maître et celle des élèves s'additionnent ; elles mettent en saillie les défauts des uns et des autres ; ils se prennent presque en aversion. La classe, qui était, à une autre époque, sinon un plaisir pour tous, au moins acceptée avec assez d'entrain par la plupart, devient une corvée. Heureusement cette crise de fatigue arrive peu avant l'époque des vacances et de la séparation, et, quand cette heure de délivrance va sonner, de part et d'autre un soulagement se fait sentir; on se pardonne et on se quitte bons amis » (Le Gendre).

Les éléments qui interviennent dans l'apparition de la fatigue nerveuse chez les maîtres sont donc très complexes; sur les causes habituelles de fatigue viennent se greffer les efforts fournis dans quelques circonstances spéciales, examens ou concours; et les secousses morales subies lors des échecs, les chagrins éprouvés quand l'ambition légitime n'est pas satisfaite, sont peut-être les occasions qui provoquent le plus fréquemment la dépression nerveuse.

Les *différentes formes de névroses* auxquelles sont exposés les maîtres sont : l'*épilepsie*, l'*hystérie*, les *tics* ; plus fréquentes sont les simples manifestations de dépression nerveuse, et la *neurasthénie* confirmée ; il faut aussi faire une place aux *modifications du caractère*, qui, pour n'être pas classées comme troubles pathologiques, n'en apportent pas moins une perturbation de l'équilibre psychique dont l'influence sur l'éducation des enfants peut être fort regrettable.

L'ÉPILEPSIE ne peut pas être considérée comme une conséquence directe du surmenage nerveux : de plus, un maître atteint d'épilepsie confirmée ne saurait continuer son enseignement. Mais, dans les formes larvées, sur lesquelles nous avons déjà insisté en étudiant les « écoliers anormaux », la fatigue intellectuelle et le surmenage mental peuvent intervenir pour déterminer les troubles spéciaux à ces cas de maladie latente : les « absences », les impulsions, peuvent se multiplier; ces dernières peuvent aboutir à des actes brutaux ou immoraux; en dehors même de ces conséquences graves, l'épilepsie larvée engendre chez les maîtres un caractère sombre, vindicatif, haineux, qui rend leur enseignement fort pénible, sinon dangereux.

L'HYSTÉRIE détermine un état mental différent; il peut exister chez les maîtres et surtout chez les maîtresses atteints de cette névrose un ensemble de tares morales et affectives qui présentent les plus grands inconvénients, et souvent les plus grands dangers, pour les enfants confiés à ces « déséquilibrés »; ceux-ci ont, en effet, perdu toute mesure : ils ont une tendance invincible à exagérer tous les sentiments et toutes les impressions ; les faits les plus ordinaires de l'existence sont interprétés par eux de façon tragique ou romanesque. L'hystérique est un menteur par nécessité, par besoin : il est habituellement imbu d'une dose de vanité telle que ses moindres actions le transforment en héros d'aventurès extraordinaires; il cherche, et le fait peut être grave, à entraîner à sa suite les enfants qu'on lui confie. Il ne lui suffit pas d'en faire ses confidents, il en veut faire ses compagnons.

L'hystérique a souvent aussi une *déviation du sens affectif*, et cette déviation peut aboutir à de véritables perversions d'ordre sentimental, que l'on rencontre même chez les hommes, et qui sont pour les enfants la cause des plus grands dangers. Bon nombre de médecins ont vu des institutrices privées ou publiques, atteintes de pareilles tares nerveuses, causer de véritables malheurs dans les familles où elles avaient pénétré. Les familles ne sauraient être trop prévenues de ces dangers, surtout quand elles ont recours pour l'éducation de leurs enfants à des profosseurs privés, car là le contact est plus immédiat et partant plus dangereux.

Sous le nom de NEURASTHÉNIE, il faut comprendre des états assez variables du système nerveux, qui ont cependant pour trait commun de produire une fatigue inexplicable, une faiblesse contrastant parfois avec une excellente apparence de santé, et en tout cas une *dépression nerveuse* qui se traduit par un affaiblissement de la volonté et une inaptitude complète à l'effort.

Innombrables sont donc les modalités sous lesquelles peut se manifester cette dépression; les façons dont on peut devenir neurasthénique sont variables à l'infini, et tout aussi nombreuses sont les « manières d'être » de chacun de ces malades.

Mais leur trait commun, c'est l'incapacité où ils se trouvent de fournir un travail suivi, et la facilité avec laquelle ils traduisent en impressions pénibles les plus simples occupations. La discipline de la classe en souffre; les enfants sont pour ainsi dire livrés à eux-mêmes, et la valeur de leur éducation est nulle.

Les TICS, dont l'amélioration ou la guérison exigent un effort et un contrôle permanents de la volonté, s'exagèrent au contraire dès que la fatigue et le surmenage viennent entraver cette action de contrôle. Rien n'est plus déplorable, pour la « tenue » de la classe, qu'un maître *tiqueur*, non pas qu'il perde de ce fait ses qualités d'éducateur, mais parce qu'il devient pour ses élèves un sujet constant de distraction et d'inattention; l'autorité, base de la discipline, n'existe plus.

Le vrai danger des tics réside dans l'instinct d'imitation qui incite les élèves à copier les gestes désordonnés accomplis par le maître : on a vu, dans certaines classes, la plupart des élèves ainsi contagionnés; nous avons rappelé ces faits en étudiant les maladies nerveuses chez les écoliers.

Les DÉFAUTS DE CARACTÈRE sont bien souvent exagérés par la vie à l'école, où les maîtres n'ont que trop souvent l'occasion de s'impatienter et de s'irriter. D'autres fois, ce sont les satisfactions d'amour-propre qu'un maître ambitieux sera trop enclin à rechercher; dans un cas comme dans l'autre, l'hygiène intellectuelle de la classe aura à souffrir.

Voici la vivante description que fait le Dr Le Gendre d'une classe menée par un maître trop ambitieux :

« Dès le mois de janvier, s'allume la « fièvre du concours », et les élèves se surmènent ; trop souvent les maîtres, loin de les modérer, se laissent entraîner par l'ardeur des candidats et oublient que la prudence commanderait de ménager les forces de cette jeunesse trop confiante en elle-même. D'ailleurs l'amour-propre des maîtres est en jeu aussi, puisque celui dont les élèves triomphent retire de cette victoire un éclat personnel, et c'est souvent le maître lui-même qui stimule sans trêve l'ardeur de son équipe. Il ne songe pas alors que, parmi ceux qui gagneront le laurier, il en est qui le paieront d'un épuisement nerveux prolongé ou définitif, et que d'autres, même sans avoir triomphé et pour avoir seulement essayé de le conquérir, trébucheront et tomberont fourbus dans l'arène. »

D'autres défauts de caractère n'ont pas l'excuse de favoriser le travail ou de mener au succès. Il y a des caractères irritables, coléreux; certains maîtres ne peuvent supporter un acte d'indiscipline d'un élève sans immédiatement entrer en fureur.

Il existe chez d'autres une fâcheuse tendance à se croire persécutés : si les enfants chuchotent ou s'ils sont un peu rieurs, ces maîtres croient volontiers que ces risées sont dirigées contre eux. Ils deviennent soupçonneux à l'égard des élèves, et, après avoir cru être persécutés, ils deviennent réellement persécuteurs ; il suffit qu'un élève esquisse une mimique incomprise ou glisse quelques mots dans l'oreille de son voisin pour provoquer, chez ce maître susceptible à l'excès, une irritation exagérée, qui l'amène à punir d'une façon trop sévère.

Il existe enfin des maîtres rébarbatifs par principe, outranciers dans leur rigueur, terroriseurs de petits enfants, tandis que d'autres font montre d'une indulgence et d'une mollesse que le prétexte de « bon-garçonnisme » ne suffit pas à excuser.

On pourrait, en cherchant un peu, multiplier les exemples de ces défauts de caractère : chacun d'eux aboutit d'ailleurs au même résultat : il rend l'enseignement plus pénible, et il aggrave les causes de fatigue du maître, tout en donnant à l'élève une déplorable éducation.

Prophylaxie des troubles nerveux chez les maîtres. — Elle est importante à un double point de vue : elle doit d'abord assurer la protection de leur propre santé, mais aussi sauvegarder la santé morale et intellectuelle des écoliers.

La plupart des troubles que nous venons d'énumérer ne présentent pas, par eux-mêmes, de gravité bien considérable ; et, si nous devons retenir que la vie scolaire joue un rôle très effectif dans leur apparition et dans leur développement, il est également très important de savoir que les maîtres dont le système nerveux est ainsi ébranlé ont perdu presque toute aptitude à l'enseignement, à cause de l'*incapacité où ils se trouvent de donner aux enfants une direction morale et intellectuelle.*

« L'action du maître sur les élèves est double, dit le Dr Le Gendre; tout maître digne de ce nom cherche par un effort conscient à modeler leur volonté à l'image de son idéal; mais il exerce aussi involontairement une influence par sa manière d'être physique, par tout ce qu'il dit et tout ce qu'il fait, par son caractère et par ses maladies. »

Il est impossible d'exposer, en moins de mots, l'influence du maître sur le développement intellectuel et psychique de son élève; en effet le maître qui cherche à modeler son élève d'après son idéal influe, à chaque minute de son enseignement, sur le développement moral de l'enfant; il ne s'agit plus ici d'une simple question de prophylaxie sanitaire; ce n'est plus la santé physique de l'enfant qui est en jeu, mais sa santé morale, et le problème est d'ordre plus délicat et surtout plus élevé.

Une haute conscience professionnelle et une grande valeur morale doivent faire l'honneur indiscuté de tous les membres du corps enseignant. Il ne nous appartient pas de juger quelles sont les qualités morales qui doivent appartenir à un maître ou à une maîtresse; mais ce que nous devons dire, c'est que, dans de nombreuses circonstances pathologiques, ces indispensables garanties de moralité se trouvent compromises; un mauvais état de santé a pu diminuer chez le maître la valeur de sa résistance nerveuse ; sa volonté n'exerce plus sur ses actes un contrôle suffisant, et il peut devenir, de façon inconsciente, sans que sa responsabilité morale puisse être engagée, un « amoral » ou même un « immoral ».

En n'admettant pas dans les écoles normales tous les sujets prédisposés aux affections du système nerveux, on assurerait la première des mesures utiles de prophylaxie. L'examen, à ce point de vue, devrait être particulièrement rigoureux.

Le maître évitera les fautes que nous avons signalées comme favorisant l'apparition des divers troubles nerveux : vie exclusivement sédentaire, atmosphère confinée, intoxications d'origine alimentaire, tabagique, alcoolique, etc.

Son *hygiène personnelle* sera sévère : il s'efforcera de choisir un logement où pénètreront largement l'air et la lumière; son alimentation sera réglée de telle façon qu'au repas de midi il n'ait pas une nourriture trop substantielle et de digestion pénible ; à ce point de vue, la coutume anglaise paraît avantageuse, qui consiste à faire le matin un repas assez substantiel, pour que le repas de midi puisse être moins abondant et absorbé sans précipitation. Le maître s'assurera encore un temps de repos suffisant : il évitera les veilles prolongées au détriment de son sommeil, et il consacrera chaque jour quelques moments aux *exercices physiques*.

C'est en faisant une place suffisante à ces exercices que les maîtres, comme tous les sédentaires, ménageront le plus efficacement leur système nerveux : durant l'année scolaire, quelques moments seront réservés chaque jour à la marche et à l'exécution des mouvements de gymnastique respiratoire ; le maître se rendra à l'école à pied, et il aurait la meilleure occasion de lutter contre les effets de la sédentarité en prenant une part active aux jeux de ses élèves pendant les récréations. Ce temps de repos, ainsi utilisé, deviendrait un dérivatif excellent aux fatigues et aux préoccupations de la classe. Non seulement le maître en tirerait un bénéfice physique, mais ce serait une très efficace mesure d'hygiène intellectuelle.

Pendant les vacances, le maître abandonnera toute occupation scolaire, surtout s'il est fatigué ; il dirigera son activité intellectuelle dans un sens différent de celui qu'il est obligé de suivre pendant le reste de l'année. Il profitera de cette période de liberté pour établir un juste équilibre entre sa vie physique et sa vie intellectuelle.

L'*hygiène de l'école* elle-même a la plus grande influence sur la fatigue à laquelle est soumis le système nerveux du maître : dans son propre intérêt, celui-ci aura donc à veiller sur le chauffage, sur la ventilation, sur l'entretien hygiénique des locaux scolaires.

Le *travail intellectuel* enfin sera réglé de telle sorte que le maître ne souffre pas d'un excès de fatigue : nous avons étudié, dans un précédent chapitre, les conditions générales qui engendrent le *surmenage*. En classe, c'est la difficulté éprouvée à entretenir l'attention des élèves, c'est la nécessité d'une surveillance constante, c'est l'effort de volonté soutenu pour maintenir la discipline, qui exigent de la part du maître une grande somme d'énergie ; celle-ci ne doit pas faiblir un seul instant, et, si le maître veut conserver sur ses élèves l'autorité indispensable, il faut qu'il jouisse d'une *volonté* intacte et saine. C'est pourquoi les états de dépression mentale ou de neurasthénie sont les pires conditions où puisse se trouver un maître pour exercer sa profession ; les élèves, de leur côté, ne peuvent tirer aucun profit d'en enseignement pratiqué de si déplorable façon.

L'hygiène du système nerveux, chez les maîtres, est intimement liée à l'*éducation de la volonté*.

Affections laryngées et hygiène de la voix. — Le larynx est exposé chez les maîtres à un tel surmenage que les troubles de la phonation et les affections laryngées sont plus fréquents chez eux que dans toute autre profession.

Les causes qui interviennent dans la fatigue des organes de la phonation sont multiples et complexes : nous les indiquerons rapidement; nous insisterons davantage sur les précautions hygiéniques que le maître doit prendre pour éviter les affections qui apportent une entrave si grande à l'excercice de sa profession. Mais, avant d'aborder cette question d'ordre pratique, nous rappellerons en quelques mots la physiologie de la voix : la connaissance de ces notions théoriques rendra beaucoup plus aisée l'application des principes d'hygiène, et il serait indispensable que les maîtres aient sur ce sujet une instruction assez complète.

Physiologie de la voix. — Elle a été étudiée par le Dr Marage, dont les expériences et les travaux sur ce sujet sont très nombreux ; on trouvera le résumé de ses cours dans son *Manuel* (1), auquel nous ferons ici de nombreux emprunts, et dans lequel on trouvera la bibliographie relative à ce sujet. Une conférence faite par le Dr Castex au Musée social nous a fourni aussi d'utiles indications sur l'hygiène de la voix.

Le *larynx* est l'organe essentiel de la phonation; la voix est produite par le courant d'air expiré passant par le larynx.

L'expiration normale, se faisant d'une façon continue, n'est pas sonore. Le larynx a pour rôle de rendre cette expiration discontinue ou sonore.

Cette interruption du courant d'air expiré se fait au moyen des *cordes vocales*, qui peuvent se rapprocher ou s'écarter en formant un V ouvert en arrière (glotte). A chaque rapprochement, suivi d'un écartement des cordes vocales, correspond un arrêt et une sortie de l'air, c'est-à-dire une double vibration. Le la_3 correspond aux 435 vibrations par seconde.

Aux cordes vocales longues correspondent les voix graves; aux cordes vocales courtes correspondent les voix aiguës. Dans les notes graves, le larynx s'abaisse : c'est ce qu'on appelle la *voix de poitrine.* Il monte au contraire dans les notes élevées (*voix de tête*). Dans les notes élevées, les cordes vocales sont beaucoup plus contractées.

Les vibrations fondamentales constituant la voix sont donc produites par la vibration de la colonne d'air au niveau de la glotte ; mais nous verrons plus loin que les sons ainsi émis ne peuvent être que des *voyelles.*

Les *cavités voisines du larynx* (cavité bucco-pharyngée, fosses nasales) renforcent ou modifient, par production des sons harmoniques, les sons primitifs fournis par les cordes vocales; cependant les cavités nasales ne jouent aucun rôle dans la production des voyelles, tandis que la bouche, au contraire, modifie beaucoup leur valeur ou leur tonalité. Voici, d'ailleurs, comment le Dr Marage résume la part respective de la bouche et du larynx dans la production des voyelles :

(1) Marage, Manuel de physiologie de la voix à l'usage des chanteurs et des orateurs.

« Les voyelles sont dues à une vibration aéro-laryngienne intermittente, renforcée par la cavité buccale et produisant OU, O, A, É, I, lorsque celle-ci se met à l'unisson avec la somme des vibrations, transformée par elle et donnant naissance aux autres voyelles, lorsque cet unisson n'existe pas; le nombre des intermittences donne la note fondamentale sur laquelle la voyelle est émise.

« Si la cavité buccale fonctionne seule, on a la voyelle chuchotée.

« Si le larynx fonctionne seul, on a la voyelle chantée.

« Si les deux fonctionnent en même temps, on a la voyelle parlée. »

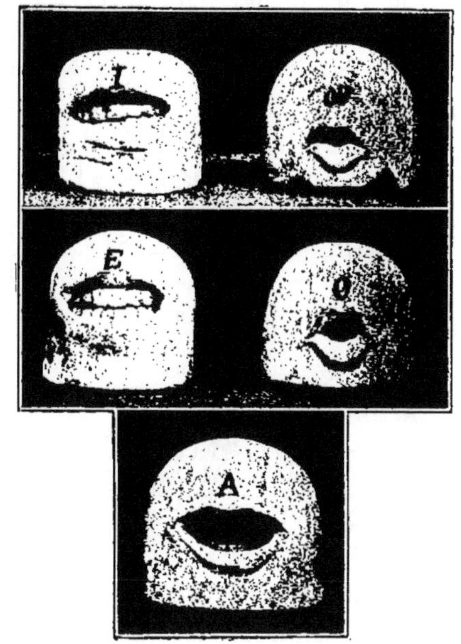

Fig. 342. — Moulages de la cavité buccale prononçant les voyelles I, OU, É, O, A (d'après Marage).

La cavité buccale joue, nous l'avons dit, un rôle considérable dans la production des voyelles : elle les précise, elle les rend nettes (diction). La bouche et les lèvres prennent une forme spéciale pour chaque voyelle ; on pourra s'en rendre compte par les figures ci-jointes, reproduites d'après les moulages ou les dessins originaux du Dr Marage (fig. 342 et 343).

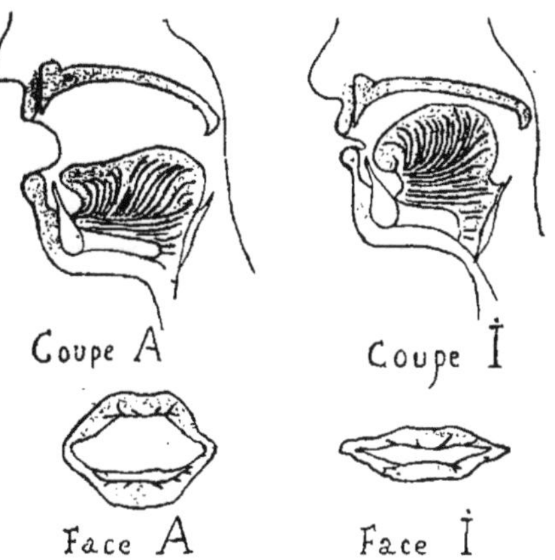

Fig. 343. — Coupes de la cavité buccale prononçant les voyelles A et I (d'après Marage).

La *cavité buccale*, qui joue seulement un rôle complémentaire dans la formation des voyelles, joue au contraire un rôle prépondérant dans la *formation des consonnes*. Si la fonction de la bouche est annulée, la production des consonnes est impossible.

Les *fosses nasales* interviennent également dans la production des consonnes.

La partie mobile du *voile du palais*, qui peut diriger le courant d'air soit vers le nez, soit vers la bouche, et qui elle-même est capable de vibrer, est enfin un facteur capital dans la formation des consonnes.

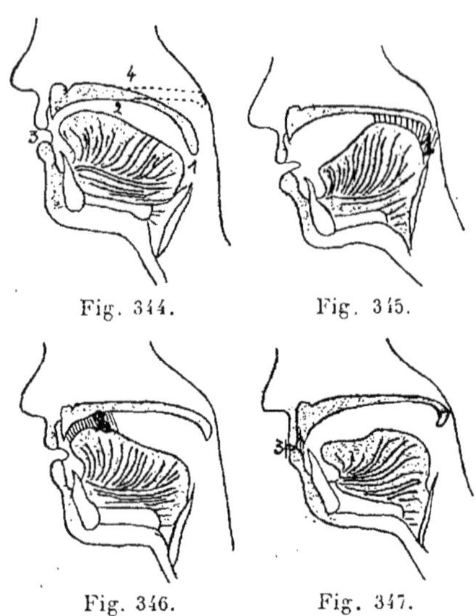

Fig. 344. Fig. 345.

Fig. 346. Fig. 347.

Fig. 344. — Différents points où se forment les consonnes (1, 2, 3, cavité buccale ; 4, fosses nasales).

Fig. 345. — Consonne gutturale (formée en 1, au niveau du voile du palais et de la base de la langue).

Fig. 346. — Consonne linguale (formée en 2, au niveau de la langue et du palais).

Fig. 347. — Consonne labiale (formée en 3, au niveau des lèvres).

Deux cas peuvent se présenter : le courant d'air expiré peut sortir par la bouche seulement, ou à la fois par la bouche et le nez.

Premier cas. — Le courant d'air expiré sort par la bouche seule : on aura des *consonnes gutturales, linguales, labiales.* La sortie du courant d'air peut être continue ou distancée (consonnes explosives).

Deuxième cas. — Le courant d'air sort par la bouche et le nez ; on a alors les *consonnes nasales.*

Nous ne pouvons pas entrer ici dans de longs détails sur cet intéressant sujet ; nous reproduisons seulement quelques-unes des figures du Dr Marage qui indiquent comment on peut démontrer et illustrer la production des consonnes (fig. 344 à 347).

Le tableau suivant, emprunté à Beaumès, résume clairement les modes de formation et la classification des consonnes :

CONSONNES.			LABIALES.	LINGUALES.	GUTTURALES.
A. L'air vibrant sort par la bouche seule.	Continues.	Molles......	V	Z	J
		Dures.......	F	S	CH
	Explosives.	Molles......	B	D	G
		Dures.......	P	T	K
	Vibrantes...............		R	L / R	R
B. L'air vibrant sort par la bouche et le nez.	Nasales.................		M	N	GN

L'intégrité du larynx, de la cavité bucco-pharyngée, des fosses nasales et du voile du palais sont donc indispensables à la phonation normale : tout vice de conformation, ou toute maladie chronique de ces organes, sera un cas d'incapacité complète pour l'enseignement.

Nous avons dit que la voix était produite par le courant d'air expiré, traversant le larynx d'une façon discontinue; la phonation normale exige donc, en plus de l'intégrité du larynx et des cavités annexes, un bon fonctionnement des *organes de la respiration*; la production du courant d'air exige certaines conditions de respiration pulmonaire que nous allons maintenant rappeler.

L'*expiration* joue seule un rôle pour l'émission de la voix : elle doit fournir un *courant d'air suffisant en quantité et en pression*; ces qualités sont étudiées à l'aide de *spiromètres* et de *manomètres*.

La valeur de l'expiration est sous la dépendance de la quantité d'air inspiré : il importe que la *capacité respiratoire* soit développée à son maximun; les exercices de gymnastique respiratoire, dont nous avons déjà parlé ailleurs, présentent donc une utilité réelle au point de vue de l'hygiène de la voix. Ces exercices devront tendre à développer les *muscles inspirateurs*, pectoraux et diaphragme.

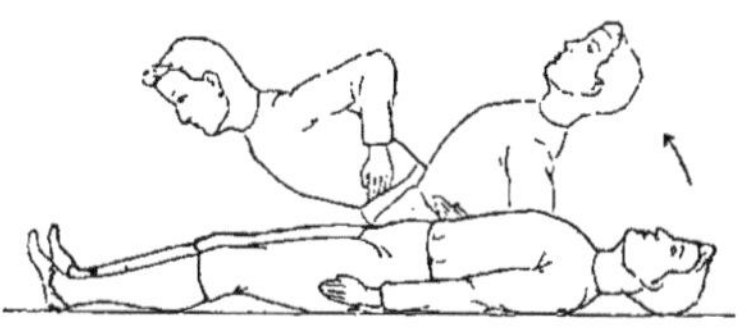

Fig. 348. — Dévelopement des muscles de la paroi abdominale (d'après Marage).

Le développement des *muscles expirateurs*, et en particulier de ceux de la paroi abdominale, a une influence directe sur la phonation; le développement de ces muscles est donc d'une importance capitale, et il doit être très surveillé; on le réalisera par des mouvements de gymnastique simples, analogues à celui représenté ci-dessus (fig. 348).

Causes de la fatigue vocale. — Elles sont multiples.

L'effort varie d'abord en intensité suivant les dimensions de l'ouverture glottique; la *longueur des cordes vocales* étant, suivant les individus, de 18 à 24 millimètres, ce sont ceux dont les cordes vocales sont les plus courtes qui se fatigueront le moins en parlant; les femmes, pour cette raison, résistent mieux que les hommes à la fatigue vocale.

Une cause de fatigue est la *mauvaise utilisation des organes de la respiration ou de la phonation*; il faut que le maître apprenne à respirer et à prononcer; ceci suppose un *fonctionnement normal d'organes sains*.

Les *affections de l'appareil pulmonaire*, en particulier celles qui entravent la libre circulation de l'air dans les alvéoles, sont donc très préjudiciables à la phonation, qui devient très fatigante dans ces conditions : nous citerons surtout l'emphysème, l'asthme, la sclérose pulmonaire, les adhérences pleurales, et aussi les affections des voies respiratoires supérieures, qui entravent l'arrivée de l'air dans les poumons (végétations adénoïdes, rhinite hypertrophique).

Les *vêtements trop serrés*, et surtout le *corset*, nuisent au libre jeu de la cage thoracique : dans ces cas, la respiration se fait surtout grâce à la dilatation de la partie supérieure du thorax (respiration claviculaire) ; mais son ampleur n'égale jamais celle de la respiration diaphragmatique et abdominale.

Nous insisterons surtout sur les *conditions d'ordre hygiénique* qui ont une influence manifeste sur la fatigue de la voix, et qui peuvent être en cause dans l'apparition des maladies confirmées du larynx.

L'*âge* imprime à la voix certaines modifications : chez l'homme, vers la quarantaine, les cartilages aryténoïdes commencent à s'ossifier; la voix prend alors un timbre plus dur et plus sec; elle perd de sa « souplesse », et l'usage habituel de la parole devient plus fatigant.

Chez la femme, au moment de la ménopause, il n'est pas rare d'observer des congestions du larynx; chaque période menstruelle peut s'accompagner de semblables phénomènes congestifs.

Les *réactions nerveuses* individuelles ont une influence manifeste sur la parole : les sujets impressionnables connaissent bien la sensation d'angoisse au cours de laquelle le larynx paraît se contracter, où l'émission de la voix semble presque impossible. Ce « trac » des orateurs est une cause de fatigue à cause de l'effort auquel il oblige.

L'*alimentation* trop riche et trop abondante peut être une cause indirecte de congestion laryngée ; mais à ce sujet il faut surtout signaler l'action nocive de l'*alcool* : les spécialistes connaissent bien l'état anormal de vascularisation et de congestion des cordes vocales qui leur suffit pour affirmer l'alcoolisme du sujet examiné.

Le *tabac* a souvent une action analogue.

Parmi les substances médicamenteuses, on cite l'*arsenic* comme pouvant congestionner le larynx.

Les variations brusques de *température* sont à éviter : la congestion du larynx se produit aussi bien en passant du chaud au froid que du froid au chaud, et il y aura des précautions à prendre, aussi bien en sortant de classe qu'en y entrant. On peut recommander de mettre un foulard pour aller à l'air libre ; un moyen plus simple, et très efficace, est de ne respirer que par le nez au moment où l'on subit cette saute de température.

Certains *climats* conviennent mal à ceux dont le larynx est délicat : le bord de la mer, comme les pays humides, prédisposent aux congestions.

Nous terminerons ce bref résumé des causes de fatigue de la voix par quelques mots sur l'*acoustique des salles*. D'après Marage,

« dans une salle où se produit un son continu, régulier, un auditeur peut entendre trois sortes de vibrations :

« 1° L'onde primaire venant directement de la source;

« 2° Les ondes diffuses, en nombre infini, qui sont renvoyées par les parois : elles produisent le son de résonance;

« 3° Des ondes réfléchies régulièrement par les parois : elles donnent naissance à des échos distincts.

« Pour qu'une salle soit bonne au point de vue acoustique, il faut qu'il n'y ait pas d'écho et que le son de résonance soit assez court pour renforcer le son qui l'a produit et non pas empiéter sur le son suivant. »

Dans les salles de classe, construites suivant les dimensions que nous avons indiquées dans la première partie de cet ouvrage, l'acoustique est généralement satisfaisante. Elle est modifiée dans de très notables proportions quand les fenêtres sont ouvertes, même quand cette ouverture n'exagère pas les bruits venant de l'extérieur : il y a là en effet une cause de déperdition de son, qu'on évitera partiellement en ne dirigeant pas la voix vers la paroi où sont percées les fenêtres.

Maladies et troubles fonctionnels des organes de la phonation. — Ils seront brièvement rappelés ici.

Nous citerons simplement les maladies des organes phonateurs : laryngites, pharyngites, paralysies des cordes vocales, etc., qui sont un obstacle absolu à l'usage de la parole.

La *syphilis* touche volontiers les cordes vocales; dans ce cas, les précautions hygiéniques dont nous parlons plus loin doivent être particulièrement observées.

La *tuberculose* mérite une mention spéciale; chez les maîtres, la localisation primitive sur le larynx, au moins si l'on s'en tient aux signes cliniques, n'est pas rare; les enrouements prolongés seront tenus pour suspects. Dès que l'examen aura confirmé le diagnostic, le maître sera éloigné de l'école et soigné dans les mêmes conditions que les tuberculeux pulmonaires.

Le plus banal des troubles laryngés est l'*extinction de voix*; cet incident est quelquefois lié à une congestion passagère des cordes vocales; mais souvent il n'existe aucune modification objective de la glotte, et Castex attribue alors l'extinction à une parésie légère et temporaire des cordes vocales.

L'*enrouement* habituel est une conséquence fréquente de la fatigue de la voix; s'il ne cède pas au repos et à quelques soins, il faudra suspecter l'évolution possible de quelque lésion chronique des cordes vocales, parfois de la *tuberculose*.

Il existe une *crampe des orateurs* comparable à celle des écrivains : après avoir « forcé la voix » pendant un certain temps, l'orateur a la sensation d'une forte striction dans la gorge, et il y a dès lors impossibilité d'articuler le moindre son. Le repos seul est susceptible de remédier à cette sorte de contraction.

Le *nodule vocal* est une néoformation scléreuse se développant dans la partie antérieure des cordes vocales, symétriquement de chaque côté ; on peut comparer ce petit noyau à une sorte de « durillon » (Castex), produit par le contact répété des cordes vocales contractées et rapprochées de façon exagérée ; on le considère comme un résultat du surmenage de la voix.

La gêne fonctionnelle apportée par le nodule vocal est considérable : les cordes vocales, en effet, ne peuvent plus se rapprocher complètement, et il en résulte ce que l'on appelle le « coulage vocal », c'est-à-dire qu'une partie de l'air expiré traverse le larynx sans être utilisé.

Prophylaxie des troubles de la phonation et des affections plus graves du larynx. — Elle consiste essentiellement dans l'observation des règles de l'*hygiène de la voix*.

Cette hygiène ne consiste pas seulement à éviter les fautes que nous avons énumérées plus haut et sur lesquelles nous ne reviendrons pas. Les spécialistes nous indiquent encore quels sont les *moyens propres à diminuer la fatigue de la voix*.

Il faut tout d'abord savoir prendre, en temps voulu, un *repos* nécessaire : contre les extinctions de voix et les enrouements, contre les affections laryngées en voie de développement, un repos absolu de quelques jours ou de quelques semaines est le premier et le meilleur des remèdes.

La façon de parler, ou autrement dit la *technique de la parole*, influe considérablement sur la fatigue de la voix ; nous résumons cette technique en quelques principes dont l'observation rendra les plus grands services :

Il faut commencer à *parler à voix basse* et sur les *notes graves*, pour forcer, en quelque sorte, l'attention des auditeurs ; puis, peu à peu, on élève la voix, en la portant dans le *médium*, ou même vers les notes aiguës, dont l'émission pour beaucoup d'orateurs est la moins fatigante.

Il faut *articuler* avec une grande netteté, en *parlant lentement* ; une articulation complète fait porter la voix ; les orateurs qui possèdent l'accent du midi ont cet avantage d'accentuer et d'articuler leurs mots avec plus de netteté que les gens des pays du Nord : c'est peut-être une des causes de leurs succès oratoires.

L'articulation gagne en qualité si les mouvements de la bouche, de la langue et des lèvres sont franchement dessinés ; la large participation de ces organes à l'articulation de la voix ménage le larynx, dont l'effort est notablement diminué. Les chanteurs s'exercent souvent à chanter les dents serrées ; c'est une excellente manière de s'entraîner à faire rendre à la langue et aux lèvres le maximum de leur effet, tandis que le larynx émet simplement le son, modelé et augmenté par les organes accessoires de la phonation.

Chaque mot, franchement articulé, doit être séparé du mot suivant par un espace de temps perceptible : après les consonnes surtout, on doit *marquer un léger silence*. Il faut enfin couper les phrases de pauses suffisantes pour que l'*inspiration* se fasse d'une façon complète. Le Dr Castex rapporte un mot de Sarcey : à une actrice qui demandait au célèbre critique : « M'a-t-on bien entendu », il répondait : « Oh ! tout, jusqu'aux points et virgules ! ».

Il faut *parler la tête droite*, en fixant des yeux l'auditoire. Si la pièce présente quelques échappées, porte ou fenêtre ouverte, la voix sera dirigée contre les parois pleines, où elle pourra se répercuter au lieu d'aller se perdre à l'extérieur.

Pour la *lecture*, plus encore que pour la parole ordinaire, il est indispensable de ménager des arrêts assez longs ; il faut aussi s'arranger pour faire passer les ondes sonores par-dessus le livre, et lire de préférence debout. La lecture est fatigante : les maîtres y auront recours le plus rarement possible.

Enfin nous citerons la précaution hygiénique qui consiste à avaler, avant de fournir un effort de la voix, quelques gorgées de boisson chaude, ou plus simplement à sucer quelques bonbons destinés à favoriser la salivation.

Le Dr Marage termine son ouvrage par quelques « conseils pratiques à un orateur » ; nous ne pouvons mieux faire que de les reproduire à la fin de ce chapitre :

« 1° Commencer à parler sur des notes graves pour forcer les auditeurs à écouter, l'oreille étant plus sensible aux notes aiguës qu'aux notes graves ;

« 2° Élever ensuite la hauteur de la voix pour réveiller l'attention ; de plus, en parlant sur les notes plus aiguës, on se fatigue moins ;

« 3° Parler très lentement : on parle généralement toujours trop vite ; il faut que l'auditeur ait le temps d'entendre et de comprendre ;

« 4° Parler la tête droite en regardant les auditeurs pour que l'onde sonore aille directement à leurs oreilles ;

« 5° Avoir des vêtements ne causant aucune gêne ;

« 6° Autant que possible ne pas parler assis et lire le moins possible ;

« 7° Si l'on doit lire, s'arranger de façon que les ondes sonores passent par-dessus le livre ;

« 8° Parler quand la digestion est terminée ;

« 9° Si la gorge est sèche, sucer, avant de commencer, un bonbon quelconque, qui excite la sécrétion salivaire ; s'abstenir autant que possible de cocaïne, dont l'effet anesthésiant est suivi d'un effet congestif. »

CINQUIÈME PARTIE

L'INSPECTION MÉDICALE DES ÉCOLES

Un mouvement considérable s'est dessiné ces dernières années en faveur d'une surveillance active des écoles et des écoliers au point de vue de l'hygiène; on peut dire que cette préoccupation a été universelle, et nous assistons actuellement, dans tous les pays civilisés, à une véritable campagne menée en faveur de la protection de la santé des écoliers; l'obligation de la fréquentation scolaire, la place prise par l'école dans la vie sociale ont décidé, presque en tous pays, les pouvoirs publics à faire de l'école une institution où la santé des enfants serait surveillée avec attention, où leur développement physique serait l'objet d'autant de soins que leur développement intellectuel, et où ils prendraient des exemples et des habitudes d'hygiène qu'ils sauraient plus tard appliquer dans la vie familiale.

Ce rôle complexe de surveillance et d'éducation hygéniques a été, de commun accord, confié au médecin : à lui seul en effet appartenaient les qualités et les connaissances nécessaires pour jouer un rôle aussi étendu. La pratique de l'hygiène scolaire n'exige-t-elle pas en effet la connaissance de la physiologie et de la pathologie de l'enfant, ainsi que celle des conditions extérieures qui peuvent le mieux aider à atteindre son parfait développement?

L'organisation de l'inspection médicale des écoles est de date récente; mais elle a donné lieu déjà à de nombreux travaux; les règlements qui fixent les attributions des médecins scolaires ont toutefois beaucoup d'analogie dans les différents pays; après une période de tâtonnements, on a pu fixer les détails de leurs fonctions : il est impossible encore de juger les résultats d'ensemble; toutefois, dans certaines villes particulièrement favorisées, où l'inspection médicale fonctionne avec régularité depuis plusieurs années, on a enregistré déjà une amélioration certaine de la santé des écoliers.

Historique (Cf. p. 786 les documents relatifs à l'inspection médicale des Écoles). — Les *études théoriques* sur la question qui nous occupe sont également assez récentes; quelques travaux isolés parurent cependant au cours du dernier siècle; on peut citer : *La défense de la santé des écoliers*, publiée en 1836 par le Dr Karl

Lorinser; le Dr Bourjot avait présenté en 1830 une thèse ayant pour titre : *Essai sur la conduite que doit tenir un médecin attaché à une maison d'éducation*; en 1842, Séguin écrit son ouvrage sur le *Traitement moral, hygiène et éducation des idiots*; ce célèbre aliéniste indique les méthodes d'éducation qui conviennent aux anormaux psychiques. Cohn (de Breslau) eut le premier l'idée d'examiner systématiquement des écoliers, et son rapport sur la vision des enfants établi d'après 10 000 observations est resté justement célèbre (1868). Virchow, en 1869, au Congrès scientifique de Insbrück et Kohn, au Congrès d'hygiène de Genève, en 1883, proposèrent l'établissement de la surveillance scolaire médicale.

Dès ce moment, les médecins sont plus nombreux qui s'intéressent à la santé ou au développement des écoliers. A Boston, Bowditch prend les mensurations de 25 000 écoliers; à Copenhague, Hertel examine les conditions de la vie scolaire, et il constate, avec la Commission danoise dont il fait partie, que, sur les 16 000 enfants examinés, 29 p. 100 ont un vice de santé; citons encore Axel Key, qui établit d'après 18 000 mensurations la croissance et le développement des garçons et des filles des différents âges.

Pendant que ces précurseurs poursuivaient leur tâche, les pouvoirs publics cherchaient à créer une surveillance médicale des écoles.

La surveillance sanitaire des écoles paraît avoir été proposée pour la première fois par la Convention française en 1793 : « Un officier de santé du district est chargé par le même bureau de visiter dans les quatre saisons de l'année toutes les écoles nationales du district. Il examine et conseille les exercices gymnastiques les plus convenables. Il examine les enfants et indique en général et en particulier les règles les plus propres à fortifier leur santé. » Inutile d'ajouter que ce projet fut sans lendemain.

L'organisation de l'instruction secondaire avait prévu pour les lycées et collèges des emplois de médecins dès le début du XIXe siècle; mais le rôle de ceux-ci était limité aux soins à donner aux malades.

A Paris, en 1834, sur un rapport d'Orfila, chaque école de garçons est pourvue d'un médecin; en 1842 et en 1843, des arrêtés précisent le fonctionnement de cette organisation, qui fut d'ailleurs éphémère et à laquelle aucun crédit ne fut alloué. Mais il faut remarquer, avec le Dr Guibert, la largeur de vues dont firent preuve les auteurs de cette organisation primitive en établissant la visite hebdomadaire de l'école et l'examen individuel de tout élève nouvellement admis : c'est en 1910 seulement, après combien d'années d'attente, que ces principes ont trouvé à Paris leur application pratique ! Il faut ajouter d'ailleurs que la Ville de Paris, en se préoccupant dès cette date lointaine de l'inspection sanitaire de ses écoles, devançait de beaucoup toutes les autres villes d'Europe.

Duruy et Jules Ferry, dont les deux noms sont liés à tous les progrès accomplis dans notre enseignement public, se préoccupèrent à leur tour de la surveillance hygiénique de nos établissements scolaires. Le premier créa une commission chargée d'examiner, dans les lycées, tout ce qui concerne la vie physique de l'élève : alimentation, habillement, exercices. Il fixa aussi le rôle et les attributions du médecin de lycée. Jules Ferry avait prévu l'inspection médicale des écoles de campagne; il avait songé à la confier aux médecins locaux, qui « seraient chargés de visiter, dans leur tournée de clientèle, les écoles publiques au double point de vue de la salubrité des bâtiments et de l'état sanitaire des élèves. Ils auraient pour mission de veiller à ce que les conditions hygiéniques soient exactement remplies, d'adresser aux maîtres et aux familles des conseils opportuns et de fournir à l'occasion des renseignements utiles à l'administration ».

Cette organisation était bien illusoire : une loi d'octobre 1886 précise que « l'inspection est exercée au point de vue médical par les médecins inspecteurs communaux ou départementaux ». En 1887, un décret ajoute que « les médecins doivent être agréés par le préfet, et leur inspection ne peut porter que sur la santé des enfants, la salubrité des locaux et l'observation des règles d'hygiène scolaire ».

Enfin, en 1893, plusieurs circulaires rappellent les mesures à prendre en cas d'épidémie, la durée des évictions pour chaque maladie contagieuse et diverses questions de détail, telles que la prohibition de balayage à sec, etc.

L'inspection médicale des écoles en France. — Malgré ces tentatives de l'administration, l'inspection médicale des écoles de campagne n'existe pas encore en France à l'heure actuelle. Un projet d'organisation est à l'étude et doit être prochainement soumis au Parlement. Nous en parlerons plus loin.

En fait, Paris et quelques grandes villes de province sont seuls pourvus d'une inspection médicale : ce sont les municipalités qui ont pris jusqu'ici l'initiative de cette organisation, et ce sont elles aussi qui en assurent le fonctionnement.

D'après le rapport du Dr Gourichon au IIIe Congrès d'hygiène scolaire, l'inspection n'est organisée que dans trente-six départements et rémunérée seulement dans huit. Nous avons fait observer dans notre rapport au Ier Congrès d'hygiène scolaire que, dans l'immense majorité des communes rurales, l'inspection médicale n'existe pas, quelle que soit d'ailleurs la richesse des communes. De grandes villes comme Marseille sont privées de ce service et, par le même défaut, le quart de la population scolaire d'un village de montagne a pu disparaître par diphtérie, comme le rapporte M. Thomas dans un article du *Manuel général de l'instruction primaire* (septembre 1903).

Dans les villes ou dans les villages où l'inspection existe, les médecins chargés de ce service ne sont pas rétribués ou le sont d'une façon dérisoire; faute d'attributions précises, leur rôle reste illusoire; et aujourd'hui encore les constatations faites en 1907 par Mme Kergomard sont de la plus exacte vérité : « Plus je vais dans les écoles, et en ce moment je suis en pleine période d'inspection, soit à Paris, soit en province, plus je suis préoccupée de voir à quel point est négligée la santé de nos petits écoliers; à quel point est insuffisante l'inspection médicale dans les centres, si peu nombreux, où les municipalités ont consenti à créer des postes de médecins inspecteurs.

« Dans la plupart des cas, le médecin inspecteur ne vient à l'école que lorsqu'il y est appelé par la directrice; dans la minorité des cas, il vient à l'école à des intervalles réguliers: toutes les quinzaines ou tous les mois et demande s' « il y a quelque chose de nouveau ». Si la réponse est négative, il signe le registre et s'en va; si elle est affirmative, il examine les enfants accidentellement souffrants, donne des conseils qu'il consigne sur le registre, et la visite est terminée.

« Or le cas d'enfant souffrant ou d'enfants souffrants est rare, car l'enfant souffrant reste à la maison; il ne vient pas à l'école.

« Si l'intervention du médecin inspecteur est à ce point limitée, c'est qu'un dogme, — néfaste comme tous les dogmes, — est accepté par lui et formulé par quelques sommités administratives (ici je cite textuellement) : « Le médecin inspecteur n'a été nommé que pour « protéger la collectivité, c'est-à-dire pour éloigner de l'école les « enfants atteints de maladies contagieuses. » Or il me paraît inadmissible qu'à une époque où l'État a assumé, en collaboration avec les départements et les communes, le devoir de donner aux enfants du peuple l'éducation intégrale, c'est-à-dire celle qui assure le développement du corps, celui de l'intelligence et celui de la conscience, l'action du médecin inspecteur soit ainsi limitée, rétrécie, infériorisée.

« Car, dans ces classes où il entre, il fait parfois trop froid, parfois trop chaud; les enfants sont assis sur des bancs défectueux, dans une attitude déplorable; il y en a de lymphatiques, il y en a de rachitiques ; beaucoup, atteints de végétations adénoïdes, ne respirent pas et ne peuvent se développer; un certain nombre sont guettés par la tuberculose; il y en a d'atteints; d'autres souffrent des yeux et ne peuvent supporter la lumière.

« Ce sont là des dispositions permanentes qui s'aggravent faute d'hygiène, faute de médicaments appropriés, quelquefois même d'interventions chirurgicales nécessaires. Les parents ignorants, ou abrutis, ou découragés, ne font rien; l'école doit agir et n'agira que par le médecin inspecteur.

« C'est pourquoi, au nom de centaines de milliers d'enfants qui fréquentent les écoles publiques et qui les fréquentent même dès l'âge de deux ans (il y en a de 700000 à 800000 dans les écoles maternelles), je vous demande, monsieur le Président, de vouloir bien mettre à l'étude un code de l'inspection médicale (1). »

Nous avons nous-même signalé, au Congrès d'hygiène scolaire de 1903, les dangers de ce défaut de surveillance médicale dans nos écoles publiques (Voy. aussi *Hygiène scolaire*, 1904, p. 192 et suiv.). Toute une campagne fut menée depuis cette époque en faveur de cette institution, dont nous devons espérer bientôt la complète réalisation.

A Paris, le service de l'inspection des écoles vient d'être complètement réorganisé sur un rapport présenté par le Dr Guibert, conseiller municipal ; ce rapport était l'expression de nos propres idées telles que nous les exposerons tout à l'heure.

Depuis 1879, ce service d'inspection n'avait pas été remanié ; il est juste, d'ailleurs, de remarquer qu'en l'organisant, il y a plus de trente ans, la ville de Paris fut une des premières villes du monde à s'intéresser à cette question Mais, dans cette organisation première, les circonscriptions médicales étaient très étendues, et chaque inspecteur avait plus de quarante classes à visiter. Il était tenu de se rendre deux fois par mois dans chacune de ces écoles et plus souvent s'il en était requis par l'administration ; dans de telles conditions, la surveillance ne pouvait être qu'assez superficielle.

Dans la banlieue de Paris, les écoles ont été groupées en quarante circonscriptions et soumises à des règlements analogues.

A Bordeaux, à Nice, au Havre et dans quelques autres grandes villes, l'inspection a été établie d'après les mêmes principes.

A Alger, l'inspection médicale a été établie dans les écoles maternelles dès 1871, et l'année suivante dans les écoles primaires ; cette ville est peut-être la première en date pour cette organisation.

L'inspection médicale des écoles à l'étranger. — Nous indiquerons rapidement comment fonctionne l'inspection médicale à l'étranger.

En Allemagne, où les travaux sur l'hygiène ont toujours été en grande estime, l'inspection des écoles n'a été instituée pour la première fois qu'en 1891 à Leipzig ; mais Wiesbaden établit en 1897 un système qui peut être considéré comme un modèle.

En 1898, le ministère prussien réclama l'adoption d'un pareil plan d'inspection pour toutes les municipalités du royaume.

Le mouvement s'étendit rapidement à toute l'Allemagne. Voici, d'après Friedel, cité par le Dr Dufestel dans son *Hygiène scolaire*, le mode de fonctionnement de ce système allemand de Wiesbaden :

(1) Lettre adressée par Mme KERGOMARD à M. le Dr MATHIEU (in l'*Hygiène scolaire*, n° 19, juillet 1907).

« Au moment de la rentrée des classes, on fait parvenir aux parents des enfants nouvellement enrôlés une feuille sanitaire accompagnée d'une lettre-circulaire expliquant le but de la surveillance médicale par l'école. Si la famille a un médecin attitré, c'est lui qui examine l'enfant et qui remplit la feuille. Tout enfant arrivant à l'école sans la feuille est présenté dans les deux ou trois premiers jours au médecin scolaire, qui, par un examen très sommaire, constate que les nouveaux venus n'apportent pas de maladies contagieuses ou de parasites. L'examen individuel et complet de chaque enfant se poursuit pendant les quatre à six premières semaines. Les mères sont invitées à y assister. Le médecin rend compte si l'enfant peut suivre les classes sans inconvénient pour sa santé, ou si l'instituteur devra lui accorder certains ménagements, ou enfin s'il a besoin d'un contrôle médical. Chaque écolier a sa fiche sanitaire, qui reste à l'école et qui suit l'enfant à tous les changements de classe ou d'école. Sur cette fiche, le médecin scolaire transcrit les renseignements fournis par le médecin de la famille ou inscrit ses propres constatations s'il a lui-même examiné l'enfant. La fiche d'un enfant qui a besoin d'être suivi par un médecin porte la mention *Contrôle médical.*

« Ce premier examen terminé, le médecin scolaire revient à l'école tous les quinze jours pour une consultation. En cas d'épidémie, il y vient plus souvent.

« Le jour de la consultation est fixé d'avance, d'accord avec le directeur de l'école. Celui-ci fait circuler, la veille, une feuille sur laquelle les maîtres inscrivent les enfants de leur classe dont la fiche porte la mention *Contrôle médical.* La liste et les fiches sont remises au médecin par les professeurs de classe qui amènent les enfants et assistent, autant que possible, à l'examen de contrôle. Avant de procéder à cette visite, le médecin passe dans les classes qu'il inspecte, à tour de rôle, au point de vue de l'éclairage, de l'aération, du chauffage, des attitudes, etc. Chaque salle de classe est ainsi inspectée deux fois par semestre au moins. Tel enfant qui, au cours de cette visite, paraît suspect au médecin ou que le maître lui indique comme tel, est prié de se rendre à la salle de consultation, où d'ailleurs les maîtres des classes non inspectées ce jour-là peuvent également envoyer les enfants qu'ils supposent être souffrants. Après ce passage dans les classes, le médecin se rend à la salle de consultation, où il examine les cas nouveaux et les cas placés sous contrôle.

« Les enfants qui sont reconnus malades sont renvoyés aux parents. Aux petits, le médecin remet ses recommandations par écrit ; les grands peuvent être priés de dire eux-mêmes aux parents qu'ils ont besoin de soins médicaux. En aucun cas, le médecin scolaire ne soigne. Il visite l'enfant à domicile, dans le cas d'absence pour cause de maladie insuffisamment justifiée ; encore faut-il que le directeur de l'école l'y invite.

« L'examen détaillé de chaque écolier se répète trois fois pendant les huit années que dure la scolarité obligatoire : au courant de la troisième, de la cinquième et de la huitième et dernière année. Ce dernier examen est très important pour les élèves qui quittent l'école pour entrer dans la vie.

« Il permet au médecin de faire des recommandations utiles aux parents et de leur donner des conseils sur la carrière ou sur le le métier qui convient à l'état physique de leur enfant.

« Les médecins scolaires forment un collège qui se réunit périodiquement pour un échange de vues.

« Chaque médecin scolaire rédige un rapport annuel.

« Les rubriques de ces rapports sont arrêtées d'avance.

« Les rapports sont remis au plus ancien des médecins scolaires, qui rédige le rapport général destiné à être soumis à l'administration municipale.

« Berlin possède quarante-quatre médecins scolaires avec un médecin chef qui centralise les rapports.

« A Francfort-sur-le-Mein, onze médecins surveillent chacun mille deux cents élèves ».

A côté de cette inspection exercée par des médecins non spécialisés, l'Allemagne possède maintenant, dans quelques villes, des *médecins scolaires spécialisés*, qui n'ont pas d'autre occupation que cette fonction ; ils sont strictement attachés aux écoles dont ils ont la surveillance sanitaire; aidés d'infirmières, ils limitent, en principe, leur action à l'intérieur de l'école, s'appliquant seulement à découvrir les enfants malades et à les adresser à leurs familles ; mais ils s'inquiètent ensuite de savoir si ces familles donnent aux enfants les soins que réclament leur état, et au besoin ils interviennent pour faire appeler le médecin traitant ou diriger l'enfant vers une clinique ou un hôpital.

Ce système, où le médecin inspecteur devient un véritable fonctionnaire, sans avoir le droit d'exercer autrement sa profession, a donné, paraît-il, des résultats très encourageants. Les Drs Stephani (de Mannheim) et Thiele (de Chemnitz) ont exposé au Congrès de 1910 les caractères de cette organisation. Nous la retrouverons dans d'autres pays, en Hollande par exemple.

En Angleterre, l'institution d'un système d'inspection ne date que de 1908 ; avant cette époque, quelques villes, sous l'impulsion des autorités locales, avaient réalisé de façons diverses une inspection sanitaire ; mais ces efforts restés isolés n'eurent que des résultats peu appréciables. Il faut citer cependant les recherches du Dr Francis Warner, qui portèrent sur l'état mental et physique de 50000 écoliers ; à Bradford, le Dr James Kerr établit, à partir de 1893, une véritable inspection médicale des écoles, et une juste notoriété est venue récompenser ses nombreux travaux.

Après le IIe Congrès international d'hygiène scolaire tenu à Londres en 1907, le Comité d'éducation du *County-Concil* de Londres, préoccupé depuis quelques années de réaliser une inspection sanitaire efficace, réussit à y intéresser les pouvoirs publics et le Parlement ; et, en 1908, paraissait la loi qui établissait l'inspection médicale obligatoire dans toutes les écoles.

D'une façon générale, l'organisation de l'inspection médicale a été laissée entre les mains des autorités locales ; ce sont elles qui nomment les médecins ; ceux-ci doivent, toutefois, être acceptés par le *Board of Education.*

Dans les grandes villes, il existe un *superintendant des écoles* qui est responsable du fonctionnement de l'inspection dans son district : ce haut fonctionnaire doit tout son temps à l'œuvre scolaire. Un certain nombre de médecins sont ses collaborateurs : ces derniers ne consacrent qu'une faible partie de leur temps aux écoles dont ils ont l'inspection. Leurs circonscriptions sont d'ailleurs trop étendues, et le Dr Hogarth souhaite que le nombre des enfants surveillés par le médecin inspecteur ne dépasse pas 2 000 ou 3000 ; ce chiffre réclamé comme un idéal est déjà très élevé.

Pour les écoles de campagne, le problème, beaucoup plus délicat, a été résolu de différentes façons par les autorités locales *(rural district concil)* : l'inspection a été dans certains endroits confiée aux médecins praticiens locaux ; ailleurs on a nommé des inspecteurs « voyageurs » dont la tâche est souvent rendue difficile par la rareté des moyens de transport et la dispersion des populations ; dans plusieurs provinces, ce sont les *district medical of health* (fonction analogue à celle de nos médecins de bureaux d'hygiène), qui sont, en plus, chargés de l'inspection médicale ; on leur adjoint, si besoin en est, des médecins locaux.

La loi anglaise de 1908, nous l'avons vu déjà, a organisé l'inspection médicale sur de très larges bases, en laissant aux autorités locales une grande initiative. Une de ses dispositions les plus intéressantes est celle qui donne aux autorités scolaires locales le « pouvoir de faire tels arrangements qui pourraient être approuvés par le Bureau d'éducation afin de soigner la santé et l'état physique des enfants instruits dans les écoles élémentaires publiques ».

Usant de cette latitude, et pensant que le « traitement » est la conséquence logique de l'inspection médicale des écoles, plusieurs villes ont installé, à côté des écoles en plein air, des bains et des cantines scolaires, des *dispensaires* ou *cliniques* scolaires où sont soignées les affections bénignes.

L'argument principal fourni en faveur de ces institutions est la négligence des parents, qui, le plus souvent, ne tiennent aucun compte de l'avis donné par le médecin inspecteur et ne font pas soigner leur enfant, dont on leur a signalé l'état défectueux de santé.

La tendance actuelle, en Angleterre, est donc de compléter l'inspection médicale par des œuvres parascolaires d'assistance; toutefois l'organisation de cette inspection est de date trop récente encore pour qu'on en puisse apprécier les résultats ; mais les efforts faits par un grand pays comme l'Angleterre pour étendre cette institution à tout son territoire mériteront d'être suivis, et ils pourront fournir d'intéressants documents pour l'organisation analogue qui est chez nous en voie de préparation (1).

En Autriche-Hongrie, un décret de 1873 confie aux « comités permanents de santé » la surveillance des écoles, et quelques « médecins d'État » sont désignés pour inspecter les écoles et signaler les améliorations dont elles peuvent être l'objet au point de vue de l'hygiène. Quelques villes ont de plus créé des postes de médecins scolaires : il en existe à Vienne depuis 1895.

En *Suède*, en *Norvège*, au *Danemark*, en *Suisse*, en *Belgique*, et dans la plupart des États européens, l'inspection médicale a été instituée au cours de ces dernières années.

En *Suède*, en *Norvège* et en *Danemark*, de nombreuses œuvres complémentaires ont été développées à côté de la surveillance médicale des écoliers : nulle part le souci de l'hygiène des écoles et de la santé des enfants n'a été poussé à un tel degré; l'exposition du Congrès de 1910, à Paris, a montré l'importance prise, dans ces pays du Nord, par les terrains de jeux, les colonies de vacances, les cantines scolaires et, d'une façon générale, tout ce qui concerne le développement physique des écoliers.

En *Suisse*, ce sont les services cantonaux d'hygiène qui ont la responsabilité de l'état sanitaire des écoles. Dans le canton de Genève, l'inspection médicale a été complètement organisée en 1908; elle est confiée à vingt médecins inspecteurs, dirigés par un médecin inspecteur chef. Sur ce nombre, il y a quatre spécialistes, un pour les yeux, un pour les dents et deux pour les oreilles, le nez et la gorge. Un « Carnet sanitaire des écoliers » sert à consigner les résultats des examens individuels effectués chaque année. Le nombre des enfants ayant besoin de recevoir des soins, dans l'année 1908-1909, se décompose ainsi : 5 p. 100 pour la santé générale, 13 p. 100 pour les yeux, 16 p. 100 pour le nez, 74 p. 100 pour les dents (2).

En *Hollande*, l'inspection est régulièrement organisée; à La Haye, les médecins scolaires s'emploient spécialement à cette tâche et ne doivent pas faire de clientèle ; il n'existe pas de cliniques scolaires,

(1) A.-H. Hogarth, Medical inspection of Schools. Londres, 1909.
(2) Christiani et Rilliet, Communication au IIIe Congrès, d'hygiène.

mais les enfants malades sont dirigés vers les diverses polycliniques de la ville par les soins du médecin inspecteur, qui vérifie seulement les soins ainsi donnés. De plus, le médecin scolaire s'applique à faire les examens des écoliers en présence des parents, et à cette occasion il adresse aux mères des recommandations pratiques.

Le Dr Pigeaud (de La Haye) et le Dr Parvé (de Deventer) insistent beaucoup sur l'utilité de ces rapports entre le médecin scolaire et la famille : pour que la visite sanitaire à l'école ait une sanction utile, il faut en effet, le plus souvent, que le médecin scolaire s'emploie personnellement à faire exécuter ses prescriptions par les parents, qui, sans cette démarche et sans cette insistance, négligent de suivre le conseil reçu et ne font pas soigner leurs enfants.

Dans ces organisations, le médecin scolaire devient donc une sorte de « fonctionnaire » de l'enseignement public, dont l'action n'est pas strictement limitée à l'intérieur de l'école, mais qui poursuit son rôle de surveillance jusque dans les familles.

En *Roumanie*, l'inspection des écoles ne comportait que quelques visites sanitaires des locaux, l'application des mesures prophylactiques en cas d'épidémie et le choix des élèves pour les colonies de vacances. La ville de Bucarest, depuis 1906, a complété cette organisation : elle possède 20000 élèves environ ; un « dossier sanitaire » est dressé pour chaque école, et chaque élève a une fiche de santé individuelle ; le médecin scolaire s'occupe encore de la surveillance des bains et des cantines, de l'organisation des colonies de vacances, et il fait des conférences d'hygiène populaire.

En dehors de l'Europe, l'activité déployée en faveur de l'inspection scolaire n'a pas été moindre.

Aux *États-Unis*, jusqu'à ces dernières années, les efforts des hygiénistes n'étaient guère dirigés qu'en vue de la protection contre les maladies contagieuses; puis, à Boston tout d'abord, en 1891, fut créé un poste de directeur d'hygiène scolaire, bientôt assisté par des médecins inspecteurs, qui ont à s'occuper non seulement de la prophylaxie, mais aussi des conditions hygiéniques des écoles, de l'entraînement physique des écoliers et de l'examen régulier des écoliers. A New-York et dans quelques grandes villes existent des organisations analogues.

A *Mexico*, sous la direction du Dr Uribe y Troncoso, l'inspection médicale, instituée en 1908, a déjà donné des résultats très appréciables.

Dans l'Amérique latine, en *Argentine*, au *Brésil*, au *Chili*, l'inspection est organisée. A Benuos-Ayres, sous la direction du Pr Sisto, les médecins scolaires ont fait une série de conférences aux instituteurs de la ville sur l'hygiène alimentaire, l'hygiène de la peau et du cuir chevelu, le vêtement, le logement, etc.

Au *Japon*, on compterait 8424 médecins scolaires.

Ce rapide tableau de l'organisation de l'inspection scolaire dans tous les pays civilisés montre l'effort considérable accompli; mais, si le but est partout le même, à savoir l'amélioration de la condition physique des écoliers par une surveillance attentive et raisonnée de leur santé, de leur croissance et de leur développement, les moyens employés pour arriver à ce but ne sont pas partout identiques.

L'inspection sanitaire est cependant, et sans nulle discussion, confiée partout à des médecins.

Mais ces derniers sont tantôt des praticiens plaçant parmi leurs occupations habituelles de clientèle leur visite d'inspection scolaire; tantôt au contraire le médecin scolaire se consacre uniquement à cette tâche spéciale, devenant une sorte de médecin résidant, ou, si l'on préfère, un fonctionnaire chargé d'une besogne d'État.

Dans le premier cas, l'action du médecin scolaire est habituellement limitée à l'intérieur de l'école; il se contente de signaler les enfants malades ou suspects aux familles, et son contrôle sur les soins donnés aux enfants ne s'exerce qu'au moment de leur réadmission à l'école.

Dans le second cas, le médecin scolaire dispose de moyens beaucoup plus efficaces pour vérifier la valeur des soins donnés aux enfants; sa présence quotidienne à l'école lui permet de se rendre compte de toutes les causes d'absence et aussi d'examiner, au moment de leur rentrée à l'école, tous les absents pour cause de maladie.

Il peut aussi aller au domicile de l'élève se rendre compte de son état, entrant ainsi en rapport direct avec la famille et avec le médecin de celle-ci; il reçoit à l'école les parents des élèves, et il leur donne les conseils dont ils ont besoin; pour l'aider dans cette tâche vraiment laborieuse, le médecin scolaire a le plus souvent à sa diposition quelques infirmières ou « nurses » qui s'occupent des soins à donner aux enfants à l'école et qui se rendent aussi dans les familles pour aider et conseiller les parents inexpérimentés auprès de leurs enfants malades.

Dans l'un et l'autre cas, le médecin scolaire exerce un contrôle et, dans une certaine mesure, une direction sur les soins thérapeutiques donnés aux enfants; mais le médecin résidant exerce ce contrôle de beaucoup plus près et de façon bien plus efficace.

A côté de cette conception, il en est une autre qui attribue au médecin scolaire un rôle beaucoup plus étendu; il ne se contente plus de s'assurer si l'enfant a reçu par les soins du médecin de sa famille, ou à l'hôpital, ou dans une clinique, les soins que nécessite son état : il se charge lui-même d'assurer le traitement toutes les fois que cela est possible dans une clinique annexée à l'école. La fonction du médecin scolaire prend dès lors un caractère très différent de celui que nous lui attribuons en France.

Dans ce tableau d'ensemble, nous n'avons signalé que les particularités par lesquelles se distinguent les attributions des médecins scolaires dans différents pays ; il est bien entendu que, sur tous les autres points, leur tâche est analogue, par exemple en ce qui concerne l'inspection sanitaire des locaux scolaires, la direction des exercices et de l'entraînement physiques, l'établissement de la fiche individuelle.

Instruction et recrutement des médecins inspecteurs. — Il est indispensable que le médecin inspecteur reçoive une instruction en rapport avec ses fonctions spéciales. En France, cet enseignement n'est en aucune façon organisé ; à Paris, quelques séries de conférences ont été faites aux candidats à l'inspection médicale des écoles, mais à titre non officiel. Nous considérons cependant qu'une organisation complète de l'inspection médicale des écoles ne peut pas être réalisée sans que l'enseignement de l'hygiène scolaire ne soit effectué dans toutes les écoles de médecine. Le Dr Lesieur (de Lyon) a résumé les qualités de compétence et de conscience que doit avoir le médecin scolaire ; il admet que, dans les villes importantes, le concours est le meilleur mode de recrutement ; il croit même que le même système pourrait être adopté dans les localités de moindre importance ; il serait tout au moins désirable que le choix du médecin scolaire soit fait d'après ses aptitudes ou ses titres spéciaux.

Le concours, institué à Paris pour la nomination récente de médecins inspecteurs, comportait un programme étendu à l'ensemble des connaissances indispensables aux médecins scolaires ; les épreuves consistaient en une double composition écrite sur un sujet de médecine infantile et sur un sujet d'hygiène scolaire ou de pédagogie physiologique ; les épreuves définitives comprenaient d'abord un rapport sur l'examen d'une école, d'une classe, d'un groupe d'écoliers ou d'un écolier seul (fiche scolaire) ; puis un exposé de quinze minutes sur un sujet d'hygiène, à l'usage des maîtres ou des écoliers.

La préparation d'un tel concours ne se conçoit guère sans un enseignement officiel : cet enseignement existe d'ailleurs à l'étranger, tout au moins en Autriche et en Allemagne, mais sous une forme qui ne répond peut-être pas exactement au but que nous nous proposons. Au séminaire pédagogique de Berlin, par exemple, le cours fait par le Pr Munch est plus spécialement consacré aux questions pédagogiques : on y étudie surtout la répartition et l'horaire des progammes, les éléments de psychologie physiologique et les tares physiques qui ont une répercussion immédiate sur le développement intellectuel : troubles de la vue, de l'audition, de la parole, du système nerveux.

Ces études de « pédagogie physiologique », suivant l'heureuse expression du Dr Mathieu, ne constituent en réalité qu'une partie des connaissances nécessaires au médecin scolaire. Le programme élaboré par le Dr Guibert pour le concours de la Ville de Paris résume avec précision les connaissances qu'exige la fonction de médecin inspecteur des écoles. Nous reproduisons ici ce programme de concours qui pourrait aussi bien être un programme d'enseignement :

PROGRAMME DU CONCOURS POUR L'INSPECTION MÉDICALE DES ÉCOLES DE LA VILLE DE PARIS

Le double rôle social du médecin scolaire.

I. — Préservation de la collectivité.
II. — Préservation et surveillance de l'écolier.

I. — Préservation de la collectivité.

1° Maladies contagieuses scolaires.

Fièvres éruptives : rougeole ; rubéole ; scarlatine ; variole ; varioloïde ; varicelle ; suette miliaire.

Diphtérie ; coqueluche ; choléra ; diarrhées infantiles (à l'école maternelle) ; oreillons ; érysipèle ; aphtes ; stomatite ulcéro-membraneuse ; perlèche ; otites suppurées ; conjonctivites ; vulvo-vaginite ; tuberculose pulmonaire.

Maladies du cuir chevelu : teigne ; favus ; teigne tondante ; pelade ; phtiriase.

Affections de la peau : impétigo ; favus ; trichophytie cutanée ; lupus tuberculeux ; ecthyma ; verrues ; suppurations cutanées ; tuberculose de la peau ; gale.

Maladies nerveuses : hystérie ; épilepsie ; chorée.

2° Règlement concernant les maladies épidémiques. Mesures à prendre.

Pour les éviter ;
Pour enrayer l'épidémie naissante.
Éloignement de l'enfant de l'école :
Éloignement des frères, des sœurs ;
Éloignement, sa durée selon la maladie.
Fermeture de l'école :
Sa durée.

Désinfections. — Les différents procédés. — Désinfection du bâtiment, de la classe, des préaux, des water-closets, désinfection des livres, des vêtements, du mobilier, des jouets.

Vaccination et revaccination. — Vaccine.

Sérothérapie préventive.

3° *Hygiène générale de l'école.*

Le bâtiment : Sol ; terrain ; orientation.

La classe : Forme de la pièce; peintures et enduits des murs; planchers; hauteur du plafond; cube d'air nécessaire pour chaque enfant; surface de la place attribuée à chaque enfant; éclairage; chauffage; ventilation.

Le mobilier scolaire : Tables, formes, hauteur, surface nécessaire selon l'âge; bancs et dossiers; attitude de l'écolier pour lire, écrire ou dessiner; livres, caractères, images, cahiers; méthodes d'écriture droite et penchée; cartes et tableaux muraux.

Cours : Dimensions selon la population; orientation; plantation.

Préau : Dimensions.

Vestiaire.

Réfectoire.

Cantines scolaires : cuisine; matériel.

Water-closets : Garçons; filles.

Lavabo.

Bains, douches.

Nettoyage et balayage : Nettoyage quotidien des classes, des escaliers, cour, préau, réfectoire, etc.; balayage, les procédés; nettoyage complet, réfection des peintures.

4° *Hygiène collective des écoliers.*

Propreté des écoliers : Visites de propreté; conseils et leçons pratiques d'hygiène aux écoliers; soins du corps, de la tête, de la bouche, des dents.

Hygiène alimentaire : Régime alimentaire de l'écolier suivant : l'âge, le sexe, le poids, la taille.

Ration des aliments.

Boissons : Eaux; analyse des eaux potables, leurs caractères; contamination par les aliments et les boissons.

Cantines scolaires : A l'école maternelle ; à l'école primaire.

Hygiène du vêtement : Linge de corps; vêtements proprement dits; chaussures.

5° *Éducation physique.*

Rôle du médecin inspecteur dans l'éducation physique.

Bases scientifiques de l'éducation physique, les organes du mouvement.

Physiologie du travail musculaire.

Effets physiologiques du travail musculaire sur : la respiration, la circulation, le système nerveux; échanges nutritifs; fatigue, ses causes; essoufflement; courbature; surmenage, ses effets; repos; résistance à la fatigue, entraînement.

Éducation physique individuelle.

Éducation physique collective : chez les garçons ; chez les filles; selon l'âge.

Des différents procédés d'éducation physique : la gymnastique ; les jeux; les travaux manuels; leur valeur respective.

La gymnastique, ses bases, son but, les différentes méthodes.

6° *Notions de pédagogie psychologique.*

Mesures de la fatigue intellectuelle. Surmenage intellectuel; horaires des classes; répartition du travail physique et intellectuel à l'école; influence du physique sur le moral; législation scolaire.

7° *Mesures de préservation scolaire.*

Colonies scolaires; colonies de vacances; écoles de plein air; jardins d'enfants.

II. — Préservation et surveillance de l'écolier.

Établissement de la fiche ou du carnet de santé.

1° *Examen anthropométrique.*

a. *Manière générale de procéder :* Recherche du poids; recherche de la taille; mensurations thoraciques; périmètres; amplitude respiratoire; spirométrie, capacité vitale ; dynamométrie.

b. *Instruments :* Bascule ; toise ; centimètre ; compas ; spiromètre; dynamomètre.

c. *Établissement de la courbe de taille ou de poids :* Croissance normale; croissance pathologique.

2° *Examen physiologique et organique ou pathologique.*

Manière générale de procéder.

Caractères extérieurs : Aspect général ; teint, coloration et pigmentation de la peau; couleur des cheveux ; cicatrices cutanées; hernies; vices de conformation.

Examen du squelette : Tête, sa conformation ; *dents*, apparition de la deuxième dentition; stigmates de l'hérédo-syphilis; *tronc*, scoliose ; cyphose; flèches de courbure ; *membres*, coxalgie ; rachitisme; pied bot.

Examen des organes : Système lymphatique; adénopathies

Poumons : Diagnostic précoce de la tuberculose.

Cœur et vaisseaux : Circulation collatérale superficielle.

Tube digestif : Foie.

Examen des fosses nasales et du larynx : Recherche des végétations adénoïdes et de la diphtérie nasale.

Examen de la vue : Moyens pratiques de diagnostiquer la myopie et les affections de la vue. Échelles de Snellen ou de Monnoyer.

Examen de l'ouïe : Diminution de l'acuité auditive ; moyen pratique de la reconnaître.

3° Examen médico-psychique.

Les anormaux pédagogiques ; les arriérés et les irritables ; les stigmates de dégénérescence.

Rôle et attributions du médecin scolaire. — Nous allons maintenant préciser les différentes attributions du médecin scolaire. Il est très naturel que, dans ce chapitre, nous nous efforcions de définir la *conception française* de l'inspection médicale des écoles, qui se dégage aujourd'hui nettement des nombreux travaux ou rapports publiés sur ce sujet. A la base de cette conception, nous trouvons d'abord ce principe, accepté par tous, que le *médecin scolaire limite son action à l'intérieur de l'école.* M. Vaillant (1) avait fort bien défini ce point de vue, qui reste celui de tous ceux qui ont continué à s'occuper du sujet, et qui forme la base de l'organisation actuelle de l'inspection médicale des écoles de Paris : « Le lieu des fonctions de l'inspection médicale est l'école exclusivement. En dehors des conseils d'hygiène et de prophylaxie, des avertissements donnés à l'administration, à l'instituteur, aux familles, le médecin renvoie, pour les soins médicaux, l'enfant au médecin de l'hôpital, du dispensaire ou de la famille. *Il n'est pas médecin traitant des écoliers.* »

Le Dr Guibert, au début de son rapport, précise en ces termes le rôle du médecin inspecteur dans les écoles : « Il surveille, il inspecte au point de vue collectif ou individuel, il collabore à l'œuvre administrative dans un sens bien déterminé ; il est avant tout un hygiéniste, mais, dans aucun cas, il ne peut et ne doit donner des soins aux enfants à l'école. Qu'il renseigne officiellement la famille sur l'état de santé de l'enfant, c'est encore un devoir, mais là s'arrête son droit, et le médecin de la famille doit seul intervenir pour les soins à donner, ou pour les enfants indigents, le médecin du bureau de bienfaisance.

« J'insiste sur ce point pour qu'à aucun moment une confusion ne puisse se produire, pour que les droits de tous soient rigoureusement respectés, pour que l'on sache bien que le Conseil municipal n'a jamais entendu faire de l'école primaire un vaste dispensaire, ou

(1) Vaillant, Rapport au conseil municipal de Paris, 23 oct. 1891.

une immense polyclinique, et qu'il entend rester dans la légalité en respectant les libertés professionnelles du corps médical tout entier et les droits des pères de famille. »

Il était utile de préciser la façon dont avait été compris en France le rôle du médecin inspecteur.

Limitée comme nous venons de le voir, l'inspection médicale des écoles aura pour but d'assurer d'une façon très large tout ce qui concerne l'hygiène de l'école et de l'écolier.

M. Guibert a pu réunir sous quatre titres principaux les points sur lesquels doit porter l'action du médecin inspecteur :

1° Surveillance hygiénique des locaux et du mobilier scolaire ;

2° La prophylaxie des maladies transmissibles ;

3° Examen individuel de l'enfant avec établissement d'une fiche sanitaire ;

4° Éducation sanitaire de l'enfant et des maîtres.

Le Dr Mosny avait fait adopter par le Congrès international d'hygiène tenu à Bruxelles en 1903 des conclusions un peu plus étendues ; elles comportent en effet pour le médecin inspecteur, en plus des précédentes, les attributions suivantes :

« Le contrôle périodique et fréquent du fonctionnement normal des organes et de la croissance régulière de l'organisme physique et des facultés intellectuelles de l'enfant ;

« La culture rationnelle de son organisme physique ;

« L'adaptation, d'accord avec le pédagogue, de la culture des facultés intellectuelles à la capacité physique individuelle. »

Nous n'avons pas à insister longuement sur chacune de ces attributions du médecin inspecteur ; on trouvera dans les différents chapitres de ce traité tous les développements nécessaires.

Surveillance hygiénique des locaux et du mobilier scolaires. — Dans les écoles existantes, le médecin scolaire ne peut que constater les défectuosités possibles de la construction ou de l'aménagement ; il notera cependant les améliorations réalisables, et il s'efforcera de les obtenir.

Pour les écoles à construire, l'avis du médecin devrait toujours être pris en considération. On voit trop souvent dans nos écoles les plus modernes des fautes graves commises contre l'hygiène la plus élémentaire ; il n'est pas rare de voir sacrifier à l'élégance d'une façade les principaux aménagements intérieurs ; nos écoles les plus neuves sont souvent mal éclairées, mal orientées, chauffées de façon défectueuse et nullement ventilées ; ces grosses fautes auraient sans doute été évitées si les plans avaient été soumis à un hygiéniste compétent.

D'une façon constante, le médecin scolaire veillera sur la propreté des locaux et sur leur tenue hygiénique, le balayage et le lavage des planchers, le nettoyage des carreaux, l'entretien des appareils de chauffage ; il prêtera son attention à l'état du sol de la cour, où l'écoulement de l'eau doit se faire d'une façon complète, sans que les caniveaux et les puisards ne puissent répandre de mauvaises odeurs ; il vérifiera enfin le fonctionnement des appareils de chasse dont sont garnis les water-closets.

L'article 4 des lois du 19 juillet 1887 et 25 juillet 1893 met à la charge des communes l'entretien des bâtiments scolaires et la rémunération des gens de service ; à Paris et dans beaucoup de grandes villes, le nettoyage de tous les locaux scolaires est ainsi assuré par un personnel spécial ; mais, dans la grande majorité des écoles de campagne et malgré le règlement, le nettoyage est encore fait par les enfants eux-mêmes : le balayage à sec, l'époussetage du mobilier, le lavages des latrines, exécutés par les écoliers, ne sont pas sans inconvénient ni sans danger, et nous avons signalé cet abus au Ier Congrès d'hygiène scolaire et de pédagogie physiologique (Paris, 1903).

Le médecin scolaire s'assurera aussi de la valeur du matériel, s'attachant à ce que les enfants de tailles différentes ne soient pas assis à des tables trop basses ou trop élevées, bonnes seulement, selon l'expression imagée du D[r] Le Gendre, « à fabriquer des myopes ou des bossus ».

Casier sanitaire des écoles. — L'ensemble des observations recueillies par le médecin scolaire pourra servir à établir pour chaque école un casier sanitaire : l'état hygiénique des locaux et leurs conditions de salubrité seront ainsi facilement comparés à la morbidité et à la mortalité de la population scolaire. De ce rapprochement il sera facile de tirer des conclusions intéressantes pour la construction et pour l'aménagement des nouvelles écoles.

Le casier sanitaire se composera donc de deux parties distinctes : l'une résumant l'état de santé des écoliers et des maîtres en un tableau où seront réunies toutes les affections reconnues dans un semestre ou une année, l'autre concernant l'état des locaux, avec la mention des améliorations apportées dans le courant de l'année.

Le bilan de la morbidité scolaire sera établi dans un tableau analogue à celui dont nous donnons ci-contre le modèle, et que nous empruntons au rapport très documenté du Dr Uribe y Troncoso (de Mexico), au Congrès d'hygiène scolaire de 1910 (1) :

(1) Dans ces deux tableaux, on sera frappé par la place occupée par les affections contagieuses de la peau et du cuir chevelu : ces affections sont particulièrement fréquentes au Mexique.

SERVICE D'HYGIÈNE SCOLAIRE.

RÉSUMÉ DES VISITES DE QUINZAINE.

Quinzaine du au 19

Nombre des écoles visitées : ...

Total des enfants examinés individuellement : ...

Gale.	Diphtérie.
Teigne.	Érysipèle.
Pédiculose.	Typhus.
Verrues vulgaires.	Fièvre typhoïde.
Rougeole.	Syphilis.
Scarlatine.	Lèpre.
Rubéole.	Impétigo.
Variole.	Stomatites.
Varicelle.	Conjonctivites aiguës (catarrhales, purulentes, diphtériques).
Coqueluche.	Trachome.
Oreillons.	
Autres maladies.	

Les résulats obtenus pourront être transcrits sur un graphique, comme le fait le Dr Uribe y Troncoso (fig. 349) :

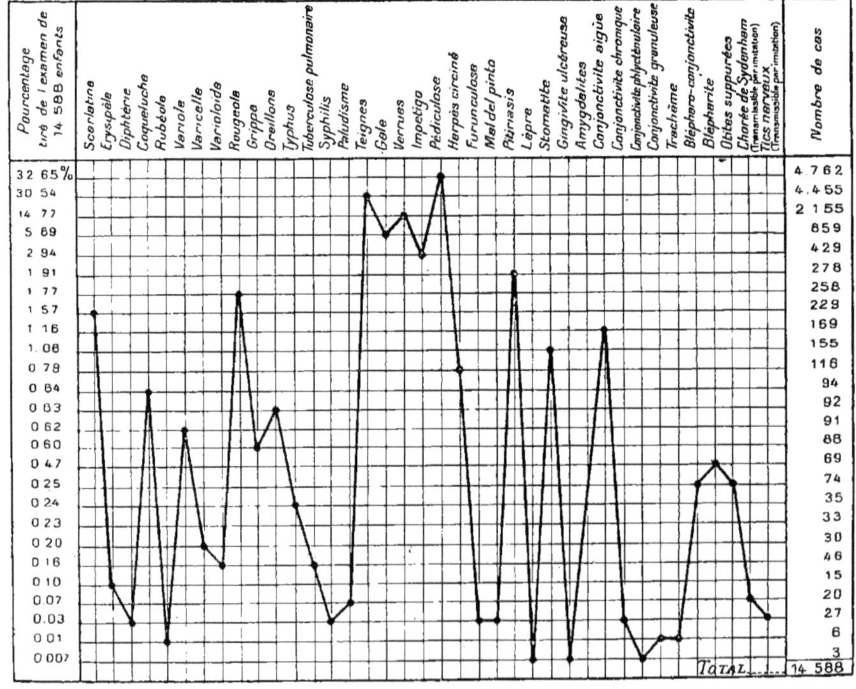

Fig. 349. — Graphique résumant les cas de maladies contagieuses observées, pendant une année, dans les écoles de Mexico, d'après le Dr Uribe y Troncoso.

La partie du dossier concernant l'état des locaux scolaires sera un peu plus compliquée à établir; les résultats consignés porteront sur l'emplacement et l'orientation de l'école, sur l'éclairage, le chauffage et la ventilation des classes, sur les locaux annexes, sur les cours de récréation, etc. Un questionnaire à la fois simple et précis a été rédigé dans ce but par la Société des médecins inspecteurs des écoles de Paris ; ce questionnaire permet d'établir de façon suffisante et assez complète tout ce que l'école peut présenter de défectueux dans sa construction ou son aménagement. Il n'y est pas fait mention du mobilier, qui est l'objet d'une enquête spéciale et d'ailleurs beaucoup plus simple.

Prophylaxie des maladies transmissibles. — Cette tâche est une des plus délicates de celles qui incombent aux médecins scolaires ; elle suppose plusieurs conditions difficiles à réaliser dans la pratique.

Le médecin doit tout d'abord être prévenu immédiatement de tout cas de maladie contagieuse survenant chez un écolier ; mais cette connaissance immédiate supposerait une présence journalière du médecin à l'école. En son absence, c'est au maître ou au directeur qu'il appartient de prendre les mesures d'urgence nécessaires.

Ceci nécessite chez les maîtres une certaine perspicacité et aussi une connaissance au moins relative des maladies contagieuses de l'enfant.

Mais souvent le petit malade cesse de fréquenter l'école sans que l'on connaisse la cause de son absence ; les parents peuvent prévenir le directeur de la maladie, mais rien ne les oblige à le faire. De son côté, le directeur peut demander ou faire demander aux parents la cause de l'absence de l'élève ; on n'obtient le plus souvent de cette façon que des renseignements insuffisants.

Quant à la déclaration obligatoire faite par le médecin traitant, à la mairie, ou, s'il s'agit de Paris, à la préfecture de police, elle est portée à la connaissance du médecin inspecteur d'une façon trop tardive pour qu'on puisse compter sur elle pour l'application des mesures de prophylaxie.

Ces difficultés d'ordre pratique doivent être prises en considération dans l'établissemement de tout règlement relatif à la protection de l'école contre les maladies aiguës contagieuses.

La première mesure à prendre est *l'éviction de l'enfant malade*, qui doit être immédiatement isolé ou reconduit chez ses parents ; ces derniers, qui souvent travaillent au dehors, ne pourront recevoir le petit malade qu'à la fin de la journée; c'est pourquoi nous réclamons avec insistance, dans chaque école, l'installation d'une *chambre d'isolement* munie d'une ou deux couchettes faciles à désinfecter.

Les frères et sœurs du malade seront exclus de l'école, à moins qu'ils n'habitent pas la même maison que le malade ou que ce dernier n'ait été transporté à l'hôpital.

Même dans ces conditions, les frères et les sœurs ne seront admis qu'après la désinfection du logement familial et après un nombre de jours égal à la durée d'incubation de la maladie.

Un arrêté ministériel du 3 février 1912 règle comme suit la durée des évictions pour les différentes maladies contagieuses :

A. — Eviction des élèves malades.

Diphtérie : 30 jours après guérison clinique constatée par certificat médical. Ce délai peut être abaissé si, après deux ensemencements opérés à huit jours d'intervalle, l'examen bactériologique est négatif.

Variole : 40 jours après le début de la maladie, la réadmission ne pouvant d'ailleurs avoir lieu que sur présentation d'un certificat médical constatant qu'il n'existe plus de croûtes ou de squames et que l'élève a pris un bain.

Scarlatine : Mêmes mesures.

Rougeole : 16 jours.

Oreillons : 21 jours.

Coqueluche : 30 jours après disparition absolue des quintes spasmodiques constatée par certificat médical.

Varicelle : 16 jours après le début de la maladie.

Rubéole : idem.

Fièvre typhoïde et paratyphoïde : 28 jours après guérison constatée par certificat médical.

Dysenterie : idem.

Méningite cérébro-spinale : 40 jours après guérison clinique constatée par certificat médical, la réadmission ne pouvant d'ailleurs avoir lieu que sur attestation que l'enfant n'est pas ou n'est plus atteint de coryza chronique rebelle consécutif à la maladie.

Ce délai peut être abaissé, s'il est établi par certificat bactériologique qu'après deux examens opérés à huit jours d'intervalle on ne trouve plus trace de méningocoques dans le rhino-pharynx.

Poliomyélite : 30 jours après le début de la maladie.

Teignes (faveuse ou tricophytique) : jusqu'à guérison.

Trachome : jusqu'à guérison.

B. — Eviction des frères et sœurs.

a. Si le malade n'a pas été isolé, ses frères et sœurs rentrent en même temps que lui, à moins qu'ils n'aient été eux-mêmes atteints.

b. Si les malades ont été isolés, la réadmission des frères et sœurs a lieu après un délai correspondant à la période d'incubation de la maladie augmenté de deux jours, dans les conditions ou sous les réserves suivantes :

Diphtérie : 15 jours après l'isolement, sauf production d'un certificat bactériologique établissant qu'après deux ensemencements à huit jours d'intervalle le résultat est négatif.

Variole : 18 jours.

Scarlatine : 8 jours.

Rougeole : 18 jours.

Oreillons : 24 jours.

Coqueluche : 21 jours.

Varicelle : 18 jours.

Rubéole : 18 jours.

Fièvre typhoïde et paratyphoïde : 21 jours.

Dysenterie : 21 jours.

Méningite cérébro-spinale : 28 jours, sauf production d'un certifical bactériologique établissant qu'après deux ensemencements opérés à huit jours d'intervalle on ne trouve plus trace de méningocoques dans le rhino-pharynx.

Poliomyélite : 28 jours.

Teigne : pas d'éviction.

Les maladies infectieuses aiguës (fièvres éruptives, diphtérie, oreillons, etc.) et les maladies parasitaires (gale, teigne) ne sont pas les seules qui imposent des mesures de prophylaxie scolaire, bien que les règlements soient muets au sujet de celles dont nous devons encore nous occuper : telles sont les maladies infectieuses chroniques, la tuberculose et la syphilis.

La *tuberculose ouverte* est la seule qui nous intéresse. A ce point de vue, nous avons dit, en étudiant les maladies scolaires, qu'il est rare de rencontrer des écoliers dont les lésions bacillaires soient susceptibles de mettre en liberté des produits bacillifères; les lésions pulmonaires avancées donnant lieu à une expectoration dangereuse ne se rencontreront que chez des écoliers déjà grands.

Également dangereuses seraient les suppurations provenant de tuberculoses externes d'origine osseuse ou ganglionnaire.

Tous les enfants reconnus suspects à ce point de vue doivent être exclus de l'école.

Les mêmes lésions, reconnues *chez les maîtres*, doivent donner lieu aux mêmes mesures d'éviction; nous devons ajouter qu'à l'heure actuelle nous ne possédons pas de moyens pour vérifier l'état de santé des maîtres; ils ne sont soumis à aucun examen physique obligatoire après leur admission à l'enseignement. Un maître peut donc, à l'heure actuelle, continuer à faire la classe tout en étant porteur de lésions assez graves et contagieuses.

La *syphilis acquise* chez les enfants n'est pas absolument exceptionnelle; ces malades admis à l'école pourraient être fort dangereux pour leurs camarades, surtout à la période de la floraison des accidents secondaires.

Désinfection. — La désinfection les locaux scolaires et de tous les meubles ou objets qui ont pu être souillés par le malade constitue le complément indispensable des mesures prophylactiques déjà énumérées (1).

Les mêmes mesures de désinfection devront être prises quand l'école aura été détournée de son affectation pour servir de lieu de réunions; l'un de nous a pu trouver dans le préau d'une école parisienne des crachats tuberculeux bacillifères le lendemain d'une réunion électorale.

D'une façon générale, nous croyons que les méthodes de désinfection employées à l'école doivent être simples et pratiques; c'est à cette seule condition que nous pourrons être exigeants sur leur application.

La *désinfection de la place de l'écolier* sera pratiquée dans tous les cas d'absence suspecte, et c'est seulement après cette opération que cette place sera donnée à un nouvel élève; nous conseillons le lavage à la brosse de chiendent du plancher, de la table et du banc avec une solution antiseptique (2). L'eau de Javel est la préparation la plus simple et la plus courante. Ce lavage sera fait par le personnel de l'école aussitôt que le cas suspect aura été reconnu. Les livres seront mis de côté pour être soumis à une désinfection spéciale.

La *désinfection des planchers* des locaux souillés après une réunion de personnes étrangères à l'école sera faite par un lavage analogue; on complétera ces mesures d'hygiène par le lavage des murs jusqu'à hauteur d'homme et par une large aération.

La *désinfection complète de la classe* ne pourra être faite, dans la pratique, que dans les cas de licenciement partiel ou total.

Il faut en effet une journée au moins pour que cette opération soit efficace.

On pourra cependant, faute de désinfection complète, faire laver le plancher et les parois ainsi que les tables et les bancs avec une

(1) Nous donnons ici l'article concernant la désinfection dans le règlement des écoles primaires publiques du département de la Seine (1905) :

« Art. 10. — La désinfection de la classe est faite soit dans l'entre-classe, soit le soir après le départ des élèves.

« Elle comprend :

« Le lavage de la classe (sol et parois) avec une solution antiseptique.

« La désinfection par pulvérisation des cartes et objets scolaires appendus au mur.

« La désinfection par lavage des tables, bancs, meubles, etc.

« La désinfection complète du pupitre de l'élève malade. La destruction par le feu des livres, cahiers, etc., de l'élève malade, et des jouets ou objets qui auraient pu être contaminés dans les écoles maternelles. »

(2) Voici les solutions antiseptiques les plus économiques et les plus recommandables :

Crésyl sodique à	4	p. 100
Créoline à	4	—
Lysol à	3	—
Lusoforme à	4	—
Eau de Javel à	10	—

solution antiseptique. Ce procédé nous paraît même assez avantageux, ne serait-ce que pour provoquer un nettoyage « à fond » de la classe.

Dans les écoles parisiennes, on emploie actuellement les *pulvérisations de la solution de sublimé* à 1 p. 1000. On sait que ce procédé ne produit qu'une désinfection illusoire : il n'est d'ailleurs pas autorisé par le ministère de l'Intérieur, et les seuls procédés recommandables d'après l'article 7 de la loi du 15 février 1902 doivent être autorisés par ce ministère après avis du Conseil supérieur d'hygiène publique de France.

Tous les procédés actuellement autorisés utilisent le pouvoir antiseptique du *formol gazeux*, celui-ci étant obtenu soit par vaporisation de l'aldéhyde formique du commerce, soit par volatilisation du trioxyméthylène, polymère solide de l'aldéhyde formique.

La vaporisation de l'aldéhyde formique se fait généralement à l'aide d'*autoclaves*, chauffés par une lampe à pétrole brûlant sans mèche; les vapeurs sont projetées dans le local à désinfecter à l'aide d'un tube flexible, terminé par un petit tube rigide que l'on introduit dans le trou de la serrure ou par tout autre orifice.

Au préalable, il est nécessaire d'obstruer tous les interstices des portes et fenêtres avec du papier collé ou par calfatage de coton.

La quantité d'aldéhyde formique à employer et la durée de contact sont déterminées pour chaque appareil par le certificat d'autorisation ministérielle, et, pour leur utilisation, l'on doit strictement s'y conformer.

La quantité d'aldéhyde formique nécessaire est en raison inverse de la durée du contact : elle varie pour la désinfection d'un espace de 100 mètres cubes par exemple, de 1 litre à 3 litres, la durée de contact variant pour ces quantités de 9 heures à 3 heures.

Ces autoclaves à désinfection sont généralement d'un prix assez élevé, et ils sont d'un fonctionnement délicat qui exige l'intervention d'un employé spécialement instruit de leur maniement.

Les *appareils à trioxyméthylène* sont plus simples et moins coûteux; leur emploi n'exige aucune compétence spéciale, et leur efficacité est régulière à cause de la constance de la quantité de formol dégagé; ils nous paraissent donc très recommandables, surtout dans les écoles de campagne, où, à l'heure actuelle, les mesures de désinfection sont à peu près nulles ou illusoires.

Le principe de ces appareils consiste à volatiliser du trioxyméthylène en poudre ou en pastilles sous l'influence de la chaleur produite par une lampe à alcool ou par une matière combustible capable de dégager une chaleur suffisante.

Nous reproduisons (fig. 350) un de ces appareils, l'« aldor-formogène », établi par Dufayard et Déchosal. Cet appareil, très simple et très réduit de volume, se compose d'un brûleur constitué par une boîte métallique contenant un mélange combustible solide non inflammable dans lequel sont implantés trois mèches qui s'allument et brûlent comme des bougies.

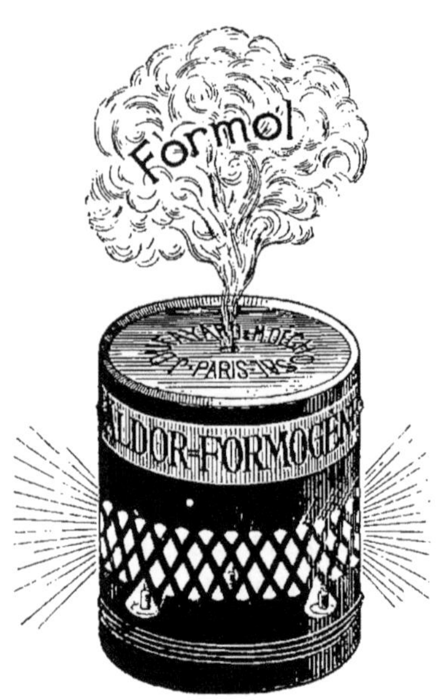

Fig. 350. — Appareil au trioxyméthylène (Dufayard et Déchosal).

Ce brûleur est emboîté dans une gaine métallique ajourée; à la partie supérieure est enchâssée une boîte qui contient le trioxyméthylène, et dont le couvercle est percé d'un trou bouché à la paraffine.

Les mèches étant allumées brûlent en donnant la chaleur nécessaire pour transformer la poudre en formol gazeux, qui s'échappe par le trou du couvercle. Chaque appareil désinfecte 20 mètres cubes.

Il suffit donc, pour effectuer la désinfection, de disposer sur le sol autant d'appareils qu'il y a de fois 20 mètres cubes à désinfecter, et d'allumer les bougies. Naturellement tous les orifices doivent être fermés, et les joints des portes et fenêtres bourrés de coton. La durée de la désinfection est de huit heures.

La désinfection par l'*acide sulfureux* doit être abandonnée : elle présente un double inconvénient : sa durée d'abord, qui doit être d'au moins vingt-quatre heures, puis l'odeur irritante du gaz, qui s'infiltre dans les pièces voisines. L'efficacité du procédé est, de plus, très douteuse. La quantité de soufre employé était de 50 grammes par mètre cube. On répartissait le soufre dans plusieurs plats métalliques, isolés du plancher par des carreaux ou des briques; un peu d'alcool aidait la combustion.

La *désinfection des privés* sera faite par lavage des parois et du sol avec une des solutions citées plus haut. On jettera de plus dans les fosses une de ces solutions :

Sulfate de cuivre à	5	p. 100
Sulfate de fer à	5	—
Chlorure de chaux à	2	—
Lait de chaux (1) à	20	—

(1) Le *lait de chaux* se prépare de la façon suivante : la chaux vive est arrosée de moitié de son poids d'eau; quand la chaux est ainsi *délitée*, la délayer avec le

La *désinfection des livres* est difficile dans la pratique ; le règlement prescrit leur destruction par le feu après maladie contagieuse des détenteurs actuels ; nous devons ajouter que cette mesure rigoureuse est très rarement suivie, tout d'abord par raison d'économie. Et, à son défaut, nous ne croyons pas que d'autres précautions soient prises d'une façon courante.

Il est vrai que la désinfection des livres présente de grosses

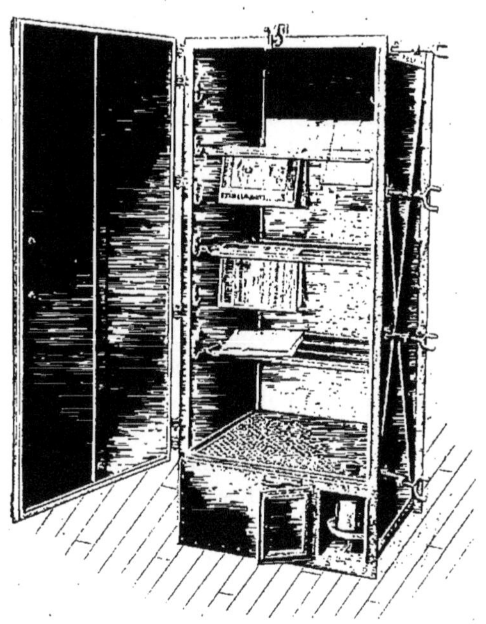

Fig. 351. — Étuve à livres (Gonin, constructeur).

difficultés, qui ne paraissent pas complètement résolues à l'heure actuelle. Le passage à l'étuve, humide ou sèche, l'action des antiseptiques usuels (chlore, brome, iode), à l'état de vapeur ou de gaz, détériore profondément le papier ou les reliures. Le formol ne présente pas ce grave inconvénient ; mais on sait qu'on n'obtient par l'aldéhyde formique qu'une désinfection *en surface* ; il est donc nécessaire de soumettre à l'action des vapeurs désinfectantes le livre avec tous ses feuillets écartés ; il y a là une complication qui rend l'application de la méthode assez délicate. Josias, dans un rapport présenté l'Académie de médecine en 1906, signale un certain nombre d'appareils ou de dispositifs qui se résument tous à soumettre les

double de son volume d'eau. Exemple : 1 kilogramme de chaux + 500 grammes d'eau = 2 200 centimètres cubes de chaux délitée. Ajouter 4 400 centimètres cubes d'eau pour obtenir le *lait de chaux à 20 p. 100*.

livres, les feuillets étant écartés, à l'action des vapeurs du formol. En 1908, le Dr Berlioz a présenté à l'Académie de médecine une étuve où l'on fait pénétrer, au-dessous de 95°, des vapeurs d'aldéhyde formique. Dans ces conditions, tous les germes seraient détruits au bout de deux heures, sans que le volume ait souffert de l'opération.

Dans l'étuve dont nous donnons la reproduction (fig. 351), la désinfection complète des livres est assurée par l'action combinée des vapeurs de formol et de la chaleur produite par un radiateur électrique. Le prix de revient de cet appareil est assez élevé, surtout si l'on considère le faible prix d'achat des livres scolaires.

Examen individuel des écoliers et établissement d'une fiche sanitaire. — **Nécessité de l'examen individuel.** — Le rapport qui existe entre l'état de santé physique et l'aptitude au travail intellectuel est tellement étroit que le plus souvent on ne pourra faire de bonne éducation sans connaître l'influence possible de certaines conditions physiques sur l'état psychique de l'enfant.

C'est là une vérité que nous ne devons pas nous lasser de rappeler; dans l'enfance et dans l'adolescence, plus qu'à toute autre période de l'existence, les liens sont étroits qui unissent le physique et le moral : est-il besoin de rappeler ici les démonstrations si philosophiques de Cabanis et de Rousseau? Après ces initiateurs, combien de pédagogues et surtout de médecins n'ont-ils pas répété ces vérités indiscutables, sur lesquelles devraient reposer tout système d'éducation : l'enseignement doit être réglé sur la capacité intellectuelle de l'enfant, qui dépend elle-même de son développement ou de sa santé physiques ; le médecin et le pédagogue doivent collaborer étroitement dans l'élaboration des programmes ; l'enfant malade ou fatigué a des aptitudes intellectuelles diminuées qui imposent à l'éducateur des méthodes ou des précautions spéciales : pour toutes ces raisons, nous estimons que l'avis du médecin n'est pas à négliger en matière même de pédagogie. Nous avons d'ailleurs précisé les rapports qui doivent exister entre médecins et pédagogues quand nous avons étudié la croissance physique et psychique de l'écolier, ainsi que les conditions du travail intellectuel.

Au moment où un enfant va entrer à l'école, il est de toute nécessité de contrôler son état de santé; cette mesure s'impose pour différentes raisons. L'enfant n'est-il pas porteur d'une maladie dangereuse pour ses camarades? Ne présente-t-il pas une tare morale ou intellectuelle l'empêchant d'être admis dans la communauté scolaire, où il serait incapable de suivre l'enseignement commun? D'autre part, il est nécessaire de savoir si cet enfant ne présente pas quelque anomalie qui réclamera quelques précautions pendant son séjour à l'école : anomalies de la vision, de l'audition, déviation de la colonne vertébrale. Instruit par le médecin des troubles de santé dont sont atteints ces enfants, le maître pourra leur donner dans la classe une place favorable ou prêter une attention spéciale à leur tenue.

Les anomalies psychiques ou morales, dépistées dès l'entrée à l'école, permettront de diriger l'enfant anormal vers les écoles spéciales, et d'éviter aux autres écoliers une présence quelquefois dangereuse pour leur moralité et toujours nuisible à la bonne tenue de la classe.

La connaissance de ces affections ou de ces anomalies est donc des plus utile à connaître dès l'entrée de l'enfant à l'école; il ne sera pas moins intéressant d'être renseigné sur les maladies contagieuses qu'il a pu avoir antérieurement à cette date ; en effet, pour les évictions à prononcer, en cas d'épidémie scolaire, l'immunité conférée par une atteinte antérieure dispense de congédier les élèves ainsi préservés.

Examen anthropométrique. — L'examen anthropométrique, mensurations et pesée, renseignera sur le développement des écoliers ; ceux dont le poids ou le périmètre thoracique seront insuffisants seront l'objet d'une surveillance spéciale ; on leur évitera le surmenage en même temps qu'on favorisera leur accroissement par tous les moyens possibles. C'est parmi ces malingres qu'on trouvera les prédisposés à la tuberculose ; on pourra les faire bénéficier d'une hygiène préventive spéciale, les suralimenter, les envoyer dans les colonies scolaires, ou, ce qui serait préférable encore, les désigner pour les écoles de plein air.

Ce simple exposé démontre que l'*examen individuel à l'entrée à l'école* est indispensable, aussi bien pour la santé de l'élève que pour la protection de la collectivité. Mais, pour que cet examen individuel procure à l'écolier tout le bénéfice qu'on en peut attendre, il ne suffit pas qu'il soit pratiqué une seule fois au moment de l'entrée à l'école. Pour connaître les besoins de l'enfant et souvent aussi pour déceler l'état de souffrance de son organisme, il n'y a pas d'autres moyens que de le soumettre à des *examens périodiques* ; on peut ainsi se rendre compte de la régularité ou au contraire de l'insuffisance de son accroissement ; c'est la seule manière aussi de savoir si les tares ou les anomalies antérieurement reconnues sont en voie d'amélioration ou d'aggravation.

Dans un précédent chapitre, nous avons étudié les conditions physiologiques de la *croissance physique* ; nous nous bornerons ici à indiquer la façon dont doivent être prises les diverses mensurations.

Les enfants, amenés dans un local spécialement aménagé, seront déshabillés; les garçons conserveront les chaussettes, la chemise et le pantalon : les filles garderont les bas, la chemise et le jupon.

On simplifiera le plus possible l'instrumentation nécessaire aux diverses mensurations; si l'on veut que celles-ci soient effectuées d'une façon régulière, il faut en effet que le temps dépensé pour chaque enfant soit minime, et il faut proscrire l'emploi des instruments trop compliqués. Ces derniers, dont il ne faut pas cependant nier l'utilité ni l'intérêt, seront plutôt considérés comme des instruments de laboratoires ou de recherches.

Nous réclamons simplement une *bascule,* une *toise* et un *ruban métrique.*

Les enfants amenés par groupe de dix ou quinze au plus dans le cabinet médical sont rangés approximativement par rang de taille

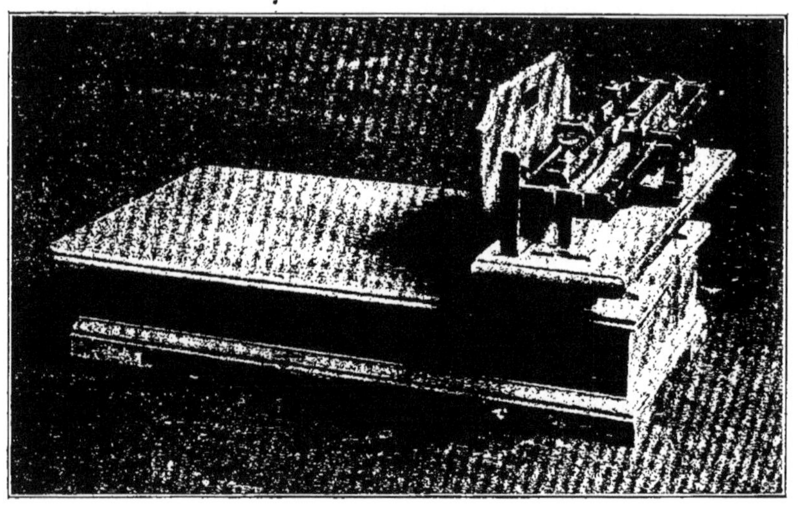

Fig. 352. — Bascule scolaire.

et de poids, cette précaution servant à rendre moins compliquées les manipulations de la bascule et de la toise.

Le *poids* est pris à l'aide d'une bascule à plateau, ou d'une bascule romaine à contrepoids. Le modèle en usage dans les écoles de la ville de Paris (fig. 352) est simple et pratique.

Le Dr Dufestel a fait établir un modèle perfectionné de bascule scolaire (fig. 353) : le contrepoids glisse sur une tige placée à la hauteur de l'opérateur. Deux réglettes mobiles donnent, l'une, les kilos et la seconde, plus petite, les hectos. Un enregistreur permet d'imprimer sur un ticket le poids donné par la pesée ; suivant les modèles de bascule, le ticket indique la pesée par décagrammes ou par hectogrammes; ce dernier enregistreur est le plus simple, et il est suffisant pour les pesées scolaires pratiquées à intervalles assez éloignés.

Ce ticket sur lequel s'imprime le poids de l'enfant a le gros avantage d'intéresser celui-ci et sa famille à l'examen pratiqué à l'école; le résultat de la pesée est noté, d'autre part, sur la fiche scolaire; sur celle qui vient d'être établie pour les écoles de la ville de Paris, les indications sont portées sur un graphique occupant la dernière page.

La *mensuration de la taille* demande plus de soin que la pesée. Il faut surveiller, en effet, l'attitude de l'enfant, qui, volontiers, est défectueuse et peut amener des erreurs très sensibles ; si l'on n'a pas à sa disposition une toise, on peut se servir d'un double mètre fixé au mur et d'une équerre.

Pour faire passer l'enfant sous la toise, il faut naturellement qu'il ait enlevé ses chaussures : les filles doivent de plus avoir les cheveux dénoués, sans chignon ni peignes qui fausseraient les résultats.

L'observation a montré qu'à la fin de la journée, et surtout après la marche ou les jeux violents, il y a une certaine diminution de la taille par tassement des disques invertébraux (Dufestel); c'est donc le matin que l'on pratiquera la mensuration.

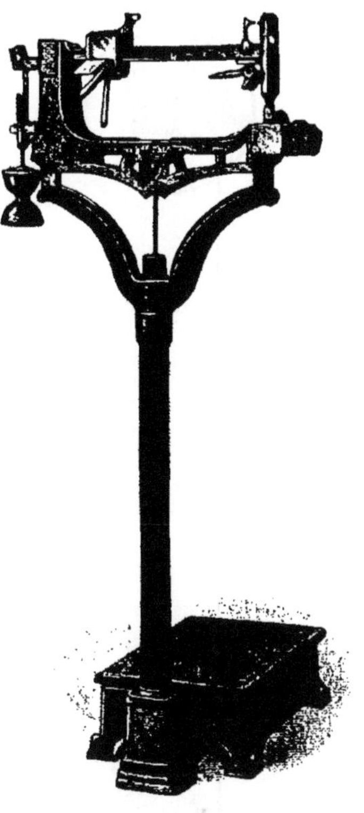

Fig. 353. — Bascule enregistrant le poids (modèle du Dr Dufestel).

L'enfant aura les talons joints et appliqués contre le montant de la toise ; la pointe des pieds sera légèrement écartée et la nuque prendra appui contre la toise, ainsi que le dos et la partie inférieure des lombes ; le regard sera dirigé horizontalement. Les résultats sont portés sur la fiche; dans la fiche scolaire parisienne, un graphique est réservé à la taille à côté de celui des poids.

La toise du Dr Dufestel porte, comme sa bascule, un appareil enregistreur qui permet d'inscrire sur un ticket la taille de l'enfant. Nous reproduisons ici le modèle de cette toise et de ses enregistreurs (fig. 354), ainsi qu'un ticket (fig. 355) imprimé par ces appareils; en effet, on peut utiliser le même carton, qui porte à la fois les indications du poids et de la taille.

La *mensuration du périmètre thoracique* est la plus délicate de ces opérations : nos efforts doivent tendre à la rendre aussi simple que possible. Un procédé qui nous paraît vraiment pratique consiste à se servir d'un simple ruban métrique. On a soin que l'étoffe de ce ruban ne soit pas extensible et que les caractères imprimés à sa surface soit assez apparents.

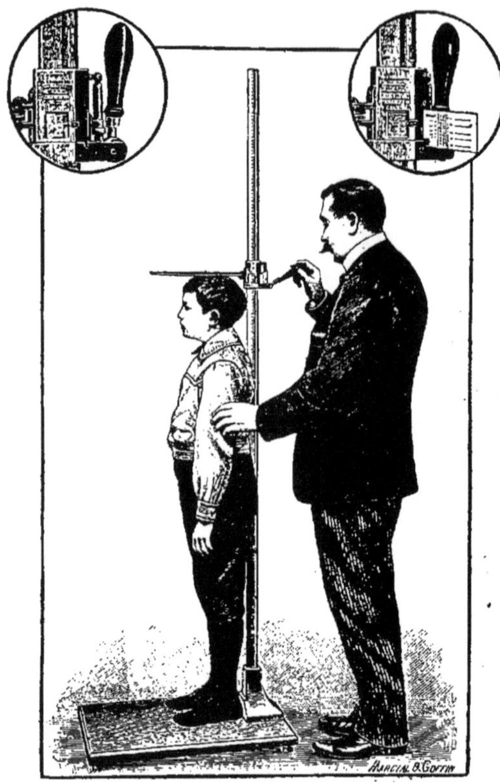

Fig. 354. — Toise du Dr Dufestel enregistrant automatiquement la taille.

On peut se servir du ruban métrique simple qui, placé tout autour du thorax, donne l'ensemble de son périmètre; nous croyons plus

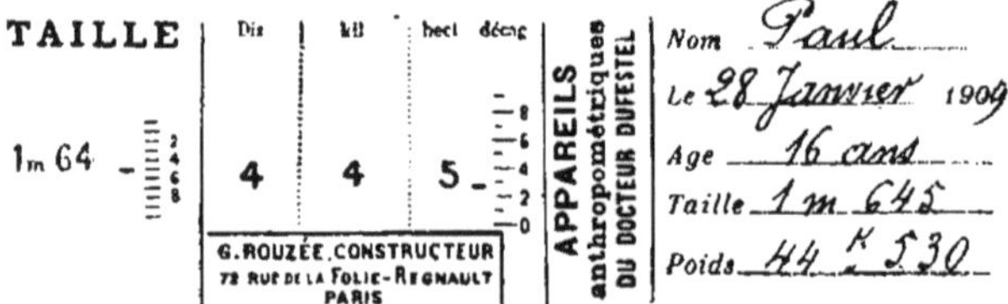

TAILLE

1m 64

4 4 5

G. ROUZÉE. CONSTRUCTEUR
72 RUE DE LA FOLIE-REGNAULT
PARIS

APPAREILS
anthropométriques
DU DOCTEUR DUFESTEL

Nom Paul
Le 28 Janvier 1909
Age 16 ans
Taille 1 m 645
Poids 44 K 530

Fig. 354. — Ticket sur lequel sont indiqués le poids et la taille.

avantageux de se servir du double ruban métrique qu'avait imaginé Grancher (fig. 356 et 357) pour les mensurations thoraciques pratiquées lors de ses recherches sur la fréquence de la tuberculose à l'école. Ce double ruban est fait de deux rubans métriques ordinaires, cousus l'un à l'autre par leurs extrémités marquant zéro. Une petite boucle métallique fixée en ce point permet d'appliquer le zéro des deux mètres réunis au niveau d'une des apophyses épineuses dorsales.

Pour se servir de ce double ruban métrique, on marque d'un point d'encre l'apophyse épineuse dorsale répondant à la région au niveau

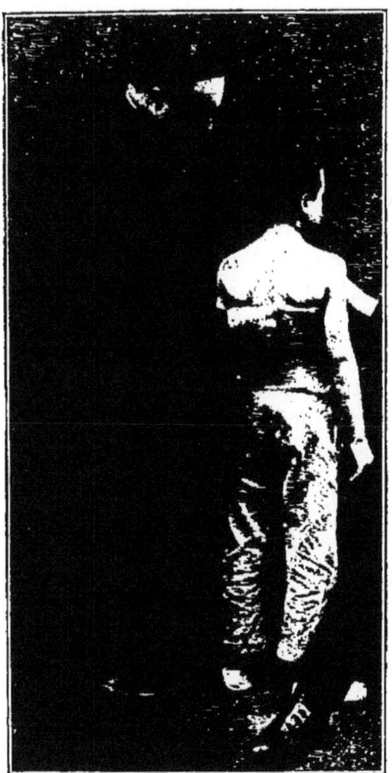

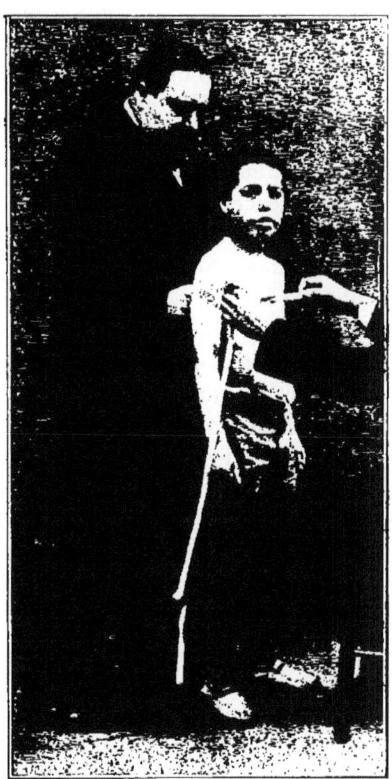

Fig. 356 et 357. — Mensuration du périmètre thoracique à l'aide du double ruban métrique : l'anneau, fixé au « zéro » des deux mètres réunis, est maintenu sur l'apophyse épineuse; la lecture de chacun des rubans contournant le thorax à droite et à gauche se fait sur la ligne médio-sternale et indique le périmètre de chaque hémi-thorax ; l'addition des deux chiffres donne le périmètre thoracique total.

de laquelle on veut mesurer le thorax : axillaire, mamelonnaire ou xiphoïdienne.

L'anneau métallique est maintenu en ce point précis ; l'observateur, faisant lever les deux bras de l'enfant, croise les extrémités de chaque ruban sur la ligne thoracique médiane et antérieure; puis il fait retomber les deux bras pendants le long du corps, et il lit les chiffres indiqués par chacun des deux mètres : ces chiffres donnent la circonférence de l'hémithorax, et leur addition donne la mesure de la circonférence thoracique totale.

La recherche de la circonférence thoracique doit être pratiquée au moment de l'inspiration et au moment de l'expiration ; la différence entre ces deux mesures permettra d'apprécier, de façon approximative tout au moins, la « capacité vitale » ; cette amplitude respiratoire, prise avec le double ruban métrique, présentera cet intérêt spécial d'être distincte pour le côté droit et pour le côté gauche; on pourra ainsi vérifier les cas fréquents de dissymétrie respiratoire.

Le périmètre thoracique peut être pris sous les aisselles, au niveau de l'appendice xiphoïde, ou au niveau de la ligne mamelonnaire.

Cette dernière mensuration présente l'inconvénient de passer par la région des seins, ce qui peut être une cause d'erreur non seulement chez les filles, mais chez tous les enfants présentant un certain degré d'embonpoint.

La *mensuration axillaire* se prend en faisant d'abord tenir les bras élevés verticalement; pendant cette attitude, le ruban métrique est enroulé autour du thorax à hauteur de la racine du bras; puis les bras sont abaissés, et c'est alors seulement qu'on lit les chiffres obtenus; cette manière de faire est un peu compliquée et peut exposer à des erreurs; dans le mouvement d'abaissement des bras, le ruban métrique peut être déplacé; il passe dans cette position par-dessus les omoplates, dont la position et la saillie postérieure sont sujettes à des variations notables.

Le *périmètre xiphoïdien* nous paraît présenter plus d'avantages; la seule difficulté, chez les enfants un peu gras, est de trouver l'interligne qui sépare le corps du sternum de l'appendice xiphoïde; mais, en cette région du thorax, le ruban métrique ne rencontre, pas d'autre saillie osseuse que celle des côtes et de la colonne vertébrale; et même chez les sujets gras, il n'y a pas dans cette région d'amas adipeux de développement très marqué. C'est cette dernière mensuration qui est recommandée aux médecins scolaires parisiens.

Signalons la théorie exposée récemment par le médecin-major Thooris : dans ses recherches pratiquées sur les jeunes recrues, cet auteur remarqua que la respiration normale s'accompagnait d'une forte rétraction de la paroi abdominale. Comme conséquence de ses observations, il propose un nouvel indice respiratoire qui serait donné par la différence entre le périmètre abdominal en expiration et le périmètre abdominal en inspiration. L'activité du diaphragme se traduit toujours par un chiffre négatif et l'insuffisance par une différence nulle ou par un chiffre positif. Si ces recherches étaient confirmées, il faudrait prendre le périmètre ombilical dans les deux temps de respiration.

Le périmètre thoracique, comparé à la taille de l'enfant, donnera un rapport très important à connaître pour la valeur de son développement et de sa résistance physique ; nous avons insisté sur ce point en étudiant le développement physique de l'écolier.

La fiche scolaire parisienne réserve une place pour l'indication de l'amplitude thoracique : il sera intéressant d'y noter non seulement le périmètre thoracique, mais plus encore la différence entre les deux périmètres thoraciques mesurés au moment de l'inspiration et de l'expiration maxima.

Établissement et rédaction de la fiche sanitaire. — Tout ce que nous venons de dire démontre la nécessité de l'établissement des fiches sanitaires individuelles : comment retenir les résultats divers obtenus lors des examens successifs pratiqués sur l'écolier autrement qu'en les consignant sur une feuille ou un registre qu'on pourra toujours consulter? Si l'on admet que l'enfant ne doit pas être admis à l'école sans examen sanitaire préalable, si l'on admet aussi que son développement physique doit être suivi et contrôlé à l'égal de son développement intellectuel, on est nécessairement obligé d'accepter la fiche sanitaire.

Grâce à ce document précis, qui peut suivre l'écolier dans ses changements de résidence, on sera de suite renseigné sur la valeur de son développement, sur son état d'immunité vis-à-vis des maladies épidémiques et sur les précautions ou les mesures spéciales qu'impose telle ou telle tare morbide.

Nous avons étudié, dans un précédent chapitre, les méthodes d'examen physique applicables aux écoliers (Voy. *l'Écolier malade*); il nous suffit donc ici de montrer à quel moment ces examens doivent être pratiqués, dans quel sens général ils doivent être faits et comment leurs résultats seront utilement recueillis et conservés grâce à l'usage de la fiche individuelle.

La première condition pour la mise en pratique de la fiche scolaire est que sa rédaction ne puisse froisser en aucune façon la susceptibilité des parents ou celle du médecin de la famille; le médecin scolaire devra même s'attacher à montrer aux parents tout le bien que leurs enfants peuvent retirer de cette surveillance sanitaire; les écoliers un peu âgés doivent s'intéresser eux-mêmes aux notes prises sur leur état physique : grâce à cette compréhension commune, la rédaction de la fiche sera plus aisée et son rôle plus efficace ; l'écolier, ses parents, son médecin collaboreront ainsi à la rédaction de la fiche, qui y gagnera en intérêt et en exactitude.

Pour sauvegarder le secret professionnel, il est bien entendu que la fiche sanitaire de l'écolier reste entre les mains du médecin scolaire : une armoire ou un casier dont lui seul a la clef sert à à conserver les fiches; si l'enfant vient à changer d'école, sa fiche est adressée au médecin scolaire du nouvel établissement; à la fin de la scolarité, la fiche est remise à l'élève ou à ses parents ; ils peuvent y puiser d'utiles renseignements sur la constitution et sur les aptitudes physiques de l'adolescent qui va à ce moment choisir une profession.

A ce point de vue, le dernier examen pratiqué par le médecin scolaire ferait utilement mention des professions jugées nuisibles ou au contraire favorables à la santé de l'enfant qui va quitter l'école.

Dans un projet de carnet sanitaire établi par le Dr Mathieu, celui-ci a résumé d'une façon très précise les motifs qui doivent encourager les familles à accepter et même à favoriser l'établissement des fiches individuelles.

« Le carnet sanitaire permet d'établir le bilan de santé de l'élève et de constater si sa croissance se fait normalement.

« Il permet de donner aux familles des renseignements aussi précis que possible sur la santé des élèves. Il peut leur fournir, au besoin, des indications utiles pour les précautions hygiéniques à observer ou un traitement à instituer.

« Il est désirable que les carnets sanitaires des enfants soient conservés dans les familles. Ils constitueront un dossier sanitaire familial dont la connaissance peut être plus tard de la plus grande utilité pour la prophylaxie de certaines maladies et la cure de certaines tendances morbides héréditaires.

« Il est donc de l'intérêt des familles de se prêter, dans la mesure de leurs moyens, à l'établissement et à la tenue à jour des carnets sanitaires. »

Le *premier examen de l'écolier* a lieu lors de son entrée à l'école ; cet examen est d'ailleurs le plus important de ceux que l'écolier aura à subir : c'est à ce moment, en effet, qu'on notera l'histoire de la santé de l'élève avant son entrée à l'école et les résultats de son examen anthropométrique et sanitaire.

Ses antécédents héréditaires ne seront mentionnés que sur la demande des parents ; dans bien des cas où ces antécédents seraient utiles à connaître pour l'avenir de l'enfant, le médecin scolaire obtiendra la permission de les consigner s'il sait user de tact et de discrétion.

Parmi les antécédents personnels, on fera mention particulière des *maladies contagieuses* dont l'enfant a pu déjà être atteint : rougeole, diphtérie, etc. ; il serait recommandable, dans certains cas, de signaler certaines maladies comme les bronchites ou les affections oculaires ou auditives.

Il pourra être utile de noter d'une façon spéciale, par la simple mention « point faible à surveiller », les organes qui paraissent réclamer une attention particulière.

Après ce premier examen, on soumettra tous les six mois l'enfant

FICHE SCOLAIRE DE LA VILLE DE WIESBADEN.

INSPECTION MÉDICALE

Nom .... Prénom ....

Né .... École .... Rue

Constitution générale. Aptitudes intellectuelles.	
Organes respiratoires.	
Squelette.	
Colonne vertébrale et Extrémités.	
Têtes (parasites).	
Yeux—Vue.	
Oreille—Audition.	
Bouche, Nez et Parole.	
Remarques particulières.	
Proposition des médecins relatives à l'enseignement.	

Wiesbaden, le ....

Le Médecin Insp.

Remarque. — Les docteurs sont priés, dans l'intérêt de l'œuvre, de remplir exactement le formulaire.

La première case, *Constitution générale*, portera les indications « bonne », « médiocre », « mauvaise »; et au besoin on notera entre parenthèses (chlorose, tuberculose, etc.). Les autres cases ne contiendront que les indications des maladies confirmées.

On répondra à l'avant-dernière question, sous la rubrique *Remarques particulières*, quand l'absence de l'enfant, ou d'autres considérations imposeront des mesures spéciales pour les exercices physiques ou pour l'enseignement.

Ce formulaire sera rempli aussi souvent que cela sera nécessaire.

MODÈLE DE FICHE SCOLAIRE PROPOSÉ PAR LA COMMISSION FRANÇAISE PERMANENTE DE LA TUBERCULOSE.

Nom, Prénoms ....

Né à ....

Le ....

CARNET DE SANTÉ

Tenu par le médecin de l'École

ÉCOLE DE ....

....

....

RENSEIGNEMENTS SUR LA SANTÉ ANTÉRIEURE DE L'ÉLÈVE

(A recueillir au moment de l'inscription à l'école).

Quelles maladies a-t-il eues (rougeole, scarlatine, coqueluche, diphtérie, bronchites, affections diverses)?

....

....

....

....

A-t-il été vacciné? .... *Revacciné?* ....

EXAMEN D'ENTRÉE A L'ÉCOLE

Aspect général ....

Peau et cuir chevelu ....

Os et articulations ....

....

Système lymphatique et gorge ....

....

Poumons : P. D. ....

— *P. G.* ....

Cœur ....

Oreilles : O. D. .... *O. G* ....

Yeux : O. D. ....

— *O. G.* ....

....

Autres organes ....

....

....

....

EXAMENS SEMESTRIELS

Années Scolaires

Poids en Kilos	Octobre 19.	Avril 19.	Octobre 19.	Avril 19.	Octobre 19.	Avril 19.	Octobre 19.	Avril 19.	Octobre 19.	Avril 19.	Octobre 19.	Avril 19.	Octobre 19.	Avril 19.	Octobre 19.	Avril 19.	Octobre 19.	Avril 19.	Taille en centimètres
40																			160
39																			
38																			
37																			155
36																			
35																			150
34																			
33																			
32																			145
31																			
30																			140
29																			
28																			
27																			135
26																			
25																			130
24																			
23																			
22																			125
21																			
20																			120
19																			
18																			
17																			115
16																			
15																			110
14																			
13																			105
Age	7e		8e		9e		10e		11e		12e		13e		14e		15e		

MALADIES SURVENUES PENDANT LA PÉRIODE SCOLAIRE

....

....

....

....

....

....

....

....

....

....

Revaccinations..

....

....

INSTRUCTIONS

Le carnet, tenu par le médecin avec toutes les obligations du secret professionnel, ne doit jamais sortir de ses mains. Le médecin pourra communiquer aux parents, sur leur demande, tout ou partie des renseignements contenus dans le carnet, sans se dessaisir de celui-ci.

à de nouvelles mensurations et pesées, mais sans pratiquer un examen complet de ses organes ; pour la facilité de la lecture de la fiche, il est désirable que les chiffres obtenus dans ces examens anthropométriques successifs soient portés sur un graphique ou courbe de croissance, comme cela existe sur la fiche des écoles de Paris.

Un *second examen* complet pourra être pratiqué, dans les écoles primaires, vers la dixième année ; on reconnaîtra à ce moment les affections survenues au cours des premières années de scolarité, scoliose ou myopie en particulier.

Un *examen de sortie* serait avantageux pour indiquer à l'élève les précautions que peuvent nécessiter son état de santé et pour l'aider dans le choix d'un métier.

Les différentes maladies survenues pendant la scolarité seront, bien entendu, signalées sur la fiche dès leur apparition.

Modèles de fiches. — Les différents auteurs qui ont établi des modèles de fiches se sont inspirés de ces principes fondamentaux.

Nous reproduisons page 773 la fiche scolaire employée à Wiesbaden, une des premières villes, nous l'avons dit, où fonctionna régulièrement l'inspection scolaire ; cette fiche est, à notre point de vue, trop simplifiée.

En le réduisant sur deux pages, alors que le modèle original est composé sur quatre pages, nous donnons le modèle de la fiche qui a été proposée par la Commission française permanente de la tuberculose (p. 774 et 775).

La fiche qui vient d'être adoptée pour les écoles de la Ville de Paris, et qui répond à tous les desiderata que nous avons exposés, est reproduite à la fin de ce Traité, avec un certain nombre de documents relatifs à l'inspection médicale des écoles.

Les cliniques et dispensaires scolaires. — Les infirmières d'écoles (« school nursing »). — Nous avons dit déjà que la conception française de l'inspection scolaire ne comprenait pas d'autres fonctions que celles de prophylaxie et de surveillance sanitaires : chez nous, le médecin ne soigne pas les écoliers ; il s'efforce de reconnaître ceux d'entre eux qui sont suspects de maladie transmissible ou qui sont atteints d'affections réclamant des soins médicaux ; il signale ces cas à la famille, à qui seule il appartient de faire soigner son enfant, soit par son médecin, soit par le médecin d'un dispensaire ou de l'hôpital.

La *clinique scolaire* ne cadre donc pas avec cette organisation générale.

Dans certains pays étrangers, où les fonctions du médecin scolaire sont plus étendues, il a été annexé à certaines écoles, ou à certains groupes d'écoles, des cliniques où l'on soigne la plupart des affections externes : cette nouvelle « annexe » de l'école trouve sa justification dans ce fait que beaucoup d'affections externes bénignes des écoliers demandent des soins prolongés et fréquemment renouvelés qui nuisent à la fréquentation scolaire : si l'enfant doit suivre une consultation hospitalière ou attendre la visite de son médecin, il sera contraint de manquer de nombreuses classes ; de plus — et cet argument est de valeur — nous savons tous que, quand nous avons signalé à des parents la nécessité de soigner leur enfant pour telle ou telle affection, notre recommandation reste le plus souvent sans effet. Avec la clinique scolaire, on a cette assurance que les enfants reconnus malades sont effectivement soignés.

Les affections chroniques des yeux, des oreilles, de la peau et surtout des dents sont celles qui sont le plus justiciables de la clinique. Il va sans dire qu'on y soigne aussi les petits accidents qui peuvent survenir à l'école : plaies, épistaxis, etc. Nous n'insisterons pas sur le local ni sur le personnel que nécessitent ces cliniques.

Le *dispensaire scolaire* est une institution différente de la clinique : ce n'est plus une sorte d'infirmerie annexée à l'école, mais un établissement séparé, vers lequel sont dirigés les écoliers malades. Il ne présente donc pas, au point de vue de la fréquentation scolaire, les mêmes avantages que la clinique. En France, certaines *Caisses des écoles* ont créé de semblables œuvres, qui peuvent évidemment rendre de grands services aux familles pauvres, mais qu'on ne peut considérer comme des œuvres scolaires proprement dites.

Nous citerons, à titre d'exemple, les villes de Bradford, où existe un dispensaire scolaire central, et de Bow, où la clinique est annexée à une école (1) ; le personnel soignant se compose d'un médecin inspecteur, d'un ou plusieurs médecins adjoints et d'infirmières. On peut y soigner les affections de la peau et du cuir chevelu (même les teignes, grâce à une installation de rayons X), les maladies des yeux et des oreilles, et la plupart des petites affections externes.

En même temps que la raison d'être des cliniques et dispensaires scolaires, on a discuté en France l'utilité de l'intervention à l'école des *médecins spécialistes* ; puisque l'école ne doit pas être, chez nous, transformée en infirmerie, puisque le médecin scolaire n'est pas, à l'école, un « médecin soignant », le rôle du spécialiste se bornerait à examiner les élèves à son seul point de vue. On serait ainsi amené, pour la rédaction de la fiche, à faire examiner l'écolier par l'oculiste, le dentiste, l'auriste, le dermatologiste ! D'autre part, les qualités et les connaissances exigées des médecins scolaires ne permettent pas de douter de leur aptitude à reconnaître l'existence d'une affection de ces organes spéciaux, qu'ils ne sont d'ailleurs pas destinés à soigner. Le médecin scolaire agit, sur ce point, à l'école comme dans sa clientèle

(1) Dr Lewis Williams et Dr Eder, Communications au IIIe Congrès international d'hygiène scolaire, Paris, 1910.

privée : après avoir reconnu que les dents, les yeux ou les oreilles sont atteints d'une affection réclamant des soins spéciaux, il invite le malade à aller voir le spécialiste, qui pourra porter un diagnostic plus précis et appliquer le traitement nécessaire. Nous partageons à ce sujet l'avis du Dr Dufestel : « Laisser au médecin inspecteur la liberté de provoquer l'avis du spécialiste nous paraît suffisant. Vouloir, comme cela a été fait dans certaines villes, demander à chaque spécialiste son avis sur tous les enfants nous semble une chose irréalisable. »

Les *infirmières scolaires* sont appelées à rendre des services. En Angleterre, le *school nursing* existe dans de très nombreuses écoles; ces *nurses* ne veillent pas seulement à la propreté des enfants, elles leur donnent aussi les soins élémentaires que nécessitent les affections bénignes, ou les soins d'urgence pour les cas plus graves; elles vont également au domicile des enfants malades pour veiller à ce que les soins réclamés par leur état leur soient régulièrement donnés, et elles fournissent aux parents toutes les indications dont ils peuvent avoir besoin.

A Paris, grâce à l'initiative de M. André Mesureur (1), il a été fait un essai heureux de *school nursing*. Le double rôle de ces infirmières, à l'école et hors l'école, peut ainsi se résumer :

« A l'école, il comporte l'inspection régulière, méthodique et fréquente des enfants au point de vue hygiénique, la démonstration pratique des soins de propreté, l'administration de soins immédiats en cas d'urgence et d'accidents subits, l'enseignement de l'hygiène en de courtes leçons par une personne distincte de l'institutrice.

« En un mot, l'infirmière vigilante et éclairée préparera et facilitera la tâche du médecin inspecteur en écartant la malpropreté.

« Hors l'école, l'infirmière suit l'enfant, le visite, le cas échéant, au domicile paternel; et là commence le rôle délicat et vraiment appréciable au point de vue social de la *vulgarisation de l'hygiène* et non, comme on le craint, « la socialisation de la médecine ». Vérifier le motif de l'absence d'un écolier, s'assurer de l'exécution des mesures prophylactiques en cas de contagion, faire l'instruction sanitaire de la mère, combattre les préjugés et erreurs populaires, déraciner la trop crédule confiance en des remèdes de « bonne femme », ce n'est pas de la médecine (qui est toujours éminemment curative), mais c'est bien là de la pure hygiène préventive. C'est préparer la venue du médecin; c'est au contraire provoquer son appel.

« A ces diverses formes d'activité technique, l'infirmière, ayant des connaissances précises sur l'organisation des moyens d'assistance à Paris, joindra un rôle de fée bienfaisante capable d'indiquer à la misère cachée, nécessiteuse et modeste, les moyens d'être secourue. »

(1) Voy. *Presse médicale*, 24 oct. 1908.

Enseignement de l'hygiène aux maîtres et aux élèves. — « Au médecin, dit le Dr Le Gendre, revient sans contestation possible l'enseignement de l'hygiène à l'école. » Cet enseignement doit être double et s'adresser, d'une part, aux maîtres, et, d'autre part, aux élèves et même à leurs parents.

L'*enseignement de l'hygiène aux maîtres* est fait dans les écoles normales, mais d'une façon superficielle et fort insuffisante.

Une tendance souvent constatée consiste à confondre hygiène et médecine, et bien des maîtres ont cru s'instruire en hygiène, alors qu'ils acquéraient seulement ces quelques notions de pathologie fantaisiste qu'on rencontre dans les livres soi-disant médicaux « à l'usage des familles ».

Cet écueil une fois signalé, c'est aux notions d'hygiène scolaire surtout que nous devons nous efforcer d'intéresser les maîtres : hygiène du bâtiment, du chauffage, de l'aération et aussi du mobilier; hygiène et éducation physiques, hygiène intellectuelle, prophylaxie, seront les points importants de ce programme d'éducation.

Il faudra aussi instruire les maîtres des règles d'hygiène qu'ils doivent s'imposer à eux-mêmes, s'ils veulent éviter les maladies professionnelles auxquelles ils sont particulièrement exposés, telles la tuberculose, les affections laryngées et les maladies du système nerveux; nous avons traité ce sujet spécial dans un précédent chapitre.

L'*instruction des enfants* devrait être à la fois pratique et théorique. Les exemples utiles recueillis à l'école, les précautions prises pour le chauffage, pour l'éclairage ou pour la ventilation des classes, les inspections de propreté, sont autant d'occasions de démontrer à l'enfant la place que l'hygiène doit occuper dans son existence journalière. A la cantine scolaire, il apprendra à s'alimenter d'une façon saine; aux bains-douches, il prendra des habitudes de propreté corporelle; aux séances de gymnastique, il comprendra la nécessité de ne pas négliger son développement physique.

Puis, dans de petites causeries ou conférences, adaptées à l'âge de l'écolier, le médecin scolaire pourrait exposer les principaux sujets d'hygiène : les méfaits de l'alcoolisme, le danger des maladies contagieuses, la nécessité de la propreté du logement et des vêtements. D'autres conférences pourront être faites aux parents, et plus particulièrement aux mères, sur les soins à donner aux enfants en cas de maladie, sur l'hygiène alimentaire, sur l'hygiène morale et intellectuelle.

Mais ce ne sont là que des indications : ces différents enseignements n'ont été réalisés aujourd'hui que d'une façon isolée; l'organisation nouvelle de l'inspection médicale des écoles tiendra sans doute compte de leur utilité, et il est à souhaiter que des programmes soient établis pour donner aux médecins scolaires des indications nécessaires à cet enseignement.

L'éducation sexuelle. — Il est peu de sujets d'hygiène scolaire qui aient donné lieu, durant ces dix dernières années, à une littérature plus abondante. Beaucoup de pédagogues et d'hygiénistes pensent en effet qu'un enseignement relatif aux organes et aux fonctions de la génération doit être donné dans les écoles publiques, et la façon dont doit être pratiqué cet enseignement a donné lieu à de nombreuses et intéressantes controverses. Si pareille instruction doit être donnée à l'école, — et nous ferons tout à l'heure des réserves sur ce point, — il nous paraît difficile de la confier à un autre éducateur qu'au médecin scolaire lui-même. C'est pourquoi nous avons placé ce rapide aperçu de la question à la fin du présent chapitre (1).

Nous devons constater de suite que le programme de cet enseignement paraît bien difficile et délicat à préciser : si, jusqu'ici, il a été dépensé beaucoup d'éloquence pour soutenir la nécessité de l'éducation sexuelle, les auteurs de ces exposés très littéraires paraissent éprouver un certain embarras quand il s'agit de fixer le plan des leçons destinées à l'enseignement en commun. Les premiers éléments du sujet, ou, si l'on préfère, les bases de cette éducation sont, pour tous les auteurs, l'objet de développements faciles : on expose aux enfants la fécondation des fleurs, le développement du poulet dans l'œuf, la distinction entre les ovipares et les vivipares... Mais de là à préciser l'acte fécondateur chez l'homme, il y a une distance considérable !

Dans certains pays étrangers, en Suède notamment, l'enseignement sexuel est fait dans les cours supérieurs. Il existe des manuels illustrés et des planches murales destinées à faciliter cet enseignement. Nous reproduisons (fig. 358 et 359) deux figures qui montreront dans quel sens général sont faites ces leçons ; elles sont empruntées au *Manuel populaire d'hygiène féminine*, du Dr Karolina Widerström.

Pour être admissible, cet enseignement ne peut être fait que d'une façon purement scientifique ; mais il ne nous paraît plus être en rapport avec l'âge de ceux auxquels il s'adresse ; et, si un tel enseignement est possible dans les pays du Nord, il nous semble difficile à faire accepter chez nous ; son premier résultat ne serait-il pas de diriger l'esprit des enfants dans un sens tout opposé à celui où l'éducateur voudrait le conduire : au lieu d'aboutir à la sincérité et à la simplicité des sentiments, on n'arriverait souvent qu'à exagérer la curiosité.

(1) Parmi les publications récentes relatives à l'*éducation sexuelle*, nous citerons : *Congrès international d'hygiène scolaire*, Paris, 1910. Communications ou rapports de MM. Chotzen (de Breslau), Doléris (de Paris), Flachs (de Dresde), Andrade (de Mexico), et de Mlle Camaria (de Buenos-Ayres). — Dr L. Mathé, L'enseignement de l'hygiène sexuelle à l'école, Paris, 1912. — *L'Hygiène scolaire*, n° 25, conférence du Dr Mathieu ; n° 29, conférence de Mme Leroy-Allais ; n° 43, conférence du Dr Jablonski.

de ceux qui sont encore incomplètement renseignés et la malicieuse ironie de ceux qui n'ont plus rien à apprendre.

Selon l'expression de Cruchet, il est « exorbitant » de vouloir pousser la réforme jusqu'à « enseigner avec détail aux enfants l'acte copulateur en lui-même et toutes ses conséquences ».

Le Dr Toulouse exposait naguère, dans son livre, *Comment former un esprit*, un plan assez complet d'instruction sexuelle. Il y donnait tous les enseignements théoriques relatifs aux organes et à la fonction de la génération, sans oublier de parler du plaisir et surtout des dangers qu'entraîne l'exercice de ces fonctions. Mais, après cet exposé très didactique, il condamnait lui-même en un autre chapitre de son ouvrage tout enseignement qui ne serait que théorique : « On se contente d'affirmer les vérités, dit-il, et de décrire de loin,

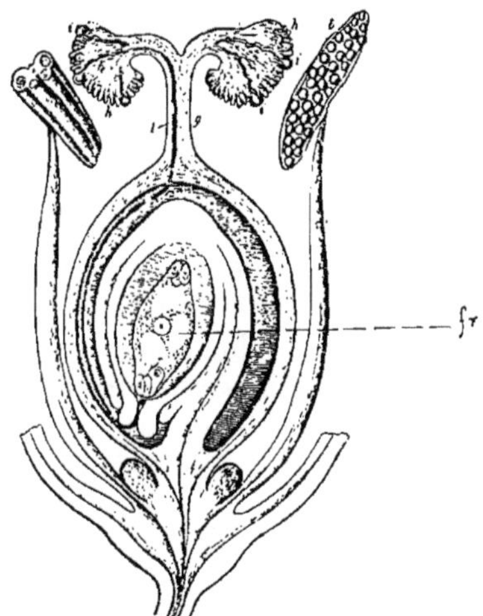

Fig. 358. — Coupe verticale des organes reproducteurs d'une plante.

b, étamine ; *i*, grains de pollen ; *h*, pistil ; *l*, tube pollinique ; *fr*, embryon (d'après K. Widerström).

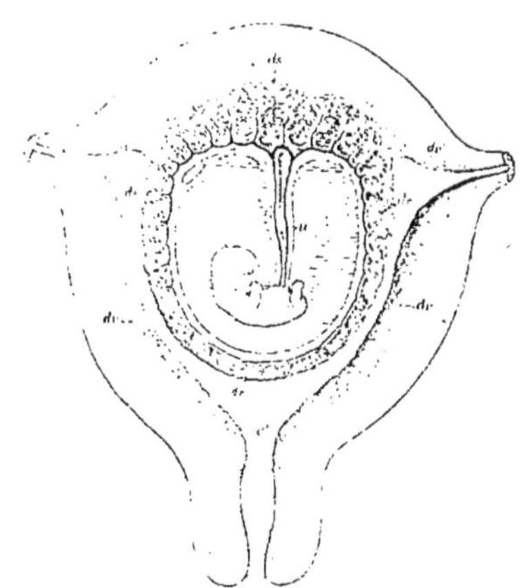

Fig. 359. — Utérus à la fin du deuxième mois de la grossesse.

u, cordon ombilical ; *ds*, placenta ; *dr*, villosités choriales ; *du*, muqueuse utérine ; *c'*, bouchon muqueux (d'après K. Widerström).

avec les mots, les faits qui les supportent. Ainsi partout on indique aux élèves comment on fait le pain. Des livres abondamment illustrés, des tableaux muraux donnent même, sur cette opération, des images plus ou moins approchées. Mais quel est le professeur qui descendrait de sa chaire et dirait : Mes enfants, nous allons chez le boulanger d'en face lui demander de nous montrer son pétrin et son four ! Ne pensez-vous pas que ce serait là un bon exemple d'observation et une excellente discipline à imposer à de jeunes cerveaux ? »

A cette question, nous serions fort tentés de répondre avec le Dr Romme : « Certainement, je le pense. Et c'est précisément parce qu'il me paraît impossible d'illustrer par une leçon de choses l'enseignement théorique de la physiologie sexuelle que ledit enseignement, fait aux enfants me semble destiné à être donné en pure perte (1). »

A notre sens, le problème ne doit pas être posé de cette façon. L'éducation sexuelle n'est pas, de toute évidence, affaire d'enseignement théorique. Et à vouloir pousser cette éducation trop loin, on ferait une besogne inutile, sinon mauvaise ; mais de là à laisser les enfants dans une ignorance absurde, il y a un pas énorme à franchir. Rien n'est plus stupide que les mensonges par lesquels trop de parents cherchent à satisfaire la curiosité naturelle des enfants : pourquoi ces inventions de choux renfermant le petit frère ou de carton à chapeau dans lequel on apporte la petite sœur ? Bien des enfants, déjà avertis, font de ces explications le cas qu'elles méritent en s'en riant dans le dos de leurs parents.

C'est donc à indiquer aux enfants ce qu'ils ne doivent et ne peuvent pas ignorer que l'éducation sexuelle doit se limiter; et il nous paraît superflu de rechercher les moyens d'enseigner en quoi consistent des actes ou des fonctions que l'instinct seul suffira à révéler au moment opportun.

Aux questions des enfants relatives aux choses de la génération, il ne faut donc pas répondre d'une façon niaise ou énigmatique ; si l'enfant est trop jeune pour comprendre, qu'on lui donne une explication générale, ou qu'on lui dise : « Tu sauras quand tu seras plus grand »; mais s'il est assez grand pour savoir, qu'on n'hésite pas à le renseigner, en termes mesurés, mais suffisants pour satisfaire sa curiosité. Surtout quand il s'agit d'une jeune fille, « il n'est pas nécessaire, dit Mme Leroy-Allais, de mettre les points sur les *i*; nous savons bien, et nous nous en félicitons, que le mariage réserve à la jeune fille de sérieuses découvertes ; laissons-la donc autant que possible interpréter les faits au gré de sa nature : le tout est que sa curiosité soit momentanément et normalement satisfaite ».

Ces quelques réflexions nous dispensent d'entrer dans de longs détails sur la façon dont peut être comprise, à notre avis, la question de l'éducation sexuelle :

A la base de cette éducation, nous placerons la simple leçon en commun d'histoire naturelle, enseignée dans un sens assez large pour permettre aux enfants des comparaisons ou des déductions faciles.

« Cet enseignement doit être fait, non sur le ton d'une ennuyeuse pédagogie, mais avec l'air intéressé que l'on prend pour raconter de belles histoires ; et, en vérité, il n'y en a pas de plus magnifiques, de plus passionnantes que celles de la nature » (Mme Leroy-Allais). La botanique et la zoologie fourniront de multiples occasions de parler de la génération, avec beaucoup de liberté, sans inutiles réti-

(1) R. Romme, L'éducation sexuelle de l'enfant (*Presse médicale*, 9 mai 1908).

cences, et de telle sorte que l'intelligence de l'enfant soit ouverte à le compréhension des mêmes phénomènes, dans tous les règnes de la nature, et chez l'homme lui-même.

Chez les enfants élevés à la campagne, où le spectacle de la vie s'étale librement à leurs yeux, cette compréhension ne suppose guère d'enseignement théorique préalable. Si ce dernier s'impose à la ville, c'est que, dans ce milieu, les choses de la génération se présentent d'abord sous les apparences du vice ou de la débauche.

Mais, après cette sorte de préparation ou de préface à l'éducation sexuelle, ce n'est plus en commun que l'enseignement peut être poursuivi, si toutefois l'on juge cet enseignement nécessaire. Ce ne peut être que dans les entretiens particuliers, provoqués par une question de l'enfant ou suscités par une circonstance spéciale, que les parents, le médecin ou le maître pourront aborder ce sujet. Évidemment le père ou la mère seront les meilleurs éducateurs à ce point de vue : ils connaissent mieux que quiconque le caractère de l'enfant, qu'il faut savoir ne pas froisser ni inquiéter dans ces conversations intimes. Il faut lire les pages dans lesquelles Mme Leroy-Allais (1) raconte avec autant de charme que de délicatesse la façon dont elle résolut ce problème avec ses propres enfants, pour être convaincu que l'enseignement familial est la seule solution de ce délicat problème.

Pour les enfants dont les parents sont inaptes à remplir ce rôle d'éducateurs, la maîtresse ou le médecin pourront les suppléer : mais ces enfants du peuple sont le plus souvent prévenus par les fréquentations de la rue ou par le spectacle imposé par les promiscuités des logement ouvriers; et pour eux ce n'est guère l'éducation sexuelle qu'il s'agit d'entreprendre, mais plutôt la correction de l'esprit d'immoralité avec lequel ils envisagent tout ce qui concerne les fonctions de reproduction: c'est à eux que devraient être réservés l'enseignement et la morale de l'hygiène sexuelle.

Dans une toute récente et très intéressante conférence, le Dr Jablonski (de Poitiers) défendait ce même principe de l'éducation familiale, ou tout au moins particulière, pour ce qui concerne les choses de la génération (2) : « Dans certaines écoles de l'étranger, disait-il, on donne aux enfants de quatorze à quinze ans une instruction sexuelle intégrale, avec planches représentant les organes du mâle et de la femelle, etc. Je ne suis pas partisan de ce système. Notre caractère et nos habitudes s'opposent, à mon avis, à ces exhibitions scientifiques, qui passeraient certainement chez nous pour immorales, mais qui semblent toutes naturelles chez les nations plus policées que la nôtre.

(1) Mme Leroy-Allais, Faut-il instruire les jeunes filles de la question sexuelle ? (*L'Hygiène scolaire*, n° 29, janv. 1910).

(2) Dr Jablonski, De l'éducation sexuelle (*L'Hygiène scolaire*, n° 43, juillet 1913).

« Ceci revient à dire que je n'approuve pas l'éducation sexuelle donnée *en commun*. Cependant je crois avantageux d'amener l'enfant par un enseignement scolaire méthodique basé sur l'étude de la botanique et de la zoologie à se former une idée, — en vertu du raisonnement par analogie qu'il se fera lui-même, — de la propagation de l'espèce humaine, et à penser aux phénomènes de la reproduction sans qu'il s'y mêle aucune sensualité... L'enseignement sexuel doit être complété quand arrive l'âge de la puberté, c'est-à-dire entre treize et quinze ans, aussi bien pour les jeunes gens que pour les jeunes filles; mais ce complément d'éducation ne peut être donné que dans des *conditions particulières.* »

Et le Dr Jablonski conclut que, pour cet enseignement particulier, la mère reste le *maître idéal;* à son défaut, il peut être confié au médecin de famille. C'est dans les mêmes « conditions particulières » que le médecin scolaire peut être appelé à intervenir. Mais nous croyons que son rôle peut plutôt s'affirmer à l'occasion de l'*enseignement de l'hygiène sexuelle*, qui, elle, peut être enseignée dans des leçons faites en commun aux adolescents des deux sexes.

L'enseignement de l'hygiène sexuelle. — Nous rappellerons seulement ici la nécessité d'apprendre aux enfants les soins d'élémentaire propreté qu'ils ignorent trop souvent, et que leurs familles, il faut bien le dire, sont les premières à négliger; nous avons eu déjà l'occasion d'insister sur ce sujet en étudiant l'hygiène des internats et des écoles primaires : une instruction théorique ne serait guère efficace en cette matière ; et c'est à l'occasion des soins corporels donnés à l'école même que l'éducation des enfants sera faite de la meilleure façon, s'ils n'ont pas acquis dans leur famille les habitudes de nécessaire propreté; l'usage des bains-douches est le meilleur moyen de montrer aux enfants la façon dont ils doivent se laver et de leur inspirer le goût de la propreté corporelle. Nous insistons à nouveau sur l'utilité primordiale de ces installations.

Nous voulons surtout attirer l'attention sur le rôle que peut et que doit jouer le médecin scolaire, auprès des jeunes gens et des jeunes filles qui se préparent à entrer dans la vie. Ne pas prévenir ces adolescents des risques qu'ils vont courir, c'est les laisser aller au-devant des pires accidents de santé. On a trop dit et trop écrit sur ce sujet pour que nous y insistions longuement (1). « Cent escholiers ont pris la vérole, avant que d'être arrivés à leur leçon d'Aristote!... » avait déjà dit Montaigne.

C'est à la fin des études scolaires, quand les jeunes gens ont dépassé seize ou dix-sept ans, que cet enseignement préventif s'impose; dans les établissements d'enseignement secondaire, c'est au cours de la dernière année d'études que le médecin scolaire, en quelques causeries faites sur le ton de l'intimité, pourrait exposer aux grands élèves ce qu'ils doivent connaître des maladies vénériennes, de leurs complications, de leurs dangers. Les élèves de l'enseignement primaire quittent trop jeunes l'école pour qu'on puisse leur adresser de semblables leçons : nous croyons que, dans les œuvres post-scolaires, il serait facile de faire une place à quelques conférences d'hygiène et de prophylaxie sexuelles.

On a cité trop d'exemples de malheureuses jeunes filles contaminées, sans qu'elles aient soupçonné le danger auquel elles s'étaient exposées, pour ne pas souhaiter de les voir instruites des risques qui les menacent ; qu'il s'agisse de jeunes filles du peuple ou de celles qui appartiennent à la bourgeoisie, un tel enseignement n'aura que trop souvent son utilité ! Combien ont été frappées par la maladie, qui « auraient été épargnées si on avait veillé sur elles, ou si elles-mêmes avaient su se défendre » (Mme Leroy-Allais).

Si la mère de famille n'accepte pas d'éduquer ses enfants à ce point de vue, c'est au médecin que revient ce rôle : il serait utile qu'il y soit quelque peu préparé, car c'est un enseignement qui doit être donné de façon assez délicate pour ne pas froisser les sentiments des jeunes gens, et qui doit être assez persuasif pour que son action soit vraiment bienfaisante.

(1) En plus des travaux cités précédemment, on pourra consulter :
Fournier, Pour nos fils quand ils auront dix-huit ans. — Malapert, Conseils aux jeunes gens. — Good, Hygiène et morale.

DOCUMENTS RELATIFS A L'INSPECTION MÉDICALE DES ÉCOLES DE LA VILLE DE PARIS

HISTORIQUE

Le document officiel, le premier en date, qui fasse mention de l'inspection médicale des écoles est le « Projet de décret sur l'éducation nationale », présenté à la Convention nationale au nom de la Commission d'Instruction publique par Sieyès, Daunou, Lakanal (8 messidor, an 1, — 26 juin 1813).

L'article 27 de ce projet est ainsi conçu :

Art. 27. — Un officier de santé du district est chargé par le bureau d'instruction de visiter dans les quatre saisons de l'année toutes les écoles nationales du district.

Il examine et conseille les exercices gymnastiques les plus convenables.

Il examine les enfants et indique en général et en particulier les règles les plus propres à fortifier leur santé.

La loi du 28 juin 1833 sur l'Instruction primaire donna (art. 21) au Comité communal de surveillance des écoles mission de veiller à la salubrité des écoles publiques ou privées de la commune.

En application de cette prescription, le Comité central d'instruction primaire de la Ville de Paris attachait, le 16 avril 1836, un médecin à chaque école communale de garçons.

« Le médecin visitera au moins deux fois par mois l'école soumise à son inspection ; il constatera l'état de la santé des élèves et de la salubrité des écoles, consignera sur le registre d'inspection le résultat de sa visite et en fera chaque mois rapport au comité local. »

Le 26 novembre de la même année, le Comité central décidait que le Comité local de chaque arrondissement devait faire choix d'un ou plusieurs dentistes chargés de visiter au moins une fois par trimestre les écoles communales du ressort.

Les Comités d'instruction primaire supprimés par la loi de 1850, il ne subsista plus aucune prescription légale réglant le service de l'inspection médicale des écoles. En 1855, le décret organique du 21 mars l'établit *pour les salles d'asile* :

« Art. 16. — Un ou plusieurs médecins nommés par le maire visitent au moins une fois par semaine les salles d'asile publiques. Chaque médecin inscrit ses observations et ses prescriptions sur un registre particulier. »

Un fait capital dans l'historique de l'inspection médicale des écoles est l'envoi de la circulaire suivante :

CIRCULAIRE RELATIVE A L'INSPECTION MÉDICALE DES ÉCOLES.

(14 Novembre 1879).

Monsieur le Préfet,

Mon attention a été appelée à plusieurs reprises sur l'utilité qu'il y aurait à organiser dans tous les départements un service de médecins inspecteurs des écoles publiques.

L'inspection primaire a sans doute le devoir de veiller à ce que les locaux scolaires soient établis dans des conditions satisfaisantes d'hygiène et de salubrité, mais les inspecteurs, quels que soient d'ailleurs leur zèle et leur vigilance, ne possèdent en général que des connaissances médicales imparfaites, et certaines circonstances susceptibles d'influer sur la santé de la population enfantine peuvent leur échapper. Il m'a donc paru qu'il y a là une lacune à combler, et j'ai cherché les moyens de remédier à cet état de choses, qui ne peut se prolonger sans inconvénient.

Le service médical des écoles primaires pourrait être organisé sur les bases suivantes :

Il y aurait, dans chaque canton, un ou plusieurs médecins chargés de visiter, dans leurs tournées de clientèle, les écoles publiques au double point de vue de la salubrité des bâtiments et de l'état sanitaire des élèves. Ils auraient pour mission de veiller à ce que les conditions hygiéniques soient exactement remplies, d'adresser aux maîtres et aux familles les conseils opportuns et de fournir, à l'occasion, des renseignements utiles à l'administration.

Ce service d'inspection médicale, que je désire voir fonctionner dans toute la France, existe déjà dans quelques grandes villes, et en particulier à Paris, où il donne d'excellents résultats : enfin, en ce qui concerne les salles d'asile, l'article 16 du décret du 21 mars 1855 prescrit la visite hebdomadaire d'un ou plusieurs médecins nommés par le maire.

Je me plais à penser que ce projet ne rencontrera, dans l'application, aucune difficulté sérieuse. Les hommes de bonne volonté ne manqueront certainement pas, pour remplir ces fonctions de haute confiance pour lesquelles une légère rétribution pourrait au besoin être votée par les communes intéressées. Je ne doute pas, monsieur le Préfet, qu'en faisant appel au dévouement du corps médical, toujours prêt, chez nous, à servir la chose publique, vous ne trouviez, dans votre département, le nombre de médecins nécessaires à l'organisation d'un service qui est digne de toute votre sollicitude.

Vous voudrez bien m'accuser réception de la présente circulaire et me faire connaître les mesures que vous aurez cru devoir prendre pour en assurer l'exécution.

Recevez, etc.

Le Ministre de l'Instruction Publique et des Beaux-Arts,

Jules FERRY

ORGANISATION ACTUELLE DU CONCOURS POUR LE RECRUTEMENT DES MÉDECINS-INSPECTEURS DES ECOLES DE LA VILLE DE PARIS.

(*Arrêté préfectoral du 15 avril 1910.*)

Les Médecins-Inspecteurs des Écoles de la Ville de Paris sont nommés par le Préfet de la Seine après un concours organisé dans les conditions ci-après indiquées :

I. — *ORGANISATION DU CONCOURS.*

Conditions à exiger des candidats. — Les candidats doivent réunir les conditions suivantes :

1° Etre de nationalité française et pourvus du diplôme de Docteur en médecine délivré par une des Facultés de l'État ;

2° Avoir un minimum d'âge de trente-deux ans au 1er juillet de l'année du concours et cinq années de pratique professionnelle.

Exceptionnellement, les anciens internes des hôpitaux de Paris ayant accompli leurs quatre années d'internat et exerçant la médecine depuis deux ans pourront prendre part au concours.

La liste des candidats admis à concourir sera arrêtée par le Préfet de la Seine.

Formalités d'inscription.

Les sessions ont lieu à des époques indéterminées et suivant les besoins du service. L'ouverture en est annoncée par voie d'affiches, un mois au moins avant la date du concours.

Dans les délais fixés par le Préfet de la Seine, les inscriptions sont reçues tous les jours non fériés, de 9 heures à 11 heures et de 2 heures à 4 heures, à la Préfecture de la Seine (annexe de la Direction de l'Enseignement primaire, Service des Examens, 3, rue Mabillon, Paris, VIe arrondissement).

Les candidats doivent produire les cinq pièces énumérées ci-après, savoir :

1° Une demande d'inscription, sur papier timbré à 0 fr. 60. Cette demande devra être accompagnée d'un *bulletin* d'inscription établi par le candidat sur la formule imprimée jointe au présent programme ;

2° Leur acte de naissance, sur papier timbré ;

3° Une pièce authentique établissant la nationalité française (livret militaire, carte d'électeur, certificat de nationalité, etc...) ;

4° Leur diplôme de docteur en médecine (délivré par une des Facultés de l'État) ;

5° Pièce justificative de cinq ans, au moins, de pratique professionnelle (deux ans seulement pour les anciens internes des hôpitaux de Paris en situation d'établir qu'ils ont accompli leur quatre années d'internat).

Les candidats qui auraient à faire valoir des Services médicaux publics antérieurs devront en justifier.

Il sera délivré récépissé de la déclaration de candidature et de la production des pièces réglementaires. Les pièces nos 1 et 5 seront conservées par l'administration.

II. — *ÉPREUVES DU CONCOURS.*

Le Concours comprend deux séries d'épreuves, portant sur les matières indiquées dans le programme reproduit ci-dessous, § V.

1° Épreuve d'admissibilité.

Cette épreuve est éliminatoire. Elle consiste dans une composition écrite qui comprend deux sujets :

a. Un sujet de médecine infantile (cote : 15 points) ;

b. Un sujet d'hygiène scolaire ou de pédagogie physiologique (cote : 15 points).

Les compositions, mises sous pli cacheté par les candidats eux-mêmes, à l'issue de la séance, sont recueillies par le secrétaire du jury, qui les conserve jusqu'au jour où le tirage au sort désigne l'ordre d'appel des candidats, ceux-ci devant en donner eux-mêmes lecture *publique* ; les points sont affichés après chaque séance de lecture.

Seront seuls admis à prendre part aux épreuves définitives les candidats ayant obtenu 18 points au moins pour cette première épreuve.

2° Épreuve définitive.

a. Examen d'une école ; examen d'une classe ; examen collectif ou individuel des enfants (fiche scolaire) et rapport sur cet examen (cote : 30 points) ;

b. Exposé de quinze minutes sur un sujet d'hygiène à l'usage des écoliers, après quinze minutes de préparation (cote : 20 points).

Cette dernière épreuve est publique.

III. — COMPOSITION DU JURY.

Le jury se compose de six docteurs en médecine désignés par le Préfet de la Seine, dont quatre choisis parmi les médecins-inspecteurs des écoles de la Ville de Paris comptant au moins six années de service.

Deux médecins-inspecteurs comptant le même nombre d'années de service sont en outre nommés par le Préfet à titre de jurés supplémentaires.

Le Président de la Commission est désigné par le Préfet ; il a voix prépondérante.

Un fonctionnaire de l'Administration exerce les fonctions de secrétaire du jury. Il n'a pas voix délibérative.

La Commission pourra se diviser en deux sous-commissions de trois membres chacune.

IV. — CLASSEMENT DES CANDIDATS.

A la fin du concours, le jury classe les candidats suivant le nombre de points obtenus par chacun d'eux.

Dans le cas où deux candidats seraient classés *ex æquo*, le jury se base, pour donner la priorité, sur les services rendus par eux antérieurement et sur leurs titres scientifiques.

Les candidats admis définitivement sont appelés à choisir leur circonscription d'inspection suivant l'ordre de classement.

V. — PROGRAMME DU CONCOURS.

(Ce programme a été reproduit au chapitre « *Inspection médicale des Écoles* », p. 750).

RÈGLEMENT DE L'INSPECTION MÉDICALE DES ÉCOLES DE LA VILLE DE PARIS.

ÉCOLES PUBLIQUES.

Inspection des Écoles. — ARTICLE PREMIER. — Chaque médecin-inspecteur, à son entrée en fonctions, remet au maire de l'arrondissement une note indiquant son domicile et ses jours et heures de visite dans les écoles dont il a la surveillance.

Ces renseignements sont transmis par le maire aux établissements publics compris dans la circonscription du médecin-inspecteur qui, en cas de changement de domicile, doit en donner immédiatement avis à la Direction de l'Enseignement primaire et au maire chargé d'en informer les établissements intéressés.

ART. 2. — Un registre spécial est mis, dans chaque école publique, à la disposition du médecin-inspecteur pour y consigner les résultats de ses inspections.

Le Directeur de l'établissement inscrit en tête de ce registre le nom du médecin-inspecteur, son domicile, les jours et heures de visite à l'école.

Le registre de l'inspection médicale est constamment tenu à la disposition des autorités préposées à la surveillance des écoles qui peuvent en demander communication à chacune de leurs visites.

Visites périodiques. — ART. 3. — Toute école publique doit recevoir hebdomadairement la visite du médecin-inspecteur au jour et à l'heure qu'il a fixés.

Le médecin-inspecteur doit, en outre, procéder à des visites supplémentaires dans les établissements de sa circonscription, toutes les fois qu'il en est requis par le Directeur de l'Enseignement, ainsi qu'en cas d'épidémie et lorsqu'il le juge lui-même nécessaire.

Toutes les opérations de l'inspection médicale s'accomplissent exclusivement à l'école même.

ART. 4. — A son arrivée dans chaque école publique, le médecin-inspecteur commence par procéder à un examen des locaux (vestibules, préaux couverts, cours de récréation, cabinets d'aisances, urinoirs, lavabos, escaliers, couloirs, classes, etc...).

Il est accompagné dans cette visite par le directeur (ou la directrice) qui lui donne tous renseignements utiles et auquel il présente les observations ou les recommandations que peut lui suggérer l'état des locaux.

Il visite ensuite la cantine scolaire, s'assure de la qualité des aliments et de leur mode de préparation.

Prophylaxie des maladies transmissibles. — Inspection collective des enfants. — ART. 5. — Le médecin-inspecteur procède à l'examen des enfants, notamment de ceux qui lui sont signalés par le directeur (ou la directrice) comme présentant des symptômes d'indisposition. Au cours de sa visite dans les classes, il désigne ceux qu'il désire examiner plus particulièrement et qui sont conduits dans un cabinet spécial, élèves suspects, malpropres, signalés.

Les enfants réadmis dans les conditions stipulées à l'article 10 et ceux qui demandent leur réadmission après une absence pour cause de maladie lui sont aussi présentés.

ART. 6. — Après avoir terminé sa visite, le médecin-inspecteur consigne sur le registre spécial à ce destiné le résultat de ses constatations.

Il répond aux diverses questions formulées dans ce registre au sujet de l'état de propreté des locaux et des élèves.

Il inscrit ensuite dans les colonnes *ad hoc* les noms des enfants chez lesquels il a reconnu des symptômes d'indisposition assez graves pour motiver le renvoi de ces enfants dans leur famille. En indiquant la nature de l'indisposition, il a soin de faire connaître si elle est contagieuse.

Le directeur (ou la directrice) fait mention sur le registre des enfants absents pour cause de maladie, au moment de la visite médicale, et note les maladies qui paraissent dominer parmi ces enfants.

Si le médecin n'a à signaler aucun fait digne de remarque, il appose simplement sa signature sur le registre.

Art. 7. — Si, au cours d'une de ses visites, le médecin-inspecteur constate l'existence chez un enfant d'une affection de la bouche, des yeux, des oreilles ou du cuir chevelu, ou, par suite d'un état de santé général, la nécessité d'une surveillance ou de soins particuliers, il remet à cet enfant un bulletin dont le modèle est annexé et qui est destiné à la famille. Il doit toujours s'abstenir de toute autre intervention qui est du ressort du médecin traitant.

Éviction des enfants. — Réadmission. — Art. 8. — Les enfants chez lesquels le médecin-inspecteur a reconnu les symptômes d'une affection contagieuse sont immédiatement renvoyés chez leurs parents avec une lettre d'avis, sous pli cacheté, indiquant le motif de ce renvoi.

Cette lettre, qui portera la mention du jour de visite du médecin à l'école, fera connaître les conditions de réadmission.

Art. 9. — Chaque directeur (ou directrice) doit avoir en sa possession une liste des maladies présentant un caractère contagieux. Dans cette liste sont spécifiés les premiers symptômes de ces maladies. Si, dans l'intervalle des visites du médecin-inspecteur, un enfant se trouve indisposé pendant son séjour à l'école, le maître (ou la maîtresse) de la classe en donne immédiatement avis au directeur (ou à la directrice).

Après avoir examiné et interrogé l'enfant, le directeur (ou la directrice), s'il croit reconnaître quelque symptôme d'une maladie contagieuse, renvoie l'enfant chez ses parents, en faisant connaître le motif du renvoi par une lettre semblable à celle dont il est question dans l'article précédent.

Art. 10. — La réadmission des enfants à l'école après une absence pour cause de maladie, que cette absence ait été provoquée par le médecin inspecteur ou le directeur (ou la directrice), ou bien qu'elle se soit produite en dehors de leur intervention, doit avoir lieu dans les conditions suivantes :

1° Après une absence de trois à cinq jours de classe consécutifs, l'élève peut être admis, sauf s'il y a présomption qu'il ait été atteint d'une maladie contagieuse ;

2° Après une absence de plus de cinq jours de classe consécutifs, l'élève ne peut être admis que sur autorisation du médecin-inspecteur.

Examen individuel des enfants. — Art. 11. — Le médecin-inspecteur procède à l'examen individuel des enfants au moment de leur admission à l'école primaire.

Cet examen a pour but de rechercher, pour en combattre ou en atténuer les effets, les causes personnelles qui peuvent nuire au développement physique et intellectuel de l'enfant.

Il doit être effectué dans les trois mois de la rentrée des classes et renouvelé, en ce qui concerne les suspects, avant la fin de l'année scolaire.

Tout enfant admis pour la première fois à l'école primaire dans le courant de l'année doit être examiné dans le mois qui suit son entrée.

Art. 12. — L'examen porte sur la constitution générale, les facultés sensorielles, la dentition, le cuir chevelu et les infirmités apparentes.

Il est complété par diverses mensurations, en particulier celles de la taille, du poids, et, facultativement, du périmètre thoracique, auxquelles il est procédé deux fois par an.

Les deux premières de ces mensurations peuvent être pratiquées par l'instituteur (ou l'institutrice) sous la direction du médecin-inspecteur.

Fiche sanitaire individuelle. — ART. 13. — Les résultats de l'examen individuel des enfants sont consignés sur une fiche spéciale qui constitue le casier sanitaire de l'élève.

Cette fiche contient le relevé de toutes les maladies épidémiques ou contagieuses survenues pendant la période scolaire et, si possible, de celles contractées avant cette époque même.

Elle est conservée sous clef à l'école, avec toutes les obligations du secret professionnel, à la disposition exclusive du médecin-inspecteur, qui ne peut s'en dessaisir ni en donner communication, si ce n'est aux parents.

Lorsqu'un élève vient à quitter une école pour entrer dans une autre, la fiche sanitaire est transmise au médecin-inspecteur de la circonscription à laquelle appartient la nouvelle école.

Cette transmission s'opère par l'intermédiaire de l'Administration et sous pli cacheté.

ART. 14. — Les données fournies par l'examen individuel, ainsi que les observations recueillies au cours des visites hebdomadaires, permettent au médecin-inspecteur :

1° D'appeler l'attention des maîtres (ou des maîtresses) sur les attitudes prises par les élèves et de leur donner des renseignements sur les places à attribuer aux enfants dont les facultés sensorielles sont amoindries (anormaux physiologiques) ;

2° D'indiquer au directeur (ou à la directrice) et, par son entremise, aux parents, les enfants dont la constitution générale est faible ou défectueuse (anormaux organiques) ;

3° De donner son avis sur les enfants qui lui sont signalés par le directeur (ou par la directrice) comme arriérés (anormaux pédagogiques) ;

4° De dresser la liste des enfants qui lui semblent devoir être proposés pour un séjour dans les colonies scolaires.

Revaccination. — ART. 15. — Chaque année, il est procédé par le médecin-inspecteur à la revaccination des enfants des écoles publiques dans leur onzième année qui n'ont pas été revaccinés par les soins de leur famille.

Le médecin-inspecteur constate dans les délais voulus les résultats de cette revaccination.

Établissement des certificats. — ART. 16. — Le médecin établit, lorsqu'il lui est demandé, le certificat de revaccination pour les enfants sur lesquels il a effectué cette opération.

Il délivre également à l'école, à titre gratuit, le certificat d'aptitude physique prévu par la loi du 2 novembre 1892 (art. 2).

Rapports. — ART. 17. — Le médecin-inspecteur adresse, pour chaque mois, avant le 5 du mois suivant :

A la Direction de l'Enseignement, par l'intermédiaire du maire de l'arrondissement pour les écoles primaires élémentaires et les écoles maternelles ; directement, pour les écoles primaires supérieures et professionnelles, un rapport sur la situation hygiénique et sanitaire de l'école. Ce rapport signale les causes d'insalubrité ou d'incommodité pouvant résulter du voisinage.

Le rapport de janvier indique, en outre, les résultats de la revaccination ;

Celui de mars relate de façon détaillée les résultats généraux de l'examen individuel des enfants et les modifications dont lui paraissent susceptibles les locaux et le mobilier ;

Celui de juillet contient un résumé des faits importants observés en cours

MODÈLE DE LA FICHE SANITAIRE DES ÉCOLES DE LA VILLE DE PARIS

Nom.. Prénoms..

née à.. le.. 191......

demeurant..

VILLE DE PARIS

.....e arrondissement .....e circonscription

FICHE SANITAIRE

École Communale de filles

Rue.. N°..........

M. le Dr.. Médecin-Inspecteur

Nota. — Cette fiche ne doit, sous aucun prétexte, être confiée à une personne autre que le Médecin-Inspecteur de l'École.

Elle sera remise, sous pli fermé, à la famille, lorsque l'enfant ne fréquentera plus l'école.

Examen d'entrée à l'École, le..........

Maladies antérieures à l'entrée à l'École : Rougeole......, scarlatine......

varicelle......, coqueluche......, diphtérie......, oreillons......,

fièvre typhoïde......, bronchite......, affections diverses......,

État général ....

Peau ....

Cuir chevelu ....

Bouche et dentition ....

Système lymphatique et ganglions ....

Rhino-Pharynx .... Amygdales..........

Végétations adénoïdes..........

Squelette et articulations ....

Colonne vertébrale ....

Poumons { Droit..........
Gauche..........

Cœur ....

Système nerveux ....

État intellectuel ....

Acuité auditive

Oreilles .... O. D.......... O. G..........

Acuité visuelle

Yeux .... O. D.......... O. G. ....

Observations et Mesures à prendre { ....
....
....

VACCINATION

Vaccinée le ....

Revaccinée (1) *le*
.... *avec succès* (vaccine franche, atténuée ou modifiée) *ou sans succès.*
.... *avec succès* (vaccine franche, atténuée ou modifiée) *ou sans succès.*
.... *avec succès* (vaccine franche, atténuée ou modifiée) *ou sans succès.*

(1) **Article 9 du Décret du 27 juillet 1903 :** Dans le cas d'insuccès, la vaccination doit être renouvelée une deuxième et au besoin une troisième fois, le plus tôt possible, et, au plus tard, à la prochaine séance de vaccination.

RÉPUBLIQUE FRANÇAISE

LIBERTÉ, ÉGALITÉ, FRATERNITÉ

PRÉFECTURE DE LA SEINE

VILLE DE PARIS

CERTIFICAT DE REVACCINATION

Le Médecin-Inspecteur des Écoles, soussigné, certifie que l'élève ....
née le .... *à* .... (*département de* ....), *demeurant à Paris* .... *a satisfait aux prescriptions de la loi du 15 février 1902* (*art. 6*).

Paris, *le* 191

Le Médecin-Inspecteur des Écoles,

Nota. — Le présent certificat ne sera délivré qu'en cas de succès ou après trois revaccinations.

EXAMENS ULTÉRIEURS

Développement intellectuel :

YEUX

DATE	2e EXAMEN Acuité visuelle		DATE	3e EXAMEN Acuité visuelle	
	O. D.	O. G.		O. D.	O. G.

ANNÉES	DATES	RÉSULTATS DE L'EXAMEN	MALADIES	OBSERVATIONS
8e				
9e				
10e				
11e				
12e				
13e				
14e				

TAILLE

centim.	7e année	8e année	9e année	10e année	11e année	12e année	13e année	14e année
155								
150								
145								
140								
135								
130								
125								
120								
115								
110								
105								
100								
95								

POIDS

kilog.	7e année	8e année	9e année	10e année	11e année	12e année	13e année	14e année
45								
44								
43								
42								
41								
40								
39								
38								
37								
36								
35								
34								
33								
32								
31								
30								
29								
28								
27								
26								
25								
24								
23								
22								
21								
20								
19								
18								
17								
16								
15								

AMPLITUDE THORACIQUE

Années	Inspiration maxima	Expiration maxima	Différence
7e			
8e			
9e			
10e			

Années	Inspiration maxima	Expiration maxima	Différence
11e			
12e			
13e			
14e			

MODÈLE DU BULLETIN

visé à l'article 7 du Règlement de l'Inspection Médicale scolaire.

....

Le Soussigné, Médecin-Inspecteur des Écoles de la Ville de Paris, croit devoir appeler sur l'état de santé d...... jeune.. l'attention de sa famille.

Cet enfant présente des symptômes de ....

....

ce qui nécessite..

....

Paris, le

(signature).

Ce bulletin, établi sur papier portant le timbre de l'école, doit être mis, *par le Médecin-Inspecteur, sous enveloppe cachetée.* Il sera envoyé aux parents par les soins du Directeur (ou de la Directrice) qui le donnera, accompagné d'une note rédigée dans les termes ci-après indiqués, à l'enfant intéressé.

Note.

Le...... Direct.................... de l'école ....

rue .... n° ....

a l'honneur de faire parvenir à la...

le bulletin ci-joint, établi par M. le Médecin-Inspecteur, dans l'intérêt de la santé d........ jeune...

Paris, le

(signature).

d'année et de nature à intéresser soit l'hygiène des écoles, soit la santé des écoliers.

En dehors de ces rapports périodiques, le médecin-inspecteur adresse à la Direction de l'Enseignement, dans les conditions spécifiées ci-dessus, un « rapport de circonstance », chaque fois qu'il se produit un fait important nécessitant l'exécution de menus travaux d'un caractère d'extrême urgence ou l'intervention de mesures spéciales.

Parmi les mesures se rapportant à l'état de santé des élèves figurent au premier rang :

1° La désinfection totale ou partielle des locaux scolaires ;

2° Le licenciement d'une ou de plusieurs classes ;

3° Enfin, la fermeture de l'école qu'il convient de prescrire seulement à titre tout à fait exceptionnel.

Lorsque, à la suite d'une visite, le médecin-inspecteur n'a aucune observation à présenter ni aucune demande à formuler, il signe une feuille sur laquelle doit figurer la mention « État sanitaire satisfaisant ».

Cette feuille, ainsi d'ailleurs que les rapports dont il est question ci-dessus, est transmise par les soins du directeur (ou de la directrice).

ÉCOLES PRIVÉES.

Art. 18. — Les médecins-inspecteurs visitent les établissements scolaires privés une fois par trimestre et lorsqu'ils y sont invités par le Directeur de l'Enseignement primaire.

L'inspection ne porte que sur la santé des enfants, l'entretien des locaux et l'observation des règles de l'hygiène scolaire.

Au cours de sa visite, le médecin-inspecteur présente au directeur (ou à la directrice) de l'école les observations que lui ont suggérées l'état des locaux et la situation sanitaire des enfants.

S'il estime que des mesures doivent être prises d'urgence soit en raison de l'entretien des locaux, soit en raison de l'existence à l'école de cas de maladies transmissibles, il le fait connaître immédiatement au Directeur de l'Enseignement primaire.

A la fin de l'année scolaire, il fournit à celui-ci un rapport général sur les écoles privées de la circonscription dont il est chargé.

Art. 19. — Un exemplaire du présent arrêté réglementaire est remis à chaque médecin-inspecteur au moment de son entrée en fonctions.

Il en est également déposé un exemplaire dans chacune des écoles publiques de Paris.

Paris, le 25 septembre 1913.

Le Préfet de la Seine.
M. DELANNEY.

ENSEIGNEMENT PUBLIC DES ENFANTS ARRIÉRÉS.

LOI DU 15 AVRIL 1909.

relative à la création de classes de perfectionnement annexées aux écoles élémentaires publiques et d'écoles autonomes de perfectionnement pour les enfants arriérés.

Article premier. — Sur la demande des communes et des départements, peuvent être créées pour les enfants arriérés des deux sexes :

1° Des classes de perfectionnement annexées aux écoles élémentaires publiques ;

2° Des écoles autonomes de perfectionnement qui pourront comprendre un demi-pensionnat et un internat.

Les classes annexées et les écoles autonomes sont mises au nombre des établissements d'enseignement primaire public.

Art. 2. — Les classes annexées recevront les enfants de six à treize ans.

Les écoles autonomes pourront, en outre, continuer la scolarité jusqu'à seize ans, donnant à la fois l'instruction primaire et l'enseignement professionnel.

Les élèves des classes annexées, qui, vers treize ans, seront reconnus incapables d'apprendre une profession au dehors pourront être reçus dans les écoles autonomes.

Les enfants trop gravement atteints pour que leur éducation puisse se faire dans la famille suivront de préférence le régime de l'internat.

Art. 3. — Dans aucune classe de perfectionnement ne seront admis des enfants de sexes différents.

Les écoles autonomes pourront grouper, sous une même direction, deux sections différentes, l'une de garçons, l'autre de filles.

Art. 11. — Les classes et écoles de perfectionnement seront soumises :

1° A l'inspection exercée dans les conditions prévues par l'article 9 de la loi du 30 octobre 1886 ;

2° A une inspection médicale organisée par les communes fondatrices ou les départements fondateurs. Elle portera sur chacun des enfants qui seront examinés au moins chaque semestre. Les observations seront consignées sur un livret scolaire et sanitaire individuel.

Art. 12. — Une commission composée de l'inspecteur primaire, d'un directeur ou maître d'une école de perfectionnement et d'un médecin, déterminera quels sont les enfants qui ne peuvent être admis ou maintenus dans les écoles primaires publiques et pourra autoriser leur admission dans une école de perfectionnement, si l'enseignement ne doit pas leur être donné dans la famille.

Un représentant de la famille sera toujours invité à assister à l'examen de l'enfant.

ARRÊTÉ DU 17 AOÛT 1909.

relatif à l'organisation et au fonctionnement des classes annexées ou des écoles de perfectionnement.

Article premier. — Dans les classes de perfectionnement annexées aux écoles élémentaires publiques et dans les classes des écoles spéciales, le nombre des élèves réunis dans une même division est normalement de quinze.

Il peut exceptionnellement être porté à vingt sans que ce chiffre puisse jamais être dépassé.

Art. 2. — Pour certains exercices pratiques et travaux manuels, des groupements plus nombreux pourront être autorisés.

Art. 3. — Dans les classes de perfectionnement annexées aux écoles élémentaires publiques et dans les écoles spéciales de perfectionnement, l'enseignement est donné tous les jours, sauf le dimanche et la demi-journée du jeudi.

Dans les classes annexées et dans les écoles avec internat où n'est pas organisé un service d'aumônerie, les classes vaquent une demi-journée par semaine pour les enfants, auxquels les parents veulent faire donner l'instruction religieuse.

Art. 4. — Les classes et écoles sont ouvertes pendant une durée de trois heures et demie le matin et pendant une durée de trois heures et demie dans l'après-midi.

Les heures d'entrée et de sortie sont fixées, pour chaque établissement, suivant les convenances locales, sur la demande du maire, par l'inspecteur d'académie.

Art. 5. — L'emploi du temps est ainsi distribué :

De 8 heures à 9 heures et demie	*Classe.*
De 9 heures et demie à 10 heures	*Récréation.*
De 10 heures à 11 heures et demie	*Classe.*
De 1 heure et demie à 3 heures	*Classe.*
De 3 heures à 4 heures	*Récréation.*
De 3 à 6 heures	*Classe.*

Les heures de classe sont remplies, soit par des exercices de travail intellectuel, soit par des exercices de travail manuel.

Chaque classe est coupée par un court repos.

ARRÊTÉ DU 18 AOÛT 1909.

relatif aux programmes d'enseignement dans les classes annexées et dans le écoles de perfectionnement.

Programme.

Pliage, cartonnage, mesurage, pesage, constructions et assemblages en carton et en bois (se reporter pour ces exercices aux programmes des écoles maternelles) ;

Chant ;

Jeux scolaires dirigés ;

Promenades et soins de jardin ;

Dessin libre et dessin proposé, modelage ;

Exercices de prononciation et d'articulation ;

Commencement de la lecture et de l'écriture, en décomposer le mécanisme. Multiplier les questions sur le sens des mots, le pourquoi et le comment des choses.

Premiers exercices de calcul. — Compter de 1 à 10, de 10 à 20, de 20 à 50, de 50 à 100, etc., en maniant et combinant des objets concrets. Dans les dernières années, apprendre à compter : addition, soustraction et multiplication très simples et toujours dans le principe avec des objets concrets.

Notions de géographie. — Étudier le relief et le détail du sol. Commencer par la topographie du jardin, de l'école, du quartier, etc.

Leçons de choses. — Études d'objets usuels, mis sous les yeux des enfants. En décrire les couleurs, la forme, l'usage. Procéder par répétitions fréquentes.

Leçons de vie pratique. — Raconter des histoires, des anecdotes, de petites biographies qu'on fera répéter par les enfants, en interrogeant, en provoquant des questions. En tirer des leçons de morale pratique.

Commencer les travaux les plus simples d'atelier et de jardinage.

Exercices spéciaux de gymnastique.

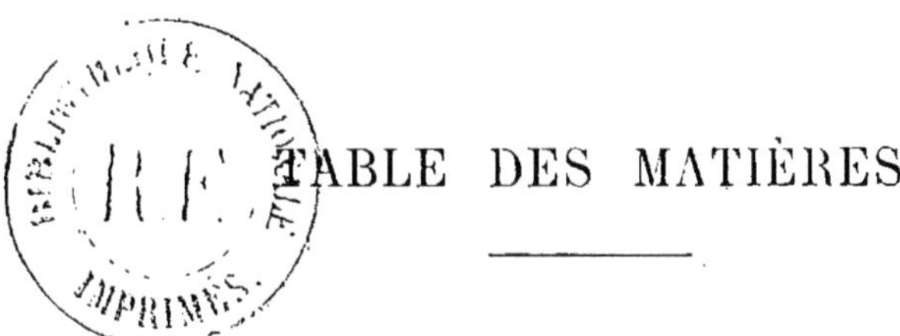

TABLE DES MATIÈRES

TROISIÈME PARTIE

QUATRIÈME PARTIE

CINQUIÈME PARTIE

10607-10. — CORBEIL. Imprimerie CRÉTÉ.

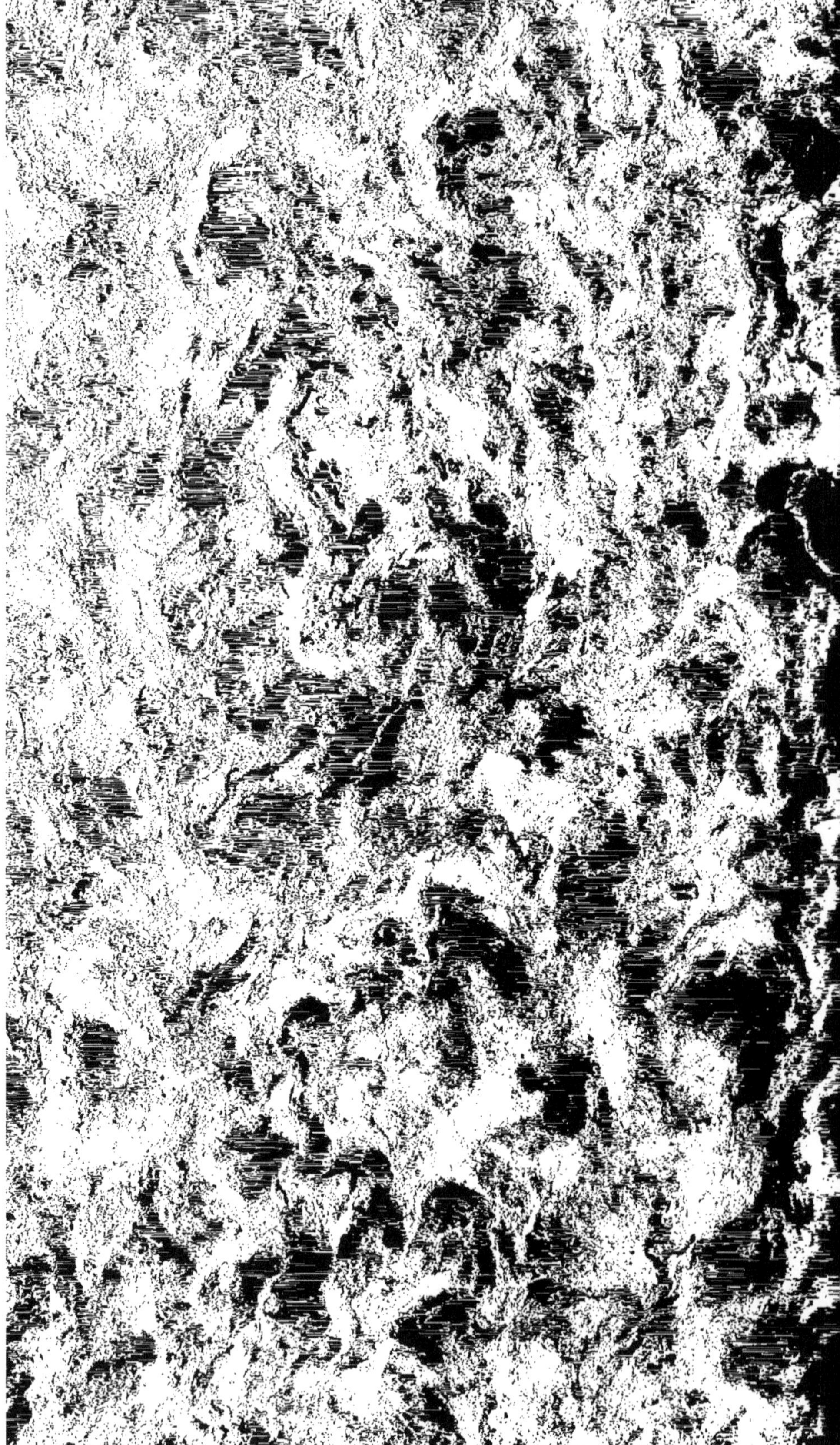

www.ingramcontent.com/pod-product-compliance
Ingram Content Group UK Ltd.
Pitfield, Milton Keynes, MK11 3LW, UK
UKHW020259200726
13857UKWH00001B/30